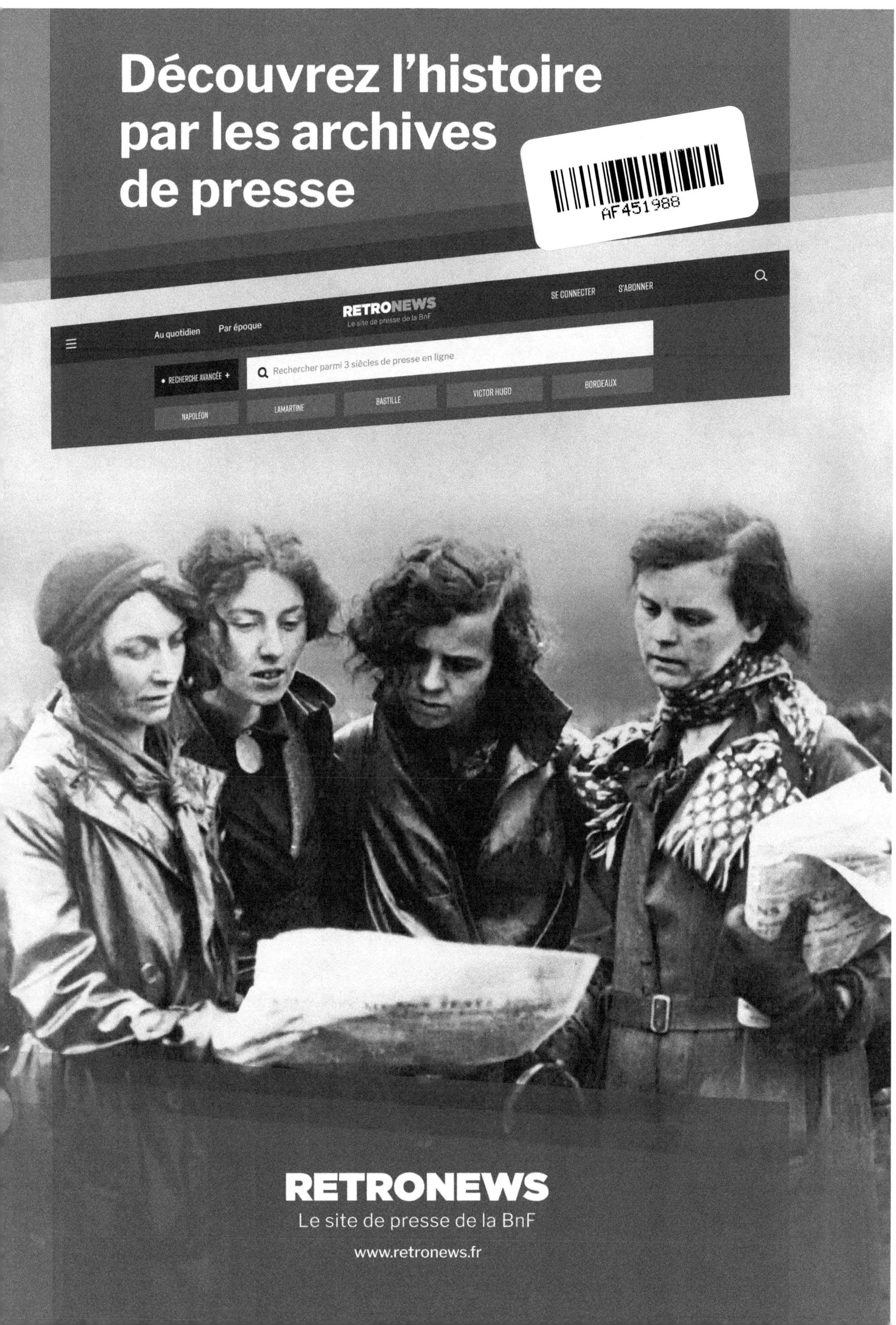

Découvrez l'histoire par les archives de presse

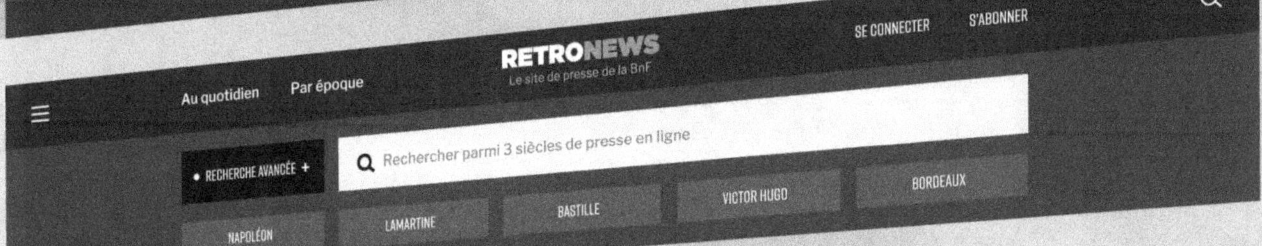

RETRONEWS

Le site de presse de la BnF

www.retronews.fr

GAZETTE MÉDICALE

DE LYON,

FONDÉE ET PUBLIÉE

PAR

M. Barrier,

CHIRURGIEN EN CHEF DÉSIGNÉ DE L'HOTEL-DIEU.

PREMIÈRE ANNÉE. — 1849.

TOME I.

LYON,

IMPRIMERIE TYPOGRAPHIQUE DE J.-B. RODANET,

Rue de l'Archevêché, 3.

1849.

Table des Matières du Tome Ier.

(Les chiffres romains indiquent le numéro et les chiffres arabes indiquent la page.)

Lyon. Imprimerie de J.-B. RODANET, rue de l'Archevêché, 3

GAZETTE MÉDICALE
de Lyon,

SOUS LA DIRECTION DE M. BARRIER, CHIRURGIEN EN CHEF DÉSIGNÉ DE L'HOTEL-DIEU DE LYON.

La GAZETTE MÉDICALE DE LYON paraît deux fois par mois. — On s'abonne, à Lyon : chez Ch. SAVY, libraire, place Louis-le-Grand, 14 ; chez Mᵐᵉ Philippe BAUDIER, rue Saint-Dominique, 7 ; — à Paris : chez V. MASSON, libraire, place de l'Ecole de Médecine ; — à Montpellier : chez SÉVALLE, libraire ; — à Strasbourg : chez DÉRIVAULT. — Prix de l'abonnement, *payable d'avance :* pour Lyon, 12 fr. pour un an et 7 fr. pour six mois; pour le reste de la France, 13 fr. pour un an et 7 fr. 50 cent. pour six mois. — Prix des annonces : 50 cent. la ligne. — Les communications, lettres, travaux, devront être affranchis et porter pour suscription : *GAZETTE MÉDICALE DE LYON. A M. le docteur* BARRIER, rue d'Oran, 2. — Pour les annonces, s'adresser à l'imprimerie.

INTRODUCTION.

Lyon a de vastes hôpitaux civils et militaires, des dispensaires généraux et spéciaux, une école préparatoire de médecine et de pharmacie, une école vétérinaire, deux sociétés de médecine, une académie des sciences, un conseil de salubrité.

Lyon possède des traditions médicales et a fourni dans tous les temps, des hommes distingués, dans les diverses branches de l'art de guérir. Là médecine lyonnaise compte dans ses annales des praticiens illustres et des écrivains de mérite.

A Lyon, les hommes et les idées se sont fait remarquer quelquefois par l'originalité et l'invention, plus souvent par un caractère sérieux et positif. Les doctrines exclusives et l'esprit de système s'y amortissent contre un jugement froid et habitué à tout contrôler par l'expérience. La médecine, on peut le dire, y est

Feuilleton.

Des mesures sanitaires à prendre pour empêcher les hommes de transmettre la syphilis, par M. DIDAY, chirurgien en chef de l'Antiquaille.

Malgré tous les perfectionnements apportés successivement aux mesures prises pour l'extinction de la syphilis, les philanthropes ont sans doute remarqué avec une douloureuse surprise qu'à peine le fléau en a-t-il été un peu ralenti dans sa marche. Or, en parcourant la série des travaux conçus dans ce but une lacune profonde frappe l'observateur en même temps qu'elle lui révèle le secret de leur inutilité. Des deux sources où s'alimente le torrent destructeur une seule a préoccupé la sollicitude des législateurs ; et la seconde coulant depuis des siècles sans obstacle, perpétue d'autant plus aisément les mêmes désastres qu'on s'est, je ne sais pourquoi, accoutumé à en respecter l'origine, à considérer son lien d'émergence presque comme inviolable. Ainsi, en astreignant les filles publiques à de scrupuleuses et fréquentes inspections, en cas de maladie à un traitement complet, l'administration n'a jamais songé à prendre les mêmes sûretés contre certaines classes d'*hommes*, qui, par leurs mœurs, leurs caractères, leurs habitudes, sont des agens pour le moins aussi actifs de propagation du virus. Les conséquences de cette [omission, à quelque cause

qu'elle tienne, ont été telles qu'on les eût dû prévoir ; et sans cesse purifié, mais sans cesse infecté, le corps social a jusqu'ici consumé ses forces défensives dans une lutte d'avance frappée d'impuissance.

Réprimer la transmission de la syphilis, qui se fait de l'homme à la femme, tel est donc le sujet qui va nous occuper. Il comprend trois indications distinctes, quoique également importantes et simultanément applicables : 1° reconnaître au sein de la société les hommes atteints de syphilis ; 2° les assujétir à suivre un traitement complet ; 3° tant qu'ils en demeurent affectés, leur rendre impossible tout acte d'où pourrait résulter la transmission de la maladie. — A ces trois indications correspondent naturellement trois ordres de moyens d'exécution. Nous allons examiner successivement, pour chaque catégorie, ceux dont la société dispose, en y ajoutant ceux dont nous lui conseillerions de s'armer désormais pour mieux remplir le but.

§. RECONNAITRE AU SEIN DE LA SOCIÉTÉ LES HOMMES ATTEINTS DE SYPHILIS.

Les visites mensuelles auxquelles les militaires sont assujétis, peuvent passer pour une première réalisation de cette partie du problème ; car leur but est principalement de découvrir les maladies contagieuses, que les soldats voudraient tenir cachées,

fortement empreinte d'hippocratisme. — La plupart des fonctions médicales publiques y sont données au concours, institution populaire et libérale qui a produit, surtout sur le théâtre des hôpitaux, des hommes d'un talent supérieur et d'une grande renommée.

La science y est en honneur auprès de la partie éclairée de la population ; mais l'art y est généralement mal rétribué et beaucoup de praticiens y ont peine à vivre de leur travail.

Avec ces éléments et dans ces conditions, un journal de médecine doit parvenir, non à réaliser un profit matériel, mais à servir la science, les intérêts de l'humanité et ceux de la profession.

Depuis huit ans Lyon possède un journal fondé par la Société de médecine, patronné et subventionné par elle depuis cette époque et aussi, depuis deux ans, par la Société médicale d'émulation.

Ce journal, quoique réduit au simple rôle d'un recueil scientifique, a pu attirer à lui la plupart des travaux mis au jour dans ces dernières années par la médecine lyonnaise et montrer en faisceau les richesses scientifiques de notre cité. Mais il n'a obtenu ni la publicité à laquelle il devait prétendre, ni l'appui qu'il devait espérer de la part du corps médical. Ne paraissant qu'une fois par mois et souvent avec des retards qui trahissaient des embarras d'imprimeur ou de libraire, sans initiative sur les questions d'intérêt général et, chose plus regrettable, sur les intérêts locaux de la science et de la profession, sans polémique et presque sans critique, ce journal a cependant montré quels services pourrait rendre une feuille médicale dirigée avec l'unité et l'activité qui forment l'élément vital de la presse.

Partant de cette appréciation qui est moins la nôtre que celle de tout le monde, nous entreprenons la publication d'un journal de médecine destiné à répondre d'une manière satisfaisante aux besoins et aux vœux de la médecine lyonnaise. Cette entreprise serait sans doute téméraire si nous étions réduits à nos propres forces, mais les sympathies, les conseils et la collaboration d'un certain nombre de nos honorables confrères nous encouragent à une œuvre qui nous paraît utile.

En prenant ce rôle actif dans la presse nous croyons avoir conscience des devoirs qu'il nous impose. Notre but ne saurait être la réalisation d'un bénéfice matériel, mais nous espérons qu'au point de vue des intérêts de la science et de l'art, des droits de la profession et de l'honneur du corps médical, si nous obtenons l'appui de tous les hommes dévoués au progrès, notre tentative ne sera point stérile.

En science, nous professerons la plus complète indépendance à l'égard des systèmes. L'Hippocratisme, s'il en est un, est assez large pour embrasser tous ceux qui se sont produits dans le passé et pour les accepter

---

comme la gale, la blennorrhagie, la syphilis. Mais la discipline, qui rend ces investigations si faciles et si fructueuses, ne saurait être remplacée dans l'ordre civil par aucun moyen de contrainte équivalent.

Ce n'est pas que déjà quelques efforts n'aient été tentés à cet exemple. En 1816, M. Anglès, préfet de police de Paris, conçut la pensée d'assujétir à une visite et d'obliger, en cas de maladie, à se faire soigner dans une infirmerie, tous les vagabonds et mauvais sujets qui encombrent la capitale. Mais une commission, nommée pour examiner cette proposition, la rejeta d'après les considérations suivantes :

Le droit qu'on s'arrogerait de visiter les individus en question, dit-elle, est absolument arbitraire ; et, s'ils refusaient, la police serait hors d'état de les y contraindre. — En second lieu, même en la supposant possible, cette visite n'aurait de résultat efficace qu'à l'égard des gens qui, prévenus de quelque délit, devraient ensuite être détenus ; car on pourrait alors les traiter durant leur réclusion. Mais quant à ceux, en beaucoup plus grand nombre, qui, innocents d'ailleurs, seraient reconnus malades, on manquerait entièrement de moyens pour les forcer à subir les deux ou trois mois de séjour à l'hôpital, que leur guérison nécessiterait.

Ces motifs sont inattaquables, sans doute, et cependant la conclusion défavorable des commissaires ne nous paraît rien moins que fondée. Leur argumentation, si décisive en apparence, repose sur une confusion évidente. Assurément, ce serait la plus insupportable des tyrannies que d'imposer de force à un citoyen, même en vagabondage, même taré de réputation, une séquestration de plusieurs mois, par cela seul qu'on l'aurait trouvé malade. L'intérêt de la société, et l'approbation tacite des honnêtes gens, n'absoudraient que bien incomplètement le magistrat qui se permettrait une pareille licence ; et d'ailleurs, cette visite obligatoire ne pouvant s'exercer que sur la partie de la population qui a de fréquents rapports avec la police, la grande majorité des personnes atteintes de syphilis y échapperait nécessairement.

Aussi condamnons-nous, sans restriction, cette mesure ; car, ainsi conçue, elle ne servirait qu'à compromettre l'autorité en vue d'un résultat forcément imparfait, et qu'on ne serait pas même sûr de réaliser. Mais si la société ne peut sans danger essayer d'exercer impérativement une pareille contrainte, elle a mille moyens aussi puissants que légitimes d'arriver indirectement au même but. Ce qu'elle juge trop embarrassant ou trop arbitraire d'imposer comme un devoir, ne trouve-t-elle pas tous les jours moyen de l'obtenir en refusant, dans de certaines limites, sa protection à ceux qui lui refuseraient obéissance ? C'est ainsi, par exemple, qu'on assure l'exécution des déclarations de naissance, en faisant de la présentation de cet acte une formalité

dans ce qu'ils ont eu de vrai et de durable. En se ralliant à cette doctrine qui prend l'observation pour base de la science, on est toujours certain de se rencontrer au moins dans ce point de départ, avec tous les hommes que leur génie a conduits à des vérités nouvelles. Au delà de l'observation commencent des théories incertaines et étroites, dont l'imperfection n'a pas permis jusqu'à présent de considérer la médecine comme une science positive. Mais, tout insuffisantes qu'elles paraissent, ces diverses théories, presque toutes rajeunies de siècle en siècle, ont rendu des services. Si elles ont engendré des erreurs funestes en pratique, leur plus grand tort a été moins leur insuffisance que leur prétention à s'exclure les unes les autres. La vérité seule a le droit d'être exclusive vis-à-vis de l'erreur, mais des systèmes imparfaits doivent se tolérer réciproquement et chercher à se perfectionner par une critique exempte de passion. Fidèle à ces principes, nous n'arborerons le drapeau d'aucune école, d'aucune secte. Nos opinions personnelles ne nous porteront jamais à repousser l'expression de celles des autres et nos colonnes seront ouvertes à tous les travaux que nous croirons propres à contribuer aux progrès de la science.

Nous ferons tous nos efforts pour donner à notre critique l'impartialité sans laquelle elle n'aurait aucune valeur à nos yeux. En nous attachant à ce caractère essentiel, et sans dépouiller nos paroles de la sincérité qui les mettra fidèlement en rapport avec notre pensée, nous nous appliquerons à blâmer sans aigreur, à louer sans flatterie. Une critique qui ne serait ni conciliante ni réservée ne serait en rapport ni avec nos sentiments ni avec nos habitudes.

Quant aux intérêts du corps médical, on nous verra toujours ardent à les servir. La dignité de l'art, les droits de la profession ont trop à souffrir des vices de notre législation et des usages pour que tout homme de cœur puisse hésiter à prendre, même à ses propres dépens, la défense du corps auquel il appartient. Nos efforts seront d'autant plus fructueux qu'ils seront plus conformes aux vœux et à l'opinion de nos confrères. Aussi nous chercherons à les mettre, autant que faire se pourra, en harmonie avec l'esprit du public médical, et nous recevrons avec reconnaissance tous les avis qu'on voudra bien nous donner dans ce but. Tous ceux de nos confrères qui, aspirant à la régénération morale et à l'amélioration matérielle de notre profession, voudront joindre leurs efforts aux nôtres seront accueillis avec empressement. Les abus sont nombreux et enracinés. Pour les extirper il faut plus que du courage, plus que de la critique; il faut de la persévérance, du dévouement et des principes d'organisation propres à sauvegarder tous les droits, à concilier tous les intérêts.

Nous n'aurons pas seulement à nous occuper des faits généraux. Notre journal aura une mission spéciale à

---

indispensable pour être admis à l'accomplissement de presque toutes les fonctions de la vie civile. C'est ainsi encore que nul ne peut contracter mariage qu'après avoir prouvé qu'il a satisfait à la loi de la conscription. Lorsqu'il s'agit de la santé publique, nous voyons les exigences devenir plus sévères encore. Le certificat de vaccine ou de petite vérole est indispensable pour entrer dans une administration, ou dans une maison d'éducation quelconque. De même, on ne force aucun père de famille à faire traiter ses enfants de la gale ou de la teigne : mais ils s'empressent de le faire d'eux-mêmes, lorsqu'en les présentant aux salles d'asile, aux écoles publiques, ils apprennent qu'on ne les y recevra que guéris.

Ces exemples préparent, ce me semble, la solution de la question qui nous préoccupe. Si de telles précautions paraissent licites pour la gale, simple incommodité locale, pour la teigne, qui ne se transmet point par hérédité, pour la variole, qui peut tuer mais ne flétrit pas les races, pourquoi hésiterait-on à les mettre en vigueur contre la syphilis, dont la propagation cent fois plus multipliée et plus insidieuse, exerce en même temps ses ravages et sur les individus et sur les générations. Il n'est pas besoin de loi : une simple instruction ministérielle suffirait; et les écoles, la magistrature, les administrations, en un mot toutes les institutions et les fonctions de l'Etat fermées à qui ne produirait pas d'abord une

patente nette de syphilis, seraient un avertissement significatif pour l'incurie de la plupart des malades.

Jusqu'ici, rien ne paraît plus conforme au droit strict, à l'usage établi, aux convenances sociales régnantes : c'est un premier pas que rien n'entraverait, et qu'on peut regarder comme accompli dès que l'autorité voudra s'en occuper. Et son influence sur la santé générale sera d'autant plus grande que la mesure atteindrait non-seulement les employés, mais les postulants, classe si nombreuse par ce temps de *fonctionnomanie*, où, comme l'a dit un spirituel représentant, dès qu'il naît un enfant, la première question que la famille s'adresse sur son berceau est celle-ci : *Que demanderons-nous pour lui?* — Toutefois, je ne me contenterais pas de cette demi réforme : si plein pouvoir m'était octroyé de réglementer la matière, je voudrais multiplier autour des vénériens les prohibitions de ce genre : Pour contracter mariage, pour acheter une charge, recueillir une succession, porter une plainte en justice, déposer à la caisse d'épargne, prendre un passeport, obtenir un permis de chasse, etc., etc., etc., le certificat de santé *spéciale* serait rigoureusement exigé; si bien que nul ne pourrait se flatter d'échapper longtemps à ce réseau serré autour des négligents ou des coupables, et qu'ils trouveraient à chaque pas sur leur route. Ils crieraient à l'oppression, sans doute; mais l'opinion publique serait bien forte contre ces plaintes sans écho !

remplir comme organe des intérêts locaux. Nous ne négligerons rien pour exploiter fructueusement les ressources scientifiques de nos riches hôpitaux et des corps savants qui embrassent dans leurs travaux une ou plusieurs branches de la médecine. Nous ferons appel aux praticiens de notre ville et en même temps à ceux du département du Rhône et des départements voisins, pour qu'ils veuillent bien nous apporter le tribut de leur pratique utile et variée. L'hygiène publique et privée, si peu connue et si mal observée par la plus grande partie de la population lyonnaise, fixera souvent notre attention et l'organisation de la médecine des pauvres ne cessera d'être l'objet de notre sollicitude.

Tels sont nos principes, nos intentions et la marche que nous voulons suivre. Puissions-nous être assez heureux pour remplir les vœux de nos confrères et obtenir leur concours à une œuvre dont nous n'espérons voir le succès que parce que nous comptons sur leur bienveillan ccet sur leur appui.

F. BARRIER.

MÉMOIRE SUR LES EFFETS THÉRAPEUTIQUES DE L'ACONIT NAPEL, PAR LE DOCTEUR TEISSIER.

Plusieurs travaux importants ont été publiés dans ces dernières années, sur l'aconit Napel, par des médecins très recommandables, à qui une longue expérience et de bonnes observations avaient démontré que cette plante n'avait pas été vantée à tort par Stoerck, qu'elle méritait de fixer l'attention des praticiens, et que rien n'était plus injuste que l'oubli dans lequel on l'a laissé pendant assez longtemps. MM. Fléming, Tessier (de Paris), Gabalda, Giacomini et les homéopathes, ont principalement contribué, par leurs écrits, à rendre à l'aconit une partie de la vogue qu'il avait autrefois; cependant, l'influence de ces auteurs n'a pas encore été assez grande pour vaincre l'incrédulité d'un grand nombre de médecins, à l'égard de ses effets thérapeutiques. J'en connais, et de très instruits, qui refusent à cette substance toute espèce de propriétés médicales, et qui n'ont pu être ébranlés, dans leur manière de voir, par les éloges que lui ont décernés les auteurs dont je parlais tout à l'heure. Je c.ois que cette divergence d'opinion, chez des hommes qui sont de part et d'autre de consciencieux observateurs, doit tenir à ce que le mode d'action de l'aconit n'a pas encore été parfaitement mis en relief, même dans les écrits les plus récents et les plus complets, et que mal dirigés par ces écrits où se trouvent des interprétations souvent peu conformes avec les faits, beaucoup de médecins ont administré l'aconit dans des cas où il n'était pas très bien approprié. Ainsi, sur l'autorité de Stoerck, qui a recommandé l'aconit comme un très bon stupéfiant, des praticiens l'ont administré pour

---

J'attends des objections, mais je n'en prévois pas de valables. Vainement voudrait-on signaler là un attentat à la liberté; car personne ne serait contraint; seulement la société userait de son droit, en refusant l'appui de ses institutions à ceux qui, étant avertis, s'obstineraient à s'en rendre indignes. D'ailleurs la restriction qu'on semble ici mettre à la liberté individuelle est celle-là même que dicte la loi naturelle, c'est-à-dire la limite au-delà de laquelle la liberté d'un homme devient incompatible avec la sûreté de ses voisins.

La maladie est si répandue, dira quelqu'un, qu'en déclarant incapables tous ceux qui en sont victimes, vous allez immédiatement entraver tous les services publics. — Ne désespérons pas à ce point des mœurs contemporaines, et du pouvoir de l'art médical! L'incapacité ne serait que temporaire, puisqu'elle ne se prolongerait que pendant un traitement dont la durée, très souvent beaucoup plus courte, ne dépasse jamais trois ou quatre mois. — Du reste, les affections blennorrhagiques n'étant point une cause d'interdiction, il n'y en aurait pas autant à porter que se le figurent les gens du monde, qni, sous le nom de maladies vénériennes, confondent ordinairement ces affections avec la syphilis.

D'un autre côté, en cas d'urgence, le certificat de santé pourrait être suppléé par une attestation de médecin, prouvant que si le malade n'est pas guéri, il suit du moins actuellement un traitement. Seulement le signataire devrait rappeler la date de l'affection, et, en regard, l'époque à laquelle il a commencé à donner ses soins; cela afin qu'un malade, insouciant jusque-là, ne pût pas éluder les règlements au moyen d'une visite unique faite au médecin dans le seul but d'obtenir l'attestation exigée.

L'assujettissement que je propose n'implique d'ailleurs ni séquestration, ni traitement forcé. Dans la classe aisée, le client conserverait son médecin habituel; seulement, grâce à ce nouveau mobile, il deviendrait peut-être plus docile et plus assidu à poursuivre la guérison. — Quant à l'indigent, les secours hospitaliers lui resteraient, comme par le passé. Mais il importerait en ce cas de les organiser d'abord dans de plus larges et surtout plus accessibles proportions; de manière que des soins gratuits fussent assurés immédiatement à tous, et que l'autorité ne s'exposât pas à subir le reproche d'imposer le traitement d'une main en le refusant de l'autre.

§. II. ASSUJETTIR LES HOMMES ATTEINTS DE SYPHILIS A SUIVRE UN TRAITEMENT COMPLET.

Les médecins sont aujourd'hui à peu près d'accord sur la durée que doit avoir un traitement anti-syphilitique complet; nous passerons donc sous silence ce côté tout scientifique de la question, pour rechercher comment on peut astreindre les malades à conti-

calmer les violentes douleurs du cancer, du rhumatisme articulaire aigu, de la syphilis constitutionnelle, et conduits à reconnaître qu'il n'avait pas une action aussi puissante dans ces cas que l'opium, la belladone et le datura, ils en ont conclu qu'il n'avait point de vertu et qu'on ferait bien de le proscrire. D'autres, encouragés par les faits cités dans les ouvrages de MM. Giacomini, Fléming, Gabalda, et des homéopathes ont expérimenté l'aconit comme moyen hyposthénisant vasculaire, c'est-à-dire comme remède antiphlogistique et pouvant remplacer les émissions sanguines, et n'ont pas trouvé non plus qu'il fut digne, sous ce rapport, des louanges qu'on lui a prodiguées.

Quand des médecins, de part et d'autre très éclairés, sont divisés d'opinion, d'une manière si complète, sur la valeur thérapeutique d'une substance, on peut être sûr que celle-ci possède des propriétés utiles, que les médecins qui l'ont expérimentée ne l'ont pas administrée dans des cas identiques, et que par conséquent il importe de faire de nouvelles recherches pour mieux en fixer le mode d'action et les cas où elle est indiquée.

C'est la pensée qui m'a dirigé. Ne pouvant contester l'authenticité de guérisons citées par des hommes dont la loyauté scientifique m'était parfaitement connue, j'ai dû croire qu'ils n'avaient pas interprété toujours d'une manière fidèle les faits dans lesquels ils avaient réussi. Je me suis mis dès lors à examiner ces faits avec une scrupuleuse attention, à les contrôler par des expérimentations très nombreuses et très variées qui s'élèvent à plus de 5 à 600 et je viens soumettre aux praticiens les inductions que j'ai tirées de mes recherches.

Dans les études que j'ai faites sur la valeur thérapeutique de l'aconit, je me suis d'abord placé au double point de vue de *l'action stupéfiante* et de *l'action antiphlogistique*, c'est-à-dire des deux actions qui ont été principalement assignées à cette substance.

L'action stupéfiante de l'aconit ne saurait être mise en doute. Les expérimentations toxicologiques et cliniques s'accordent ici pour démontrer cette assertion. Cependant, il est des médecins qui contestent cette propriété ; probablement parce que l'aconit administré à faible dose présente des effets physiologiques à peine sensibles. Ces médecins ont tort. Il est bien vrai qu'on ne peut assimiler les effets de l'aconit à ceux de l'opium, de la belladone ou du datura : la puissance stupéfiante de ces dernières substances est infiniment plus grande, mais faut-il pour cela nier celle de l'aconit? Evidemment non. Il faudrait alors également nier celle de la jusquiame, de la morelle, de la laitue, etc. Il suffit de placer quelques gouttes de teinture ou d'alcoolature d'aconit sur sa langue, pour être convaincu que cette substance agit sur le système nerveux à la façon des narcotiques; car elle détermine un sentiment d'en-

---

nuer les remèdes pendant le temps jugé nécessaire. En ville, où d'ailleurs toute coercition serait impossible, le praticien, avec un peu d'adresse, réussit, le plus souvent, à conduire ses clients jusqu'à l'époque voulue. Mais à l'hôpital, ils s'impatientent, languissent enfermés, et se croyant, ou affectant de se croire guéris dès qu'il n'y a plus de symptômes apparents, presque tous demandent, exigent alors leur sortie avant le terme requis pour une cure aussi radicale que possible, et le mal ne manque pas de récidiver tôt ou tard. Cet abus est aussi général qu'il est grave : cependant peu d'efforts ont été tentés pour l'extirper. M. Anglès seul, dans les premières années de la Restauration, proposa à l'administration des hôpitaux de Paris, — « que les vénériens reçus dans un hospice y fussent consignés et ne pussent pas sortir (ce sont ses paroles) avant d'avoir pris la dose entière de médicaments, réputée nécessaire pour une cure radicale. » — « Comme si, s'écrie Parent-Duchâtelet en citant ce projet, comme si *l'on était libre de disposer ainsi de la liberté des individus, et de leur faire subir de force des traitements qui leur répugnent !..* » On s'en tint vraisemblablement à cette appréciation, car l'idée n'eut pas d'autre suite. Ce vice radical persista donc, et tous les médecins spéciaux en ont sans doute constaté la pernicieuse influence. Quant à moi, depuis mon entrée à l'Antiquaille, je pus apprécier son étendue; aussi, après y avoir mûrement réfléchi, je crus devoir signaler, par une lettre en date du 23 décembre 1845, à l'administration de l'hospice, les conséquences fâcheuses de ces sorties prématurées, et j'indiquai, en même temps, divers moyens propres à y remédier. L'autorité municipale, saisie par l'administration de l'objet de ma demande, montra, par la promptitude avec laquelle elle y fit droit, qu'elle en comprenait toute l'importance. En effet, dans une lettre, en date du 27 décembre de la même année, le maire, M. Clément Reyre, informa l'administration « qu'il avait résolu que les malades traités à l'Antiquaille, vénériens, galeux et autres, hommes et femmes, ne seraient rendus à la liberté que parfaitement guéris, et sur un ordre émané de la mairie. »

Pour l'exécution de cette décision, on prit les mesures suivantes :

1° Au billet d'admission, autrefois conçu en ces termes : *Nous, maire de Lyon, invitons M. l'économe de l'Antiquaille à recevoir le nommé* ***, *vénérien*, on ajouta : *A recevoir et retenir — jusqu'à parfaite guérison — le nommé*, etc.

2° Les malades étant eux-mêmes porteurs de ce billet ne pouvaient guère prétexter leur ignorance de l'ordre qui les concernait; mais, pour prévenir plus sûrement encore le cas où ils auraient nié en avoir eu connaissance, on chargea l'employé de l'hospice, préposé à leur admission, de ne les recevoir qu'après

gourdissement très marqué de cet organe. Et d'ailleurs, quand on l'administre à dose un peu élevée, on voit assez souvent survenir des rêvasseries, des vertiges, de l'affaissement, de la pesanteur de tête et même un peu de délire fugace, comme on le voit d'ordinaire à la suite de l'ingestion des opiacés et des solanés.

Mais la preuve la plus péremptoire en faveur de l'action stupéfiante de l'aconit, est celle qui ressort des succès qu'on peut obtenir en l'administrant contre des maladies très douloureuses. Pour mon compte j'ai vu des faits si concluants, qu'ils ne laissent aucun doute dans mon esprit. Et cependant je conçois très bien qu'on puisse en avoir et que les médecins soient en dissidence, car l'aconit n'agit comme stupéfiant que dans des cas spéciaux, et suivant qu'on a affaire à des douleurs de telle ou telle autre nature, on peut voir des effets ou très positifs ou complètement négatifs. J'ai administré, pour mon compte, l'aconit dans un très grand nombre de maladies douloureuses, contre des douleurs ostéocopes, des névralgies faciales, des odontalgies, des sciatiques, des rhumatismes, des douleurs lancinantes suites de cancer, des panaris, des phlegmons, etc. et j'ai observé des effets bien dignes de remarque par leur variété. Tandis que la morphine, à part quelques exceptions très rares, assoupit plus ou moins toute espèce de douleurs, l'aconit n'a prise au contraire que contre certaines douleurs tout-à-

fait spéciales. Ainsi, je n'ai jamais pu réussir à calmer, à l'aide de ce médicament, ni les douleurs de l'exostose, ni celle du cancer, ni encore celles qui procèdent de la myélite, de la néphrite, de la gastralgie, du panaris, etc. Au contraire, j'ai obtenu des résultats très heureux du même médicament dans les maladies douloureuses qui reconnaissent pour cause une influence catarrhale ou rhumatismale et en général un trouble des fonctions de la peau, par exemple, dans les rhumatismes, dans l'angine, dans l'odontalgie, suite de refroidissement, etc. Il résulte de tous les faits que j'ai pu étudier avec soin, que l'aconit est, sans aucun doute, un agent stupéfiant qui peut rendre de grands services aux praticiens; mais que ce n'est pas là sa propriété principale, et qu'il en a une autre à laquelle celle-ci est subordonnée; qu'il importe de bien connaître les cas dans lesquels il est indiqué, car le médecin qui l'administrerait indistinctement dans toutes les affections accompagnées de douleurs, et qui compterait sur des succès constants, serait bien vite découragé.

Le second point à examiner, est celui de savoir si l'aconit jouit de propriétés antiphlogistiques, comme l'ont soutenu dans ces derniers temps MM. Fléming, Giacomini, qui le range parmi les remèdes hyposthénisants vasculaires artériels, et les homéopathes qui affirment que ce médicament peut remplacer les émissions

---

les avoir avertis qu'ils resteraient jusqu'à guérison, et qu'après qu'ils auraient consenti à cette condition.

3° Par surcroît de précaution, j'eus toujours soin, à ma première visite, de leur faire connaître approximativement la durée du traitement nécessaire à leur affection, et d'obtenir de nouveau d'eux la promesse de le suivre jusqu'au bout.

4° Les employés de l'hospice reçurent l'injonction de ne laisser sortir les vénériens que sur un ordre envoyé par la mairie, d'après le certificat de guérison signé par le chirurgien-major.

5° Ceux qui exigeaient leur sortie avant guérison, et sans justifier d'un motif sérieux, étaient prévenus qu'en cas de récidive du mal ils ne seraient pas reçus à l'hospice; et l'on prenait note de leur nom, afin de les refuser, en effet, à moins de maladie très urgente, s'ils se présentaient de nouveau. (Ceci se pratique également à l'hôpital des vénériens de Paris.)

Armé de ces diverses mesures, j'ai, pendant plus de deux ans, obtenu une amélioration réelle quant à la solidité des guérisons. Soit par persuasion, soit au nom des engagements pris par eux-mêmes, soit en les retenant malgré eux (dans les cas rares où je crus utile de résister, pour l'exemple, à une mauvaise volonté évidente), je parvins presque toujours à garder les malades jusqu'au terme du traitement. Grâce à l'appui si éclairé du pouvoir municipal, Lyon peut donc se féliciter d'avoir donné, le premier,

l'exemple de cette importante réforme. — Si, depuis le mois de février, l'effervescence des premiers moments de désordre dut faire cesser son exécution, cette suspension temporaire n'en a que mieux démontré l'utilité; et depuis trois mois elle a été rétablie à l'Antiquaille.

J'ai dû m'étendre d'autant plus longuement sur ces dispositions qu'elles contiennent, à mon sens, tout ce que la médecine peut et doit ici demander à l'autorité supérieure. Sans doute, malgré ces prohibitions, et en dépit même de l'engagement qu'il a pris lors de son entrée, le malade reste libre de sortir, s'il le veut absolument. L'abdication faite par lui de sa liberté est nulle de plein droit, aux yeux de la loi, de même que les vœux des religieux; et l'administration qui le retiendrait alors de force malgré ses protestations, s'exposerait à voir intentée contre elle une *action en séquestration*, dont l'issue ne serait pas douteuse. En principe donc, pour s'exercer sans opposition, ce droit de tenir un malade enfermé jusqu'à guérison devrait être consacré par une loi sanitaire toute spéciale, comme celle qui régit les lazarets.

Toutefois, en faisant remarquer cette lacune dans la législation je suis loin de demander qu'elle soit comblée. Une loi, si elle intervenait en ces termes, aurait, au contraire, sur la santé publique la plus pernicieuse influence. Du moment où ils sauraient qu'on a le droit *légal* de les y garder malgré eux, l'hôpital de-

sanguines, dans les cas où elles paraissent urgentes. Pour résoudre la question avec une certitude rigoureuse, il ne faut pas choisir, comme a fait M. Fléming, des cas de rhumatisme, de bronchite, de pneumonie, d'érysipèle, de névralgie, toutes affections que l'on peut guérir, le plus souvent, sans émissions sanguines, mais bien des cas où les saignées sont considérées par tous les praticiens comme indispensables, comme l'inflammation du cerveau, l'apoplexie, la péritonite, l'hypertrophie du cœur, la fièvre franchement inflammatoire, l'ophthalmie par introduction d'un corps étranger, etc. Pour moi, voulant me faire une opinion bien précise sur l'action antiphlogistique de l'aconit, je l'ai administré dans des cas analogues aux derniers que je viens d'énumérer, et je dois avouer que je n'ai pas rencontré un seul cas où je puisse dire que l'aconit m'a paru remplacer utilement la saignée. Je dois dire encore que je l'ai essayé dans des hémorrhagies actives, dans des hémoptysies et dans des métrorrhagies, où les saignées dérivatives sont si efficaces, et que jamais je n'ai obtenu le moindre succès. Ces faits sont assez décisifs, si je ne me trompe, et permettent de faire justice de la prétention qu'affectent les homéopathes, en avançant que l'aconit est toujours plus infiniment efficace que toute émission sanguine. Qui plus est, d'après ce que j'ai observé, ce n'est ni aux tempéraments sanguins, ni aux constitutions pléthoriques que l'aconit

s'adresse de préférence. Il convient tout aussi bien, suivant moi, et même peut-être mieux, aux individus doués d'un tempérament nerveux ou lymphatique et surtout aux personnes prédisposées aux rhumatismes et aux affections catarrhales. Je ne viens pas dire cependant, que l'aconit n'agisse jamais comme antiphlogistique, car je citerai bientôt des cas où il a ralenti sensiblement le pouls, par exemple, dans l'érysipèle, dans la rougeole et la variole au début, dans le rhumatisme, etc.; mais dans ces cas je montrerai que l'aconit agit sur la circulation d'une manière indirecte, et que c'est en régularisant une autre fonction dont la perturbation a causé la maladie, qu'il amène la diminution des symptômes fébriles.

Mais si l'action principale de l'aconit n'est ni son action stupéfiante et calmante du système nerveux, ni son action antiphlogistique, quelle est donc sa véritable propriété? Suivant moi, l'aconit porte avant tout son action sur la peau. Sa propriété spéciale est d'éliminer des vaisseaux de cette membrane les éléments nuisibles, et de rétablir ses fonctions quand elles ont été troublées, soit par la répercussion de la transpiration, soit par la présence d'un virus quelconque. J'estime q l'aconit est surtout propre à combattre les maladies suites de refroidissement, par conséquent suites de fluxions catarrhales, et les maladis dans lesquelles u n principe morbide est retenu dans la trame du tissu cu-

---

viendrait aux yeux des malades une prison, où ils n'iraient plus qu'à l'extrémité; et jusque là, le mal qu'ils s'obstineraient à traiter à domicile, pourrait étendre impunément ses ravages. — Dans leur intérêt, dans celui de la société, il importe donc de les maintenir pendant leur séjour à l'hôpital, dans un sage milieu entre l'idée d'une liberté absolue, et celle d'une réclusion forcée : car l'un ou l'autre parti aurait à un degré égal l'inconvénient de rendre plus rare le bienfait d'un traitement complet. — Ainsi, bien loin de réclamer du pouvoir de nouveaux moyens coërcitifs, un médecin prudent n'usera qu'avec réserve des facilités que les précédentes mesures lui donnent pour forcer les récalcitrants à ne pas sortir : il se rappellera que trop de contrainte décréditerait l'hôpital, et, pour un malade mené de force à bonne fin, en éloignerait cent autres, destinés dès-lors à devenir la pâture du charlatanisme.

Aussi l'administration devra-t-elle appliquer tous ses soins à rendre le séjour de l'hôpital plus supportable, je dirai même plus agréable aux malades, afin qu'ils y demeurent volontiers. Car, au fond, ils savent parfaitement que si personne n'a droit, personne non plus n'a intérêt à les y retenir, et qu'on n'agit ainsi que pour leur propre bien. Parmi ceux qui paraissent actuellement le plus rebelles, bon nombre souscriraient donc à y demeurer le temps nécessaire, si l'habitation leur était moins incommode. —

Parlant surtout d'après mon expérience à l'Antiquaille, j'indiquerai sommairement les règles les plus urgentes à établir dans ce but.

1° Que les malades aient, tous les huit ou quinze jours, quelques heures de sortie, ou même plus souvent, en cas de besoin bien constaté. — Cette privation leur est actuellement d'autant plus sensible qu'ils voient à côté d'eux les payants, atteints du même mal, et suivant le même traitement qu'eux, n'y être point soumis. Pour les assujétir à rentrer, on aurait d'abord la menace de leur refuser, à l'avenir, l'admission en cas de retour du mal, puis la faculté de leur faire déposer un objet de quelque valeur, comme cela se pratique à la Charité pour obliger les parents des enfants vaccinés à les ramener sous huitaine.

2° Améliorer, autant que possible, le régime alimentaire, les objets de literie, de chauffage, les conditions d'aération, etc., toujours avec cette idée, qu'en le faisant, on travaillerait et pour eux, et surtout pour la société, si gravement compromise par leur sortie avant guérison.

3° Etablir une salle spéciale *de convalescents*, où la nourriture meilleure, quelques promenades, un peu plus de liberté, la faculté de recevoir plus fréquemment des visites du dehors, concourraient à faire supporter plus patiemment à ceux qui y seraient admis le supplément de séjour nécessaire à leur entière guérison.

tané, comme dans les fièvres exanthématiques. Dès lors le cercle d'action de ce médicament est facile à tracer. On doit l'administrer toutes les fois qu'on suppose qu'une maladie est produite par la perturbation des fonctions de la peau, surtout de la transpiration insensible et consécutivement par une jetée catarrhale sur une articulation (rhumatisme articulaire), sur les muscles (rhumatisme musculaire, lombago), sur les nerfs (rhumatisme nerveux, sciatique, odontalgie), sur les membranes muqueuses (coriza, angine, bronchite, grippe, fièvre catarrhale, etc.) On doit l'administrer encore au début de toutes les fièvres éruptives, dans le but d'éliminer la matière morbide qui est renfermée dans le tissu de l'organe tégumentaire et dont la présence entretient la fièvre (rougeole, érysipèle, variole, etc.)

A mon point de vue, la vertu stupéfiante et mieux encore la vertu antiphlogistique de l'aconit sont liées de la manière la plus étroite à sa vertu élémentaire ou dépuratrice spéciale, et même lui sont subordonnées. De sorte qu'on a là un moyen bien simple de distinguer dans quelles circonstances l'aconit peut agir efficacement contre l'élément de douleur, et dans quels cas on peut compter sur lui pour abattre la fièvre. Toutes les fois qu'un praticien a déterminé qu'une maladie douloureuse reconnaît pour cause une fluxion *catarrhale* ou *séreuse*, il peut administrer l'aconit avec confiance; par contre, toutes les fois que la maladie douloureuse a été occasionnée par une cause traumatique ou par une congestion sanguine franche, on ne doit pas compter sur l'efficacité de cette substance. J'en dirai autant de la fièvre, toutes les fois que celle-ci se rattache plus ou moins à un trouble particulier des fonctions de la peau, comme dans tous les catarrhes aigus, et dans les fièvres éruptives on a de grandes chances de voir diminuer les symptômes fébriles sous l'influence de l'aconit; mais si la fièvre, comme dans l'entérite folliculeuse et tant d'autres affections, n'a aucun lien avec cette cause, l'aconit sera complètement inefficace. J'avais donc bien raison de dire que l'aconit n'est pas un stupéfiant à la manière de la belladone ou de l'opium, et qu'il est encore moins antiphlogistique à la manière des émissions sanguines. J'avais donc bien raison également d'avancer que les praticiens qui administreraient l'aconit, en prenant pour guide uniquement les écrits de Stoerck ou ceux de MM. Fléming et Giacomini, devaient s'exposer à de graves mécomptes.

Comme on le voit, l'aconit trouve son application dans un très grand nombre de maladies; car la fréquence des affections produites par le trouble des fonctions tégumentaires est considérable, surtout dans les villes où comme à Lyon l'air est habituellement humide, les rues étroites et les maisons mal échauffées

---

4° Exclure du nombre des gens de service ceux qui se montreraient grossiers ou méprisants envers les malades; même précaution vis à-vis de ceux qui, ne voyant dans la syphilis que la juste expiation d'un péché, dans les pansements des vénériens qu'une indécence, se laisseraient, par une vertu hors de place, entraîner à imiter cet exemple. (J'ai eu le bonheur de trouver, à l'Antiquaille, dans le frère préposé en chef à la direction de mon service, un exemple irréprochable de la manière dont une tolérance éclairée peut ici se concilier avec les sentiments les plus religieux.)

5° Presque tous les malades se croient guéris, et veulent sortir dès qu'ils n'ont plus de symptômes apparents. Il sera donc souvent de leur intérêt de ne pas les en débarrasser trop vîte. Je n'ai jamais manqné, par exemple, de laisser durer six semaines ou deux mois des tubercules muqueux que j'eusse aisément gnéris en huit jours, lorsque je lisais dans les yeux d'un malade incrédule, insouciant ou stupide, qu'il n'attendait que leur disparition pour m'échapper.

6° Au cas de sortie nécessitée par des affaires urgentes, le malade ne quitterait pas l'hôpital, sans qu'on eût pris devant lui une note détaillée sur l'espèce, les caractères, l'ancienneté de son affection, et sur les remèdes employés. J'ai souvent observé combien cette simple précaution enchaîne celui qui en est l'objet à revenir ensuite auprès du même médecin. La consultation gratuite lui serait ouverte pour continuer le traitement; on pourrait même, chez ceux où la cure radicale paraîtrait fort importante à obtenir, les y attirer par l'appât d'une petite prime. Ce système qui, dernièrement, m'a bien réussi pour des recherches pathologiques que je tenais à rendre complètes, me semble mériter, de ma part, une recommandation toute spéciale.

§ TANT QU'UN HOMME EST AFFECTÉ DE SYPHILIS, LUI RENDRE IMPOSSIBLE TOUT ACTE D'OU POURRAIT RÉSULTER LA TRANSMISSION DE SA MALADIE.

La syphilis se propage par génération ou par contact.

On comprend qu'à l'égard du premier mode, la société ne peut faire plus que de refuser, comme nous l'avons déjà dit, l'autorisation de contracter le mariage civil à quiconque ne produirait pas un certificat *spécial* et *récent* de santé. Le voudra-t-elle faire? — Par un arrêté du 27 octobre 1847, M. Cunin-Gridaine, ministre du commerce, a pris des mesures spéciales pour « éloigner de la production les étalons tarés, défectueux ou atteints de maladies héréditaires. » Saluons avec reconnaissance ce précédent favorable à nos vœux, et espérons que les intérêts de la race chevaline maintenant réglés on songera peut-être enfin à ceux de l'espèce humaine!

par le soleil. Toutefois, l'aconit n'est pas utile au même degré dans toutes les maladies dont nous avons fait l'énumération ; l'époque de la maladie, son plus ou moins d'ancienneté, les complications qu'elle peut présenter, les organes affectés, peuvent modifier beaucoup les chances de succès du remède. Il est donc utile de montrer dans un article à part pour chacune d'elles, les particularités que peut offrir l'administration de l'aconit sous le rapport de son utilité, des doses auquel on doit l'employer, des substances auxquelles on doit l'unir, enfin les indications spéciales qu'il faut remplir.

(La suite au prochain numéro.)

VARIÉTÉS.

PROJET DE DÉCRET TOUCHANT LA RÉORGANISATION DES HOPITAUX, (*présenté en novembre dernier à l'assemblée nationale, par M. Dufaure, alors ministre de l'intérieur.*)

Art. 1er. L'administration générale de l'assistance publique à Paris, comprend le service des secours à domicile et le service des hôpitaux et hospices civils.

Cette administration est placée sous l'autorité du préfet de la Seine et du ministre de l'intérieur ; elle est confiée à un directeur responsable, sous la surveillance d'un conseil dont les attributions sont ci-après déterminées.

Art. 2. le directeur est nommé par le ministre de l'intérieur, sur la proposition du préfet de la Seine.

Art. 3. le directeur exerce son autorité sur les services intérieurs ou extérieurs.

Il prépare les budgets, ordonnance toutes les dépenses, et présente le compte de son administration.

Il représente les établissements hospitaliers et de secours à domicile en justice, soit en demandant, soit en défendant.

Il a la tutelle des enfants trouvés, abandonnés ou orphelins.

Art. 4. Le Conseil de surveillance est appelé à donner son avis sur les objets ci-après énoncés :

1º Les budgets, les comptes, et, en général, toutes les recettes et dépenses des établissements hospitaliers et de secours à domicile ;

2º Les acquisitions, échanges, ventes de propriétés et tout ce qui intéresse leur conservation et leur amélioration ;

3º Les conditions des baux à ferme ou à loyer, des biens affermés ou loués par ces établissements ou pour leur compte ;

4º Les projets de travaux neufs, de grosses réparations ou de démolitions ;

5º Les cahiers des charges des adjudications et l'exécution des conditions qui y sont insérées ;

6º L'acceptation ou la répudiation des dons et legs.

Quant à la transmission par contact, à voir l'infinie et capricieuse variété qui, de nos jours préside aux relations sexuelles, on pourrait désespérer de parvenir, à l'aide de règlements de police, à les rendre exemptes de contagion syphilitique. Le problème, cependant, n'est rien moins qu'insoluble ; il suffit de l'aborder de face, et sans fausse pruderie ; s'inspirant de la pureté du but pour fouler les préjugés et braver les scrupules méticuleux, qui toujours encombrent les abords de pareilles questions.

Séparons d'abord des affections vraiment syphilitiques la blennorrhagie, maladie toute locale, qui peut naître de la seule malpropreté, visite les ménages les plus vertueux, et ne compromet en rien la santé de leurs enfants à venir.

Cette élimination faite, il est positif que la propagation de la syphilis proprement dite est renfermée dans certaines limites, plus étroites qu'on ne le pense. Un homme qui en a les symptômes, et qui ne peut ignorer qu'il les a, s'il est poussé par l'aiguillon de la chair, ne va presque jamais s'attaquer à une femme honnête. Dix-neuf fois sur vingt, c'est à une prostituée qu'il s'adressera, soit à cause du mépris qu'elle lui inspire, soit que la supposant déjà infectée, il la croie incapable de recevoir une contamination nouvelle. — Or, la syphilis primitive est la seule à craindre pour cette espèce de femmes, car c'est la seule qui se communique par contact. Quant à la syphilis constitutionelle, elle ne pourrait infecter que l'enfant qui naîtrait de pareilles liaisons. Mais comme les prostituées conçoivent rarement, mènent plus rarement leur grossesse à terme ; comme enfin, d'après les calculs de Parent-Duchâtelet, tous ou presque tous ces enfants meurent avant la fin de la première année, il n'y a guère lieu, dans l'établissement de mesures sanitaires, de faire entrer en ligne de compte ce petit nombre d'existences, déjà si fatalement vouées à la mort.

Au résumé donc, pour remplir notre troisième condition, il suffit à peu près de rendre les maisons de tolérance inabordables à tout homme actuellement porteur de *symptômes primitifs*, c'est-à-dire de lésions qui sont très aisément reconnaissables par qui que ce soit. C'est assez dire que, sans les juger inutiles, nous ne regardons point comme suffisants les *préservatifs* de toute espèce, consacrés par l'usage, ou que le charlatanisme cherche à accréditer.

M. Ricord avait souvent dans ses leçons cliniques, émis le vœu qu'un médecin fût attaché à chacun de ces établissements, afin de visiter ceux qui en forment la clientèle, et de leur en refuser l'entrée dans le cas où ils seraient reconnus malades. Mais fut-elle réalisable, une pareille mesure manquerait essentiellement le but : vexatoire pour les femmes, humiliante pour les hommes, si on ne parvenait à l'éluder, elle aurait pour résultat l'abandon

faits aux établissements hospitaliers ou des secours à domicile ;

7° Les placements de fonds et les emprunts ;

8° Les actions judiciaires et les transactions ;

9° La comptabilité tant en deniers qu'en matières ;

10° Les réglements de service intérieur des établissements et du service de santé, et l'observation desdits réglements ;

11° Toutes les questions de discipline concernant les médecins, chirurgiens et pharmaciens ;

12° Toutes les communications qui lui seraient faites par l'autorité supérieure et par le directeur.

Les membres du Conseil de surveillance visiteront les établissements hospitaliers et de secours à domicile aussi souvent que le Conseil le jugera nécessaire.

Art. 5. Les médecins, chirurgiens et pharmaciens des hôpitaux et hospices sont nommés au concours. Leur nomination est soumise à l'approbation du ministre de l'intérieur. Ils ne peuvent être révoqués que par le même ministre, sur l'avis du Conseil de surveillance et sur la proposition du préfet de la Seine.

Art. 6. Les médecins et chirurgiens attachés au service des secours à domicile sont également nommés au concours. Leur nomination est soumise à l'approbation du préfet de la Seine.

Ils peuvent être révoqués par le même fonctionnaire, sur l'avis du Conseil de surveillance.

Art. 7. Un réglement d'administration publique déterminera la composition du Conseil de surveillance de l'administration générale, et l'organisation de l'assistance à domicile.

Art. 8. Les dispositions des lois antérieures sont abrogées en ce qu'elles auraient de contraire a la présente loi.

M. BÉRARD, NOUVEAU DOYEN DE LA FACULTÉ DE PARIS. — On sait qu'immédiatement après la révolution de février, le doyen de la Faculté de Paris, M. Orfila, fut destitué et remplacé par M. Bouillaud. On sait encore que M. Orfila, appelé à rendre compte de son administration, avait offert de prendre à sa charge une somme considérable dont il avait outrepassé les dépenses autorisées. Cependant, comme cette dépense extraordinaire était complètement justifiée et avait en définitive profité à l'état, une commission nommée *ad hoc* et le ministre de l'instruction publique en avaient autorisé le paiement et en avaient déchargé M. Orfila. Cette affaire se serait terminée pacifiquement sans l'opposition du nouveau doyen qui ne voulut point donner le visa nécessaire pour l'exécution des ordres du ministre. Enfin, à la suite d'un débat orageux survenu dans une des dernières séances de l'assemblée des professeurs de la Faculté, ceux-ci décidèrent à l'unanimité, en l'absence du doyen, que le ministre serait prié *de mettre l'administration en harmonie avec les intérêts de la Faculté.* C'est à la suite de ces faits que M. Bouillaud a été destitué et M. Bérard promu au

---

de ces maisons, que, malheureusement, la société dans son organisation actuelle, a intérêt à maintenir ouvertes et en activité.

L'inspection sera-t-elle pratiquée par les dames de maisons ? Mais comment les obliger à s'en charger, à la faire exacte, sincère? La difficulté est immense : inaccessibles à tout mobile honorable, ces femmes ne sont touchées ni par les considérations de la morale la plus vulgaire, ni par le soin de la santé de leurs filles. A qui pourra payer, jamais il ne leur arrivera de refuser l'entrée. Toute surveillance serait ici illusoire; car, ou ces inspections se feront secrètement, et alors visiteuse et visité s'en dispenseraient l'un l'autre à l'envi; ou la police sera là pour en assurer l'exécution, et nous retombons, dans ce cas, dans tous les inconvénients d'une trop grande publicité.

J'en rougis presque pour elles ; mais l'expérience de tous prouve qu'on a de prise sur ces malheureuses que par l'intermédiaire des penchants les plus bas. Or, s'il est un besoin inné chez toutes les dames de maison, c'est, Parent-Duchâtelet l'a dit, « le respect et la déférence qu'elles exigent de leurs subordonnées. » S'il est chez celles-ci un sentiment universel et invincible, c'est, toujours d'après Parent, « la haine et le mépris profond qu'elles ont pour leurs maîtresses. » Il m'a semblé qu'il y avait, dans la fange de ces hon-

teux instincts, quelque chose à utiliser pour le philantrope; qu'on pouvait trouver, dans cet antagonisme même, les éléments du seul contrôle capable de rendre moins illusoires les *visites d'hommes*, que je propose. Voici de quelle manière l'on pourrait procéder :

Un réglement de police obligerait les maîtresses de maison à examiner tout homme se présentant chez elles. Cette exploration, qui n'aurait besoin de porter que sur un seul organe, se ferait rapidement et sans témoins. Si l'individu était trouvé sain, il lui serait délivré une carte sur laquelle serait inscrite la date du jour, et l'on y mentionnerait, en outre, une particularité individuelle distinctive, n'appartenant qu'à lui, et facile à relever en un instant. (Comme, par exemple, l'indication des a taille, et la mesure d'un de ses poignets, cette dernière exactement évaluée en millimètres.) Cette carte donnerait *seule* droit de pénétrer dans l'intérieur de l'établissement ; et toute fille saurait qu'elle peut se refuser à celui qui ne la présenterait pas, ou qui en montrerait une dont elle vérifierait que les indications ne s'appliquent pas à lui.

Je ne prétends point livrer ce projet comme immédiatement réalisable sans modifications ; il me semble cependant, tel qu'il

décanat. Voici comment cette nomination est appréciée par un journal de Paris :

« M. Bérard n'est ni un homme politique ni un novateur en médecine. D'un caractère paisible et d'un esprit sage et modéré, il n'aspirera à exercer sur la Faculté que l'influence d'un bon administrateur, et sur les élèves l'autorité d'un professeur ami de la science et des savants. Pour notre compte, nous nous réjouissons fort de cette nomination. Si M. Bérard ne prend pas et ne provoque pas les grandes améliorations que réclament l'enseignement et le corps enseignant à la tête duquel il est placé, il ne s'y opposera pas du moins. Ce qu'il a fait d'une manière si brillante et si utile à la fois pour l'enseignement de la physiologie, il contribuera volontiers à le faire pour toutes les branches de la science médicale ; il ne laissait à l'écart aucune vue, aucune idée, aucune découverte de physiologie ; toutes venaient, passées au crible de son jugement exquis et parées par la rare élégance de sa diction, enrichir chacune de ses improvisations ; il voudra généraliser le même bienfait pour l'enseignement de l'école. C'est ainsi qu'il appellera sur l'établissement entier la distinction et le lustre qu'il avait su imprimer à une de ses parties. »

La nomination de M. Bérard a été très favorablement accueillie par les élèves et ne le sera pas moins, nous en avons la confiance, par le corps médical tout entier.

M. Bérard n'était pas membre de l'Académie de médecine. Il l'est devenu par le seul fait de sa promotion au décanat, en vertu de l'ordonnance constitutive de l'Académie, qui porte que « le doyen de la faculté de médecine de Paris sera toujours, *de droit*, membre de l'Académie. »

NOUVELLES LOCALES.

CONCOURS POUR LA PLACE DE CHIRURGIEN MAJOR DE L'HÔTEL-DIEU. — Le lundi 22 février 1849, à huit heures du matin, il sera ouvert un concours public pour la nomination du chirurgien-major de l'Hôtel-Dieu.

Ce concours aura lieu à l'Hôtel-Dieu, devant le conseil général d'administration, assisté d'un jury médical.

Le candidat nommé fera pendant six ans, à partir du 1er janvier 1850, le service d'aide-major.

Le 1er janvier 1856, il sera installé dans les fonctions de chirurgien-major, lesquelles durent six ans.

A partir du 1er janvier 1862, il conservera, sous la dénomination de chirurgien-titulaire de l'Hôtel-Dieu, un service dont la durée sera également de six ans.

Les honoraires de l'aide-major sont de 400 francs par an ; ceux du chirurgien-major, de 720 francs ; l'un et l'autre ont de plus le logement et la nourriture à l'Hôtel-Dieu, ainsi que le chauffage et l'éclairage.

Le chirurgien-titulaire est externe. Il reçoit annuel-

---

vient d'être présenté, offrir assez de garanties soit à la société, soit aux diverses personnes qu'il intéresse.

Les hommes qui fréquentent ces lieux, qui ont le courage d'en dépasser le seuil, ne reculeraient pas devant une visite secrète. Redouteraient-ils l'humiliation d'être refusés ? Mais ils l'éviteront aisément en n'y allant pas dès qu'ils se sentent malades. La carte ne peut les compromettre, puisqu'elle reste entre leurs mains, et qu'on n'y inscrit pas leur nom. D'ailleurs, qui oserait réclamer le premier contre une telle mesure, en faveur de laquelle l'opinion publique se prononcerait sans doute énergiquement.

Le droit de refuser toute carte non en règle confère aux filles la faculté de se soustraire à l'infection, et celle plus précieuse peut-être pour elles, de contrôler, jusqu'à un certain point, les actes de leurs maîtresses ! C'est assez dire avec quel scrupule elles voudront s'acquitter de la partie de surveillance que le projet leur attribue.

De leur côté, les dames de maison seront, par la seule crainte de ce contrôle, retenues de se laisser aller à une tolérance trop grande. Délivrer une carte de santé à un malade les exposerait non-seulement à de bruyantes récriminations de la part de leur oputation féminine, mais encore à l'amende ou à la fermeture

de l'établissement si une plainte était déposée à la police. — Naturellement, cette plainte devra, pour être valable, être faite dès le lendemain, soutenue par le témoignage de l'homme lui-même, et appuyée par la présentation de sa carte ; aussi aura-t-elle, sans doute, très rarement lieu. Mais les maîtresses, appréhendant toujours qu'une fille ne s'entende avec quelqu'un pour leur rendre ce mauvais service, n'en seront que plus attentives à noter exactement sur la carte le signe distinctif de celui à qui elles la délivrent ; car, en marquant une mention vague et capable de s'appliquer à d'autres individus, elles demeureraient sans défense au cas où une fille malintentionnée trouverait moyen de prendre cette carte, et ferait avec elle soutenir une plainte par un autre homme malade, et à qui ce signalement fautif se trouverait convenir.

Quant aux prostituées libres, non en maison, le bienfait de semblables mesures s'étendrait bientôt indirectement à elles ; car leur adoption générale dans les établissements patentés les autoriserait à assujétir elles-mêmes à une visite tous les individus, de santé suspecte, qui viendraient les rechercher.

lement 600 francs de traitement et 600 francs de droit de présence.

Pour être admis à concourir, chaque candidat devra 1° s'être fait inscrire au secrétariat général de l'administration, à l'Hôtel-Dieu, quinze jours au moins avant l'ouverture du concours; justifier du grade de docteur en chirurgie ou en médecine; prendre l'engagement de se conformer, en cas de nomination, aux réglements intérieurs de l'Hôtel-Dieu, dont il lui sera donné connaissance.

Le concours aura cinq séances composées ainsi qu'il suit :

Premier jour. — Question d'*anatomie* et *physiologie*, à traiter de vive voix.

Second jour. — Question de *pathologie chirurgicale* et *accouchements*, à traiter par écrit. Lecture des mémoires en séance publique.

Troisième jour. — Question de *médecine opératoire*, à traiter de vive voix. Les concurrents pratiqueront sur le cadavre l'opération qui aura fait le sujet de la dissertation.

Quatrième jour. — Question *médico-chirurgicale*, par écrit. Lecture desmémoires.

Cinquième jour. — Examen clinique d'un malade. Les concurrents décriront ensuite la maladie en séance publique, et de vive voix; ils en donneront le diagnostic et indiqueront le traitement. De plus, ils répondront aux questions qui leur seront adressées par MM. les jurés.

La question à traiter dans chaque séance sera la même pour tous les concurrents; un d'entre eux, désigné par le sort, la tirera de l'urne dans laquelle auront été jetées les questions adoptées par le jury.

A la fin des épreuves et après le vote du jury, le conseil d'administration nommera le chirurgien-major.

INSTALLATION DU CHIRURGIEN EN CHEF DE L'ANTIQUAILLE. — L'administration des hôpitaux et hospices civils de Lyon a procédé, le 30 décembre dernier, dans une séance solennelle et publique, à l'installation de M. le docteur Rodet, en qualité de chirurgien en chef de l'Antiquaille. Le chirurgien en chef sortant, le docteur Diday, a prononcé un discours sur les moyens d'entraver la propagation de la syphilis et le récipiendaire a lu une notice historique sur l'hospice de l'Antiquaille ; enfin M. Seriziat qui présidait la séance a prononcé quelques paroles pleines de sentiment et d'à-propos et justement applaudies par l'auditoire choisi qui assistait à la séance.

Une séance analogue aura prochainement lieu pour l'installation officielle de M. Bouchacourt à l'hôpital de la Charité comme chirurgien en chef. Déjà en possession de fait de ce service, M. Bouchacourt a été remplacé comme aide-major de l'Hôtel-Dieu par M. Valette, nommé au dernier concours pour la place de chirurgien en chef de la Charité.

Le Rédacteur en chef

Lyon, Imprimerie RODANET et Cie, rue de l'Archevéché, 5.

GAZETTE MÉDICALE
DE LYON,

Publiée par M. **BARRIER**, Chirurgien en chef désigné de l'Hôtel-Dieu de Lyon.

La GAZETTE MÉDICALE DE LYON paraît deux fois par mois. — On s'abonne, à Lyon : chez Ch. SAVY, place Louis-le-Grand, 14 ; chez Mme PHILIPPE, rue St-Dominique, 7 ; — à Paris, chez V. MASSON ; — à Montpellier, chez SÉVALLE ; — à Strasbourg, chez DÉRIVAUX ; — L'abonnement est de 12 fr. par an pour Lyon, 13 fr. pour le reste de la France. — Les réclamations, lettres, travaux, doivent être affranchis et adressés à M. BARRIER, rue d'Oran, 2. —Pour les annonces, s'adresser à l'imprimerie du journal.

BULLETIN.

La discussion ouverte dans le sein de l'Académie de médecine sur le chloroforme n'a pas encore pris fin. Cette assemblée adoptera-t-elle les conclusions du rapport de M. Malgaigne ou les modifiera-t-elle? Cette seconde supposition est la plus probable ; car les conclusions du rapport ne nous paraissent pas complètement exactes. Pour nous, il est indubitable que le chloroforme a produit des accidents par son action toxique spéciale, et il nous semble peu scientifique d'aller à la recherche d'explications subtiles et équivoques pour absoudre de quelques inconvénients fâcheux un agent anesthésique d'ailleurs si utile. La science n'a pas d'autre but que la vérité, et le premier devoir du savant est la sincérité. Convenons donc de ce fait, que l'emploi du chloroforme, comme celui de tous les agents énergiques de la matière médicale, peut avoir des dangers, soit par suite d'une administration inhabile, soit en vertu d'une disposition particulière des sujets. Mais reconnaissons aussi que les accidents dont on peut accuser le chloroforme, n'arrivent que d'une manière très exceptionnelle, probablement moins d'une fois sur mille, et que ses propriétés dans l'immense majorité des cas n'ont rien que de salutaire et de merveilleusement utile. Il y a tout à espérer des progrès de la science. L'industrie a tellement perfectionné l'emploi des moteurs les plus terribles, de la vapeur, par exemple, que personne aujourd'hui ne proposerait sérieusement de renoncer à l'usage des paquebots à vapeur, des chemins de fer, etc. Il en sera de même des agents anesthésiques. C'est un progrès d'avoir substitué le chloroforme à l'éther qui a des inconvénients nombreux et n'est pas même exempt de danger. Il ne reste plus à demander à l'expérience que le perfectionnement d'une médication précieuse que personne n'a proposé sérieusement d'abandonner, si ce n'est quelques chirurgiens, en très petit nombre, qui n'ont pas pu ou voulu se renseigner à cet égard par eux-mêmes. Les ennemis du chloroforme, si on peut les appeler ainsi, se sont bornés à signaler ses inconvénients, mais presque tous continuent d'en faire usage ; et M. Gué-

---

Feuilleton.

BIBLIOGRAPHIE.

I. *Dictionnaire de bromatologie végétale exotique, contenant en outre de nombreux articles consacrés aux plantes indigènes dont on ignore ou néglige généralement les propriétés alimentaires si utilement applicables aux besoins journaliers des classes pauvres, par Émile Mouchon, pharmacien, 1 vol. in-8°. — Lyon, 1848; chez Guilbert.*

Sous cette dénomination, M. E. Mouchon vient de publier un volume dans lequel il a réuni, sous forme de dictionnaire, toutes les substances exotiques qui, directement ou indirectement, servent ou peuvent servir à l'alimentation de l'homme. Il y a joint l'énumération et la description d'un grand nombre de substances indigènes, dont on ignore ou néglige trop souvent les propriétés alimentaires, bien qu'elles puissent être d'un grand succès pour les classes pauvres, et une puissante ressource dans les temps de disette. La forme de dictionnaire que l'auteur a cru devoir adopter, se prêtant difficilement à une analyse, puisqu'on n'y trouve d'autre classification que l'ordre alphabétique, nous n'essaierons pas de suivre M. Mouchon dans la description des mille substances dont il nous rappelle l'importance, ou qu'il nous fait connaître pour la première fois.

Mais comme l'idée générale qui a dicté son travail est parfaitement indiqué dans le titre de l'ouvrage ; qu'il a voulu nous faire connaître d'une manière précise et exacte toutes les substances qui nous viennent du dehors, et toutes celles de quelque importance que nous foulons chaque jour à nos pieds, nous allons chercher, en nous conformant à cet ordre, à indiquer les articles les plus saillants, et ceux qui, en raison de leur nouveauté et de leur importance, ont plus spécialement fixé notre attention.

rin, celui de tous les académiciens qui a fait la plus rude guerre au rapporteur, a déclaré qu'il n'était point un adversaire du chloroforme, mais au contraire, « un des admirateurs et des fauteurs les plus prononcés de cette méthode; qu'il n'était l'adversaire que de ceux qui l'emploient vicieusement et veulent à tout prix en dissimuler les graves dangers; et que son but était uniquement d'éclairer la pratique sur ces dangers, et de les renfermer dans un cercle si bien déterminé, qu'il fût toujours possible de les éviter. » On ne comprend pas après une déclaration si modérée et si judicieuse, qu'il soit arrivé à M. Guérin le malheur de faire école dans cette question, et d'avoir un disciple qui conclut au rejet absolu du chloroforme. Nous ne rentrerons pas ici dans la polémique que nous avons soutenue sur ce point avec M. Diday. Nous nous contenterons de maintenir les faits relatifs aux dangers de l'éther, tels que nous les avons établis dans notre lettre à *l'Union médicale*. Aucun d'eux ne fait double emploi, et l'influence funeste de l'éther a été beaucoup plus réelle que ne l'avance M. Diday. Quant au chloroforme, nous sommes d'accord avec M. Guérin, pour recommander aux praticiens les précautions suivantes : « Partant de ce fait que le chloroforme est un agent toxique toujours très énergique et parfois d'une activité exceptionnelle très dangereuse, on commencera par n'user de la méthode qu'avec circonspection et pour les cas seulement qui en légitiment l'emploi; puis on tâtera le malade; car au-delà des conditions de susceptibilité exceptionnelle déterminées; il en est d'autres moins connues jusqu'ici au profit desquelles il est bon de faire des réserves. On explorera donc la susceptibilité du malade; on proportionnera les doses à l'âge,

à la constitution, au caractère moral des sujets; enfin on ne réitérera pas l'inhalation anesthésique chez des malades abattus par la douleur ou épuisés par des pertes de sang. » Nous ne terminerons pas ces lignes sans faire mention d'un fait qui prouve combien il est facile de porter le chloroforme à de hautes doses sans aucun inconvénient, pourvu que son administration soit convenablement dirigée. Ces jours derniers, à l'Hôtel-Dieu, dans le service de notre honorable collègue, le docteur Valette, un homme atteint de tétanos à la suite d'une brûlure, a été soumis à la chloroformisation pendant dix-huit heures consécutives, avec de faibles interruptions dans les moments de calme. Il y a eu environ 350 grammes de chloroforme consommés. Le malade n'a pas été sauvé, mais le chloroforme n'a eu aucun inconvénient. Il a calmé les symptômes et probablement prolongé la vie du malade de plusieurs heures.

— L'assemblée nationale a dernièrement adopté la loi sur l'assistance publique et la réorganisation des hôpitaux de Paris. Il n'a été apporté qu'un seul changement au projet tel que nous l'avons publié dans notre précédent numéro. Ce changement porte sur l'article 6 du projet qui est devenu l'article 7, et dont voici la nouvelle rédaction : « Les médecins et les chirurgiens attachés au service des secours à domicile sont également nommés au concours ou par l'élection de leurs confrères. Ils sont institués par le ministre de l'intérieur. Ils peuvent être révoqués par le même fonctionnaire, sur l'avis du conseil de surveillance. » C'est avec raison et justice que le principe du concours et de l'élection a été étendu au service médical des secours à domicile. L'adoption de cette loi est un pre-

---

Nous publierons, en première ligne, les substances qui, dans notre civilisation moderne, ont pris le premier rang dans nos usages domestiques, ou qui servent à des besoins analogues dans les climats divers.

Tout le monde lira avec le plus vif intérêt ce qui a rapport au Café, au Thé, au Cacao, au Salep, à l'Arrow-root, au Sagou, au Manioc, à l'Hibissus esculentus qui fournit l'Anathraïne que l'on vend pompeusement en France sous le nom de Nafé d'Arabie, au Fraxinus excelsior, d'où découle la manne (qu'il ne faut pas confondre avec l'Elmann des Hébreux, ou manne des Israélites, qui semble fournie par le Romarin mamifer), ou Fucus coralloïdes, que l'on considère comme servant de base aux nids d'Alcions, que l'on vend en Chine sous le nom de nids d'Hirondelle, et qui constituent un mets d'une grande recherche, ainsi que les ailerons de Requins.

Nous en dirons autant du Citronnier, de l'Oranger, du Canellier, du Giroflier, du Muscadier, du Cocotier, du Bananier, de l'Arcquia dont on extrait le Betel, ce masticatoire d'un usage général dans les régions équatoriales, du Poivre, du Sucre, de l'Assafœtida, que nous repoussons avec dégoût sous le nom de Stercus Diaboli, et qui, en Perse et aux Indes, est considéré comme un condiment délicieux, à l'égal de nos truffes du Périgord, de la

Vanille, du Amaquiqua, cette Orchidée dont tout le monde connaît la saveur et l'odeur délicieuse, du Magnolia Plumierii dont les fleurs servent généralement à parfumer les liqueurs si recherchées de la Martinique, comme celle du Mamea Americana parfument la crème des Créoles et l'Olcafragrans, les Thés les plus fins de la Chine.

Tous ces articles, écrits avec cette simplicité de bon goût qui convient essentiellement aux travaux scientifiques, seraient déjà capables, par eux seuls, de faire la fortune d'un ouvrage, quand ils seraient seuls à fixer l'attention.

Mais dans un ouvrage composé dans un but d'utilité pratique, à côté de ces princes du règne végétal qui, tous, ou presque tous, ne peuvent prospérer que sous un ciel brûlant, devaient se présenter, à leur tour, quelques plantes, plus modestes en apparence, mais précieuses en ce sens qu'elles peuvent vivre et fructifier dans nos climats, où il serait important de les voir introduire et multiplier en plus grande abondance.

Dans cette seconde catégorie, nous voyons figurer, en première ligne, l'Aracaha, cette précieuse Ombellifère de la Colombie, dont la racine tuberculeuse, plus fine que la pomme de terre, commence déjà à s'acclimater en France, grâce aux soins de M. Solange Bodin.

mier pas vers le progrès que réclame l'organisation de la bienfaisance publique ; mais si les pouvoirs de l'Etat s'arrêtaient là, on aurait à leur reprocher de ne pas veiller avec autant de sollicitude aux intérêts et aux droits des départements qu'à ceux de la ville de Paris. C'est à la France entière qu'il faut songer. Partout il est besoin de réformer des abus nombreux et invétérés. Presque partout les hôpitaux et autres établissements de bienfaisance sont loin de suffire aux besoins des populations, et dans quelques localités, comme à Lyon, par exemple, cette insuffisance est infiniment plus grande qu'on ne le croit généralement. Espérons que dans le cours de cette année des mesures seront prises pour élargir le cercle des secours dus aux classes pauvres et laborieuses de la société.

— Le choléra a envahi depuis quelques semaines les départements du nord de la France. L'épidémie s'y est montrée peu grave jusqu'à présent et marche lentement de proche en proche. Nous devons nous attendre à le voir éclater à Paris d'un jour à l'autre et peut-être s'étendre ensuite au reste de la France. C'est dans cette prévision que la Société nationale de médecine de Lyon a, dans sa séance du 20 novembre dernier, nommé une commission composée de MM. Brachet, de Polinière, Gauthier, Levrat aîné et des membres du bureau.

— M. Diday a fait connaître à la Société de médecine, dans sa séance du 22 janvier, le résultat d'un procédé par lequel il se propose de prévenir, chez les individus affectés de chancres primitifs, l'apparition de la syphilis constitutionnelle. Ce procédé, dont M. Diday avait déjà fait part à la société dans le courant de l'année dernière, a produit entre ses mains des résul-

tats assez encourageants, puisque, sur 16 individus auxquels il l'avait appliqué, 15 ont été préservés ; et celui qui a eu des phénomènes constitutionnels portait des chancres déjà indurés à l'époque de l'expérimentation, et n'y avait par conséquent été soumis que par mégarde.

— Le JOURNAL DE MÉDECINE DE LYON, après huit années d'existence, cesse de paraître. Cette détermination, motivée par des difficultés matérielles et annoncée dans le dernier numéro de ce recueil, excitera les regrets de tous ceux qui ont pu apprécier les services rendus par cette publication à la médecine lyonnaise. Sans la prévision de cet événement, nous n'aurions point eu l'idée de fonder une nouvelle feuille médicale à Lyon. Nous remercions les rédacteurs du JOURNAL DE MÉDECINE, MM. Candy et Lacour, d'avoir accueilli de leurs sympathies l'apparition de la GAZETTE MÉDICALE DE LYON, et nous ferons tous nos efforts pour atteindre, comme ils veulent bien l'espérer, le but auquel ils ont travaillé avec autant de talent que de persévérance.

Mémoire sur la cautérisation profonde du col de l'utérus avec la pâte de chlorure de zinc,

par M. BONNET, professeur de clinique chirurgicale.

Les travaux de M. Cancoin ont démontré que la pâte de chlorure de zinc peut détruire, par des applications prolongées et successives, des cancers volumineux des seins ou de la face, et que la plaie qui succède à la chute des eschares produites par ce caustique tend à la cicatrisation avec une remarquable rapidité. D'autres recherches, dont l'ouvrage de M. Cancoin a été le point

---

L'Euphoria punicea de la Chine, dont le fruit délicieux, connu sous le nom de Litchi, ressemble à une prune très sucrée avec le parfum du raisin muscat.

L'Arachis, dont la culture féconde se popularise parmi nous.

L'Arena Colocasia, qui prospérerait très bien dans nos marécages, et qui fournit une racine charnue et féculente.

Le Cummis Chate, ou Abdelaoni, que nous avons cultivé cette année, et qui fournit un fruit aussi curieux que succulent.

Le Diospiros Kaki, qui donne un fruit analogue à la prune reineclaude.

L'Etœagus Philippensis, une cerise excellente. Le Fenouil doux, le Sorgho multicaule de Morreti.

L'Olivier de Bohême, le Juglans cylindrica, ou Pacanier, qui prospère admirablement en France, ainsi qu'on le voit déjà à Lyon.

Le Melastoma lecœraus, qui pourrait remplacer le thé, thé Mélisotus cœrulea ; le Lambertinna Douglas, l'Araucaria imbricata, le Pin Pignon et de Norfolk, dont on pourrait utiliser les fruits ; la Rhubarbe, le Scolyme d'Espagne, le Simus Sisarum, ou Chervis, qui a joui, à si juste titre, d'une si haute réputation dans l'antiquité.

Viennent enfin les substances indigènes que M. Mouchon cher-

che à réhabiliter dans nos esprits, en raison des principes féculents qui les enrichissent, ou des propriétés alimentaires qu'elles acquièrent lorsqu'on les a dépouillées de quelques sucs délétères par la coction, en raison, enfin, des services quelques modestes qu'ils peuvent nous rendre, si nous venions à être privés accidentellement de nos végétaux plus précieux. La liste deviendrait ici trop nombreuse ; nous nous contenterons de signaler les Orchis, d'où nous pourrions retirer tout le salep qui nous est nécessaire, la Nigelle et le Pyrèthre qui remplaceraient le poivre, la chicorée et le gland doux pour suppléer au café.

La Brione, la Morelle, la Douce amère, la Colchique d'automne, presque toutes les aroïdées, le Lichen, la Gentiane, la Patience, qui, perdant par la cuisson leurs principes nuisibles, peuvent ensuite être utilement employés.

Nous pourrions multiplier à l'infini le nombre de nos citations, mais nous sentons qu'il nous serait impossible ; dans une analyse de ce genre, de donner une idée complète du travail de M. Mouchon, qui comprend plus de mille articles différents ; qu'il nous suffise de dire que, sous un petit volume, l'auteur a su réunir toutes les substances qui peuvent le plus vivement nous intéresser ; que l'aridité du sujet et la forme de dictionnaire qu'il a adoptée pour la facilité des recherches, ont été tempérées, autant que

de départ, mais qui ne sont pas dues à cet auteur, ont démontré que les ulcérations atoniques des jambes, du cou ou de toute autre partie du corps marchent rapidement à la cicatrisation lorsque toute leur surface a été cautérisée par le chlorure de zinc à la profondeur de quelques millimètres; et, chose remarquable, non seulement l'ulcère ainsi modifié tend rapidement à la cicatrisation; mais l'engorgement qui peut exister autour et en particulier les duretés calleuses se ramollissent et se résolvent en grande partie.

Cependant, tandis que l'on peut tirer un parti si utile de la pâte de Cancoin, dans les cancers superficiels et dans les ulcérations languissantes et entourées d'indurations chroniques, les mêmes lésions, lorsqu'elles existent dans la matrice, ne peuvent être traitées avec succès par aucun des moyens connus. L'on ne peut opposer aux squirrhes ulcérés du col que des méthodes impuissantes ou dangereuses; impuissantes, comme la cautérisation avec le fer rouge, les nitrates d'argent ou de mercure, dont l'action ne peut être prolongée que pendant quelques instants et qui ne produisent dès lors qu'une eschare superficielle; dangereuses, comme l'amputation du col par l'instrument tranchant, méthode funeste, justement abandonnée aujourd'hui.

Dans les ulcères non cancéreux du col de la matrice avec engorgement et induration de cet organe, les cautérisations superficielles, avec divers caustiques, sont loin de produire aussi des effets satisfaisants. Le fer rouge, préconisé par Larrey et par M. Jobert, a sans doute plus d'utilité, mais l'effroi qu'il inspire ne permet pas d'en multiplier les applications autant que le fait désirer les résultats avantageux qu'il promet.

En comparant ainsi la puissance que la pâte de chlorure de zinc met à notre disposition dans les ulcères

cancéreux ou calleux des organes superficiels, avec l'insuffisance des moyens connus dans les mêmes ulcères siégeant à la matrice, on est conduit à désirer que l'on puisse faire agir cette pâte sur l'utérus avec autant de précision et à une aussi grande profondeur que lorsque le mal est sous-cutané.

On peut croire que M. Cancoin a résolu ce problème, si l'on sait que son ouvrage contient trente-cinq observations de maladies de matrice, traitées par la cautérisation. Cependant, en lisant ces observations, on ne tarde pas à se détromper à cet égard.

M. Cancoin a bien cautérisé des ulcères de la matrice avec le chlorure de zinc, mais, comme tous ses devanciers, il n'a fait que la cautérisation superficielle et momentanée. Il dissout son caustique dans l'acide nitrique, et après en avoir imbibé un morceau de charpie, il en touche l'ulcération, comme le font tous les praticiens, avec le nitrate acide de mercure ou le nitrate d'argent.

Or, en agissant ainsi, l'on ne fait pas pour la matrice ce que l'on sait faire, depuis M. Cancoin, pour les organes superficiels. Dans les cancers de ces derniers on ne touche pas l'ulcération pendant une ou deux minutes, avec une solution de chlorure de zinc. On applique ce caustique solide pendant plusieurs heures et de manière à produire une destruction profonde.

Depuis plusieurs années j'ai pensé à combler ces lacunes, et il m'a paru que pour obtenir une action prolongée et convenablement limitée, il suffisait d'embrasser le col de l'utérus avec un spéculum, de fixer celui-ci avec solidité pendant plusieurs heures, et de faire agir le chlorure de zinc sur le col pendant que le bord du spéculum, pressant contre le cul-de-sac supérieur du vagin, empêcherait toute action sur les parties

---

possible, par la simplicité du style, la clarté et l'élégance, toutes les fois que son sujet s'est prêté à quelques développements; c'est, en un mot, un excellent ouvrage qui, nous n'en doutons pas, aura un succès de mérite, que l'on ne lira pas comme un roman, mais que l'on consultera toujours avec un vif intérêt et une entière satisfaction.

E. Gromier.

II. Rapport *adressé à M. le délégué du gouvernement provisoire sur les traitements orthopédiques de M. le docteur* Jules Guérin, *à l'hôpital des Enfants, pendant les années* 1843, 1844 *et* 1845, *par une commission composée de MM.* Blandin, P. Dubois, Jobert, Louis, Rayer *et* Serres; — *président,* M. Orfila. (Au bureau de la *Gazette médicale de Paris*, in-folio.)

Le monde médical a encore présent à l'esprit la lutte qu'a soutenue, il y a quelques années, M. Jules Guérin contre quelques chirurgiens de Paris, au sujet de ses travaux orthopédiques. Cette lutte, dans laquelle il y eut de part et d'autre beaucoup de talent déployé, mais dont l'intérêt scientifique fut malheureusement trop dominé par les entraînements de la passion et de l'amour-

propre, ne devait pas simplement aboutir à la satisfaction personnelle de l'une des deux parties intéressées; on se rappelle qu'à cette époque une commission, nommée par le conseil général des hôpitaux de Paris, fut chargée de suivre, pendant plus d'une année, les traitements orthopédiques de M. Jules Guérin, à l'hôpital des Enfants malades. C'est après avoir pris toutes les précautions nécessaires pour assurer à ses opérations une vigueur inattaquable, et après quatre années employées à remplir consciencieusement le mandat dont elle avait été investie, que cette commission a présenté le résultat de ses travaux, dans un rapport détaillé qui ne se borne pas à l'énumération des faits, mais en donne l'observation minutieuse, et les fait suivre de réflexions particulières relatives à chaque cas.

Cette première partie du rapport comprend soixante-trois cas, divisés en onze catégories, savoir : cinq strabismes, cinq torticolis, neuf déviations de l'épine, cinq luxations congénitales, huit déviations des genoux, dix pieds-bots et subluxations des orteils, deux difformités arthralgiques, deux difformités par rétraction de cicatrices, cinq courbures et cols vicieux rachitiques, six excurvations tuberculeuses, six abcès par congestion. Une analyse, même succincte de ces faits, nous entraînerait trop loin, et nous ne pouvons rendre compte ici que de l'impression générale que la

que l'on veut préserver. J'ai réalisé ce plan pour la première fois, il y a trois ans, sur une malade que j'ai traitée de concert avec M. Dauvergne.

Le 25 février 1846, cet honorable confrère m'appela en consultation auprès d'une femme de trente-deux ans, affectée d'une tumeur cancéreuse de la matrice. Le volume de cette tumeur était si considérable qu'elle remplissait le vagin et descendait jusqu'à un centimètre au-dessus de la vulve et qu'on pouvait distinguer, sans recourir au spéculum, sa surface rouge, fongueuse et saignante; elle était depuis plusieurs mois le siége d'hémorrhagies souvent foudroyantes qui se renouvelaient avec tant de facilité que la malade ne pouvait quitter le lit sans les voir reparaître.

Je pensai que l'occasion qui m'était offerte était favorable à la réalisation du projet que j'avais depuis longtemps formé de détruire les tumeurs de la matrice par la pâte de Cancoin, comme on le fait pour les tumeurs superficielles.

Je plaçai donc dans le vagin un spéculum court. Je le fixai au moyen d'une branche de fer articulée et qui partait d'un bandage faisant le tour du bassin; j'avais emprunté à certains pessaires ce mode de fixation. Une couche de pâte de chlorure de zinc fut appliquée contre la partie de la tumeur qui faisait saillie dans le spéculum; elle fut maintenue par un tampon de coton, et cette application fut laissée en place pendant six heures et renouvelée une dizaine de fois après la chute de chaque eschare, soit par M. Dauvergne, soit par moi. Au bout de huit à neuf semaines nous parvînmes à détruire complètement la tumeur qui remplissait le vagin. La malade put se promener sans douleur et sans qu'il survint d'hémorrhagie. Pendant quelques mois elle parut guérie, mais au bout de ce temps la tumeur se reproduisit et finit par la faire succomber.

Un an plus tard, la cautérisation des cancers de l'utérus, par le chlorure de zinc, fut reprise par M. le docteur Floret, de Lyon, auteur de plusieurs procédés ingénieux et en particulier de modifications utiles aux instruments qui servent à la ligature des polypes de matrice. Cet honorable praticien fit subir à la méthode que je viens d'exposer des modifications si avantageuses que je n'ai pas hésité à les adopter; je me borne donc à réclamer pour moi l'idée d'appliquer aux maladies de l'utérus la cautérisation profonde et prolongée avec la pâte de chlorure de zinc, et celle d'en limiter l'action à l'aide d'un spéculum maintenu en place pendant toute la durée de son contact. Les instruments et le procédé que je vais décrire appartiennent complètement à M. Floret.

Comme on le verra, M. Floret fixe le spéculum et la pâte par des moyens aussi sûrs que faciles à mettre en pratique, et il peut évider en quelque sorte l'utérus de dedans en dehors, en portant la cautérisation dans le centre de cet organe, à mesure que la chute des escharres met à nu des parties de plus en plus profondes.

Les instruments nécessaires à l'exécution du procédé de M. Floret sont les suivants:

1° Un spéculum en maillechort, d'une seule pièce, que l'on voit de côté, fig. 1, et dont la figure 4 représente l'orifice externe.

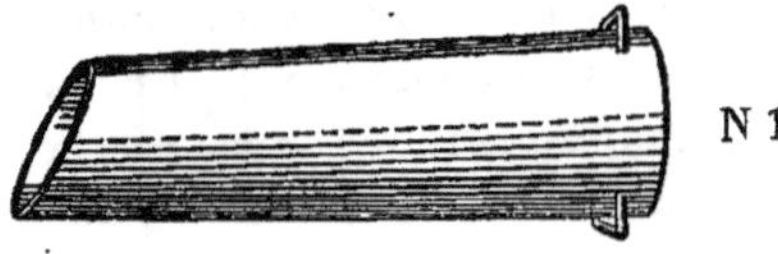

---

lecture de ces observations a laissé dans notre esprit. Or, il faut le reconnaître, le rôle important de l'art s'y est montré dans toute sa force et dans tout son éclat. En se rappelant les limites auxquelles s'étaient arrêtés les principes de la science et de l'art, il y a quinze ou vingt ans, on voit par ces faits que l'une et l'autre ont agrandi leur domaine, et qu'une grande partie de ce progrès revient à M. Jules Guérin. Des opérations nouvelles ont pu être tentées, en s'appuyant sur des recherches savantes d'anatomie pathologique, et cesser d'être trop hardies. La mécanique est venue prêter son concours à l'instrument tranchant, et la thérapeutique médicale a dû, plus d'une fois, jouer le rôle le plus important. C'est la réunion de ces divers moyens, combinés avec l'appréciation rigoureuse des éléments simples ou complexes de chaque cas, qui fournit des succès d'une évidence incontestable là où jadis l'intervention du médecin et du chirurgien n'était que fort incomplète ou seulement palliative. Nous ne saurions, en définitive, mieux formuler notre opinion qu'en reproduisant celle de la commission sur les travaux de M. Jules Guérin, et en citant les conclusions qui terminent le rapport:

« Les résultats obtenus par M. Jules Guérin, sous les yeux de la commission, pendant les années 1843, 1844 et 1845, dans le traitement du strabisme, du torticolis, des déviations de l'épine, des luxations congénitales, des déviations des genoux, des pieds-bots, des difformités arthralgiques, des difformités par rétraction de cicatrices, des difformités rachitiques, des excurvations tuberculeuses et des abcès par congestion, sont de nature à établir que la pratique de M. Jules Guérin est tout à la fois remarquable, par les considérations élevées et judicieuses sur lesquelles elle se fonde, et par l'habileté et souvent la hardiesse heureuse avec laquelle les procédés opératoires sont exécutés.

« Les méthodes, procédés et appareils imaginés par M. Jules Guérin, pour le traitement des difformités et accidents qui les compliquent, et les règles qu'il a posées pour leur application, constituent un ensemble de moyens et de préceptes à l'aide desquels il a produit des résultats complètement nouveaux; comme l'ensemble de ses recherches et de ses idées sur cet ordre des faits avaient dès longtemps constitué une branche de la médecine presque entièrement nouvelle. »

L'installation du chirurgien en chef de la Charité a eu lieu samedi 27 janvier. M. Colrat a fait un exposé *des principes de la médecine;* M. Bouchacourt a lu un discours *sur la méthode et les caractères de la science obstétricale.*

Ce spéculum est muni, à son extrémité antérieure, de deux anneaux supérieurs et inférieurs; sa longueur et ses dimensions n'ont rien de particulier. Seulement, comme il est d'une seule pièce, il est nécessaire d'en avoir de petits, de moyens et de volumineux, pour que ceux-ci s'adaptent aux dimensions des organes dans lesquels ils doivent être placés.

2° Une ceinture qui fait le tour du bassin, et à laquelle on attache deux chevilières larges d'un centimètre, longues de trente et dont les extrémités libres A. B. sont représentées dans la figure 5.

3° Des supports pour le chlorure de zinc. La figure 2

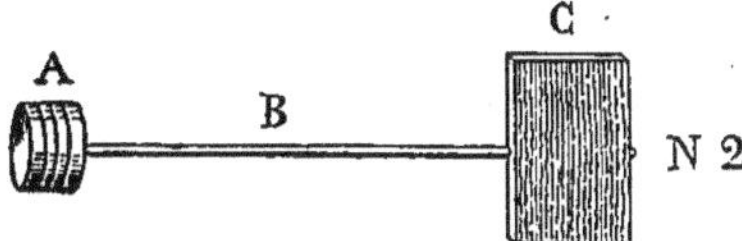

représente l'un de ces supports; il se compose de trois parties : une rondelle de bois de deux centimètres de diamètre, sur laquelle on assujétit la pâte de chlorure, et qui sert, lorsque l'on veut attaquer par une large surface le museau de tanche ou les tumeurs qui se développent sur lui; une tige B qui a la longueur du spéculum et enfin d'une plaque de liége dont les dimensions sont telles qu'elle peut être solidement fixée dans l'orifice extérieur du spéculum. La figure 3 représente

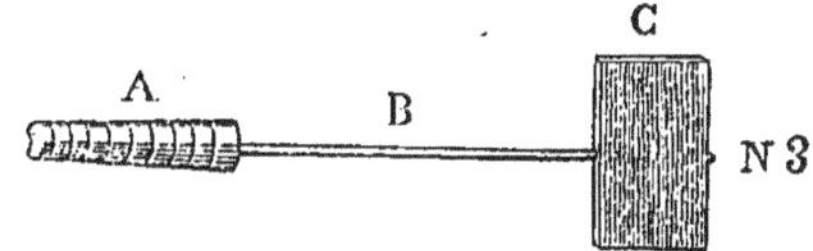

un autre support qui ne diffère du précédent qu'en ce que la tige de bois est conique et d'un demi centimètre seulement de diamètre. On peut l'engager recouverte de pâte de chlorure de zinc dans le col de l'utérus et alors on cautérise celui-ci de dedans en dehors, et non pas de bas en haut, comme avec l'instrument représenté figure 2.

Indépendamment de ces parties essentielles, on peut avoir besoin du caustique de Vienne pour entamer les parties qui ne seraient pas ulcérées. La pâte de chlorure dont nous nous servons, M. Floret et moi, est celle qui est composée de parties égales de farine et de chlorure. Elle est étendue sur un linge, et l'on a ainsi une toile caustique, analogue au sparadrap qu'il est facile d'assujétir sur les embouts A et A des fig. 2 et 3.

MANUEL OPÉRATOIRE.

Avant d'appliquer le spéculum on recommande à la malade d'uriner et l'on place la ceinture autour du bassin, de telle façon que les deux chevilières pendent l'une en avant et l'autre en arrière. On place ensuite

le spéculum, un anneau en bas et un autre en haut, comme on le voit dans la fig. 4, et après avoir enroulé les deux chevilières dans ces anneaux, mais sans les nouer l'une avec l'autre, on cautérise avec le caustique de Vienne, si cette opération préliminaire paraît nécessaire. On s'en dispense si les parties sont ulcérées. Le support est placé ensuite dans le spéculum, et comme le bouchon n'oblitère celui-ci que dans une petite étendue, ainsi qu'on le voit dans la fig. 4, on

4

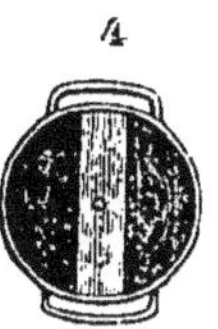

peut bien apprécier la partie sur laquelle le caustique est fixé. Du coton peut être placé à l'aide d'une pince entre ce caustique et la partie inférieure du spéculum. Tout étant disposé de la sorte, on noue entr'elles les deux extrémités des chevilières, ainsi qu'on le voit dans la fig. 5, elles retiennent alors tout à la fois le spéculum et le support du caustique.

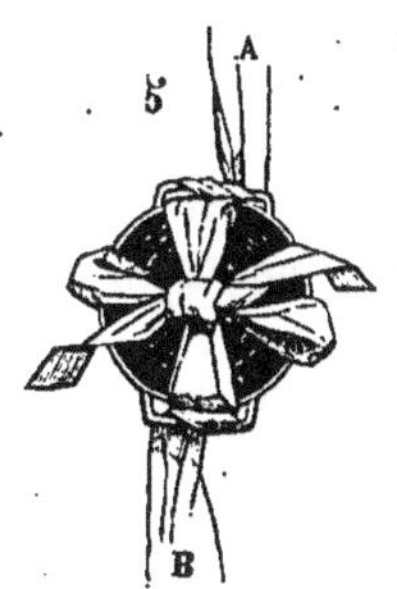

Cet appareil doit rester en place pendant un temps qui varie suivant la nature des lésions : deux heures suffisent, si l'on veut se borner à cautériser la surface d'un ulcère superficiel; mais s'il s'agit de détruire une masse cancéreuse, l'application doit être prolongée aussi longtemps que possible, de six à douze heures par exemple.

Pour enlever cet appareil, on doit dénouer les chevilières, retirer le caustique et son support, éponger un liquide blanchâtre qui remplit quelquefois toute la cavité du spéculum et qui est produit par la réaction du chlorure sur les liquides albumineux que secrètent les tumeurs de la matrice. On enlève ensuie le spéculum. Si, au lieu d'agir ainsi, on retirait l'appareil en totalité, les liquides caustiques pourraient séjourner dans le vagin. Des injections froides sont nécessaires ensuite pour prévenir l'inflammation. Ces applications sont répétées ensuite plus ou moins souvent, suivant la nature de la maladie. Ces applications réitérées sont nécessaires, surtout lorsqu'on a à faire à des tumeurs cancereuses. Il faut attendre la chute des eschares pour y revenir.

RÉSULTATS.

Pour donner une idée juste des résultats que peut produire la cautérisation profonde du col de la matrice, par la pâte de chlorure de zinc, il faudrait citer les observations de toutes les malades auxquelles on en a fait l'application. M. Floret publiera avant peu celles qui lui sont propres; je désire pour ma part posséder un plus grand nombre de faits, pour établir quel est le parti qu'on peut tirer de cette méthode dans la pratique, et quelles sont les médications que l'on doit combiner avec elles.

Voici, toutefois, des aperçus auxquels j'ai été conduit par les faits dont j'ai été le témoin; ou par ceux qui sont venus à ma connaissance.

Dans les *cancers* de l'utérus les cautérisations profondes et répétées un grand nombre de fois permettent d'atteindre le but physique, en vue duquel elles sont pratiquées. Elles font tomber en escharre toute la partie cancéreuse et elles en procurent la séparation aussi sûrement, mais avec infiniment moins de danger que l'amputation par l'instrument tranchant.

Cette cautérisation complète produit des douleurs généralement assez vives, et qui se prolongent pendant un temps à peu près égal à celui qu'a duré l'application, mais elle ne provoque qu'une fièvre passagère et peu intense.

Les hémorrhagies sont sûrement arrêtées par elles : la suspension de l'écoulement du sang peut toutefois, dans les cas graves, se borner au temps nécessaire pour que les escharres tendent à se détacher. De nouvelles cautérisations peuvent alors être réclamées par de nouvelles hémorrhagies.

Cependant, si au lieu de tenir compte des résultats immédiats qui sont assez satisfaisants, on se préoccupe du résultat définitif, on voit qu'à la matrice, comme ailleurs, le cancer se reproduit et finit par entraîner la mort.

C'est ce résultat qui a été observé chez la première malade que je traitai en 1846 avec M. Dauvergne, et chez une autre, femme que j'ai soignée avec M. Keisser; j'ai lieu de croire que M. Floret n'a pas été plus heureux chez les malades en assez grand nombre qu'il a traitées.

Enfin, une malade sur laquelle j'ai reconnu la puissance de la cautérisation pour arrêter des hémorrhagies foudroyantes et souvent renouvelées, est trop près encore du début de son traitement pour que les résultats définitifs soient connus.

Toutes ces circonstances me conduisent à présenter l'emploi du chlorure de zinc comme d'une utilité très secondaire, lorsqu'il s'agit d'une tumeur cancéreuse; et

depuis longtemps toute mon attention s'est dirigée sur le parti qu'on pouvait tirer de cette médication dans les engorgemens chroniques de la matrice avec pertes blanches, maux de reins, difficulté dans la marche, règles douloureuses, etc., etc.

Quatre fois dans ces *métrites chroniques* j'ai cautérisé l'intérieur du col de la matrice pendant un temps qui a varié de deux à quatre heures. Chez aucune de ces malades il n'y a eu de douleurs vives ni de fièvre prolongée. Les règles sont revenues comme à l'ordinaire et en général avec moins de douleurs; chez toutes, les pertes blanches ont très sensiblement diminué ou ont disparu. Mais, dans un seul cas, j'ai obtenu un résultat complet. La malade qui, depuis deux ans ne faisait qu'avec beaucoup de douleurs et de peine quelques pas dans ses appartements, est arrivée à faire des courses de plus de deux heures, sans éprouver aucune fatigue. Cette guérison dure depuis six mois que le traitement est terminé. Mais dans ce cas, quelques parties du traitement hydrothérapeutique ont été mises en usage après la cautérisation, et des bains de rivière ont été employés depuis celle-ci pendant plus de trois mois. C'est donc par une combinaison de moyens et non par la cautérisation seule, que le succès a été obtenu. Chez deux autres malades il existait des déplacemens de la matrice : l'une avait un abaissement, l'autre une rétroversion; des moyens mécaniques devaient donc être combinés avec la cautérisation. Je les ai conseillés, mais il ne m'a pas été possible d'en suivre l'emploi.

Ces dernières considérations démontrent que pour obtenir des résultats complets dans des engorgements chroniques de la matrice, il faut associer à la cautérisation tantôt un traitement général, tantôt des moyens locaux. Sans ces combinaisons, il faut s'attendre à voir les malades se plaindre de douleurs vagues, de difficultés dans la marche, de maux d'estomac, etc., bien que l'on ait réussi à diminuer le volume de la matrice et la quantité des produits muqueux qu'elle sécrète.

M. le docteur Lacour publiera bientôt, dans ce journal, un mémoire sur les appareils divers nécessaires dans le traitement de certaines affections utérines. Ce travail aura pour but de prouver le parti qu'on peut tirer de ces moyens, et de montrer que sans leur emploi rationnel il est impossible de réussir dans un grand nombre de circonstances.

La cautérisation profonde a son degré d'utilité, mais elle ne doit être considérée que comme un des éléments de cette médication multiple et variée qu'exige toujours le traitement des métrites chroniques. Lorsque aidé des lumières de mes confrères et de mes propres recherches, je serai arrêté sur les diverses combinaisons qu'exige cette médication, je publierai un travail plus complet dont celui-ci n'est qu'une première partie.

Mémoire sur les effets thérapeutiques de l'aconit napel, par M. TEISSIER, médecin de l'Hôtel-Dieu.

(*Suite et fin.*)

Courbature. — Il est une maladie très bénigne et très simple, qui peut servir de type pour l'administration de l'aconit, c'est la courbature, suite de refroidissement. Cette indisposition, car c'est plutôt le nom qui lui convient, représente l'ensemble de symptômes contre lequel ce médicament a le plus de prise. Brisement des membres, frissons cutanés, lassitude, céphalalgie, endolorissement général, tels sont les principaux caractères de la courbature, tels sont aussi les signes auxquels on peut connaître que l'aconit est spécialement indiqué. Le plus souvent la courbature n'est que le symptôme précurseur d'une affection aiguë plus sérieuse; mais toutes les fois qu'on la rencontre, qu'elle constitue tout l'état morbide, ou qu'elle ne soit qu'un de ses éléments, si l'on fait usage de l'aconit, on aura à s'en applaudir, surtout si l'affection est catarrhale. Dans ces cas, il suffit de faire prendre de 5 à 10 gouttes, par jour, de teinture alcoolique d'aconit, dans un peu d'eau, ou dans une infusion adoucissante.

Fièvre catarrhale. — Je considère l'aconit comme étant également très bien indiqué dans la fièvre catarrhale. Cette maladie que l'école physiologique de Broussais voulait rayer du cadre nosologique, mais que la plupart des bons observateurs reconnaissent parfaitement, est habituellement produite, comme l'a démontré Hufeland, par la suspension de l'activité cutanée. Ses caractères physiques sont : au début, chaleurs et frissons alternatifs, tiraillements douloureux dans les membres, besoins plus fréquents d'uriner, aggravation des symptômes par le refroidissement, tendance à la sueur, fièvre générale avec complication d'une affection locale qui le plus souvent consiste, dans un coryza, une angine ou un catarrhe bronchique. Les indications thérapeutiques à remplir dans cette fièvre sont : 1° de rétablir les fonctions de la peau; 2° de combattre l'irritation locale du nez, de la gorge ou des bronches. A l'aide de l'aconit on remplit complètement la première de ces indications. Dans la fièvre catarrhale, de même que dans la courbature, ce médicament fait promptement cesser l'endolorissement des membres, les frissons, le mouvement fébrile, etc., et de plus il simplifie beaucoup la marche de l'irritation muqueuse coexistante. Toutefois, l'aconit ne suffit pas pour remplir entièrement cette seconde indication qui exige l'adjonction de quelques autres moyens, tels que les loochs, les opiacés, les vésicatoires, etc.

Angine, bronchite aiguë. — Comme MM. Tessier, de Paris et Gabalda, nous avons vu souvent l'aconit exercer une heureuse influence dans l'angine simple et dans le catarrhe pulmonaire aigu, diminuer rapidement les douleurs que la première de ces affections fait éprouver aux malades pendant la déglutition, et rendre beaucoup moins pénibles les quintes de toux que détermine la seconde. Il nous a suffi, pour cela, d'administrer chaque jour de cinq à dix gouttes de teinture alcoolique d'aconit dans une boisson mucilagineuse.

Grippe. — Je ne puis m'empêcher de placer ici la grippe à côté de la courbature et de la fièvre catarrhale, avec lesquelles elle a tant de points de ressemblance, sous le rapport symptomatologique. Bien que ce soit une maladie de nature épidémique, ne pouvant s'expliquer par une simple variation atmosphérique, il est sûr que l'activité de la peau est considérablement diminuée chez ceux qui en sont affectés, car ils éprouvent comme ceux qui ont une courbature, des frissons cutanés très marqués, un brisement douloureux des membres, un refroidissement très pénible des extrémités et quelquefois de tout le corps; aussi ai-je remarqué dans un grand nombre de cas, que l'aconit produisait d'assez bons effets, et qu'il abrégeait la durée de la grippe. J'ai cru remarquer surtout que les malades qui en faisaient usage, ne conservaient pas aussi longtemps le sentiment d'affaissement et de brisement général qui est un des caractères principaux de la grippe, et qui dure souvent plusieurs mois. Il va sans dire que s'il y a des symptômes de surcharge muqueuse dans l'estomac et les intestins, l'aconit ne remplace pas les purgatifs ou les éméto-cathartiques.

Rhumatisme. — Voici maintenant une maladie, le rhumatisme, dans laquelle l'aconit est d'un bien plus fréquent usage, et pour laquelle cependant l'efficacité de ce médicament est aussi l'objet de grandes dissidences; car tandis que Stoerck, Colin, Rosenstein, et la plupart des médecins italiens le considèrent comme doué de propriétés calmantes très marquées, d'autres au contraire le regardent comme inutile ou même comme nuisible. Ces dissidences s'expliquent comme presque toutes celles qui existent en thérapeutique par la diversité des cas dans lesquels le remède a été expérimenté. C'est qu'en effet pour avoir des idées justes sur l'action de l'aconit dans le rhumatisme, il faut établir des distinctions basées sur les différentes variétés que l'expérience a fait reconnaître, et je ne suis pas du tout étonné que les médecins qui ont prescrit l'aconit indistinctement dans les rhumatismes articulaires, avec ou sans engorgements, aigus ou chroniques, pyrétiques ou apyrétiques, ne le considèrent comme un remède très infidèle, car il est loin d'agir avec la même puissance dans tous les cas. L'aconit réussit principalement contre les douleurs rhumatismales récentes, qui ne sont accompagnées ni de gonflement, ni de fièvre, ou dans lesquelles ces symptômes ne sont développés qu'à un faible degré. Dans ces cas il est vraiment d'une efficacité très grande et je le préfère aux émissions sanguines, à l'inoculation de la morphine et à l'emploi de la belladone : aux émissions sanguines, qui ne combattent que la douleur, n'enlèvent pas le principe rhumatismal et prédisposent souvent la partie affectée à la raideur, à l'engorgement et à la récidive du mal : à la morphine et à la belladone, parce qu'elles sont moins bien tolérées par l'estomac et que ce sont également de simples palliatifs de la douleur. Dans les cas de rhumatisme articulaire aigu, accompagnés de tuméfaction prononcée des jointures et de fièvre ardente, l'aconit réussit moins bien que dans les conditions dont je viens de parler. Il peut être administré cependant avec avantage, surtout au début, afin de diminuer la fluxion qui se fait sur les jointures, mais une fois que les membranes synoviales et les parties fibreuses ou ligamenteuses des articulations, sont le siége de phlogose, l'aconit devient inefficace et alors c'est au nitrate de potasse, à haute dose, du moins c'est là mon opinion, qu'il faut donner la préférence.

Dans le rhumatisme chronique et apyrétique, l'aconit peut fournir également de très beaux succès : cependant il n'agit pas aussi facilement que dans le rhumatisme récent. On comprend très bien que le remède ait d'autant plus de prise sur le mal, que la cause qui l'a produit remonte moins haut. Néanmoins, il est certain, qu'en faisant usage avec persévérance de l'aconit, pendant six semaines ou deux mois, on peut triompher de douleurs rhumatismales très rebelles durant depuis plusieurs années. J'ai été témoin de ce résultat plusieurs fois. L'aconit s'adresse d'ailleurs à toutes les variétés de rhumatisme, quant au siége ; aux rhumatismes des jointures, aux douleurs inter-articulaires, au lembage, à la sciatique, à la dermalgie, etc. Enfin, l'aconit a également une efficacité incontestable contre la disposition rhumatismale, c'est-à-dire contre cette susceptibilité particulière qu'ont certaines personnes à contracter des rhumatismes sous l'influence des variations atmosphériques les plus légères. Administré d'une manière suivie, pendant plusieurs mois, chez les personnes qui ont cette prédisposition, il l'affaiblit, en régularisant les fonctions de la peau et surtout en facilitant la transpiration insensible, et en neutralisant ainsi l'influence de l'humidité de l'air et de l'élément rhumatismal.

Je ne dois pas négliger d'insérer ici une particularité que le médecin praticien doit connaître ; c'est que, dans les affections rhumatismales, surtout dans les rhumatismes chroniques, il faut administrer l'aconit à dose beaucoup plus élevée que dans la courbature, la grippe, la fièvre catarrhale, l'angine et la bronchite aiguë. Il faut débuter par 10 ou 20 gouttes de teinture alcoolique et monter graduellement jusqu'à 4, 6 et 8 grammes par jour.

Fièvres éruptives. — Jusqu'ici nous avons vu l'aconit réussir contre des maladies reconnaissant pour cause une jetée catarrhale ou rhumatismale sur des muscles,

des tissus fibreux ou aponévrotiques, sur des membranes muqueuses ou sur des nerfs ; mais là ne se borne pas le champ d'application de ce remède ; qui a la propriété, comme je l'ai dit plus haut, d'agir spécialement sur la peau ; de régulariser les fonctions de cette membrane et d'éliminer les éléments nuisibles contenus dans ses vaisseaux, quelque soit la qualité de ces éléments. Aussi réussit-il encore très bien dans les fièvres exanthématiques, c'est-à-dire dans la rougeole, la variole, la varioloïde, la scarlatine, l'urticaire, la miliaire, les érysipèles, etc. — Il semble au premier abord, qu'il n'y ait pas la moindre analogie entre les indications thérapeutiques qu'exigent le rhumatisme, la fièvre catarrhale, et celles qui sont réclamées par les fièvres éruptives, et cependant l'analogie est au contraire très étroite ; dans les unes comme dans les autres, la peau renferme dans ses vaisseaux ou dans les mailles de son tissu, des matériaux nuisibles, qui pervertissent ses fonctions et modifient son organisation normale, et pour rétablir celle-ci, il faut faciliter l'expulsion de ces matières. Eh bien, l'aconit remplit précisément cette indication ; aussi quand on l'administre au début des fièvres éruptives, on diminue les symptômes fébriles, l'agitation, le sentiment de chaleur générale, l'accélération et la force du pouls, et on facilite la sortie de l'éruption. Et ici, comme dans la fièvre catarrhale, l'aconit fait tomber la fréquence du pouls, non pas en agissant directement sur le système sanguin à la façon des saignées, mais en chassant le principe hétérogène, contagieux ou non, dont la présence occasionne ou entretient la fièvre. — J'ai administré maintes fois, dans ce but, les préparations d'aconit chez les malades affectés de rougeole, de variole, de scarlatine, d'urticaire, d'érysipèle, et je puis affirmer que dans presque tous les cas le remède m'a paru avoir une influence heureuse sur la fièvre et sur l'éruption qui sortait avec facilité et parcourait ses périodes avec une grande régularité. Chez les enfants affectés de rougeole, ces effets m'ont paru surtout être extrêmement sensibles : je ne prétends point cependant que l'aconit constitue, dans tous les cas, le seul traitement des fièvres éruptives. Il est évident que s'il se manifeste des complications il faut les combattre par les autres moyens que l'expérience a sanctionnés.

Cette propriété qu'a l'aconit de favoriser la marche des fièvres exanthématiques, n'était pas complètement ignorée autrefois, car on la trouve indiquée dans un ouvrage important sorti de la plume d'un lyonnais, la pharmacopée de Vitet ; mais je ne pourrais dire si cet auteur a puisé cette indication à d'autres sources, ou si c'est lui qui l'a découverte. Ajoutons toutefois que Vitet attribue cette vertu non pas à l'aconit napel mais à une autre espèce du même genre.

Erysipèle. — Je viens de citer, il n'y a qu'un instant,

l'érysipèle simple parmi les maladies dont l'aconit abrège et simplifie la marche; ce fait a été signalé par MM. Fléming et Gabalda; c'est pour cela que je n'y insiste pas davantage; mais je crois utile d'appeler l'attention des chirurgiens sur l'effet de ce médicament dans l'érysipèle qui complique les plaies. C'est là un sujet d'étude tout à fait neuf et très digne d'intérêt, et je désire que des expériences soient tentées, dans le but de sanctionner ce que j'ai observé moi-même. En effet, j'ai vu plusieurs fois des érysipèles survenus autour de plaies ou d'ulcères, et accompagnés de phénomènes généraux graves; tels que fièvre ardente, frissons, envies de vomir, délire fugace, etc., s'amender avec une promptitude remarquable, à la suite de l'administration de dix à vingt gouttes de teinture d'aconit par jour. Je me rappelle surtout avoir vu deux malades qui avaient des érysipèles traumatiques extrêmement douloureux et qui s'accompagnaient de symptômes fébriles assez marqués pour me donner des inquiétudes, être soulagés d'une manière vraiment étonnante pour moi, dans l'espace de vingt-quatre heures. Dans les hôpitaux où l'érysipèle traumatique est si commun et où il amène si souvent les accidents les plus sérieux, il est facile de comprendre combien il serait utile d'avoir à sa disposition un remède qui aurait des propriétés aussi précieuses.

Pneumonie. — J'ai administré l'aconit, dans un assez grand nombre de cas de fluxions de poitrine : j'avais lu dans plusieurs écrits récents, dans ceux de M. Fléming et dans les livres homéopathiques, que l'action de l'aconit dans cette maladie, était extrêmement efficace. C'est même là un des faits sur lesquels se sont appuyés plusieurs auteurs, pour avancer que l'aconit est un remède souverainement antiphlogistique, et qu'il peut remplacer les émissions sanguines, puisque dans la pneumonie on peut, en faisant usage de cette substance, se dispenser de tirer du sang. Voyons ce qu'il y a de vrai dans cette opinion? L'aconit peut avoir une action salutaire dans la pneumonie, quand on l'administre au début, à l'époque où le malade éprouve des frissons, le brisement général et les autres symptômes précurseurs; administré à ce moment, l'aconit tend à rétablir la transpiration supprimée, et peut ainsi donner à l'inflammation des poumons une marche plus simple et plus bénigne; mais une fois cette inflammation déclarée, c'est-à-dire une fois que l'auscultation a démontré que le tissu des poumons est gorgé de sang et plus dense que dans l'état normal, on aurait tort de compter sur l'aconit pour faciliter la résolution de cet organe. A cette période il devient insuffisant, et c'est aux antimoniaux qu'il faut avoir recours si l'on veut abréger la maladie. Maintenant s'en suit-il, parce que l'aconit a contribué à modérer la fièvre du début, que ce soit un remède antiphlogistique et qu'il agisse à la manière des sai-

gnées ? Je pense que cette conséquence n'est pas logique. Si l'aconit modère le pouls au commencement des pneumonies, c'est en rétablissant la transpiration de la peau dont le trouble avait occasionné la fièvre, et non point en agissant directement sur les centres circulatoires, à la façon de la digitale ou des saignées. D'ailleurs, on ne pourrait pas inférer que l'aconit eût la propriété de remplacer les émissions sanguines, par cela seul qu'on aurait guéri des fluxions de poitrine avec ce remède, sans recourir aux saignées. Pour mon compte, je ne regarde point l'ouverture de la veine comme indispensable dans le traitement des pneumonies, et je professe au contraire cette opinion, dont j'ai souvent vérifié la justesse, que l'on peut s'en abstenir dans le plus grand nombre des cas, excepté ceux assez rares où l'oppression est extrême. On ne peut donc pas s'appuyer sur l'exemple de la pneumonie, pour dire que l'aconit remplace les saignées, puisque cette maladie peut très bien se guérir sans leur secours.

Tout ce que nous avons dit à propos de la pneumonie, peut s'appliquer à la pleurésie. L'aconit peut rendre des services aux praticiens au début d'une pleurésie aiguë; mais dès que l'épanchement est un peu considérable, il ne devient plus qu'un élément accessoire dans le traitement, et il faut alors l'unir aux moyens que l'expérience a démontré être utiles contre les épanchements, c'est-à-dire aux purgatifs, aux diurétiques et aux vésicatoires.

J'ai fréquemment employé l'aconit chez les malades affectés de fièvre typhoïde, afin de m'assurer s'il avait la même vertu que dans la fièvre catarrhale, avec laquelle, du reste, il n'est pas toujours très facile de la distinguer, au début, et pour m'édifier sur la valeur antiphlogistique du remède. Mais c'est dans cette série d'expériences surtout que j'ai pu me convaincre que la vertu antiphlogistique de l'aconit est loin d'être constante, et qu'elle est subordonnée à sa propriété anticatarrhale. En effet, dans l'entérite folliculeuse, à quelle dose que je le prescrivisse, il m'a toujours paru n'avoir aucune action sur la marche de la fièvre. Peut-être a-t-il un peu de prise sur les symptômes de courbature qui se manifestent dans les premiers jours, mais je n'oserais même l'affirmer.

J'en dirai autant de la fièvre inflamatoire et de toutes les fièvres traumatiques.

En partant des principes théoriques que j'ai admis sur l'action spéciale de l'aconit, on est conduit à penser qu'il doit être d'une utilité incontestable chez les malades affectés de syphilides. *A priori*, je suis porté à admettre cette assertion. En effet, si le point de départ que j'ai adopté est vrai, si l'aconit jouit d'une propriété éliminatoire spéciale sur la peau, s'il a la vertu de débarrasser cette membranne des principes morbides qui troublent ses fonctions, il doit agir avec efficacité contre les syphilides, sinon comme médication principale, du moins comme médication adjuvante. Mais n'ayant jamais expérimenté cette substance dans les maladies qui font le sujet de ce paragraphe, je ne puis citer aucun fait à l'appui du jugement que je porte. Seulement, je rappellerai que Bréra et M. Biett ont dit avoir associé avec avantage l'aconit aux préparations mercurielles dans le traitement des syphilis rebelles. — Je ne puis pas dire autre chose des affections psoriques chroniques.

J'aurais vivement désiré tenter l'administration de l'aconit d'après les conseils de M. Tessier, de Paris, dans la diathèse purulente. Les observations qu'il a citées, et qui portent l'empreinte de son jugement exact, et de sa consciencieuse attention, ne laissent pas de doute dans mon esprit sur les conclusions qu'il a tirées ; aussi regretté-je vivement de ne pouvoir les sanctionner ici, par ma propre expérience. Je dois avouer cependant que l'infection purulente est une maladie si terrible, et qui entraîne si rapidement les malades, que j'oserais peu me confier entièrement à l'action de l'aconit, pour arrêter ses progrès. Je crois que dans ces cas, il serait prudent d'abord d'imiter la conduite de M. Bonnet, de Lyon, qui cautérise la plaie, foyer d'infection, avec le fer rouge, et de n'administrer l'aconit que comme médication accessoire.

Outre les maladies dans lesquelles j'ai conseillé l'usage des préparations d'aconit, comme médication importante, il en est encore un très grand nombre, dans la thérapeutique desquelles il peut entrer utilement en l'associant à d'autres médicaments, dont l'usage est avant tout nécessaire. Règle générale, on peut en retirer quelques bénéfices toutes les fois qu'on a affaire à une affection dans laquelle l'activité cutanée est pervertie ; aussi l'a-t-on conseillé chez les personnes affectées de catarrhe chronique (Bertini, de Turin), qui sont extrêmement impressionnables au froid ; chez les phthisiques (Portal); dans la goutte (Stoerck, Murray, Royer-Collard), et dans beaucoup d'autres cas. Un des médecins les plus recommandables de Lyon, M. de Polinière, m'a dit s'être bien trouvé, à titre de médication adjuvante, chez les femmes affectées d'engorgement chronique du col de la matrice et de catarrhe utérin, de pilules composées en partie d'extrait d'aconit. Ce résultat me paraît confirmer tout ce que j'ai dit sur le mode d'action de cette plante. En effet, la plupart des femmes qui ont une maladie du col de la matrice présentent comme épiphénomène une perversion des fonctions de la peau. Elles ont très souvent des frissons le long de la colonne vertébrale, les pieds habituellement froids ainsi que les genoux, et une grande faiblesse de la peau qui est très sensible aux variations atmosphériques.

Toutes les maladies dans lesquelles j'ai montré l'utilité de l'aconit napel sont, comme je l'ai fait remarquer pour chacunes d'elles séparément, des affections dans lesquelles le trouble de la transpiration joue un grand rôle ou dans lesquelles l'organisation normale de la membrane tégumentaire est sensiblement altérée. Le simple énoncé d'un pareil fait, dont les expériences cliniques les plus consciencieuses attestent la réalité, permet déjà, à lui seul, d'affirmer que l'aconit porte son action sur la peau ; puisqu'il remédie aux maladies dont la cause est évidemment un dérangement des fonctions de cet organe. Mais cette conclusion acquiert un degré de certitude bien plus grand encore quand on rapproche les faits pathologiques des expérimentations physiologiques, qui démontrent que l'aconit augmente la sécrétion sudorale ; qu'à dose plus élevée, il produit la formation d'une transpiration onctueuse et d'une odeur forte, et que souvent même il amène la production d'une éruption à la surface du corps.

Mode d'administration. — Je suis vraiment étonné des conseils donnés à ce sujet par M. Fléming, qui recommande, dans son livre sur l'aconit, de l'administrer à des doses plus élevées quand on veut produire un effet antiphlogistique que dans les cas où on désire obtenir un effet sédutif ou stupéfiant. Quelque respect que j'aie pour l'autorité d'un auteur aussi distingué, je suis obligé d'avouer que ma pratique est entièrement différente. Quand j'administre le médicament dans un rhumatisme, dans une névralgie, ou dans tout autre maladie douloureuse et que je compte sur ses propriétés calmantes, je donne d'abord de 10 à 20 gouttes de teinture alcoolique d'aconit, et j'élève graduellement et rapidement la dose jusqu'à 3, 4, 5 et même 8 grammes par jour. Mais au contraire, quand je prescris cette substance dans la courbature, dans la fièvre catarrhale, je ne donne que de 5 à 10 gouttes de teinture d'aconit dans les 24 heures ; par cette méthode je fais tomber le pouls et diminuer tous les autres symptômes fébriles sans produire aucun phénomène d'intoxication.

J'ai l'habitude de me servir de la teinture alcoolique d'aconit. On peut également se servir de l'extrait alcoolique de la même plante, mais je crois la teinture plus fidèle et je la préfère. L'extrait peut s'administrer à la dose de 0,05 à 0,10 centigrammes d'abord et progressivement jusqu'à 0,50 centigrammes ou même 1 gramme par jour.

Je n'ai d'ailleurs rien autre à ajouter sur le mode d'administration de l'aconit qui peut, sans aucun danger, s'employer aux doses que j'ai conseillées, pourvu qu'il soit ingéré dans l'estomac à une longue distance des repas. Chez les enfants, il va sans dire que son emploi exige plus de réserve que chez les adultes.

Quant à l'emploi extérieur de l'aconit, préconisé par

M. Eardes, pour combattre localement les névralgies superficielles, on peut y avoir recours dans quelques cas utilement ; mais c'est un mode d'administration bien infidèle. Pour avoir quelques chances de réussite, il faut alors prescrire l'application de la teinture d'aconit pure ou mélangée avec deux ou trois fois seulement son volume d'eau.

Résumé. — Avant de clore ce travail, dont les différentes idées ont été quelquefois scindées par des considérations incidentes qui ont pu les faire perdre de vue, je crois utile de résumer en quelques propositions les inductions auxquelles m'ont conduit les recherches que j'ai faites sur la valeur thérapeutique de l'aconit. Voici ces conclusions :

1° L'aconit est un médicament fort utile qui trouve son application dans un assez grand nombre de cas.

2° C'est un agent stupéfiant moins actif que l'opium, la belladone et le datura, mais qui néanmoins peut rendre de grands services dans les maladies douloureuses, surtout dans celles qui reconnaissent pour cause une fluxion séreuse, catarrhale ou rhumatismale. Il réussit moins bien dans les douleurs provenant de maladies franchement inflammatoires.

3° Le caractère essentiel de l'aconit est d'agir sur les fonctions de la peau. Il a une propriété éliminatrice spéciale sur cette membrane, qui le rend utile, comme médication principale ou comme simple élément de la médication, dans toutes les maladies où la perturbation de l'activité cutanée joue un grand rôle, particulièrement dans la courbature, la fièvre catarrhale, la grippe, l'angine et le catarrhe pulmonaire aigu, les rhumatismes articulaire et musculaire, surtout ceux qui s'accompagnent de peu de fièvre et de phénomènes inflammatoires peu marqués, la névralgie rhumatismale, la goutte, etc., et dans toutes les affections où un principe morbifique est retenu dans les mailles du tissu cutané et pervertit son organisation normale, comme dans toutes les fièvres exanthémalques, (rougeole, variole, scarlatine, miliaire, urticaire, érysipèle, etc.)

4° L'aconit n'est point un médicament franchement antiphlogistique. Il ne peut remplacer les saignées. Seulement, dans un assez grand nombre de maladies, il diminue la fréquence du pouls en calmant les douleurs qui produisent la fièvre ou bien en favorisant l'élimination du principe morbide qui l'entretient, comme dans l'érysipèle ou la rougeole.

CORRESPONDANCE.

« Monsieur le rédacteur, le dernier numéro du Journal de Médecine de Lyon contient un article intitulé : *Les Derniers débats sur le Chloroforme,* auquel sont annexées la lettre de M. Diday, insérée dans la Gazette Médicale de Paris du 2 décembre, et la réponse de M. Barrier adressée à l'Union Médicale. Cet article était déjà imprimé lorsque la seconde lettre du chirurgien en chef de l'Antiquaille a paru. Le numéro qui le contenait a été, il est vrai, publié longtemps après ; mais ce retard a été le résultat des obstacles qui ont motivé la cessation du journal. Cette explication suffira, je l'espère, pour me justifier, comme auteur de l'article, du reproche qu'on pourrait me faire d'avoir mutilé à dessein une polémique élevée entre deux confrères également chers.

« Lyon, 28 janvier 1849.»   « A. Lacour, D.-M. »

Lyon, Imprimerie RODANET et Cie, rue de l'Archevêché, 5.

Le Rédacteur en chef

GAZETTE MÉDICALE

DE LYON,

Publiée par M. **BARRIER**, Chirurgien en chef désigné de l'Hôtel-Dieu de Lyon.

La GAZETTE MÉDICALE DE LYON paraît deux fois par mois. — On s'abonne, à Lyon : chez Ch. SAVY, place Louis-le-Grand, 14 ; chez Mme PHILIPPE, rue St-Dominique, 7 ; — à Paris, chez V. MASSON ; — à Montpellier, chez SÉVALLE ; — à Strasbourg, chez DÉRIVAUX ; — L'abonnement est de 12 fr. par an pour Lyon, 13 fr. pour le reste de la France. — Les réclamations, lettres, travaux, doivent être affranchis et adressés à M. BARRIER, rue d'Oran, 2. —Pour les annonces, s'adresser à l'imprimerie du journal.

AVIS. — *Les personnes qui ont l'intention de s'abonner à la GA-ZETTE MÉDICALE DE LYON, sont priées de le faire sans retard. — On peut s'abonner en envoyant un bon sur la poste (affranchir).*

SOMMAIRE. — BULLETIN: constitution médicale. Chloro-forme. — OBSTÉTRIQUE : Considérations sur les caractères et la méthode de la science des accouchements. — OPHTHALMOLOGIE : Cas remarquable de lésion traumatique du globe de l'œil. —FAITS DIVERS.—FEUILLETON:Alphonse Dupasquier, sa vie et ses travaux.

BULLETIN.

CONSTITUTION MÉDICALE. — CHLOROFORME.

Le mois qui vient de s'écouler a présenté à Lyon, des caractères particuliers et très dignes d'intérêt sous le rapport de la constitution médicale, non pas que l'on ait eu à constater l'existence d'aucune affection épidémique, ni que la mortalité ait été beaucoup plus considérable que les autres années à pareille époque, mais parce que la disposition aux congestions sanguines vers la tête, et aux affections du système nerveux cérébral, a été bien plus marquée qu'elle ne l'est d'habitude dans la saison d'hiver. Ce ne sont pourtant pas là les maladies qui se sont présentées en plus grand nombre, soit dans les hôpitaux, soit en ville. Les angines, les catarrhes pulmonaires, les rhumatismes, les pneumonies, les rougeoles, les varioles, ont occupé la plus large place, c'est-à-dire tous les troubles de la santé qu'amène chaque année la saison froide et humide.

Les angines n'ont présenté aucun caractère sympto-matique digne d'être rappelé ici : elles ont été en gé-néral simples, et n'ont pas exigé d'autre traitement que l'emploi des moyens antiphlogistiques. Quand elles se compliquaient d'engorgement des amygdales, nous les avons vues céder très rapidement, à l'emploi de légères *scarifications* faites sur ces glandes avec la pointe d'une lancette. Nous n'avons pas de grands détails à enregistrer non plus au sujet des catarrhes pulmonaires : cependant il faut noter qu'on les a vus assez souvent dégénérer en pneumonie, et nécessiter alors l'administration des préparations antimoniées à assez haute dose. Les fluxions de poitrine ont été assez fréquentes, et un certain nombre s'est compliqué de phénomènes ataxiques. Ces phénomènes qui, d'habi-tude, ne se montrent que chez les individus qui ont passé l'âge de 50 ans, se sont manifestés chez les adultes, et aussi chez un jeune homme de 17 ans, qui est mort avec une rapidité extrême. Les rhumatismes, soit aigus soit chroniques, ont suivi leur marche ordinaire, sans revêtir aucune forme insolite. Les fièvres éruptives

---

Feuilleton.

ALPHONSE DUPASQUIER, sa vie et ses travaux,
par M. A. BONNET (1).

Lorsqu'un membre de l'Académie succombe, un de nous, chargé d'exprimer les sentiments du corps entier, dépose sur sa tombe un tribut d'éloges et de regrets. Cet hommage témoigne des sen-timents de confraternité qui nous animent tous, il honore celui auquel il s'adresse, et il apporte une consolation aux douleurs de la famille et de l'amitié.

Cependant, rendu en présence d'une tombe qui vient de se fermer, et dans un lieu qui ne permet guère que l'expression des regrets, il a le caractère d'un adieu bien plus que celui d'une appréciation, il s'adresse aux vertus de l'homme privé, bien plus qu'aux travaux de l'artiste ou du savant.

Limité par le temps, par les tristes préoccupations, il ne per-met qu'une exposition incomplète, qu'un examen insuffisant des productions d'un auteur. Dès-lors, il ne peut suffire à ceux dont la vie a été remplie par une longue succession de travaux et d'utiles découvertes. Pour ces hommes rares, la justice demande une appréciation faite avec le temps et la maturité convenables, lue dans une réunion que l'amertume d'une perte récente n'enlève point à la réflexion scientifique.

Ces considérations m'ont conduit, à étudier, dans leur en-semble, et à résumer les œuvres de M. le docteur Alphonse Dupasquier que l'Académie, la Martinière et l'Ecole de méde-cine ont eu la douleur de perdre, il y a moins d'une année. Par l'importance de ses découvertes, de son enseignement et de ses écrits, par celle des questions auxquelles son nom doit rester attaché, M. Dupasquier avait droit à cet hommage spécial. En cherchant à le lui rendre, je crois accomplir un acte de justice,

(1) Lu à l'Académie de Lyon, dans la séance publique du 9 janvier 1849.

ont également présenté leur physionomie habituelle, à l'exception de quelques cas sur lesquels nous reviendrons tout-à-l'heure.

Mais indépendamment de toutes ces affections qui forment la plus grande partie du tableau morbide présenté par nos salles d'hôpitaux, pendant le mois de janvier, nous y trouvons une quantité assez notable de maladies caractérisées par des troubles dans les fonctions du système nerveux cérébral, ainsi des névralgies de la tête, des convulsions chez les enfants, des méningites encéphalo rachidiennes, des hyperhémies cérébrales, des aliénations mentales passagères, des délires aigus, des morts subites. C'est là le point sur lequel nous devons le plus insister, parce qu'il constitue évidemment le caractère distinctif de la constitution médicale actuelle.

Les névralgies de la tête, faciales, frontales ou temporales, ont été fort nombreuses. Nous en avons vu de très douloureuses, et qui n'ont cédé qu'avec beaucoup de peine aux remèdes les plus énergiques.

Beaucoup d'enfants ont été frappés de convulsions, au moment où rien ne pouvait faire présager leur apparition. Ainsi, on a vu survenir brusquement ces convulsions chez de pauvres petits malades qui, après avoir eu la rougeole ou la petite vérole, étaient entrés en pleine convalescence. On les a vues survenir aussi au moment où les enfants paraissaient jouir de la plus belle santé. Le traitement qui a le mieux réussi, a consisté dans l'application de quelques sangsues aux malléoles, des sinapismes aux extrémités, et dans l'administration à l'intérieur de l'éther uni à la poudre d'oxyde de zinc.

Les praticiens ont observé en ville une grande quantité d'individus de tout âge, qui disaient éprouver des éblouissements ou des étourdissements. Ils avaient le visage fortement coloré, en marchant ils se sentaient chanceler, et quoique jouissant d'ailleurs d'une bonne santé, ils avaient besoin d'un bras étranger pour se conduire. Ces symptômes n'ont eu d'ailleurs rien de grave : ils ont presque toujours cédé peu de temps après l'emploi d'une saignée ou l'administration d'un purgatif.

La méningite encéphalo-rachidienne est ordinairement rare dans la saison d'hiver, mais elle ne l'a pas été cette année, surtout dans les hospices où sont couchés les militaires. Au moment où nous écrivons, il en existe encore un certain nombre dans plusieurs services. Ces maladies ont été comme toujours, très graves, cependant le nombre de ceux qui ont succombé n'a pas été proportionnellement aussi considérable que dans les épidémies dont MM. Forget, Chauffard et Faure-Villards ont tracé l'histoire. Le traitement qui paraît avoir le mieux réussi, a consisté dans l'emploi des émissions sanguines d'abord, auxquelles on a fait succéder les préparations de kina. La disposition aux congestions sanguines, vers le centre nerveux encéphalique, s'est encore manifestée par d'autres affections qui ne doivent pas être passées sous silence à cause de leur rareté, nous voulons parler d'hallucinations et de délires aigus. Nous avons observé des personnes de l'un et de l'autre sexe, prises tout-à-coup sans cause connue, ou à la suite d'une impresion morale assez légère, de délire violent, de frayeur, d'hallucinations les plus étranges. Tantôt ces symptômes s'accompagnaient d'une fièvre assez ardente, tantôt, au contraire, ils existaient avec un pouls presque normal. Dans aucun cas ils n'ont persisté longtemps. Une saignée générale et les dérivatifs quand la fièvre était forte, quelques centigr. d'extrait de jusquiame et des antispasmodiques quand les accidents paraissaient être surtout de nature nerveuse, ont suffi pour juger le mal en peu de jours.

Nous devons dire enfin que les morts subites ont paru plus communes pendant le mois de janvier, qu'elles ne le sont les autres années à pareille époque. Nous savons que ce fait a frappé les médecins les plus

---

et je suis convaincu, Messieurs, que je réponds à vos sentiments intimes, tant sont nombreux les amis que s'étaient faits M. Dupasquier, par la bienveillance de son caractère, par sa loyauté et son amour du bien.

Au milieu de l'agitation dans laquelle nous vivons, vous vous reporterez avec un sentiment de tristesse sereine vers cette existence calme et dévouée à l'étude; vous penserez aussi qu'il est digne des corps savants, de ne pas se borner, le lendemain d'une mort, à l'expression de la douleur récente, et de rappeler, lorsque l'attention publique s'en éloigne, le nom et les travaux des hommes qui ont bien mérité de la science, et que la compagnie s'honore d'avoir compté dans son sein.

Vous me permettrez de ne pas m'arrêter à des détails biographiques qui sont encore présents à votre mémoire, et de passer rapidement sur l'énumération des titres de M. Dupasquier. Les individus peuvent se réjouir des distinctions qui leur sont accordées; leurs familles peuvent en conserver le souvenir, comme un témoignage d'honneur pour ceux qui leur sont chers, mais la postérité, plus sévère, demande moins à un homme les places qu'il a occupées, que l'usage qu'il en a fait; les honneurs qu'il a obtenus que les services qu'il a rendu à son pays, les vérités qu'il a acquises à la science.

En examinant, à ces derniers points de vue, la vie de M. Dupasquier, j'aurai à passer des recherches de médecine à celles d'hygiène, des découvertes chimiques à des productions littéraires. Cette succession de sujets si divers, et n'ayant entre eux que des rapports éloignés, entraînera peut-être quelque confusion dans mon travail, mais elle sera pour vous la preuve de l'activité d'esprit et des labeurs persévérants du collègue regrettable dont j'entreprends d'analyser les travaux.

Les écoles de Broussais et de Laënnec dominaient la médecine, à l'époque où M. Dupasquier étudiait cette science et commençait à l'appliquer. La première, celle de Broussais, se laissait entraîner vers l'explication hypothétique des phénomènes et vers les inductions les plus illégitimes déduites de ces hypothèses ; la seconde, celle de Laënnec, tout en rendant des services durables à la connaissance des lésions et à celle du diagnostic, ne voyait dans les malades que des sujets d'observation, et oubliait trop que, si la médecine est l'art de connaître, c'est avant tout l'art de traiter les maladies.

Malgré l'entraînement qu'exercent toujours sur la jeunesse les premiers maîtres qu'elle a entendus, les premiers exemples qu'elle a eus sous les yeux, M. Dupasquier sut se défendre des séductions de la nouveauté, et suivant l'exemple que lui avaient donné ses maîtres et ses collègues à Lyon, il consacra toutes ses recherches à l'étude expérimentale de la thérapeutique. Ses premiers travaux,

répandus.

Tous ces faits nous paraissent trouver une explication naturelle dans les conditions météorologiques particulières, au milieu des quelles nous avons vécu à Lyon, depuis le commencement de l'hiver. En effet, la température et l'état de l'atmosphère, ont présenté des différences bien marquées sur les autres hivers. L'air, qui est habituellement froid et sec, a été tiède et humide, une pluie abondante est tombée pendant plus de vingt jours. Les vents de sud-est ou de sud-ouest, ont soufflé presque constamment, et le thermomètre n'est pas descendu une seule fois au-dessous de zéro. Il n'en faut pas davantage pour rendre compte des caractères particuliers qu'a présentés la constitution médicale.

— L'Académie nationale de médecine a, dans sa séance du 6 février, adopté les conclusions du rapport de M. Malgaigne, sur le chloroforme. Nous avons déjà dit que ces conclusions n'étaient pas inattaquables et, tout en nous rangeant parmi les partisans du chloroforme, nous n'avons pu nous empêcher de reconnaître que cet agent anesthésique peut, dans des cas extrêmement rares sans doute, amener des accidents fâcheux, malgré l'expérience et la vigilance du médecin. Aujourd'hui, nonobstant le jugement de l'Académie, nous maintenons notre opinion et nous nous croyons d'autant plus fondé à le faire que nous avons eu récemment l'occasion d'observer un de ces évènements malheureux destinés à déjouer tous les calculs de la prudence. Nous nous sommes hâtés de publier ce fait dans l'UNION MÉDICALE, mais il n'a pu être connu avant la fin de la discussion de l'académie. La décision de cette assemblée, sans être à l'abri de toute critique, paraîtra plus aisée à justifier à ceux qui y verront l'intention de ne point décourager les chirurgiens dans l'emploi d'un moyen qui rend de si nombreux et si éminents services, et de couvrir la responsabilité des opérateurs dans certains cas où une prédisposition latente du sujet devient la cause principale des accidents exceptionnels que le chloroforme bien administré ne peut seul produire.

OBSTÉTRIQUE.

Considérations sur les caractères et la méthode de la science des accouchements, par M. A. BOUCHACOURT, *chirurgien en chef de la Charité.*

Personne ne songe à combattre ouvertement les prétentions scientifiques de l'obstétrique ; mais aujourd'hui encore, pour beaucoup d'esprits éclairés et sérieux, l'art et la pratique sont les points exclusivement importants. Pour eux, dans la majorité des cas, l'art serait inutile, la nature se suffisant à elle-même. Dans un petit nombre l'art intervient avec plus ou moins de succès ou de bonheur ; alors il seconde la nature, il la remplace lorsqu'elle est insuffisante ; comme le médecin, l'accoucheur doit en être le ministre et l'interprète. Sans mettre en doute l'importance de la pratique, sans nier que la conduite la plus sage, la plus rationnelle soit souvent de laisser à la nature le soin de tout terminer, il n'en est pas moins vrai que cette expectation, en apparence si facile, réclame dans beaucoup de cas, une appréciation exacte des forces expulsives, des obstacles à la progression de la tête du fœtus, et des dangers que court sa vie et celle de sa mère, dans cette lutte si pleine d'angoisses, que l'on a appelée *travail de l'accouchement*. Or, cette appréciation suppose nécessairement une série de notions scientifiques

---

dans cette direction, datent de 1826

Il publia, à cette époque, un mémoire sur le traitement du rhumatisme aigu, par les fumigations de camphre, et, quelques années plus tard, le journal de médecine qu'il avait fondé, de concert avec M. Gensoul, contenait son travail sur la nécessité de faire suivre la ponction du ventre dans l'hydropisie ascite de l'emploi des diurétiques appropriés.

Le premier de ces mémoires confirmait les préceptes donnés par le docteur Amable Cheize, et le second ceux qu'avait recommandé Monro le fils, dans un travail sur l'hydropisie ascite. Avant de cultiver un terrain qui lui fut spécial, M. Dupasquier soumettait ainsi, à l'examen du raisonnement et des faits, les assertions émises par d'autres auteurs ; il en était, si je puis m'expliquer ainsi, en me servant d'un langage emprunté aux arts du dessin, il en était à sa première manière. C'était bien le traitement des maladies qui le préoccupait, mais ce n'était pas le traitement envisagé à un point de vue qui lui fut propre.

Plus tard, suivant la pensée qui me paraît l'avoir spécialement animé, il chercha à faire tourner les progrès de la chimie à l'avancement de la thérapeutique ; c'est dans cette vue qu'il expérimenta l'hyposulfite de soude, principe minéralisateur de quelques eaux, dont l'action restait à déterminer ; il démontra, avec cette rigueur de preuves qui abonde dans tous ses écrits, que les hyposulfites ne doivent pas être rapprochés des sulfures, sous le rapport de leur action thérapeutique, mais bien des sulfates alcalins ; qu'ils sont purgatifs, comme ces derniers, et que leur présence n'ajoute rien aux propriétés hépatiques des eaux dans lesquelles on les rencontre. C'est ainsi que, cherchant les effets des divers produits de la distillation du charbon de terre, il pensa à expérimenter les plus importants d'entre eux ; il appliqua la naphtaline au traitement des catarrhes pulmonaires, et adoptant un mode d'administration beaucoup trop négligé, il en fit pénétrer les vapeurs dans le poumon par les voies respiratoires.

Mais de tous les travaux thérapeutiques qu'a faits M. Dupasquier, celui qui méritait et qui a obtenu le plus de retentissement, est le perfectionnement qu'il a apporté à la préparation de l'iodure de fer, et l'application qu'il en a faite au traitement de la phthisie pulmonaire.

Grâce à lui, on sait aujourd'hui que l'iodure de fer ne peut être innocent qu'à la condition d'être préparé extemporanément, et de telle manière, que l'iode soit complètement neutralisé par le fer.

En suivant les procédés qu'il a fait connaître, on n'est plus exposé, comme on l'était auparavant, à donner un remède dans lequel l'iode, mis en liberté, peut déterminer les effets toxiques les plus fâcheux.

sur le bassin, sur les diamètres de la tête de l'enfant, sur la force et la durée des contractions utérines. L'art n'est que la manifestation et l'application de ces connaissances dont l'ensemble constitue la science obstétricale.

L'obstétrique ne fut durant de longues années, qu'un assemblage de recettes ou de manœuvres plus ou moins empiriques. Confondue avec la médecine et la chirurgie, elle eut comme elles une longue et pénible enfance, et ne parvint que difficilement à se constituer. Associée à la chirurgie dans ce mouvement d'études et d'activité qui caractérise le dix-huitième siècle, elle est cultivée avec une égale ardeur et n'exerce pas une moindre influence au dehors. Quelques temps avant l'Académie de chirurgie et pendant son règne, de nombreux travailleurs viennent ajouter à l'œuvre commencée, qui reçoit des Mauriceau, des Delamotte, des Smellie, des Levret, une si forte impulsion, et les époques de généralisations nouvelles ne sont plus perdues par de longs intervalles. La science des accouchements parvenue à un état si avancé, et voisin de la perfection trouve dans Baudelocque, comme la chirurgie trouva un peu plus tard dans Boyer, l'homme à qui il était réservé de réunir avec le plus de bonheur ces éléments pratiques, encore confus, dans un corps d'ouvrage qui fait époque dans la science et sera longtemps le livre classique par excellence. Aujourd'hui, malgré quelques années d'un état stationnaire, dont je n'ai pas le dessein d'apprécier ici les véritables causes, l'obstétrique existe comme science et comme art. Elle a ses caractères distinctifs, sa méthode, ses sources de progrès, ses moyens de démonstrations, elle a ses faits, ses principes généraux, ses rapports avec les autres sciences et ses applications. J'ai essayé ailleurs de caractériser l'état de perfectionnement auquel elle était arrivée dans les universités d'Allemagne (1) et je crois avoir démontré alors, au risque de blesser notre amour propre national, que le mouvement imprimé par Baudelocque et son école avait passé le Rhin. Aujourd'hui les considérations que je présenterai ne confirmeront, ni ne détruiront, le résultat de ces premières études. Elles ont trait à la science étudiée en elle-même et dans son ensemble. Quelque soit le lieu où l'art est pratiqué, quelque soit la langue qui l'enseigne, la science n'est-elle pas de tous les temps et de tous les pays.

L'obstétrique est avant tout une science de faits, elle en étudie les manifestations, les caractères et la succession. De ces faits les uns sont réguliers ou normaux, les autres anormaux : de là deux séries correspondantes, l'une physiologique, l'autre pathologique. Ces faits se déroulent souvent avec lenteur : la formation de l'embryon est essentiellement progressive; la grossesse qui est la conséquence pour la femme de ce développement du germe ajouté à son organisme, est lente à se caractériser, à s'établir et à se terminer.

Chez les mêmes individus, à quelques exceptions près, portant sur certaines maladies d'habitude, ou à marche intermittente, on n'a point à étudier plusieurs fois les mêmes affections médicales ou chirurgicales. Dans l'obstétrique on voit revenir les mêmes phénomènes, des accidents complètement identiques à des

(1) Etudes sur les accouchements, les maladies des femmes et des enfants, 2e fragment d'un voyage en Allemagne, Lyon 1843.

Les espérances que M. Dupasquier avait conçues des avantages de l'iodure de fer dans le traitement de la phthisie se sont-elles réalisées? faut-il partager les regrets qui attristaient sa pensée, lorsqu'il rappelait les luttes infructueuses qu'il avait dû livrer pour répandre les convictions qui l'animaient sur l'utilité de l'iodure de fer. Les opinions restent partagées à cet égard. Mais si la puissance du mal résiste souvent à l'efficacité du remède, l'utilité qu'il a eue dans quelques cas plus favorables n'en reste pas moins réelle.

M. Dupasquier se fut-il exagéré, du reste, l'importance de sa découverte, ne faudrait-il pas voir dans son illusion cet entraînement de l'homme de bien, heureux de croire qu'il a résolu un problème dont la solution importe tant à l'humanité et qu'il a scruté avec une ardeur infatigable.

Honorons les savants dans toutes les pensées qui les animent, qui les soutiennent dans les longues recherches, qui produisent toujours, quand elles sont consciencieuses, un résultat utile lors même qu'il est borné.

Ce n'est pas seulement à la médecine pratique que la chimie peut être appliquée avec avantage; les lumières qu'elle donne ne sont pas moins utiles pour éclairer les questions hygiéniques, pour apprécier le degré d'insalubrité de certaines industries et pour diminuer les dangers qu'elles entraînent.

Cette liaison intime de la chimie et de l'hygiène devait conduire M. Dupasquier à s'occuper de cette dernière science, en l'envisageant surtout dans ses rapports avec la première.

C'est dans cet ordre d'idées qu'il rédigea son travail sur les établissements à fonder dans la presqu'île Perrache, premier mémoire qu'il ait publié sur les moyens de garantir la salubrité publique.

Chacun sait qu'avant l'établissement de la chaussée qui s'étend le long du Rhône, depuis le cours du Midi jusqu'au pont de la Mulatière, les eaux du Rhône et de la Saône arrosaient le vaste delta qui prolonge l'espace occupé par l'ancienne ville de Lyon. A l'aide de la levée qui porte encore son nom, l'architecte Perrache repoussa les deux fleuves jusqu'au lieu où ils opèrent aujourd'hui leur jonction. Mais ce beau travail dont nous apprécions les heureuses conséquences, fut loin d'être immédiatement utile. Les terrains bas que le courant du Rhône cessa de traverser, devinrent des marécages alternativement couverts ou délaissés par les eaux; véritables foyers pestilentiels, placés au midi de Lyon, ces marais furent la source de fièvres intermittentes, souvent pernicieuses, et qui produisirent de grands ravages dans la partie méridionale de la cité à la fin du dernier siècle et au commencement de celui-ci. Tirer un parti utile des terrains enlevés au courant des eaux, faire cette vaste opération, tel fut donc le problème qui dût préoccuper

intervalles souvent éloignés; ainsi chez telle femmeen-ceinte, la sécrétion salivaire sera plus prononcée que chez d'autres, et cela se reproduira dans toutes ses grossesses; chez telle autre prédomineront constam-ment des accidents pléthoriques; chez une troisième s'observeront des troubles nerveux, des phénomènes bizarres portant sur la sensibilité et la motilité, en un mot, chaque idiosyncrasie se révélera durant la gesta-tion, pendant et après l'acouchement, d'une manière en quelque sorte régulière. D'où la nécessité de bien connaître les circonstances antérieures à la grossesse, les habitudes, le genre de vie, les maladies; un fait éclaire l'autre, l'état de la mère au moment de l'ac-couchement peut souvent être apprécié d'avance, celui de l'enfant sera prévu aussi. Ce sera une précieuse application des sciences médicales, si l'on arrive un jour en créant certaines modifications hygiéniques, en détruisant les influences pathologiques et délétères à modifier les conditions organiques et vitales des géné-rations à venir. L'un de nos confrères, M. Francis Devay, dans son livre *de l'Hygiène des familles*, a pré-senté sur ce point, des aperçus nouveaux et pleins d'intérêt, que les médecins et tous les hommes qui s'occupent de l'amélioration physique et morale de leurs semblables, liront certainement avec fruit. Ainsi considérée, la science des accouchements s'agrandit d'une manière remarquable. Pour l'artiste ou le méca-nicien, l'accouchement est tout; *naturel* ou *laborieux*, c'est le rôle des contractions musculaires ou le résultat de tractions mécaniques : pour le savant, c'est une phase entre plusieurs, d'une évolution qui commence à la puberté pour finir avec l'âge de retour; c'est un moment dans une période de trente et quelques années.

Aux observations sur l'état du bassin, des parties molles, à la mensuration exacte des diamètres, il faut joindre l'étude de la constitution et des forces. Il est inutile d'ajouter qu'au moment du travail les mêmes observations devront se poursuivre et qu'elles se con-tinueront après l'accouchement. Tout ce qui touche à l'état de la mère, à celui de l'enfant sera donc noté avec le soin le plus minutieux, si l'on veut réunir des données scientifiques de quelque valeur. C'est par l'ob-servation clinique dirigée comme pour les maladies internes, que se sont fait les véritables progrès, en obstétrique, c'est par elle qu'ils se continueront et se perpétueront.

Aussi, lorsqu'on vient à considérer l'importance des matériaux scientifiques, réunis par la charité de nos pères, dans ces asiles de la douleur, on se sent pris d'un vif désir de fertiliser et d'agrandir par de constants efforts le champ des connaissances obstétri-cales. Ne sait-on pas que dans nos deux hôpitaux il se fait chaque année près de 2000 accouchements? à l'Hôtel-Dieu, des relevés exacts donnent pour l'année 1846 le chiffre de 631 naissances, celui de 642 pour 1847; en 1848 leur nombre a dépassé 700. Pour l'hô-pital de la Charité la progression est plus sensible encore, en 1837 pendant la dernière année de mon internat, le nombre des accouchements fut de 600; en 1846, et 1847, dix ans après il a été de 892; en 1848 il s'est élevé à 1007.

Depuis plus d'un demi-siècle, l'Administration des hôpitaux avait voulu utiliser au profit des élèves sage-femmes les ressources précieuses de la Charité. Ce fut à la fin de 1783, époque à laquelle les filles-mères et les enfants trouvés furent transportés de l'Hôtel-Dieu

---

l'administration.

Ce problème a été résolu depuis par la création d'un chemin de fer et d'un vaste établissement pour l'éclairage au gaz, indus-tries qui n'avaient reçu, en 1825, aucune application dans le département du Rhône, par les constructions si étendues qu'exige le génie militaire et par le transport des abattoirs que la plupart d'entre nous ont vu déshonorer encore il y a quelques années l'in-térieur de notre ville. Avant l'exécution de ces vastes travaux, on avait projeté de construire, dans la presqu'île Perrache, des éta-blissements de diverses natures, et, en particulier, des fabriques de produits chimiques. En 1826, l'autorité consulta sur ce projet la Société de médecine. Celle-ci répondit par l'organe de M. Du-pasquier à toutes les questions d'hygiène publique qui lui étaient posées. Dans ce travail, l'auteur passait en revue les diverses industries dont on proposait la création, il montrait les établisse-sements qui devaient être repoussés, les limites auxquelles on devait astreindre ceux qui offraient le moins d'inconvénients, et il entrait dans le détail des précautions spéciales auxquelles ces derniers devaient être assujétis, pour n'exercer aucune influence désagréable ou nuisible.

Il faisait, dès cette époque, une belle application des connais-sances chimiques que plus tard il devait pousser si loin; son travail fut accueilli avec beaucoup de faveur; la société de mé-

decine l'accepta comme l'expression de sa propre pensée.

Onze ans plus tard, M. Dupasquier fut nommé membre du conseil de salubrité, de ce conseil qui a rendu tant de services au département du Rhône et dont les travaux longtemps ignorés peuvent être appréciés dignement aujourd'hui qu'ils ont pris place dans le remarquable ouvrage de deux de nos collègues, MM. de Polinière et Monfalcon. Les connaissances spéciales de M. Dupas-quier, son zèle à remplir les fonctions dont il était chargé, le firent désigner comme rapporteur d'un grand nombre de commis-sions; je voudrais qu'il me fût possible de résumer ici les mé-moires qu'il rédigea pour répondre aux questions de l'autorité. Vous y verriez avec quelle consciencieuse attention il étudiait tous les sujets dont l'examen lui était confié et par quel luxe de dé-veloppements et de preuves, il appuyait ses opinions. Cependant quelque soit l'importance de ses rapports, et celle de ses recher-ches sur quelques autres points d'hygiène, tels que les effets produits par les vapeurs de phosphore sur les ouvriers, aucun d'eux ne mérite de nous arrêter aussi longtemps que son travail sur les eaux potables en général, et sur celles de Lyon en parti-culier.

Placée entre deux cours d'eau considérables et dont l'un roule à la mer des eaux toujours salubres et habituellement limpides et fraîches, la ville de Lyon semble devoir être favorisée d'une

à la Charité, que J.-B. Laurent, de Luxeuil, en Franche-Comté, ouvrit pour les sages-femmes, l'enseignement pratique qui depuis lors n'a jamais cessé (1). Les élèves en médecine se trouvaient moins bien partagés, et cette lacune si générale en France, où elle n'a été comblée que très tardivement, à Strasbourg, à Paris, à Montpellier, à Marseille, n'existera plus désormais à Lyon, grâce à la sollicitude du conseil d'administration éveillée par les exigences de l'enseignement universitaire.

En exaltant le mérite de l'observation clinique, gardons-nous d'une facile et dangereuse exagération, n'oublions pas que seule elle est insuffisante ; répétons avec le célèbre auteur des *Eléments de la science de l'homme* : « Tout n'est pas dans l'observation, c'est en calculant et en combinant les faits bien observés, qui se rapportent à chaque cause générale ou faculté expérimentale une fois bien établie, qu'on parvient à la découverte des lois secondaires de cette cause. » (2)

La science est la double notion des faits et de leurs causes.

L'observation clinique serait incomplète, sans contrôle, si les recherches d'anatomie pathologique ne permettaient de vérifier par l'inspection directe, par la dissection, l'étendue et la nature des désordres soupçonnés pendant la vie. Cependant il ne faut pas se le dissimuler, la signification des changements anatomiques survenus dans les organes, n'est pas aussi importante en obstétrique, qu'en médecine ou en chirurgie.

Relativement aux difficultés de l'accouchement, l'état de mollesse ou de relâchement des symphyses, l'énergie des contractions des parois utérines abdominales ou périnéales, le volume variable et plus ou moins réductible de la tête de l'enfant, fondent trois séries de circonstances que l'inspection anatomique ne peut révéler et qui constitueront toujours un élément important, soit pour favoriser l'accouchement, soit pour le rendre difficile, indépendamment du plus ou moins d'étendue des diamètres pelviens. Ces considérations font assez voir combien est inexacte l'idée des accoucheurs qui n'ont regardé cette fonction que comme la solution d'un problème de mécanique, combien est défectueuse surtout la définition d'Astruc : *Une cavité extensible d'une certaine capacité étant donnée, en tirer un corps flexible, par une ouverture dilatable jusqu'à un certain point.*

Mais l'anatomie pathologique seule pourra éclairer sur les divers états morbides de l'utérus, des ovaires, sur les tumeurs intra-pelviennes ou abdominales, sur l'inflammation des symphyses, sur les désordres que des manœuvres imprudentes ou maladroites ont pu produire dans les parties molles ou dures. Le complément de ces études se trouve dans des recherches faites sur les dimensions et l'état du fœtus. Ce dernier élément, sujet à tant de variations, rend souvent nulles et fautives les conclusions que l'on pourrait tirer des altérations du bassin de la femme. Avec des dimensions pelviennes considérables, un accouchement pourra par le fait du fœtus devenir laborieux. Non-seulement l'accroissement du volume de la tête de ce dernier, mais d'autres hypertrophies, le développement de certaines

(1) *Essai sur l'histoire chirurgicale de l'Hôtel-Dieu de Lyon*, par J.-E. PÉTREQUIN. Lyon, 1845.

(2) Tome 1, p. 15, discours préliminaire.

---

abondante distribution d'eaux potables, et cependant, elle en est réduite, elle que deux rivières enceignent de trois côtés, aux eaux de puits, rendues insalubres dans quelques parties par la nature des terrains à travers lesquels elles filtrent, insuffisantes dans les quartiers élevés pour les besoins domestiques, et ne permettant d'établir ni fontaines jaillissantes, ni cours d'eaux pour l'irrigation des rues et le nettoiement des égoûts

La nécessité de faire cesser un état de choses aussi déplorable est senti depuis plus d'un demi siècle ; et dans cette période de temps plusieurs sociétés savantes et plusieurs administrations ont cherché à doter la ville d'une distribution d'eaux fraîches, limpides et pures, suffisantes pour satisfaire tous les besoins individuels, et concourir à l'ornement et à la propreté de la cité. Mais jusqu'ici rien n'a été réalisé et les plans sont restés à l'état de projets.

Tandis que Marseille recueille les eaux de la Durance et les mène de vingt lieues dans ses murs par des travaux gigantesques qui dépassent ceux qui sont dûs à la puissance romaine ; tandis que Dijon voit dans toutes ses rues couler des ruisseaux d'eau de source, amenés par un canal de dérivation ; que Toulouse puise les eaux de la Garonne, toujours rafraîchies et clarifiées, dans les galeries où elles arrivent par une filtration à travers des bancs de graviers ; en un mot, pendant que la plupart des villes de France ont profité de la prospérité et de la paix dont nous avons long-

temps joui pour se procurer une abondante distribution d'eau potable, recueillie par des procédés divers, en rapport avec le milieu dans lequel elles sont placées, Lyon en est réduit à des moyens insuffisants et primitifs, à ceux dont jouissent les villes du dernier ordre. Quand cessera une situation si déplorable ? Quel est l'administration qui aura la gloire de distribuer l'eau dans toutes les maisons, dans toutes les rues, sur toutes les places, et de la porter même à domicile, comme le gazomètre central distribue aujourd'hui la lumière ? Nous ne pouvons le présumer encore, et suivant toute apparence, la réalisation de ce plan est encore bien éloignée.

Cependant, quelle que soit l'époque où il sera mis à exécution, la postérité devra tenir compte de tous les savants qui par leurs recherches auront préparé cette grande amélioration hygiénique. Parmi ces savants, M. Dupasquier tiendra sûrement une des premières places, tant l'ouvrage qu'il a publié sur les eaux de sources et de rivières en général, et sur celles des environs de Lyon en particulier, est capital en cette matière.

La question importante à résoudre dans le grand débat que soulève la distribution des eaux potables à Lyon, est celle de savoir si l'on doit préférer les eaux de source, de la rive gauche de la Saône, ou les eaux du Rhône ; amener les premières par un canal souterrain, ou se servir des secondes, préalablement clarifiées par

tumeurs peuvent compliquer la parturition et la rendre difficile, alors que la femme est dans les meilleures conditions de développement et de conformation. C'est ainsi que j'ai étudié chez le fœtus une altération particulière des reins, caractérisée par un énorme accroissement. La dégénérescence hydatique a été portée dans plusieurs cas assez loin pour rendre l'accouchement laborieux et réclamer la perforation du ventre de l'enfant et l'arrachement des tumeurs, la simple ponction indiquée dans le cas d'ascite ayant été insuffisante. (1)

Il n'est pas rare au contraire, avec une diminution des diamètres du bassin, si le fœtus est petit, d'avoir un accouchement facile; de là, des tentatives faites à diverses époques pour réduire, en agissant sur la nutrition de la mère, le volume de l'enfant. Dans un mémoire publié en 1838, je fixai l'attention sur ce problème intéressant de physiologie et d'obstétrique. Les idées et la pratique de M. Moreau que j'exposai alors furent attaquées avec vivacité par un des rédacteurs de la *Gazette Médicale*. Cependant après dix années de réflexion et d'observation, je persiste à regarder ces faits, sinon encore comme définitivement concluants, du moins comme devant être pris en sérieuse considération. Leur étude ne saurait désormais être séparée de la question de l'accouchement prématuré artificiel.

L'histoire des vices du bassin, n'est qu'une suite d'hypothèses, si elle ne repose sur l'inspection cadavérique et sur la considération attentive et minutieuse d'un grand nombre de bassins malades comparés à des bassins normaux. Le beau travail de M. Nœgelé sur le rétrécissement oblique ovalaire du bassin, est un re-

(1) Mémoire sur la dégénérescence hydatique et hydatiforme des reins chez le fœtus. *Gazette médicale* de Paris, année 1845.

marquable exemple de ce que peut une observation patiente et attentive, secondée par un puissant esprit de généralisation. Je ne crains pas de le dire, les recherches du professeur de Heidelberg, constituent une de ces œuvres d'anatomie à la manière de Cuvier.

Un fait en confirme et en amène un autre, les déductions se suivent naturellement sans le moindre effort, et l'esprit le plus analytique, le plus sévère, ne se trouve pas moins satisfait que l'accoucheur praticien, qui demande à ses lectures des règles de conduite, des motifs raisonnés d'abstention ou d'action.

Il me paraît superflu d'insister sur les ressources que fournissent à l'obstétrique, l'anatomie et la physiologie; la connaissance des divers états du col utérin pendant la grossesse repose non-seulement sur l'exercice clinique, mais encore sur la comparaison des changements qu'il éprouve, avec un état normal type, qui est celui du col de la matrice en état de vacuité.

Je dirai la même chose des modifications éprouvées par le corps de l'organe, de ses rapports avec les parois du bas ventre, de sa direction, de ses dimensions, de sa hauteur, etc.... La connaissance du mécanisme de la circulation utéro-placentaire, le rôle des sinus veineux, l'absence de communications vasculaires directes ont suffisamment expliqué le mécanisme des hémorrhagies, le point de départ d'un grand nombre d'accouchements avant terme, le rôle mécanique du caillot dans l'hémostatique de la grossesse, et ont permis de formuler scientifiquement les conditions d'emploi de la saignée répétée, du repos horizontal, de l'opium qui ont déjà rendu tant de services à la vie de la mère et à la conservation de l'enfant.

L'expérimentation sur le cadavre si utilement em-

---

une filtration naturelle.

M. Dupasquier se prononça pour le premier projet, c'est-à-dire, pour les eaux de Royes, Neuville, Ronzier et Fontaine, et il développa ses idées avec une si grande réunion de preuves qu'il entraîna pendant quelques années toutes les convictions. Depuis cette époque, une réaction favorable aux eaux du Rhône s'est manifestée dans l'administration municipale. Il est possible, il est probable même, que le système en faveur duquel l'ouvrage de M. Dupasquier a été écrit, succombera dans la pratique, mais la valeur des travaux solides et consciencieux ne dépend pas de circonstances accidentelles, et quel que soit le parti adopté, on n'oubliera ni les analyses qu'a faites M. Dupasquier des eaux de source et de celles du Rhône, ni ses observations sur la température, la limpidité et les applications diverses des unes et des autres.

L'histoire locale dira que ce fut son ouvrage qui fut surtout le point de départ des recherches et des discussions utiles dont la question des eaux a été l'objet. Publié en 1840, ce livre était si avancé pour le temps que la Société de médecine lui décerna une médaille.

Ce ne sont pas cependant les recherches locales, quelqu'importantes qu'elles soient qui recommandent spécialement ce travail; le vrai savant qui s'occupe d'une question spéciale, ne tient pas sa vue étroitement fixée sur un objet de détail; il s'élève plus haut;

il remonte aux principes, et si ces derniers ne sont qu'imparfaitement établis, il les scrute et il les crée au besoin.

C'est ce que fit M. Dupasquier. En comparant entre elles les eaux qui coulent autour de Lyon, il s'aperçut que la science n'était pas fixée sur la question de savoir quelle valeur l'on doit assigner à la présence des divers sels calcaires dans les eaux qui servent à la boisson et aux usages domestiques.

On croyait avant lui que les sels calcaires empêchaient indistinctement l'eau de dissoudre le savon, et de cuire les légumes; il découvrit que cette funeste propriété n'appartient qu'au sulfate et au chlorure de chaux, et que le carbonate de même base, au moins lorsqu'il n'est pas en grande quantité, comme dans les eaux de Sainte-Allyre, en Auvergne, n'enlève aux liquides dans lesquels il est dissous, aucune de ses qualités, et dès lors, que sa présence dans les eaux de source de la rive gauche de la Saône ne doit pas les faire rejeter.

Aussi, son livre devint une sorte de monographie des eaux potables, où ce qui est particulier à la ville de Lyon se mêle et se confond sans cesse avec les considérations de pure science, applicables à tous les temps et à tous les lieux.

Comme tous ceux qu'un ordre de recherches a spécialement préoccupé, M. Dupasquier n'abandonna point la question des eaux potables. Il continua à rechercher les moyens d'en déterminer les

ployée en chirurgie, constitue aussi pour l'obstétrique une source précieuse de lumières, que l'on a tort peut-être de ne pas mettre à profit plus souvent. Il est difficile sans doute de créér des conditions analogues à celles que l'on rencontre sur le vivant, soit sous le rapport du développement de la cavité utérine, et de la dilatabité des parties molles que traverse la tête avant de se dégager complètement, soit par l'absence de la laxité, dans les articulations pelviennes, qui ne se rencontre que sur la fin de la grossesse, ou peu après l'accouchement : mais au moins les diamètres du bassin, les détroits et les plans inclinés peuvent être conservés intacts, rien n'empêche avec ces éléments qu'on pourrait appeler *essentiels*, de répéter diverses opérations, telles que la symphyséotomie, l'hystérotomie, et d'étudier avec beaucoup plus d'ensemble et d'exactitude, qu'on ne le peut faire sur le bassin sec, les présentations et les diverses positions du fœtus. Il en sera de même des mouvements de la tête, de son inclinaison, de la rotation, du dégagement, toutes choses qui ne se comprennent, ne se démontrent et ne se retiennent qu'après avoir été vues souvent et s'il est possible artificiellement créées et représentées.

M. Paul Dubois, voulant étudier expérimentalement les mouvements de rotation de la tête du fœtus dans sa sortie de l'excavation pelvienne, et recherchant par la même voie la cause de ce phénomène essaya, à l'hospice de la Maternité, de produire artificiellement sur le cadavre quelques-uns de ces phénomènes de l'accouchement naturel et surtout le mouvement de rotation. Ces expériences eurent cela de curieux, qu'elles sont tout-à-fait d'accord avec les phénomènes observés sur la nature vivante, relatées dans un excellent travail sur le mécanisme de l'accouchement (1). On vit en effet

(1) Journal des connaissances médico-chirurgicales, t. 11, p. 108.

---

qualités avec une exactitude de plus en plus grande, et l'année dernière, il publiait encore dans les mémoires de l'Académie de Lyon les recherches par lesquelles il avait réussi à apprécier, à l'aide des changements de couleur qu'éprouve le chlorure d'or, mis en ébullition dans une eau potable, la présence et même les proportions des matières organiques. La même publication contenait les perfectionnements qu'il avait ajoutés aux moyens déjà connus de déterminer l'existence du carbonate de chaux dans les eaux ordinaires. Après y avoir versé de la teinture alcoolique de bois d'inde, il obtient des changements de coloration, qui, aidés de quelques observations secondaires, lui permettent d'apprécier approximativement les proportions du bi-carbonate calcique.

L'analyse des travaux de M. Dupasquier sur les eaux potables, nous conduit naturellement à celles des recherches qu'il a faites sur les eaux minérales en général, et sur les eaux sulfureuses en particulier. S'il est une question scientifique à laquelle son nom doive rester attaché, c'est sans doute celle que nous soulevons en ce moment.

(La fin au prochain numéro.)

---

le mouvement de rotation se prononcer d'autant plus que les voies génitales offrent plus de résistance, et d'autant moins au contraire que leur résistance est moindre. Ainsi la rotation est presque toujours complète chez les primipares, très souvent incomplète chez les femmes qui ont eu plusieurs enfants, souvent nulle enfin dans les accouchements de jumeaux pour le second enfant, surtout lorsqu'il est plus petit que le premier, et qu'il naît presque immédiatement après lui. (Paul Dubois, *loc. cit.*)

Le degré d'utilité de la symphyséotomie longtemps méconnu où oublié, ne peut être parfaitement apprécié qu'en mesurant les changements éprouvés par les divers diamètres pelviens, pour tel ou tel écartement de la symphyse antérieure. Quelques instants d'expérience en apprennent plus que la lecture des nombreuses et interminables discussions engagées sur la valeur relative de l'opération césarienne et de la symphyséotomie. En procédant expérimentalement on assigne à chacune de ses opérations sa valeur spéciale, on perfectionne, on régularise son mécanisme, on précise ses indications, et on donne au champ de son application une valeur scientifique.

A défaut de cadavre et de bassin sec, on a souvent employé et l'on emploie encore dans les écoles ce qu'on appelle en accouchement un mannequin. Grégoire, le maître de Smellie, eut le premier l'idée, pour mieux faire comprendre ses démonstrations, de construire un bassin d'ozier enveloppé de cuir, dans lequel il simulait une partie des accouchements. Tel fut sans doute le premier modèle des fantômes ou mannequins généralement employés aujourd'hui dans l'enseignement. Avec un bassin convenablement recouvert de crin et de peau, imitant la cavité-pelvienne naturelle revêtue des parties molles, on peut se faire une assez bonne idée des présentations et même des positions et répéter la plupart des manœuvres obstétricales. Ce moyen d'études peut rendre quelques services, mais on aurait tort d'y attacher autant d'importance, que les professeurs particuliers des cours qui se faisaient il y a quelques années à Paris, avant l'ouverture de la clinique de la faculté; ce ne sera jamais qu'une ressource secondaire, trop souvent fautive, bonne tout au plus à faciliter le maniement des instruments et à faire regarder comme très simple en théorie, ce qui souvent est fort difficile expérimentalement.

L'obstétrique comparée, ou l'étude chez les animaux des phénomènes relatifs à la grossesse et au part, a fourni moins de lumières à la science obstétricale proprement dite qu'à l'embryologie. Depuis Harvey jusqu'à nos jours, la plupart des travaux sur le développement de l'œuf, sur les conditions de la fécondation, sur le rôle de l'ovule, des animalcules, les études d'anatomie, de texture de développement sur les membranes, les vésicules ombilicale et allantoïdienne, l'ordre et le mode d'apparition des divers tissus et systêmes d'organes, les rapports de nutrition et de circulation de l'œuf avec l'utérus, ont eu pour élément principal la dissection et l'analyse des œufs d'animaux. Les premiers travaux de Bischoff, dont j'ai pu examiner les préparations à Heidelberg en 1842, ont été faites sur des embryons de lapins; ceux plus anciens de Pander sur le poulet, de Dutrochet sur les ruminants, de Baër, de MM. Prévost et Dumas sur des chiennes. Longtemps avant eux, l'abbé Spallanzani avait éclairé par d'ingénieuses et patientes expériences, la question de la fécondation chez les animaux. L'ovologie comparée a donc puissamment servi les progrès de l'histoire de la formation de l'embryon humain.

Les expériences sur les animaux vivants se rattachent au même objet, mais toutes portent encore beaucoup plus sur l'histoire du fœtus lui-même que sur l'accouchement; cependant on ne saurait douter que l'étude de la parturition chez les animaux ne soit d'un utile secours dans la solution de quelques-uns des nombreux problèmes que soulèvent les diverses phases de l'accouchement chez la femme. Depuis la collection de planches de Denmann publiée à Londres en 1786, et l'ouvrage de Bland, on ne possédait rien de complet sur l'obstétrique comparée; le livre de M. Rainard ouvre une ère nouvelle à l'obstétrique, en faisant ressortir les analogies et les différences de l'enfantement dans les divers degrés de l'échelle animale, et en apportant au secours de l'accomplissement de cette délicate fonction, une ingénieuse et prudente pratique.

Le rôle des contractions utérines a pu être démontré par l'expérimentation chez les femelles d'animaux, dont Haller ouvrant le ventre mettait les muscles abdominaux dans l'impossibilité d'agir, (Haller, *Élem. phys.* tom VII, page 61.) ces expériences et d'autres analogues ont démontré en même temps que les plans musculaires diaphragmatiques et abdominaux secondent puissamment l'action des parois utérines.

On comprend la possibilité de répéter chez les femelles pleines, les manœuvres de l'opération césarienne, de la symphyséotomie, et l'avantage d'étudier ainsi, pour la matrice et les parois abdominales, les conséquences d'une vaste plaie, et pour le péritoine, les suites d'une inflammation produite par une libre communication avec l'air extérieur. Ce n'est donc point dans le but d'une simple énumération que nous avons mentionné cet élément scientifique important et, je puis le dire, trop peu consulté.

La chimie, les recherches microscopiques, les notions de la mécanique sur la progression des corps sphériques en contact avec des plans inclinés et des surfaces concaves, ont fourni d'utiles documents soit à l'histoire de l'organisation et de la nutrition du fœtus, soit au mécanisme de l'accouchement et aux diverses opérations qui peuvent lui être applicables. La question de l'allaitement a été éclairée dans ces dernières années, par les travaux de M. Donné, sur le lait. L'appréciation des qualités de ce premier aliment de l'homme n'est plus aujourd'hui livrée à l'empirisme ni au hasard; mais elle est fondée sur des notions chimiques et microscopiques presqu'élémentaires et qu'une pratique de quelques instants peut rendre faciles à l'homme le moins exercé. Le même auteur a étudié, au point de vue chimique, l'urine des femmes enceintes, dans laquelle les sels calcaires ont éprouvé une notable diminution. Ces recherches qui se lient à d'intéressantes études sur la nutrition et le développement de l'organisme demandent encore de nouvelles vérifications, mais déjà elles s'accordent avec la découverte du professeur Rokitanski sur l'ossification supplémentaire des femmes enceintes.

Tel est, l'ensemble des matériaux dont dispose l'obstétrique, tels sont les éléments qui la constituent comme science et comme art, en tant que l'on ne considère que l'observation ou l'application. Si elle se bornait à ces études individuelles, à ces travaux de détails sans esprit de coordination, sans méthode qui les systématise, elle ferait une œuvre vaine; ce serait une science écourtée, qui ne serait ni progressive ni transmissible, c'est-à-dire qu'elle n'existerait pas. Mais comme les autres sciences elle systématise, des observations particulières elle déduit des formules générales; chaque détail est relié de manière à former un ensemble, un tout complet, qui se peut enseigner, qui est consigné dans des traités théoriques et s'expose aussi dogmatiquement, aussi pratiquement que la physique expérimentale, la médecine opératoire, la physiologie ou la pathologie interne.

Il était logique que l'obstétrique eut comme les autres sciences son élément écrit, ce qu'on pourrait appeler ses preuves historiques. L'érudition ou la bibliographie obstétricale, réunit les faits cliniques ou expérimentaux de toute nature observés à d'autres époques, et les actualise. Elle suppose que ces faits bien observés, souvent il y a plusieurs siècles, se passent aujourd'hui même sous nos yeux, comme si nous en étions les témoins ou les acteurs. Elle ne se borne pas à raconter les faits recueillis par les observateurs de tous les temps, mais elle nous rappelle les généralisations de ce fait, les théories, les systèmes, ce pourrait être la philosophie de l'histoire obstétricale, si un amas d'hypothèses, presque toujours incomplètes ou exclusives, étaient dignes de ce nom. Tentatives hardies, trop souvent malheureuses pour constituer la science aux époques où elle ne fait que de naître, les généralisations en médecine doivent être prises pour ce qu'elles sont, c'est-à-dire pour des essais, des vues de l'esprit, plutôt que des réalités. Mais celui qui cultive une science qu'il embrasse avec amour, veut savoir les noms de ceux qui en furent ou les créateurs ou les réformateurs. Il ne peut ignorer quelle lutte soutinrent ceux qui dans les ténèbres de son origine, surent l'éclairer de vives et durables lumières. Il voudra, lui aussi, marquer honorablement sa place à la suite de ces hommes illustres, de ces praticiens habiles, de ces savants et de ces érudits, dont les noms oubliés du vulgaire sont religieusement gardés dans la mémoire de l'adepte privilégié.

OPHTHALMOLOGIE.

NOTE *sur un cas remarquable de lésion traumatique du globe de l'œil*, *par le docteur* RIVAUD-LANDREAU, médecin-oculiste à Lyon.

L'observation qui fait le sujet de cette note, est un des cas les plus curieux que j'aie rencontrés depuis bientôt dix années que je m'occupe spécialement d'ophthalmologie. Je la publie et la livre aux réflexions de mes confrères, parce que je la crois intéressante sous plusieurs points de vue, et qu'elle n'a pas, je crois, d'analogue dans la science ; du moins, je ne me rappelle pas avoir trouvé dans les auteurs qui ont écrit sur la matière, aucun cas qui puisse lui être comparé, tant sous le rapport des lésions que sous celui des résultats.

Le 31 août 1847, madame Peyronnier, concierge, rue de la Préfecture, n. 2, à Lyon, âgée de 52 ans, se présenta à ma consultation. Cette personne me raconta que, le 14 du même mois, en voulant séparer deux hommes qui s'étaient pris de dispute et vidaient leur querelle à coups de poings, elle avait reçu de l'un d'eux un soufflet à poing fermé sur l'œil gauche. La conséquence immédiate du coup avait été la formation d'une tumeur dans l'angle interne de l'œil, l'abolition de la vision, plus, une large ecchymose comprenant les membranes du globe, ainsi que les tissus palpébraux. Ces différentes lésions étaient accompagnées de violentes douleurs dans l'organe frappé.

Sitôt l'accident arrivé, la malade fit appeler un de mes confrères, qui ordonna une application de sangsues autour de l'orbite, et des fomentations froides sur l'œil malade, avec un mélange laudanisé. Quelques jours plus tard, on eut recours à un purgatif et à un vésicatoire derrière l'oreille gauche. Ces moyens, n'ayant procuré aucun soulagement, la malade, inquiète surtout de la présence de la tumeur oculaire, vint me demander mon avis sur son affection.

À l'examen de l'œil, je reconnus les lésions suivantes :

1° Dans l'angle interne de l'œil gauche, tout près de la jonction de la cornée avec la sclérotique, et à peu près au centre de l'ouverture palpébrale, tumeur ovoïde, de la grosseur d'un pois rond. La base de cette tumeur est rougeâtre, le sommet, légèrement aplati, offre une teinte jaunâtre bien caractérisée.

2° Tout autour de la base de la tumeur, large ecchymose violacée embrassant tout le grand angle.

3° Dans la chambre antérieure, à la partie déclive et interne, épanchement de quelques gouttelettes de sang rutilant.

4° Le *tomentum* qui recouvre la surface antérieure de l'iris est terne, offre une teinte grisâtre, symptôme d'une phlegmasie peu avancée de la membrane.

5° Vers la partie inférieure et un peu interne de cette même membrane, et un peu au-dessous de cet épanchement, décollement partiel de l'iris, large d'un millimètre à peu près, ayant la forme d'un V renversé.

6° Pupille largement dilatée, noire, mais complètement immobile. Elle peut avoir le double de ses dimensions ordinaires.

7° Vision abolie, amaurose.

La cornée transparente est saine, les humeurs profondes de l'œil ne paraissent ni troublés, ni altérées. La sclérotique et la conjonctive du petit angle n'offrent aucune injection vasculaire, les paupières ont cette teinte jaunâtre des tissus ecchymosés depuis quelque temps. La malade accuse de violentes douleurs dans l'organe attaqué, et dans tout le côté correspondant.

En palpant la tumeur du grand angle, je reconnus qu'elle était dure, résistante, si ce n'est vers le sommet qui présentait une fluctuation légère, ce qui, joint à sa couleur jaunâtre signalée, m'indiqua la présence du pus. J'hésitais cependant à en faire l'ouverture, incertain que j'étais de sa nature, et par conséquent des conséquences de mon opération, lorsqu'en examinant attentivement le fond de l'œil, je crus m'apercevoir de l'absence du cristallin à une profondeur anormale de la chambre postérieure, accompagnée d'un certain mouvement oscillatoire de l'iris. Une idée subite frappa mon esprit, et éclaira mon diagnostic. Le coup reçu sur l'œil n'avait-il pas pu amener le déchirement et la rupture des fibres de la sclérotique, et occasionner une ouverture assez large pour avoir permis au cristallin disloqué de s'échapper au dehors ? Dans cette hypothèse, la tumeur n'était-elle pas la conséquence de la présence du cristallin sous les faisceaux de la conjonctive ?

Obéissant sans hésiter à cette idée, je pris un couteau à cataracte, je le plongeai dans la tumeur, et y fis une ouverture de la largeur à peu près d'une petite saignée. Mon diagnostic était juste.. Une goutte de pus sortit de la tumeur, et je retirai au bout de mon kératotôme un corps ayant la forme d'une lentille, que je reconnus de suite être le cristallin. Il était intact et enveloppé de ses cristalloïdes.

La ponction faite, et le corps étranger extrait, la tumeur s'affaissa sur elle-même, et il ne resta qu'un peu de boursoufflement de la muqueuse oculaire. La malade accusa de suite une sensation de mieux marqué. Je pansai l'œil opéré avec des compresses trempées dans de l'eau blanche froide ; j'ordonnai de continuer ces fomentations toute la journée, et un purgatif pour le lendemain.

L'opération faite, les douleurs diminuèrent et s'évanouirent complètement au bout de quarante-huit heures. La phlegmasie consécutive fut, pour ainsi dire, nulle. L'ecchymose suivit sa marche ordinaire ; l'œil, au bout de huit jours, était revenu à son état normal, et, à cette époque, tous les accidents inflammatoires étaient dissipés.

Aujourd'hui, l'œil n'a conservé, comme traits d'un accident aussi grave, qu'une immobilité complète de la pupille, et une mydriasis permanente, double conséquence de la paralysie des fibres de l'iris. C'est en vain que j'ai dirigé contre cette lésion tous les excitants mis en usage d'ordinaire, je n'ai amené aucune amélioration. En outre, le décollement partiel que j'ai signalé plus haut s'est maintenu, et existe encore, un peu plus petit cependant.

Mais, la médication excitante, sans action sur la paralysie de l'iris, a provoqué une réaction heureuse sur les membranes nerveuses du fond de l'œil, et la rétine, sous leur influence, a repris de la force. Ce qui le prouve, c'est que la malade a recouvré assez de vue pour pouvoir se conduire facilement en se servant de verres à cataracte.

Si nous cherchons maintenant à nous rendre compte de l'accident et des lésions qu'il a entraînées à sa suite dans l'organe frappé, nous arriverons, je crois, à en donner une explication satisfaisante. Voici notre raisonnement :

Le coup qui a atteint cette femme, a frappé d'aplomb sur l'œil gauche, et dans une direction oblique, de la tempe vers le nez. Il a eu pour effet immédiat une compression violente du globe, et le refoulement des humeurs de l'œil, de dehors en dedans. Dans ce mouvement de refoulement des humeurs, la sclérotique de l'angle interne s'est trouvée comprimée avec force sur le plancher osseux de l'orbite ; ses fibres, distendues, ont cédé sous l'effort et se sont déchirées. Alors le cristallin, détaché violemment de ses ligaments suspenseurs, est venu se précipiter à travers la déchirure de la sclérotique, et, dans le mouvement de retrait des humeurs, après la cessation de l'action compressive, il est resté logé sous les tissus sous-conjonctivaux.

La violence du coup explique aussi d'une façon toute naturelle la rupture des attaches ciliaires de la partie inférieure de l'iris, et le décollement partiel de cette membrane. Quant à l'épanchement de sang que nous avons remarqué dans la chambre antérieure, il provenait, cela ne peut être douteux, de la rupture de quelques branches du réseau vasculaire, qui tapisse la face postérieure de l'iris, à l'endroit du décollement. Il est évident aussi que la paralysie instantanée de la rétine, et la mydriasis, sont deux conséquences analogues de la compression et du coup.

Deux circonstances, remarquables encore dans cette observation, c'est 1° l'absence d'ophthalmie aiguë, soit interne, soit externe, à la suite de lésions aussi graves, aussi profondes, intéressant des membranes si délicates et si susceptibles de s'enflammer ; 2° la disparition complète de la paralysie des membranes nerveuses du fond de l'œil, et le rétablissement du sens de la vue, après une amaurose si subite et si complète.

NOUVELLES LOCALES.

CONCOURS PUBLIC POUR DEUX PLACES DE MÉDECIN DE L'HOTEL-DIEU. — L'administration des hôpitaux et hospices civils de Lyon fait savoir que le lundi, 23 juillet prochain, à huit heures du matin, il sera ouvert, à l'Hôtel-Dieu, un concours public pour deux places de médecin de cet hôpital.

Ce concours aura lieu devant le conseil d'administration, assisté d'un jury médical, et se composera de quatre épreuves, savoir :

Le lundi : — Question d'*anatomie* et de *physiologie*.

Le mardi : — Question de *pathologie interne*.

Le mercredi : Question d'*hygiène* ou de *thérapeutique*.

Le jeudi : — *Clinique*.

Pour chacune des trois premières épreuves, les concurrents composeront un mémoire sur la question posée par le jury, et feront la lecture de ce mémoire en séance publique.

Pour la quatrième épreuve, chaque candidat examinera deux malades devant le jury, et émettra, en séance publique, son opinion sur les symptômes, le diagnostic, le pronostic et le traitement des maladies soumises à son observation.

Après cette dernière épreuve et le vote final de MM. les jurés, l'administration nommera, s'il y a lieu, les deux médecins.

Conditions d'admission au concours.

1° Les candidats devront se faire inscrire quinze jours, au moins, avant le 23 juillet, au secrétariat général de l'Administration, à l'Hôtel-Dieu, où ils exhiberont leur diplôme de docteur; et s'ils ne demeurent pas à Lyon, ils produiront un certificat de moralité récemment délivré par le maire de leur résidence.

2° Au moment de leur inscription, les candidats devront avoir quatre années de pratique, comme docteurs; trois années suffiront pour ceux qui auraient fait dans les hôpitaux ou hospices de Lyon, pendant trois ans, et à la satisfaction de l'administration, le service de chirurgien interne.

3° Tout médecin étranger est admissible au concours, s'il exhibe son diplôme, et s'il justifie avoir obtenu du gouvernement le droit d'exercer la médecine en France.

4° Avant de concourir, chaque candidat prend connaissance du règlement des hospices, et s'engage à remplir, en cas de nomination, toutes les obligations que ce règlement impose aux médecins.

Les candidats pourront déposer au Secrétariat leurs titres scientifiques, manuscrits ou imprimés, concernant la médecine, et, s'il y a lieu, une note de leurs services publics en qualité de médecins. Ces documents seront examinés par MM. les jurés.

Services et honoraires.

Les médecins nommés par suite du concours, remplissent les fonctions de suppléants ;

Ils remplacent les médecins titulaires malades ou absents ;

Ils leur succèdent par rang de nomination, lorsque ceux-ci ont terminé leur service, dont la durée est de dix ans.

Le traitement des médecins titulaires est de 600 fr. d'honoraires fixes et de 600 fr. de droit de présence.

Ce droit de présence, attribué au médecin titulaire, est dévolu au médecin suppléant qui le remplace temporairement dans son service, et en proportion de la durée du remplacement.

— C'est lundi prochain, 19 février, que s'ouvrira, à l'Hôtel-Dieu, à 8 heures du matin, le concours pour la nomination du chirurgien-major de cet hôpital. Les concurrents inscrits, au nombre de sept, sont : MM. Baumers, Bruny, Desgrange, Foltz, Ponnet, Rollet et Vernay.

FAITS DIVERS.

— Le docteur Michel Fodéra, professeur de physiologie à l'Université de Palerme, vient de mourir à l'âge de 56 ans.

— Le choléra qui a envahi la France depuis quelques semaines n'a point dépassé encore les limites des départements où il a fait invasion ; mais il s'est successivement montré sur les communes les unes après les autres. En somme, il fait moins de ravage qu'en 1832 ; mais la mortalité proportionnelle est aussi grande. Il n'a point encore quitté la *Hollande* et l'*Angleterre*, mais les cas sont peu nombreux. En *Norwège*, à Bergens, les cas de choléra s'élèvent, jusqu'à ce jour, à 306. Il y a eu 201 décès dans la capitale de l'*Autriche* ; l'épidémie ne fait pas de grands progrès. Les symptômes du fléau se montrent partout ; il sévit surtout dans les quartiers de la ville qui ont souffert de l'inondation.

— La fièvre jaune fait de grands progrès aux Barbades. Il ne se passe pas de jours sans que quelque soldat de la garnison soit atteint.

—L'administration supérieure des hôpitaux de Paris vient d'être organisée ainsi qu'il suit : — directeur général, M. Davesne, chef de division au ministère de l'intérieur ; inspecteurs, MM. Vée et Dumont. Les membres de l'ancienne commission administrative deviennent chefs de division.

— M. Petit, ancien médecin-inspecteur, adjoint à Vichy, destitué après la Révolution de février, vient d'être réintégré dans ses fonctions.

— M. Fuster a été nommé professeur de clinique médicale à la Faculté de médecine de Montpellier.

— Par arrêté du président de la République, ont été nommés chevaliers de la Légion-d'Honneur : MM. Bonpland, naturaliste ; Jakson, docteur, de Boston ; le docteur Patissier, trésorier de l'académie de médecine ; le docteur Roulin, sous-bibliothécaire de l'Institut.

—Un pharmacien de Christiana, M. Thaulow, a annoncé que le sulfure de carbonne remplace parfaitement le chloroforme comme agent anasthésique.

— On sait qu'un décret, rendu le 18 décembre dernier par le pouvoir exécutif, institue des conseils de salubrité au chef-lieux de tous les départements et de tous les arrondissements de la France. Cette institution utile était depuis longtemps désirée et réclamée par le corps médical dans l'intérêt des populations ; mais pour atteindre son but elle doit reposer sur le principe électif. Ce n'est pas aux préfets que doit appartenir la nomination des conseils de salubrité, c'est aux médecins de la circonscription ; il y a une autre lacune dans le décret qui ne fait aucune mention de la police médicale. Ce décret a vivement ému le corps médical du département du Bas-Rhin qui, depuis l'établissement de la république, possède un conseil médical central, nommé par les médecins du département. Aussi ne peut-on qu'applaudir à la réclamation de la société de médecine de Strasbourg et à la protestation du conseil sanitaire du Bas-Rhin, qui demandent le retrait du décret et une organisation meilleure des conseils de salubrité.

Le Rédacteur en chef :

Avis. — Pendant que Lyon a trop de médecins, plusieurs communes des environs en manquent totalement. Les habitants de ces communes sont forcés de demander celui d'un village souvent très éloigné de leur demeure ce qui est préjudiciable à leurs intérêts et surtout aux malades qui attendent des secours.

La commune d'Orliénas se trouve de ce nombre. Riche et bien habitée, elle offrirait, par sa position au centre d'autres communes qui en sont tout aussi dépourvues, de nombreuses chances de succès au médecin qui voudrait s'y fixer.

S'adresser chez M. Ch. SAVY, libraire, place. Bellecour, n. 14.

Lyon Imprimerie de Rodanet et C., rue de l'Archevêché, 3

Annonces.

Ouvrages publiés à la librairie scientifique et médicale de Ch. SAVY.

TRAITÉ d'anatomie médico-Chirurgicale et topographique, considéré spécialement dans ses applications à la pathologie, à la médecine légale, à l'obstétricie et à la médecine opératoire, par J.-T. Pétrequin, chirurgien en chef de l'Hôtel-Dieu de Lyon, etc. Paris et Lyon, 1 volume in-8. Prix . . . . 8 fr.

TRAITÉ pratique des maladies de l'enfance, fondé sur de nombreuses observations cliniques, par F. Barrier, docteur-médecin, chirurgien en chef désigné de l'Hôtel-Dieu de Lyon, etc., deuxième édition revue et augmentée. Paris et Lyon, 2 vol. in-8. Prix . . . . 16 f.

DE L'HABITUDE, de son influence sur le physique et le moral de l'homme, et des dangers qui résultent de sa brusque interruption ; par le docteur Martin jeune, membre de la Légion-d'Honneur, ancien chirurgien en chef de l'hospice de la Charité. Paris et Lyon, 1 vol. in-8 . . . . 2 fr. 50.

RECHERCHES historiques sur l'exercice de médecine dans les temples, chez les peuples de l'antiquité, suivies de considérations sur les rapport t qui peuvent exister entre les guérisons qu'on obtenait dans les anciens temples, à l'aide des songes et le magnétisme animal, et sur l'origine des hôpitaux ; par L.-P.-A. Gauthier, médecin de l'hospice de l'Antiquaille de Lyon, etc. Paris et Lyon, 1 vol. In-8. Prix . . . . 3 fr. 50.

DICTIONNAIRE des dictionnaires de médecine français et étrangers, ou Traité complet de médecine et de chirurgie, contenant l'analyse des meilleurs articles qui ont paru jusqu'à ce jour dans les différents dictionnaires et les traités spéciaux les plus importants, etc. ; par une société de médecins, sous la direction du docteur Fabre, rédacteur en chef de la *Gazette des Hôpitaux*. Paris, 8 vol. in-8. Prix , ... 50 fr

FLORE des jardins et des grandes cultures ou Description des plantes, des jardins, d'orangeries, et des grandes cultures, leur multiplication, l'époque de leur fleuraison et de leur fructification, et leur emploi, avec planches gravées par N.-C. Seringe, professeur à la faculté des sciences, directeur du Jardin-des-Plantes de Lyon, etc. Paris et Lyon 1849, 3 vol. in-8, avec planches gravées, dont plusieurs coloriées. Prix . . . . 27 fr.

GAZETTE MÉDICALE
DE LYON,

Publiée par M. **BARRIER**, Chirurgien en chef désigné de l'Hôtel-Dieu de Lyon.

La GAZETTE MÉDICALE DE LYON paraît deux fois par mois. — On s'abonne, à Lyon : chez Ch. SAVY, place Louis-le-Grand, 14 ; chez Mme PHILIPPE, rue St-Dominique, 7 ; — à Paris, chez V. MASSON ; — à Montpellier, chez SÉVALLE ; — à Strasbourg, chez DÉRIVAUX ; — L'abonnement est de 12 fr. par an pour Lyon, 13 fr. pour le reste de la France. — Les réclamations, lettres, travaux, doivent être affranchis et adressés à M. BARRIER, rue d'Oran, 2. — Pour les annonces, s'adresser à l'imprimerie du journal.

AVIS. — *Les personnes qui ont l'intention de s'abonner à la GAZETTE MÉDICALE DE LYON, sont priées de le faire sans retard. A partir du prochain numéro, le journal ne sera plus envoyé qu'aux abonnés. — On peut s'abonner en envoyant un bon sur la poste. (Affranchir.)*

SOMMAIRE. — Bulletin : Concours pour le majorat de l'Hôtel-Dieu. — Physiologie pathologique : Recherches sur l'acide carbonique exhalé par le poumon à l'état de santé et de maladie. — Revue thérapeutique. — Nouvelles locales. — Faits divers. — Feuilleton : A. Dupasquier, sa vie et ses travaux. (Suite et fin.)

BULLETIN.
Concours pour le majorat de l'Hôtel-Dieu.

Le concours pour la place de Chirurgien-major de l'Hôtel-Dieu s'est terminé vendredi dernier par la nomination de M. Desgranges. La lutte a été brillante et suivie avec un vif intérêt par l'auditoire nombreux qui se pressait aux séances. Sept concurrents, qui ont tous montré une aptitude remarquable et de grandes connaissances, se sont disputé la palme dans cinq épreuves longues et difficiles, et celui qui l'a emportée sur ses rivaux n'est pas le seul qui se soit montré à la hau-

leur du but à atteindre. Enfin ceux même qui sont demeurés à une certaine distance ont au moins révélé une instruction solide et souvent une facilité de langage ou une puissance de mémoire heureusement mise en œuvre.

Dans les cinq épreuves qui se sont succédé, il y a eu pour la plupart des candidats, des alternatives de supériorité. Aucun d'eux n'a toujours occupé le premier rang, et tel qui, la veille, l'avait emporté sur tous ses rivaux, a pu, le lendemain, descendre à un rang moins favorable. Il en est résulté pour les membres du jury une certaine difficulté d'appréciation tout-à-fait en rapport, d'ailleurs, avec les hésitations de l'opinion publique. Il est bon d'ajouter cependant que, suivant toute apparence, le jugement de la majorité du public à ratifié celui de la majorité du jury. M. Desgranges a été nommé à une forte majorité. Quelques voix ont été données à MM. Baumers et Rollet.

Les questions amenées par le sort ont été généralement favorables et propres à faire ressortir sous des aspects divers la force de chaque concurrent. Toutefois la question *du péritoine*, dans l'épreuve d'anatomie et de physiologie, prêtait peu à des développements éten-

ALPHONSE DUPASQUIER, sa vie et ses travaux,
　　　par M. A. Bonnet.
　　　　(*Suite et fin.*)

Tous ceux qui ont étudié les eaux sulfureuses savent quelles précautions multipliées, quelle variété d'instruments et quelle longueur de temps exigeait avant M. Dupasquier, la détermination de la quantité de soufre contenue dans une eau à l'état d'acide sulfhydrique, ou à celui de sulfhydrate.

Si l'on précipite le soufre au moyen du nitrate d'argent ammoniacal, suivant la méthode de Grothus, adoptée par tous les chimistes de notre temps, et en particulier par M. Anglada, non-seulement l'analyse exige plusieurs heures, mais il faut pour l'exécuter des flacons, des entonnoirs, des papiers à filtre, du

nitrate d'argent, de l'ammoniaque, de l'acide acétique et enfin une balance de précision.

Avec des moyens aussi compliqués, il était difficile d'analyser à leur source les eaux sulfureuses, et par suite d'arriver à des résultats précis. L'on ne pouvait qu'avec grand peine vérifier les recherches déjà publiées, et dans les comparaisons que l'on essayait d'établir, il y avait lieu de craindre que les différences observées entre diverses eaux ne tinssent en partie aux différences des procédés mis en usage.

Toutes ces difficultés, toutes ces incertitudes, toutes ces complications ont disparu depuis l'invention du sulfhydromètre. Un tube gradué, de la teinture d'iode, et quelques grammes d'amidon, voilà les moyens simples, peu nombreux, faciles à transporter, avec lesquels M. Dupasquier détermine, sans filtration, sans pesées, et en moins de trois ou quatre minutes, la quantité de soufre contenue dans une eau. Et, que l'on ne croie point que la commodité et la simplicité du moyen ne s'acquièrent ici qu'aux

dus au point de vue physiologique, et quelques-uns des candidats n'ayant pas assez franchement pris leur parti d'en faire une question essentiellement anatomique, n'ont pu remplir leur temps qu'à l'aide de digressions dans le domaine de la pathologie. Dans la seconde épreuve, le sujet à traiter était la question des *plaies envenimées*. Cette question, au premier abord, très-claire et très facile à circonscrire, a été très diversement comprise par les concurrents dont les uns ont, avec raison, suivant nous, limité leur sujet aux plaies compliquées de la présence d'un venin, tandis que d'autres ont fait en même temps l'histoire de certaines plaies empoisonnées ou virulentes. Aux mots *poison, venin, virus*, correspondent trois ordres de phénomènes qui, malgré les nombreux rapports qu'ils présentent entre eux, au point de vue pathologique, empruntent à l'étiologie des caractères complètement différents. Plusieurs candidats ont aussi péché contre la méthode dans leur troisième épreuve, et mal compris la question qui leur était posée, savoir : *Parallèle de la taille et de la lithotritie*. Avec une demi-heure seulement à consacrer, dans une leçon orale, à cette question, on n'était pas tenu et il était impossible de décrire toutes les méthodes, tous les procédés de la taille et de la lithotritie. Il fallait seulement comparer ces deux méthodes pour leurs avantages et leurs inconvénients, établir leurs indications respectives et les motifs qui doivent diriger le chirurgien dans le choix de l'une ou de l'autre. La quatrième question, *Maladies de la luette et des amygdales*, a été généralement mieux comprise et convenablement traitée. Proposée comme question médico-chirurgicale, et traitée par écrit, elle a fourni

à la plupart des concurrents l'occasion de montrer une instruction également profonde en chirurgie et en médecine. Plusieurs des mémoires composés sur ce sujet ont présenté des omissions, mais aucun ne renfermait d'erreurs graves, et l'on peut dire qu'en somme cette question a été l'une des meilleures du concours.

La cinquième épreuve, ou épreuve clinique, a eu pour objet l'examen d'un malade affecté d'une maladie du poignet que les uns ont considérée comme une tumeur blanche fongueuse, et les autres comme une hydropisie enkystée des gaines tendineuses. Nous croyons que l'erreur a été du côté des seconds. Cette cinquième épreuve comprend encore la solution d'un certain nombre de questions adressées de vive voix à chaque candidat, et auxquelles celui-ci est tenu de répondre *hic et nunc*. Nous signalons cette espèce d'examen comme ayant peu d'avantages et beaucoup d'inconvénients. Il est bien difficile aux candidats qui ont soutenu pendant cinq jours consécutifs des épreuves extrêmement rudes et fatigantes, de se défendre, à cet instant suprême qui va décider de leur sort, d'un trouble involontaire capable de paralyser l'attention, la mémoire et le jugement. Dans cet état de surexcitation ou d'accablement qui suit les grandes fatigues, la question la plus simple cause souvent de l'embarras et peut donner lieu à de grossières méprises. On doit le dire : cette épreuve supplémentaire est peu utile et n'a point un caractère assez sérieux pour devoir être conservée. Elle est, en somme, peu digne de ce concours.

Nous terminerons cette courte appréciation en disant que ce concours est un de ceux dont le souvenir fera le plus d'honneur à l'Ecole de Lyon. Un seul des con-

---

dépens de la précision ; la sûreté des résultats est aussi grande que la facilité pour les obtenir. A défaut de preuves expérimentales, qu'il serait trop long d'exposer ici, il me suffira de dire que MM. Dumas et Pelouze, chargés de faire un rapport à l'Institut sur la méthode de M. Dupasquier, lui ont donné la plus entière approbation.

La sulfhydrométrie est trop importante, elle occupe une trop grande place dans les travaux de notre collègue, pour que je ne dise point comment il fut conduit à sa découverte, et comment il la porta au degré de perfection où nous la voyons aujourd'hui.

En versant goutte à goutte dans l'eau sulfureuse d'Allevard de la teinture d'iode, réactif qui n'avait pas été employé avant lui dans l'analyse des eaux minérales, M. Dupasquier remarqua que dans le début de l'opération, l'eau sulfureuse ne se colorait point en jaune, mais qu'elle devenait blanchâtre et lactescente ; tant que dura cette précipitation, la solution d'amidon ne changea pas de couleur, malgré l'énorme quantité de teinture d'iode employée. Une goutte de plus de réactif suffit pour tout changer, l'eau minérale prit une teinte jaunâtre, et quelques gouttes de solution d'amidon lui communiquèrent une belle couleur bleue.

M. Dupasquier comprit parfaitement que dans cette expérience, l'iode, rendu liquide par l'alcool, et par conséquent très divisé, réagissait immédiatement sur l'acide sulfhydrique, s'emparait de son hydrogène, et précipitait le soufre à l'état d'hydrate. Tant

qu'il restait une trace d'acide sulfhydrique, l'amidon n'était point coloré en bleu par l'iode, mais dès que celui-ci ne trouvait plus d'hydrogène avec lequel il pût se combiner, il réagissait sur l'amidon, et devenait immédiatement reconnaissable.

Réfléchissant sur les conséquences à déduire de ces remarquables observations, l'auteur en conclut que l'on pourrait déterminer la quantité d'acide sulfhydrique contenu dans une eau minérale d'après la quantité d'iode que l'on pourrait y verser, sans que l'amidon fût coloré en bleu ; il pensa que le poids de cet iode pourrait être déterminé, sans balance, en le dissolvant dans l'alcool à un titre déterminé, et le faisant écouler dans un tube rigoureusement gradué.

C'est en partant de ces principes que M. Dupasquier créa la méthode simple, précise et usuelle dont je démontrai plus haut la supériorité sur toutes les méthodes usitées avant lui.

Ce moyen d'analyse est aujourd'hui enseigné dans tous les cours, exposé dans tous les ouvrages et il reçoit chaque jour d'utiles applications.

Je parcourais il y a quelques années les eaux minérales des Pyrénées, et lorsque j'allais recueillir auprès des médecins chargés de l'administration de ces eaux, des renseignements sur la nature et les propriétés des sources dont il dirigeaient l'emploi, il n'en est pas un seul qui ne me parlât du sulfhydromètre de M. Dupasquier, qui ne l'eût à sa disposition, et qui n'en eût fait

currents y a représenté l'école de Paris, et l'a fait avec le plus grand succès; c'est le docteur Rollet, ex-interne des hôpitaux de Paris. Une érudition distinguée, une grande précision d'observation, une saine méthode, ont valu à notre jeune confrère l'estime et la sympathie de ses juges et de ses auditeurs.

Physiologie pathologique. — Recherches sur les quantités d'acide carbonique exhalé par le poumon à l'état de santé et de maladie, par MM. Paul HERVIER, interne des hôpitaux civils de Lyon; et ST-LAGER, interne des hôpitaux et préparateur de chimie à l'école de médecine de Lyon. (Mémoire présenté à l'Académie des Sciences, dans la séance du 19 février 1849.)

> Si la science est restée lo·gtemps dépourvue de notions précises sur les modifications que la compôsition chimique de l'air présente dans l'état morbide, l'impulsion donnée récemment à la chimie organique, appliquée à la physiologie et à la pathologie animale, ne tardera sans doute pas à combler cette lacune.
>
> (CHOMEL. *Dict. de Médcine*, T. 29.)

La vie semble rayonner de trois foyers principaux : le cœur, le cerveau et le poumon, ainsi que l'a très-bien fait voir Bichat. Ces trois centres d'action, unis entre eux par un lien sympathique, ont néanmoins leur domaine propre et exercent une influence différente sur les phénomènes vitaux. Dans la syncope, le cerveau et le cœur, solidaires l'un de l'autre, cessent leur action, et la vie semble alors près de s'échapper; cet état peut durer plus ou moins longtemps, sans que pour cela la mort s'en suive. Que l'on suppose, au contraire, une gêne mécanique de la respiration, en quelques instants la vie ne tarde pas à s'éteindre.

Hippocrate avait bien compris l'importance de l'acte respiratoire quand il disait dans son Traité des Vents : *Tantaque corporibus omnibus spiritûs inest necessitas, ut, si quidem aliis omnibus, et cibis, et potionibus, quis abstineat, duos tamen, et tres, vel plures dies possit vitam ducere, et si quis spiritûs in corpus vias intercipiat, vel exigua diei parte homini pereundum sit.* L'exercice régulier de la fonction respiratoire nous est révélé par l'étude des produits qui en sont le résultat. De tout temps, la pneumatologie pulmonaire a été considérée à juste titre comme une des plus importantes questions de la physiologie; mais la pneumathologie pathologique a été jusqu'ici complètement négligée. C'est à peine si quelques rares travaux ont été entrepris sur les gaz intestinaux et sur les gaz anormalement développés au sein des tissus.

Mais la sécrétion gazeuse la plus importante, celle qui est fournie par un des organes les plus essentiels à la vie et dont la suspension même momentanée amène la mort, a été jusqu'à ce jour laissée dans l'oubli par la plupart des médecins. Nous ne comprenons pas, de la part d'un esprit aussi éminent que Double, l'arrêt décourageant qu'il porte sur ce point si important de pathologie. Voici ce qu'il dit dans son traité de séméiologie : (1) « La chimie n'a encore rien fait pour l'ana-« lyse de l'air expiré dans les diverses maladies et dans « les diverses circonstances de ces mêmes maladies. « *Ce genre d'analyse qui est d'ailleurs hérissé de diffi-« cultés quant aux procédés, semble offrir peu de dé-« dommagements quant aux résultats.* » Cette sentence

DOUBLE, séméiologie générale, T. 2.

----

usage.

A Bagnères de Luchon, à Barèges, à St-Sauveur, à Cauterets, aux Eaux-Bonnes, partout où je dirigeai mes courses, je trouvai la découverte de M. Dupasquier; et, à Bagnères de Luchon, je pus constater, de concert avec M. Fontan, à qui la science doit aussi de belles recherches sur les eaux des Pyrénées, tout le parti que l'on pouvait tirer du sulfhydromètre.

Dans une visite de moins de deux heures, M. Fontan détermina la quantité de soufre, de douze sources, sortant par des fentes séparées du rocher. J'étais heureux de voir ces belles applications des découvertes de notre compatriote; j'étais fier du retentissement qu'avaient ses travaux, dans des contrées si éloignées de nous, et, en même temps, j'y voyais un reflet d'honneur se reportant sur notre école; j'y puisais un encouragement pour tous ceux qui se livrent à des travaux consciencieux et utiles. Le travail du savant, même lorsqu'il habite une ville de province, peut donc retentir au loin, puisque celui de notre collègue, sorti de l'enceinte des Académies et des écoles, avait un écho lointain jusqu'au milieu des vallées qui semblent si loin de la civilisation.

On connaît, les beaux travaux que M. Dumas a développés dans ses cours de chimie, sur les changements de combinaison qu'éprouvent sans cesse les corps élémentaires qui font partie des êtres organisés: l'oxigène, l'hydrogène, l'azote, le phosphore, le soufre, etc. L'un des mémoires de ce brillant professeur qui fixa le plus l'attention publique, et qui touchait à cet ordre d'idées, fut celui qu'il présenta à l'institut en 1846, et dans lequel il démontrait par quelles combinaisons diverses et successives passe le soufre qui entre dans la composition des eaux minérales. La plupart des chimistes apprirent, pour la première fois, dans ce travail, que l'acide sulfhydrique qui se dégage de ces eaux, se transforme en acide sulfurique, dès qu'il a le contact d'une matière organique. Ce fait, l'un de ceux sur lesquels s'appuyaient surtout les développements de l'auteur, était connu depuis longtemps par les travaux de M. Bonjean, de Chambéry, et par ceux de M. Dupasquier. Ce dernier avait démontré en effet, dans son ouvrage publié en 1841, sur les eaux d'Allevard, que la production spontanée d'acide sulfurique avait lieu, non-seulement à Aix, où M. Bonjean en avait reconnu la présence, mais à Allevard où personne ne l'avait cherchée.

Ainsi, dans son étude approfondie des eaux sulfureuses, M. Dupasquier avait précédé M. Dumas, dans une découverte qui a vivement préoccupé les esprits, et servi de base à quelques-uns des plus beaux aperçus de la chimie moderne.

Indépendamment des découvertes chimiques que nous venons de signaler, sur les eaux potables et sur les eaux sulfureuses, nous pourrions en citer un grand nombre qui sont dues à M. Dupasquier, et qui sont consignées dans divers recueils scientifiques, tels sont ses procédés pour débarrasser l'acide sulfurique

sévère préjuge singulièrement la question ; comment en serait-il autrement ? L'introduction des sciences physico-chimiques dans le domaine de la médecine est toujours sous le coup de l'anathème lancé par les partisans d'un hippocratisme étroit, et comme si on prenait à tâche de paralyser les efforts des expérimentateurs, on s'efforce constamment de prouver l'inutilité d'une science dont on néglige de suivre les progrès. Toutefois, il faut reconnaître que malgré des réclamations sans nombre contre ce qu'on appelle l'envahissement des sciences chimiques dans la médecine proprement dite, il est des esprits sincères qui, tout en admirant les grands travaux d'Hippocrate, croient à l'utilité des recherches scientifiques, alors même qu'il n'en est fait aucune mention dans les célèbres aphorismes.

Voici ce que dit Landré-Beauvais : (1) « Les analyses chimiques ont déjà éclairé quelques parties de « la séméiotique. Lorsque les travaux des chimistes « auront pour objet les qualités de l'air expiré, ils « fourniront peut-être quelque signe de plus sur les « changements qui s'opèrent dans la respiration durant « les maladies. » Nous lisons dans le Traité de Pathologie (2) de M. Chomel les lignes suivantes, inspirées par le même esprit : « La chimie a fourni à l'histoire « de l'homme sain des résultats très-précieux sur les « changements que subit l'air atmosphérique dans les « poumons ; il est à regretter qu'elle ne nous ait pas « également éclairé sur les modifications qu'apportent

(1) Landré-Beauvais. — Séméiotique. — P. 87.
(2) Chomel. — Eléments de pathologie générale. — P. 211.

« incontestablement dans ces résultats les diverses « maladies. » M. Andral, qui plus tard a si bien déterminé pour l'état physiologique ce que nous avons essayé de faire à l'état pathologique dans la mesure de nos forces, disait dans son Traité d'Anatomie Pathologique : « Les altérations de la sécrétion gazeuze « sont encore inconnues. On peut toutefois soupçonner « que dans certaines maladies il y a changement dans « la proportion des divers gaz qui normalement sont « exhalés par la membrane muqueuse des voies « aériennes. » Les chimistes, quoique plus étrangers que les médecins aux phénomènes de la respiration, ont bien compris les services que l'étude des altérations de cette fonction pourrait rendre à la connaissance et au traitement des maladies. En effet, pour n'en citer qu'un exemple, nous lisons dans l'introduction du Traité de Chimie organique de M. Liebig cette phrase remarquable : « L'examen de l'air que les poitrinaires « expirent jetterait un grand jour sur la nature de « leur maladie. »

Personne ne récusera la valeur des témoignages que nous apportons comme preuve de l'importance du sujet qui nous occupe ; une seule chose nous étonne, c'est que jusqu'ici on ait à enregistrer que de rares et infructueuses tentatives pour arriver à la détermination des quantités d'acide carbonique exhalé dans les maladies. Aucun sujet n'a autant occupé les physiologistes que la fonction respiratoire à l'état normal, depuis Mayow, Menzies, Boyle, Priestley, Lavoisier, Godwin, jusqu'à Alley et Pepys, Edwars, Dumas, Andral et Gavarret. Ces derniers, dans un travail re-

---

de l'arsenic qu'il contient, par un courant d'hydrogène sulfuré qui précipite le métal à l'état de sulfure insoluble, ses recherches sur les moyens de démontrer simultanément la présence de l'iode et du brôme dans le fucus crispus et dans l'éponge calcinée, enfin ses observations sur un nouveau composé d'hydrogène et de fer.

Mais je dois me borner au simple énoncé de ces recherches, leur analyse me conduirait à des détails trop étendus pour le temps dont je puis disposer.

En exposant les découvertes chimiques de M. Dupasquier, j'ai cité deux des ouvrages qui sont sortis de sa plume : son traité des eaux de sources et de rivières, et son histoire chimique et médicale des eaux d'Allevard. Ces deux importantes publications furent suivies, quelques années plus tard, du premier volume de la chimie industrielle, que la mort l'a empêché de terminer. Achevé, cet ouvrage aurait comblé une véritable lacune dans l'enseignement. La *Chimie appliquée aux arts* de Chaptal, date d'une époque trop éloignée pour renfermer tous les faits et toutes les théories que doivent connaître les industriels de nos jours, et le *Traité de chimie appliquée aux arts*, de M. le professeur Dumas, par son étendue et par la date de publication de ses premiers volumes qui remonte à près de dix-huit ans, ne peut satisfaire lui-même les exigences de ceux qui veulent connaître les éléments et l'état présent de la science.

Tous ceux qui ont lu le premier volume de l'ouvrage de M. Dupasquier, peuvent dire combien il est regrettable qu'il soit inachevé. La clarté, la précision mathématique s'y trouvent jointes à une exposition complète de chaque question, à un discernement heureux des sujets importants et de ceux qui ne doivent être qu'effleurés, enfin à la citation toujours impartiale et juste des auteurs qui ont concouru aux progrès de la science.

Sans aucun doute, si la mort n'avait pas arrêté prématurément M. Dupasquier, il aurait complété son ouvrage avec la même conscience et le même succès qu'il l'avait commencé. Nous en avons pour garant, non-seulement les manuscrits qu'il a laissés, mais son ardeur et sa persévérance qui semblaient s'être accrus avec l'âge ; tandis que la plupart des hommes qui atteignent, comme lui, leur 55e année, tendent à se reposer, quand ils ne l'ont pas fait plus tôt, ou se bornent à ces exercices professionnels qui, devenus une sorte de routine, exigent à peine quelque application de l'esprit, M. Dupasquier poursuivait ses écrits et ses recherches avec une ardeur qu'aurait égalée à peine la plus grande activité de la jeunesse.

A l'inverse de la plupart des savants qui ont produit leurs plus belles œuvres avant l'âge de quarante ans, M. Dupasquier avait fait, à partir de cette époque de sa vie, tous les travaux qui illustreront son nom. Admirable fécondité que celle des hommes vraiment supérieurs ! Ils continuent à produire, même à cette époque

marquable (1), ont exposé les variations de l'acide carbonique exhalé par le poumon dans les diverses circonstances d'âge, de sexe, de constitution, de grossesse et de menstruation. Nous ne savons si la difficulté de l'application de leur méthode aux recherches cliniques les a empêchés de poursuivre leurs travaux à l'état pathologique. Quoiqu'il en soit, ce n'est qu'en marchant dans la voie qu'ils ont si bien tracée que nous espérons ajouter quelques résultats à ceux dont ils ont enrichi la science. Afin d'être justes, nous devons faire mention des essais tentés par Jurine, Nysten et Gregor pour arriver à la connaissance de l'air expiré dans les maladies. Le premier déclare n'être arrivé à aucun résultat; quant au second, ceux qu'il a publiés sont tellement vagues que l'auteur lui-même avoue qu'il leur accorde peu de confiance. Voici quel jugement il porte sur ses essais : « Les recherches qui « m'ont conduit aux conclusions précédentes, ne « doivent être considérées que comme un simple essai; « en les continuant comme j'en ai le projet, j'obtien- « drai sans doute de nouveaux résultats. Je crois que « ce genre de recherches pourra répandre un nou- « veau jour sur une des plus importantes fonctions de « l'économie animale. »

De tout ce qui précède, il résulte qu'il existe une vaste lacune dans l'étude de la respiration, car, s'il est utile pour le médecin de connaître le jeu régulier et normal de cette fonction, il ne lui importe pas

(1) Recherches sur la quantité d'acide carbonique, exhalé par le poumon dans l'expèce humaine (*Annales de chimie et de physique*, 3me série, *tome VIII*).

-moins de connaître les changements que la maladie lui imprime et les moyens de les constater. Nous avons essayé de combler cette lacune; voici la méthode simple et exacte que nous avons employée à cet effet.

Deux moyens se présentent pour doser l'acide carbonique. L'un consiste à l'évaluer en volume sur la cuve à mercure, après l'avoir absorbé à l'aide de la potasse; c'est le moyen généralement employé. L'autre consiste à former avec la baryte ou la chaux un carbonate insoluble, facile à recueillir et à peser. Le premier procédé exige, comme on le voit, une cuve à mercure, chose qui ne se trouve pas dans les hôpitoux. Nous avons préféré le second moyen.

Les objets nécessaires à nos expériences carbonométriques sont :

1° Une embouchure munie de deux tubes et de deux soupapes.

2° Un flacon d'une capacité connue.

3° Une éprouvette qui traverse un bouchon.

4° Un pince-nez.

5° Une solution de baryte.

6° Des papiers Berzelius et un entonnoir.

7° Un thermomètre.

(*Figures ci-derrière.*)

de la vie où tout invite au repos et à la jouissance des labeurs accomplis. Cuvier préparait de grandes publications lorsque la mort le surprit dans sa soixante-sixième année. Et nous venons tous d'assister aux derniers moments de Berzélius, qui, dans la longue maladie qui a mis fin à son existence, privé de l'usage de ses membres, mais conservant toute la force de sa pensée, continuait, au milieu de sa douloureuse vieillesse, à suivre, dans l'Europe entière, les mouvements de la science, et à guider les expérimentateurs dans leurs travaux.

Les découvertes et les écrits de M. Dupasquier ne peuvent être séparés de son enseignement. Ceux qui ont suivi le cours de chimie qu'il professait à l'Ecole de médecine se rappellent tous comme il traitait les questions d'une manière complète, précise et méthodique. Ils savent, avec quelle habileté il répétait les expériences, et comme dans son enseignement les faits de détail et les vues d'ensemble s'enchaînaient avec logique.

Cependant, quelque remarquable que fût ce cours, il était moins digne d'être signalé que celui de La Martinière, où M. Dupasquier a professé la chimie pendant douze années.

L'établissement de la Martinière est l'un des plus remarquables et des plus utiles que renferme notre cité; les enfants du peuple y sont instruits gratuitement, et l'instruction qu'ils y reçoivent forme des chefs d'ateliers dans la teinture, dans la fabrication des étoffes de soie et dans tous les arts qui se rattachent à la construction des édifices. La théorie y est toujours rapprochée des applications et des faits, et les élèves s'y préparent tout à la fois à l'exercice manuel de leurs professions, et à l'intelligence des perfectionnements que celles-ci peuvent réclamer.

Admirable institution ! elle éclaire le peuple et élève ses pensées; elle lui donne des fonctions, mais après l'en avoir rendu digne; bien différente, en cela, d'utopies que nous avons vu naguère se produire au grand détriment des classes laborieuses, elle n'excite l'ambition qu'en donnant les moyens de la satisfaire, elle prépare des droits, mais avant, elle familiarise avec les devoirs.

C'est l'Académie de Lyon qui a tracé le plan général d'études qui est propre à la Martinière, c'est elle qui a montré que la fondation du major-général Martin ne devait être ni un atelier, ruineuse et stérile imitation de ce que fait l'industrie privée, ni une école de sciences abstraites, que l'intelligence d'enfants sans éducation n'est point préparée à comprendre, et qui ne pourrait faire germer en eux que d'ambitieuses et inapplicables prétentions.

Le but indiqué, il fallait découvrir les moyens de l'atteindre; pour rendre fructueux cet enseignement nouveau, il fallait des méthodes nouvelles, propres à éclairer l'esprit et à frapper les

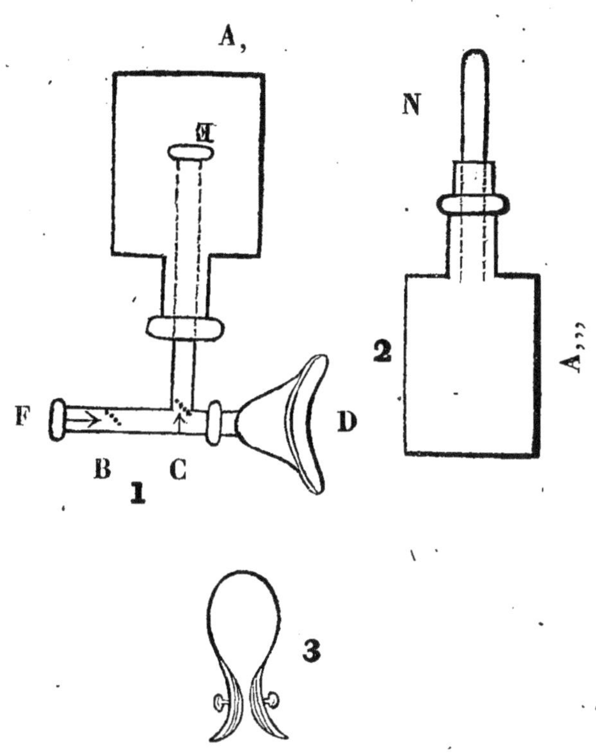

La figure 1 représente l'embouchure métallique qu'on applique sur la bouche du malade; cette embouchure porte deux tubes d'un diamètre de 0,025; l'un F horizontal, donne passage à l'air inspiré; ce tube offre dans son intérieur une soupape située en B, qui s'ouvre d'avant en arrière. L'autre tube E vertical, destiné à l'air expiré, coupe à angle droit le premier et présente dans son intérieur une soupape C, s'ou-

vrant de bas en haut; ce dernier cylindre est introduit pendant l'expérience dans le flacon A et contient dans son intérieur un thermomètre. Ce flacon A, d'une capacité d'environ deux litres, présente une large ouverture qui peut être fermée hermétiquement au moyen d'un bouchon, lequel est traversé par l'éprouvette N de la figure 2. Cette éprouvette doit être assez grande pour que la liqueur barytique qui la remplit sature complètement l'acide carbonique de l'air expiré dans le flacon. La figure 3 représente le pince-nez, que l'on peut remplacer, dans le cas d'empêchement, par un morceau de coton avec lequel on bouche les narines.

Lorsque nous sommes au lit du malade, nous avons l'habitude de lui adresser des questions relatives à sa maladie; nous le laissons se familiariser avec la vue de nos instruments et, après un moment d'entretien dans lequel nous lui exposons qu'il importe pour la connaissance parfaite de son état, de faire l'étude des produits de sa respiration, nous appliquons le pince-nez et l'embouchure, puis nous introduisons le tube d'expiration au fond du flacon renversé. Les précautions que nous venons d'indiquer sont indispensables comme on le comprendra sans peine. En effet, le malade peut être épouvanté par la vue d'instruments dont il ne connaît pas l'usage; dès lors, sous l'influence de l'émotion, sa respiration s'accélère et sort des conditions particulières à son état morbide; en outre, le malade se prêterait difficilement à des expériences de pure curiosité et qui ne lui paraîtraient d'aucune utilité pour la connaissance ou la guérison de sa maladie; lorsqu'au contraire, il se persuade qu'on la connaîtra mieux, il consent facilement à subir l'ex-

---

sens. M. Tabareau a eu l'honneur de satisfaire à ces exigences et de créer des méthodes utiles qui sont appelées à rendre des services, bien au-delà de l'étroite enceinte où elles ont été primitivement appliquées. Il les indiqua à M. Rey, qui professa la chimie à la Martinière, de 1832 à 1836; mais nous pouvons le dire sans cesser d'être juste envers lui, son idée première a reçu entre les mains de M. Dupasquier d'admirables développements, de fécondes conséquences.

J'ai assisté à l'une de ses leçons, de concert avec M. Donné, alors inspecteur des écoles préparatoires de médecine, et je ne saurais dire combien nous fûmes frappés l'un et l'autre de la méthode et de la beauté des résultats.

Chaque groupe de deux élèves avait un petit laboratoire sur la table qui était placée au-devant de lui: éprouvettes, cuves à eau, tubes recourbés, verres à pied, agitateurs réactifs, tout ce qui sert aux expériences ordinaires était à leur disposition. Pendant que le professeur analysait un sel et recueillait un gaz, ils répétaient la même opération. Les expériences compliquées étaient seules en dehors de ces répétitions pratiques. Enfin, chacun d'eux avait une ardoise sur laquelle il écrivait sa réponse aux questions adressées par le professeur. Rien de curieux comme d'assister à l'examen que M. Dupasquier fit subir devant nous à tous ces enfants; ils n'étudiaient la chimie que depuis une ou deux années,

ils étaient entrés à l'école n'ayant aucune notion de cette science, et ne connaissant guère que l'écriture et le calcul élémentaire, et, cependant, ils répondaient avec une précision étonnante. M. Dupasquier leur demandait-il quelle était la formule de l'acide sulfurique, chacun d'eux écrivait sa réponse; tous les bras étaient levés, tenant l'ardoise tournée contre le professeur, et un coup-d'œil jeté sur ces tableaux mobiles faisait discerner en un instant si la réponse était juste ou si elle était erronée. Nous fûmes étonnés de voir combien était familière aux élèves cette chimie nouvelle, qu'on peut appeler mathématique; la formule de plus de dix corps fut successivement demandée; dans ce nombre se trouvaient des acides, des alcalis, des sels, à peine vîmes-nous une ou deux réponses fautives à chaque interrogation.

Notre étonnement fut bien plus grand encore, lorsque, choisissant des élèves de seconde année, et au hasard, nous leur donnâmes à déterminer des sels. Tous en précisèrent la nature avec une admirable justesse, et ce qui nous frappa le plus, ce fut moins le résultat obtenu que la suite de raisonnements par laquelle chacun d'eux sut y parvenir.

Sans aucun doute, ce serait faire une chose utile que de reproduire dans tous les cours réguliers de chimie, un enseignement semblable à celui que M. Dupasquier faisait à la Martinière. Il faudrait imiter dans tous ses détails le laboratoire commode et

périence. Nous avons même vu d'autres malades, inspirés par le même motif, demander avec instance d'être le sujet de nos essais. Nous regardons comme très-important de ne faire aucune recommandation au malade sur la manière dont il doit respirer ; nous avons vu le plus souvent que ceux à qui l'on prescrivait un mode respiratoire, tantôt retenaient leur haleine, tantôt accéléraient considérablement les mouvements thoraciques ; ceux, au contraire, à qui on ne donnait aucune indication respiraient normalement.

Le pince-nez et l'embouchure appliqués, voici ce qui se passe : on entend un bruit alternatif de soupapes, correspondant, l'un à l'inspiration, l'autre à l'expiration, puis un second bruit prolongé dû au passage de l'air dans le tuyau d'expiration, bruit qui ressemble au souffle tubaire de la pneumonie. Lorsque la respiration s'exécute bien, on compte les inspirations et les pulsations artérielles pendant une minute, puis quand le malade a respiré pendant cinq minutes, on remplit l'éprouvette d'eau de baryte, et on l'approche de l'ouverture du flacon qui est dégagé du tube pendant une expiration, de sorte que l'air de la dernière expiration suffit au-delà pour tenir la place occupée par le tube E. Le flacon, rapidement fermé au moyen du bouchon de l'éprouvette, on le renverse, l'eau de baryte se précipite au fond du vase, on agite pendant quelques minutes et on vide le tout sur un filtre Berzelius ; il faut ensuite laver le flacon avec un peu d'eau et jeter cette eau de lavage sur le filtre. Lorsque ce dernier est parfaitement égoutté sur un entonnoir, il ne reste plus qu'à l'incinérer dans un creuset de platine et à peser le résidu ; puis au moyen du calcul à ramener le poids du carbonate de Baryte au volume

d'acide carbonique, après avoir toutefois tenu compte de la température, de la pression et de la correction de la hauteur barométrique.

Telle est la méthode que nous avons employée dans nos analyses. Comme il est facile de le voir, cette méthode ne donne pas la quantité d'acide carbonique exhalé dans un certain temps, mais seulement celle que renferme un volume donné de l'air expiré par le malade.

Il en est une autre fondée sur le même principe, simple et aussi exacte ; en effet, elle n'exige ni filtrage, ni incinération, ni pesage, ni calcul et, à ce titre, nous la croyons spécialement applicable aux études de la clinique médicale.

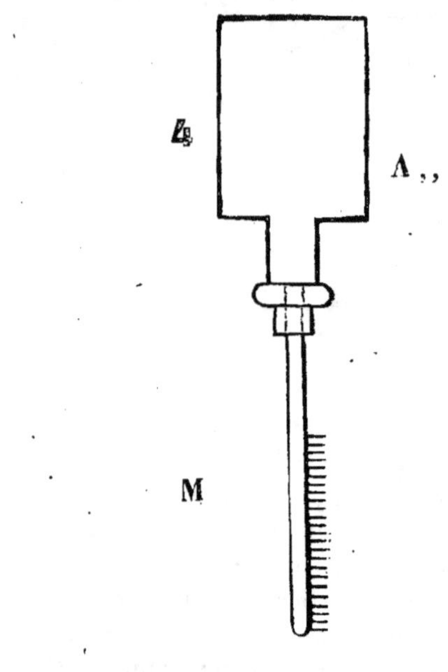

peu dispendieux mis à la portée de chaque élève. Il faudrait imiter aussi le professeur dans l'enseignement qu'il donnait si méthodique, si propre à inspirer à la jeunesse le goût de la science, et à lui en faciliter l'acquisition.

La liste déjà bien longue des recherches que M. Dupasquier a pu terminer serait beaucoup plus étendue, si la mort lui eût permis de compléter toutes les œuvres qu'il préparait. Indépendamment de son Traité de chimie industrielle, dont un seul volume a paru, son Manuel de chimie à l'usage des élèves de la Martinière, résumé en deux volumes, des leçons qu'il professait à cette école, est resté à l'état de manuscrit.

M. Dupasquier méditait encore un ouvrage non moins important et plus original, je veux parler d'un traité des eaux minérales.

Ses études spéciales sur les eaux sulfureuses avaient dirigé son attention sur ce sujet ; il avait visité la plupart des établissements thermaux de la France et des pays voisins ; il les avait étudiés en médecin, en chimiste et en géologue. Indépendamment de sa monographie sur les eaux d'Allevard, il en avait publié sur les eaux salines de la Motte, sur une nouvelle source alcaline gazeuse, découverte à Vals, département de l'Ardèche, et enfin sur les eaux ferrugineuses de Saint-Clair. En comparant toutes ces

recherches spéciales, il était arrivé à des opinions très remarquables, sur le rapport de la nature des eaux avec les terrains qu'elles traversent.

On peut le dire, sans être démenti par un homme compétent, aucun des ouvrages que possède la France, sur les eaux minérales, n'est propre à les faire connaître. Ce sont de simples dictionnaires, moins l'ordre alphabétique, dont les articles sont composés de matériaux incomplets, inexacts, et fournis par une cupide partialité ; M. Dupasquier aurait comblé ces lacunes, toutes les questions scientifiques qui se rattachent aux eaux auraient été traitées par lui avec une grande supériorité et une parfaite connaissance du sujet.

Cet ouvrage était, depuis plusieurs années, l'une de ses plus constantes préoccupations. Je ne puis me rappeler, à ce sujet, sans amertume, la dernière conversation que nous eûmes ensemble ; pendant plus d'une heure, il me développa ses vues et ses recherches sur cette question. Il me disait ses plans pour l'avenir, les recherches qui lui restaient à faire, l'époque où il devait les publier, et pendant qu'il s'animait ainsi, à l'espérance de la gloire que devaient lui rapporter ses travaux, et de l'avenir lointain pendant lequel il pourrait les développer, je sentais mon âme brisée de tristesse, je contemplais l'affaissement de toute son

Le carbonomètre clinique se compose d'un flacon A, analogue à celui de la figure 1, et d'un long tube gradué qui s'adapte au flacon à l'aide d'un bouchon qui le termine. Lorsque le malade a respiré un temps suffisant et d'après le même mécanisme que dans l'expérience citée plus haut, on dégage le flacon du tube d'expiration et on approche de son orifice le tube M, rempli de baryte. Après avoir bouché le flacon, on le renverse et on agite, puis au bout de quelques minutes, on remet le flacon dans la position qu'il occupe dans la figure 4, et on attend le dépôt de carbonate de baryte. Lorsque le dépôt est formé, on note le point de l'échelle où il s'arrête et, de cette manière, il est possible de faire en peu de temps sur plusieurs malades des essais comparatifs. Nous croyons pouvoir affirmer sans trop de présomption que le carbonomètre clinique pourra être employé dans les démonstrations faites au lit du malade au même titre que le Thermomètre, le Plessimètre, etc.

Les raisons suivantes démontrent que notre méthode est suffisamment exacte. En effet, en vertu de l'impénétrabilité et de la différence de température, l'air chaud expiré remplace l'air froid du flacon; ce fait ne serait point prouvé si on ne faisait qu'un nombre d'inspirations produisant un volume d'air égal à celui du flacon, mais on sait qu'à chaque expiration il sort environ un demi-litre d'air; cette quantité répétée vingt fois par minute, produit dix litres, et comme nous opérons pendant cinq minutes, cela fait 50 litres. Ainsi on comprend aisément qu'au bout de cinq minutes l'air du flacon est complètement chassé par le courant d'air chaud que le poumon du malade y envoie. Comme nous opérions toujours dans les

mêmes circonstances, c'est-à-dire pendant le même temps et à la même époque de la journée, nous avions été conduits *à priori* à croire à la vérité de nos conclusions. Les expériences les plus décisives sont venues pleinement confirmer nos prévisions; ainsi nous avons dosé un grand nombre de fois l'acide carbonique, expiré par nous-mêmes, pendant cinq minutes, dix minutes, un quart d'heure, les conditions étant les mêmes dans tous les cas, et constamment nous sommes arrivés au même résultat. Des expériences semblables, faites sur d'autres personnes, nous ont fourni les mêmes conclusions; d'ailleurs, on n'a qu'à jeter un coup-d'œil sur nos tables pour s'assurer de l'identité des résultats dans une même maladie, identité qu'il serait impossible de rencontrer avec un instrument capricieux et inexact. Ainsi, la théorie et l'expérience se réunissent donc pour démontrer que notre méthode présente toutes les garanties que réclame la science. D'ailleurs, s'il restait quelque doute sur l'exactitude de notre appareil, nous ajouterions pour convaincre les esprits les plus difficiles que la manière dont nous recueillons l'air expiré est fondée sur le même principe que celle de M. Dumas, sauf les différences de forme, de volume et de position du récipient; en effet, dans notre méthode le flacon est renversé. Et qu'on n'objecte pas que l'air expiré tend, en vertu de la densité qui lui est communiquée par l'acide carbonique qu'il contient, à gagner les parties inférieures et, par conséquent, à quitter le flacon. Plusieurs raisons s'y opposent : d'abord la température de l'air expiré, qui étant environ de 30 degrés, le porte naturellement vers les parties les plus élevées; ensuite, trois ou quatre parties d'acide carbonique,

---

attitude, l'altération de ses traits, et je recueillais les derniers éclairs de sa pensée, comme le testament scientifique d'un homme qui allait bientôt mourir. Triste et douloureux contraste entre la vigueur, les élans de l'âme et l'affaiblissement du corps! Ce dernier jour, où je conversai avec notre ami, me rappellera toujours combien sa perte nous a privés d'utiles travaux, et à quel point sa vie scientifique était loin d'être épuisée.

Lorsque tant d'œuvres achevées et incomplètes ont été le fruit d'une vie terminée à 56 ans, on peut croire que la science a dû absorber toutes les pensées de l'homme dont on apprécie les travaux, mais les âmes d'élite ne se bornent point à rechercher ce qui est vrai et ce qui est matériellement utile; l'idée du beau tient une grande place dans leurs pensées, elles se plaisent à en étudier toutes les manifestations, dans les arts de la musique et du dessin. Cette tendance, nous la trouvons chez M. Dupasquier, et ce n'est pas seulement comme amateur qu'il s'était occupé des questions d'Esthétique; les journaux de notre cité renferment un nombre immense d'articles, dans lesquels il appréciait les expositions annuelles de la Société des Amis des Arts, les œuvres littéraires qui se produisaient sur nos théâtres, et les artistes qui en étaient les interprètes.

Si le temps me permettait de citer quelques fragments de ses critiques, on verrait combien était développé chez lui le senti-

ment du beau, comme il appréciait avec un enthousiasme réfléchi et raisonné les grands artistes, et avec quelle heureuse association de tact naturel et de connaissances pratiques, il savait juger leurs œuvres.

Vous retrouverez toutes ces qualités dans l'appréciation qu'il fit de l'exposition des Amis des Arts en 1836, et qu'il publia sous le titre de *l'Art à Lyon*, dans une suite de livraisons, accompagnées de lithographies reproduisant les œuvres principales qui signalèrent cette belle exposition.

En rendant une justice méritée aux hommes si nombreux qui honorent aujourd'hui notre école de peinture, il se plut à rappeler la gloire qu'avaient jetée sur notre cité leurs prédécesseurs, si vantés à une époque, si injustement dépréciés à une autre. Il montra que, dans les premières années de ce siècle, cette école fit revivre dans la peinture les traditions du moyen-âge et qu'elle devança par des œuvres pleines d'exactitude et de sentiment, les travaux dont cette période de notre histoire a été depuis l'objet.

Lorsque M. Dupasquier se délassait ainsi dans l'étude des arts, de ses travaux scientifiques, il trouvait au milieu des siens un utile concours et une grande conformité de goûts. Madame Dupasquier cultivait la peinture avec un rare succès et perfectionnait un talent dont l'exercice lui apporte aujourd'hui quelque consolation dans sa douleur; M. Louis Dupasquier, collègue et émule de son frère

répandues au milieu de 100 parties d'air, ne constituent pas une différence de densité notable. D'ailleurs, lors même qu'il resterait une minime quantité d'air extérieur, mélangé à l'air expiré dans le flacon, comme les expériences ont toutes la même durée, il s'ensuit que cette légère cause d'erreur, si erreur il y a, ne doit pas empêcher de regarder nos résultats comme relativement exacts; car, il faut bien le remarquer une fois pour toutes, notre but n'est pas de trouver la quantité absolue d'acide carbonique, contenue dans l'air expiré ; assez d'autres l'ont fait avant nous, mais seulement les rapports de ces quantités dans les divers états, soit physiologiques, soit pathologiques.

Avec notre système, on recueille l'air expiré en cinq minutes ; avec la baryte on s'empare de l'acide carbonique et il ne reste plus qu'à peser et à dessécher. L'exécution de la carbonométrie, à l'aide de ce procédé, est donc rapide et les objets nécessaires pour la pratiquer peu dispendieux ; car, il suffit d'une embouchure, d'un flacon, d'un peu de baryte et d'un papier Berzelius. On s'étonnera qu'un appareil aussi simple donne des résultats exacts. On est tellement habitué aux complications qui se glissent dans les opérations, sous prétexte d'exactitude, qu'on se défie de tant de simplicité. Nous fûmes frappés de l'impossibilité d'introduire dans les salles d'hôpitaux des instruments compliqués et dans lesquels l'omission du moindre détail entraîne nécessairement de grandes erreurs. Que l'on se figure apporter dans les salles de clinique médicale d'immenses ballons, dans lesquels on fait le vide, des boules de Liébig, des tubes pleins de chlorure de calcium, d'autres pleins de potasse qu'il faut peser avant et après, des tubes en caout-

chouc qu'il faut détacher et remettre à chaque expérience, sans compter tous les accidents imprévus qui peuvent tenir, soit au malade, soit à l'opérateur, et l'on comprendra qu'il soit difficile d'expérimenter un nombre de fois suffisant pour arriver à des conclusions solides et irréfutables. Aussi nous avons préféré un moyen infiniment plus commode et qui ne gêne nullement la respiration des malades, ce qu'il était important d'obtenir surtout dans les états morbides graves. C'est même une chose merveilleuse qui ne nous a pas moins étonné que les personnes qui assistaient à nos expériences, que de voir avec quelle facilité des individus profondément affaiblis et presque agonisants supportaient l'application de notre appareil. Dans près de 150 cas qui ont été l'objet de nos recherches, nous n'avons pas trouvé un seul malade réfractaire à notre méthode. Sans doute, on peut en trouver de plus exacte, mais on n'en peut pas trouver de plus simple et de plus commode. Il nous a même été possible de doser l'acide carbonique expiré pendant une course assez rapide et pendant un sommeil profond. Ainsi, pour nous résumer, exactitude suffisante et grande simplicité, tels sont les avantages qui ont décidé notre choix en faveur du système que nous avons adopté. Néanmoins, qu'on ne s'imagine pas qu'il soit possible de répéter nos expériences sans tenir compte d'une multitude de circonstances, en apparence peu importantes. Nous déclarons qu'à peine de nullité, on doit noter exactement la durée de l'expérience, l'heure à laquelle elle se fait, les états barométrique et thermométrique, l'âge, le sexe, le tempérament, le régime, la phase de la maladie, les dimensions de la poitrine, le nombre des inspirations,

---

à l'école de la Martinière, élevait un monument à l'architecture et à l'histoire dans sa monographie de l'église de Brou ; tous vivaient unis par les jouissances de l'esprit comme par les attachements du cœur ; ils s'excitaient et s'éclairaient les uns les autres. Union de la famille, bonheur d'un père qui voit fructifier chez deux de ses fils, des talents distingués, vous m'inspirez trop de vénération, pour que je vous passe sous le silence, au risque même de blesser un mérite modeste.

Quelques années après la publication de ses critiques artistiques, M. Dupasquier, ému comme le fut la France entière à la nouvelle de la mort tragique d'un artiste que nous avions tous admiré, dont il avait apprécié le cœur, et, pour un jour, consolé le découragement, en retraça la vie dans un écrit plein d'une tristesse que le charme du style communique invinciblement au lecteur.

Mais de toutes ses productions littéraires, celle qui peut-être eut le plus de retentissement, ce fut le discours de réception qu'il prononça en 1831, lors de son entrée à l'Académie de Lyon, et dans lequel il traita de l'influence que devait avoir la Révolution de Juillet sur les lettres et sur les sciences.

Aujourd'hui qu'éclairés par les évènements, nous pouvons juger sans effort de prescience les idées de notre collègue, nous ne nous donnerons pas la tâche facile d'en déterminer la valeur. Bornons-

nons à répéter cette réflexion, qui s'est présentée dans tous les temps aux esprits sérieux, et à laquelle les derniers évènements ont donné plus de poids : Heureux les hommes de lettres et de sciences qui se tiennent éloignés des luttes politiques ; leur esprit ne s'y développe point dans sa sphère naturelle ; leur bienveillance s'y émousse, et les jugements qu'ils ont portés dans l'ardeur de la passion amènent souvent, quand les temps calmes sont revenus, un triste retour sur le passé. Plût au ciel, du reste, que la France de notre temps se fût élevée, comme l'espérait M. Dupasquier, à un degré de fécondité et de gloire inconnu aux époques qui nous ont précédés ; plût au ciel que le temps eût confirmé les espérances qu'il se plaisait à concevoir sur l'avenir et la grandeur de notre pays !

Dans l'analyse que je viens de vous présenter, je voulais surtout vous parler du savant, et tel est l'enchaînement qui existe entre tous les actes de la vie qu'il m'a été impossible de ne pas vous dire les qualités du cœur de notre ami. Vous avez retrouvé dans sa critique, toujours encourageante, cette bonté inaltérable qui respirait dans toute sa personne et dans toutes les circonstances, son empressement à faire valoir ce qui honore notre cité, vous a rappelé cette tendance de son esprit à seconder tous les efforts qui se faisaient autour de lui pour faire avancer les sciences, ou perfectionner les arts. Loin de voir avec dépit, comme

l'état du pouls et de la menstruation.

La carbonométrie de l'état physiologique a déjà été étudiée par MM. Andral, Gavarret et Scharling, (1) mais ces expérimentateurs distingués n'ont pas poursuivi leurs recherches dans toutes les conditions de l'état de santé. Nos expériences ont eu pour but de faire connaître les variations de l'acide carbonique sous l'influence des diverses sortes d'alimentation, de la digestion, de la course, du sommeil, des inspirations d'éther et de chloroforme, des boissons alcooliques, enfin, nous avons étudié les variations horaires.

Le fait des variations de l'acide carbonique expiré par un même individu aux diverses époques de la journée, offre une coïncidence remarquable avec les variations barométriques. S'il y avait entre ces deux circonstances un rapport de causalité, il en résulterait que la respiration serait un baromètre plus sensible que les instruments de ce nom ; car, tout le monde sait que dans nos climats les variations horaires du baromètre sont peu appréciables et qu'elles ne le deviennent que vers l'équateur. On comprend que la pression augmentant et avec elle la densité de l'air inspiré, le poumon absorbe plus d'oxigène sous le même volume, et partant brûle plus de carbone. Nous renvoyons aux conclusions pour l'indication des heures du maximum et du minimum.

L'usage des aliments non azotés a pour effet d'augmenter les proportions de l'acide carbonique de l'air expiré, et nos expériences viennent confirmer pleine-

(1) Annales de Chimie et de Pharmacie.

ment la justesse des vues théoriques qui avaient conduit M. Dumas à nommer aliments respiratoires les substances telles que le sucre, la gomme et l'amidon. Par opposition, l'usage des aliments azotés produit moins d'acide carbonique. La concentration vers l'estomac des forces organiques pendant l'acte de la digestion explique pourquoi la combustion pulmonaire est moins active pendant la durée de ce travail. Les deux états de la course et du sommeil présentent les limites extrêmes et opposées des variations de l'acide carbonique. Spallanzani et Saissy avaient déjà remarqué que les animaux hibernants ne font subir à l'air presque aucune décomposition pendant leur sommeil; ils avaient aussi déjà constaté que ces animaux décomposaient plus d'air dans les moments de leur agilité.

Dans les premiers temps de l'emploi de l'éther, MM. Wille et Blandin avaient trouvé qu'un des effets de ces inspirations était de produire une quantité considérable d'acide carbonique. Nous avons trouvé les mêmes résultats pendant les inhalations de chloroforme. L'usage des boissons alcooliques a la même influence sur la respiration, ainsi qu'on pouvait le penser, en considérant l'analogie de composition de l'alcool et des éthers.

Au point de vue carbonométrique, on peut diviser le cadre nosographique en trois catégories : la première comprend les états morbides, dans lesquels la proportion d'acide carbonique augmente, c'est ce que nous appellerons pour abréger l'hypercrinie carbonique ; la seconde, les maladies où la proportion reste normale, ou synéthocrinie ; et la troisième, celle où cette quantité diminue, hypocrinie carbonique.

beaucoup d'esprits chagrins, les succès de ses collègues ou de ses compatriotes, il y applaudissait avec une effusion de cœur, preuve du sentiment désintéressé avec lequel il cultivait la vérité et recherchait le bien. Son dévouement à l'amitié ne se démentait jamais ; il le poussait même, si je puis dire ainsi, jusqu'à une sorte de fanatisme, car il ne consentait qu'avec une résistance qui s'avouait difficilement vaincue, à reconnaître des défauts chez ceux auxquels il avait voué son estime et son affection.

M. Dupasquier avait cette exquise sensibilité qui nous identifie tellement avec les peines de ceux au milieu desquels nous vivons, qu'elles nous affectent et nous troublent, comme si elles nous étaient personnelles. Heureuse et cruelle disposition de l'âme ! Elle inspire le dévouement et l'esprit de sacrifice à ceux qui en sont doués ; elle leur acquiert ces amitiés sincères qui naissent des douleurs comprises et partagées ; mais de quelles angoisses elles remplissent le cœur de celui qui vit sans cesse au milieu des inquiétudes et des larmes des familles. Sans doute, elle contribua à éloigner M. Dupasquier de la pratique médicale civile, plus émouvante encore que celle des hôpitaux ; car elle met en rapport, non-seulement avec celui qui souffre et qui meurt, mais avec tous ceux qui s'inquiètent ou pleurent autour de lui.

Et cependant, lorsqu'il n'avait plus le stimulant que donne une profession à conserver ou à rendre meilleure, il continua son service de médecin auprès des pauvres de l'Hôtel-Dieu, et tous ceux qui l'ont suivi dans l'exercice de ces nobles fonctions, qui étaient toutes pour lui d'humanité et de science, savent comme il comprit les consolations à donner aux malheureux que la maladie et la misère obligent de quitter leur famille et de demander un asile aux établissements charitables. Il n'eut jamais pour eux une parole d'impatience, et les trésors de sa bonté furent dispensés aussi largement à ceux qui étaient pauvres et inconnus, qu'il aurait pu le faire pour ceux qui étaient riches ou entourés de l'attention publique.

C'est avec ce dévouement à ses devoirs, cette bonté parfaite, qu'il remplit toutes les fonctions dont il fut chargé ; il n'eut d'enthousiasme que pour la vérité, pour le beau et pour la gloire. Ce n'était pas la fortune qu'il se proposait pour but, et cette élévation de sa pensée explique la constance et la fécondité de ses efforts.

L'homme ne fait rien de grand, quand il agit en vue d'un bien matériel. Les nations s'affaiblissent dès qu'elles s'animent au désir des réalités qui se touchent et qui se voient. Tristes spectateurs des maux qu'engendrent cette préoccupation du bien-être et de l'aisance, nous devons honorer ceux qui ne la partagent point, et qui, à l'exemple de notre collègue, poursuivent le développement de leurs pensées dans ce but immatériel que comprennent seules les âmes généreuses et capables des grandes choses.

Les maladies qui rentrent dans le premier groupe sont : 1° les phlegmasies, telles que la méningite, la péritonite, la métro-ovarite; sont exceptées la pneumonie, la péricardite, la pleurésie, la bronchite capillaire, c'est-à-dire toutes les maladies des organes de la respiration et de la circulation; 2° le rhumatisme articulaire aigu; 3° la fièvre intermittente pendant l'accès. On comprend sans peine que toutes les fois qu'il existe un obstacle au libre exercice de l'acte respiratoire ou de la circulation, l'élément phlegmasique est contrebalancé par la difficulté des mouvements thoraciques. Ainsi, par anticipation, nous disons que les phlegmasies du poumon et du cœur se rangent dans l'hypocrinie carbonique. Il est plus difficile d'expliquer pourquoi dans toutes les autres phlegmasies, il y a augmentation d'acide carbonique exhalé. Cela ne tient pas à la fréquence des battements du cœur. En effet, on pourrait penser que plus il passe de sang dans les poumons pendant le même temps, plus il doit y avoir de carbone brûlé; mais nous verrons plus loin que dans certaines maladies où l'élément fébrile est très-développé, l'air expiré contient moins d'acide carbonique qu'à l'état normal. Il est une circonstance, invoquée par quelques auteurs allemands, pour expliquer certains phénomènes de l'inflammation qui, si elle était bien réelle, pourrait jeter quelque jour sur le fait dont nous cherchons l'explication. Les auteurs dont nous parlons admettent que, dans l'inflammation, l'attraction entre le sang et le parenchyme, se trouve augmentée. L'un des résultats du conflit, entre la liqueur sanguine et les organes, étant l'acide carbonique, on conçoit que par l'accroissement d'énergie de ce conflit, la production d'acide carbonique augmente. Dans les phlegmasies du poumon et du cœur, la gêne mécanique de la fonction l'emporterait sur les influences dont nous parlons. Cette explication, reposant sur un fait hypothétique, à savoir : l'attraction augmentée du sang pour le parenchyme, est privée par là même du caractère de certitude qui pourrait lui permettre de prendre place dans la science, et de même qu'il est difficile d'expliquer l'augmentation de la fibrine du sang dans les phlegmasies, les variations dans les quantités d'acide carbonique exhalé, attendent, pour être comprises, que les rapports entre la nutrition et la fonction respiratoire soient mieux connus. Le fait de l'augmentation d'acide carbonique dans le rhumatisme, est à ajouter à celui de l'augmentation de fibrine, et peut, jusqu'à un certain point, justifier l'opinion de quelques nosologistes qui ont rangé le rhumatisme dans la classe des inflammations.

Les expériences concluantes de Dehaen, Home, Gavarret, Monneret ont parfaitement établi que, pendant le frisson et la chaleur des fièvres intermittentes la température de la peau subit un accroissement de un à quatre degrés. Cette circonstance s'explique par l'augmentation d'acide carbonique que nous avons constatée dans cette maladie. Personne ne conteste aujourd'hui que l'introduction de l'air dans le sang, par la respiration, et sa combustion aux dépens des organes, ne soit une des principales sources de la chaleur animale; de là résulte une coïncidence constante entre l'accroissement d'énergie de l'acte respiratoire et la température de la peau.

Il était facile de prévoir que l'air expiré par les individus, atteints des maladies que l'on voit dans nos tables, à la catégorie de la synéthocrinie carbonique, ne devait subir aucune modification importante; aussi, n'insistons-nous pas davantage sur ce fait.

Les maladies qui se rangent dans la catégorie de l'hypocrinie sont : 1° la pneumonie, la pleurésie, la péricardite, l'hydrothorax, l'ascite, l'œdème et l'emphysème du poumon, en un mot, toutes les maladies qui gènent la respiration; 2° la fièvre typhoïde; 3° les fièvres éruptives, varioles, rougeole, scarlatine; 4° l'érysipèle, l'érythème; 5° la dernière période des cachexies cancéreuses; 6° la phthisie pulmonaire; 7° les abcès; 8° l'anémie, l'anasarque.

Nous ne répèterons pas les causes que nous avons données de la diminution d'acide carbonique dans les phlegmasies pulmonaires et cardiaques, néanmoins cette diminution est moindre que dans les maladies qui suivent; cela tient probablement à l'élément phlegmasique. La diminution d'acide carbonique dans la fièvre typhoïde et dans les fièvres éruptives, prouve que la fièvre n'est pas la cause de l'hypocrinie carbonique, ainsi qu'on pourrait le penser d'après ce qui se passe dans les phlegmasies, de plus, cette diminution tend a établir une séparation nette et tranchée entre les inflammations et les pyrexies, contrairement à ce qu'avait avancé l'Ecole de Broussais sur l'identité de ces deux classes de maladies. Peut-être le travail ulcératif qui s'accomplit dans les intestins chez un individu affecté de fièvre typhoïde, et la sécrétion purulente de l'organe cutané d'un varioleux deviennent-ils une sorte de diverticulum qui tend à diminuer les sécrétions normales, soit liquides, soit gazeuses? L'analogie des résultats carbonométriques dans les deux maladies dont nous parlons tend à corroborer l'opinion de ceux qui, comme M. Serres, admettent l'identité, sauf la différence du siége, de la fièvre entéro-mésentérique et de la variole.

Quelques chimistes, partant de ce fait que le propre de la force vitale est de résister à l'influence destructive des agents extérieurs, avaient pensé que, dans les maladies où l'énergie organique était diminuée, l'oxigène de l'atmosphère devait avoir plus de prise sur la la matière vivante; mais les idées théoriques qui les avaient conduits à cette conclusion sont en contradiction évidente avec le fait de la diminution d'acide carbo- nique dans la fièvre typhoïde où personne ne songera à contester l'affaissement de tout l'organisme et la si- dération profonde dont est frappé le système nerveux. Cette dernière considération doit être invoquée aussi pour expliquer la diminution d'acide carbonique dans la dernière période des cachexies et dans l'anémie. Le travail de la suppuration diminue l'énergie de l'acte respiratoire, soit par un effet d'antagonisme commun en pathologie, soit à cause de l'épuisement des forces qui résulte de la colliquation purulente. Il ne doit pas paraître étonnant que dans la phthisie pulmonaire la respiration brûle moins de carbone, car les tubercules qui remplissent une partie du poumon deviennent un obstacle mécanique à l'hématose, d'où il suit que pour rendre à la constitution sa vigueur première, il faut favoriser l'accomplissement de l'acte respiratoire, en suppléant au défaut d'espace thoracique par l'ac- croissement des propriétés vivifiantes de l'air respiré. On arrive à ce résultat par deux moyens, soit en fai- sant respirer aux phthisiques de l'air comprimé comme cela se pratique dans certains établissements, soit en présentant au poumon un air plus chargé d'oxigène, sans que la pression soit augmentée ; ce dernier moyen avait été employé au temps de Fourcroy et de Vauque- lin ; mais comme on ne faisait respirer presque que de l'oxigène au lieu d'air fortement oxigéné, quelques in- convénients forcèrent d'abandonner cette pratique. Si nous avons autant insisté sur ces détails, c'est que pour nous le rétablissement de l'hématose dont la vi- ciation est démontrée amplement par nos expériences, est la clef du traitement de la phthisie pulmonaire et que, pour arriver à la guérison de cette affreuse maladie, il faut commencer par agir sur l'organe malade.

Les heureux résultats obtenus dans le choléra par l'inspiration d'un air plus oxigéné que l'air ordinaire, sont propres à encourager les médecins dans l'applica- tion de ce moyen au traitement de plusieurs maladies. John Davy et M. Rayer avaient remarqué que dans la période algide du choléra indien le poumon ne faisait subir presque aucun changement à l'air atmosphérique. Le choléra rentre donc dans la catégorie de l'hypocrinie carbonique.

Les conclusions qui suivent se rapportent à la quan- tité d'acide carbonique contenu sous le même volume, à la température de 30 degrés centigrades, et sous la pression de 0, 760.

On a eu soin d'opérer toujours à la même heure, entre trois et quatre heures du soir, et pendant cinq minutes dans tous les cas.

CONCLUSIONS. — ÉTAT DE SANTÉ.

1º Il existe dans l'exhalation de l'acide carbonique des variations horaires coïncidant avec celles du baro- mètre, ayant comme ces dernières deux maximum, l'un vers neuf heures du matin, l'autre à onze heures du soir, et deux minimum, l'un vers trois heures du soir et l'autre à cinq heures du matin. — Le maxi- mum du matin est plus grand que celui du soir.

2º Les variations de température et de pression agis- sent en sens inverse l'une de l'autre, l'une pour diminuer, l'autre pour augmenter l'exhalation du gaz acide car- bonique.

3º Pendant le travail de la digestion il y a moins de carbone brûlé.

4º La nourriture animale diminue la quantité d'a- cide carbonique; l'usage exclusif des aliments féculents l'augmente.

5º Pendant une course rapide l'air expiré contient plus d'acide carbonique.

6º Il en est de même après les inspirations d'éther et de chloroforme.

7º L'usage des boissons alcooliques produit le même effet.

8º Pendant le sommeil il se produit moins d'acide carbonique que pendant la veille.

9º La température de l'air expiré à l'état normal ne varie pas sensiblement.

10º L'air expiré par les enfants contient plus d'acide carbonique que celui des adultes.

ÉTAT PATHOLOGIQUE.

1º Dans la méningite, la péritonite, la métro- ovarite, et en général dans toutes les phlegmasies bien caractérisées, il y a hypercrinie carbonique.

2º Font exception à cette règle : la pneumonie, la pleurésie, la péricardite et toutes les phlegmasies qui peuvent avoir pour effet de gêner la respiration ou la circulation ; dans ces cas il y a hypocrinie carbonique.

3º Les sujets atteints de rhumatisme aritculaire aigu exhalent plus d'acide carbonique.

4º Il se brûle plus de carbone pendant les accès de la fièvre intermittente ; l'augmentation est plus mar- quée dans le stade de chaleur que pendant le frisson. Vers la fin de la période de sueur l'air diffère peu de ce qu'il est à l'état normal.

5º Dans toutes les maladies chroniques qui ne sont pas accompagnées de fièvre ou de marasme, telles que la chlorose, le diabète, le cancer au début, les affec- tions nerveuses, les inflammations chroniques, etc., on n'observe pas en général de variation dans les propor- tions d'acide carbonique expiré.

6º Dans la variole, la rougeole, la roséole, la scarlatine, l'érysipèle, l'erythème, il y a moins de carbone brûlé.

7° Pendant le travail de la suppuration le poumon exhale moins d'acide carbonique.

8° Dans le scorbut, le purpura, l'anémie, l'anasarque, il y a hypocrinie carbonique.

9° Il en est de même dans les dernières périodes des cachexies cancéreuses, scrophuleuses et syphilitiques.

10° Les individus atteints de fièvre typhoïde, de dysenterie ou de diarrhée chronique, exhalent moins d'acide carbonique.

11° Il se brûle moins de carbone par la respiration dans la phthisie pulmonaire.

12° La température de l'air expiré à l'état pathologique est en raison directe du nombre des inspirations.

Voici le tableau de nos essais carbonomètriques. Les expérimentateurs qui seront tentés de poursuivre ce sujet ne seront pas étonnés de rencontrer parfois quelques cas qui semblent infirmer la valeur de nos conclusions, mais tout le monde sait qu'en physiologie il n'est pas de loi inflexible et invariable, et qu'au milieu de l'évolution ordinairement régulière des phénomènes vitaux, on remarque souvent des anomalies qui ne détruisent pas la règle. On ne doit pas plus être surpris de trouver dans le cours des expériences carbono-métriques quelques exceptions aux lois que nous avons énoncées, que de voir un individu réfractaire à l'action d'un médicament qui réussit dans la majorité des cas. La variété, nous dirons presque la bizarrerie, est le propre de l'organisation humaine.

HOMMES.

	MALADIE.	PHASE DE LA MALADIE	AGE.	TEMPÉRAMt	RÉGIME	Pulsations par minute.	Inspirations par minute.	THORACIMÉT. hauteur.	THORACIMÉT. circonfér.	CARBONOMÉTRIE acide carb. pour un litre.	CARBONOMÉTRIE carbone pour un litre.
Hypercrinie carbonique.	Méningite.	5e jour.	17	sang.	diète.	90	31	0,17	0,73	39c cub.	0gr 0202
	Méningite cérébrale.	10 —	28	id.	id.	98	30	0,18	0,90	38	0, 0197
	Méningite cérébro-spinale.	12 —	14	id.	id.	150	30	0,14	0,68	40	0, 0208
	Rhumatisme articulaire	17 —	24	lymph. sang.	id.	120	30	0,19	0,90	38	0, 0197
	Rhumatisme articulaire	6 —	38	sang.	id.	90	35	0,19	0,91	37	0, 0192
	Rhumatisme articulaire	8 —	34	id.	id.	100	24	0,22	0,92	39	0, 0202
	Rhumatisme	1 mois.	44	id.	1/2 port.	95	30	0,20	0,94	35	0, 0182
	Rhumatisme	4 —	23	id.	3 port.	98	22	0,23	0,100	32	0, 0166
	Fièvre interm. Stade de frisson.		18	id.	2 —	95	22	0,17	0,72	40	0, 0208
	Fièvre interm. Stade de frisson.		28	id.	id.	100	31	0,17	0,73	39	0, 0202
	Fièvre interm. Stade de chaleur		23	lymph.	1 port.	140	30	0,18	0,88	41	0, 0213
	Fièvre interm. Stade de chaleur		30	id.	id.	119	35	0,20	0,92	43	0, 0223
	Fièvre interm. Stade de chaleur		19	sang.	1/2 port.	95	35	0,19	0,91	34	0, 0176
Synécrinie carbonique.	Chorée	6 —	15	id.	°id.	80	25	0,15	0,78	30	0, 0150
	Diabète	9 —	30	id.	3 port.	70	23	0,21	0,87	30	0, 0156
	Pustule maligne	3 jour.	43	id.	diète.	60	15	0,19	0,82	28	0, 0145
	Tumeur fougueuse du genou.	2 mois.	15	lymph.	2 port.	95	14	0,15	0,65	29	0, 0152
	Mélanose de l'œil	10 —	32	lymph. sang.	3 —	75	22	0,18	0,81	28	0, 0145
	Tétanos traumatique	5 jour.	25	id.	diète.	70	24	0,19	0,83	30	0, 0156
	Diabète	11 mois.	26	lymph.	3 port.	75	30	0,18	0,79	29	0, 0152
	Gastrite chronique	6 —	24	id.	1 —	68	25	0,19	0,82	29	0, 0152
	Cancer de la verge	2 —	68	id.	2 —	70	28	0,21	0,86	30	0, 0156
	Chlorose	3 —	22	id.	1 —	69	23	0,17	0,80	29	0, 0152
Hypocrinie carbonique.	Abcès flegmoneux de la cuisse	8 jour.	27	id.	diète.	95	27	0,22	0,91	15	0, 0078
	Erysipèle facial	2 —	18	lymph. sang.	id.	140	18	0,20	0,86	26	0, 0135
	Variole	8 —	28	sang.	id.	95	18	0,18	0,83	22	0, 0114
	Variole	10 —	29	id.	id.	110	35	0,17	0,80	21	0, 0109
	Varioloïde	10 —	29	id.	id.	100	14	0,16	0,78	23	0, 0119
	Variole	12 —	41	id.	id.	95	16	0,19	0,85	22	0, 0114
	Scorbut purpura	1 mois.	40	lymph.	1 port.	80	20	0,19	0,90	19	0, 0098
	Rougeole	5 jour.	25	sang.	diète.	85	28	0,20	0,91	19	0, 0098
	Pneumonie	10 —	45	lymph. sang.	id.	110	30	0,21	0,91	20	0, 0104
	Scrophule. Rachitisme	3 ans.	14	lymph.	2 port.	100	36	0,11	0,59	14	0, 0072
	Hypertrophie du cœur, ascite.	1 —	49	sang.	1 —	85	29	0,19	0,80	26	0, 0135
	Catarrhe pulmonaire	6 mois.	44	Id.	2 —	90	25	0,18	0,87	27	0, 0140
	Pneumonie	12 jour.	33	lymph. sang.	diète.	115	25	0,19	0,91	26	0, 0135
	Phthisie pulmonaire.	4 mois.	31	sang.	3 port.	70	25	0,18	0,84	26	0, 0135
	Id.	2 —	41	lymph.	1 —	90	15	0,21	0,83	25	0, 0130
	Id.	11 —	31	sang.	id.	100	30	0,21	0,87	27	0, 0140
	Id.	2 année	26	id.	id.	80	30	0,13	0,86	22	0, 0114
	Id.	9 mois.	22	lymph.	id.	90	25	0,18	0,83	20	0, 0104
	Id.	10 —	26	id.	id.	85	30	0,20	0,84	19	0, 0098
	Id.	18 —	13	id.	id.	90	30	0,15	0,66	20	0, 0104
	Id.	2 —	25	id.	id.	94	16	0,20	0,80	18	0, 0093
	Anémie	3 —	26	id.	id.	100	28	0,20	0,81	23	0, 0119
	Cancer du foie	3 —	59	id.	id.	60	21	0,22	0,83	14	0, 0072
	Cancer du pylore	6 ans	32	limph. sang.	2 port.	80	25	0,20	0,95	24	0, 0134
	Fièvre typhoïde	15 jour.	30	sang.	diète.	130	35	0,21	0,96	21	0, 0109
	Id.	8 —	31	id.	id.	79	28	0,22	0,92	23	0, 0119
	Id,	1 mois.	19	lymph. sang.	id.	90	25	0,18	0,89	22	0, 0114
	Anasarque	10 —	32	lymph.	2 port.	55	20	0,16	0,79	24	0, 0124
	Erythéma papulatum	2 jour.	21	sang.	diète.	80	25	0,22	0,83	24	0, 0124

FEMMES.

	Maladie.	Phase de la maladie.	Menstruation.	Âge.	Tempérament.	Régime.	Pulsat. par min.	inspir. par min.	Thoracimétrie Hauteur	Thoracimétrie Circonfér. ce	Carbonométrie Acide carb. pour 1 litre	Carbonométrie Carbone p.r 1 litre
Hypéric. carb.	Méningite	10e jour.	régulière.	23	sanguin.	diète.	120	25	0,20	,90	33 c cub.	0gr 0171
	Rhumatisme articulaire	18 —	régulière.	26	lymphatique	—	121	40	0,15	0,72	34	0, 0176
	Rhumatisme articulaire	17 —	aménhorrée de 6 m.	22	lymph. sang.	2 port.	106	30	0,17	0,73	32	0, 0166
	Fièvre interm. Stade de chaleur.	1 mois.	Id.	28	id.	id.	100	29	0,18	0,70	34	0, 0176
Synéthocrinie carbon.	Diabète	1 an.	amén. de 10 m.	22	lymph.	3 port.	65	16	0,20	0,88	27	0, 0140
	Polyurie	2 année	aménorrhée.	55	lymph. sang.	id.	100	28	0,18	0,98	21	0, 0109
	Squirrhe du col utérim	4 mois.	métrorrhagie.	40	lymph.	id.	70	30	0,17	0,68	31	0, 0161
	Ictère spasmodique	1 an.	amén. de 10 m.	42	id.	1 portion	50	20	0,19	0,78	24	0, 0124
	Chlorose	2 mois.	amén. de 4 m.	15	id.	1 portion	30	22	0,14	0,69	30	0, 0156
	Chlorose	4 —	Id.	20	id.	2 —	100	24	0,20	0,85	51	0, 0161
	Hémiplégie	4 jours.	amén. de 10 ans	64	lymph. sang.	diète.	79	22	0,19	0,70	29	0, 0150
Hypocrinie carbonique.	Bronchite capillaire.	8 —	régulière.	44	id.	id.	120	30	0,18	0,71	28	0, 0145
	Pleurésie	10 —	Id.	20	sanguin.	id.	130	30	0,20	0,82	22	0, 0114
	Péricardite	20 —	dysmenorrhée	22	lymph.	id.	90	26	0,18	0,71	24	0, 0124
	Endocardite	2 mois.	amén. de 3 m.	25	Id.	id.	100	25	0,13	0,70	19	0, 0098
	Variole	6 jour.		14	sang.	id.	110	17	0,16	0,75	20	0, 0100
	Varioloïde	3 —	amén. de 4 m.	17	Id.	id.	93	24	0.16	0,68	27	0, 0140
	Variole	6 —	non réglée.	20	id.	id.	100	30	0,17	0,67	17	0, 0088
	Variole	12 —	Id.	25	id.	id.	104	29	0,18	0,70	19	0, 0098
	Rougeole	2 —	régulière.	23	lymph. sang.	id.	100	29	0,16	0,68	24	0, 0124
	Scarlatine	2 —	amén. de 2 m.	18	id.	id.	130	21	0,17	0,75	26	0, 0135
	Erysipèle de la face.	3 —	amén. de 6 m.	25	lymph.	id.	100	30	0,18	0,80	10	0, 0054
	Erysipèle du tronc.	6 —	régulière.	36	sanguin.	id.	110	17	0,16	0,68	27	0, 0140
	Erythema nodosum.	4 —	Id.	25	id.	id.	100	19	0,17	0,74	20	0, 0104
	Anémie.	1 mois.	dysmenorrhée	29	lymph. sang.	1 portion	100	25	0,18	0,73	25	0, 0130
	Anasarque.	1 —	Id.	25	lymph.	id.	90	20	0,18	0,74	19	0, 0098
	Cirrhose.	3 année	amén. de 3 ans	45	id.	i d.	70	24	0,19	0,80	27	0, 0140
	Cancer de l'ovaire.	période de cachexie.	amén. de 6 ans	40	id.	id.	72	26	0,20	0,80	15	0, 0078
	Fièvre typhoïde	15 jour.	régulière.	15	lymph. sang.	diète.	85	35	0,18	0,71	13	0, 0068
	Fièvre typhoïde	25 —	Id.o	20	lymph.	id.	79	30	0,18	0,72	20	0, 0104
	Fièvre typhoïde	1 mois.	Id.	25	id.	id.	80	28	0,17	0,69	18	0, 0093
	Dyssenterie	4 jour.	menopause.	72	id.	id.	110	25	0,17	0,71	25	0, 0130
	Fièvre typhoïde	1 mois.	amen. de 2 m.	29	lymph. sang.	id.	95	23	0,17	0,69	17	0, 0088
	Gastro-entérite	10 jour.	régulière.	19	id.	id.	80	18	0,18	0,71	16	0, 0083
	Phthisie	6 mois.	amén. de 6 m.	25	lymph.	1 portion	85	20	0,19	0,72	22	0, 0114
	Phthisie	1 an.	Id.	24	id.	id.	70	25	0,20	0,68	19	0, 0098
	Phthisie	2 ans.	Id.	28	id.	id.	35	24	0,17	0,65	23	0, 0119
	Phthisie	8 mois.	non réglée.	18	id.	id.	88	18	0,21	0,70	18	0, 0093
	Phthisie	10 mois.	Id.	17	id.	id.	69	20	0,18	0,68	21	0, 0109

REVUE THÉRAPEUTIQUE.

Pansement des ulcères avec les bandelettes agglutinatives (perfectionnement du). — On étend sur l'ulcère, dans le sens de son diamètre, une ou plusieurs bandelettes de linge d'un demi-pouce de largeur et assez longues pour dépasser la solution de continuité de deux à trois pouces à chacune de ses extrémités. On applique ensuite la bandelette agglutinative d'après la méthode ordinaire. Il faut que la compression soit graduée, sans constriction, car de là dépend la tolérance du pansement. Les extrémités des bandes de linge sont recouvertes par un gâteau de charpie bien molette afin d'absorber le pus et les matières transpirées. Des compresses et une bande roulée complètent le pansement, ainsi formé par un appareil externe et un interne, l'un amovible, l'autre inamovible. Chaque jour on lève le premier, c'est-à-dire la bande roulée et les compresses, et on renouvelle la charpie après avoir exprimé les matières restées sous les bandelettes. Ces dernières ne sont renouvelées que tous les quatre, six, huit ou dix jours, afin de s'assurer de la marche de la cicatrisation et de les appliquer d'une manière plus exacte. — Comme on le voit, il n'y a de nouveau dans ce genre de pansement que la bandelette de linge; mais cete modification si simple a, suivant l'inventeur, M. Burggraeve, une valeur pratique réelle; c'est un véritable syphon qui, en vertu de sa capillarité, pompe les matières à mesure qu'elles se produisent, et les empêche d'irriter la peau et de ramollir les bourgeons charnus. Aussi trouve-t-on ces matières amassées vers la partie supérieure de la plaie, moins à la partie inférieure ou déclive. Quand les bords de l'ulcère sont très élevés, on a soin de les déprimer au moyen d'un morceau de sparadrap qu'on affermit par une seconde couche de bandelettes, afin d'empêcher le pus de stagner dans les anfractuosités de la solution de continuité. (*Presse médicale* de Bruxelles.)

Paralysie de la vessie guérie par la galvanisation uretro-vaginale. — Une dame âgée de 57 ans, éprouvait depuis quatre mois les symptômes de cette affection singulière à laquelle on a donné le nom d'œsophagisme. Aucune lésion anatomique n'ayant été constatée, le médecin assurait à la malade qu'elle n'avait qu'une affection nerveuse qui se dissiperait avec le temps. Malgré cette espérance, la malade trouvant son état insupportable, voulut mettre fin à ses jours et tenta de s'asphyxier avec la vapeur de charbon. Heureusement elle n'atteignit pas son but. L'asphyxie quoique portée à un haut degré céda aux moyens qui furent employés à la maison de santé dans le service de M. Monod, où la malade avait été transportée. Mais après la disparition des symptômes ordinaires de l'asphyxie, la vessie resta paralysée. Cette paralysie persistant encore neuf jours après l'entrée de la malade, M. Monod eut recours à la galvanisation uretro-vaginale. Le même jour, la malade urina seule et n'a plus éprouvé depuis de rétention d'urine. (Gazette des hopitaux, 17 février 1849.)

—Nouveau procédé de contre-ouverture de M. Diday. — « Une grande habitude et un tact très exercé sont nécessaires pour reconnaitre à travers une épaisseur quelquefois considérable de parties la cannelure de la sonde et pour y plonger le bistouri. » Ces mots de Dupuytren sur les difficultés des contre-ouvertures, et l'expérience ont suggéré à M. Diday le procédé suivant : « Soit, dit-il, un foyer de l'aine déjà incisé, mais dont il s'agit actuellement de perforer dans un second point plus déclive, pour empêcher la stagnation du pus. Après avoir reconnu avec un stylet boutonné la direction et l'étendue du sinus, je prends un petit trocart dit à ponction exploratrice. Je laisse la tige dans la canule, mais sans l'y enfoncer jusqu'au bout. Le trocart ainsi chargé et bien graissé est conduit comme un stylet jusqu'à la limite du décollement. On fait alors saillir la pointe aiguë et l'on pousse brusquement le trocart dans la direction qu'on veut donner au conduit de décharge. Cela fait, on retire la tige de dedans la canule. » Celle-ci, restée à l'ouverture nouvelle, sert à diriger le bistouri pour agrandir la plaie, ou à faire pénétrer dans toute l'étendue du canal de contre-ouverture, une mèche de charpie, destinée à en assurer la perméabilité, en prévenant l'inopportune réunion de ses bords.

Ce qui caractérise le procédé de M. Diday, c'est la ponction du foyer purulent faite de dedans en dehors ; tandis que tous les opérateurs prescrivent de la pratiquer en divisant les tissus de dehors en dedans. Quand nous disons tous les opérateurs nous nous trompons. M. Sédillot préconise un mode d'opération semblable à celui de M. Diday ; mais il se sert d'un instrument spécial. Il emploie une sonde cannelée très mince, pointue et tranchante à son extrémité. On se contente de garnir d'une boulette de cire la pointe de l'instrument, afin qu'elle respecte les parois du foyer à ouvrir, jusqu'à ce qu'elle soit arrivée sur le point précis qu'elle doit traverser. Cet instrument, à part la spécialité de son usage, nous parait aussi simple que celui de M. Diday ; il suffirait que la cannelure fût percée d'une chasse vers son extrémité, pour qu'elle pût porter une mèche dans la contre-ouverture, et qu'elle réunit à la simplicité, tous les avantages du trocart explorateur de M. Diday. *(Gazette médicale de Paris.)*

— Nouveau traitement de la surdité provenant de la rupture de la membrane du tympan, par M. Yeartley. — Le hasard seul a fait découvrir le procédé. Un gentleman américain, consultant M. Yeartley pour un cas de surdité lui raconta qu'il recouvrait momentanément de l'ouïe avec assez de netteté en s'introduisant jusqu'au fond de l'oreille un petit morceau de papier préalablement mouillé de salive à ses extrémités. Ce malade avait une désorganisation grave des parties profondes de chaque oreille. M. Yeartley avait essayé vainement l'expérience sur un grand nombre de malades, quand il lui vint à l'idée de remplacer le bout de papier par une petite boulette de coton cardé, d'abord mouillée, qu'il poussa doucement jusqu'au fond du conduit auditif, de manière à la mettre en contact avec ce qui restait encore de la membrane du tympan chez une de ses malades devenue sourde à la suite d'une scarlatine ancienne. Le résultat fut surprenant. Dès le soir même, la malade était à table, put entendre la conversation de sa famille. Elle réitéra tous les jours cette introduction, et toujours avec le même succès.

L'expérience ainsi exécutée, fut renouvelée par l'auteur, un grand nombre de fois avec le même résultat. Depuis cinq ans, ce traitement a été appliqué par lui dans plus de 200 cas. Il convient surtout lorsque la membrane du tympan a été détruite seulement en partie. Mais il réussit cependant aussi quand la destruction est complète. Une petite quantité de coton suffit ; on le mouille avec un liquide quelconque, mais *sans le comprimer.* Il est essentiel de déterminer sur chaque malade le degré de profondeur où le coton doit pénétrer ; car on a remarqué que tant que le coton n'a pas atteint un certain point du conduit auditif l'ouïe ne gagne rien ; tout au contraire, elle est diminuée ; mais que dès le moment où le coton est arrivé à la place convenable, l'audition est rétablie. L'auteur pense que cette substance agit de manière à suppléer dans ses fonctions la membrane ou la portion de membrane du tympan qui manque et qu'elle transmet comme elle les vibrations sonores. Quoi qu'il en soit, il faut nécessairement pour qu'elle remplisse cette condition qu'on l'ait humectée ; sèche, elle gênerait l'ouïe au lieu de la favoriser.

L'induction scientifique n'a été pour rien dans la découverte de ce procédé ; disons plus, elle est tout-à-fait impuissante à expliquer le mécanisme de la guérison. Mais ce cachet flagrant d'empirisme ne saurait nous inspirer le moindre doute sur la réalité de ses bons effets, quand ils sont attestés par un médecin aussi honorablement connu que M. Yeartley.

(*The Lancet.*)

NOUVELLES LOCALES.

MM. Jacquemet, juge au tribunal civil, Guinet, négociant, et Th. Brouzet, banquier, ont été récemmment installés membres du conseil d'administration des hôpitaux. Ils remplacent MM. Delahante et de Vauxonne, démissionnaires, et V. Arnaud, dont le service était expiré. MM. Sériziat et Pitiot-Colletta, réélus, continuent leurs fonctions.

— La chaire de chimie médicale et de pharmacie à l'Ecole préparatoire de médecine et de pharmacie de Lyon, reste vacante par le décès du titulaire.

Les candidats à cette place doivent être âgés de trente ans ; ils doivent être docteurs en médecine ou pharmaciens, reçus dans une école de pharmacie. Ceux-ci ont, en outre, à justifier du baccalauréat ès-sciences physiques. Le professeur titulaire sera nommé par le ministre de l'instruction publique, sur une double liste de candidats présentée, l'une par l'Ecole où la place est vacante, l'autre par la faculté de médecine de Strasbourg. Cette présentation aura lieu le 15 mars prochain ; elle sera immédiatement envoyée au ministre. En se faisant inscrire, quelques jours avant cette époque, les candidats produiront leurs titres et leurs travaux scientifiques.

— Les juges du concours, pour le majorat de l'Hôtel-Dieu, étaient MM. Viricel, Gensoul, Pétrequin, Montain, Colrat, Bouchacourt, Répiquet, Rodet, Levrat aîné, Gubian, Rater et Fouilhoux.

— La Société nationale de médecine a tenu, lundi dernier, sa séance annuelle. On y a entendu un discours de M. le docteur Viricel, président, l'éloge de feu Gabillot, par le docteur Gubian, une lecture médico-littéraire de M. le docteur Candy, secrétaire-général de la Société, l'éloge de Mermet par M. de Polinière, et le rapport de la commission de vaccine par M. Roy.

FAITS DIVERS.

Le choléra est à Dieppe. Après avoir sévi en ville, il s'attaque aux faubourgs. L'épidémie envahit peu à peu les communes du

Pas-de-Calais, du Nord et de la Seine-Inférieure, qu'elle avait respectées jusque-là. En Angleterre et en Ecosse, le fléau s'accroît.

— EXTASE DE QUINZE ANS. — Le *Medical-Times* du 21 octobre rapporte qu'il existe à Faningfor, dans le Devonshire, un exemple des plus surprenants de la souffrance humaine. Anna Comes, fille d'un maçon nommé James Comes, est sans connaissance depuis plus de quinze ans ; beaucoup de personnes pensent qu'elle est en extase. Sa mère affirme que, depuis plus de onze ans, elle n'a pas pris la plus petite parcelle de nourriture. Elle est constamment couchée ; un sourire placide erre sur ses lèvres, et quoique vivante, elle ne sent ni ne voit rien. Elle a été visitée par plusieurs médecins, qui ont tous été d'avis que ce fait est un grand phénomène de la nature.

—Parmi les travaux publics qui viennent d'être autorisés pour la prochaine campagne, par M. le ministre, nous remarquons les suivants :

Le muséum d'histoire naturelle, pour la somme de 430,000 fr.;

L'établissement thermal de Néris, pour une somme de 40,000 fr.;

L'Ecole vétérinaire d'Alfort, pour la somme de 125,000 fr. ;

L'Ecole vétérinaire de Lyon, pour la somme de 30,000 fr.

— *Concours pour cinq places d'agrégés près la faculté de médecine de Montpellier.* — Les docteurs en médecine ou en chirurgie sont avertis qu'il y aura un concours public, devant la Faculté de médecine de Montpellier, pour cinq places d'agrégés vacantes dans cette Faculté, savoir :

Trois pour la section de médecine ;

Une pour la section de chirurgie ;

Une pour la section des sciences accessoires ;

Ce concours sera ouvert le 11 avril 1849.

Les candidats qui obtiendront le titre d'agrégé entreront immédiatement en exercice.

Les qualités requises pour être admis à concourir sont :

D'être Français ; de jouir des droits civils; de présenter un diplôme de docteur en médecine ou en chirurgie, obtenu devant une Faculté française ; d'avoir l'âge de vingt-cinq ans accomplis.

Le concours se composera de trois épreuves, ainsi qu'il suit :

1o Une composition écrite, faite à huis clos, sur une question mixte relative aux diverses matières d'enseignement de chaque section d'agrégation ;

2o Une leçon faite après vingt-quatre heures de préparation ;

Une leçon faite, après trois heures de préparation, sur un des objets d'enseignement de la section pour laquelle les candidats auront opté.

« Les concurrents devront subir, en outre, les épreuves pratiques déterminées par le règlement. »

3o Une thèse en dissertation, dont le sujet sera choisi conformément au règlement.

Les candidats qui désireront se présenter à ce concours sont invités à remettre ou à envoyer, au secrétariat de la Faculté de médecine de Montpellier, les pièces constatant qu'ils remplissent les conditions d'admissibilité exigées, savoir :

1o Une copie légalisée de leur acte de naissance;

2o Leur diplôme de docteur ;

Ces pièces devront être déposées au secrétariat de la Faculté au plus tard, le 11 mars 1849, époque où le registre sera clos définitivement.

Le Rédacteur en chef   T. Barrier

Lyon Imprimerie de RODANET et C., rue de l'Archevêché, 5.

GAZETTE MÉDICALE

DE LYON,

Publiée par M. **BARRIER**, Chirurgien en chef désigné de l'Hôtel-Dieu de Lyon.

La GAZETTE MÉDICALE DE LYON paraît deux fois par mois. — On s'abonne, à Lyon : chez Ch. SAVY, place Louis-le-Grand, 14 ; chez Mme PHILIPPE, rue St-Dominique, 7 ; — à Paris, chez V. MASSON ; — à Montpellier, chez SÉVALLE ; — à Strasbourg, chez DÉRIVAUX ; — L'abonnement est de 12 fr. par an pour Lyon, 13 fr. pour le reste de la France. — Les réclamations, lettres, travaux, doivent être affranchis et adressés à M. BARRIER, rue d'Oran, 2. — Pour les annonces, s'adresser à l'imprimerie du journal.

THÉRAPEUTIQUE MÉDICALE.

De l'efficacité de l'arsenic contre les affections paludéennes et de l'importance du mode d'administration, par M. EBRARD, médecin de l'hospice de la Charité de Bourg (Ain).

Est modus in rebus.

Aux portes de Lyon, en face du Beaujolais dont la nombreuse population a un air de santé et de contentement, la Dombes offre à l'œil attristé du voyageur de rares habitants à la démarche lente, à la figure pâle, maladive et chagrine. « L'homme ne vit pas sur cette terre malheureuse, a dit Foderé, il y végète. » Pourquoi cette différence entre des contrées si rapprochées ? C'est

que la population du Beaujolais respire un air salubre, tandis que les seconds absorbent, au contraire, un air altéré par les effluves délétères qui s'échappent des étangs. En Dombes, la fièvre intermittente est endémique ; les étangs couvrent la cinquième partie de sa surface ; environ vingt mille hectares ; leur eau répand l'humidité dans l'atmosphère ; s'évaporant pendant les chaleurs de l'été, elle laisse à découvert sur leurs bords vaseux des détritus de matières organiques qui se putréfient.

Fléau résultant de l'insalubrité du sol, aidé dans son développement par d'autres circonstances anti-hygiéniques telles qu'une mauvaise nourriture, des habitations humides et mal aérées, l'insuffisance des vêtements, la fièvre devient elle-même un obstacle à l'assainissement du pays, à l'augmentation du bien-être de la population.

Là Dombes pourrait, en effet, par des travaux très simples, être rendue salubre et fertile. Les historiens assurent qu'un pays voisin, la Bresse, était tout aussi malsain. Les géologues déclarent que, par la constitution et la forme du terrain, il était aussi humide et peut-être plus marécageux que la Dombes.

Feuilleton.

ELOGE DU DOCTEUR MERMET

Prononcé dans la séance publique de la Société nationale de Médecine de Lyon, par M. le docteur DE POLINIÈRE.

Lorsque des suffrages, trop bienveillants, m'ont élevé à la présidence de la commission permanente de vaccine du département du Rhône, j'ai senti mieux que jamais, qu'il est des hommes auxquels on succède, sans pouvoir les remplacer complètement.

M. le docteur Mermet était un de ces hommes d'élite. Les souvenirs qu'a laissés dans nos cœurs la longue et belle vie de ce doyen de la médecine lyonnaise, se ravivent par le retour de ces séances solennelles, où nous avions la douce habitude d'entendre sa parole et de recueillir les enseignements de son expérience.

Cette expérience, le plus précieux trésor du médecin, n'est pas seulement le produit des années, elle provient surtout de la réunion de plusieurs qualités innées : sagacité, patience, liberté d'esprit entretenue par la ferme indépendance du caractère, amour ardent de la vérité.

Toutes ces heureuses dispositions natives, que le travail et la méditation développent, sans doute, mais qu'ils ne peuvent pas donner, le docteur Mermet les possédait à un haut degré.

Aussi, peut-on dire que fort peu d'années après avoir terminé ses études à Montpellier, où il reçut le titre de docteur, M. Mermet se fit remarquer parmi ses jeunes confrères, et obtint des témoignages flatteurs et mérités de la confiance publique.

Ennemi des systèmes qui égarent par des tendances exclusives, assez fort pour résister aux entraînements de son esprit vif

Hé bien, des travaux bien entendus ont converti la vaste étendue de ses champs en une multitude de parcelles bombées dans leur milieu. Les eaux ne sont plus stagnantes; les végétaux ont cessé d'y jaunir, d'y pourrir; les principes délétères qui s'exhalaient d'eaux croupissantes ont cessé d'y corrompre l'atmosphère; de là la salubrité et la fertilité actuelle de la Bresse. Les produits de la terre et la constitution atmosphérique s'y sont améliorés à proportions égales par suite des changements opérés dans la culture du sol. De pareils travaux, entrepris par le zèle de quelques riches propriétaires, des chaulages, des marnages, la destruction de la jachère, ont déjà réalisé les mêmes bienfaits dans plusieurs parties de la Dombes. Qu'on me pardonne ces détails. Ils ne m'ont pas paru déplacés ici, surtout aujourd'hui que la presse médicale s'occupe de toutes parts de travaux d'assainissement, aujourd'hui que les médecins militaires recherchent les moyens de rendre salubre et fertile la terre algérienne.

Mais la disposition différente à donner au sol exige des dépenses de forces impossibles au cultivateur de la Dombes, retenu au lit une partie de l'année par la fièvre, et même souvent obligé d'avoir recours à des bras étrangers pour recueillir la moisson, fruit de semailles faites à la hâte et en grande partie au printemps, c'est-à-dire pendant la saison la moins meurtrière. Cependant, il faut le dire, ces tristes effets des miasmes paludéens, seraient bien loin d'être aussi marqués sans l'incurie des malades. Est-il atteint par la fièvre, le cultivateur fait appeler un médecin à l'époque des grands travaux, parce que de sa santé dépendent alors sa fortune et la vie de sa famille; il prend de la quinine de manière à *couper*, à interrompre ses accès, tant

que les besoins de la ferme exigent sa coopération active; autrement il laisse sa maladie suivre son cours, il sait qu'elle s'usera d'elle-même, ou, selon une autre de ses expressions, *qu'elle passera aux cerises*, au printemps. Il ne calcule pas que ces temps de langueur ruineront peu à peu sa constitution, qu'en cas de maladies d'autre nature, ils le livreront sans défense et amèneront sa fin prématurée. Quant aux femmes et aux enfants malades, on n'y fait aucune attention. Un médecin est-il dans la commune, dans la maison, on ne le consulte même pas. Chez un fermier de Saint-André-le-Papoux (Dombes), que je venais d'opérer d'une hernie étranglée, avec mon honorable confrère, M. Hernandez, une femme tenait sur ses bras une petite fille âgée de deux ans, jaune, pâle, maigre, au ventre gonflé. C'était son treizième enfant; les douze premiers étaient morts, enlevés par des affections paludéennes. « Votre enfant, lui dis-je, a la fièvre; il ne tardera pas à périr si vous ne lui donnez pas le remède convenable. » « La quinine est trop chère, » telle fut sa seule réponse. Cette espèce de stoïcisme avec lequel les habitants des pays marécageux semblent perdre les objets les plus chers, a été attribuée par M. Boudin à l'influence de l'intoxication miasmatique sur le moral de l'homme; leur peu d'aisance, ou plutôt leur misère, me paraît en être la principale cause.

Témoin des funestes effets de la fièvre livrée à elle-même, des conséquences déplorables de la cherté de la quinine, un médecin distingué de Lyon, qui avait exercé en Dombes, Nepple, avait exprimé le vœu que *le prix de la quinine fût taxé comme celui du pain.* J'irai plus loin: j'émettrai le désir que dans les contrées marécageuses elle soit distribuée gratuitement.

---

et impatient, il savait suivre avec persévérance la voie tracée par le génie des grands maîtres de l'antiquité et des temps modernes.

La doctrine médicale dont il s'était nourri, les applications pratiques qu'il savait en faire avec cette intelligence et ce tact qu'on appelle le bonheur, attestaient de saines et fortes études. Elles conservaient l'empreinte qu'elles avaient reçue dans cette école, où le buste du père de la médecine nous apparaît orné de la fameuse devise: *Olim Cous nunc Montpelliensis Hippocrates;* dans cette école toujours célèbre, où la méthode philosophique et les doctrines vitalistes triomphent encore de l'anatomisme pur et des théories matérialistes qui ont trop envahi la Faculté de Paris.

Guidé par un sage éclectisme, M. Mermet empruntait à ces deux écoles rivales les éléments divers qui pouvaient convenir à sa pratique nette et positive.

Les jeunes médecins, les praticiens de tout âge que des conférences et des consultations rapprochaient de notre excellent confrère, ne le quittaient jamais sans avoir augmenté la somme de leurs connaissances. Il n'est pas un de vous, messieurs, qui n'ait eu occasion d'apprécier ce tact sûr dont le docteur Mermet donnait des preuves fréquentes dans le diagnostic des

maladies; et ses méthodes de traitement répondaient par leur judicieuse simplicité ou par leurs ressources variées au but si bien indiqué d'avance.

Et alors qu'il s'agissait de ces affections chroniques, dont la nature rebelle et souvent marquée au coin de la fatalité, déjoue les efforts les mieux combinés de l'art, alors que la souffrance, traînant le désespoir à sa suite, accable d'infortunés malades, combien de fois n'avons-nous pas admiré avec quelle autorité consolante, avec quelle ingénieuse bonté notre confrère relevait des courages abattus, calmait de poignantes douleurs, et donnait ainsi à ses moyens thérapeutiques une nouvelle puissance palliative et presque une sorte d'efficacité.

S'il ne guérissait pas des maux réfractaires à l'action de la médecine, il parvenait à en retarder le cours irrévocable, à en adoucir la violence, et recevait encore les bénédictions des familles, naguère livrées à toutes les angoisses du découragement.

Cette pratique médicale active et prudente réalisait le précepte d'un médecin philosophe: *Medicus, naturæ minister et interpres, quid quid meditetur et faciat, si naturæ non obtemperat, naturæ non imperat.*

Le docteur Mermet en répandait les salutaires applications

Lorsqu'une maladie règne épidémiquement, le gouvernement établit dans les communes des dépôts de médicaments pour les indigents ; les ravages d'une épidémie sont-ils donc à comparer avec les ravages opérés annuellement par les maladies paludéennes. Ouvrez les registres mortuaires de quelques communes de la Dombes, et vous constaterez qu'elles y enlèvent, chaque année, le seizième ou le dix-septième de la population. N'est-ce pas là une plaie honteuse que la France devrait avoir hâte de fermer? « Comment se fait-il, dit M. Bottex, qu'on songe à défricher les marais de la Mitidja, qu'on ne craigne pas de dépenser des sommes considérables pour assainir un pays éloigné et presque désert, tandis qu'on ne fait rien pour une province située au centre de la France ? (1) »

Désireux d'obvier à ces funestes effets de la fièvre, que des fébrifuges faciles à se procurer contribueraient à prévenir, j'accueillis avec empressement la médication économique préconisée par M. Boudin. En 1845 et 1846, j'ai administré l'acide arsénieux à plus de cent vingt malades. J'ai renoncé depuis à ce médicament, à raison de ses effets irréguliers. Des malades étaient guéris par un milligramme, d'autres en prenaient jusqu'à deux centigrammes, sans éprouver aucune amélioration ; les uns en avalaient, sans inconvénient, plus d'un centigramme chaque jour, d'autres étaient éprouvés d'une manière fâcheuse par moins de trois milligrammes. Ainsi, j'ai soigné un jeune homme, âgé de quatorze ans, lequel, deux jours après l'administration de quatre milligrammes d'arsenic, en quarante-huit heures, eut des vomissements de sang et des

(1) *Des Causes de l'insalubrité de la Dombes.* — Lyon, 1840.

selles sanguines ; seulement cet accident et des menaces d'accidents qui, plus d'une fois, me donnèrent de l'inquiétude, l'action irrégulière de l'arsenic entre mes mains, doivent être rapportés à un mode d'administration défectueux. Je donnais ce remède en une ou deux doses par jour. Pendant l'année 1848, encouragé par les observations que M. Teissier a publiées dans le *Journal de Médecine de Lyon*, je l'ai administré de nouveau, mais dissous dans un litre ou un demi-litre d'eau et pris par gorgées. Les succès que j'ai obtenus sont tellement remarquables, que j'ai cru convenable de les faire connaître. Le raisonnement rend parfaitement compte de l'efficacité de l'arsenic, de son innocuité, lorsqu'il est employé selon cette méthode, c'est-à-dire, par doses fractionnées.

L'action physiologique ou pathologique de l'arsenic se traduit par des phénomènes de deux sortes : les effets locaux et les effets généraux.

Les effets locaux sont les douleurs de l'épigastre, les vomissements, les coliques, la dyssenterie.

Les effets généraux sont les maux de tête, les vertiges, les nausées, les crampes, une faiblesse et un abattement de tout le corps.

Les premiers dépendent de l'action directe du médicament sur les parties mêmes avec lesquelles il a été en contact. Les seconds dépendent de l'absorption générale du médicament, de son passage dans le torrent de la circulation, de son influence sur le système nerveux. Or les accès fébriles sont rapportés avec raison, ce me semble, à une intoxication de l'économie par les miasmes paludéens. Dans une note insérée dans l'*Union médicale*, j'ai fourni moi-même plusieurs faits à l'appui de cette opinion. J'ai relaté les observations d'en-

---

dans toutes les classes de la société, avec une infatigable ardeur, et sans acception des positions sociales. Le pauvre comme le riche avaient des droits égaux à sa sollicitude. Souvent même n'a-t-on pas vu M. Mermet courir, comme il. le disait, avec son accent vif et brusque, au malade le plus pressé, et pour lui le plus pressé était l'ouvrier, l'indigent, la pauvre mère de famille ; car le riche entouré de soins, d'amis et de moyens d'adoucissement, pouvait plus facilement attendre.

La charité, cette belle vertu qui, de tout temps a honoré les médecins et qui est vraiment inhérente à l'exercice de notre noble profession, on ne devait pas être surpris de la voir briller d'un pur éclat dans les habitudes du docteur Mermet ; elle était un besoin de son cœur.

Après les longues années de ses fonctions à l'Hôtel-Dieu de Lyon, il sentit qu'il ne pouvait pas vivre séparé de cette multitude de pauvres qu'il était habitué à y soulager et à y guérir. Privé de la satisfaction de visiter ceux de l'hôpital, il en chercha d'autres, et les trouva dans le dispensaire et dans les bureaux de bienfaisance. Membre et président de ces œuvres de charité qui sont l'un des traits distinctifs de la société lyonnaise, il ne les abandonna qu'avec la vie.

Les actes de libéralité, les manifestations d'obligeance et d'af-

fection, par lesquels M. Mermet marquait chacun de ses jours, empruntaient de sa manière d'être un charme tout particulier. Ce mélange de naïve bonté et de langage sévère, de douceur et de rudesse, d'expansion amicale et de brusquerie, cette expression toujours énergique du sentiment dont il était animé rendaient ses paroles plus accentuées, plus communicatives, plus pénétrantes. On sentait qu'elles portaient le sceau non douteux de la sincérité.

Enclin à saisir promptement et à stigmatiser par des traits acérés les travers, les ridicules prétentieux, il devenait impitoyable à l'égard des abus, des injustices et des actions entachées de duplicité, d'égoïsme et de cupidité. Il lui était impossible alors de retenir sa verve intarissable et aucun nom propre ne lui faisait obstacle.

Mais hâtons-nous d'ajouter que, loin de ressembler à ces esprits chagrins, qui ne se plaisent qu'à déverser le blâme, il aimait à décerner la louange, à proclamer le mérite partout où il le rencontrait, et notamment parmi ses jeunes confrères qu'il encourageait et dont les succès lui causaient un vrai contentement.

Autant les choses injustes, les caractères équivoques excitaient ses vives et généreuses colères, autant les belles actions, les dévouements courageux à la science, à l'humanité, à la patrie im-

fants à la mamelle qui, se trouvant dans des conditions hygiéniques parfaites, avaient reçu la fièvre intermittente de nourrices venues d'un pays marécageux, avec cette maladie. On conçoit que lorsqu'il s'agit d'une affection produite par un agent spécifique, d'une affection qui infecte la constitution entière, il soit convenable de lui opposer une puissance thérapeutique de nature spécifique, de l'employer de manière que tout l'organisme en soit imprégné. Donné de façon à irriter l'estomac, à produire des coliques, l'arsenic ne pouvant agir que comme révulsif, ne saurait, par conséquent, être constamment efficace contre la fièvre. Et, en effet, j'ai remarqué que la guérison des maladies paludéennes était d'autant moins assurée que l'administration des préparations arsenicales avait été suivie de symptômes locaux plus marqués. La solution de Fowler, par exemple, amène, plus souvent que la solution de l'acide arsenieux dans l'eau, des douleurs d'estomac, des coliques, de la diarrhée; elle est bien moins efficace. En donnant l'arsenic dissous dans une grande quantité d'eau, en le donnant par doses excessivement fractionnées, on produit bien plus sûrement, bien plus rapidement l'absorption générale, et cela sans avoir à craindre les accidents résultant de l'inflammation du tube digestif. Il est si vrai que cette absorption est la condition *sine quâ non* de l'efficacité du médicament, que les fièvres intermittentes guérissent avec plus de promptitude et d'une manière plus sûre lorsque le malade a éprouvé, en dehors des accès et après la médication arsenicale, des vertiges, des maux de tête, un abattement général, etc.

Qu'on ne redoute point la trop grande intensité, la persistance de ces phénomènes, accidents résultant

d'une modification du système nerveux; ils viennent rapidement, mais ils se dissipent de même lorsqu'on cesse l'administration du médicament. Il n'en est pas ainsi des phénomènes locaux.

Le mode le plus efficace, le moins dangereux d'administrer l'arsenic consiste donc à le donner de telle sorte qu'il soit absorbé, qu'il pénètre de suite dans l'appareil de la circulation, par conséquent à le faire prendre en une multitude de doses. Les belles expériences de M. Trousseau sur le calomel prouvent combien les doses multiples facilitent la saturation de l'économie par les médicaments. Elles permettent aussi, dit M. Girin, de la modérer, de la ralentir, au gré du praticien, en un mot, de la régulariser.

Ces considérations préliminaires m'ont paru être nécessaires à l'intelligence des observations que je vais citer et des principes que je chercherai à en faire ressortir.

OBSERVATION I. — *Fièvre intermittente quotidienne intense. Arsenic. Symptômes d'absorption générale. Guérison sans récidive.* — Martin, jeune homme robuste et sanguin, est allé moissonner dans la Dombes. Sa nourriture est de mauvaise qualité, il ne boit que de l'eau, son travail est très pénible. La troisième semaine de son séjour il sent ses forces diminuer, il mange sans plaisir, il a les jambes pesantes et la tête lourde, principalement dans la soirée. Le 5 juillet, ce malaise ayant duré quelques jours, il est pris, tout-à-coup, vers les trois heures du soir, d'un violent accès de fièvre intermittente. Froid avec claquement des dents et avec tremblement de tout le corps, pendant deux heures et demie; vomissements, crampes d'estomac, coliques, céphalalgie; pendant le stade de chaleur, augmentation du mal de tête, soif, délire. Ces symptômes disparaissent presque complètement après la venue de la sueur, et, l'accès terminé, le malade ne ressent plus qu'un grand abattement, un peu de douleur à la tête et à l'épigastre. Martin est transporté à Bourg, et le 6 juillet, je suis appelé à le voir pendant la durée d'un deuxième accès, lequel est venu,

---

pressionnaient son âme sensible et lui inspiraient des élans chaleureux par lesquels se révélait son amour passionné pour tout ce qui est juste, honnête et beau.

La droiture la plus inflexible et une mâle franchise qui n'étaient tempérées que par certaines formes de la politesse du monde, régnaient invariablement dans ses rapports avec ses confrères et le reste de la société.

On conçoit qu'avec de telles dispositions natives le docteur Mermet devait compter de nombreux amis. La plupart d'entr'eux étaient ses obligés et tenaient à lui par les liens d'une profonde reconnaissance.

M. Mermet naquit à Hauteville, village du haut Bugey, dans cette contrée du département de l'Ain qui semble douée du privilège d'enfanter les illustrations médicales : l'immortel Bichat, l'une des plus belles gloires de la science, le professeur Richerand, le docteur Récamier, l'un de nos maîtres vénérés, nos deux confrères regrettés Aimé et Etienne Martin.

Le nom du docteur Mermet est digne de figurer parmi ceux de ses compatriotes, sortis comme lui et à la même époque du pays natal, pour obéir à leurs destinées.

Transplanté tout-à-coup, et isolé au milieu de la foule de notre laborieuse cité, M. Mermet s'y inspire des habitudes générales;

il travaille. Sa force de volonté perce les voiles de l'obscurité et le met en évidence. Une sage économie, une gestion intelligente président à la création de sa fortune. Elle prend successivement de grandes proportions, fort capables de flatter la vanité de tout spéculateur concentré dans le culte de l'argent.

Mais, loin de ressembler à ceux qui réduisant leur vie à ce culte matériel ne voient rien au-delà, notre confrère ne laissait échapper aucune occasion de les flétrir de son mépris. A ses yeux la fortune était un élément de considération, un moyen désirable d'indépendance; elle ne fut jamais le but essentiel de ses efforts.

Avant d'entrer dans cette possession de grands biens qu'il pouvait contempler avec sérénité, car ils étaient loyalement acquis, M. Mermet avait connu la pauvreté et ses cruelles étreintes; il avait lutté non sans peine contre les embarras, les difficultés rebutantes qui se dressent aux abords des carrières libérales; plein de sympathie pour les souffrances qu'il avait éprouvées, il cherchait à les épargner aux autres. Par de salutaires avertissements il indiquait aux jeunes médecins la route à suivre, les écueils à éviter. Guide attentif et bienveillant, il leur accordait un utile patronage, qui, pour plusieurs, ne s'est pas borné à de simples instructions.

comme celui de la veille, vers les trois heures de l'après-dîner. Les symptômes généraux sont les mêmes. La figure du malade est rouge, le pourtour des lèvres et du nez est jaune, la langue d'un blanc jaunâtre à la base, est très rouge à la pointe. La peau est chaude et sèche. Plénitude et fréquence du pouls (j'arrivai près du malade durant la période de chaleur). Il se plaint d'un très grand mal de tête, il délire par moment. L'épigastre et le ventre sont excessivement sensibles à la pression. Aucun engorgement à la rate. La région du foie n'est pas examinée.

Prescription. — A partir de la troisième période, un centigramme d'acide arsénieux dissous dans un litre d'eau, à prendre par quart de verrée, de manière à être administré dans l'espace de deux heures. Secouer chaque fois le vase, et cesser l'emploi du médicament si, pendant l'apyrexie le mal de tête augmente d'intensité, s'il survient des vertiges, des nausées, des crampes d'estomac ou des coliques. Le 7 juillet, neuf heures après qu'on a commencé à employer l'arsenic, cinq heures avant le moment présumé du prochain accès, Martin éprouve une violente céphalalgie; il sent par instant le sang lui monter brusquement à la tête, il a des étourdissements. L'administration de l'arsenic est suspendue, les phénomènes qui proviennent de son absorption n'ont pas de durée. Le jour se passe sans accès de fièvre.

Prescription. — Finir la solution dans la journée du lendemain.

Le 8 juillet, quelques douleurs de tête, point d'accès. Un quinzième de grain d'arsenic est pris chaque jour, pendant deux semaines. Martin reprend son appétit, ses forces et n'a à souffrir aucune nouvelle atteinte de fièvre.

OBSERV. II. — *Fièvre intermittente; troisième récidive malgré l'emploi du sulfate de quinine. Administration de l'arsenic. Guérison.* — Tabouret, manœuvre, âgé de 35 ans, a été battre le blé en Dombes; il en est revenu avec la fièvre tierce. Reçu à l'hôpital de Bourg, il a vu ses accès arrêtés par des potions et des pilules de quinine. Cette maladie vient de reparaître pour la troisième fois, quoiqu'il ait, après la disparition de la fièvre, continué pendant dix à douze jours, à prendre des préparations de quina.

Son corps est amaigri, la teinte de la peau est jaunâtre, la langue est blanche, piquetée de rouge sur ses bords, l'appétit est nul depuis quelques jours, les digestions sont pénibles, l'épigastre est très sensible, douloureux à la pression. Hypertrophie de la rate. Les accès ont lieu tous les trois jours; ils débutent vers les trois heures du soir; ils présentent les trois stades savoir : 1 stade, froid, tremblement pendant une heure et demie, mal de tête, soif, envie de vomir; 2me stade, chaleur; continuation de la céphalalgie et de la soif, douleur violente à l'épigastre, picotements dans les jambes; 3me stade, sueur, sommeil lourd.

Prescription. — A partir de la fin du dernier accès, chaque jour un huitième de grain d'acide arsénieux dissous dans six litres d'eau à boire par gorgées à tous moments.

Le troisième jour, celui où devait avoir lieu l'accès, le malade éprouve seulement un peu de pesanteur de tête. Point de fièvre.

Prescription. — De deux jours l'un, un dixième de grain d'acide arsénieux dissous dans une grande quantité d'eau, à prendre comme précédemment. Le traitement est continué pendant une semaine; Tabouret n'éprouve aucune récidive; la blancheur et les points rouges de la langue, la sensibilité de l'épigastre à la pression, la difficulté des digestions, disparaissent, l'appétit est meilleur que jamais.

Le sujet de la première observation était atteint d'une fièvre intermittente très intense. L'administration de 4 milligrammes d'arsenic a été suivie d'un succès tel que l'on n'aurait pu espérer mieux de la quinine, même donnée à haute dose. Un mal de tête, signe de l'absorption du médicament, d'une modification du système nerveux, a cessé presqu'aussitôt qu'on en a suspendu l'usage. Il a duré deux heures.

L'arsenic a produit chez le deuxième malade un effet aussi marqué, et, s'il est possible de le dire, plus satisfaisant encore. Tabouret prenait la fièvre pour la troisième fois, et cela malgré des doses continues et très élevées de quinine; le fébrifuge minéral a emporté toute récidive.

Ces deux malades présentaient les symptômes d'une irritation du tube digestif; combien de médecins n'auraient pas osé leur administrer la quinine! combien

---

Si le nom de M. Mermet ne se rattache à aucune découverte importante au progrès de la science, à aucune publication de longue haleine, il rappelle le type du médecin praticien tel que nous pouvons le concevoir dans une de ses formes heureuses et qu'il convient de proposer pour modèle.

Aussi M. Mermet se plaisait-il singulièrement dans l'exercice de son art dont il savait faire respecter la dignité. Plus il avança dans la vie, plus il ressentit pour la profession médicale et les devoirs sacrés qu'elle impose, un enthousiasme que l'âge ne put refroidir. Ce sentiment était sympathique et entretenait autour de sa personne le respect et l'affection de ses confrères.

Dans notre grande cité, où la médecine a toujours joué un rôle considérable, où les médecins ont toujours été mêlés aux grands événements et aux affaires publiques, M. Mermet ne devait pas rester étranger au mouvement de l'administration.

Par son patriotisme courageux et dévoué, par la fierté de son caractère également ennemi des pouvoirs despotiques et des funestes utopies de l'orgueil qui engendrent l'anarchie, par son respect pour la légalité forte, sauvegarde éternelle de toute société qui ne veut pas périr, ce bon citoyen n'était-il pas digne, en effet, des suffrages qui se dirigeaient spontanément vers lui ?

Il fut appelé à siéger dans les conseils du département et de la commune; et s'il ne figura pas dans l'administration des hôpitaux, dont les rangs s'ouvrirent pour le recevoir, c'est qu'il ne voulut pas énerver, en les disséminant outre mesure, ses moyens d'action : *Remplir exactement son devoir*, était une devise à son usage, il y resta fidèle.

Les questions administratives et financières furent abordées par M. Mermet avec cette résolution et cette indépendance qu'il portait en toutes choses. Si dans ces assemblées délibérantes quelqu'un sut se faire remarquer par l'amour des intérêts publics, ce fut certainement le docteur Mermet.

Dégagé d'ambition personnelle, identifié avec la pensée et les besoins de tous, toujours animé d'une vraie sollicitude pour la situation des travailleurs, qui, dans les innombrables ateliers des industries lyonnaises, réclament spécialement une large part de l'attention philantropique des magistrats, notre confrère sut se rendre comme administrateur des services réels, que ses connaissances générales, son expérience des misères humaines, son étude constante de la vie de nos classes ouvrières avaient dû faire pressentir. Ce fut ainsi qu'il justifia les marques de confiance dont il avait été l'objet.

Appuyé sur cette conscience ferme et tranquille qui fait la force

auraient perdu un temps précieux à employer les applications de sangsues et de cataplasmes émollients ! Sans doute c'est là une conduite sage, lorsque l'irritation de l'estomac ou des intestins est antérieure à la fièvre, lorsqu'elle est violente au point de faire craindre que les médicaments ne puissent être supportés, qu'ils soient rendus par les vomissements ou par les selles., mais hors de ces circonstances exceptionnelles, je regarde cette pratique comme très fâcheuse. L'irritation récente de l'estomac est amenée par l'intoxication paludéenne ; elle apparaît à la suite des accès fébriles : le meilleur calmant, le meilleur antiphlogistique est un médicament spécifique ; que l'intoxication soit annihilée, que la fièvre disparaisse, et l'estomac reprendra bientôt son état normal, *sublatâ causâ, tollitur effectus*. *Donner les antipériodiques avant tout,* comme dit Torti. Je n'ai jamais hésité à employer la quinine de prime abord, en ayant soin pourtant, lorsque les voies digestives paraissent enflammées, de l'associer à l'extrait thébaïque, de l'administrer avec de l'eau gazeuse. et, très rarement il m'est arrivé d'avoir à m'en repentir. J'agis de même avec l'arsenic. « Il est un fait important, dit M. Olivier (1), déjà signalé par Sénac, que les médecins doivent toujours avoir présent à l'esprit, c'est que le trouble des fonctions organiques et les douleurs qui se manifestent dans tel ou tel viscère de l'économie n'annoncent pas toujours une inflammation des parties qui en sont le siége. Souvent même tous les symptômes qui semblent appartenir à la phlegmasie la plus redoutable tombent, pour ainsi dire, tout-à-coup ; ils cèdent avec une promptitude merveilleuse à l'action des antipériodiques. »

(2) *De la Fièvre pernicieuse.* — Bourg, 1846.

---

et la joie de l'honnête homme, stoïque dans les rudes épreuves de la vie, modéré dans les succès, M. Mermet n'a jamais regardé qu'avec dédain les précautions méticuleuses, les avances calculées, les procédés subalternes au moyen desquels le vulgaire recherche une popularité qui lui échappe.

La popularité vraie et digne d'envie qui environnait notre doyen fut celle qu'on ne va pas mendier. Il la possédait parce qu'elle était venue se donner à lui et il pouvait en jouir paisiblement, car l'estime publique lui en avait assuré la durée.

Lorsqu'un homme a reçu de la Providence divine, qui dispense ses grâces comme il lui plaît, des facultés vivifiées par une volonté puissante, constamment tournée vers un but utile et honnête, lorsque la santé du corps et celle de l'âme ont permis à cet homme de marcher d'un pas toujours sûr dans une carrière longue et bienfaisante, cet élu de Dieu peut voir d'un œil tranquille les approches de la mort, qui vient lui apporter le repos et la récompense durable de ses labeurs.

Tel était le confrère dont j'ai cherché à fixer l'image, présente à notre mémoire, en esquissant ses traits les plus saillants. Nous pouvions lui appliquer ces paroles du poète :

Il vieillit dans la paix, et quand son Dieu l'ordonne
Tombe, comme un fruit mûr, dans un beau jour d'automne.

Ces considérations sont applicables au temps que l'on perdrait à vider les premières voies, lorsque la fièvre est accompagnée d'un état saburral, d'une supersécrétion bilieuse. Les complications étant sous la dépendance de la fièvre, cèdent également aux fébrifuges par excellence, quinine ou arsenic.

J'ai fait continuer l'usage de l'arsenic par les malades Tabouret et Martin, plusieurs jours après la cessation des accès. Il y a avantage, sans aucun inconvénient possible, à agir ainsi lorsqu'on tient à guérir non pas l'apparence mais le fond de la maladie, quand on veut faire disparaître les accidents qui suivent les accès, et prévenir toute récidive.

(*La fin au prochain numéro.*)

PHARMACOLOGIE.

Procédé pour l'essai des opiums, par A. Guilliermond, pharmacien à Lyon.

On ne doit pas prononcer sur la valeur d'un opium avant de s'être assuré de sa richesse en morphine. Les falsifications qu'on fait subir à ce produit sont nombreuses. De plus, on sait qu'il n'est pas rare de rencontrer des opiums qui naturellement ne contiennent que fort peu de morphine. Un opium peut bien avoir été recherché dans le commerce pour ses qualités extérieures et pour la quantité d'extrait qu'il fournit, mais le pharmacien ne doit pas l'acheter sans autre examen, il est de son devoir de ne l'admettre dans son officine, qu'après en avoir fait lui-même un *essai.*

Les procédés qui ont été conseillés jusqu'à ce jour, sont assez compliqués, et ne peuvent satisfaire que les personnes qui sont habituées à l'extraction des alcaloïdes. Celui que nous suivons depuis fort longtemps nous paraît si simple et si commode que nous n'hésitons pas à le recommander.

Voici en quoi il consiste :

On prend, par exemple, 15 grammes de l'opium que l'on veut examiner ; après l'avoir coupé sur différents points, on le délaie dans un mortier avec 60 grammes d'alcool à 71°, et on le reçoit sur un linge pour en séparer la teinture ; on exprime le marc, on le reprend avec quarante grammes de nouvel alcool au même degré, et on réunit les teintures dans un flacon à large ouverture, dans lequel on a eu soin de peser 4 grammes d'ammoniaque : douze heures après le résultat est obtenu, la morphine s'est éliminée d'elle-même, accompagnée d'une quantité plus ou moins grande de *narcotine*, la morphine tapissant les parois intérieures du récipient de cristaux colorés, assez gros, et d'un toucher graveleux ; la narcotine se trouvant cristallisée en petites aiguilles nacrées, blanches et fort légères. On réunit les cristaux sur un linge, et on les lave avec de l'eau, à plusieurs reprises, pour les débarrasser du méconate d'ammoniaque dont ils peuvent être souillés. On reprend ces cristaux pour les plonger dans une petite cantine pleine d'eau. La narcotine, qui est très légère, reste suspendue dans ce véhicule, et on peut par décantation la séparer suffisamment de la morphine qui, restant au fond, peut être recueillie et pesée presque aussitôt.

Pour qu'un opium soit de bonne qualité, il faut qu'il rende au moins 1 gramme 25 à 1 gramme 50 de morphine cristallisée, pour 15 grammes d'opium. Nous en avons trouvé qui nous rendaient jusqu'à 1, 75.

La morphine que nous employons par ce moyen est presque pure du premier coup, et nous ne pensons pas que par les procédés ordinaires d'extraction, on en ait obtenu davantage.

Nous nous bornons ici à l'exposition du procédé sans détails théoriques, nous adressant surtout à des confrères, et désirant qu'il puisse leur être de quelque utilité.

SOCIÉTÉ NATIONALE DE MÉDECINE DE LYON.

Rapport fait au nom de la commission permanente de vaccine, composée de MM. De Polinière, *président,* Viricel, Candy, Janson, Levrat aîné, Rougier *et* Roy, *rapporteur.*

Les vaccinations se sont élevées, en 1848, au chiffre de 7673, reparti ainsi qu'il suit :

Lyon	3557	
Arrondissement de Lyon . .	1515	
— de Villefranche.	1802	7673
En dehors de la Commission.	799	

Ce chiffre moins élevé que celui de l'année dernière l'est beaucoup plus que celui obtenu en 1846; car à cette époque nous ne comptions que 7375 vaccinations. Il est utile d'expliquer le résultat de cette année pour éloigner de nos confrères les médecins-vaccinateurs, le reproche de refroidissement dans leur zèle, quand au contraire, tout devait les porter à éloigner des classes pauvres un fléau aussi redoutable que la variole.

Depuis notre dernier rapport, de grandes choses se sont accomplies en France, une révolution profonde s'est opérée, et cette révolution a fait sentir son influence sur toutes les classes de la société et sur tous les services publics.

Laissant de côté tout ce qui n'a pas un rapport direct avec notre but, nous ne vous parlerons que de ce qui a trait à la vaccine. Plusieurs de nos confrères du département n'ont pas reçu leurs circulaires et leurs imprimés, et ont pu penser un moment que la commission de vaccine avait cessé de fonctionner; c'est ce qui nous a été attesté entre autres par un de nos confrères les plus zélés, M. le docteur Clément, de Beaujeu, qui n'a su qu'il continuait à être médecin-vaccinateur de son canton que quand une dernière circulaire est venue lui demander ses états sous un bref délai. Il n'eut pas le temps de faire les recherches de toutes les vaccinations qu'il avait opérées, sans s'y croire autorisé administrativement, et, toutes ces vaccinations sont perdues pour la commission. Ce qui a eu lieu pour M. le docteur Clément, de Beaujeu, s'est bien certainement reproduit pour plusieurs de nos confrères qui jusqu'à présent nous envoyaient des états de vaccinations, et qui cette année ne nous en ont point fourni. Cette raison que tout le monde admettra très facilement nous rend compte des douze cents vaccinations que les deux arrondissements du département ont fournies de moins cette année.

Une autre question a paru devoir être signalée à la commission par plusieurs médecins des grands centres de population. C'est la préoccupation que les affaires politiques ont amenée dans tous les esprits, préoccupation qui dans les familles a été poussée assez loin pour leur faire oublier les soins hygiénique les plus simples, et faire renvoyer à d'autres temps la vaccination de leurs enfants; ajoutez à cela que les vaccinations gratuites se pratiquent habituellement le dimanche, et que ce jour de repos pour les travaux ordinaires de la vie, était en général employé aux nombreuses élections que nous avons eu à faire. Cette incurie des parents attribuée aux préoccupations politiques nous a été signalée par MM. Joly, de la Croix-Rousse, Chanel, de Tarare et Chapot, de Lyon. Il est à noter cependant que le nombre des vaccinations pratiquées à Lyon, cette année, a dépassé celui de l'année dernière de plus de deux cents.

Si nous avons à remercier un grand nombre de médecins du concours qu'ils nous ont donné dans l'œuvre de la propagation de la vaccine, la commission croit aussi devoir signaler ceux de nos confrères qui, après avoir accepté le titre de médecin-vaccinateur, n'en remplissent pas les fonctions, ou du moins, ne nous font pas parvenir leurs états.

Déjà, au commencement de cette année, la commission avait cru devoir engager plusieurs de ces confrères à donner leur démission. Quelques uns ont compris tout ce qu'il y avait de beau et d'honorable à remplir gratuitement près des pauvres des fonctions qui sont toujours très pénibles et souvent onéreuses, et nous ont envoyé, cette année, leurs états; nous les en remercions publiquement et nous les engageons à nous continuer leur coopération.

Mais il en est qui sont toujours restés sourds à notre voix, la commission demandera à M. le Préfet leur démission et pourvoira à leur remplacement, à moins toutefois qu'une lettre de leur part ne vienne nous donner les motifs de leur silence jusqu'à ce jour.

Il est encore un certain nombre de médecins qui, cette année, ne nous ont rien envoyé : cela peut tenir à une foule de circonstances qui sont indépendantes de leur volonté; ainsi M. le docteur Garnier, de Neuville, atteint d'une maladie grave, pour laquelle il a été forcé de s'éloigner de chez lui et d'aller passer l'hiver à Nice, est dans ce dernier cas. Nous avons appris aujourd'hui que cet honorable confrère a succombé. La commission, dans une de ses prochaines séances, s'occupera de son remplacement.

Avant d'aborder la question scientifique et de vous faire connaître les observations que nous avons rencontrées sur les états qui nous sont parvenus, je dois vous parler des changements survenus dans le personnel. Nous avons eu à regretter la mort du docteur Desbordes, ancien chirurgien-major de régiment, sous l'Empire, et nous l'avons remplacé par M. le docteur Munaret, déjà connu de nous tous.

M. le docteur Payot, de St-Symphorien a été adjoint à M. le docteur Billotet, comme médecin-vaccinateur du canton où il demeure; enfin, MM. les docteurs Teisser et Tavernier, médecins à Lyon, ayant été admis comme membres titulaires de la Société nationale de médecine, se sont conformés aux usages de la compagnie et ont donné leur démission de médecins-vaccinateurs. La commission a proposé leurs remplaçants à M. le Préfet qui, par un arrêté du 10 courant, a confirmé notre choix et a nommé MM. les docteurs Dauvergne et Jacquettant pour remplir leurs fonctions dans le premier et dans le sixième canton de la ville.

La commission a perdu au commencement de l'année dernière, son honorable président, M. le docteur Mermet; je laisse à une voix plus éloquente le soin de témoigner les regrets que nous a causés cette perte. Mais si quelque chose peut adoucir notre douleur, c'est le choix que la Société nationale de médecine a fait en nommant pour son successeur, M. le docteur Rougier, qui avait déjà tant fait pour la commission de vaccine lorsqu'il était notre secrétaire général, et enfin la présidence de la commission donnée à M. le docteur de Polinière qui signale partout son passage par un zèle soutenu et éclairé, et de nombreuses améliorations.

La Commission ainsi constituée, s'est immédiatement mise à reprendre ses séances, que pendant quelque temps elle n'a pu tenir à l'hôtel de la Préfecture, dont tous les appartements étaient occupés par les membres de la commission instituée près du Commissaire de la République.

La Commission n'a cessé de rencontrer chez les premiers magistrats du département, qui se sont succédé pendant le cours de cette année, l'appui et le concours bienveillant qu'elle était en droit d'en attendre, et le magistrat qui vient de quitter notre ville nous en a donné une preuve éclatante, en faisant élever de 500 francs l'allocation que le Conseil général du département nous avait accordée l'année précédente. Nous prions M. Ambert de recevoir nos remercîments pour cette marque de bienveillance, et nous espérons que bientôt sous l'administration éclairée de son successeur, M. Tourangin, qui a promis son appui à votre Commission, et grâces à ses instances près du Conseil général, le département du Rhône consacrera à cette œuvre qui est toute dans l'intérêt des masses ouvrières, la somme qu'un département voisin s'est imposée depuis longtemps.

Cette année, la variole s'est montrée épidémiquement, surtout dans le canton de Tarare. Ainsi M. le docteur Chanel a observé la variole dans les communes de Tarare et de Joux, où elle fit de nombreux ravages, surtout chez les adultes non vaccinés. M. Fontenelle, du même canton, nous signale 46 cas de variole dans la commune de Dareizé. La maladie fut mortelle chez onze personnes non vaccinées. M. Radlinsky, de Charnay, a signalé 23 cas de variole sans désigner le nom de la commune où il a fait ses observations; à ce propos, nous rappellerons à MM. les vaccinateurs qu'ils doivent informer la Commission de vaccine de toutes les épidémies de variole qui peuvent se rencontrer dans leurs cantons. Enfin M. le docteur Guichanet, de Vaise, nous a donné un aperçu sur une épidémie qui a régné dans cette commune et qui y a fait treize victimes. Dans son travail, M. le docteur Guichanet dit que cette épidémie s'est montrée moins meurtrière au début et à son déclin, que dans le milieu. Le contraire a ordinairement lieu dans toutes les épidémies qui ont fait leurs plus grands ravages dans la première période, et qui se sont graduellement affaiblies jusqu'au moment où elles ne rencontraient plus d'individus impressionnables à leur action épidémique. En relevant tous les cas de variole signalés à la Commission, nous arrivons au chiffre de 191, sur lesquels 77 décès; et ce chiffre est encore bien au-dessous de la vérité, qui ne pourra être connue que lorsqu'on exigera dans toutes les communes du département, comme on le fait à Lyon et dans les communes suburbaines, un certificat de décès délivré par le médecin qui aura soigné le malade. Nous ne saurions trop appeler l'attention de l'autorité compétente sur une mesure aussi sage, aussi humaine, ainsi que nous l'avons surabondamment prouvé dans notre dernier rapport.

Dans toutes ces épidémies, la variole a attaqué quelques personnes antérieurement vaccinées, mais dans tous les cas elle fut modifiée et ne donna lieu à aucun décès.

M. le docteur Gonnet, du Bois-d'Oingt, nous signale un fait remarquable dans ce genre. Un homme âgé de 37 ans, non vacciné, prit une variole confluente à laquelle il ne tarda pas à succomber; huit à dix personnes *vaccinées* vont le voir pendant sa maladie, toutes prennent la varioloïde, qui se termina en neuf jours sans aucun accident.

Ces exemples de varioloïde que nous retrouvons chaque année dans les états envoyés à la Commission, loin de détourner les familles de la vaccine, devraient au contraire les y engager bien vivement, puisque la varioloïde n'est jamais mortelle, tandis que le contraire a lieu pour la variole, surtout quand elle se déclare chez les adultes

Cependant M. le docteur Guyénot a perdu, dans le cours de cette année, sa sœur qui a succombé à une petite vérole, quoiqu'elle eût été vaccinée dans son enfance; à cette occasion, il revaccina toute sa famille, et eut le bonheur de voir le vaccin réussir chez sa fille aînée. C'est le seul exemple de revaccination suivie de succès, qui nous ait été soumis cette année.

Les observations de nos confrères sont très peu nombreuses. Nous retrouvons encore, cette année, des cas de variole et de vaccine marchant simultanément, sans exercer l'une sur l'autre d'action sensible.

M. le docteur Munaret parle de *vaccinæ sine vaccinis*. Il est à regretter que notre confrère se soit borné à cette simple énonciation d'un fait qui serait fort intéressant et n'ait pas appuyé son dire par quelques observations détaillées; il est à regretter surtout que notre confrère n'ait pas vérifié si, dans ce cas comme dans les cas de *rubeolæ sine rubeolis*, la fièvre et tous les accidents concomitans, ne rendent pas les personnes insensibles à une seconde action du virus.

M. le docteur Ygonin a rapporté quelques cas de rougeole survenus pendant la période d'incubation de la vaccine. Nous tirerons de ces faits d'autres conclusions que celle que notre confrère a cru en devoir déduire, et nous dirons que cela prouve que la vaccine et la rougeole peuvent exister simultanément chez le même individu, sans se nuire, comme nous l'avons vu pour la variole et la vaccine.

M. le docteur Baudrillonet a eu occasion de voir chez plusieurs enfants nouvellement vaccinés, se développer un érythème qu'il désigne sous le nom de fugace, et qu'il attribue surtout à la malpropreté; cette maladie n'a en rien troublé la marche du vaccin.

La vaccine n'a eu aucune influence, ainsi qu'il l'a observé, sur un prurigo formicans et sur une affection qu'il désigne sous le nom de croûtes laiteuses. Le vaccin fourni par l'enfant atteint du prurigo a réussi chez tous ceux qui le reçurent, et ne donna, chez aucun, lieu à une affection cutanée semblable à celle de l'enfant qui avait fourni le virus. Notre confrère n'a pas osé se servir du vaccin du second enfant atteint de croûtes laiteuses, redoutant la contagion de cette maladie. La Commission pense que dans ce cas, comme dans le premier, comme dans tous ceux que nous avons signalés dans nos précédents rapports, la contagion n'aurait pas eu lieu. Elle regarde le virus-vaccin comme un virus spécial, *virus suî generis* qui ne peut produire aucune affection étrangère. Cependant elle approuve grandement la prudence de notre confrère, et conseillera toujours de ne se servir autant que possible que de vaccin provenant d'enfants reconnus sains.

Tels sont les faits qui ont été soumis à l'appréciation de la Commission.

La SOCIÉTÉ NATIONALE DE MÉDECINE, conformément aux conclusions de ce rapport, et, après l'approbation de M. le Préfet du Rhône, décerne, pour le zèle qu'ils ont mis à propager la vaccine et le grand nombre de vaccinations qu'ils ont pratiquées pendant l'année 1848.

1° UNE MÉDAILLE D'ARGENT

A MM. FLÉCHET, à Lamure.
DUCHESNE, à Givors.
MONIN, à Mornant.
GONNET, au Bois-d'Oingt.
COTHENET, à Julliénas.

2° A TITRE DE RÉCOMPENSES OU INDEMNITÉS

A MM.	
FLÉCHET, à Lamure,	270 fr.
COLRAT, à Lyon,	250
DUCHESNE, à Givors,	200
MONIN, à Mornant,	198
GONNET, au Bois-d'Oingt,	137
COTHENET, à Julliénas,	125
CHAPOT, à Lyon,	104
CHANEL, à Tarare,	96
ARMAND, à Denicé,	84
CLÉMENT, à Beaujeu,	80
CASSETI, à Grézieu-la-Varenne,	72
FONTENELLE, à Pontcharra,	68
MEYNET, à la Guillotière,	67
BAUDRILLONET, à St-Georges,	64
GUICHANET, à Vaise,	63
MUNARET, à Brignais,	61
GASSE, à St-Genis-Laval,	60
GUYÉNOT, à Lyon,	59
CHARRIN, à Condrieu,	58
FERREZ, à Oullins,	56
CLÉMENÇON, à la Guillotière,	54
BONNARIC, à Lyon,	49
JOLY, à la Croix-Rousse,	48
YGONIN, à Lyon,	46
RADLINSKI, à Charnay,	42
CLERC, à Lyon,	34
MALIBRAN, à St-Rambert,	33
ROUX, à Fontaines,	31

REVUE THÉRAPEUTIQUE.

Des anesthésiques au point de vue obstétrical. — De tout temps les chirurgiens avaient cherché les moyens de soustraire les malades à la douleur pendant les opérations. Mais jusqu'à ces dernières années personne n'avait songé à la possibilité de supprimer les douleurs de l'accouchement, douleurs qu'on croyait inévitablement liées aux contractions utérines elles-mêmes. La découverte des vertus anesthésiques de l'éther , et surtout du chloroforme, n'a pas manqué d'appeler l'attention des accoucheurs. De nombreuses expériences ont établi que l'insensibilité produite par ces agents n'arrêtait pas les contractions utérines, mais tendait seulement à les diminuer au début du travail. M. Simpson surtout a fait très souvent l'application du chloroforme à toutes les périodes de l'accouchement. Beaucoup d'accoucheurs anglais l'ont imité. Des observations qu'ils ont publiées en grand nombre, on est en droit de tirer les conclusions suivantes :

1° L'introduction des anesthésiques dans la pratique des accouchements a réalisé un progrès immense et inespéré ;

2° Les anesthésiques peuvent être appliqués *sans danger* à toutes les périodes de l'accouchement, simple ou laborieux, mais il convient d'en réserver l'emploi pour les derniers temps du travail, et surtout pour les accouchements laborieux et les opérations qu'ils réclament.

(*Bulletin de thérapeutique.* — 15 janvier 1849.)

— *Eclampsie après l'accouchement, guérie par les inhalations de chloroforme.* — M. Gros, médecin à Ste-Marie-aux-Mines, a communiqué à M. le professeur Forget, de Strasbourg, l'observation dont nous présentons le résumé : — Une femme de 25 ans, grande, forte, de tempérament lymphatique-sanguin, est accouchée pour la seconde fois, le 14 novembre 1848, de deux jumelles bien portantes. Le travail et les suites pendant la première journée n'ont rien présenté d'anormal. Seulement la femme a reçu beaucoup de visites, a causé et ri beaucoup. Tout à-coup, le soir, à sept heures, se déclare une attaque d'éclampsie bien caractérisée, très violente, et qui dure quatre minutes. Un médecin pratique une forte saignée, et prescrit des prises de calomel et et d'opium. A 9 heures nouvelles attaques de cinq minutes : nouvelle saignée. A 10 heures et demie, attaque très intense de même durée ; dans l'intervalle des attaques, agitation sans connaissance, respiration stertoreuse. A 11 heures le docteur Gros est appelé. Le corps de la malade est froid, la face pâle, les yeux à demi-ouverts, tirés en haut, la langue mordue, tuméfiée, la respiration râlante : troisième saignée de 600 grammes, potion stibiée. A minuit attaque nouvelle très violente, à une heure il en survient une autre : immédiatement on place 6 grammes de chloroforme sous le nez de la malade ; 30 secondes après relâchement subit des membres, ronflement régulier, repos évident qui dure 10 minutes ; retour de l'agitation. Nouvelle inhalation du chloroforme pendant 40 secondes : aussitôt le calme reparaît ; l'anesthésie dure 15 minutes, puis la malade se réveille, se reconnaît, parle, demande à uriner, et s'endort paisiblement pendant une heure ; le désordre des sens disparaît peu à peu, le calme revient, les lochies, un moment supprimées, coulent le jour suivant ; aucun accident nouveau ne se manifeste, et le neuvième jour la malade pouvait se lever...

Ce fait est peut-être le premier cas d'éclampsie traité par le chloroforme ; il est digne d'intérêt , et peut engager nos confrères à essayer ce moyen dans des circonstances semblables.

(*Bulletin de thérapeutique.* 15 janvier 1849.)

— *De l'emploi de l'iodure de potassium dans certains cas de paraplégie.* — Existe-t-il des cas de paralysie plus ou moins complète, sans qu'il y corresponde dans un point déterminé du système nerveux une de ces lésions matérielles, appréciables, auxquelles on a l'habitude d'attribuer ce phénomène ? Les recherches des médecins modernes et les exemples de paralysie momentanée qu'offrent les phases si variées de l'hystérie, ne nous permettent guère d'en douter. Tel est le cas de paraplégie que nous allons citer et qui a cédé si heureusement à l'action de l'iodure de potassium.

Le nommé Thaot, âgé de 10 ans, né de parents sains qui ont toujours habité la campagne, où ils jouissent d'une honnête aisance, n'a jamais fait de maladie sérieuse. Lorsqu'il est soumis pour la première fois à notre observation cet enfant est atteint d'une paraplégie. Il n'a fait aucune chute, n'a point éprouvé d'accident, ne présente aucun signe de diathèse tuberculeuse ; son embonpoint, la fermeté de ses chairs éloignent toute idée d'habitudes vicieuses. La paralysie, complète sous le rapport de la motilité, n'atteint ni la sensibilité de la peau, ni le ressort des intestins et de la vessie. Bien qu'après un examen attentif, aucun indice ne put faire soupçonner l'existence d'une lésion matérielle de la moelle épinière, des exutoires furent appliqués le long du rachis ; mais ils échouèrent complètement. Alors on tenta l'emploi empirique de l'iodure de potassium à la dose progressive de 30 à 60 centigrammes en solution aqueuse, selon la formule de M. Magendie. Sous l'influence de ce moyen la motilité reparut peu à peu ; et après dix jours l'enfant recouvra tout-à-fait l'usage de ses membres. Depuis cette époque la guérison s'est soutenue.

Comment a agi l'iodure de potassium ? A quelle modification organique l'action thérapeutique de cet agent s'est-elle si bien appropriée ? Nous laissons ces questions sans réponse ; mais le fait n'en est pas moins digne d'être cité.

(*Bulletin de thérapeutique.* — 15 janvier 1849.)

Appréciation de la valeur thérapeutique de l'huile de cade dans les diverses maladies de la peau, par M. Devergie. — Lorsque la thérapeutique s'enrichit d'un médicament nouveau, il est rare que les propriétés et l'usage du moyen préconisé ne soient dès l'abord un peu exagérés, c'est ce qui est arrivé pour l'huile de cade. Suivant quelques praticiens, elle devait guérir en très peu de temps toute espèce de maladie cutanée. M. Devergie, médecin de l'hôpital St-Louis, par de nombreuses expériences continuées pendant deux ans, a réduit ces espérances à leur juste valeur. Voici les résultats auxquels il est arrivé.

L'huile de cade, obtenue dans le midi de la France, de la distillation à vases clos du genévrier, est une espèce d'huile empyreumatique ou de goudron ; elle a une action locale peu irritante ; elle ne cause généralement qu'un léger picotement dans la partie malade avec un peu d'accroissement de chaleur. Ces effets, fort supportables, cessent dans l'espace d'une heure à une heure et demie ; il ne survient jamais de gonflement, la sécrétion est notablement diminuée dans les vingt-quatre heures et la démangeaison est calmée.

Cette huile doit être employée à l'état de pureté, comme M. Serres-d'Alais l'a préconisée ; il faut l'appliquer en couches très légères ou seulement tous les deux, trois, quatre ou cinq jours, suivant les cas. Plus souvent, et en couches épaisses, elle irrite les parties malades. Comme elle supprime rapidement la sécrétion par son action essentiellement résolutive , il est des cas où il serait dangereux de produire cet effet dans toute sa force.

L'huile de cade paraît surtout d'une efficacité spéciale contre l'eczéma, soit simple, soit impétiginodes ; mais on doit s'en abstenir dans la période aiguë pour l'appliquer dans la période décroissante. On ne doit l'employer d'abord que tous les cinq jours, puis tous les quatre et ainsi de suite, à mesure que la sécrétion diminue. Dans l'eczéma chronique on peut d'emblée en user tous les deux jours, et en couches plus épaisses ; il faut surtout éviter les répercussions en ne touchant qu'une partie à la fois des surfaces malades si elles sont très étendues.

Lorsque l'eczéma est lié à l'existence d'une affection chronique d'un des principaux organes de l'économie, il est prudent de s'en abstenir complètement.

L'huile de cade guérit quelquefois l'eczéma chronique de la tête, ce qui a fait croire à son efficacité contre la teigne avec laquelle on a confondu cette maladie ; mais la teigne véritable ne cède point à ce moyen.

Toutes les affections papuleuses résistent presque toujours à l'huile de cade. On peut en dire autant des formes herpétiques des maladies cutanées. Dans ces différents cas elle n'est guère utile que chez des sujets d'une constitution essentiellement lymphatique.

Les maladies pustuleuses, ecthyma, acné, sycosis ne sont pas avantageusement modifiées par cet agent.

L'huile de cade, associée à l'axonge dans les proportions d'un quinzième ou d'un vingtième, réussit quelquefois dans le traitement des maladies squammeuses, notamment du psoriasis et de la lèpre vulgaire ; mais elle est moins efficace que le goudron, sur lequel elle a une supériorité incontestable dans les maladies sécrétantes.

L'huile de cade est peu active contre les affections bulleuses, le pemphygus, le rupia, sauf peut-être le rupia chronique avec tempérament lymphatique. Au contraire elle modifie heureusement certaines maladies tuberculeuses comme le lupus.

En résumé, cette huile est excellente dans l'eczéma simple ou impétigineux ; on peut l'employer contre les affections squammeuses et le lupus. Au-delà il n'y a qu'incertitude et déception.

D'ailleurs il faut se défier des huiles qu'on vend dans le commerce sous le nom d'huile de cade. Les meilleures maisons de Paris la remplacent par du goudron qui est loin d'avoir toutes ses propriétés.

(*Bulletin de thérapeutique.* — 15 *février* 1849.)

Du traitement de la dyssenterie, par M. LE PROFESSEUR FORGET. — De notre temps beaucoup de médecins montrent une singulière tendance à reconnaître, dans chaque épidémie ou constitution médicale, des indications si spéciales que le traitement éprouvé par l'expérience des siècles contre la maladie régnante, semble devoir être dédaigneusement relégué parmi les inutilités.

Chacun court après une méthode spécifique, l'un vante sans réserve le remède que tel autre repousse comme dangereux. Quelle confiance accorder à ces prétendues constitutions dont le caractère varie suivant chaque hôpital ou chaque praticien ?

Ainsi, lors de la dernière épidémie de dyssenterie qui a régné à Strasbourg, M. Forget a entendu dire que dans cette maladie, l'opium, loin d'être utile, était un véritable poison. Sydenham, s'écrie-t-il ; que dirait votre grande ombre ?.....

Après avoir blâmé cette manie de méthode individuelle qui tend à éterniser la lutte dans le monde médical, M. Forget cherche à ramener la pratique dans la voie de la tradition et de l'expérience en énumérant les différents moyens qu'il a opposés à la dyssenterie épidémique.

1º ÉVACUATIONS SANGUINES. — L'indication de la saignée est généralement admise ; quelques praticiens en usent largement. Sans la rejeter, l'auteur la réserve pour les sujets jeunes et sanguins :

il préfère les saignées locales, sangsues et ventouses, sur le ventre plutôt qu'à l'anus où le contact des matières irritantes peut enflammer les piqures.

2º ÉMOLLIENS. — Ce sont les adjuvans obligés des émissions sanguines ; ils sont utiles en boissons, cataplasmes, bains, surtout en lavements quand ceux-ci peuvent être retenus. On peut comprendre parmi les émollients, certains prétendus spécifiques, comme la solution de blanc d'œufs battus, et l'émulsion cirée tant renommée en Alsace et dont voici la formule :

Cire blanche.	5 gr. 00
Gomme arabique. . . .	10 00

Broyez dans un mortier chauffé, et ajoutez :

Eau commune chaude . . .	120 gr. 00
Sirop de gomme. . . .	15 gr. 00

3º NARCOTIQUES. — L'opium convient admirablement pour combattre le symptôme de douleur et de spasme qui accompagne l'inflammation de l'intestin dans la dyssenterie. M. Forget emploie surtout l'extrait et le sirop d'opium en boisson ou en lavements : il réserve le laudanum pour les applications extérieures. Sur 21 malades traités à la clinique de Strasbourg par les antiphlogistiques et les sédatifs, 16 ont été guéris.

4º ASTRINGENS. — Ces moyens méritent peu de confiance et échouent le plus souvent quand ceux qui précèdent n'ont pas réussi.

Le nitrate d'argent donné en lavement comme astringent a donné peu de résultats satisfaisans.

5º RÉVULSIFS EXTÉRIEURS. — Ils ne conviennent guère que lorsque la maladie passe à l'état chronique : toutefois ce sont des auxiliaires qu'on peut se ménager.

6º ÉVACUANS GASTRO-INTESTINAUX. — Cette médication est fort diversement appréciée. Quelques praticiens préconisent les vomitifs et surtout l'ipécacuanha tandis que d'autres le rejettent absolument.

Les purgatifs ont plus de partisans. Sydenham a donné l'exemple. Les purgatifs ont paru à l'auteur quelquefois utiles au début de la maladie, quand l'inflammation n'est pas encore très forte. Généralement il en use très modérément.

7º ALTÉRANS, SPÉCIFIQUES. — L'ipécacuanha et le calomel isolés ou réunis, à dose altérante, ont été vantés comme spécifiques, principalement dans les pays chauds. M. Forget qui a observé la dyssenterie au Brésil, aux Antilles, en Espagne comme en France, accorde très peu de confiance à ces agents pour les avoir vus échouer le plus souvent. Il a éprouvé sur lui-même à Cadix la supériorité des émissions sanguines unies à l'opium.

8º HYGIÈNE. — Les soins hygiéniques sont le complément nécessaire de tout traitement ; parfois ils suffisent seuls. On a vanté sans raison contre la dyssenterie chronique les voyages sur mer, pendant lesquels il est difficile de rencontrer la plupart des conditions indispensables à la santé.

Ces préceptes sont sans doute très vulgaires, dit M. Forget ; mais il n'était pas inutile de les rappeler alors qu'on est si disposé à oublier les préceptes les plus simples de l'expérience médicale.

(*Bulletin de thérapeutique.* — 30 *janvier* 1849.)

CORRESPONDANCE.

Monsieur le rédacteur,

Il y a une usine dans la vallée de Rochecardon où l'on prépare divers produits pour la teinture, et principalement de l'orseille. Cette substance, comme on le sait, renferme beaucoup d'ammoniaque. J'ai été à même de vérifier dans cet établissement un phénomène assez curieux qui m'a été signalé par le propriétaire.

Les poules qui forment la basse-cour du moulin avalent souvent des fragments d'orseille épars çà et là. Lorsque ces gallinacés en prennent pendant quelques jours, ils pondent des œufs privés de leur enveloppe calcaire, et si on n'a pas la précaution de les soustraire bientôt à cette influence, leur crête se flétrit, la soif s'allume, ils maigrissent rapidement, cessent de pondre et finissent par périr dans le marasme le plus complet. L'ammoniaque contenue dans cette préparation est-elle cause du phénomène? Empêche-t-elle la formation du carbonate calcique! Je ne puis trouver d'autre explication à ce fait, qui peut être rapproché du suivant. On sait que dans toutes les basse-cours il y a quelques poules qui, surtout à l'époque de l'année ou leur nourriture est très abondante, font des œufs sans enveloppe solide. Ce n'est probablement pas dû à l'influence des sels ammoniacaux qu'elles peuvent trouver dans les fumiers, où elles cherchent leur nourriture. Car loin de maigrir et de s'étioler comme les premières, elles ont une exubérance de vie, un luxe de santé. Cet état est le premier pas vers la stérilité, et si leur alimentation continue à être aussi bonne, elles ne tardent pas à devenir tout-à-fait stériles; alors les fermiers les portent au marché parce qu'elles sont excessivement grasses mais improductives. Les gallinacés deviennent donc stériles par surcroît de nutrition et de bien-être.

Rapprochons ces faits de ceux de la vache et de la jument grasses, et surtout des carpes des étangs de la Sologne, qui devenues magnifiques, ne produisent plus d'œufs, et nous serons forcés de conclure que le bien-être poussé jusqu'à certaines limites diminue notablement la fécondité et même dans quelques cas conduit à la stérilité absolue. J'aurais encore à vous parler des végétaux où la même loi est écrite en gros caractères; mais je crains d'abuser de l'analogie.

Agréez, etc.

Vaise, le 22 février 1849.   GREPPO, D.-M.

FAITS DIVERS.

Épidémies. — Depuis notre dernier numéro, le *choléra* a fait de rapides progrès. Après avoir fait des ravages dans quelques communes de la Seine-Inférieure, il a fait irruption auchef-lieu de ce département. Un certain nombre de cas se sont aussi manifestés au dépôt de mendicité de St-Denis (Seine), et ont été constatés par MM. Magendie, Mélier, Aubert-Riche, membres du comité supérieur d'hygiène. Plusieurs décès ont eu lieu, et des autopsies ont été pratiquées. Des cas semblables ont été observés dans la ville de St-Denis et dans ses environs. D'après les dernières nouvelles, il y aurait eu 22 cas dont 11 morts. La maladie s'est déclarée à St-Denis immédiatement après l'arrivée d'un détachement nombreux du 25e de ligne, venant du département du Rhône.

— *Epidémie de mutilations volontaires.* — Au mois de février 1844, 350 hommes du 3e bataillon du 1er régiment de la légion étrangère étaient campés à Sidi Bel-Abbès, dans la province d'Oran. Un soldat s'étant mutilé en se tirant volontairement un coup de fusil dans le poignet, 13 autres se mutilèrent de la même manière, dans l'espace de vingt jours. Aucun de ces militaires ne voulut avouer que cette mutilation fut volontaire; tous affirmaient que c'était un pur accident arrivé pendant qu'ils nettoyaient leurs armes et tenaient imprudemment la main appliquée sur l'extrémité du canon. Il ne fut possible, dans aucun cas, de découvrir un motif plausible qui pût expliquer des faits si étranges. Le commandant Mauselm, justement effrayé de cette épidémie, et craignant de lui voir prendre plus d'extension, leva le camp, et pour changer les habitudes de ses soldats et opérer une diversion, il les conduisit au camp d'Aintiffritt, occupé par le 10e bataillon des chasseurs de Vincennes, commandé par M. Boëte. Quel ne fut pas l'étonnement du commandant Mauselm en apprenant de M. Boëte que 8 de ses soldats s'étaient ainsi mutilés depuis peu de jours. Ce fait digne de figurer parmi les exemples déjà nombreux qui démontrent combien est puissante sur l'esprit l'influence de l'imitation, a été communiqué à l'un des rédacteurs des *Annales médico-psychologiques*, par le colonel Mauselm et par le docteur Caumont.

Le Rédacteur en chef

Lyon Imprimerie de RODANET et C., rue de l'Archevêché, 3.

PREMIERE ANNÉE. N° 6 31 MARS 1849.

GAZETTE MÉDICALE
DE LYON,

Publiée par M. **BARRIER**, Chirurgien en chef désigné de l'Hôtel-Dieu de Lyon.

La GAZETTE MÉDICALE DE LYON paraît deux fois par mois. — On s'abonne, à Lyon : chez Ch. SAVY, place Louis-le-Grand, 14; chez Mme PHILIPPE, rue St-Dominique, 7; — à Paris, chez V. MASSON; — à Montpellier, chez SÉVALLE; — à Strasbourg, chez DÉRIVAUX; — L'abonnement est de 12 fr. par an pour Lyon, 18 fr. pour le reste de la France. — Les réclamations, lettres, travaux, doivent être affranchis et adressés à M. BARRIER, rue d'Oran, 2. — Pour les annonces, s'adresser à l'imprimerie du journal.

SOMMAIRE. — HYGIÈNE PUBLIQUE. POLICE MÉDICALE : Lettre sur les travaux du jury médical du département du Rhône. — THÉRAPEUTIQUE MÉDICALE : De l'efficacité de l'arsenic contre les affections paludéennes et de l'influence du mode d'administration. — REVUE THÉRAPEUTIQUE. — NOUVELLE. — FEUILLETON : Les lettres de Guy-Patin.

HYGIÈNE PUBLIQUE. — POLICE MÉDICALE.
Lettre sur les travaux du jury médical du département du Rhône.

À Monsieur le Directeur de la GAZETTE MÉDICALE DE LYON.

Mon cher confrère,

Nous sommes loin de ce temps où, sous l'influence des événements de février 1848, les mots de *réforme*, de *progrès*, se trouvaient sur tous les écrits, étaient l'expression de tous les désirs : le champ des espérances, des illusions même, était ouvert, les changements radicaux opérés dans la forme politique, semblaient devoir entraîner immédiatement certaines améliorations jusqu'alors attendues en vain.

La presse médicale, fidèle à sa mission, se mêlant au mouvement général, se prononça d'une manière énergique, réclama l'accomplissement des promesses anciennes, formula les changements à établir dans le service de santé, demanda une loi *sérieuse, complète, sur l'organisation générale de la médecine et de la pharmacie en France*, loi qui, en satisfaisant aux justes exigences professionnelles, offrît des garanties à la société, fit cesser les nombreux abus; les dangers que la législation actuelle engendre et, dans quelques cas, semble autoriser.

De tous côtés, à la fois, s'élevèrent des réclamations; beaucoup étaient fondées, légitimes : mais, il faut le dire, l'ardeur, la violence même avec lesquelles elles furent, dans le principe, formulées et poursuivies, ont été, et seront peut-être une des causes principales du retard apporté dans l'exécution de ces projets de réforme jugée indispensable.

A cette heure, les esprits sont plus calmes, la réflexion a remplacé l'enthousiasme, mais la situation réelle n'est pas améliorée, la nécessité est la même; l'autorité, plus libre, doit préparer son œuvre de régénération et chercher, autant que faire se peut, une solution précise aux questions qui ont été soulevées dans la période d'agitation révolutionnaire.

Puisque nous semblons, en médecine, être con-

Feuilleton.

LES LETTRES DE GUY-PATIN (1),
Par M. CANDY,
Secrétaire général de la Société nationale de médecine de Lyon.

Il faudrait, pour apprécier convenablement dans Guy-Patin le caractère de l'homme et celui des lettres où il se peint, la délicatesse exquise de Ste-Beuve, ou l'analyse critique de Philarète Chasles. Guy-Patin tient de Rabelais pour la verve, de Voltaire pour l'ironie mordante; il a le style net, vigoureux, qui tient autant à la fermeté de l'esprit qu'à la fierté des opinions; il a la causerie spirituelle, le trait satyrique, la révolte contre la bassesse, la soif de savoir, source de jouissances pour les esprits

(1) Discours prononcé en séance publique.

d'élite, le sentiment élevé de sa profession, le zèle pour en soutenir l'éclat, ardent sur la brèche contre tout ce qui pourrait la ternir. Comme la plupart des savants de son temps, qui abritaient volontiers leurs idées derrière des arrêts du Parlement, il a le culte des anciens et tient en horreur les propositions nouvelles. Sa bile s'allume contre la contradiction; sa polémique est le plus souvent acrimonieuse. Il a de ces animosités virulentes que nous avons peine à concevoir à notre époque de liberté et de franche discussion. Ses idées systématiques, intolérantes, sont poussées en matière de doctrine médicale jusqu'au fanatisme. Ses lettres sont remplies de faits qui nous éclairent singulièrement sur la physionomie et les passions du temps. Dans sa correspondance, se déroulent successivement les choses et le mouvement de cette portion du XVIIe siècle, de Louis XIII à Louis XIV. Il avait vu passer devant lui Richelieu et Mazarin, la régence d'Anne d'Autriche et la Fronde, transition où le pouvoir, de loup s'était fait renard. Echo de ce qui se disait contre le ministre étranger, le fiel qui se trouve sous sa

damnés à patienter encore, puisque nous paraissons devoir subir durant quelque temps les lois et les réglements anciens; il importe, en attendant mieux, de signaler incessamment le désordre et les vices de l'état actuel, pour qu'on avise aux moyens d'y remédier; il importe, dans l'intérêt de la profession comme dans celui de la société, de tirer le meilleur parti possible de nos institutions, mais sans cesser d'en réclamer le changement.

C'est avec ces idées et ces principes, que j'ai été appelé au jury médical du département du Rhône, où j'ai eu l'honneur de remplacer notre regrettable collègue, le docteur Alphonse Dupasquier.

Depuis plusieurs années, l'existence du jury médical, est éminemment précaire; cette fondation doit nécessairement disparaître dans l'organisation projetée, ou du moins, ses attributions ne sauraient rester les mêmes. L'établissement d'un seul ordre de médecins doit enlever au jury une de ses charges les plus importantes : l'examen et la réception des officiers de santé.

Il ne serait donc plus, s'il est maintenu, que préposé à la surveillance des pharmacies, des drogueries, et des magasins dans lesquels se débitent ou se préparent des substances alimentaires ou médicamenteuses. Mais alors, dans l'exercice de ses fonctions, il pourrait se rencontrer avec le *Conseil de salubrité* : il y aurait en quelque sorte double emploi et peut-être antagonisme.

N'est-il pas plus naturel de penser que les deux institutions, agrandissant le cercle de leurs devoirs, doivent être un jour réunies et ne former qu'un seul

corps, ayant le droit d'initiative pour tous les faits qui se rattachent à l'*hygiène publique* et à la *police médicale* : à cet égard tout est à créer ou du moins, à reconstituer chez nous.

Le jury médical du Rhône en 1848, a dû procéder comme les années précédentes, étendre ses opérations dans tout le département. Je vous adresse avec quelques réflexions générales, l'analyse d'une partie de ces travaux : vous jugerez si elle est susceptible de présenter quelque intérêt à vos lecteurs. Les remarques du jury, la manière dont il a rempli sa mission, permettront peut-être d'apprécier les services qu'il rend, et surtout qu'il pourrait rendre, même dans les circonstances actuelles, si une action plus large, plus directe, lui était accordée; si la législation existante, bien qu'elle soit défectueuse, était prise au sérieux et appliquée avec justice mais avec sévérité.

Suivant l'usage, suivant les divisions établies, la section du jury à laquelle j'appartiens, a été chargée d'inspecter le nord de la ville et du département du Rhône (1).

Deux cent quatre-vingt-quatorze établissements ont été visités par nous. Nous passerons successivement en revue les pharmacies, les herboristeries, les drogueries. les boutiques d'épiciers.

1º Visite des Pharmacies,

Dans les moments d'agitation, dans les instants difficiles comme ceux qui viennent de s'écouler, la nécessité d'une inspection rigoureuse s'est fait sentir : nous n'hésitons pas à le dire, le jury a trouvé la plupart

(1) Cette commission était composée de MM. Poncet, Tissier jeune, pharmaciens, et Potton, médecin, président.

---

plume est celui des hommes qui partagent ses convictions; il résume la ténacité, la profondeur des haines nationales, contre Mazarin, et il a avec lui le peuple, la magistrature et les parlements. Si quelques traits dirigés contre le ministre détesté, contre les confrères dont il ne jugeait point les opinions suffisamment orthodoxes, contre les apothicaires ou les moines, nous paraissent trop acerbes, il a pour excuse que la publicité n'entrait point dans ses prévisions et nous ne sommes pas tentés de nous en plaindre. Nous ne trouverions plus dans Guy-Patin cette sève abondante, la spontanéité de jet, l'esprit rude et fier en qui vibre la fibre populaire. Son âme honnête se révolte contre toute oppression, toute tyrannie ; mais la passion égare son jugement, en lui faisant apprécier les choses de pure science avec l'inflexibilité de l'esprit de parti.

Il suffit d'ouvrir les lettres du Guy-Patin pour éveiller vivement notre curiosité, comme tout ce qui est vrai au fond de l'âme humaine ; la passion chez lui intéresse, surtout lorsque nous découvrons comment elle dominait dans ces discussions violentes sur l'emploi du quinquina, de l'antimoine et de quelques autres moyens de thérapie. On s'était reposé si longtemps avec Aristote, qu'il semblait que l'on dût aussi s'appuyer toujours sur Galien ; que l'introduction de remèdes nouveaux, en dehors du galénisme consacré, fût un sacrilége. Cette idolâtrie pour les anciens s'ex-

pliquait par la Renaissance, à laquelle on succédait de si près. Elle expliquait ces connaissances variées que l'on rencontrait chez les médecins familiarisés avec les auteurs anciens, sources de l'art. Le respect enchaînait l'indépendance. Ce n'était pas l'orgueil, mais la défiance des novateurs dont on redoutait l'audace. Paracelse n'entraînait pas comme Luther ; la foi était toute explicite dans Hippocrate, sans songer que ce grand homme en soumettant tout à l'observation, avait précisément fondé la véritable méthode scientifique, devançant Bacon et Descartes, et que loin d'immobiliser l'esprit humain, il l'avait de prime abord mis en possession du moyen et de la clef de tout progrès.

Malgré cette erreur, car il est donné à peu d'hommes de se mettre complètement au-dessus de leur siècle, malgré quelques-unes de ces faiblesses qui ont pu défrayer le comique de Molière, les médecins comme Guy-Patin étaient des hommes graves, voués à la retraite et à l'étude : sans doute qu'ils s'y livraient plus dans les livres que dans la nature, seule mère de la vérité et des enseignements féconds. La science, pour eux, avait ce tort d'être toute faite. S'ils l'acceptaient comme critérium des mains de l'Antiquité, c'est que l'on vit aisément sur le passé : agréer pour vérité toute parole des maîtres, suivre les routes tracées, est plus facile que d'en frayer de nouvelles, ce qui est affaire de génie. C'était déjà beaucoup que de vouloir remonter aux sources;

des maisons moins bien tenues que les années précédentes. Plusieurs pharmaciens ont été forcés de le reconnaître : pour s'excuser, et ils ont prétendu que n'étant pas efficacement protégés dans l'exercice de leur profession, dans leurs efforts pour bien faire, ils ne pouvaient soutenir la concurrence illégale qui les presse de toutes parts. Nous avons eu, dès-lors, une foule de délits, de négligences, d'erreurs, d'omissions, de falsifications même à signaler. Il importe au médecin d'être tenu en garde sur tous ces points, d'être prévenu de tous ces faits qui lui expliqueront quelques unes des déceptions de sa pratique, provenant du défaut d'action et de l'insuffisance de certains remèdes sur lesquels il avait quelque raison de compter.

Parmi les formules officinales dont la préparation est rigoureusement établie par le *Codex* et qui doivent se rencontrer toujours chez le pharmacien, plusieurs ne se trouvaient point dans les officines lors de notre inspection. N'est-il pas probable, n'est-il pas certain même, dans ces cas, que le pharmacien se permet de substituer un médicament à un autre, plutôt que d'avouer sa négligence, lorsqu'il est appelé à remplir une ordonnance confiée à ses soins?... Le jury a pris note exacte de ces maisons, il les a signalées à l'autorité, et si ce dernier avertissement n'est pas pris en considération, comme la santé et l'intérêt publics doivent l'emporter sur des intérêts particuliers, il s'est réservé le droit de mettre au jour son rapport.

Souvent les préparations pharmaceutiques nous ont paru essentiellement défectueuses : de là, pour le médecin qui les prescrit, la nécessité de s'assurer lui-

même de leur qualité, s'il compte sur leurs propriétés généralement reconnues, ou s'il veut remplir une indication spéciale.

Nous ne rapporterons que quelques exemples pris au hasard.

Le *laudanum de Sydenham*, ou ne renfermait pas la quantité voulue de safran, ou n'était pas préparé avec du vin d'Espagne, ou avait été altéré, ou s'était décomposé en vieillissant.

Nous avons trouvé de l'*onguent napolitain* où le noir de fumée remplaçait le *mercure*.

Le *tan*, l'*écorce de chêne* pulvérisée sont vendus parfois pour de la poudre de *quinquina* : on nous a présenté du sirop de *gentiane* pour du sirop de *quinquina*. Des doses *énormes* de *deuto-chlorure hydrargyri* ont été reconnues par nous dans du *calomélas* qui nous a été soumis. Dans de telles conditions, ce médicament donné à l'intérieur, comme il arrive tous les jours, nous a paru susceptible de déterminer des phénomènes toxiques, des symptômes graves de gastro-entérite.

L'*éther sulfurique*, rectifié d'une manière convenable, dégagé des principes susceptibles de l'altérer, est plus rare dans les pharmacies qu'on ne le pense généralement. L'eau distillée pure ne se rencontre pas constamment, ou bien elle est donnée par quelques uns pour l'*eau de laitue* et même l'*eau de laurier-cerise*.

La spéculation falsifie les eaux minérales naturelles : les eaux de *Vichy*, du *Mont-d'Or*, etc., fabriquées, sont livrées journellement comme provenant des sources mêmes. Les cachets, les marques, les capsules des bouteilles sont imitées : il y a un faux matériel passible

---

par le règne des gloses et des commentaires, on assurait du moins les jalons de l'avenir. La médecine avait été si pauvre, et pendant si longtemps, qu'il ne faut point reprocher à nos devanciers d'avoir consacré leurs veilles, aux dépens de leur propre inspiration, à recueillir les matériaux de l'édifice, comme l'archéologue recueille pieusement les fragments dispersés d'une ruine pour la restaurer.

C'était surtout par ce sentiment que Guy-Patin faisait partie de la grande famille des érudits, où, malgré l'opposition de systèmes, de jalousies féroces, il y avait pour eux communauté, filiation dans l'Europe savante. C'était la famille des hellénistes, des philologues, des linguistes, où Casaubon, Vossius, Saumaise, Scaliger précédaient les philosophes et les critiques, comme Gassendi, Descartes, Pascal et Bayle. L'apparition d'un livre nouveau était une grande affaire. Attendu avec impatience, on s'en recommandait l'envoi avec sollicitude, et c'était un bonheur de l'étaler sur ses tablettes. On était à l'affût de tout ce qui s'imprimait non-seulement à Paris, mais dans tous les grands centres où la typographie florissante faisait rayonner l'idée, à Bâle, Strasbourg, Cologne, Leyde, Rotterdam ; Genève, Lyon. Guy-Patin cite fréquemment nos grands imprimeurs, Huguetan et Jean de Tournes. C'est à trois hommes éminents dans leur profession, à trois confrères, que sont adressées, à Lyon, un grand nombre de ses lettres. Ces trois hommes sont Pierre Garnier, Spon et Falconet.

Né en 1602, à Houdan, dans les environs de Beauvais, Guy-Patin vint de bonne heure à Paris, où il paraît avoir travaillé quelque temps dans une imprimerie. Ces commencements pénibles pour le futur régent de la Faculté de Paris, qui sentait sa valeur, expliquent chez lui l'instinct démocratique. Il représentait une des forces vives de cette bourgeoisie qui, mise à l'arrière-plan, devait plus tard tout conquérir, en résumant en elle la force et l'activité sociales. De là aussi, sans doute, et du sentiment du droit, devait naître chez Guy-Patin ce caractère ferme, la trempe d'esprit acéré par l'épigramme, la haine des abus sous quelque nom, sous quelque forme qu'ils se présentassent. Cette disposition naturelle de son humeur dégénéra en violence quand, aigri déjà par la controverse, par une polémique tracassière, le malheur vint le frapper dans la personne d'un fils en qui il avait mis toutes ses espérances. Ce fils, condamné à l'exil pour des causes qui ne sont point suffisamment expliquées, fut illustre comme le père, et une des lumières de l'Université de Padoue.

Ce chagrin domestique influa sans doute beaucoup sur son tempérament satyrique, en exagérant sa manière et son style. Médecin, Guy-Patin regardait avant tout et comme remèdes souverains, la saignée et les purgatifs.

Son aversion pour les apothicaires excluait-elle chez lui la po-

de la rigueur des lois.

Les pastilles de Tolu, de _Guimauve_, ces composés si simples, si faciles à déterminer, n'ont point échappé cependant à la sophistication : parfois l'amidon leur sert de base ; le baume, dans les premières, est remplacé par une essence d'un prix moins élevé.

Nous avons constaté ces faits. Enfin, pour terminer cette énumération rapide, qu'il nous serait aisé de prolonger encore, nous dirons que l'on trouve du _Cérat simple_ composé sans _huile_ et sans _cire_.

Ces préparations grossières, ces falsifications coupables ne sont point toutes le résultat direct de l'appât du gain ni de la mauvaise foi; quelques unes sont le résultat de l'ignorance, proviennent des conditions même dans lesquelles se trouvent certaines pharmacies. La tolérance du pouvoir et la non-exécution deslo s qui régissent la pharmacie entretiennent, ou du moins laissent exister le mal qu'il est de notre devoir d'indiquer.

La loi est formelle, elle exige qu'à la tête de toutes les pharmacies, se trouve un citoyen muni d'un diplôme régulier, et résidant d'une manière permanente. Or, cette prescription essentielle n'est point accomplie dans un bon nombre d'établissements, de communautés, d'entreprises, d'hospices visités par le jury médical, soit à Lyon, soit dans le département du Rhône. A la Croix-Rousse, à Villefranche, à Beaujeu, à Tarare, à Thizy, à Amplepuis, existent des hôpitaux, des associations religieuses, des bureaux de charité, qui vendent des remèdes, qui possèdent des pharmacies, et qui n'ont point de gérant responsable.

Or, dans tous les endroits où nous n'avons pas trouvé de

pharmacien, les médicaments nous ont paru, en général, mal préparés, mal conservés, en un mot de mauvaise qualité. Il est bien évident que le bon vouloir et le zèle pour le service des pauvres et des malades, ne suffisent pas lorsque les connaissances premières viennent à manquer. Les compositions pharmaceutiques faites d'après des recettes, sans esprit scientifique, ou achetées sur parole, toutes confectionnées chez les droguistes, ne possèdent que rarement les principes qu'elles devraient avoir et ne jouissent pas toujours des propriétés spéciales qu'on leur attribue.

Que l'on juge maintenant des conséquences qu'un pareil état de choses peut avoir sur les malheureux qui par économie et par nécessité recourent à ces établissements! Le but qu'on se propose est-il atteint?... Loin de là : ces maisons exercent une influence fâcheuse sur la santé publique. Les pharmacies régulièrement organisées ont à soutenir une concurrence ruineuse, elles sont grevées de charges dont les premières se trouvent exemptes. Comme le peuple, mauvais juge de ses intérêts dans cette circonstance recherche toujours le bon marché, les pharmaciens-propriétaires pour subvenir à leurs frais et pour lutter commercialement avec avantage abandonnent l'art et la science pour faire du métier; ils sont contraints de vendre au rabais des remèdes qu'ils possèdent sans les avoir préparés, sans se préoccuper, comme ils devraient le faire, des propriétés réelles, intrinsèques des médicaments. Quelques uns des établissements que nous venons d'indiquer, pour se mettre à l'abri des poursuites et éluder la loi, ont loué, acheté même des diplômes de pharmaciens étrangers; ils cherchent à se

---

lypharmacie ? On le croirait, en l'entendant dire : « Pour les apothicaires, le miel comme le séné, le sirop de roses pâles sont les vrais et très-certains moyens de les ruiner. » En tête des adversaires de l'antimoine et du quinquina, c'était avec fanatisme qu'il s'élevait contre leur emploi. Fatal effet du préjugé et de l'esprit de parti dans une conscience naturellement droite et dans une intelligence remarquable, qui comptait des clients comme l'avocat-général Talon et le président de Lamoignon.

De l'antimoine, il dit : « Il faut être bien imprudent et ne guère se soucier de la vie des hommes que d'employer ce poison. » Voilà les opinions exclusives, intolérantes, et combien ont prétendu s'imposer jusqu'au règne des sangsues et des saignées coup sur coup!

Dans une lettre à Falconet : « Cette poudre de quinquina n'a par deçà aucun crédit; les fous y ont couru parce qu'on la vendait bien cher; mais l'effet ayant manqué, on s'en moque aujourdhui. J'avais traité une fille de la fièvre quarte, si heureusement que l'accès était réduit à deux heures seulement. Sa mère impatiente ayant entendu le bruit que faisait cette poudre des jé. suites, en acheta une prise, 40 francs, dont elle avait grande espérance, à cause du grand prix. Le premier accès, après cette prise, fut de dix-sept heures, et beaucoup plus violent qu'aucun autre qu'elle eût eu auparavant. Aujourd'hui, la mère a peur de

la fièvre de sa fille et grand regret de son argent. Voilà comment va le monde, qui n'est qu'un sot, et veut être trompé. »

La saignée avait toutes ses prédilections ; pour lui, c'était le remède par excellence. S'élevait-il par intuition au-dessus des idées galéniques ? avait-il l'appréciation bien nette de la nature des phlegmasies aiguës franches, quand il enseignait que faute d'être suffisamment saigné on mourait rôti ? Conséquent à cette théorie, dans sa pratique, si une inflammation n'était pas jugulée, certes ce n'était point par la modération du phlebotomiste. Selon lui : « Ce remède hardiment et heureusement cité au commencement des maladies, est un des principaux mystères de notre métier, que les charlatans, les chimistes, les empiriques n'entendent point. » Il agissait en conséquence : « M. *** commence à se lever et met le pied hors du lit; il l'a échappée belle, moyennant 18 saignées et 20 purgations. Il doit un coq à Esculape, comme dit Socrate dans l'Apologétique de Tertullien. » Pour nous, nous penchons à croire que, malgré l'exemple de Socrate, ce n'était pas tout-à-fait à la sagesse du médecin que le patient robuste devait une offrande.

Dans les fièvres exanthématiques, c'était encore son moyen favori : « Tous les rhumes sont passés; il ne reste ici que la rougeole, où la saignée fait merveille. » Distinguait-il au moins dans cette recommandation banale les cas de congestion viscé-

faire patronner par un nom, par une lettre morte. Cette location ou cette vente de titres est devenue chez nous une spéculation pour plusieurs pharmaciens retirés, qui ne s'inquiètent nullement des conséquences d'une telle conduite. L'autorité souffrira-t-elle plus longtemps de pareils abus? Un simple dépôt de diplôme dans une communauté ou dans une herboristerie peut-il donner un droit? Permettra-t-on à des hommes ignorants, de manipuler, de vendre des substances dont ils sont incapables d'apprécier la valeur? Les ordonnances, les réglements de police ne sont-ils pas positifs? Ils exigent comme condition première, la présence *permanente* d'un pharmacien titulaire; lui *seul* a le droit de vendre des agents toxiques; seul il a droit de posséder la clé de l'armoire des poisons qui, dans toutes les officines doit être hermétiquement fermée; seul il est responsable : le ministère public ne trouve-t-il pas dans cette disposition expresse de la loi un pouvoir suffisant pour mettre fin à ce commerce qui offre autant de danger que de scandale? Si la législation médicale présente divers points obscurs, capables de permettre le doute et l'hésitation, certainement ce n'est point dans ce cas. Quelle nécessité y a-t-il donc, d'attendre la loi d'organisation générale pour réprimer le le désordre, pour arrêter l'anarchie médicale qui s'accroît de jour en jour? Cette plaie honteuse, essentiellement préjudiciable à la population, n'accuse-t-elle pas l'autorité?

La loi du 21 germinal, an XI, sur la police de la pharmacie n'est point abrogée; elle dit très nettement que les pharmaciens ne pourront livrer et débiter des préparations médicales ou drogues composées, que d'après la prescription qui en sera faite par des docteurs en médecine ou en chirurgie, ou par des officiers de santé, et sur leur signature; qu'ils ne pourront vendre aucun remède secret; qu'ils se conformeront pour les préparations et compositions qu'ils devront exécuter et tenir dans leurs officines, aux formules insérées et décrites dans les dispensaires ou formulaires, rédigés par les écoles de médecine.

Ce texte n'est-il pas sérieux, que nous voyions les pharmaciens prendre l'initiative, répandre dans le public des élixirs, des sirops, des panacées, des pommades de leur composition? Qu'est devenu l'article 36 de cette même loi de germinal, qui prohibe toute annonce de remèdes secrets? N'avons-nous pas appris par expérience que la crédulité du peuple semble augmenter avec l'indigence; que plus il est pauvre, plus il se laisse aisément dépouiller! Ami du merveilleux, il semble prendre plaisir à être trompé.

Le métier de charlatan devient aussi lucratif que facile. C'est aux tribunaux qu'il appartient de décider si cette industrie continuera à s'exercer si impunément; plusieurs procès-verbaux ont été déposés au parquet par le jury médical du département du Rhône.

2o Visites des herboristeries.

C'est surtout à Lyon et dans les communes suburbaines que nous avons visité des boutiques d'herboristes : c'est là surtout que le peuple des villes dans les divers accidents, dans les cas de maladie, va chercher les secours dont il a besoin. Des motifs d'économie aussi bien que l'ignorance dans laquelle il se trouve sur les attributions et le savoir des herboristes entretiennent la vogue dont ils jouissent. Le désir de soutenir leur réputation, l'appât du gain les

---

rale de ceux où l'éruption était simple et régulière ?

En étudiant le médecin dans Guy-Patin, citons un dernier trait relatif aux eaux minérales. « Pline l'a fort bien dit, lorsqu'il parle des médecins qui charlatanent les malades : *Qui diverticulis aquarum fallunt ægrotos.* Des eaux mal prises les conséquences en sont fort mauvaises; ce sont de fortes lessives qui échauffent et dessèchent les entrailles, au lieu de les nettoyer simplement et doucement. »

Ses livres étaient nombreux. La richesse de sa bibliothèque était de dix mille volumes dans son étude, a-t-il soin de dire, mot qui avait la même acception que celui consacré par nous de cabinet et que n'ont point adopté à notre exemple les hommes de loi; car l'étude n'est-elle pas le domaine et le sanctuaire de l'homme de robe, enfant de Thémis ou d'Esculape ? Là, à côté des classiques latins ou grecs, Aristote, Plutarque, Sénèque lui donnaient les enseignements de la philosophie. La sienne était un peu sceptique. Spiritualiste en religion, au fond il était imbu de la foi protestante, penchait pour le rationalisme et le libre examen. C'était, dans sa jeunesse, en 1619, que Vanini avait été brûlé; il avait vu le supplice de Grandier; la condamnation de Galilée date de 1633, et les parlements continuaient à condamner au feu les sorciers.

Il avait assez affaire de ses diatribes contre l'antimoine, de ses querelles avec ses adversaires, ses confrères rivaux d'influence, pour éviter toute autre controverse. Il lui suffisait de flétrir la cupidité des ordres mendiants, les faux dévots, l'ambition du clergé pour lequel de hauts dignitaires, comme les cardinaux de Mazarin et de Retz, étaient peu propres à inspirer le respect. Comme Montaigne, il coupe son texte de citations latines; mais il ne plaide pas sans conclure. Ce n'est plus le doute exprimé avec une bonhomie apparente où l'auteur, sous un rire narquois, vous laisse la solution du problème. Ce sont des jugements souvent faussés par le préjugé, mais toujours exprimés avec vigueur et une verve intarissable.

Sa sensibilité n'était pas fort grande, trait commun aux esprits satyriques, toujours plus frappés du mal que du bien et dont le cœur se prête peu à l'expansion. « Le père Chartier, écrit-il en 1674, est mort d'une apoplexie subite, laquelle le surprit à cheval, et mourut sur-le-champ, âgé de 64 ans. Voilà son Galien grec demeuré; sa famille en est ruinée. » C'est là toute l'oraison funèbre d'un homme dont le genre de travaux devait, ce semble, éveiller ses sympathies.

Le portrait qu'il fait des mœurs de Paris est assez sombre. Il se plaint surtout de la fréquence des avortements provoqués qui

excitent alors à sortir de leur sphère ; ils empiètent sur le domaine de la pharmacie et sur celui de la médecine, ils vendent des remèdes composés qu'ils préparent eux-mêmes, ou qu'ils prennent chez des droguistes avec lesquels ils s'associent ; ils se créent des spécialités; ils prennent des dépôts de remèdes secrets, ils ne se contentent plus de préparer, de conserver les plantes médicinales indigènes, ils s'efforçent par mille procédés d'éluder ou de transgresser la loi qui règle leurs fonctions.

Une seule visite du jury médical, par année, n'est point suffisante pour la répression efficace d'un état de choses qui a sur la santé publique une influence plus fâcheuse qu'on ne semble le croire. Quelle garantie peuvent, en effet, offrir à la société des hommes sans instruction, des femmes qui opèrent sur des principes médicamenteux, dont ils ne peuvent apprécier ni les vertus, ni les dangers.

Cet empiètement doit être combattu avec énergie et persévérance. Quatre procès-verbaux pour délits véritables ont été transmis au parquet, cinq contraventions aux réglements et ordonnances ont été adressées au tribunal de simple police par la section du jury à laquelle j'appartiens. Avant de sévir, des avertissements nombreux ont été donnés dans les cas où nous avons cru reconnaître la bonne foi ou l'erreur ; ils serviront de base à notre conduite future ; une surveillance particulière doit être exercée par les commissaires des arrondissements où nous avons rencontré des faits répréhensibles.

S'il est impossible d'arrêter le désordre d'une manière complète, de corriger tous les abus existants, on peut du moins améliorer sensiblement la situation actuelle, obtenir l'observation des réglements qui existent, et réprimer ce mode de charlatanisme qui a des conséquences pernicieuses pour un grand nombre de nos ouvriers et portent un dommage incontestable aux pharmaciens.

---

en étaient la triste conséquence. En vain une loi sévère, datant de Henri II, tour à tour mise en vigueur et tombée en désuétude, avait voulu prévenir ce crime par sa rigueur. Elle enjoignait à toute fille enceinte de déclarer sa grossesse ; le seul fait de non déclaration équivalant comme preuve à la suppression de part ou à l'infanticide, entraînait la potence. A l'occasion de la mort d'une demoiselle de la Guiche, il parle de l'exécution d'une sage-femme célèbre de son temps, la Constantin, condamnée au Châtelet. Il sème les anecdotes. Ainsi il fait allusion aux premiers élans de passion du jeune roi, épris de la nièce du ministre, la belle Hortense Mancini, un moment prête à s'asseoir sur le trône de France : « On dit qu'il y a une des nièces du cardinal d'une beauté merveilleuse, que l'on espère faire monter sur le trône de la fortune, bien qu'elle ne soit que la nièce d'un Jupiter cramoisi. »

Anne d'Autriche se mourait d'un cancer ; après avoir demandé sa guérison aux médecins de la cour, elle la demandait plus vaine

3° Visite des magasins de droguerie.

Ces établissements, qui n'étaient dans le principe que des magasins où se vendaient en gros les matières premières, les produits exotiques, les substances qui fournissent des éléments à la matière médicale, exercent aujourd'hui pour la plupart la pharmacie dans notre ville. Un commerce considérable de médicaments de toute nature s'opère de cette manière. Ces drogueries alimentent toutes les pharmacies du dehors, toutes les herboristeries, toutes les communautés qui en se soustrayant à la loi ne peuvent ou ne savent confectionner elles-mêmes les préparations officinales et ne sont point capables de juger du mérite, de la pureté de ces compositions. Pour les droguistes, la vente des remèdes n'est plus qu'un commerce sans responsabilité directe; ils cherchent un bénéfice et rien de plus dans la fabrication, dans la vente des médicaments. Pour obtenir la fourniture, ils donnent à bas prix des produits de qualité inférieure ou sophistiqués, ils les fournissent avec d'autant plus de sécurité, qu'ils sont certains qu'un homme de l'art compétent ne viendra point vérifier, contrôler leurs livraisons. C'est ainsi qu'ils ne craignent pas, comme nous l'avons constaté, de donner de la *brucine* pour de la *strychnine*, des crayons de *nitrate de potasse* pour du *nitrate d'argent*, de l'*écorce de chêne* pour de l'*écorce du quinquina*, ou bien du *quinquina* déjà lavé et lessivé, entièrement dépouillé de ses principes actifs, amers, pour du *quinquina naturel*, de la *cannelle de Chine* pour de la *cannelle de Ceylan* etc. etc. L'*iodure de potassium* est remplacé par d'autres sels de propriétés différentes, ou du moins mélangé avec eux. Parmi les médicaments composés, nous pourrions citer encore d'autres fraudes, d'autres altérations aussi coupables. Il est très difficile, dans les conditions présentes, de punir ces délits qui se commettent tous les jours. A l'inspection, il n'est pas une seule droguerie qui ne puisse fournir des échantillons d'une qualité supérieure à ces produits mauvais ou médio-

---

ment encore aux empiriques, que Guy-Patin nous montre charlatans et astrologues, se succédant auprès d'elle sous toutes les formes, immuable faiblesse de tous les temps et de tous les lieux.

En mettant sous vos yeux les lettres si piquantes de Guy-Patin, je n'ai pas cru m'écarter complètement, Messieurs, du cadre ordinairement si grave de vos études. Il pouvait convenir à cette solennité d'évoquer cette biographie, de mettre en relief l'esprit original d'un médecin du XVIIe siècle, de vous y attacher par quelques souvenirs de littérature et d'histoire médicale, les erreurs, les fautes d'un homme de talent, portant avec elle leurs enseignements. Ces débats sur le quinquina, l'antimoine, repoussés par un dogmatisme inflexible, provocant jusqu'au scandale, nous prouvent que l'observation impartiale seule est souveraine. Proscrits comme poisons et d'une manière absolue, ils n'en sont pas moins devenus les bienfaiteurs de l'humanité.

cres dont ils remplissent les prétendues pharmacies de second ordre.

Nécessairement cette lacune de la loi devra être comblée dans l'organisation qui se prépare : des mesures répressives sont indispensables. Sans entraver la liberté du commerce, il importe de prendre des précautions contre de tels abus ; de déterminer les limites aussi bien que les obligations du commerce de la droguerie. Dans l'état présent, les visites du jury médical ne sauraient amener, à notre avis même, des résultats satisfaisants pour la société. Nous insistons donc sur cette remarque fondamentale, essentielle pour la santé publique.

4° Visite des magasins d'épicerie.

Tout ce qui sert à la subsistance du peuple doit être rigoureusement surveillé ; mais les substances alimentaires proprement dites ne sont point soumises à l'inspection du jury médical. S'il rencontre parfois dans les boutiques des substances de mauvaise qualité, il se contente de les signaler aux agents de l'autorité qui opèrent alors en vertu des pouvoirs dont ils sont investis. Dans les maisons d'épiceries, le jury poursuit surtout la suppression de la vente des remèdes, des sels purgatifs, des fleurs médicinales que les pharmaciens, les herboristes seuls ont droit de vendre au détail, parce que seuls ils sont censés posséder les connaissances exigées par la loi, seuls ils ont rempli les conditions préliminaires exigées par elle. Chez la plupart des épiciers, nous avons trouvé, et fait saisir des fleurs qui indiquaient assez l'ignorance des débitants, justifiaient les exigences de la loi et des réglements de police. Mal desséchées, mal conservées, moisies, noircies par le temps, altérées par les insectes, ces fleurs ne possédaient plus ni les principes aromatiques, ni les qualités émollientes ou spéciales qui les font rechercher.

Un autre devoir imposé au jury, dans ses visites, soit chez les simples épiciers, soit chez les épiciers droguistes, est la surveillance de la vente des substances vénéneuses employées dans les usages domestiques ou dans les arts. Dans toutes les maisons, un registre doit exister sur lequel les débitants sont tenus d'inscrire la date de l'achat, les quantités vendues et les noms des acheteurs.

Cette formalité, qui semblait, malgré son importance, tomber en désuétude, à laquelle les marchands refusent de s'astreindre, a été de notre part l'objet d'une attention toute spéciale ; des recommandations rigoureuses ont été faites aux commissaires de police.

Nous avons dû porter également notre examen sur les mesures qui dans les boutiques sont prises pour la classification, la distribution, la séparation des substances délétères, corrosives, vénéneuses : et nous avons vu que presque toujours elles sont placées mélangées sans précautions avec les substances alimentaires. Des poisons très actifs, la poudre de cobalt, les oxides, les sulfures d'arsenic, la couperose, les sels ou les oxides de mercure, de plomb, de cuivre, sont confondus avec la craie, l'amidon, les farines, etc., etc., quelquefois sans étiquettes, ou avec des étiquettes volantes. Des tiroirs grossièrement joints, superposés, peuvent permettre dans certains mouvements aux poudres fines de passer d'une case dans l'autre. Le plus ordinairement, ces cases sont à la portée et sous la main de tous les étrangers qui entrent dans l'établissement. Nous ne comprenons pas, en vérité, comment des accidents ou des crimes ne se produisent pas plus fréquemment, vu la facilité avec laquelle ils peuvent s'opérer en de telles circonstances. Un empoisonnement par l'arsenic dû à cette négligence nous a été signalé en 1848, dans une commune du département du Rhône.

Sur les mêmes tables, dans une arrière-boutique obscure, dans des vases, dans des bouteilles de grandeur égale, nous avons trouvé plusieurs fois de l'eau forte, de l'huile de vitriol, de l'acide hydrochlorique à côté du vinaigre, de l'essence de thérébentine, du vin blanc, de l'alcool, du vernis : ce sont fréquemment des garçons, des servantes ne sachant pas lire qui sont chargés de distribuer ou de vendre ces divers liquides, dont ils ignorent, la plupart du temps, les terribles effets.

Il suffira, nous l'espérons, de rappeler à l'autorité compétente un pareil état de choses, pour en faire comprendre le danger. Des ordres seront donnés sans doute pour prévenir de nouveaux malheurs. La police est instruite, elle n'attendra plus pour sévir contre les délinquants que d'autres victimes viennent la faire repentir de la faiblesse ou de la négligence apportée dans l'exécution des ordonnances ou des réglements.

Tel est le résumé des observations du jury médical du département du Rhône. Cette lettre, M. le rédacteur, a pris en quelque sorte malgré moi, des proportions que dans le principe je ne songeais nullement à lui donner. Elle ne renferme, je le sais, aucun fait original, mais elle prouve le peu de soin qui a été donné jusqu'ici à l'hygiène et à la police médicales. Si elle peut fixer l'attention publique sur ces points importants, si elle peut éclairer l'autorité sur des délits flagrants, éveiller la sollicitude des médecins, mon but aura été rempli.

A. POTTON.

THÉRAPEUTIQUE MÉDICALE.

De l'efficacité de l'arsenic contre les affections paludéennes et de l'importance du mode d'administration, par M. EBRARD, médecin de l'hospice de la Charité de Bourg (Ain).

(Suite et fin.)

OBSERVATION III. — *Fièvre rémittente avec violente céphalalgie.*

Forme grave. Résistance à la quinine. Administration de quatre milligrammes d'arsenic. Guérison. — Le 1er juillet 1848, M. B., âgé de 39 ans, passe quelques heures en Dombes. Huit jours après il éprouve de l'anorexie, de la lenteur dans les digestions, de l'abattement, des mouvements de fièvre, des pesanteurs de tête; ces derniers symptômes qui existent continuellement sont plus prononcés le soir; les paroxismes viennent insensiblement; ils sont précédés de bâillements sans froid, ni frissons. M. B... me fait appeler le 14, dans la matinée. Les yeux du malade sont légèrement injectés, la peau du visage est d'une teinte jaunâtre, la langue est blanche, l'hypocondre droit est très douloureux à la pression, le foie dépasse les côtes, la rate n'est pas hypertrophiée, le ventre est très sensible et légèrement ballonné, chaleur et sécheresse de la peau, plénitude et fréquence du pouls, urines rouges.

Le diagnostic à porter me parut difficile. Le malade n'avait fait que traverser la Dombes; la rate n'était pas hypertrophiée, le mouvement fébrile était continu, les paroxismes venaient à des heures peu régulières, sans froid ni frissons; d'un autre côté la fièvre typhoïde régnait à Bourg. Je crus à l'existence de cette maladie chez M. B..., seulement j'administrai la quinine pour assurer mon diagnostic. — *Prescription.* — Eau de Sedlitz dans la journée; le lendemain matin, 6 décigrammes de sulfate fébrifuge en pilules et 8 décigrammes en un quart de lavement. Le 15, dans la soirée, vers les dix heures, augmentation du mouvement fébrile et du mal de tête. — Le 16, à 8 heures du matin, le malade est dans le même état; le pouls est fort et fréquent. Je lui fais prendre de suite 4 décigrammes de sulfate en solution dans l'eau; huit décigrammes sont, vers midi, administrés en un lavement. Le soir du même jour, à peu près à la même heure que la veille, paroxisme encore plus violent. Quatre sangsues sont appliquées au fondement. Le 17, aucune amélioration. Je prescris un gramme de sulfate de quinine en lavement. Paroxisme très fort vers le soir. Céphalalgie tellement intense que le malade a des idées de suicide. Une saignée amène un grand soulagement. Les 18, 19, le pouls est moins dur, le malade est tranquille, très peu de fièvre et de céphalalgie dans la soirée. Mais, le 20, le paroxisme ordinaire reparaît avec sa violence antérieure. — *Prescription.* — 1 gramme de sulfate de quinine en une potion à prendre dans la matinée du lendemain. Le 21 et le 22, nouveau paroxisme, à la même heure. Le 23, je visitais le malade vers les deux heures : il était désespéré de la persistance de sa maladie, et réclamait instamment un changement dans la médication suivie jusque là. Je lui donnai moi-même un huitième de grain d'arsenic en solution dans un demi-litre d'eau, dont il devait prendre une cuillerée à bouche à chaque instant, de manière à l'avoir bu une heure et demi avant l'heure présumée du paroxisme, lequel venait ordinairement entre six et sept heures. Point de paroxisme le soir, nuit bonne, sommeil. Le 24, sentiment de bien-être au réveil, pouls calme, légère appétence. Quelques vésicules herpétiques autour de la bouche. L'amélioration se soutient, augmente chaque jour, et une semaine était à peine écoulée, que M. B... avait repris une partie de ses occupations. Mais le 1er, le 2 et le 3 octobre, chaque jour, vers la onzième heure de la nuit, des accès fébriles avec mal de tête, froid aux pieds, puis avec chaleur, soif et agitation, l'atteignirent de nouveau. Apyrexie dans l'intervalle des accès. Un centigramme d'acide arsénieux en solution dans une grande quantité d'eau, employé le 4 et le 5 octobre dans la matinée, empêcha leur retour. M. B... a continué à jouir de la meilleure santé, et depuis il ne cessa de proclamer partout l'excellence d'un fébrifuge si puissant et si commode. J'ai eu grand' peine à m'abstenir de lui en apprendre le nom.

La marche de la maladie, sa disparition à la suite de l'administration de l'arsenic et surtout (ce remède n'ayant pas été continué) le retour, huit jours après, d'accès bien caractérisés, leur cessation qui est opérée par le même médicament, l'éruption de vésicules herpétiques sur les lèvres, ne laissent aucun doute touchant la nature de la maladie de M. B.; c'était évidemment une fièvre rémittente.

Les paroxismes, il est vrai, disparurent à la suite de la saignée; mais ce fut un de ces soulagements *momentanés* qui, fréquemment, sont amenés par les grandes pertes de sang. Ainsi, chez les femmes qui viennent d'accoucher j'ai vu plusieurs fois des accès de fièvre intermittente interrompre leur cours pendant plusieurs jours.

L'affection de M. B... a opposé à la quinine une résistance qui a failli déterminer une erreur grave de diagnostic. Sous l'influence de l'arsenic, les symptômes les plus graves disparurent comme par enchantement. J'insisterai non-seulement sur l'efficacité supérieure de l'arsenic, mais encore sur la promptitude de son action, puisqu'on ne commença à le donner au malade que quatre heures avant l'instant probable du paroxisme. Pourquoi ici cette différence si grande entre la puissance thérapeutique de l'arsenic et celle de la quinine ? Selon les philosophes, les synonymes n'ont, dans aucune langue, une signification parfaitement la même ; les médicaments les plus semblables n'auraient-ils jamais une action parfaitement identique? Les nuances qui existent dans leurs propriétés correspondraient-elles à ces nuances, à ces différences qui existent toujours dans les maladies de même nature? Il y a dans ce fait un vaste champ ouvert aux expérimentateurs. Quant à ce qui concerne l'arsenic et la quinine ne serait-il pas convenable de comparer les cas où l'un ou l'autre de ces médicaments agit seul?

Plusieurs médecins sont entrés dans cette voie. Marcus de Ramberg, Harles, Geiger et Gasc, ont cherché à déterminer les circonstances dans lesquelles l'arsenic a une certitude plus grande d'action. Ils ont avancé qu'il guérissait plus vite les personnes d'une constitution muqueuse, les individus faibles, languissants, les fièvres où il y avait faiblesse, épuisement, que les personnes robustes et sanguines, les fièvres à caractère inflammatoire. Massot trouve l'explication de cette opportunité relative, conditionnelle, dans son mode d'action physiologique : « Ce médicament stimule l'organisme, particulièrement l'appareil digestif; il fortifie, il rend le pouls plus fréquent, plus soutenu. Lorsque la fièvre se manifeste chez des individus débilités, chez lesquels sa durée plus ou moins prolongée a fait naître une cachexie plus ou moins profonde, marquée par une décoloration générale, une langueur de toutes les fonctions, un pouls petit et mou, etc., il réussit parfaitement. » Voici une observation qui vient à l'appui de cette manière de voir.

OBSERVATION IV. — *Affection paludéenne avec gonflement du ventre. Fièvre quarte. Guérison par l'arsenic.* — Une jeune fille âgée de 15 ans, ayant le ventre enflé, fut soumise à mon examen par ses parents qui craignaient qu'elle ne fût grosse. Je reconnus la vacuité de la matrice; mais cette malade venait de la Dombes. Il y avait quatre mois qu'*après avoir tremblé la fièvre* pendant plusieurs semaines, elle avait commencé par avoir un gros ventre; depuis cette époque, de trois soirs l'un, elle était saisie par des frissons; elle éprouvait quelques bâillements, puis avait de la céphalalgie, un peu de soif, de chaleur, de l'abattement; son teint était jaune, ses tissus infiltrés, sa langue blanche, ses lèvres pâles. Je soupçonnai une maladie paludéenne entretenue par l'hypertrophie de la rate. Cet organe cependant était sain, mais le foie débordait les côtes, il était sensible à la pression. J'ordonnai un dixième de grain d'arsenic à prendre chaque jour, par doses multiples, dissous dans un demi-litre d'eau. Cette prescription fut exécutée, les accès ne revinrent pas, et la malade, sans ressentir aucune souffrance nouvelle, vit l'enflure du ventre se dissiper. Son teint perdit sa couleur jaune, se colora en rose; elle reprit de l'appétit, des forces, et après quinze jours du même traitement, elle était entièrement rétablie.

Les signes d'anémie qui existaient chez cette jeune fille réclamaient en apparence l'emploi des ferrugineux, du quinquina, préférablement à l'arsenic qui est communément regardé comme un altérant. Je l'employai néanmoins, et, sous son influence, les forces et la santé reparurent promptement, sans doute parce qu'il attaquait le mal dans sa cause, l'infection miasmatique.

OBSERVATION V. — *Accès de fièvre intermittente. Cinquième récidive sous forme larvée. Inutilité du sulfate de quinine. Acide arsénieux.* — Madame B..., femme très nerveuse, âgée de soixante ans, est atteinte au mois de juillet d'accès de fièvre quotidienne. Ils cèdent de suite à l'action du sulfate de quinine. Le 8 août, nouveaux accès, même médication, même résultat. Le 27, troisième récidive, guérie également par le sulfate de quinine. Le 11 septembre, l'emploi de la quinine n'ayant pas été continué après la terminaison de la fièvre, il survient une quatrième récidive. Le sulfate de quinine est administré à la dose de 5 décigrammes chaque jour pendant les neuf jours qui suivent la fin des accès.

Malgré un engorgement du foie, qui avait été amené par la fièvre, et qui n'avait disparu qu'en partie, madame B... allait très bien depuis trois semaines, lorsque le 7 et le 8 octobre, vers les trois heures de la soirée, elle éprouva dans le bras gauche des fourmillements et des crampes. Leur durée est d'un quart d'heure à une demi-heure. Le 9, les fourmillements apparaissent à peu près à la même heure; ils sont accompagnés de la difficulté de parler, la malade ne peut rien serrer avec les doigts. Je pratique une saignée. Le 10 et le 11, madame B... est sans souffrance; mais le 12, elle est prise, à onze heures du soir, d'un violent accès de fièvre; froid, tremblement, frissons; pendant trois heures, mal de tête, puis chaleur, soif, douleur dans le côté droit, délire. Les symptômes appartenant au deuxième stade, moins le délire, durent jusqu'au surlendemain. Le 15, la malade, trompée par un bien-être momentané, se croit guérie; elle augure bien d'une éruption herpétique qui lui entoure la

bouche; malheureusement, la nuit un accès aussi violent que celui du 12 vient lui enlever ses espérances. — *Prescription.* — 6 décigrammes de quinine en pilules, décoction de 24 grammes de quina, à laquelle on ajoutera 15 décigrammes de quinine, à prendre en deux fois et en un tiers de lavement. Le 16, la journée se passa sans accès. — *Prescription.* — Mêmes pilules, mêmes lavements. Le 17, l'accès vient aussi fort, aussi intense. La malade se plaignant d'une douleur au côté droit, j'examine la région du foie; je constate par la percussion l'engorgement de cet organe. La rate n'est pas hypertrophiée. — *Prescription.* — Cataplasmes émollients, arrosés de baume tranquille, à appliquer sur le côté douloureux; mêmes lavements; solution de 5 décigrammes de quinine à boire avec de l'eau de Seltz. Le 20, nouvel accès; dans les journées du 21, du 22, la malade est dans un grand abattement, sa figure est d'une teinte jaune, elle dort presque toujours, elle refuse presque tout médicament. Le 24, l'accès de fièvre revient avec violence. — *Prescription.* — Solution d'un dixième de grain d'arsenic dans un litre d'eau, à prendre chaque jour par cuillerées. Aucun accès ne reparaît; madame B... est plus forte. L'acide arsénieux est continué, de deux jours l'un, à la même dose, pendant deux à trois semaines. Le gonflement du foie disparaît peu à peu; il s'opère un rétablissement parfait.

Lors de la quatrième récidive de la fièvre chez madame B..., les préparations de quina administrées à une dose très élevée (96 grammes de quina et 6 grammes de quinine en lavements, 3 grammes de la dernière substance en pilules ou dans une potion) n'eurent aucun résultat appréciable; l'arsenic est administré, après deux jours de repos, et la disparition des accès a lieu aussitôt. Le médicament est continué: sous son influence l'hypertrophie du foie, la douleur concomitante au côté droit cessent entièrement, et dès lors la fièvre ne reparaît plus.

Sans doute, les récidives de la fièvre ne dépendaient pas de l'engorgement du foie. L'engorgement était un effet de la maladie miasmatique générale; sa persistance annonçait que la maladie de l'ensemble n'avait point été détruite; les souffrances avaient disparu, mais leur cause première, l'empoisonnement miasmatique, existant encore, elles ne faisaient que sommeiller; elles devaient bientôt reparaître.

Lors de la cinquième récidive de la fièvre chez madame B..., j'ai été conduit à employer l'arsenic, parce qu'elle semblait insensible à des doses élevées de quinine. S'il arrive que l'économie s'habitue aux médicaments au point de ne plus en ressentir l'influence, cela est surtout vrai de la quinine. Un jeune homme, âgé de treize ans, qui était malade par suite d'une fièvre intermittente, avalait la dose quotidienne de 15 décigrammes de quinine, sans en apercevoir aucun effet. Dans les circonstances analogues, l'arsenic sera, comme succédané, une ressource précieuse, d'autant plus précieuse que son énergie s'use peu à l'usage. Je connais un cultivateur de la Dombes, lequel, atteint d'un psoriasis du scrotum, prend une prise d'arsenic chaque matin, depuis quinze ans. Il n'a jamais pu, sous peine de coliques, en élever la quantité au-dessus d'un huitième de grain.

Une action si constante de l'arsenic, presque aux mêmes doses, semble de prime abord autoriser cette espérance que son usage pourrait, durant la saison des fièvres, mettre les habitants des pays marécageux à l'abri des atteintes de l'intoxication miasmatique. Cette puissance prophylactique ressortirait même à la rigueur d'un fait relaté par le professeur Stokes. Des fièvres d'accès exerçaient d'affreux ravages dans un district de Cornouailles ; elles disparurent depuis la création dans le pays d'une fonderie de cuivre, établissement qui dégage de l'arsenic. Mon expérience particulière ne confirme point cette induction. Trois cultivateurs de la Dombes, atteints d'une maladie de la peau, et prenant continuellement de l'arsenic depuis six, neuf et onze mois, subirent l'influence paludéenne, bien que l'éruption de la peau continuât à s'améliorer. Chez l'un, la fièvre fut jugée rapidement par le quinquina ; les deux autres qui ne se firent d'abord pas traiter la gardèrent six à sept semaines, et présentèrent les phénomènes de la cachexie miasmatique, tels que l'enflure de la rate, le teint jaunâtre, etc. La durée prolongée de leurs accès, l'enflure de la rate, sont des circonstances importantes à noter ; elles donnent à penser que l'affection périodique de ces individus ne peut point être rapportée à l'action même de l'arsenic. En effet, la suspension du traitement arsénical, l'emploi de boissons émollientes suffirent pour amener en trois ou quatre jours la fin d'accès de fièvre quotidienne survenus, par suite de l'usage de l'acide arsénieux, chez des malades que j'avais soumis à ce traitement pour des affections de la peau. Leurs accès de fièvre présentaient exactement les trois stades : froid, chaleur et sueur ; les symptômes revêtaient la forme inflammatoire avec prédominance du côté des organes digestifs.

M. Biett a remarqué que l'arsenic augmente la force et la fréquence du pouls, et que les changements dans le pouls revêtent *une sorte* de périodicité. M. Boudin fut obligé de combattre par la quinine une fièvre quotidienne venue chez un malade qui, pour cause d'icthyose, avait pris vingt-quatre centièmes de grain d'arsenic en deux jours. Y avait-il simple coïncidence, c'est là une question que ce praticien formule sans oser la résoudre.

N'est-ce pas cette périodicité dans les phénomènes physiologiques produits par un autre fébrifuge, le quinquina, qui a conduit Hahnemann à créer une loi thérapeutique basée sur la propriété qu'ont les substances médicamenteuses de guérir chez l'homme malade les souffrances semblables à celles qu'elles sont susceptibles de développer chez l'homme sain ?

L'arsenic offre encore de grands avantages chez les enfants. Il est souvent impossible de leur faire prendre le sulfate de quinine à raison de son amertume, et ainsi que l'a fait remarquer M. Valleix, l'infusion de thé ou de café, qui le rend insipide, peut ne pas être sans action nuisible. Les lavements ont un effet très incertain ; ils sont souvent rejetés. J'ai rapporté dans l'*Union médicale* l'histoire d'un enfant de dix mois qui avait été guéri de la fièvre par un milligramme d'arsenic. Cette substance produisit quelques coliques, mais elles n'auraient probablement pas eu lieu si le médicament n'avait pas été donné en un seul jour et en deux prises seulement.

Lorsqu'un enfant atteint de la fièvre sera à la mamelle, il sera avantageux d'administrer l'arsenic à la nourrice. Ce mode d'emploi sera pour lui exempt de tout danger. Une femme de Vieussec, près de Bourg, m'amena un enfant de huit mois qui avait les lèvres pâles, la peau de couleur jaune, le ventre boursoufflé, la langue blanche. « *Il avait tremblé la fièvre*, disait-elle, il y avait eu plus de deux mois, et depuis il avait toujours été chétif. » Tous les trois jours il ressentait encore des accès de fièvre qui débutaient par de la pâleur, par un resserrement général, de la soif ; venait ensuite de la chaleur, de l'agitation. Je donnai à la mère, en trois jours, un demi-grain d'arsenic dissous dans une grande quantité d'eau. Elle n'éprouva aucun malaise, et l'enfant entra de suite en convalescence (1). Les nourrices se résoudraient difficilement, dans l'intérêt de leur enfant, à prendre de la quinine. Il en faudrait d'ailleurs une grande quantité. Le professeur Récamier, selon une observation publiée par M. Valleix, donna en seize jours 16 décigrammes de sulfate de quinine à une nourrice dont l'enfant avait des accès de fièvre. Le petit malade n'en éprouva aucune amélioration.

(La fin au prochain numéro.)

(1) Chez cet enfant la rate n'était pas hypertrophiée. C'est là un cas assez fréquent. Dans une notice insérée dans l'*Union Médicale*, une faute typographique m'a fait dire que la rate des très jeunes enfants, ayant la fièvre, est toujours engorgée après le troisième accès, qu'elle déborde les côtes au-dessous du *rein* gauche. C'est là une double erreur. J'avais seulement voulu constater une particularité qui rend l'hypertrophie de la rate facile à reconnaître. Lorsque le volume de cet organe est augmenté chez les enfants à la mamelle, sa partie supérieure vient, sous forme de languette, faire saillie en avant, presque directement au-dessous du *sein* gauche.

REVUE THÉRAPEUTIQUE.

Emploi du phosphore dans le traitement de l'amaurose. — Dans une dissertation qui a pour titre : De *veneficio phosphoreo acuto*, M. Liedbeck, de Stokolm, a annoncé que les premiers effets du phosphore administré à haute dose, soit par la bouche, soit par l'intestin, se traduisent par une stupéfaction très grande avec dilatation énorme des pupilles, insensibilité des yeux à la lumière. Continue-t-on à faire prendre le poison, les pupilles se contractent; il se manifeste une photophobie qui devient bientôt excessive ; la secrétion de la muqueuse oculaire augmente fortement. Le phosphore constitue donc un agent stimulant de la rétine, et, à ce titre, on pourrait l'employer dans le traitement de l'amaurose. C'est ce qu'a fait le docteur Liedbeck dans une amaurose asthénique. Le succès a couronné cette tentative. Donné d'abord à la dose d'un quart de grain, en cinq prises dans la journée, le phosphore a été porté graduellement en huit jours à deux tiers de grain, en quinze doses, dans les vingt-quatre heures. Dès le vingtième jour les pupilles immobiles jusqu'alors commencèrent à réagir à la lumière. Bientôt, les objets, qui d'abord n'étaient vus que d'une manière confuse, commencèrent à être distingués; après 50 jours, les lettres commencèrent à être reconnues. A dater de ce moment, la gymnastique oculaire fut mise en usage et la vision était redevenue normale après 130 jours de traitement. La santé générale était en même temps rétablie. La guérison ne s'est pas démentie depuis.

(Union Médicale.)

— Nouveau traitement de l'Iritis. — Négligée, abandonnée à elle même, l'inflammation de l'Iris produit dans l'organe si délicat de la vue des lésions auxquelles il est difficile et souvent impossible de remédier par la suite, des exsudations plastiques, bouchant l'ouverture pupillaire, des brides qui déforment cette ouverture et s'opposent aux mouvements de l'Iris, des adhérences complètes ou partielles avec la face antérieure de la capsule ou la face interne de la cornée, des productions anormales, le changement de couleur, le ramollissement, la désorganisation de cette membrane , etc, constituent la série des maux qu'amène l'inflammation de cette partie de l'œil

L'inflammation se développe d'autant plus promptement dans un tissu, que ce tissu possède plus de vaisseaux, de nerfs et d'action vitale; le traitement par conséquent doit être en raison directe de ce développement. Le traitement complet des inflammations aiguës dans les organes les plus sensibles du corps humain, est employé de nos jours contre l'iritis, mais l'expérience a prouvé à M. Ch. de Hubsch qu'il existe un moyen bien plus simple d'arriver promptement au même but sans tourmenter le patient, sans épuiser ses forces: il consiste à maintenir constamment appliqué sur l'œil malade un linge enduit d'une épaisse couche d'onguent napolitain; il faut éviter le contact de l'onguent avec l'œil; si les douleurs sont trop fortes, il convient de mêler un peu d'opium à l'onguent, (1 gramme d'extrait aqueux pour 30 grammes d'onguent). Si l'inflammation est trop violente ou dans une période trop avancée, il faut appliquer un large vésicatoire à la nuque. L'expérience a démontré à M. Ch. de Hubsch que toutes les Iritis, de quelque nature qu'elles fussent cédaient à ce traitement beaucoup plus vite qu'à tous les autres. Le docteur Rigler, inspecteur des hôpitaux, à Constantinople, fut le premier à l'employer, et l'avait vu pratiquer par une vieille femme, à Vienne, qui en faisait un secret et s'était rendue célèbre par les guérison rapides qu'elle opérait. Le docteur Varpüchler professeur d'anatomie à l'école impériale de médecine, se montre si parfaitement satisfait de cette méthode qu'il la substitue désormais à tout autre.

(Abeille Médicale)

—Considérations pratiques sur la pneumonie des enfants, par M. Valleix. — Bien loin d'être rare dans l'enfance, comme on le croyait autrefois, avant qu'on sût parfaitement la distinguer, la pneumonie est au contraire très fréquente. Mais sous le rapport de la fréquence comme de la gravité de cette maladie, il faut distinguer 3 périodes : 1° de la naissance à deux ans ; 2° de 2 à 6 ans ; 3° de 6 à 15 ans.

On peut dire d'une manière générale que la gravité de la pneumonie va en diminuant de la première à la dernière de ces périodes, et dans la même période du commencement à la fin.

Il résulte des recherches de ces dernières années que de la naissance à deux ans, la pneumonie est à la fois beaucoup plus fréquente, plus grave, plus souvent double, et d'une marche plus rapide qu'à tout autre âge de la vie, l'extrême vieillesse exceptée. Car, c'est un fait remarquable que la ressemblance de la pneumonie des très jeunes enfants et des vieillards.

Chez les enfants d'un mois, la pneumonie est toujours mortelle. Jusqu'à six mois elle conserve presque la même gravité. Après, on voit quelque cas de guérison; mais il faut être extrêmement circonspect sur le pronostic. En effet, souvent après un amendement très notable des symptômes généraux, pendant 12 à 24 heures, il survient une recrudescence violente de tous les phénomènes, et l'enfant ne tarde pas à succomber. Ces rémissions peuvent se succéder ainsi au nombre de deux ou trois, et être suivies d'une reprise mortelle.

Il faut surveiller attentivement l'état des symptômes locaux.

Chez l'adulte, ils peuvent persister assez longtemps et sans danger après la cessation de la réaction inflammatoire. Chez l'enfant de moins de 2 ans , au contraire la persistance des signes locaux, au-delà de douze heures est toujours extrêmement fâcheuse. La maladie se distingue aussi par la lésion anatomique qui se présente sous la forme lobulaire, résultat ordinaire d'une bronchite capillaire déjà fort grave par elle-même.

La pneumonie double et celle du sommet sont aussi fréquentes à cet âge, comme chez les vieillards.

A mesure qu'on avance dans la 2e période de l'enfance (de 2 à 6 ans) la pneumonie tend à prendre le caractère de cette maladie chez l'adulte, et en même temps elle perd de sa gravité. A moins que l'enfant ne soit valétudinaire, circonstance également très importante, à un âge plus avancé, la maladie est le plus souvent bénigne, c'est-à-dire ordinairement suivie de la guérison.

Dans la 3e période, tout en conservant sa bénignité, la pneumonie prend graduellement le caractère de celle de l'adulte, et se distingue par un nouveau symptôme très utile pour le diagnostic, par l'expectoration, habituellement nulle avant 6 ans.

Plus l'enfant est jeune , plus le diagnostic est difficile. Toutefois , avec l'attention nécessaire, on peut tirer de l'auscultation des renseignements à peu près certains. Le retentissement du cri, la vibration des parois thoraciques au niveau de la lésion pulmonaire, peuvent être d'une grande utilité.

Le diagnostic de la pneumonie lobulaire est difficile ; mais moins nécessaire , parce que la bronchite capillaire qui coïncide comme cause ou complication, est tout aussi importante et réclame le même traitement.

Chez les enfants de 6 à 15 ans, il n'y a aucun embarras pour le traitement : il faut agir comme chez l'adulte.

Chez ceux de 2 à 6 ans, il faut être sobre de moyens actifs , la maladie ayant une tendance naturelle à la guérison. Si l'affection est modérée, les émollients, de légers calmants, une émission sanguine locale, suffisent. Il ne faut recourir au tartre stibié que dans les cas graves et avec une extrême réserve. Plusieurs cas malheureux ont démontré le danger de cet agent chez les enfants. Les émissions sanguines méritent aussi toute l'attention du praticien. Trop fortes, elles nuisent beaucoup ; la piqûre des sangsues saigne quelquefois trop longtemps, sans qu'on puisse arrêter le sang. Aussi de petites ventouses scarifiées conviennent mieux , pour être sûr de ne pas dépasser la mesure.

On a généralement trop peur des opiacés chez les enfants. Un ou plusieurs grammes de sirop diacode ou de karabé sont très bien supportés, même par les plus jeunes.

Lorsque la maladie se prolonge outre mesure et que la violence des symptômes est passée, les bains simples ou alcalins produisent parfois de bons effets.

Lorsque la résolution se fait longtemps attendre, un peu d'eau de Vichy mêlée à la tisane, d'après l'exemple de M. Louis, n'est pas sans utilité.

On peut aussi appliquer sur le côté malade un large emplâtre de savon ; surtout point de vésicatoire sur le côté. Cette recommandation est importante quand il s'agit d'une pneumonie chez un très jeune enfant.

(*Bulletin de Thérapeutique.* — 15 février 1849.)

. —*Traitement des brûlures par la mélasse.* — Le docteur Bulley fait sur les brûlures des applications d'un mélange d'une partie de mélasse pour deux d'eau; on en imbibe des morceaux d'étoffe et on en recouvre les parties brûlées. Il croit prévenir ainsi les métastases sur les organes internes; l'action curative de ce moyen serait due à la fermentation que développe la mélasse. Ce topique doit être employé chaud, le froid pouvant, suivant l'auteur, favoriser la disposition aux répercussions internes.

(*Provincial Med. and Surg. journal*).

NOUVELLES.

Les dernières nouvelles que nous avons données du choléra laissaient pressentir que le fléau ne tarderait pas à éclater au milieu de l'agglomération parisienne. Le 7 mars, deux cas étaient constatés l'un à l'Hôtel-Dieu, l'autre à la Charité, et depuis cette époque, chaque jour le nombre des victimes n'a cessé d'augmenter. Sa marche est lente, il est vrai, mais pour être lente, son extension n'en est pas moins évidente. Ainsi, pour ne parler que des hôpitaux, et il en est de même de tous les quartiers de la capitale, ceux qui avaient d'abord été épargnés par l'épidémie, l'hôpital Beaujon, l'hôpital des Enfants, le Salpêtrière surtout, commencent à être envahis et le nécrologe s'alonge toujours. La gravité de l'épidémie est à peu près la même qu'en 1832, sinon son intensité, c'est-à-dire que le nombre des morts est à peu près environ la moitié du nombre des sujets atteints. Sur environ 500 malades, reçus ou constatés dans les hôpitaux, on compterait déjà 231 morts. La mortalité observée dans le civil est encore loin de ce chiffre, le nombre des décès jusqu'à ce jour s'élevant à une centaine. — A Sens on a constaté huit cas et quatre décès.

L'Académie nationale de médecine à rédigé une instruction populaire sur les mesures hygiéniques à prendre pendant la durée de l'épidémie.

La Société nationale de médecine de Lyon s'est émue aussi des progrès du choléra. Convoquée extraordinairement lundi dernier, elle a entendu un rapport de M. Candy au nom de la Commission nommée, il y a déjà plusieurs mois, pour s'occuper de tout ce qui est relatif à l'épidémie. Il a été décidé qu'une instruction populaire serait distribuée en cas d'invasion, et que l'organisation des secours se ferait d'après le mode adopté en 1832.

— M. Serres, professeur de clinique chirurgicale à la faculté de médecine de Montpellier, vient de mourir.

Le Rédacteur en chef   *F. Barrier*

Lyon Imprimerie de RODANET et C., rue de l'Archevêché, 3.

GAZETTE MÉDICALE
DE LYON,

Publiée par M. **BARRIER**, Chirurgien en chef désigné de l'Hôtel-Dieu de Lyon.

La GAZETTE MÉDICALE DE LYON paraît deux fois par mois. — On s'abonne, à Lyon : chez Ch. SAVY, place Louis-le-Grand, 14 ; chez Mme PHILIPPE, rue St-Dominique, 7 ; — à Paris, chez V. MASSON ; — à Montpellier, chez SÉVALLE ; — à Strasbourg, chez DÉRIVAUX ; — L'abonnement est de 12 fr. par an pour Lyon, 13 fr. pour le reste de la France. — Les réclamations, lettres, travaux, doivent être affranchis et adressés à M. BARRIER, rue d'Oran, 2. — Pour les annonces, s'adresser à l'imprimerie du journal.

THÉRAPEUTIQUE CHIRURGICALE.

Note sur une opération particulière, pratiquée par M. PÉTREQUIN, chirurgien en chef de l'Hôtel-Dieu de Lyon, pour une tumeur hypertrophique de la lèvre supérieure, recueillie par M. Louis GUBIAN, élève des hôpitaux.

Il est des difformités qui ont peu occupé les pathologistes, et dont la thérapeutique paraît être jusqu'à un certain point restée en dehors des recherches des praticiens. Parmi ces difformités, celles qui portent sur la face altèrent plus ou moins profondément le type facial, et en déformant les organes, peuvent altérer aussi la parole et certaines parties de l'appareil digestif supérieur. Sous ce point de vue, elles peuvent nuire à la vie sociale, arrêter les sujets qui en sont atteints dans les carrières qu'ils ont embrassées,

s'opposer à leur avancement, empêcher leur établissement, etc., etc. Par tous ces motifs, les opérations qu'elles réclament cessent d'être des opérations de complaisance, et même elles exigent du chirurgien d'autant plus de soins et de combinaisons, qu'il est nécessaire que tous les détails du procédé opératoire soient parfaitement appropriés, et les résultats de l'opération complètement satisfaisants. Sans cela, on manquerait le but qu'on se propose d'atteindre : l'opération pourrait réussir comme opération ; mais elle ne réussirait pas comme moyen thérapeutique. Or, c'est précisément ce que l'on cherche à obtenir dans ce cas. Sous ce rapport, l'opération de M. Pétrequin, que nous avons à faire connaître, offrira un certain intérêt, puisqu'elle tend à résoudre ce double problème.

Les difformités des lèvres qui ont le plus occupé les chirurgiens sont celles qui dépendent du bec de lièvre et de ses variétés. Il s'agit alors d'un arrêt ou d'un défaut de développement. Ici, au contraire, on avait affaire à un excès de développement. On sait que chez certains scrofuleux qui ont le type strumeux très prononcé, les lèvres sont grosses et saillantes. C'est un

---

Feuilleton.

Analyse du rapport et du projet de loi sur l'assistance publique en France (1).

Dans une première partie de son rapport, M. le rapporteur établit avec beaucoup de sens les règles générales qui doivent présider à l'assistance publique ; il n'y a là rien qui puisse nous intéresser directement. Il pose ensuite cinq grandes divisions dans l'assis-

(1) La commission était composée de MM. Rivet, Drouyn de Lhuys (remplacé par M. Goudchaux), Vergnes, Louvet, Depasse, Wolowski (secrétaire), Bidart, Poille-Desgrange, de Beaumont (de la Somme), Brillier (2e secrétaire), Bérenger (de la Vienne, Delaporte, Chauffour (Victor), Garnier-Pagès et Coquerel, président et rapporteur.

tance publique, savoir : trois divisions principales qui se résument par ces mots : *prévoyance, travail, secours*, et deux divisions secondaires, les *monts-de-piété* et le *patronage*. De toutes ces divisions que le rapporteur étudie dans autant de chapitres particuliers, une seule doit être rapportée ici, c'est celle des secours. Voici comment M. Coquerel s'exprime à ce sujet :

« Les secours, ou l'assistance proprement dite, embrassent les distributions de secours à domicile, le traitement de malades indigents, soit dans les hôpitaux, soit à domicile ; l'institution des médecins et des pharmaciens cantonaux ; les établissements destinés aux enfants, aux infirmes, aux vieillards ; les salles d'asile et les institutions pour les enfants trouvés, abandonnés ou orphelins pauvres.

« Notre rapport ne peut qu'effleurer tous ces points divers, dont chacun a une importance évidente et réclame une étude spéciale. Nous nous rallions d'ailleurs aux considérations si justes et si claires parfaitement exprimées dans l'exposé des motifs. Ces établissements

phénomène assez ordinaire ; mais un phénomème qui l'est moins, c'est la production d'une tumeur hypertrophique dans l'une des lèvres, et notamment dans la supérieure, comme chez la malade dont nous allons faire l'histoire. Ce n'est point alors une tumeur circonscrite et facile à enlever comme un kyste, un noyau induré ou une glande engorgée. Il s'agit d'une tuméfaction diffuse, non circonscrite, large, plus ou moins irrégulière, avec des bosselures qui peuvent déformer les arcades alvéolaires, refouler les dents en dedans et en arrière, etc. Cette tuméfaction rend la lèvre proéminente, épaisse, tellement difforme que l'aspect de la physionomie est complètement changé : la lèvre est allongée, pendante ; elle a perdu de sa mobilité, et surtout de la facilité de ce mouvement comme vermiculaire, nécessaire pour favoriser les fonctions labiales. De là, gêne pour la parole, et quelquefois pour la gustation, la préhension des aliments et des boissons par les lèvres, etc. L'aspect difformé et repoussant que les malades en contractent devient en outre pour eux l'objet de préoccupations pénibles et mélancoliques : ils imploreraient les secours de l'art s'ils pensaient que la chirurgie pût venir efficacement à leur aide. Cette ignorance ne fait qu'augmenter leur tristesse. S'ils sont dans l'âge et dans l'intention de songer au mariage, leurs appréhensions redoublent, et si jusque-là cette difformité leur a paru plus ou moins supportable, elle leur devient alors intolérables, et leur semble plus hideuse que jamais.

Tous ces phénomènes physiques et moraux se sont rencontrés chez la malade qui fait le sujet de cette note, et ce sont même ces dernières considérations qui l'ont décidée à venir à l'hôpital implorer les secours

de la chirurgie, comme on le verra dans l'observation détaillée.

L'anatomie topographique de la région labiale rend compte de cette espèce de dégénérescence. L'autopsie de la pièce enlevée par l'opération, en nous révélant les éléments de composition de cette tumeur, nous permettra de discuter ce point d'anatomie pathologique, et pour le moment nous croyons ne devoir faire ici que le signaler, afin d'appeler l'attention là-dessus, en attendant que nous entrions dans les particularités de la question elle-même. Ceci posé, passons aux détails de l'observation clinique.

Tumeur hypertrophique de la lèvre supérieure, d'origine congéniale, avec déformation du rebord alvéolaire, déjettement des dents en arrière, etc. — Opération particulière. — Restauration de la lèvre. — Guérison.

OBSERVATION. — Louise Bastian, âgée de 24 ans, non mariée, matelassière, née et domiciliée à Gex (Ain), entre le 30 janvier 1849 à l'Hôtel-Dieu de Lyon, salle St-Paul, n. 116, dans le service de M. Pétrequin. Cette fille, d'une assez bonne constitution, du reste, dit n'avoir jamais été malade. Elle est d'un tempérament lymphatique, mais non scrofuleux ; elle ne présente ni glandes ni cicatrices ; elle ne se rappelle pas avoir eu ni gourme, ni humeurs de râche (teigne). L'hypertrophie labiale pour laquelle elle est venue à l'hôpital, paraît être congéniale, du moins elle l'a depuis son enfance ; seulement, la tumeur a acquis un développement proportionnel avec l'âge, et même elle a crû outre mesure, puisque les parents qui d'abord ne s'en inquiétèrent point, crurent devoir la conduire à Genève, à l'âge de 10 ans, pour l'y faire opérer. La malade ignore le nom du chirurgien à qui elle fut pré-

---

revenu moyen de 4,500 fr. environ.

« Tel hôpital, dans une ville de 2,500 âmes possède 92,000 fr. de revenus et reçoit sept malades par an ; la commune voisine portant le même nom n'a point d'hôpital.

« Dans le même département, une autre ville de 1,700 âmes a un hôpital dont les revenus dépassent 60,000 fr.

« Cette situation d'inégalité est grave ; elle soulève nécessairement la difficile et importante question de savoir jusqu'à quel point la législation peut permettre que le denier du pauvre et de l'orphelin, du malade et du vieillard dégénère en un bien de main morte que l'on accumule au lieu de le dépenser.

« C'est aussi dans ces établissements que les aveugles, les sourds-muets et les aliénés trouvent l'éducation ou un asile.

« Le nombre des aveugles est estimé de 12 à 15,000, et celui des sourds-muets, de 20 à 25,000. Ces chiffres ne sont qu'approximatifs, et probablement fort au-dessous de la vérité. Leur degré d'exactitude suffit malheureusement pour montrer combien il nous reste à faire.

« Une seule institution, à la charge de l'Etat, s'occupe de l'éducation des aveugles, celle de Paris, qui renferme 220 enfants : 140 garçons, 80 filles.

« 39 institutions, dans 28 départements, reçoivent les sourds-

---

d'assistance sont pour la plupart en pleine activité ; mais tous ont besoin de recevoir une extension qui leur donne moyen de soulager plus de souffrances, et des améliorations de différents genres, depuis longtemps réclamées, que les préoccupations continues de nos gouvernements et de nos législatures ne cessent de différer.

« Il existe en France seulement 1,164 administrations hospitalières dirigeant 1,338 hôpitaux ou hospices, dont les revenus ordinaires sont d'environ 53,633,000 francs.

« Nos chefs-lieux de département possèdent 180 hôpitaux ou hospices.

« 318 sont situés dans 254 chefs-lieux d'arrondissement.

« 840 dans 824 chefs-lieux de canton.

« 23 chefs-lieux d'arrondissement n'ont encore ni hôpitaux ni hospices.

« Il est certain aussi que les hôpitaux et hospices sont malheureusement répartis. Dans tel département, ces établissements sont peut-être trop nombreux ; dans d'autres, on parcourt plusieurs myriamètres sans en trouver.

« Cette inégale répartition territoriale n'est nullement compensée par une répartition mieux proportionnée des revenus ; 80 administrations hospitalières possèdent 38 millions de revenus ; 669 n'en ont pas 5 millions, ce qui donne à chacune de ces dernières un

sentée. Il y eut , en effet, une tentative d'opération ; mais une hémorrhagie qui survint empêcha de continuer la manœuvre, et la maladie ne fut point arrêtée. Elle continua ses progrès. La gêne augmenta surtout pour la parole et la préhension labiale des aliments. L'âge et le désir du mariage étant venus, elle pensa qu'il y avait dans cette difformité un obstacle insurmontable à son établissement : elle se décida donc à venir à l'Hôtel-Dieu de Lyon, pour se faire enlever cette tumeur. M. Pétrequin constate que la lèvre supérieure forme un relief énorme ; qu'elle est encore plus proéminente en arrière qu'en avant ; que, à l'intérieur, elle offre des bosselures qui ont déformé le bord alvéolaire et enfoncé en arrière les trois dents médianes de la mâchoire supérieure : ce qui, sans empêcher la mastication, empêche toutefois les deux mâchoires d'être en rapport dans toute leur courbe. Cette lèvre est allongée, pendante, peu mobile, et donne un aspect difforme et désagréable à la physionomie. L'état général est du reste assez bon ; les règles sont régulières, peu abondantes ; il n'y a pas de complication strumeuse actuelle. Le pays qu'habite la malade est sain, et ses parents n'offrent rien de semblable à son mal. M. Pétrequin songea au procédé opératoire qu'il pourrait employer, et pendant quelque temps, il prépara la malade à l'opération par des pédiluves, des lavements, des bains, une purgation et un régime approprié.

Le 10 février 1849, il opéra de la manière suivante, en présence de plusieurs médecins, internes et étudiants en médecine.

1er *Temps.* — Il pratique une incision verticale sur la dépression médiane de la lèvre supérieure, qui se trouve ainsi divisée en deux moitiés ; ce qui permet de juger parfaitement de la nature de l'hypertrophie. L'épaisseur de la lèvre est énorme ; on distingue une hypertrophie simple, cellulo-adipeuse et vasculaire, occupant plus particulièrement les deux tiers postérieurs de la lèvre.

2e *Temps.* — M. Pétrequin dissèque dans chaque moitié latérale un épais lambeau représentant une pyramide triangulaire, qu'il creuse à l'aide d'un bistouri effilé, dans l'épaisseur même de la lèvre, dans les points précisément où l'hypertrophie est plus prononcée, de manière à enlever toute l'exubérance morbide de cet organe. Une hémorrhagie capillaire assez abondante accompagne le premier et le deuxième temps de l'opération. On bassine les parties avec de l'eau tiède, puis avec de l'eau fraîche.

3e *Temps.* — On s'occupe alors de la réunion de chaque moitié de la lèvre séparément ; à cet effet l'opérateur imagine de passer à 1 centimètre de l'incision verticale un point de suture qu'il pratique avec une aiguille qui pénètre d'abord d'avant en arrière, puis sort d'arrière en avant, de manière qu'avec l'anse verticale qui en résulte, et en faisant un nœud en avant, il puisse accoler les deux parois de la cavité creusée dans l'épaisseur même de la lèvre et les maintenir réunies. Ce mode de suture réussit très bien.

4e *Temps.* — Il s'agit alors de réunir ensemble les deux moitiés de la lèvre divisée, ce qui se fit en affrontant le rebord à l'aide de trois longues épingles placées transversalement les unes au-dessus des autres, et piquées profondément pour maintenir un contact parfait. La réunion fut assurée par une suture entortillée.

5e *Temps.* — L'affrontement était exact en arrière et

---

muets et comptent 1,675 élèves des deux sexes : deux seulement, celle de Paris et celle de Bordeaux sont à la charge de l'Etat.

« Le service des aliénés, organisé par la loi du 30 juin 1838 et l'ordonnance du 18 décembre 1839, donne des résultats de plus en plus satisfaisants, et suffirait pour prouver combien la législation peut utilement s'occuper de l'assistance publique sans compromettre les ressources de l'Etat et sans sortir des règles que sanctionne une économie politique bien entendue. 12,286 aliénés, dont 5,935 hommes et 6,351 femmes, et dont le département de la Seine compte à sa charge plus du cinquième, sont secourus par les départements, et coûtent une somme annuelle de 4,800,000 fr. environ. Paris, Rouen, La Rochelle, Bordeaux, Nantes, Lyon possèdent les établissements les plus remarquables. Le chiffre, même approximatif, des aliénés indigents est très incertain ; mais les autorités les plus compétentes s'accordent à penser que les asiles ouverts à cette grande infortune sont loin d'être suffisants, et le plus funeste résultat qui se déclare est le renvoi prématuré des malades avant une guérison complète, renvoi qui alors amène presque constamment une rechute.

« A toutes ces misères qui viennent demander un soulagement aux hôpitaux et hospices, il faut ajouter la plus grande de toutes celle des enfants trouvés. Leur nombre, *au-dessous* de douze ans, est calculé à 123,394 et la dépense, en 1844, s'est élevée à 6,707,829 fr.

« Le nombre annuel des expositions ou abandons d'enfants est d'environ 34,000.

« Ici, nous écartons une difficile et pénible question, celle des *tours d'exposition* dans les hospices, que l'on a si vivement débattue dans ces dernières années et qui ne peut, à notre sens, être résolue que par les faits. Déjà l'expérience acquise semble incliner en faveur de la suppression, ou tout au moins de la réduction du nombre des tours. Les juges les plus éclairés dans les ouvrages publiés sur cette matière, M. de Bondy, M. Remacle, M. Curel, attestent que la suppression des tours n'a point amené les résultats fâcheux que l'on redoutait. D'un autre côté, il est vrai de dire que cette mesure n'a que faiblement diminué le nombre des enfants trouvés. Il en est de même du système récemment adopté, de déplacer, d'éloigner les enfants. C'est que toutes ces mesures sont des expédients et ne s'adressent point à la racine du mal. Secourir les mères pauvres, en s'arrêtant à cette moyenne de secours qui suffit pour sauver l'enfant, sans donner de facilité, sans servir de prime aux relâchements des mœurs ; secourir toujours à un taux plus élevé, pour ainsi dire, la mère dont l'enfant est légitime et qui le nourrit, voilà les seuls moyens d'arriver graduellement à

dans les trois quarts postérieurs des parties ; mais en avant et superficiellement, il restait deux points qui bâillaient, et dont conséquemment la cicatrisation eût pu être moins régulière. A cet effet, M. Pétrequin plaça deux petites épingles superficiellement, et compléta l'affrontement par quelques tours d'une suture entortillée placée par dessus.

On obtint un résultat complet. La lèvre était affaissée, la tumeur réduite, la longueur exubérante de l'organe diminuée par le mode de placer les épingles et la suture entortillée. (Diète, tisane de violettes et tilleul, potion calmante, 30 grammes de sirop diacode ; le silence est recommandé. La malade boit avec le biberon.)

AUTOPSIE DE LA TUMEUR. — C'est une hypertrophie simple sans induration ni dégénérescence particulière, hypertrophie portant spécialement sur l'élément cellulo-adipeux de la lèvre avec conversion cellulo-fibreuse des muscles et persistance du tissu vasculaire. Nous reviendrons plus loin sur ces détails anatomiques.

Les premières suites de l'opération furent simples, la réaction inflammatoire fut modérée, la fièvre traumatique bénigne, et la tuméfaction de la lèvre assez peu prononcée pour que les épingles ni les points de suture n'aient coupé cet organe.

Dès le quatrième jour, on enleva successivement et une à une chacune des cinq épingles, et enfin les points latéraux de suture : tout s'annonçait pour le mieux ; la malade avait pris successivement du bouillon, de là soupe, de la confiture, etc., lorsque vers le 20 février il survient un érysipèle facial qui envahit successivement les joues, le nez, le front et le menton, se complique de fièvre, d'insomnie et d'embarras gastrique : les onctions d'onguent napolitain, les lotions émollien-

tes, les pédiluves, les lavements et la diète en viennent heureusement à bout. La cicatrice se forma peu à peu, la fièvre diminua, la tuméfaction de la lèvre se réduisit considérablement ; mais de nouveau, le 28 février, il y eut récidive de l'érysipèle sans cause connue. (Il faut noter seulement que plusieurs sujets dans l'hôpital en ont été successivement affectés à cette époque.) Les sinapismes aux jambes, les lavements de miel et de mauve, des bains de pieds à la moutarde, et la reprise des lotions et onctions ont de nouveau triomphé du mal.

3 mars. — L'érysipèle a de nouveau diminué, la cicatrice est assez bien formée, la lèvre supérieure n'est guère plus tuméfiée que l'inférieure, et si elle n'était encore trop longue, le résultat serait parfait, tant la cicatrice est peu apparente. L'érysipèle tendant à devenir chronique, la malade est mise à la tisane de veau purgative avec la crème de tartre.

5 mars. — Il y a une amélioration prononcée : il semble que les dents qui avaient été fortement rejetées en arrière commencent à revenir à leur place.

7 mars. — La rougeur est nulle, la cicatrisation solide ; l'épaisseur de la lèvre supérieure dépasse peu celle de l'inférieure, seulement elle est encore un peu plus longue qu'elle ne devrait être.

10 mars. — La guérison peut être considérée comme complète ; seulement on garde encore la malade pendant quelque temps pour observer les progrès qu'a commencé à faire le retrait de la lèvre ainsi que le redressement des dents. En effet, le 19, jour de départ de la malade, la lèvre n'est pas plus épaisse ni plus saillante que chez beaucoup d'individus chez qui elle est naturellement un peu grosse ; elle est moins longue et n'a plus l'apparence pendante. La cicatrice se réduit

---

la suppression complète des tours et à la diminution du nombre des enfants trouvés.

« A tous ces détails, vous connaîtrez, citoyens représentants, qu'il est loin de notre pensée de méconnaître ou de dissimuler les précieux soulagements que les hôpitaux et les hospices offrent aux classes pauvres. Ces établissements sont indispensables ; bien des maladies aiguës, bien des opérations difficiles et redoutables dans leurs suites ne peuvent se passer dans la demeure de l'indigent, où trop souvent l'air, la chaleur, la lumière, le silence et les soins, la place même manqueraient ; diverses infirmités, l'enfance, la vieillesse, entraînent souvent un tel dénuement et un tel abandon, qu'il leur faut l'asile d'un hospice. Et cependant nous mettons en première ligne dans cet article de la loi le secours à domicile.

« Nous sommes demeurés convaincus, après mûr examen, que ce dernier genre de secours est de tous le meilleur ; il offre divers précieux avantages qu'aucun autre système ne réunit.

« C'est le moyen le plus économique de secourir ; avec moins, on fait plus ; le secours en *argent* ou en *nature* profite toujours entre les mains du *bon pauvre* au-delà de ce que les donateurs feraient avec des valeurs égales ; il saura en tirer davantage.

« C'est le moyen le plus prudent parce qu'il appelle la surveillance ; on peut suivre le bienfait accordé et savoir ce qu'il de

vient.

« Enfin, c'est le moyen le plus moral parce que, au lieu de relâcher le lien de la famille il le resserre ; il n'éloigne pas de la famille un de ses membres ; tout entière, elle profite de ce qu'il reçoit ; la part de chacun, dans les humbles ressources du ménage, devient meilleure, et ainsi le secours à domicile rend les devoirs mutuels plus faciles en rendant le fardeau commun plus léger.

« Ces secours sont actuellement distribués par les bureaux de bienfaisance, qu'une loi de l'an v a réorganisés. En 1844, sur 37,000 communes environ, entre 7 et 8,000 seulement avaient des bureaux de bienfaisance ; le nombre de ces établissements s'élève à 7,599, dont le revenu annuel et ordinaire monte environ à 13,550,000 fr.

« Mais, sur ce total des bureaux de bienfaisance, moins de 4,000 fonctionnent réellement. Beaucoup ont été formés par occasion, pour toucher quelques legs modiques d'un habitant de la commune et qu'attendre alors de comités de ce genre possédant moins de 20 f. de revenus.

« On voit que les bureaux de bienfaisance sont, à vrai dire, trop et trop peu nombreux ; il y en a trop si l'on considère les ressources presque nulles que beaucoup d'entre eux possèdent et le montant des budgets de plus de 3 000 communes qui n'ont pas 150 fr.

peu à peu à l'état d'une ligne étroite et blanchâtre. Les mouvements exécutés par la lèvre lui redonnent un aspect presque naturel. On est autorisé, d'après ce qu'on a déjà obtenu, à compter sur un redressement plus complet des dents; et cela, à l'aide de la manœuvre simple qu'on a conseillé de répéter plusieurs fois tous les jours.

Cette observation prête à plusieurs considérations. Le mode de génération de ces tumeurs s'explique par l'anatomie topographique des lèvres. Nous citerons à cet effet le passage suivant de l'*Anatomie Médico-Chirurgicale* de M. Pétrequin, page 148 :

« Les faisceaux du muscle orbiculaire des lèvres sont « entremêlés de tissu fibreux qui, avec les capillaires « fait des lèvres un véritable tissu érectile. Au-dessous « une couche du tissu cellulaire lamelleux contient un « grand nombre de glandes adipeuses, très sujettes à « s'hypertrophier chez les scrofuleux, où elles produi-« sent une épaisseur difforme des lèvres. »

C'était précisément le cas de notre malade. Or, que faire dans cette circonstance? La plupart des auteurs classiques ont négligé ce point de pathologie. Toutefois, il n'avait point échappé à Dupuytren, et l'un de ses élèves, M. le docteur Paillard a proposé un procédé ingénieux, qui consistait à enlever cette couche par dissection, sans intéresser ni muscles ni artères; mais on conçoit que cette dernière recommandation n'est pas toujours exécutable, comme le prouverait au besoin le fait ci-dessus.

M. Pétrequin a imaginé de décomposer l'opération principale en plusieurs opérations secondaires; et pour rendre la manœuvre plus simple, il la divise en plusieurs temps, comme nous l'avons exposé, ce qui faci-lite singulièrement le manuel opératoire. Le résultat a démontré ici qu'on avait préjugé juste.

La division verticale a été pratiquée ici suivant une ligne droite, dans un but opposé à celui que M. Pétrequin se propose dans le bec de lièvre, en faisant une double incision elliptique, curviligne dans ce dernier cas. Voici ses motifs : « J'ai remarqué, dit M. Pétre-« quin (*Anatomie Médico-Chirurgicale*, p. 150), dans « les amputations de sein que, lorsqu'on fait l'abla-« tion du cancer au moyen d'une double incision ellip-« tique, la plaie, au moment de la réunion, offre une « longueur plus considérable par l'augmentation de son « grand diamètre. La longueur qui diminue à mesure « que la cicatrisation se parachève, de manière à pré-« senter une différence de plusieurs lignes aux deux « époques extrêmes; les phases de la cicatrice en ren-« dent compte ; sa rétraction progressive raccourcit « l'étendue du diamètre précité: c'est elle qui dans le « bec de lièvre produit l'angle rentrant; c'est elle qu'il « faut avoir en vue si l'on veut remédier à la défec-« tuosité qu'elle entraîne. Il s'agit donc d'apprécier la « quantité approximative du raccourcissement qui est « dû à ce retrait, etc. »

C'est précisément ce que M. Pétrequin a cherché à réaliser dans ce cas, non en employant une incision cur-viligne, qui aurait allongé la lèvre déjà trop longue ; mais avec une incision droite, qui est la plus courte et qui, par le travail même du tissu cicatriciel devait raccourcir encore le diamètre vertical de la lèvre. L'événement a justifié en quelques semaines les prévisions théoriques que l'on a eues dans cet espace de temps , malgré des complications fâcheuses qu'ont successivement amenées l'inflammation traumatique, l'érysipèle facial,

---

de revenus et ne peuvent rien allouer en secours aux indigents; il y en a trop peu, si l'on regarde aux chiffres des communes qui n'en ont point.

« Il est évident qu'une réorganisation sur un plan nouveau est nécessaire, et c'est un des objets de la présente loi.

« Notre juste préférence pour le secours à domicile nous a portés à faire mention expresse dans cet article des salles d'asile et de l'établissement des médecins et des pharmaciens cantonaux.

« Les salles d'asile, qui attendent encore des perfectionnemens divers, et une littérature, une musique, choses qui existent en Angleterre et que nous n'avons pas encore suffisamment importées, les salles d'asile rendent le grand service de dégager le travail de la mère sans lui enlever tout-à-fait ses enfants, sans les lui rendre étrangers, sans la dispenser de tout devoir maternel : elles font à vrai dire du temps, ce trésor des classes ouvrières. On ne saurait trop les propager, et surtout on ne saurait avec trop de soin et d'activité se hâter de former un personnel de surveillantes qui n'acceptent cette tâche utile, mais délicate , qu'après l'avoir bien étudiée et bien comprise. Nous ne possédons qu'un établissement pour cet enseignement.

« L'institution de médecins et de pharmaciens cantonaux serait un immense bienfait; elle aurait pour résultat de diminuer le nombre des malades dans les hôpitaux; de réduire d'autant les dépenses de ces établissements; de prévenir dans une foule de cas qu'une maladie prise à temps dégénère en maladie grave que l'hôpital devrait traiter ; de susciter la seule concurrence efficace contre cette multitude d'empiriques et de charlatans qui infestent les campagnes de leurs prétendus remèdes, et de faire traiter sur place des malheureux, blessés par ces mille accidents journaliers qu'aggrave trop souvent le transport à l'hôpital le plus voisin. Nous croyons indispensable que ces médecins reçoivent un traitement qui pourrait être peu élevé; le titre de médecin cantonal serait bientôt très désiré; mais les honoraires offrent le seul moyen aux familles pauvres de donner la confiance que la visite sera faite en temps utile. Il y a ici, évidemment, toute une organisation à créer et ce sera rentrer dans l'esprit de la loi de vendémiaire, qui institue des officiers de santé *salariés pour secourir les indigents du canton* (Titre III, article 16).

« Il est presque superflu d'ajouter que cette création ne tend nullement à la suppression des consultations gratuites offertes dans tous les hôpitaux et dont l'utilité est incontestable.

« On comprend aisément combien cette nouvelle institution serait favorable à la vie de famille, et combien elle s'accorde avec le principe de la favoriser que l'assistance publique ne doit

et l'engorgement labial consécutif à ces deux ordres de lésions; si bien que, après un mois et quelques jours, la défectuosité que la lèvre présente encore, s'éloigne peu du pli et de l'aspect que présentent naturellement les lèvres chez certains sujets scrofuleux, et même on peut dire que beaucoup d'entre eux les ont plus allongées et plus proéminentes.

Une dernière remarque, c'est l'influence des parties molles sur le développement ou la déformation des os. Les résultats que l'on observe dans ce cas deviennent d'autant plus prononcés qu'ils se produisent à une époque plus rapprochée de la naissance, c'est-à-dire dans un temps où le squelette est pour ainsi dire plus malléable. On tire un grand parti de cette observation en thérapeutique : ainsi, dans le bec de lièvre avec division antérieure de la voûte du palais, il suffit, chez les très jeunes enfants, de faire et de maintenir une bonne réunion des parties molles pour opérer naturellement, à la longue, la réunion consécutive des os palatins. Ici c'est un fait de même ordre que nous observons; seulement il a lieu en sens inverse. Ainsi, la pression de la lèvre a déformé le rebord alvéolaire, en refoulant en arrière, dès l'enfance, les trois dents médianes correspondantes à la tumeur. Aujourd'hui, malgré le succès de l'opération, nous ne pouvons pas espérer le même résultat que dans le bec de lièvre; car d'abord la malade est arrivée à un âge où le squelette se modifie très difficilement; puis il n'y a rien dans la conformation des parties qui favorise directement le redressement des dents déviées. Le cas en cela est, comme on le comprend bien, différent des conditions que présente l'opération du bec de lièvre avec écartement antérieur des os palatins. Aussi devra-t-on recourir à d'autres ressources.

---

jamais perdre de vue .

« Nous devons ajouter que, dans diverses parties du pays, notamment dans le Bas-Rhin, depuis 1815, l'institution existe et donne les meilleurs résultats. »

Après avoir jeté un coup d'œil assez rapide sur les *monts-de-piété*, sur le *patronage* et sur les conditions et la durée des secours, le rapporteur aborde d'une manière générale l'organisation des secours publics, qu'il croit devoir fonder, avec la majorité de la commission sur trois principes fondamentaux, qui sont :

1º L'absence de toute centralisation (1) ;

2º La création d'une administraiton distincte de l'administration municipale ;

3º L'interdiction , pour l'administration centrale et pour les préfets qui la représentent, d'imposer d'office des centimes additionnels pour compléter les ressources de l'assistance publique, lorsque les subventions accordées par les conseils municipaux seront insuffisantes.

(1) Il y aura, toutefois, auprès du ministère de l'intérieur, un *conseil supérieur de l'assistance publique*, mais qui n'aura d'autres attributions que de *donner des avis*, d'émettre *des vœux* et de faire *des propositions*.

C'est pour cela qu'on a recommandé à la malade de repousser en avant plusieurs fois par jour les trois dents déviées, en les saisissant avec les doigts. Les résultats qu'on obtient en chirurgie dentaire de l'emploi de moyens plus ou moins analogues, font espérer un bon effet de cette manœuvre, et cela avec d'autant plus de raison qu'on remarque déjà un redressement sensible.

Ainsi l'opération particulière que M. Pétrequin a tenté de pratiquer dans ce cas difficile, aura obtenu tout le succès désirable.

THÉRAPEUTIQUE MÉDICALE.

De l'efficacité de l'arsenic contre les affections paludéennes et de l'importance du mode d'administration , par M. EBRARD , médecin de l'hospice de la Charité de Bourg(Ain).

(Suite et fin.)

Les premières lignes de ce travail indiquaient l'intention de traiter de l'arsenic, principalement au point de vue de l'économie médicale, et cependant presque tous mes efforts ont eu pour but de démontrer l'efficacité et l'innocuité de ce médicament, lorsque son administration a lieu selon une méthode convenable. C'est que la question économique est tout entière subordonnée aux conditions d'efficacité, d'innocuité. Mais ces conditions remplies, le peu de cherté de l'arsenic acquiert une grande importance. Son prix, si inférieur à celui de la quinine, rend son emploi le seul possible pour les maisons des pays marécageux, et ce sont les plus nombreuses, où la fièvre intermittente et la misère, tour à tour cause et effet l'une de l'autre, se produisent et s'entretiennent mutuellement; dans les maisons où , à certaines époques de l'année,

---

Sur ce point, le projet du gouvernement consacrait un principe opposé.

Ces principes une fois posés et développés, le rapporteur adopte avec quelques modifications légères le projet de loi du gouvernement, dont nous extrayons les articles suivants.

TITRE 1er.

L'assistance publique comprend :

3º La distribution des secours à domicile ;

Le traitement des malades indigents, soit dans les hôpitaux, soit à domicile ;

L'institution de médecins et de pharmaciens cantonaux ;

Les établissements destinés aux enfants aux infirmes, aux vieillards ;

Les salles d'asile ;

Et les institutions pour les enfants trouvés, abandonnés ou orphelins pauvres ;

4º Les monts-de-piétés ;

5º La tutelle et le patronage.

Art. 2. Les administrations spécialement préposées à l'assistance publique sous l'autorité du préfet, sont:

Un comité cantonal pour chaque canton ;

toute une famille est alitée et dénuée de tout. Je n'ignore pas que les ordonnances du médecin y courront davantage le risque d'être mal comprises, mal exécutées ; mais n'est-il pas un moyen de rendre toute erreur incapable de nuire, en ne prescrivant l'arsenic que dissous dans une grande quantité d'eau, en recommandant de suspendre son emploi à l'apparition de souffrances non déjà ressenties par le malade.

Le devoir du médecin et aussi son intérêt est *primo non nocere*. Pourtant mieux vaut exposer un malade à quelques chances d'accidents, lesquels, avec certaines précautions, ne pourront jamais être graves, que de voir des populations entières languir et mourir faute d'une médication peu coûteuse.

Les méprises et les erreurs qui sont commises par les malades, par les personnes qui les entourent, ne sauraient être aussi à craindre quand il s'agit de la pratique des hôpitaux. L'arsenic, en y remplaçant la quinine, diminuerait la consommation générale, et par conséquent le prix de cette substance. De là un double bienfait : les économies réalisées ainsi par les hôpitaux retomberaient en secours d'autre nature sur un plus grand nombre de malades ; les personnes peu aisées du dehors se procureraient plus facilement un médicament qui, en certains pays, doit être compté parmi les objets de première nécessité.

Combien, du reste, n'existe-t-il pas de médicaments aussi énergiques dont on fait impunément, grâce aux doses fractionnées, un usage journalier. Ai-je besoin de citer la morphine, le bi - chlorure de mercure ! On prévient tout accident en suspendant leur administration aux premiers signes d'intoxication, tels que les vertiges, les maux de tête, les engourdissements, les envies de vomir, les coliques. Que l'on agisse de même pour l'arsenic, et son emploi sera suivi de la même sécurité. Les vertiges, les maux de tête, la surdité, les vomissements, les douleurs d'estomac, les coliques, les selles abondantes, l'abattement général, et les autres symptômes morbides produits par l'arsenic ne succèdent-ils pas parfois à l'absorption de la quinine. Comparez les faits d'empoisonnements amenés par cette substance donnée à haute dose avec les symptômes de l'intoxication arsénicale, et, à l'exception d'une intensité plus grande dans les accidents locaux, vous retrouverez une ressemblance qui vous frappera d'étonnement. J'ai été appelé à la hâte pour des malades qui, n'ayant pris que cinq décigrammes de sulfate, avaient des défaillances, des vertiges ébrieux, du trouble dans la vue, des bourdonnements d'oreilles, des crampes d'estomac, des déjections sanguinolentes, des mouvements convulsifs dans les membres, etc.

Les cas d'empoisonnements, résultant de l'emploi de la quinine, sont déjà nombreux dans les annales de la médecine ; je rappellerai ceux qui ont été mentionnés par les docteurs Lelli, Giacomini, Briquet, Husson, Rognetta, Andral. Broussais n'a-t-il pas fait un tableau effrayant des maux qu'entraîne l'usage du quina. N'est-ce pas, après l'avoir abandonné, que Sydenham reconnut enfin que s'il avait été nuisible chez plusieurs de ses malades, cela avait tenu à la manière dont il l'avait administré. L'opinion du vulgaire ne l'accuse-t-elle pas? Bien des personnes s'effrayent au seul nom de quinine. Le médecin est obligé, en formulant une préparation où entre ce médicament, de le désigner par des dénominations de convention : celles de sel fébrifuge, de sulfate fébrifuge, de poudre de Pelletier et Caventou.

Un comité local par commune ou par réunion de communes ;

Les commissions administratives ou de surveillance pour les établissements publics, tel que les hospices, hôpitaux et les asiles d'aliénés.

Les administrations chargées de la direction des institutions de prévoyance et autres légalement autorisées.

Art. 3. Un conseil supérieur d'assistance publique est établi auprès du ministre de l'intérieur.

TITRE. II.
Du conseil supérieur.

Art. 6. Le conseil supérieur de l'assistance est composé de vingt membres nommés par le président de la République, et dont quatre sont choisis dans l'Assemblée nationale ;

Deux dans le conseil d'Etat ;

Un dans la cour de cassation ;

Un dans la cour des comptes,

Art. 7. Le conseil supérieur est présidé par le ministre de l'intérieur.

Art. 8. Le conseil supérieur exerce son initiative en soumettant au ministre de l'intérieur des vœux, des avis ou des propositions sur toutes les questions que soulève l'assistance publique.

TITRE III.
Des comités d'assistance publique.

Art. 9. Il sera créé dans chaque canton un comité chargé sous l'autorité du préfet et la surveillance du conseil général du département, de l'organisation, de la direction et de la surveillance de l'assistance publique.

(Les fonctions de ce conseil sont principalement de surveillance et analogues à celles du conseil de surveillance de l'assistance publique dans la ville de Paris).

Art. 11. Lorsque le canton comprendra dans sa circonscription des communes rurales, le comité cantonal se composera de sept membres, indépendamment du curé ou desservant et d'un ministre de chaque culte légalement reconnu exercé dans le canton.

Art. 12. Lorsque le canton ne comprendra qu'une population urbaine, le comité sera composé, indépendamment du maire de la commune, président-né, ou à son défaut, d'un de ses adjoints ;

D'un curé ou desservant, et d'un ministre de chaque culte légalement reconnu et exercé dans le canton ;

Si une telle susceptibilité paraît devoir être respectée à l'égard de la quinine, j'avoue qu'elle doit l'être, à plus forte raison, quand il s'agit de l'arsenic. Que son nom n'entre donc jamais dans une formule. M. Boudin a proposé un pseudonyme très convenable à mon avis, le nom de *fébrifuge minéral*; Hahnemann se servait du mot *métallum album*.

La puissance énergique tant redoutée de l'arsenic, qui est un défaut entre des mains inhabiles, trouvera son application dans certains cas graves; elle fera alors de son administration une médication en rapport avec la grandeur des dangers courus par les malades. Que l'on me permette de rappeler le sujet de la troisième observation chez lequel cinq milligrammes d'arsenic, donnés quatre heures avant l'heure ordinaire des accès, enraya une fièvre intermittente-céphalique très intense.

Schœnlein a avancé que les formes tétaniques et épileptiques des fièvres pernicieuses indiquent spécialement l'usage de l'arsenic. Une jeune fille de 18 ans était atteinte depuis treize jours d'accès périodiques, quotidiens, de convulsions, lesquels menaçaient sa vie. La quinine, administrée pendant quatre jours, à la dose de six décigrammes par vingt-quatre heures, en une solution, avait été entièrement impuissante. Lors de ma visite, la solution de quinine avait été suspendue depuis trois jours; j'en fis reprendre l'emploi en y ajoutant cinq milligrammes d'acide arsénieux. Les accès ne revinrent pas. J'ai rapporté dans l'*Union Médicale* l'histoire d'un enfant, atteint de gangrène paludéenne, qui fut guéri par l'emploi combiné de l'arsenic et du sirop de quinquina à l'intérieur, de la poudre de quinquina en cataplasme. Je n'ai jamais osé, dans les fièvres pernicieuses, cette maladie

si promptement mortelle, donner l'arsenic isolément; mais je l'ai plusieurs fois administré, et avec succès, associé à la quinine. J'obéissais ainsi à ma foi en les vertus souveraines du fébrifuge minéral, sans sortir de la ligne tracée par les traditions médicales, sans m'exposer aux reproches qu'une conscience timorée m'aurait faits en cas d'insuccès.

CONCLUSIONS.

I. L'arsenic est le meilleur succédané de la quinine.

II. La modicité de son prix en fait une ressource précieuse chez les malades peu aisés.

III. Son manque de saveur facilite son usage chez les enfants. Lorsqu'un enfant, ayant la fièvre, est à la mamelle, on peut lui administrer ce médicament par l'intermédiaire de sa nourrice.

IV. Son administration devra remplacer celle de la quinine chez les personnes qui auront pris pendant plusieurs jours des doses élevées de cette substance sans en éprouver aucun effet favorable; chez celles dont l'économie, par suite de plusieurs récidives de fièvre, s'est habituée aux préparations de quina. Elle sera préférée, lorsque la fièvre, par une durée plus ou moins prolongée, a fait naître une cachexie plus ou moins profonde, marquée par une décoloration générale, une langueur de toutes les fonctions, surtout des fonctions digestives, un pouls petit et mou, etc.; en un mot, lorsque la fièvre n'aura pas un caractère inflammatoire.

V. La promptitude avec laquelle l'arsenic est absorbé recommande son usage, lorsqu'il s'agit d'une fièvre sub-intrante, ou lorsque le médecin arrive auprès d'un malade peu de temps avant l'heure présu-

---

D'un médecin;

De deux membres des comités locaux de secours;

D'un membre de la commission administrative des hospices du canton;

De deux membres du conseil des prud'hommes;

Et de cinq citoyens membres ou non du conseil municipal.

Tous les membres du comité seront désignés par le conseil municipal.

Art. 13. Dans les villes qui formeront plusieurs cantons, il n'y aura qu'un seul comité d'asistance publique, qui se composera indépendamment du maire, président, ou à son défaut d'un de ses adjoints;

D'un curé ou desservant, et d'un ministre de chaque culte légalement reconnu et exercé dans le canton;

De deux membres du conseil des prud'hommes;

D'un médecin;

D'un membre de chaque comité local de secours;

D'un membre de la commission administrative des hospices de la ville.

Tous les membres du comité seront désignés par le conseil municipal.

TITRE V.
Des ressources attribuées aux comités d'assistance publique.

Art. 31. Les ressources dont l'assistance publique dispose sont:

· Les dons et souscriptions des particuliers;

Les revenus des biens propres des comités locaux, ainsi que les prélèvements et autres ressources qui leur sont attribués par les lois;

Les subventions votées par les communes;

Les centimes spéciaux votés par les conseils généraux et les subventions de l'Etat qui seront réparties entre tous les départements par un décret du pouvoir exécutif rendu sur l'avis du conseil supérieur et inséré au *Bulletin des Lois*.

Art. 32. En cas d'insuffisance des ressources ordinaires des communes, les subventions qui pourront être votées par les conseils municipaux en faveur des comités locaux seront soumises à l'autorisation du préfet lorsqu'elles n'excéderont pas 2 centimes additionnels au principal des contributions directes.

Art. 33. Les conseils généraux sont autorisés à voter, chaque année, jusqu'à concurrence de 2 centimes spéciaux, la somme qu'ils croiront nécessaire d'affecter à titre de subvention à l'assistance publique.

mée d'un accès, dont il redoute l'intensité. Les cigarettes arsénicales de M. le professeur Trousseau seraient alors un moyen très heureux : les organes pulmonaires sont en effet la voie d'absorption la plus rapide.

VI. La dose du médicament variera pour les adultes de deux milligrammes à un centigramme.

VII. Après la disparition des accès, la médication arsénicale devra être continuée pendant quelque temps, mais les doses devront être moins élevées.

VIII. Dans les formules l'arsenic devra être désigné par une dénomination de convention : celles de *fébrifuge minéral*, de *metallum album* (1).

(1) J'ai eu recours à l'emploi de l'arsenic pour prévenir les attaques d'épilepsie, pour empêcher les exacerbations fébriles qui apparaissent à des heures à peu près les mêmes dans les catarrhes bronchiques; je n'ai obtenu aucun résultat satisfaisant. Dans la gastralgie, je n'ai retiré d'autres avantages qu'une légère augmentation de l'appétit, une diminution momentanée de la constipation.

OPHTHALMOLOGIE.

Compte-rendu de la Clinique ophthalmologique, du docteur RIVAUD-LANDRAU, oculiste. (*Année 1847-1848.*)

(PREMIER ARTICLE.)

Le chiffre des malades que j'ai traités, soit à ma maison de santé ophthalmique, soit à ma consultation gratuite, à partir du 1er janvier 1847, jusqu'au 1er mai 1848, s'est élevé à 1.040. Les formes et les variétés diverses de maladies oculaires que j'ai été à même d'observer dans ce laps de temps. se sont réparties ainsi qu'il suit :

Ophthalmies	. . . . .	515
Ainsi subdivisées :		
Ophthalmies lymphatiques		180
Id. aiguës		114
Id. chroniques . . .		112
Id. catarrhales . . .		24
Id. rhumatismales. . .		5
Id. traumatiques . . .		43
Id. blennorrhagiques . . .		5
Id. catarrho-purulentes . . .		5
Id. purulentes des nouveau-nés		10
Id. périodiques . . .		2
Id. varioliques . . .		1
Id. phlegmoneuses . .		2
Amauroses.		181
Cataractes		117
Maladies des voies lacrymales . .		22
Tumeurs des paupières . . .		20
Trichiasis		8
Ectropions		7

Strabismes.	8
Pupilles artificielles	2
Albugos	18
Névralgies oculaires	13
Diplopies	6
Mydriasis	2
Blessures de l'œil.	4
Exophthalmies	2
Hydrophthalmies	3
Staphylômes de la cornée . . .	4
Id. pellucides . . .	1
Atrésies pupillaires	3
Hypertrophie du tissu cellulaire palbébral	1
Cancer de l'œil	1
Cancer de la paupière. . . .	2
Myopies	23
Presbyties	19
Corectopie.	1
Faiblesses de vue	11
Prothèses oculaires	18

I. *Ophthalmies lymphatiques.* — C'est de toutes les phlegmasies oculaires, la plus commune et la plus fréquente à Lyon. On l'observe principalement chez les jeunes sujets, de 5 à 18 ans. La variété la plus commune est la conjonctivite simple. Elle est reconnaissable à une injection partielle de la conjonctive de l'un des angles, ayant la forme d'un triangle, dont la pointe est dirigée vers la cornée. Ce premier degré est souvent accompagné de la formation d'une pustule plate, blanchâtre, qui termine la masse vasculaire, au point de jonction de la sclérotique et de la cornée. Un des symptômes les plus fréquents de cette ophthalmie c'est la photophobie. Si la phlegmasie n'est pas enrayée de suite dans sa marche, la cornée ne tarde pas à se prendre; de là le développement si fréquent des albugos, des ulcères, des granulations, et enfin des pannus. Rarement l'iris participe à l'inflammation. Enfin, un des symptômes caractéristiques de cette ophthalmie, c'est sa marche presque toujours lente et chronique. Elle est aussi très sujette aux récidives.

Les 180 cas observés se sont répartis ainsi : 54 conjonctivites simples, 49 avec pustules lymphatiques, 39 avec ulcères de la cornée, 16 avec granulations de la même membrane, 15 avec albugos, 7 avec pannus.

Les résultats obtenus sont les suivants : 102 malades ont été guéris complètement; 54 ont conservé des taches et des albugos plus ou moins épais, mais qui ne nuisent pas à la vision; 4 ont eu la vue perdue, 3 par suite d'albugos centraux épais, qui se trouvent en face de la prunelle; 1 par atrésie pupillaire, survenue à la suite d'une procidence de l'iris à travers un ulcère perforant : restent 20 malades, dont je n'ai pas pu apprécier les résultats.

Traitement. — Les antiphlogistiques proprement dits sont de peu de ressource dans le traitement de cette espèce d'ophthalmie, qui, selon moi, ne présente que très rarement des symptômes franchement inflammatoires. Au début, j'emploie pourtant, dans certains cas, une application de quelques sangsues, soit aux apophyses mastoïdes, soit aux omoplates. Lorsque la rougeur est vive et qu'il y a photophobie intense, on obtient de bons résultats des dérivatifs sur le tube intestinal, répétés à des intervalles plus ou moins rapprochés. Quant aux dérivatifs externes, tels que vésicatoires, mouches, sétons, cautères, moyens dont beaucoup de praticiens usent avec tant de largesse dans cette maladie, je les crois d'une utilité très contestable, et j'y ai pour ainsi dire renoncé. Ce n'est que dans des cas excessivement rares que j'y ai recours, tout à la fin de l'ophthalmie. Je dois ajouter que j'ai vu souvent l'application de ces exutoires, surtout celle des vésicatoires, augmenter la phlegmasie. Dans cette maladie, le traitement le plus important réside dans les moyens dits anti-scrofuleux. La maladie de l'œil, ainsi que je l'ai dit ailleurs, n'est qu'une manifestation extérieure d'une affection générale, qu'un des symptômes si nombreux et si variés de la diathèse lymphatique. Ne combattre que la maladie locale, ce serait ne s'adresser qu'à l'effet, sans attaquer la cause ; ce serait agir d'une façon anti-rationelle. Les médicaments, anti-scrofuleux doivent donc être la base fondamentale du traitement. Parmi ceux-ci, les toniques et les amers sont les préparations que j'emploie avec le plus d'avantage. Aussi le fer, le quinquina, la gentiane, l'aloës, le chlorure de barium, les préparations d'iode sont, à mon avis, beaucoup moins certaines que ces premiers médicaments. Contre la photophobie, ce symptôme si fréquent et souvent si rebelle, les pommades opiacées ou belladonisées m'ont souvent été très utiles. Dans trois cas, les inhalations éthérées ont amené la disparition de ce symptôme. Les vapeurs d'arnica portées sur les yeux m'ont réussi dans quelques autres. Enfin, tout dernièrement, j'ai eu l'idée de mettre en usage, contre ce symptôme nerveux, des bains locaux avec un collyre au chloroforme. Je me réserve de faire connaître plus tard les résultats de ce moyen nouveau.

— La cautérisation immédiate de la pustule lymphatique avec une solution concentrée de nitrate d'argent, a parfois fait disparaître promptement la conjonctivite.

— Pour amener la cicatrisation des ulcères de la cornée, je me sers avec avantage d'une solution concentrée de sulfate de cuivre, ou d'un collyre avec le même sel. Lorsqu'il y a pannus, l'emploi de la solution cuivrée doit être précédé de la résection partielle des vaisseaux injectés, qui rampent dans les membranes ou sur la cornée. J'ai pour ainsi dire renoncé à la cautérisation avec les sels d'argent, parce qu'elle m'a paru offrir des dangers sérieux.

II. *Ophthalmies aiguës.* — 114 cas ainsi divisés : conjonctivites palpébrales 5 ; — conjonctivites oculaires 35 ; — sclérotites 23 ; — kératites simples 2 ; — id. avec ulcérations plus ou moins profondes 19 ; — id. avec ulcère perforant et procidence de l'iris 1 ; — id. avec granulations 1 ; — iritis 8 ; — id. avec synéchies postérieures 2 ; — id. compliquées d'abcès de la membrane 1 ; — id. accompagnées de fausses membranes dans la pupille 4 ; — id. avec hypopyon 4 ; — choroïdites 4 ; — rétinites 5.

De ces 114 malades, 107 ont été guéris, 4 ont perdu l'œil attaqué, 3 ont cessé le traitement avant guérison. Les quatre insuccès ont eu lieu dans les circonstances suivantes : le 1er, dans un cas de kératite accompagnée d'ulcère perforant et de procidence de l'iris ; le 2e, dans un cas d'iritis compliqué du développement de fausses membranes pupillaires qui ont complètement obstrué cette ouverture ; le 3e, à la suite d'une ophthalmie interne, avec épanchement purulent dans la chambre antérieure, ulcère perforant de la cornée et atrésie pupillaire consécutive ; le 4e enfin, dans un cas de choroïdite, suivie de paralysie de la rétine.

Au début de l'ophthalmie, le traitement anti-phlogistique doit être prompt et énergique. D'ordinaire, je commence par une saignée du bras, suivie d'applications de sangsues aux oreilles ou aux épaules, et répétées à des intervalles très rapprochés. Si les symptômes ne se calment pas vite, l'application quotidienne d'une large ventouse scarifiée à l'omoplate, répétée cinq et six fois, suivant le besoin, est un des moyens dont j'obtiens le meilleur effet. Je combine les évacuations sanguines avec l'emploi des dérivatifs sur le tube intestinal. Jamais je n'ai recours aux dérivatifs à la peau, tels que mouches et vésicatoires. — Comme traitement local, j'ai renoncé à l'emploi des collyres, au début de l'inflammation ; on n'en obtient aucun bon résultat. Je préfère les pommades calmantes, avec le laudanum. Dans l'iritis, je remplace la pommade laudanisée par la pommade à la belladone ou à l'atropine. La diète, au début, un régime sévère, des tisanes rafraîchissantes, la privation complète de la lumière pour l'œil malade, un repos absolu, doivent accompagner et aider le traitement. Vers la fin de l'inflammation, quelques collyres astringents, avec le sulfate de cuivre, le borax, activent la guérison. — Dans quelques cas d'hypopyons rebelles, j'ai obtenu la résorption de l'épanchement de pus, par l'emploi d'un collyre avec la teinture d'iode (1).

III. *Ophthalmies chroniques.* — 112 cas, dont le

(1) *Union Médicale*, n° du 6 avril 1847.

plus nouveau remontait à un mois, et le plus ancien à 20 ans, et qui offraient les variétés suivantes : blepharites avec granulations 80 ; — id. compliquées d'ulcérations du bord libre des paupières et des bulbes ciliaires 6 ; — conjonctivites oculaires 18 ; — sclérotites 8 ; — kératites avec ulcères 30 ; — id. avec granulations de la cornée 5 ; — id. avec ulcère perforant et procidence de l'iris 2 ;—id. avec pannus 4 ; — id. avec albugos 6 ; — iritis avec fausses membranes 1 ; — choroïdite 1.

Sur 112 malades, deux seulement ont perdu l'œil attaqué, l'un à la suite d'une kératite chronique, accompagnée d'un ulcère perforant et de procidence de l'iris, qui a laissé après elle un large albugo central, qui obstrue complètement la pupille ; l'autre par une iritis compliquée d'exsudations plastiques épaisses, qui empêchent le passage des rayons lumineux. Tous les autres malades ont été guéris, sauf 15 qui ne sont pas revenus pour continuer le traitement. Plusieurs ont gardé comme traces de la maladie des albugos plus ou moins épais.

Dans l'ophthalmie chronique, quelle que soit la membrane prise, j'ai remarqué que la médication interne avait en général peu d'influence sur la marche de la maladie. Ici, c'est tout le contraire de la période aiguë, car, ce sont les remèdes locaux qui agissent avec le plus d'action. Les purgations répétées plusieurs fois, les dérivatifs à la peau, ne sont donc que des moyens adjuvants de la médication externe qui doit être la base du traitement. Les collyres astringents et caustiques, avec le borax, le sulfate de cuivre, le nitrate d'argent, dosés suivant les circonstances, sont les moyens dont j'obtiens les meilleurs résultats.

Contre les granulations palpébrales, je me sers avec avantage des cautérisations avec le sulfate de cuivre ou le nitrate d'argent en crayon et répétées souvent. Dans deux ou trois cas rebelles à l'action de ces deux caustiques, j'ai eu recours à la teinture d'iode pour toucher ces granulations. Ce moyen, conseillé par le docteur Tavignot, m'a bien réussi. Lorsqu'il y a ulcère de la cornée, je n'emploie jamais le nitrate d'argent pour cautériser la plaie ; j'ai remarqué que l'inflammation qui suivait toujours cette cautérisation, n'avait pas d'influence heureuse sur la cicatrisation de la plaie. Je préfère dans ces cas l'instillation dans l'œil de quelques gouttes d'une solution fortement chargée de sulfate de cuivre. Contre les granulations de la cornée, je me suis servi quelquefois avec succès d'un collyre avec 10 gouttes de teinture d'aloès, 5 gouttes d'ammoniaque liquide, et 10 centigrammes de sulfate de cuivre dans 125 grammes d'eau. Lorsqu'il y a pannus, j'ai pour habitude de faire la récision de tous les vaisseaux qui rampent dans la sclérotique ou sur la cornée, avant d'employer les collyres.

IV. *Ophthalmies catharrhales*. — Traitement ordinaire de l'ophthalmie aiguë, seulement abstension de toute espèce de médication externe liquide sur l'œil affecté, pansement avec les pommades calmantes, et le coton cardé, purgations répétées, tisanes diaphorétiques. 24 cas, 24 guérisons.

V. *Ophthalmies rhumatismales*. — Même traitement. Teinture de colchique à doses réfractées, tisanes sudorifiques. 5 guérisons.

VI. *Ophthalmies traumatiques*, 43. — Dans 40 cas la phlegmasie avait pour cause la présence de corps étrangers dans l'œil : Parcelles de fer, de cuivre, de pierre, pellicules de millet, ailes d'insectes. L'extraction du corps étranger amène d'ordinaire la disparition de l'ophthalmie au bout de 24 à 36 heures. Traitement antiphlogistique lorsque la phlegmasie ne cesse pas après cette petite opération. Les 3 cas restants étaient survenus à la suite de coups contondants, et étaient accompagnés d'ecchymoses, de téguments palpébraux. Fomentations froides et astringentes, antiphlogistiques, sangsues, si besoin est.

BULLETIN DU CHOLÉRA.

Depuis le 1er avril, le choléra a subi à Paris diverses alternatives. Après une décroissance qui a duré deux jours, l'épidémie a reparu avec une nouvelle intensité ; puis elle a repris sa marche lente, et l'augmentation s'opère graduellement dans le nombre de cholériques et dans la mortalité. La Salpêtrière, sous ce rapport, fait exception aux autres hôpitaux. L'administration, en répartissant un certain nombre de femmes dans leurs familles ou dans les établissements en sa possession, espère s'opposer à la propagation de la maladie. En ville, le nombre des personnes ainsi atteintes est peu considérable ; c'est ce qui explique le peu d'effroi causé par la présence du choléra. Cette sécurité est aussi inspirée par le peu de ravages que l'épidémie a faits dans les départements envahis antérieurement, comme on pourra en juger par le tableau suivant :

Départements.	DATE de l'invasion.	NOMBRE des cas.	—	des décès.
Nord.	— 20 octobre. —	1,614	—	799
Pas-de-Calais.	— 2 novembre. —	883	—	362
Seine-Inférieure.	— 15 novembre. —	460	—	240
Seine (banlieue).	— 1er février. —	91	—	59
Somme.	— 14 mars. —	8	—	3
Seine-et-Oise.	— 13 mars. —	25	—	15
Oise.	— 24 mars. —	6	—	3
Eure.	— 7 février. —	4	—	1
Seine-et-Marne.	— 21 mars. —	4	—	1
Manche.	— 29 mars. —	51	—	20
Eure-et-Loire.	— 4 avril. —	2	—	1
Total pour les départements jusqu'au 11 avril		3,148		1,504
Total pour les hôpitaux de Paris jusqu'au 7 avril		1,496		836
A reporter.		4,644		2,340

	Report.	4,644	2,340
Mortalité connue en ville jusqu'au 5 avril.			181
Total général connu jusqu'au 11 avril.		4,644	2,521

Depuis cette époque, l'épidémie s'est déclarée à Orléans, à Troyes et dans plusieurs communes des départements déjà infestés.

Nous avons lu avec le plus grand soin tous les travaux suscités par cette nouvelle invasion du choléra, et il nous a été impossible de découvrir dans les tentatives thérapeutiques, aucune idée générale, aucune notion de quelque valeur ; c'est la reproduction stérile de tout ce qui a été fait en 1832. On emploie toutes sortes de médicaments : les narcotiques, les excitants, les saignées, les évacuants, les anti-périodiques, le chaud et le froid, et puis quelques substances nouvelles. L'homéopathie a aussi été employée et n'a pas contribué, malgré l'enthousiasme de ses adeptes, à diminuer les ravages.

Au milieu de cette confusion et de ce découragment, nous sommes heureux de constater qu'il y a eu moins de cas foudroyants qu'en 1832, et que bon nombre de malades ont présenté des symptômes précurseurs, caractérisés par un malaise général et la diarrhée. Les secours de l'art ont été très souvent efficaces dans cette période prodromique. La plupart des malades qui ont été atteints par le choléra étaient ou affectés de maladies organiques, ou affaiblis par des maladies récentes. Un bon nombre vivaient dans des conditions hygiéniques vraiment déplorables. L'encombrement, la mauvaise alimentation, les excès de tout genre ont joué un rôle immense, comme dans toutes les épidémies. Nul doute que si les habitants de Paris sont moins cruellement frappés qu'en 1832, ils le doivent aux beaux travaux d'assainissement qui ont été entrepris depuis cette époque dans cette grande cité.

— Un cas de choléra asiatique a été observé à Lyon, dans la journée de jeudi dernier, sur un conducteur des diligences, arrivé de Paris le matin même. La maladie s'est déclarée dans l'après-midi, et le malade a succombé la nuit suivante au plus fort de la période algide. L'autopsie du cadavre a montré les lésions caractéristiques du choléra. Ce fait, qui a jeté l'inquiétude parmi la population, n'a rien d'effrayant. Il ne prouve en aucune manière que l'épidémie soit sur le point d'envahir notre ville, puisque le malade a évidemment apporté de Paris le germe de l'affection à laquelle il a succombé.

On a répandu aussi le bruit de l'invasion du choléra à Châlons-sur-Saône ; mais tout nous porte à croire que ce bruit n'est pas fondé. Les journaux qui l'ont annoncé ont probablement confondu Châlons-sur-Saône avec Châlons-sur-Marne.

Le Rédacteur en chef ~~C. F. Barrier~~

Lyon Imprimerie de RODANET et C., rue de l'Archevêché, 5.

.. Parmi les établissements hydrothérapiques encore peu nombreux que possède la France, celui de St-Seine-l'Abbaye, dans la Côte-d'Or, est un de ceux qui réunissent les conditions les plus favorables au traitement des maladies par l'eau froide. La salubrité et l'agrément de la localité, l'abondance et les excellentes qualités de l'eau, les nombreux procédés employés dans l'établissement pour varier le mode d'application de cet agent naturel, ne laissent rien à désirer. Enfin les malades sont assurés, sous la direction du docteur Guettet, premier médecin de l'établissement, d'y recevoir les soins les plus éclairés.

GAZETTE MÉDICALE
DE LYON,

Publiée par M. **BARRIER**, Chirurgien en chef désigné de l'Hôtel-Dieu de Lyon.

La GAZETTE MÉDICALE DE LYON paraît deux fois par mois. — On s'abonne, à Lyon : chez Ch. SAVY, place Louis-le-Grand, 14 ; chez Mᵐᵉ PHILIPPE, rue St-Dominique, 7 ; — à Paris, chez V. MASSON ; — à Montpellier, chez SÉVALLE ; — à Strasbourg, chez DÉRIVAUX ; — L'abonnement est de 12 fr. par an pour Lyon, 13 fr. pour le reste de la France. — Les réclamations, lettres, travaux, doivent être affranchis et adressés à M. BARRIER, rue d'Oran, 2. — Pour les annonces, s'adresser à l'imprimerie du journal.

BULLETIN.

Le Choléra.

La chose difficile n'est pas de parler du choléra, mais d'en parler utilement. Tous les efforts de l'art et de la science n'ont abouti jusqu'à présent qu'à des résultats à peu près négatifs. On sait assez bien ce que le choléra n'est pas, mais on ne sait guère ce qu'il est. On sait que ce n'est ni une inflammation, ni une maladie contagieuse, mais on ignore sa nature et sa cause première. Mille hypothèses ont été imaginées, dont aucune n'a pu encore rallier la majorité des opinions, et de toutes les généralisations tentées, il n'en est pas une seule qui n'ait été renversée par la variabilité des faits.

Depuis un mois et demi les journaux de médecine de Paris sont remplis d'observations, de remarques, de considérations, etc., sur l'épidémie qui, depuis cette époque, sévit sur la population de cette grande cité. Les médications les plus diverses ont été proposées et expérimentées sans qu'aucune d'elles ait montré sa supériorité. Les unes attestent l'originalité d'imagination de leurs inventeurs, d'autres sont frappées au coin étroit de l'esprit de système, d'autres témoignent des efforts de quelques esprits sages attachés aux doctrines traditionnelles et fondamentales de la science hippocratique ; mais, il faut l'avouer, toutes sont destinées à décevoir les espérances du praticien. Si quelques différences s'observent dans la mortalité, elles sont moins en rapport avec les divers modes de traitement qu'avec les conditions hygiéniques ou physiologiques propres aux malades atteints par le fléau.

Faut-il conclure de là que la thérapeutique, telle qu'elle peut être dans l'état actuel de nos connaissances, est complètement inefficace, et qu'il vaudrait mieux ou tout autant se borner à la méthode exspectante, c'est-à-dire abandonner la maladie à sa marche naturelle ? Non, sans doute. Il est bien certain que

Feuilleton.

BIBLIOGRAPHIE.

Du noma ou du sphacèle de la bouche chez les enfants, dissertation inaugurale par Jules TOURDES, de STRASBOURG.

La gangrène de la bouche est une de ces terribles maladies dont l'histoire peut fournir à la théorie des données utiles et des faits intéressants, mais ne peut guère conduire le praticien qu'à gémir sur l'insuffisance de l'art. Cependant l'auteur a raison de soutenir que la science n'est pas complètement responsable de cette impuissance de la thérapeutique, et que si l'inefficacité de la médecine provient en partie de ce que l'on ne connaît point assez la nature intime du noma, elle s'explique bien plus encore par les circonstances au milieu desquelles se développe cette affection. La gangrène de la bouche est secondaire, c'est le dernier symp-

tôme d'une modification profonde de l'organisme contre laquelle le médecin n'a pas pu lutter en temps utile ; souvent le traitement ne commence qu'à une époque où déjà il est impossible.

Nous regrettons que le manque de place ne nous permette pas d'analyser la thèse volumineuse du docteur Jules Tourdes, et de montrer les efforts consciencieux qui ont présidé à son travail, ses recherches dans les auteurs embrassent le passé et le présent, et la littérature médicale étrangère aussi bien que la littérature française. Un nombre immense de traités généraux et spéciaux, de thèses et d'articles de journaux figure dans la riche bibliographie reproduite par l'auteur, et il est facile de voir par la lecture du chapitre consacré à l'historique de la question, qu'il a consulté lui-même la plupart des auteurs dont il rapporte les opinions. Il fait preuve de ce qu'on appelle une érudition de bon aloi et digne en tout point de la savante école de Strasbourg dont il est le disciple.

L'anatomie pathologique, l'étiologie, la symptomatologie et la

les cholériques, s'ils n'étaient pas traités, mourraient en plus grand nombre; et qu'il en échapperait très peu. Il est bien certain que chez beaucoup de malades on peut suivre l'effet des moyens employés et reconnaître que c'est à leur action que doivent être attribuées les modifications heureuses imprimées à la marche du mal. Quand un cholérique est tombé dans le collapsus le plus profond, il n'est pas douteux qu'on puisse aider, favoriser la réaction qui n'aurait pas lieu par les seules forces de l'organisme. Le médecin hippocratiste, ici comme dans les autres maladies, doit observer la marche de la nature et chercher à remplir les indications qui se présentent. En attendant la découverte, si elle est possible, d'un remède spécifique, nous en sommes réduits, pour le traitement du choléra, à la thérapeutique des symptômes. «Cette thérapeutique, dit M. Chomel, pour être empirique, n'en est pas moins efficace dans un certain nombre de cas. La preuve, c'est qu'en 1832, nous avons sauvé un plus grand nombre de malades parmi ceux qui étaient pris dans l'hôpital et qui recevaient immédiatement les secours de l'art, que parmi ceux qui venaient du dehors, et qui ne recevaient toujours que très tard les premiers soins. Cela seul suffirait pour montrer la part du traitement dans l'issue heureuse de la maladie. »

Le fait le plus important à mettre en évidence et à utiliser pour la thérapeutique, c'est que le choléra est presque constamment précédé de prodrômes, et que ceux-ci sont faciles à combattre. Traitée dès le début, à l'état de cholérine, et à plus forte raison, quand il n'existe encore qu'une diarrhée ordinaire, la maladie avorte très souvent. Dans le plus grand nombre des cas, c'est la négligence des malades et la violation des lois de l'hygiène qui amène la transformation d'une indisposition peu grave en une affection redoutable. Enfin, c'est très exceptionnellement que le choléra débute par une attaque foudroyante sans troubles antérieurs de la santé. Le docteur J. Guérin s'est attaché, dans plusieurs articles de la *Gazette médicale de Paris*, à montrer le parti qu'on peut tirer des remarques précédentes pour la prophylaxie du choléra.

Lorsque le choléra envahit une localité, nous pensons qu'il est du devoir du médecin, de conseiller, toutes les fois qu'elle est possible, l'évacuation des lieux où règne l'épidémie. Toutes les personnes que leurs devoirs ou des intérêts majeurs ne forcent pas à rester, ne peuvent mieux faire que de se mettre en voyage et d'aller passer tout le temps nécessaire dans des lieux exempts du fléau. C'est un moyen sûr d'échapper à ses coups, et qui ne comporte d'exception que pour les cas où le germe de la maladie a déjà exercé son action latente sur l'organisme.

« Il faut bien se garder de croire, remarque avec raison le docteur Rochoux, que l'abandon des lieux frappés par le choléra agit de la même manière que la dissémination des malades dans un typhus né de l'encombrement. Là, les sujets partent avec le mal; leur accumulation augmente l'énergie morbifère de la contagion. Dans le choléra, où aucun principe contagieux n'existe, on se préserve du mal uniquement parce que l'on quitte le lieu où sa cause s'est produite, et comme elle y est attachée, les émigrants ne l'emportent pas avec eux. Il n'est pas nécessaire de les disperser pour les mettre à l'abri de son atteinte; on les garderait réunis tous ensemble, qu'ils ne seraient pas moins sauvés. Il est bon de savoir distinguer comment la disper-

---

thérapeutique du noma sont traitées avec le même soin. Fidèle aux principes d'une saine observation, dégagé de toute idée préconçue, étranger à l'esprit de système, M. Jules Tourdes a cherché à résoudre toutes les difficultés de la question par des faits; mais quand il les a trouvés insuffisants, il n'a pas hésité à le reconnaître et à signaler les lacunes de l'état actuel de nos connaissances sur une maladie dont la cause prochaine est encore obscure et mystérieuse. C'est avec raison qu'il insiste sur la nécessité d'apporter une attention particulière aux conditions morbides qui en général précèdent l'invasion de la gangrène buccale; car il est à-peu-près sans exemple que la maladie survienne chez un enfant parfaitement bien portant, et dès lors il ne faut pas désespérer de saisir un jour le lien qui la rattache probablement à quelque autre affection. Déjà l'influence des fièvres éruptives, de la rougeole, surtout, a été remarquée par tous les observateurs, et parmi les causes locales de nature à appeler sur la bouche l'action du principe septique, la stomatite ulcéreuse doit-être mentionnée comme précédant la gangrène dans un grand nombre de cas.

L'opinion de l'auteur sur la nature du noma est éclectique et mérite d'être rapportée. Après avoir démontré que c'est une affection gangreneuse, considérée comme telle par tout le monde, il ajoute que, cette gangrène étant consécutive, il importe de rechercher sa cause, et le mécanisme suivant lequel elle se produit. Les uns pensent avec Richter qu'elle est la conséquence d'un état général et diathésique, d'une asthénie, capable d'atteindre chez les enfants seuls le degré nécessaire au développement du mal. D'autres avec Billiard attribuent un rôle prédominant aux causes mécaniques et locales, c'est-à-dire à un engorgement œdémateux de la partie tuméfiée contre les os. Enfin on a supposé que l'oblitération des artères et des veines était le point de départ du noma survenant alors par un procédé analogue à celui que l'on a constaté dans la gangrène dite spontannée ou sénile. « Chacune de ces théories, dit l'auteur, nous paraît contenir une portion de la vérité. » Ainsi la lésion locale est de toute évidence sous l'influence d'un état général. La gangrène n'est jamais primitive, elle ne frappe que des sujets placés dans des conditions hygiéniques défavorables et affaiblis par des maladies graves; elle succède surtout aux fièvres éruptives. En un mot, dans ces conditions générales, le fluide nourricier et le système nerveux sont modifiés en même temps. « L'état général étant produit, c'est une lésion locale préexistante qui détermine le siège de la gangrène; dans les fièvres typhoïdes ce sont les vésicatoires ou les plaies qui se gangrènent dans les membres infiltrés, la mortification

sion agit dans chacun de ces cas, afin de ne pas se faire un argument, en faveur de la contagion du choléra, d'un fait qui, bien interprêté, ne la prouve en aucune façon. »

Nous pensons que l'émigration est non-seulement utile à ceux à qui elle est possible, mais encore aux personnes qui ne peuvent quitter la ville qu'elles habitent. Elle diminue, en effet, l'encombrement de la population, et par là, la quantité de miasmes qui se dégagent de tous les lieux habités. En outre, la diminution de la mortalité résultant de la diminution de la population, amoindrit d'autant la démoralisation qui, en pareil cas, s'empare toujours des esprits. Le grand malheur, c'est que l'émigration n'est possible que pour un petit nombre de personnes; mais, sous le double rapport que nous venons d'examiner, les habitants obligés de rester dans le foyer de l'épidémie, loin de faire un crime de leur départ à ceux plus favorisés qui peuvent s'en aller, n'ont qu'à y gagner.

D'ailleurs, nous sommes heureux d'avoir à dire que rien, jusqu'à présent, n'annonce la prochaine invasion de l'épidémie dans notre ville. Le fait que nous avons rapporté dans notre précédent numéro, est le seul exemple de choléra récemment observé à Lyon, et nous avons expliqué pourquoi il ne devait inspirer aucune inquiétude. Plusieurs fois, depuis quinze jours, des bruits alarmants ont circulé, mais tous étaient faux, et nous pouvons d'autant plus espérer d'échapper encore une fois au fléau, comme en 1832, que celui-ci, tout en gagnant plusieurs départements qui environnent celui de la Seine, ne s'est pas sensiblement propagé dans la direction du sud-est.

Si nous osions terminer ces remarques sérieuses par quelques lignes qui le seraient moins, nous parlerions des prétentions du corps homœopathique de Lyon, à l'endroit du choléra. Ces messieurs affirment que leur méthode de traitement est bien supérieure à la nôtre. Laissons les dire, mais engageons la population à se défier de promesses sans fondement et d'assertions dénuées de preuves scientifiques.

THÉRAPEUTIQUE.

Notice sur quelques améliorations apportées au traitement des ulcères et des bubons vénériens, par le docteur Levrat-Perrotton, ancien médecin titulaire de l'Hospice de l'Antiquaille.

Depuis le commencement de ce siècle, les maladies vénériennes ont été un sujet de controverse assez animé, relativement surtout à leur thérapeutique. Des médecins haut placés dans la science, appartenant à l'école physiologique de Broussais, niant l'existence d'un virus dans cette maladie, voulaient que l'on renonçât à l'usage du mercure dans son traitement, tandis que d'autres, et c'était le plus grand nombre, vieillis dans la carrière, et par conséquent pleins de cette expérience que donne une longue pratique, soutenaient les propriétés spécifiques de ce médicament pour toutes les nombreuses formes de cette affection, soit à l'état primitif, soit dans ses périodes secondaires ou tertiaires. Il faut convenir que ces deux opinions étaient de part et d'autre également exagérées. Toutefois, ces débats n'ont pas été stériles; ils ont amené un résultat satisfaisant, de telle sorte qu'aujourd'hui, l'emploi des mercuriaux est plus restreint et beaucoup mieux administré qu'autrefois, et s'il arrive que ces préparations fassent encore du mal, c'est parce qu'elles

---

paraît autour des mouchetures; l'ulcère de la muqueuse buccale qui repose sur un fond œdématié joue ici le même rôle..... Derrière l'ulcère de la muqueuse, la circulation capillaire est gênée, le tissu cellulaire s'engorge, il se forme un œdème et un noyau d'induration. Cette infiltration qui précède le noma est une preuve évidente de l'arrêt de la circulation. » A notre avis l'opinion du docteur Tourdes est la plus conforme aux faits et la seule que l'état actuel de la science autorise.

Le chapitre consacré au traitement a fixé toute l'attention de l'auteur qui, après avoir posé les indications fondamentales de combattre l'asthénie générale et de substituer un travail flegmatique à la destruction gangreneuse, examine toutes les méthodes proposées pour atteindre ce but. Il démontre sans peine que beaucoup de topiques préconisés contre cette maladie doivent céder le pas aux caustiques les plus énergiques, au fer rouge, dès que la gangrène est confirmée, et quelques-uns de ces topiques ne peuvent réussir qu'avant cette période. Quant à l'asthénie générale, les conditions d'une bonne hygiène, les toniques, les antiseptiques doivent y remédier.

Enfin la thèse de M. Tourdes se termine par une douzaine d'observations originales qui ajoutent encore à l'intérêt de son travail. En resumé notre jeune confrère à produit une excellente monographie que ne pourront se dispenser de consulter tous ceux qui s'occupent spécialement des maladies de l'enfance.

Dictionnaire général de Médecine et de Chirurgie vétérinaires, par MM. Lecoq, Rey, Tisserant et Tabourin, professeurs à l'Ecole nationale vétérinaire de Lyon. — 1 vol. gr. in-8° à 2 colonnes, de 1,000 à 1,200 pages, chez Ch. SAVY, éditeur.

L'Ecole vétérinaire de Lyon est depuis plusieurs années dans une voie de progrès qui la met au premier rang des Ecoles françaises et étrangères. Les publications importantes qu'elle a produites en sont la preuve. Presque toutes les branches de l'art vétérinaire sont devenues pour cette école l'objet de traités *ex professo* remarquables, et qui la représentent honorablement dans la science.

M. Rainard, dans son *Traité de Pathologie et de Thérapeutique générales vétérinaires*, a abordé les questions de doctrine et de pratiques médicales les plus élevées de notre temps. Son *Traité de la parturition des femelles domestiques* est un ouvrage aussi original qu'instructif, et auquel l'obstétrique humaine pourrait emprunter des applications utiles dans maintes circonstances.

sont maniées par des praticiens inhabiles.

Une longue pratique de ces maladies, puisque je pourrais la faire remonter à mon début dans la carrière militaire, en 1809, me donne le droit d'apporter mon grain de sable à l'édifice de leur thérapeutique. Ne voulant pas me livrer à des discussions fastidieuses, je me bornerai à exposer sommairement les améliorations que j'ai apportées dans le traitement de quelques symptômes de la syphilis ; je dois ajouter que j'ai désiré, par quelques lignes jetées à la hâte, prendre date de ces améliorations.

Les ulcères vénériens primitifs ont été soumis à des pansements très variés. Quelques praticiens se bornent à conseiller des soins de propreté et des applications de cérat, tandis qu'ils administrent à l'intérieur des préparations mercurielles ; il en est d'autres qui prescrivent pour leur traitement un pansement avec une pommade mercurielle. Cette médication n'est point seulement locale, ainsi qu'on pourrait le penser tout d'abord. L'absorption, si active dans les organes affectés, s'empare nécessairement des molécules mercurielles qui vont modifier les désordres dont l'économie est atteinte après l'infection vénérienne. Enfin beaucoup de médecins, surtout de notre époque, attaquent ces symptômes par la cautérisation avec le crayon de nitrate d'argent, la poudre caustique de Vienne, le nitrate acide de mercure et d'autres escarotiques plus ou moins actifs. Ces caustiques sont très douloureux ; aussi, depuis plusieurs années les ai-je abandonnés pour leur substituer un pansement fait matin et soir avec quelques brins de charpie imbibés d'une dissolution de cinq centigrammes de nitrate d'argent cristallisé pour 1 gramme d'eau distillée ; je

fais précéder ce pansement d'un bain local dans l'eau de Goulard, qui commence par émousser la sensibilité de l'ulcère avant l'application de l'eau cautérisante. Bientôt, sous l'influence de cette médication locale, le chancre se déterge, puis se cicatrise.

Ce pansement peut être pratiqué à toutes les périodes de la maladie ; il m'a rendu surtout de grands services dans les chancres vénériens qui se développent sur les surfaces tégumenteuses et qui, comme on sait, sont souvent rebelles à toute espèce de modificateurs.

Cette médication externe doit être suivie avec persévérance pendant quelques jours, c'est-à-dire jusqu'à ce que l'aspect couenneux de l'ulcère ait disparu et que les bords se soient affaissés ; alors, je la remplace quelquefois par du cérat opiacé au calomel ; mais, très souvent je la fais continuer jusqu'à l'entière cicatrisation, et cette dernière s'opère assez promptement.

Ce mode de pansement, non-seulement n'est pas douloureux, mais encore a le double avantage sur les autres caustiques de ne pas dénuder les téguments et agrandir les surfaces ulcérées, ce qui retarde d'autant leur guérison.

Pendant ce traitement local, il va sans dire qu'une médication interne spécifique, adaptée à la nature de l'ulcère et à l'idiosyncrasie du malade, doit être également suivie, et ici encore je dois dire que le plus souvent, et même à toutes les phases de l'infection, c'est à la liqueur de *Van Swieten* que j'ai eu recours, et je déclare franchement qu'après avoir essayé de toutes les autres préparations mercurielles, c'est celle à laquelle j'accorde le plus de confiance. J'ai eu souvent

---

A côté de ces œuvres capitales, qui sont un monument de l'érudition profonde et de la vaste expérience de l'ancien directeur de l'école, il faut placer les *Principes d'agriculture et d'hygiène*, de M. Magne, et le *Traité de l'extérieur du cheval et des principaux animaux domestiques*, de M. Lecoq, qui se distinguent l'un et l'autre par le côté éminemment pratique du sujet.

En même temps que les ouvrages précédents et quelques autres voyaient le jour, l'Ecole vétérinaire de Lyon publiait deux journaux scientifiques, destinés à continuer son enseignement : le *journal de médecine vétérinaire* et le *Moniteur agricole*. Pléiade de talents jeunes et vigoureux, les professeurs de l'école qui ont fondé cette double publication lui ont donné par leurs efforts communs et le concours de leurs confrères des départements voisins, une unité de vues et un intérêt qui soutiendront longtemps le succès de leur œuvre. Non-seulement les faits pratiques de médecine et de chirurgie vétérinaire sont accumulés dans les colonnes de ces journaux, mais on y trouve discutées avec soins les questions d'organisation scientifique et d'agriculture pratique qui sont le plus à l'ordre du jour, telles que celles qui touchent aux procédés de culture, aux haras, à l'élève du bétail, à l'administration et à l'enseignement agricole.

C'est sous l'influence de ce sentiment d'association et de soli-

darité, qui fait le succès du journal de l'Ecole vétérinaire de Lyon, que quatre professeurs de cette école, MM. Lecoq, Rey, Tisserant et Tabourin, entreprennent aujourd'hui la publication d'un *Dictionnaire général de médecine et de chirurgie vétérinaire*. La première livraison vient de paraître et peut nous donner une idée de l'œuvre entière.

Les auteurs ont pour but de resserrer dans l'espace d'un volume de 1,200 pages environ, toutes les notions qui se rapportent à l'art vétérinaire. Cet ouvrage s'adresse particulièrement aux élèves ; mais il sera souvent utile aux propriétaires ruraux et aux cultivateurs intelligents qui y trouveront des connaissances précises et tout-à-fait au niveau de la science moderne, sur une foule de points d'un intérêt journalier. Il sera utile aussi au médecin, celui des campagnes surtout, qui reconnaîtra dans ce livre une multitude de rapports communs entre la médecine vétérinaire et la médecine humaine ; il y puisera des faits de pathologie et de thérapeutique comparées, dont il aura souvent occasion de faire son profit dans le milieu particulier où il exerce son art.

Nous ne saurions donner aux médecins une idée plus exacte de ce livre, qu'en le comparant au Dictionnaire élémentaire de médecine, que le savant Nysten a mis dans nos mains d'étudiant

aussi à me louer de l'efficacité du sirop hydrargyrique de *Bellet*, surtout dans les accidents constitutionnels de la vérole.

J'ordonne également très souvent, notamment chez les malades qui sont obligés de se traiter clandestinement ou chez les ouvriers peu aisés, la poudre suivante :

Y : Deuto-phosphate de mercure   3 , 75
    Nitrate de potasse   280 , 00
    Sucre blanc en poudre   } ana 440 , 00
    Gomme arabique

Mêlez et faites 100 paquets. En prendre un chaque jour étendu dans un litre d'eau. 10 ou 15 paquets suffisent ordinairement pour guérir des accidents primitifs. J'ai aussi souvent recours à l'usage de cette poudre dans les blennorrhagies qui ont été rebelles aux moyens ordinaires, et dans celles qui ont passé à l'état chronique ; dans ces dernières je lui associe le copahu administré à la manière d'un médecin distingué de Philadelphie, M. de La Roche, et qui consiste à prendre chaque jour le copahu en commençant par six ou huit gouttes, dose qu'on augmente de deux gouttes chaque fois jusqu'à concurrence de 40, 50 et même 60 gouttes par jour : on triture ce remède avec du sucre pilé, puis on l'étend d'un peu d'eau pour l'avaler.

Depuis fort longtemps je n'ai plus dans ma pratique de ces bubons énormes qui décollent, quand ils suppurent, une grande étendue des téguments de l'aine, et, si je suis consulté assez tôt, j'obtiens presque toujours la résolution de ces tumeurs par l'emploi des frictions avec la pommade d'Albaño, qui est un composé de 4 grammes de deuto-phosphate de mercure incorporé dans 44 grammes d'axonge. Je doute fort que l'auteur de cette formule en ait tiré un meilleur parti que moi.

Je fais continuer l'usage de ces frictions avec persévérance jusqu'à l'entière résolution du bubon, et même lorsque la suppuration est décidée ; dans les cas où cette dernière terminaison a lieu, on n'a le plus ordinairement qu'un tout petit abcès qui, une fois ouvert, guéritassez vite. Ces frictions doivent être pratiquées sur la tumeur elle-même et son pourtour, et sur la face interne de la cuisse du côté malade. Ces frictions peuvent être répétées sans inconvénient plusieurs fois par jour ; jamais je ne leur ai vu produire les accidents de la salivation, ni des fluxions érythémateuses de la peau, comme cela arrive souvent, lorsqu'on se sert, dans le même cas, de l'onguent napolitain.

J'ai préconisé ces frictions dans tous les engorgements des ganglions lymphatiques que j'ai présumés d'origine vénérienne, et dans ce cas aussi, je leur ai dû des succès.

De même que pour les ulcères vénériens, on doit ici prescrire à l'intérieur l'usage des spécifiques de la syphilis.

Je me borne aujourd'hui à cette communication, en attendant un mémoire que je compte publier très incessamment sur les maladies vénériennes, dans lequel j'aborderai d'autres points de la thérapeutique de ces maladies ; dans ce travail, je resterai fidèle à cette épigraphe : *Quæ vidi dico.*

OBSTÉTRIQUE.

Note sur un cas d'asphyxie intra-utérine d'un enfant à terme, causée par deux nœuds du

depuis bientôt un demi-siècle, et que des perfectionnements successifs ont porté, toujours avec une utilité croissante, à sa neuvième édition. Nous n'avons qu'un regret, c'est que les auteurs du Dictionnaire vétérinaire n'aient pas cru devoir, à l'exemple des derniers éditeurs du dictionnaire de Nisten, intercaler dans le texte des figures explicatives, si nécessaires aux lecteurs peu familiers, et que la gravure sur bois a définitivement mis en usage aujourd'hui. Ce petit reproche fait, nous n'avons que des éloges à donner à l'œuvre même.

On n'attend pas de nous une analyse de la première livraison du dictionnaire que nous recommandons au public. Un dictionnaire n'a pas la prétention d'être un corps de doctrines, et d'offrir à l'esprit des vues d'ensemble ; chaque terme du recueil alphabétique doit s'y trouver avec la signification qu'il reçoit de la science à laquelle il appartient. C'est ce qu'ont très bien compris les auteurs du Dictionnaire vétérinaire. Simples historiens, ils ont consigné les faits dans leur livre sans juger des théories. Convaincus que dans les sciences, beaucoup de mots ne sont pas susceptibles d'une simple définition, que la plupart exige une description succincte, mais complète, et que souvent le seul moyen d'atteindre ce double résultat est de réunir dans un même article des explications qui, faites isolément, ne laisseraient dans l'esprit que des données vagues ou erronées, les auteurs ont donné par le rapprochement convenable des sujets des notions aussi claires que précises sur chaque appareil organique, sur chaque fonction de l'économie, sur chaque classe de maladies, de médicaments, etc.

Nous aurions fort à faire s'il fallait signaler tous les articles bien rédigés que renferme la première livraison de cet ouvrage. Parmi ces articles qui s'étendent de la lettre A jusqu'au mot *chlore*, nous avons surtout remarqué les suivants : '

1º pour *la médecine* : Angine, Bronchite, Apoplexie, Arthrite, Ascite, Auscultation, Avortement, Cachexie, Cardite, etc.

2º p. *la Chirurgie :* Amputation, Air introduit dans les veines, Castration, Bouleture, Calculs, Cancer, Carie, Cautérisation, Charbon, Claudication, etc.

3º p. *l'Histoire naturelle et l'Agronomie :* Amélioration des races, Animaux domestiques, races et espèces chevalines, Assolement, Bergeries, Bétail, Betterave, Avoine, Breuvage, Races bovines, etc.

4º p. *la Jurisprudence vétérinaire :* Arbitrage, Assurances, Cas rédhibitoires, etc.

Telle est en somme cette première livraison du Dictionnaire, qu'elle fait espérer le meilleur succès pour le reste de l'ouvrage.

cordon ombilical, par M. Philippe Passot, D. M., accoucheur au Dispensaire général.

Le premier exemple connu de nœud du cordon remonte à 1605 ou 1606. Il est consigné dans la première édition des OBSERVATIONS de Louise Bourgeois.

« J'accouchai, il y a trois ou quatre ans, dit-elle, une honnête femme, laquelle, auparavant que d'accoucher, avait eu des coliques étranges et avait trouvé son enfant fort faible deux jours avant que d'accoucher : ce que étant, le nombril se trouva noué au droict nœud tenant à l'enfant et à l'arrière-faix, et le nœud tout aplati et serré, et l'enfant fort pers (violet). »

Depuis Louise Bourgeois, la plupart des auteurs d'obstétrique ont parlé des nœuds du cordon ombilical. Voici ce qu'en dit Mauriceau : « Il y a des enfants qui ont le cordon si extraordinairement long, que j'ai vu celui d'une demoiselle que j'accouchai le 2 avril 1675, venir au monde ayant le cordon de l'ombilic noué d'un véritable nœud qui ne s'était pu faire que par la grande longueur de son cordon qui avait plus d'une aulne et un quart, et dont il s'était fait un cercle en flottant au milieu des eaux, dans lequel cercle il fallait nécessairement que tout le corps de l'enfant eût passé, en se trouvant au ventre de sa mère.... J'ai encore trouvé, ajoute Mauriceau, un semblable nœud au cordon des enfants de sept autres différentes femmes que j'ai accouchées depuis ce temps là, lequel nœud n'avait pareillement pu s'y faire que par la même cause de l'extraordinaire longueur que tous les cordons de ces enfants avaient. » (Tome 1er, p. 228.)

Les huit enfants, cinq garçons et trois filles, étaient vivants.

Dans son ouvrage traduit en français par Préville,

Smellie (William), l'accoucheur du dernier siècle, qui dispute le premier rang à Levret, parle des nœuds simples du cordon. Plusieurs des enfants, sur lesquels il a observé ces nœuds, étaient morts. A la vérité, il n'attribue pas toujours la mort à cette cause. Puzos et Levret n'en citent pas d'exemples, mais ils en font mention à l'article des causes qui peuvent faire périr le fœtus.

J. L. Baudelocque n'admet pas comme ses devanciers que le nœud du cordon puisse se serrer au point d'interrompre le cours du sang de la mère à l'enfant. Il a toujours trouvé, développés et aussi vigoureux que de coutume, les enfants dont le cordon présentait un ou plusieurs nœuds. Il a rencontré un cordon ayant un triple nœud sur le même point. Ce triple nœud est gravé dans son ouvrage ; il était serré, et cependant l'enfant se portait très bien. Il pesait au moins sept livres.

M. Baudelocque, neveu, possède aujourd'hui ce nœud qui a été conservé dans l'alcool, et, après l'avoir examiné bien attentivement, il a peine à concevoir, dit-il, qu'un autre nœud puisse compromettre la vie du fœtus. Il rapporte dans la REVUE MÉDICALE (Septembre 1842) trois observations de nœuds du cordon, qu'il a été à même de recueillir. Deux de ces nœuds étaient doubles, et avaient laissé sur le cordon, dans le point où ils se trouvaient, une dépression profonde, un véritable sillon. L'autre était simple et peu serré, les trois enfants naquirent vivants.

MM. les docteurs Barrier et Fonteret m'ont dit, tous les deux, avoir vu un cas où cette disposition du cordon n'avait point compromis la vie de l'enfant.

Il est donc certain, d'après les faits, que les nœuds, soit simples, soit doubles, soit multiples du cordon,

---

Quand il sera terminé, il ajoutera certainement un titre de plus à la réputation bien méritée de l'Ecole vétérinaire lyonnaise, titre modeste, si l'on veut, mais non le moins solide, par l'utilité de l'œuvre.

Mémoire sur les faits relatifs à la révocation de M. Bouillaud, des fonctions de Doyen de la Faculté de médecine de Paris, et à la gestion de M. Orfila, ancien Doyen de la même Faculté, adressé à l'Assemblée nationale et à M. le ministre de l'Instruction publique, par M. J. Bouillaud, ancien député, professeur à la Faculté de médecine de Paris, etc. Paris, 1849, in-8º.

La lecture du Mémoire de M. Bouillaud ne peut laisser qu'une impression pénible à tout homme que l'expérience n'a point encore habitué à rencontrer chez les hauts fonctionnaires de l'Etat l'oubli des lois, la manie de l'arbitraire, l'orgueil du bon plaisir substitué au devoir, et le mépris de toutes les convenances. Comment veut-on que des fonctionnaires de second et de troisième ordre s'abstiennent d'irrégularités de toute espèce, quand leurs supérieurs, quand les ministres et autres chefs gouvernants

ne considèrent que comme des peccadilles l'accroissement habituel des dépenses au-delà des crédits ouverts, et l'art de forcer la main au pouvoir législatif pour obtenir les crédits supplémentaires de dépenses faites avant toute autorisation ? Et lorsque ces abus deviennent trop criants, qu'en résulte-t-il de bien terrible qui puisse détourner les imitateurs ? une destitution pure et simple, ou bien encore un blâme bien anodin. Puis la France paie, car la France paie toujours, et tout est dit.

Tous les faits racontés par M. Bouillaud dans son Mémoire chargent-ils M. Orfila autant que le prétend l'auteur ? Tous ces faits sont-ils susceptibles ou non d'explications et d'atténuation ? Y a-t-il d'autres faits passés sous silence qui soient de nature à excuser au moins en partie le prédécesseur de M. Bouillaud ? c'est ce que nous ne saurions dire ni décider. La révocation de M. Bouillaud a-t-elle été méritée ? L'a-t-il encourue en manquant à ses devoirs, ou simplement par suite d'un désaccord personnel entre lui et ses collégues, et par une espèce d'incompatibilité d'humeur ? D'après tout ce qui s'est dit dans la presse et à l'Assemblée nationale, c'est cette dernière hypothèse qui nous semble la plus probable. Le seul grief positif qu'on ait articulé contre M. Bouillaud, c'est de n'avoir pas voulu autoriser de sa signature le transport, au budget de 1849, d'un déficit provenant

n'entraînent pas la mort du fœtus ; mais il est certain aussi qu'ils n'ont pas toujours l'innocuité que leur accorde Baudelocque, et, que sous ce rapport, l'opinion du célèbre accoucheur était trop absolue.

Voici une observation d'asphyxie intra-utérine d'un enfant à terme, causée sans nul doute par deux nœuds séparés du cordon ombilical.

Le 20 mars dernier, je fus appelé auprès de Mad. Belon, rue de l'Hôpital, 27, pour l'assister pendant son travail. Quand j'arrivai auprès d'elle, elle me dit que depuis 48 heures, elle avait senti les mouvements de son enfant se ralentir de plus en plus, au point que depuis 24 heures il ne bougeait plus du tout, et cependant, ajouta-t-elle, elle n'avait commis aucune imprudence. En appliquant une oreille sur les parois du ventre, et en les déprimant, il me fut impossible d'entendre les bruits du cœur de l'enfant. La dilatation marcha vite, l'enfant se présenta par le sommet, en première position, et comme Mad. Belon en était à son troisième accouchement, la tête franchit facilement l'anneau vulvaire qui n'offrait qu'une faible résistance. Les prévisions de la pauvre mère n'étaient que trop fondées. En effet, son enfant était né mort, et je m'aperçus bientôt de l'inutilité de mes efforts pour le ranimer. Son volume était ordinaire, ses chairs déjà flétries et ses membres dans un état complet de résolution. Au bout de quelques minutes, la délivrance se fit spontanément. Alors je vis sur le cordon, qui était d'une longueur considérable (1 mètre 10 centimètres), deux nœuds simples, situés à peu près, l'un à son tiers supérieur, l'autre à son tiers inférieur. Ces deux nœuds étaient tellement serrés, qu'il était visible, *a priori*, qu'ils avaient dû interrompre la circulation placento-fœtale.

J'ai cherché à faire passer une injection fine dans la longueur de la veine ombilicale, mais l'injection s'est arrêtée au niveau des nœuds et n'a pu les franchir. En les défaisant, on remarquait à leur place un sillon contourné, profond, aux limites duquel le cordon reprenait son volume ; ils étaient sans adhérence.

Il résulte donc de ce fait exceptionnel, que les nœuds du cordon ombilical, contrairement à l'opinion de Baudelocque, peuvent se serrer avant le travail de l'enfantement, au point d'amener la mort du fœtus.

Quelle est la cause de ces nœuds du cordon ? L'abondance des eaux de l'amnios et la longueur extrême du cordon sont les conditions qui se sont le plus souvent rencontrées dans cette complication ; les mouvements que le fœtus exécute dans la matrice, favorisés par ces circonstances, paraissent être la cause de cet entrelacement. Toutefois, on ne comprend guère, dit Baudelocque, comment le cordon peut se nouer jusqu'à trois fois, dans le même point, de manière à former une espèce de natte. On ne conçoit guère plus la formation d'un double nœud, et la situation de celui que M. Baudelocque, neveu, a observé à 9 centimètres de l'ombilic, doit porter à croire qu'une pareille disposition du cordon, dépend d'une conformation première et non accidentelle.

J'ai dit que le cordon qui faisait le sujet de cette note, et que j'ai montré au Comité médical du Dispensaire, avait 1 mètre 10 centimètres (non compris les deux nœuds). Mais les auteurs en ont signalé de beaucoup plus longs encore. Baudelocque, sur le rapport de Lhéritier, parle d'un cordon d'une longueur de 58 pouces (1 mètre 61 centim.), qui faisait sept tours sur le cou du fœtus. Schneider en a rencontré un de trois

---

des années précédentes, par suite de dépenses extra-légales faites par ses prédécesseurs, et d'avoir refusé de faire peser sur sa gestion les fautes de la gestion antérieure. Si telle est la cause de la destitution de M. Bouillaud, celle-ci est un fait regrettable, puisque la cause n'a rien que de très honorable au fond, et l'on ne peut reprocher à l'ex-doyen de la faculté qu'un excès de scrupule, puisque les faits étaient trop bien connus pour qu'il eût à supporter la responsabilité d'un déficit résultant des fautes d'un autre.

Nous ne nierons aucun des services que M. Orfila a rendus à la science et à la Faculté pendant le long exercice de son décanat. Que par son zèle et son activité, il ait voulu servir au moins autant sa propre ambition que les intérêts de la science et de l'enseignement, c'est ce que nous sommes porté à croire, mais dont nous ne lui ferons pas un crime. L'ambition est toujours louable quand elle conduit au bien, et, s'il est un orgueil permis ; c'est celui de la vertu, bien que la modestie lui convienne mieux. Mais si, au fond, nous rejetons loin de nous tout soupçon de malversation, de mauvais emploi des fonds de l'État, nous ne saurions, au point de vue administratif, absoudre la conduite de M. Orfila. Et ici ce ne sont pas les allégations de son adversaire qui motivent notre jugement : ce sont des pièces

officielles ; c'est, en particulier, le rapport de la commission de la faculté de médecine, chargée d'examiner la gestion de M. Orfila. En voici quelques passages : « En résumé, on voit que sur les 40,000 fr. accordés en 1847 par les chambres, 31,000 fr. seulement avaient été dépensés le 2 mars 1848. Ici se présente une autre question : ces fonds dépensés ont-ils reçu leur destination ? L'examen des mémoires quittancés prouve que non. La moitié environ des sommes payées se rappo te en partie seulement à des acquisitions anatomiques ; en partie à la solde de constructions relatives à l'achèvement des galeries. Quant à l'autre moitié, elle s'applique au paiement de mémoires divers arriérés, qui remontent à 1845, 1846 et même plus loin, et qui sont entièrement étrangers aux collections anatomiques. » La commission signale en plusieurs endroits l'exagération factice de certaines dépenses, et « une confusion partout établie, entre les divers budgets et dans l'emploi des fonds détournés de leur affectation spéciale, et appliqués indifféremment, sans tenir compte de leur origine diverse, au paiement des dépenses les plus disparates. » Plus loin : « C'est donc avec un déficit de 40,590 f. 33 c. que le nouveau doyen (M. Bouillaud) reçoit des mains de son prédécesseur l'administration de la faculté. »

« Mais ne terminons pas ce rapport, dit la commission, sans

mètres et demi qui embarrassait le cou de six circulaires. Le mien ne formait qu'une seule circulaire. Par contre, Meissner a vu un cordon qui n'avait que 5 pouces (14 centim.), et Malgouyre, un autre qui n'avait que 2 pouces et demi (7 centim.).

Aucun signe ne nous révèle l'existence des nœuds du cordon, et s'ils pouvaient être reconnus, l'art ne possède point de moyens pour détruire cette complication.

OPHTHALMOLOGIE.

Compte-rendu de la Clinique ophthalmologique, du docteur RIVAUD-LANDRAU, oculiste. (*Année 1847-1848.*)

(DEUXIÈME ARTICLE.)

VII. *Ophthalmies blennorrhagiques.* — Dans les cinq cas, soumis à mon observation, la phlegmasie spécifique avait été le résultat du contact de la matière purulente de la gonorrhée urétrale sur la muqueuse oculaire. Elle avait suivi la marche rapide et désorganisatrice qui la caractérise. Trois fois je fus assez heureux pour conserver l'œil atteint. Dans deux cas, je fus appelé trop tard pour obtenir ces heureux résultats. A mon arrivée, la cornée, étranglée par un chémosis énorme, s'était rompue, et avait donné passage aux humeurs de l'œil. La lésion était au-dessus des ressources de l'art.

Je crois utile de consigner ici quelques réflexions générales sur le traitement de cette grave ophthalmie; ces réflexions sont tirées d'une note que j'ai envoyée à l'*Union médicale*, sur cette maladie.

Trois indications principales se présentent, suivant moi, dans le traitement de l'ophthalmie blennorrhagique. Je les résume ainsi: 1º combattre les symptômes inflammatoires; 2º arrêter la sécrétion du muco-pus; 3º attaquer la spécificité de la maladie.

Ces trois indications doivent être remplies promptement et simultanément; il ne faut jamais oublier que cette ophthalmie doit être jugulée. Les anti-phlogisti-

laire remarquer et sans déclarer ici positivement que la faculté n'a été consultée officiellement par son ancien doyen ni sur les changements qu'il a, de son propre mouvement, opérés dans le musée anatomique de la faculté, ni, en dernier lieu, sur la restauration de la galerie d'Apollon.

« Non seulement les conseils de la faculté ne furent pas réclamés au début, on les évita plus tard, en omettant de soumettre à son examen les comptes de 1846 qui, suivant la déclaration de M. Orfila lui-même, n'auraient pas à cette époque présenté une clarté suffisante. »

Qu'est-il résulté de toutes ces fautes, de tous ces conflits, de toute cette querelle? Les ministres ont alloué des fonds pour combler le déficit, la France a tout payé, et M. Bouillaud a été destitué.

ques de toute espèce répondent à la première indication; les moyens abortifs, portés sus la muqueuse malade, remplissent la seconde; le remède spécifique (copahu ou cubèbe) correspond à la troisième.

J'ai l'habitude d'attaquer hardiment et vigoureusement les symptômes inflammatoires par des saignées générales et locales, répétées, suivant le besoin, à des intervalles très rapprochés, et par les dérivatifs portés sur le tube intestinal. En même temps, je dirige contre la sécrétion purulente de la muqueuse, les moyens capables d'en arrêter l'écoulement. Le moyen qui m'a paru offrir le plus d'avantages contre ce symptôme, est un collyre légèrement caustique. Je le compose de 30 à 40 centigrammes de nitrate d'argent, sur 125 grammes d'eau distillée. Je l'emploie en injections dans l'œil malade, que je fais répéter trois et quatre fois par jour, si je le crois nécessaire. Ces injections doivent être faites avec les précautions suivantes : avant d'injecter le liquide caustique, je fais deux injections préparatoires avec un collyre laudanisé, 50 gouttes de laudanum sur 125 grammes d'eau distillée. J'ai pour but, ce faisant, de débarrasser la muqueuse oculaire de la sécrétion puriforme qui la recouvre; il en résulte que le collyre caustique agit, après cela, plus directement sur la membrane malade. Son action devient dès lors plus prompte et plus énergique. Je préfère les injections oculaires au nitrate d'argent en crayon, pour plusieurs raisons. La première, c'est qu'avec le crayon, il est impossible de cautériser la muqueuse oculaire dans toute son étendue; la seconde, c'est qu'il est fort difficile, pour ne pas dire impossible, de borner l'action du caustique; la troisième, c'est que l'emploi de ce moyen n'est pas exempt de difficultés dans son application. Avec les injections avec une petite seringue, on obvie à tous ces inconvénients.

Je n'ai recours d'ordinaire aux médicaments spécifiques, qu'après la disparition des symptômes inflammatoires les plus violents. Les capsules au copahu, les pilules au cubèbe et au copahu, sont les deux préparations que je mets en usage. — Vers la fin de l'ophthalmie blennorrhagique, lorsque la sécrétion du muco-pus est à-peu-près terminée, je remplace le collyre au sel d'argent, par un collyre au sulfate de cuivre. Ce moyen active la guérison en donnant du ton à la muqueuse. Ce traitement, modifié suivant les circonstances, m'a toujours procuré les résultats les plus satisfaisants dans ma pratique.

VIII. *Ophthalmies catharro-purulentes.* — Même traitement que celui de l'ophthalmie qui précède, sauf le copahu. 5 cas, 4 guérisons, un insuccès par suite d'aplatissement de la cornée, et de diminution dans les proportions du globe oculaire.

IX. *Ophthalmies purulentes des nouveau-nés.* — Six

_fois, les enfants atteints m'ont été apportés trop tard, alors que le globe frappé de fonte purulente, était déjà diminué de moitié. Dans les quatre cas restants, je suis parvenu à conserver les organes attaqués, bien que trois fois la cornée transparente fût sillonnée d'ulcérations profondes et multiples. Je dois ces résultats heureux à l'emploi des injections oculaires avec le collyre au nitrate d'argent. Dans cette ophthalmie, les moyens internes sont peu efficaces.

X. *Ophthalmies périodiques.*— Les deux cas d'opthalmie intermittente que j'ai observés, se sont présentés avec des caractères assez tranchés et assez remarquables, pour qu'ils méritent une mention spéciale. Les voici :

OBSERVATION PREMIÈRE. — Mademoiselle M***, de Beaune (Côte-d'Or), âgée de 14 ans, d'un tempérament lymphatique, vint me consulter le 18 mai 1847.

Cette jeune fille est atteinte depuis deux mois d'une inflammation de l'œil gauche, caractérisée par une injection très forte de la conjonctive et de la sclérotique, un resserrement de la pupille, et une photophobie intense.

La malade raconte que son affection a débuté par des accès névralgiques, revenant à des intervalles assez réguliers, et accompagnés d'une photophobie intense, sans injection des membranes. L'ophthalmie ne s'est manifestée que six mois après le commencement de ces crises nerveuses.

Depuis une dizaine de jours, les accès semblent s'être régularisés, et, au dire de la malade, ils reviennent périodiquement tous les deux jours.

18 mai, j'ordonne une application de 10 sangsues à l'omoplate gauche, je panse l'œil avec une pommade laudanisée.

19, amélioration sensible le matin, l'injection vasculaire est moindre, la photophobie a diminué. Purgation avec 50 grammes de sulfate de soude. A huit heures du soir, accès névralgique violent; les douleurs prennent leur origine vers le trou sus-orbitaire, et de là, vont, s'irradiant en lancées douloureuses dans tout le côté de la tête correspondant. Cette crise dure la moitié de la nuit, malgré l'emploi d'une potion calmante, composée de 4 décigrammes de thridace, dans 125 grammes d'eau de tilleul, édulcorée avec 60 grammes de sirop d'Althea, et prise d'heure en heure.

20, Améliorations.— Nouvelle purgation, tisane de fleurs d'orangers. — Même potion.

21, A huit heures et demie du soir, nouvel accès, accompagné d'une rougeur vive des membranes, et d'un larmoiement considérable.

22, La périodicité me paraissant bien constatée, j'ordonne les pilules suivantes : sulfate de quinine, 1

gramme; poudre de valériane, 1 gramme; conserve de roses, q. s. p. f. s. a. 30 pilules; à prendre 10 pilules par jour, d'heure en heure.

23, Bien.

24, Léger accès; le soir, beaucoup moins long, bien moins douloureux. — Continuation du remède antipériodique.

Depuis lors, les accès n'ont plus reparu; l'injection des vaisseaux conjonctivaux a disparu, et, au bout de huit jours, à part un peu de difficulté à supporter la lumière, il n'existait plus de symptômes de phlegmasie.

La médication anti-périodique a été continuée pendant six jours consécutifs. De plus, j'ai cru devoir conseiller à la malade, pour éviter toute récidive, de prendre pendant quinze jours, matin et soir, une cuillerée à bouche de vin de quinquina.

Il est évident que, dans ce cas, la phlegmasie oculaire était complètement sous la dépendance de la névralgie palpébrale; dans l'observation suivante, l'inflammation de l'œil était, au contraire, l'affection prédominante.

OBSERVATION DEUXIÈME.— Une jeune fille du département de la Loire, âgée de 17 ans, d'un tempérament nerveux et d'une constitution délicate, entra à ma maison de santé ophthalmique, le 20 septembre 1848, pour se faire traiter d'une inflammation de l'œil droit, qui remontait à trois semaines, et qui était caractérisée par une vascularisation rouge de la conjonctive, accompagnée d'un léger chémosis et d'une photophobie intense.

Cette phlegmasie, au dire de la malade, était compliquée, depuis 5 jours seulement, de crises très douloureuses, revenant régulièrement chaque soir, à une heure fixe (7 heures), pendant lesquelles il y avait sécrétion abondante de larmes chaudes et âcres.

Pendant ces accès névralgiques, comme je pus le constater le soir même, il y avait augmentation de la rougeur de la conjonctive et exacerbation de la photophobie. Cette crise douloureuse durait deux heures à peu près, puis les douleurs disparaissaient peu à peu, et pendant le temps de repos, les symptômes inflammatoires s'effaçaient à peu près.

Après avoir constaté deux jours de suite l'intermittence de ces crises douloureuses, que n'avaient pu modifier une application de ventouses scarifiées aux épaules, une purgation et des fomentations calmantes, j'eus recours au sulfate de quinine, à la dose d'un gramme dans un julep gommeux. La crise qui suivit fut beaucoup moins forte, et le second jour, l'accès ne revint pas. A partir de ce jour, l'inflammation suivit une marche progressivement décroissante, et disparut bien vite, à la suite de quelques anti-phlogistiques légers.

Ces deux observations qui offrent beaucoup de points de contact et de ressemblance, diffèrent néanmoins sous plusieurs côtés. Ainsi dans le premier cas, les accès avaient revêtu le type tierce, et dans le second, le type quotidien. D'un autre côté, dans la première observation, la conjonctivite avait évidemment eu pour cause les accès névralgiques; tandis que dans la seconde, la névralgie avait été provoquée par la présence de l'ophthalmie. Au reste, cette dernière forme n'est pas rare : en effet, on voit souvent les ophthalmies se compliquer de ces crises névralgiques. Malheureusement, il est rare aussi de les voir revêtir un type périodique qui permette de les attaquer par les spécifiques. Aussi sont-elles souvent fort difficiles à faire disparaître.

XI. *Ophthalmie variolique.*— Dans le seul cas qui fut soumis à mon observation, la pustule variolique placée sur l'œil, à la partie externe, tout près de la jonction de la sclérotique à la cornée, a laissé un albugo épais qui, fort heureusement est posé de façon à ce qu'il ne gêne pas la vision.

XII. *Ophthalmies phlegmoneuses.*— Les deux malades atteints de phlegmon oculaire, ont perdu l'œil attaqué, malgré l'énergie du traitement anti-phlogistique employé. Il est vrai de dire que je fus appelé à un moment où la phlegmasie avait atteint son plus haut point d'intensité, ce qui me donnait peu d'espoir de sauver l'organe. Au reste, cette variété grave de l'ophthalmie a presque toujours une terminaison funeste, lorsqu'elle n'est pas arrêtée dès le début.

REVUE THÉRAPEUTIQUE.

Traitement de la syphilis chez les enfants nouveau-nés. — La syphilis des nouveau-nés est une affection des plus graves, et qui les emporte presque constamment lorsqu'elle se présente dans les premiers mois de la vie. Les préparations mercurielles les plus efficaces, telles que la liqueur de Van Swieten, administrée à la fois à la nourrice et à l'enfant, les bains de sublimé même, tant vantés dernièrement par M. Trousseau, sont souvent sans effet. — Aussi, M. Guérard y a-t-il renoncé pour recourir à un moyen moins énergique en apparence, mais dont les résultats ont été satisfaisants jusqu'à ce jour. Le médecin de l'Hôtel-Dieu se sert du calomélas à la vapeur, à la dose de 1 centigramme, uni à 10 centigrammes de sucre de lait en poudre, répétée deux fois par jour. — Cette poudre est placée sur la langue de l'enfant, et pour qu'il l'avale, on doit le faire immédiatement téter. — Lorsque la maladie a considérablement diminué, on réduit le remède à une seule prise par vingt-quatre heures, jusqu'à complète guérison. (*Journal des Connaissances Médico-Chirurgicales.*)

—*Des topiques contre l'arthrite localisée.*—Cette maladie se rencontre souvent dans les hôpitaux. Elle est caractérisée par un gonflement articulaire, à forme essentiellement chronique, et par une douleur aiguë dont la durée désespérante a été jusqu'ici réfractaire à tous les calmants administrés à l'intérieur.

Le traitement local a offert, jusqu'à ce jour, plus de succès. M. Trousseau est parvenu souvent à soulager ses malades avec le topique dont voici la formule : « On fait bouillir dans de l'eau-de-vie camphrée la quantité de mie de pain nécessaire pour faire un cataplasme, on l'étend et on le recouvre d'une couche de camphre, 10 grammes environ ; on arrose le tout d'une dose égale d'extrait de belladone dissous dans un peu d'eau. » Malheureusement ce cataplasme, trop exclusivement calmant, ne donne pas l'effet résolutif des moyens suivants.

M. Biéchy emploie une pommade composée de nitrate d'argent dissous dans l'eau, à la dose de 4 grammes pour 92 d'axonge. M. Briquet se sert d'une formule analogue, dont il aide l'effet par l'administration du sulfate de quinine. La dose employée par M. Guérard est de 5 grammes de sel pour 32 d'axonge. On frotte largement la jointure avec cinq à six grammes de cette pommade et on applique un cataplasme émollient. — L'épiderme devient luisant, jaunâtre, bronzé, quelquefois même noir, ce qui n'empêche pas de continuer l'emploi du remède jusqu'à guérison complète.

M. Legroux donne la préférence aux cautérisations avec l'acide sulfurique. Le premier effet de cette médication est de calmer la douleur; le second est une révulsion assez puissante que l'auteur compare à celle que produit le fer rouge, dont l'application ne saurait être répétée aussi souvent. On imbibe un pinceau d'acide sulfurique concentré et on le passe sur les points qui sont le siège des plus vives douleurs. Il reste à la peau une légère couche d'acide qu'on laisse sécher : il en résulte à la peau une escarrhe brune, peu profonde, et qui ne produit que rarement une cicatrice. — M. Legroux réitère les applications d'acide sulfurique à quinze jours d'intervalle. (*Même Journal.*)

— *Traitement de la lientérie chez les très jeunes enfants.* — La lientérie est l'excrétion par le bas d'aliments qui n'ont pas été digérés. Cette affection, de l'ordre des dyspepsies, rare chez l'adulte, est très commune chez les enfants.

M. Trousseau emploie de 2 à 5 grammes de sel de seignette, dont l'effet immédiat est quelquefois de provoquer une diarrhée abondante, tandis qu'en d'autres cas il arrête immédiatement la lientérie sans effet purgatif préalable.

Si la lientérie résiste, on prescrit la magnésie calcinée qui agit comme ce dernier, avec ou sans effet purgatif. La dose est de 5 à 15 centigrammes dans un peu de lait.

Le mal persistant, on prescrit le sous-nitrate de bismuth, à la dose de 5 à 10 centigrammes. La diarrhée est rare. Enfin, on peut recourir au sel de cuisine, à la dose de 2 à 4 grammes. Il est souvent d'une grande efficacité dans les lientéries anciennes et rebelles. (*Même Journal.*)

— *De la propriété hémostatique du coton, par M. Bourdin.* — Prenez du coton en bourre ordinaire et coupez-le en fragment de la grosseur d'une petite noisette. Epongez la blessure saignante avec un linge ou une éponge humide ; maintenez alors le coton sur la source de l'hémorrhagie pendant quelques minutes. Le coton ainsi appliqué, se colle sur la partie malade et y adhère avec une ténacité extrême. Le plus ordinairement on observe un suintement séro-sanguinolent se faire à travers son épaisseur et continuer plusieurs heures, parfois même avec beaucoup d'abondance. Mais tant que ce suintement ne conserve ou ne prend pas la couleur du sang, on peut-être rassuré et laisser l'appareil en place ; car il dépend uniquement du départ qui se fait entre les éléments coagulables du sang et sa portion séreuse. La fibrine qui se dépose, molécule par molécule dans le coton, communique à celui-ci une dureté qui lui donne la consistance d'un carton épais. Cette sorte de bouchon résiste à l'action de l'eau, et pour l'enlever *avant le temps*, il faudrait une traction très forte et douloureuse pour le malade; au contraire, au bout de huit ou dix jours, il se détache spontanément de la plaie par un véritable travail de suppuration qui le chasse peu à peu.

Si la tentative a d'abord été infructueuse, il faut rejeter le coton imbibé de sang et en reprendre de nouveau pour recommencer l'application hémostatique.

A l'appui de ce procédé, M. Bourdin cite 70 observations d'hémorrhagie arrêtées par l'emploi méthodique du coton ; deux cas d'épistaxis, un de piqûres de sangsues, un de plaie de l'artère temporale par le caustique de Vienne, deux de la section par instrument tranchant des deux collatérales du doigt indicateur. Dans tous ces cas, le coton a suffi pour arrêter promptement et sans retour ces hémorrhagies. (*Revue médicale.* — novembre 1848.)

— *Moyen simple et facile d'arrêter le sang des piqûres de sangsues, par M. Carré aîné.* — Le moyen qui a constamment réussi à M. Carré, consiste à déchirer de petits morceaux d'amadou, qui doivent être d'un diamètre plus petit que celui de la piqûre. Cela préparé, on essuie lestement avec un doigt de la main gauche le sang de la piqûre, et on la rend béante en tirant très légèrement la peau sur l'un de ses côtés. Alors on saisit de la main droite un des fragments d'agaric, et on l'ajuste rapidement dans la piqûre, qu'on abandonne ensuite pour qu'elle se contracte et saisisse, en se refermant, l'agaric, qui sert ainsi de bouchon à la petite plaie. Il faut maintenir quelques instants avec les doigts l'agaric dans les piqûres pour qu'il n'en soit pas chassé par le sang, et que le petit caillot obturateur ait le temps de se former et d'arrêter l'hémorrhagie.

Dans les parties où la peau est lâche et où l'on ne peut exercer une compression suffisante, comme au cou et à l'épigastre, on devra pincer chaque piqûre entre l'index et le pouce, de manière à étancher le petit canal sanguin avant d'appliquer l'agaric, dont l'action hémostatique sera favorisée par cette mesure. (*Journal des Connaissances Médico-chirurgicales.* — déc. 1848.)

— *Tamponnement très facile des fosses nasales, par M. Edwards.* — On sait combien de procédés divers ont été proposés pour pratiquer le tamponnement des fosses nasales et arrêter ainsi des hémorrhagies quelquefois redoutables. Mais ces procédés exigent le plus souvent des instruments spéciaux qu'on n'a pas toujours sous la main et qu'on ne peut pas se procurer au moment nécessaire. M. Edwards, dans une circonstance pressante à la campagne, a employé le moyen suivant, qui peut être partout imité.

Ayant à arrêter une épistaxis grave chez une femme qui était dans un état voisin de l'anémie, il se servit d'un fil d'archal qu'une femme arracha à son bonnet, pour fabriquer un petit instrument que voici. Il plia le fil d'archal en deux et le fit pénétrer par l'anse dans les fosses nasales, comme il aurait pu faire d'une sonde de Belloc. Un petit crochet fait avec le même laiton, servit à aller saisir l'anse dans le pharynx et à l'attirer au dehors. L'anse entr'ouverte fut garnie d'un tampon de coton suffisamment condensé et retenu par quelques tours de torsion donnés à l'anse ; puis on ramena celle ainsi chargée dans le pharynx et les fosses nasales en tirant sur les deux bouts du laiton engagé en avant dans l'orifice extérieur du nez. Le tamponnement assuré en arrière, le chirurgien écarta les deux bouts extérieurs du laiton et garnit leur intervalle de coton poussé et tassé dans les narines ; puis il noua les fils de laiton par dessus, et coupa le surplus au niveau du tampon.

Ce prodédé est parfait ; sa simplicité en fait une ressource pour le médecin pris à l'improviste, et mérite qu'on le recommande. Dans le cas où l'on manquerait de laiton, on pourrait se servir d'une petite corde fortement cirée pour procéder de la même façon. Une tige de bois flexible pourrait, au besoin servir à porter l'anse jusque dans le gosier, pendant qu'un autre tige taillée en crochet irait l'y chercher pour l'attirer au dehors.

(*The Lancet.*)

Emploi de cylindres d'azotate d'argent sur axe de platine, par M. Chassaignac. — Tout le monde sait que la fragilité extrême des crayons ordinaires de pierre infernale empêche de les porter profondément dans des cavités étroites de peur qu'un fragment ne s'en détache et ne cause des accidents graves. C'est pour parer à cet inconvénient d'un moyen aussi utile, et dont l'action spécifique ne peut être remplacée dans beaucoup de cas, que M. Chassaignac a fait préparer des cylindres d'azotate d'argent avec un fil de platine dans le centre. On peut alors les manier assez rudement sans les briser, et s'ils se fendillent, les divers fragments restent encore fixés à la tige métallique comme les grains d'un chapelet. Ce procédé permet de porter le nitrate d'argent dans l'isthme du gosier, dans le col utérin, dans le canal de l'urètre, dans les trajets fistuleux, etc., sans avoir à redouter le danger signalé plus haut. — Quant au fil de platine, il suffit de le couper avec des ciseaux à mesure que s'use la pierre infernale, pour qu'il ne blesse pas les parties sur lesquelles on porte le caustique. (*Bulletin de thérapeutique.* Octobre 1848.)

NOUVELLES.

BULLETIN DU CHOLÉRA. — Depuis le 13 avril, date de notre dernier bulletin, le choléra a subi à Paris, jusqu'au 18 avril, une recrudescence sensible. A partir de cette époque jusqu'au 23, l'épidémie est tombée dans une voie de décroissance très notable ; vers le 23 et le 24, par une de ces oscillations dont les épidémies ont toujours fourni des exemples, on a signalé une légère recrudescence. Le 25 et le 26, le nombre des cholériques a considérablement diminué dans les hôpitaux civils et militaires, et ce qui est plus remarquable, c'est qu'à la Salpétrière, la mortalité est tombée à 4 décès pour deux journées. Il y a donc tout lieu d'espérer qu'on est arrivé, sinon à la cessation définitive du fléau, du moins à un véritable temps d'arrêt qui permet de croire à une diminution prochaine dans le nombre et dans la gravité de la maladie. Nous publions la statistique complète des cholériques dans les hôpitaux civils et militaires, depuis le commencement de l'épidémie jusqu'au 25 avril :

	Attaques.	Décès.
Hôtel-Dieu.	295	142.
La Charité.	218	127.
La Pitié.	221	108.
La Salpétrière.	812	582.
Hôpital Saint-Louis.	156	81.
— Beaujon.	98	66.
— des Enfants.	17	9.
— Necker.	46	31.
— Sainte-Marguerite.	30	16.
— Saint-Antoine.	32	17.
— des Cliniques.	21	16.
— Bon-Secours.	29	20.
— Cochin.	11	3.
— des Ménages.	24	15.
— de Lourcine.	12	2.
Maison de Santé.	18	15.
Incurables (femmes).	1	1.
Larochefoucauld.	5	3.
Bicêtre.	58	36.
Hôp. milit. du Val-de-Grâce.	189	49.
— du Gros-Caillou.	220	78.
— du Roule.	77	28.
Hôtel des Invalides.	13	11.
Prison Saint-Lazare.	6	4.
	2,608	1,460.

— De tous les hôpitaux, un seul n'a pas été frappé, c'est l'hôpital du Midi. Cette immunité s'était déjà produite en 1832, pendant la grande épidémie. Il ne mourut alors dans cet établissement que des cholériques qui venaient du trop plein des autres hôpitaux.

— En ville, la mortalité a été, depuis l'invasion, de 610.

— Toutes les nouvelles qui viennent des départements envahis par le choléra, annoncent une diminution dans le nombre et dans la gravité des cas.

NOUVELLES LOCALES.

Concours à l'Hôtel-Dieu de Lyon. — Ce concours pour deux places de médecins-suppléants, annoncé pour le 23 juillet, a été renvoyé au 20 août.

— *Places vacantes au Dispensaire.* — L'administration du Dispensaire donne avis qu'il y a lieu de nommer deux médecins agrégés, l'un pour la paroisse Saint-Paul, l'autre pour la paroisse Saint-Polycarpe. Le registre d'inscription sera fermé le 7 mai. Les conditions requises, sont : d'être né français, d'avoir été reçu dans l'une des facultés de la République, et d'habiter Lyon depuis trois ans.

— *Nomination d'un médecin-adjoint à l'Ecole nationale vétérinaire.* — M. Louis Rainard, docteur en médecine, ancien interne des hôpitaux, a été désigné pour remplir ces fonctions.

— *Nomination d'un professeur de chimie à l'Ecole préparatoire de Lyon.* — La Faculté de médecine de Strasbourg et l'Ecole préparatoire ayant présenté en première ligne M. Glénard ; M. le ministre de l'instruction publique a nommé ce jeune médecin pour remplir la chaire vacante par le décès de M. A. Dupasquier.

La Faculté de médecine de Strasbourg a répété, à l'occasion de cette présentation, ce qu'elle déclare toujours, qu'elle n'est point en mesure de se prononcer sur la valeur des candidats ; que ces présentations sont illusoires, et qu'il n'y a que le concours qui puisse juger l'aptitude au professorat. M. le ministre fait invariablement la même réponse, que la loi parle de présentation et non de concours.

— *Nouveau jury médical pour la circonscription de la Faculté de Strasbourg.* — A partir du 22 avril, MM. Stoltz et Forget, présidents des jurys médicaux dans les départements de la circonscription de la Faculté de Strasbourg, sont remplacés par MM. G. Tourdes et Stœber.

— *Conseil d'hygiène et de salubrité du Rhône.* — On sait qu'un arrêté, rendu le 18 décembre 1848, par le Chef du Pouvoir exécutif, porte création de conseils d'hygiène publique et de salubrité dans tous les arrondissements de la République. Le nombre des membres du Conseil, pour le département du Rhône, a été fixé à 27, 15 pour l'arrondissement de Lyon, 12 pour l'arrondissement de Villefranche. A Lyon, le Conseil se composera de 6 docteurs en médecine, 4 pharmaciens ou chimistes, et 2 vétérinaires : les trois autres membres seront pris parmi les notables agriculteurs, commerçants ou industriels. A Villefranche, le Conseil se composera de 5 docteurs en médecine, de 3 pharmaciens ou chimistes, et de 1 vétérinaire ; les trois autres seront pris, comme à Lyon, parmi les notables.

NÉCROLOGIE. — M. Blandin, professeur à la Faculté de médecine de Paris, est mort à l'âge de 50 ans. — M. Mazuyer, professeur honoraire à la Faculté de médecine de Strasbourg, est mort à l'âge de 89 ans. — M. Lebreton, membre de l'Académie nationale de médecine et accoucheur distingué, vient de mourir dans un âge peu avancé.

Le Rédacteur en chef — F. Barrier

Lyon Imprimerie de RODANET et C., rue de l'Archevêché, 3.

ANNONCES.

****

Ouvrages nouvellement publiés à la librairie scientifique et médicale de Ch. SAVY, place Bellecour, 14.

TRAITÉ DE PHARMACIE THÉORIQUE ET PRATIQUE, par M. E. Soubeiran, pharmacien en chef des hôpitaux et hospices civils de Paris ; membre de l'Académie de médecine, 2 vol. in-8°. Paris, 1847. Prix . . . . 16 fr.

HYGIÈNE DES FAMILLES, ou DU PERFECTIONNEMENT PHYSIQUE ET MORAL DE L'HOMME CONSIDÉRÉ PARTICULIÈREMENT DANS SES RAPPORTS AVEC L'ÉDUCATION ET LES BESOINS DE LA CIVILISATION MODERNE, par le docteur F. Devay, médecin de l'Hôtel-Dieu de Lyon ; 2 vol. in-8°. Paris, Lyon. Prix. . . . . 12 fr.

TRAITÉ THÉORIQUE ET PRATIQUE DES MALADIES DES YEUX, par L.-A. Desmarres, docteur en médecine de la Faculté de Paris ; 1 vol. in-8°, avec 78 gravures intercalées dans le texte. Paris 1847. Prix . . . . . 9 fr.

TRAITÉ DES MALADIES DE L'OREILLE, par le docteur Kramer, médecin-praticien à Berlin. Traduit de l'allemand, avec des notes et des additions nombreuses, par le docteur P. Menière, médecin de l'Institution des sourds-muets de Paris ; 1 vol. in-8°, avec 5 figures intercalées dans le texte. Paris, 1848. Prix. . . . . 7 fr.

DU CHOLÉRA ÉPIDÉMIQUE, leçons professées à la Faculté de médecine de Paris, par le docteur Ambroise Tardieu, professeur agrégé à la Faculté de médecine de Paris ; 1 vol. in-8°. Paris, 1849. Prix. . . . . 3 30 c.

COURS DE CHIMIE GÉNÉRALE, par J. Pelouse, membre de l'Institut, professeur de chimie au Collège de France, président de la Commission des monnaies, et E. Frémy, professeur de chimie à l'Ecole Polytechnique, ouvrage accompagné d'un atlas de 46 planches gravées en taille douce ; 3 vol. grand in-8°. Paris, 1849. Prix de l'ouvage complet. . . 50 fr.

ÉLÉMENTS DE PHYSIQUE EXPÉRIMENTALE ET DE MÉTÉRÉOLOGIE, par M. Pouillet, membre de l'Académie des sciences de l'Institut de France, professeur à l'Académie des sciences de Paris, ouvrage adopté par le Conseil de l'instruction publique, pour l'enseignement de la physique dans les établissements de l'Université ; 5e édition, 2 vol. in-8°. Paris, 1847. Prix. . . . . 17 fr.

FLORE DU DAUPHINÉ, ou DESCRIPTION SUCCINTE DES PLANTES CROISSANT NATURELLEMENT EN DAUPHINÉ OU CULTIVÉES POUR L'USAGE DE L'HOMME ET DES ANIMAUX, avec l'analyse des genres et leur tableau, d'après le système de Linnée, par A. Mutel, chef d'escadron d'artillerie, chevalier de la Légion-d'Honneur, membre de plusieurs Académies et Sociétés savantes ; 2e édition, entièrement refondue, 1 vol. in-12, 1849. Prix. . . . . 12 fr.

PREMIÈRE ANNÉE. N° 9 15 MAI 1849.

GAZETTE MÉDICALE
DE LYON,

Publiée par M. **BARRIER**, Chirurgien en chef désigné de l'Hôtel-Dieu de Lyon.

La GAZETTE MÉDICALE DE LYON paraît deux fois par mois. — On s'abonne, à Lyon : chez Ch. SAVY, place Louis-le-Grand, 14 ; chez Mme PHILIPPE, rue St-Dominique, 7 ; — à Paris, chez V. MASSON ; — à Montpellier, chez SÉVALLE ; — à Strasbourg, chez DÉRIVAUX ; — L'abonnement est de 12 fr. par an pour Lyon, 13 fr. pour le reste de la France. — Les réclamations, lettres, travaux, doivent être affranchis et adressés à M. BARRIER, rue d'Oran, 2. — Pour les annonces, s'adresser à l'imprimerie du journal.

BULLETIN.

Le Choléra.

Le choléra préoccupe toujours vivement les esprits. La recrudescence qui s'est manifestée à Paris ces jours derniers laisse ce sujet à l'ordre du jour. Nous y revenons donc aujourd'hui, en faisant suivre les réflexions générales, émises dans le précédent bulletin, de quelques détails sur les moyens que l'expérience a reconnus utiles pour prévenir et combattre cette terrible maladie.

Quoique les chances d'être envahie par le fléau s'éloignent tous les jours de notre ville, nous devons être prêts à le recevoir, et nous entourer de précautions propres à diminuer ses ravages. Laissant de côté pour le moment les grandes mesures de salubrité qui sont du ressort de l'administration publique, nous ne parlerons que du soin que chaque individu peut prendre pour se mettre à l'abri des atteintes du mal.

Ces soins, quels sont-ils ? Faut-il, comme nous l'avons vu faire à Paris en 1832, recourir à toutes ces pratiques que la peur, la théorie, le charlatanisme ou l'intérêt mercantile ont popularisées ? Par exemple, faut-il se couvrir de parfums, s'imprégner de camphre, infecter l'air des établissements publics et privés de l'odeur peu agréable du chlorure de chaux ? A quoi bon ? Nous ne sachons pas que tous ces prétendus préservatifs, dont on a tant abusé, aient eu nulle part la moindre influence sur le développement général ou individuel de la maladie.

C'est aux préceptes de l'hygiène, plutôt qu'à des recettes particulières, qu'il faut demander le secret d'échapper au choléra, comme à toutes les maladies épidémiques. Eviter les excès de tous genres, les veilles prolongées, les exercices fatigants ; suivre un régime modéré dont la sobriété et la tempérance sont les premières conditions ; proportionner les aliments à l'exercice et aux besoins, sans en diminuer outre mesure la quantité ; fuir les émotions vives de l'âme comme les excès du corps ; en un mot, conserver ses habitudes, quand elles sont bonnes ; retrancher dans son genre

---

Feuilleton.

Des Établissements d'Aliénés pour les femmes

(Établissement du docteur Carrier, médecin de l'hospice de St-Jean-de-Dieu).

Au milieu de nos dissensions politiques, de nos éternels déchirements, il n'est malheureusement point hors de propos de s'occuper du sort de ces infortunés dont la raison s'éclipse en présence des terreurs de l'avenir. Ne sommes-nous point tous, à l'heure qu'il est, plongés dans un milieu où sévissent avec une grande intensité, les causes occasionnelles les plus fréquentes de l'aliénation mentale ? Les chagrins violents et les soudaines attaques de désespoir, causés par un renversement subit de la fortune, la perte totale et inopinée des biens, de l'honneur, de la réputation ; la perte du crédit dans les affaires commerciales par l'impossibilité absolue de remplir les engagements contractés ; les grandes et périlleuses entreprises manquées, de hautes spéculations financières avortées et déjouées ; des banqueroutes ou faillites, d'iniques spoliations qui vous arrachent même le nécessaire, etc. Le temps n'est-il pas à la folie ? Par les évènements qui courent, par les secousses que les révolutions impriment à l'humanité, et surtout à la France, qui est la tête de colonne de la civilisation, les affections mentales ne deviennent-elles pas plus communes ? leur nombre ne s'est-il pas accru comparativement aux périodes de calme et de tranquillité ? Il n'y a aucun doute à cet égard, comme le fait remarquer un des principaux organes de la science médicale (1). A défaut des maisons de santé qui voient chaque jour augmenter leurs pensionnaires, il n'y aurait qu'à parcourir les clubs, qu'à voir le monde partout où il parle et il s'agite, pour voir que les aliénés doivent s'y recruter abondamment. *La Gazette de Cologne* de ces jours der-

(1) *Gazette médicale de Paris.*

de vie physique et morale tout ce qu'il y a d'irrégulier ou d'excessif, tels sont les moyens les plus sûrs de nous garantir des atteintes du fléau, ou d'en diminuer la violence, s'il nous surprend malgré nos précautions.

Partout où il a paru cette année, le choléra a été précédé, pendant quelques jours, de désordres plus ou moins prononcés des fonctions digestives, d'inappétence, de dégoût, de nausées, surtout de dévoiement, avertissements précieux qu'il ne faut pas négliger. Toutes les fois qu'une localité est envahie ou simplement menacée, ces indispositions doivent être traitées comme des maladies graves. L'inappétence, le dégoût, les nausées, réclament d'abord le repos et la diminution dans le régime alimentaire. L'usage des boissons amères ou aromatiques, les infusions de camomille, de menthe poivrée, de thé, de feuilles d'oranger, etc., sont généralement recommandées. Quelques médecins conseillent aussi, dans ces cas, les vomitifs, surtout l'ipécacuanha et de légers purgatifs. Cette pratique peut être bonne par exception, mais nous ne voudrions pas en généraliser le précepte ; car il nous paraît imprudent de pousser l'organisme dans la voie dangereuse où la maladie qu'on redoute ne viendra que trop tôt la précipiter.

Le dévoiement est le symptôme qui mérite par dessus tout l'attention. Dès son apparition, il faut le combattre par le régime, les boissons tempérantes, les lavements émollients, astringents et narcotiques, par les bains, par les sangsues à l'anus et sur le ventre. La constitution et les habitudes des malades dirigeront le médecin dans le choix et dans la dose des moyens sur lesquels il devra le plus insister.

Mais lorsque tous ces soins ont été négligés ou inutiles, et que le choléra se déclare, que devons-nous faire ? La tâche du médecin devient difficile. Les indications sont assez nettes : arrêter les vomissements et les selles, soulager les crampes avant que la période algide ne survienne ; exciter la circulation et ranimer la chaleur quand le froid est venu ; modérer la réaction si on l'obtient ; tel est le but. Mais combien les moyens sont infidèles !

Lorsqu'en 1832, le choléra apparut pour la première fois en France, beaucoup de médecins jugeant de la maladie par les symptômes analogues à ceux d'autres affections, espérèrent en triompher par les mêmes remèdes. Le fléau eut bientôt déjoué leurs espérances. Alors on essaya toutes les substances qui peuvent modifier les grandes fonctions de l'économie. Tout ce que la raison, l'expérience, le hasard, l'imagination purent suggérer, on le tenta. Nous retrouverions dans les journaux du temps et dans les traités généraux sur le choléra, la longue série des moyens tour-à-tour proposés, vantés et abandonnés.

De tous ces essais, peut-on dire qu'il ne soit rien résulté de bon ? Non, certes ! on n'a pas trouvé, il est vrai, un remède spécifique contre le choléra (le trouvera-t-on jamais ?) ; on n'a pas institué une méthode de traitement toujours efficace, mais on s'est convaincu par ces nombreuses tentatives de médications empiriques ou traditionnelles, que beaucoup de moyens ont une action incontestable sur la marche des accidents cholériques, et qu'il s'agit pour le praticien d'en faire une application judicieuse aux différents cas et aux différents individus.

Au début des symptômes qui marquent l'invasion du choléra, la diète, le séjour au lit, les applications chaudes de toute nature, les boissons émollientes, aromatiques, sudorifiques, les lavements amidonés et opiacés sont propres à maintenir la chaleur et la transpiration, à arrêter la diarrhée et à prévenir le refroidissement. Parmi les moyens plus actifs, les émissions sanguines et locales étaient autrefois recommandées

---

niers, rapporte qu'il n'y a pas moins de trente-six aliénés en traitement dans la charité de Berlin, aliénés auxquels les journées de mars ont fait perdre la tête, et qu'il y en a encore bien plus sur la scène politique, dont le cerveau ne se porte pas mieux.

Il est donc bienvenu, dans cette occurence, le médecin qui prend à tâche d'améliorer la position de ces intéressants malades ; qui tente de nouveaux efforts pour perfectionner les instruments qui doivent concourir à leur guérison. Or, ces instruments se trouvent dans les établissements consacrés aux victimes de l'aliénation mentale. C'est surtout dans leurs infirmeries que doit exister d'une manière indissoluble l'alliance des modificateurs hygiéniques et des secours médicaux. Quelle que soit la science du médecin, elle échouera inévitablement si les dispositions du lieu où il rassemble des malades ne sont point en harmonie avec leur excessive susceptibilité cérébrale ; si là se rencontrent des éléments propres à troubler les mouvements déjà si orageux de leur sensibilité.

En ce sens, l'isolement des sexes dans un établissement d'a-liénés est une des choses les plus importantes. Les inconvénients résultant de leur agglomération sont des plus graves. Le service en devient plus compliqué ; les cris, le tumulte, les chants dont on ne peut jamais préserver chaque sexe en particulier, exercent la plus funeste influence. En outre, des dangers trop certains pour la morale naissent de la réunion des deux sexes dans le même local, que ce soient des malades, que ce soient des infirmiers ou des infirmières. Sous ce rapport M. le docteur Carrier a rendu un véritable service à nos contrées en fondant un établissement spécial, où ne fonctionne qu'un ordre de servants, les religieuses de St-Vincent-de-Paule. Ce médecin d'ailleurs a mis à profit une triste expérience faite, il y a quelques années, dans un établissement modèle, à Charenton. Là, où l'illustre Esquirol a laissé de si beaux souvenirs, une salle de maternité avait été établie pour le service de la maison, et a été nécessaire jusqu'à l'arrivée des sœurs de St-Vincent-de-Paule. Cet exemple parle plus haut que tous les raisonnements. En appelant, en outre, à seconder ses efforts des personnes dont le dévouement naît d'un principe plus élevé que tous les calculs humains, M. Car-

par le plus grand nombre des praticiens. Suivant Annesley, qui observait dans l'Inde, si l'on peut saigner avant que le pouls ait disparu du poignet, on sauve 9 malades sur 10. Cette pratique fut suivie en France pendant l'épidémie de 1832, par beaucoup de médecins ; dans l'épidémie actuelle, elle a paru moins favorable et compte beaucoup moins de partisans.

Dans la même période, les purgatifs, les vomitifs, les excitants cutanés, les narcotiques, sont souvent employés.

Quelle est la meilleure de ces médications? Nous ne le déciderons pas. Ce sont autant d'armes dont il faut savoir se servir à propos.

Pour combattre spécialement les vomissements et les selles, M. Legrand (*Rev. méd.*, mars 1849) rappelle les succès qu'il a obtenus, en 1832, de l'emploi de la strychnine. Broussais popularisa l'usage de la glace ; c'est la substance que les malades prennent avec le plus de plaisir et qu'ils supportent le mieux ; c'est le remède que nous avons vu le plus constamment réussir et que nous préférons.

Au lieu de glacé, on peut employer l'eau froide à dose plus ou moins considérable suivant les effets qu'on veut obtenir. Ainsi, M. Blatin, en 1832, a fait prendre à des cholériques jusqu'à six sceaux d'eau froide en vingt-quatre heures, suivant l'exemple de Sydenham qui, dans les mêmes circonstances, administrait à ses malades trente à quarante litres d'une boisson délayante.

Les crampes cèdent souvent aux frictions et au massage, aidés par l'usage des antispasmodiques de tout genre ; les inhalations de chloroforme ont été tentées avec succès chez quelques malades. Ces expériences ne manqueront pas d'être répétées.

Mais le refroidissement général se déclare-t-il avec l'arrêt de la circulation, la syncope, l'oppression et tous les phénomènes qui caractérisent la période algide? les ressources de l'art sont moins puissantes, mais non moins nombreuses ; c'est surtout alors qu'on a recours aux stimulants les plus divers : à l'extérieur, les sinapismes, l'urtication, les vésicatoires, la flagellation, l'électricité, les affusions froides, les bains de vapeur, l'hydrothérapie ; à l'intérieur, les infusions excitantes, les alcooliques, les éthers, l'ammoniaque.

On n'a pas craint, même dans la période où le but essentiel du traitement est de ranimer la chaleur, de recommander l'emploi des émissions sanguines. M. Legrand préconise l'application des sangsues à l'épigastre comme le meilleur moyen de provoquer la réaction par la dérivation sanguine, prétendant que tous les procédés de réchauffement artificiel ont peu d'influence sur le rétablissement de la circulation. La saignée a été conseillée pour arrêter l'asphyxie que la gêne pulmonaire rend imminente. Malheureusement il n'est pas toujours possible d'obtenir des émissions sanguines le résultat désiré ; souvent les sangsues ont de la peine à se fixer, et la lancette n'ouvre qu'une veine flasque et vide de sang.

Quand la réaction a pu se prononcer, la conduite du médecin est plus facile ; il ne reste qu'à en modérer l'intensité par les anti-phlogistiques ou à la laisser marcher vers une guérison naturelle. Les désordres qui suivent et accompagnent cette réaction ne présentent plus rien de spécial ; qu'ils offrent le caractère inflammatoire ou adynamique, le traitement découle des principes ordinaires de la thérapeutique.

De la revue rapide que nous venons de faire des différents moyens employés dans le traitement du choléra, il faut conclure que la valeur de chaque médication dépend du parti judicieux que le médecin sait en tirer. Car, quoiqu'en disent les prôneurs de certaines méthodes exclusives, nous ne possédons encore aucun

---

rier a réalisé un second perfectionnement. Jamais les aliénés ne trouveront chez des infirmiers mercenaires cette abnégation de tous les instants, ce zèle empressé et affectueux dont ils ont un si impérieux besoin. « Pour être utile aux aliénés, dit une grave autorité, dont nous citions tout-à-l'heure le nom, il faut les aimer beaucoup et savoir se dévouer pour eux. »

En visitant, il y a peu de mois, le nouvel établissement dont les dispositions intérieures nous parurent bien conçues, nous nous étonnâmes seulement qu'on eût fait choix pour son emplacement d'un lieu si voisin d'une grande route. Le médecin directeur nous répondit que ce choix avait été raisonné et volontaire ; les motifs qu'il en déduisit devant nous nous parurent spécieux. Si, en effet, il est dangereux d'exposer les aliénés aux excitations d'un bruit incommode, il est également funeste de les plonger dans la solitude. Il faut qu'ils sentent vivre autour d'eux ; il faut les préserver de tout ce qui peut leur rappeler des idées de captivité, dorer leurs chaînes, si l'on peut s'exprimer ainsi, et leur fournir toutes les illusions de la liberté. Si l'isolement doit être absolu par rapport aux autres aliénés, il faut mettre, en même temps, le plus possible, le malade en rapport avec des individus dont la raison et les bons conseils ne peuvent que lui être utiles. Il faut ne lui laisser sous les yeux que de bons exemples, ne laisser arriver à ses oreilles que des paroles sensées, l'environner, selon l'expression du docteur Moreau de Tours, d'une atmosphère de sagesse et de raison, dans lesquelles sa folie sera mal à l'aise, et qui préparera la voie au traitement.

Ces principes parfaitement en harmonie avec la nature de l'homme ont reçu expérimentalement une remarquable consécration. Il existe, en effet, chose étrange, un village composé en grande partie d'aliénés, où ces derniers vivent pêle-mêle avec les autres habitants : nous voulons parler de la colonie d'aliénés de Ghéel, en Belgique. Là, les fous n'ont point rompu entièrement avec la société, à laquelle ils restent liés par tous les points de leur intelligence que le mal a respectés. Leur horizon n'est pas borné par des murs infranchissables. Ils vivent au milieu d'hommes raisonnables, prennent part à leurs travaux, partagent leurs distractions qui ne peuvent manquer de contribuer

moyen certain de guérir le choléra, même en laissant de côté ces cas trop nombreux, où le malade foudroyé en quelques heures n'a rien à attendre de nos secours.

Il ressort de ces considérations : 1° pour le malade, la nécessité de se soumettre avant la maladie à toutes les précautions capables de la prévenir, et dès le début à tous les soins dont l'expérience a démontré l'efficacité dans ces premiers moments; 2° pour le médecin, le devoir impérieux d'appliquer avec l'à-propos et l'insistance nécessaires toutes les ressources que l'art met à sa portée, avant que le mal n'ait atteint le degré où tous les efforts deviennent inutiles.

Doct. L. G.

PATHOLOGIE INTERNE.

Note et observations sur le diabète sucré, par le docteur Francis DEVAY, médecin de l'Hôtel-Dieu de Lyon.

Si les travaux modernes de chimie pathologique ont jeté de grandes lumières sur la nature de l'affection glucosurique; si, grâce à ses efforts, le médecin mis en présence de cette bizarre maladie s'approche, autant peut-être qu'il est humainement possible de le faire, du point de départ des mystérieuses créations de la pathogénie, il n'en est pas moins vrai que, sous le rapport de l'étiologie et du traitement, le diabète offre au médecin un caractère de nouveauté. Une des particularités les plus intéressantes de cette maladie, et qui, de nos jours, commence à être comprise, c'est celle qui se rattache à l'obscurité de ses prodrômes : « *Diuturna est hujus morbi creatio et longo tempore parturitur*, a dit Arétée. » (1). L'augmentation des urines, l'intensité de la soif, ne donnant souvent l'éveil pour la recherche du principe sucré que plusieurs

(1) *De Diutur. morb.* lib. II, cap XI.

mois, une ou plusieurs années peut-être, après l'époque à laquelle l'analyse chimique eût déjà fait reconnaître la présence du glucose, il en résulte que les prodrômes ont été fréquemment méconnus ou rattachés à une autre affection; nous citerons plus loin une observation de ce dernier genre. Mais il est vrai d'ajouter que, dans la glucosurie, comme dans la plupart des affections lentes, où le malade n'est pas averti par la douleur, il ne s'aperçoit de son infirmité, ou ne s'en inquiète qu'après qu'elle a fait en lui un long séjour, ou modifié profondément ses organes; il ne s'adresse au médecin que lorsque ses forces l'abandonnent, ou quand il a éprouvé des dérangements devenus depuis longtemps habituels. On ne saurait donc trop insister sur les débuts insidieux du diabète et sur l'indispensable nécessité, pour le médecin, mis en présence d'un malade atteint d'une de ces formes d'affections consomptives qu'on ne peut rattacher à une lésion organique particulière, d'explorer attentivement les urines. C'est dans la constitution de ces dernières qu'il aura souvent le bonheur de trouver le secret du fameux *principiis obsta*. M. Biot, à l'occasion de la perte récente faite par l'Institut d'un de ses plus illustres membres, M. Letronne, mort d'une affection diabétique devenue irrémédiable par défaut de soins hygiéniques et médicaux, a proposé l'emploi journalier et clinique, à l'égal du stéthoscope de son appareil optique. Il pense que ce mode d'exploration peut seul fournir aux médecins toutes les données expérimentales pour saisir la maladie dès ses premières traces, et en mesurer toutes les nuances. Tout en admettant la justesse de ces observations, en ce qui concerne l'utilité d'avoir à sa disposition un procédé certain pour constater les premières atteintes du diabète, on ne saurait, cependant, croire avec l'ingénieux inventeur, que son appareil seul, dont le prix est fort élevé du reste, offre

---

puissamment à leur rendre la santé. Et lorsque, chose qui n'est point rare dans la colonie de Ghéel, la maladie est guérie, on voit les anciens malades séjourner volontairement dans un lieu où ils ont contracté de précieuses habitudes de travail. La grande liberté dont jouissent les insensés dans cette colonie ne saurait avoir beaucoup d'inconvénients, car ils sont constamment surveillés par de nombreux gardiens et des familles qui sont préposées à leur patronage. Au sein de cette vie calme et régulière, les fléaux qui sévissent d'ordinaire dans les hospices d'aliénés apparaissent rarement à Ghéel. Ainsi les suicides et les évasions y sont rares; celles-ci ne sont, terme moyen, que de six ou huit par année, sur une population de plus de soixante-dix individus. Et cela s'explique aisément : la privation de la liberté se laissant à peine sentir aux aliénés; ils ne songent point à s'emparer violemment d'un bien qui est à leur portée. L'absence de contrainte, des occupations suivies, des procédés bienveillants émoussent facilement les fatales idées de mort, les accès de fureur dont ne sont point exempts les aliénés qui vivent dans les établissements les mieux dirigés.

Tel est le tableau succinct de la colonie des aliénés de Ghéel. Les faits pratiques que cette expérience sur une large échelle a mis en évidence, ne devaient point demeurer stériles pour la science qui s'occupe des maladies mentales. Si tout ce qui se passe à Ghéel ne peut être fructueusement imité dans un établissement ordinaire, il n'en est pas moins vrai qu'un asile consacré aux insensés doit autant que possible, par la disposition de ses localités, par son organisation intérieure, rappeler les habitations ordinaires. Il faut se garder de priver l'aliéné de toute vie de relation; il faut seulement en régulariser pour lui les applications. C'est une vérité dont le docteur Carrier nous paraît convaincu, et dont il a entrepris la réalisation dans son établissement. Ce dernier, en somme, par ses heureuses dispositions, par l'excellent esprit du médecin qui le dirige, nous paraît digne des faveurs du public, qui rencontrera ce qui se trouve rarement réuni, des lumières et de la conscience.

Docteur F. DEVAY.

le *nec plus ultrà* d'un bon élément d'observations Les procédés chimiques habituellement usités, et dont l'exécution est facile, sont d'une efficacité suffisante : une fiole à médecine et un peu de potasse caustique vous révèleront facilement les premières traces du glucose. Ce sera donc à une investigation plus minutieuse et surtout plus rapprochée du début de l'affection diabétique que l'on devra de se fixer davantage sur les chances de sa curabilité. Sous ce rapport, la pratique médicale a immensément gagné de nos jours. A la fin du siècle dernier, l'affection glucosurique était réputée incurable. Voici comment s'exprimait à cet égard un grand médecin : « Aucun des malades que j'ai vus, ni de ceux dont j'ai eu connaissance en Écosse, n'a été guéri. Cependant j'en ai vu un très grand nombre, et chez la plupart on a employé avec le plus grand soin les remèdes recommandés par les auteurs. (1) »

OBSERVATION I. Diabète méconnu pendant la vie. — Marasme attribué à une phthisie pulmonaire.

Une femme âgée de 47 ans entra, le 10 juillet 1843, dans le service des troisièmes femmes fiévreuses, à l'Hôtel-Dieu. Amaigrissement considérable, teint terreux et cachectique, peau sèche. L'auscultation révèle du souffle bronchique dans les deux tiers supérieurs des deux poumons ; l'expectoration est peu abondante, mais nummulaire ; état fébrile continu. Nous ne notons rien de particulier du côté des voies digestives. Le traitement entier est dirigé contre l'affection thoracique. L'amaigrissement et la fièvre hectique redoublent d'intensité jusqu'au 13 septembre, époque de la mort de cette femme.

Autopsie. Tubercules crus et de divers volumes au sommet des deux poumons ; induration du tissu circonvoisin. Les voies digestives sont en parfait état. Le rein droit qui nous paraît plus volumineux qu'à l'ordinaire, nous porte à examiner la vessie. Cet organe est rempli d'un fluide de consistance sirupeuse qui excite vivement notre attention. Son aspect est semblable à du sirop de gomme récemment préparé ; il caramélise fortement lorsqu'on le verse sur une pelle rougie.

Il était impossible de douter que cette malade n'eût une affection glucosurique, masquée pendant la vie par la prédominance de symptômes graves du côté de la poitrine. Ce fait rentre dans la classe des *diabetes decipiens* admis par les anciens auteurs, et dans lesquels, ni la soif excessive, ni la profusion des urines ne mettent sur la voie de l'indication fondamentale. Quoique pendant la vie notre attention n'ait été provoquée par aucun soupçon touchant la véritable nature de l'affection, nous pouvons néanmoins affirmer qu'aucune de ces lésions fonctionnelles n'existait, à l'état grave du

(1) *Cullen, élém. de med. prat. tome II*, p. 250.

moins. On peut voir encore dans cette observation un exemple d'association de la phthisie pulmonaire au diabète, association si fréquente, que Bardsley et Copland furent tentés de la placer au nombre des symptômes de cette dernière affection, à laquelle, en considération de ce fait, ils proposèrent de donner exclusivement la dénomination de *phthisurie sucrée*. Nous nous sommes demandé depuis lors, si, dans le cas qui nous occupe, la phthisie pulmonaire jouait, par rapport au diabète, le rôle d'effet ou de complication. Il nous manquait les éléments nécessaires pour résoudre une pareille question, et nous avons dû demeurer dans le doute. L'année dernière, un nouveau fait s'est offert à nous, dans lequel nous avons pu reconnaître avec évidence qu'une affection pulmonaire grave s'était singulièrement amendée par l'effet seul de la cessation de tout symptôme glucosurique ; nous en parlerons tout à l'heure.

OBSERVATION II. Glucosurie existant depuis un an et demi. — Guérison coïncidant avec l'expulsion d'un tænia.

La femme Hy.., de Vourles (Rhône), repasseuse, vint nous consulter le 17 juillet 1848. Cette femme, qui a eu plusieurs enfants, a cessé d'être réglée depuis deux ans. Lors de notre premier interrogatoire, elle n'accuse que des symptômes gastralgiques ; ce n'est qu'après avoir reçu nos prescriptions, dirigées dans le sens de cette dernière affection, qu'elle nous entretient d'une soif très vive qui la tourmente, et qu'elle est obligée de satisfaire, presque à chaque instant par des torrents de boisson. Elle urine en proportion, et nous dit être obligée de vider son pot-de-chambre huit à dix fois dans la nuit. Ces dernières circonstances que la malade nous indique d'une manière tout à fait accessoire, sont capitales pour nous : notre examen devient plus minutieux. Nous constatons un état fébrile constant avec sécheresse de la peau ; il y a amaigrissement, mais il est peu prononcé, le teint du visage est légèrement couperosé, les digestions sont pénibles, l'appétit est bizarre et en quelque sorte dépravé. La malade a une grande répugnance pour la viande, et ne fait usage que d'ognons, de farineux et de laitage ; constipation opiniâtre. Les forces se perdent de plus en plus.

Examen des urines. Les premières urines que nous avons étudiées conjointement avec M. Guilliermond fils qui, dans cette circonstance, a bien voulu me prêter encore l'appui de son zèle et de ses lumières, étaient blanches et légèrement opaques. Elles étaient alcalines et n'avaient aucune odeur urineuse. Évaporées au bain marie et à une très douce chaleur, elles ont été converties en cristaux du jour au lendemain, et n'ont fourni que du sucre de glucose presque tout à fait blanc,

La proportion est de 12 pour 0/0.

Malgré toute l'insistance que nous avons mise pour obliger cette femme à suivre strictement une diète purement animale, elle n'a pu la supporter que quelques jours. Nous lui permettons l'usage de quelques végétaux frais et des œufs. S'abstenir de tout aliment féculent, excepté du pain dont elle ne peut supporter la privation. — *Tisane d'orge, non sucrée, dans laquelle on met 12 grammes de bi-carbonate de soude en dissolution; — une cuillerée de vin de gentiane avant chaque repas.* — Au bout de dix jours de ce traitement, les urines contiennent à-peu-près la même quantité de glucose, mais elles sont devenues moins abondantes. — Continuation du même régime; y joindre quelques *pastilles de lactate de fer.*

Le 22 août, elle rend une portion de tœnia cucurbitain. — Depuis lors, la proportion des urines diminue au moins de moitié. — La malade est mise à l'usage de l'écorce de racine de grenadier, qu'elle prend deux fois dans la même semaine. — Elle rend, après la seconde dose, une portion de tœnia longue d'un mètre et demi, mais il est impossible d'en reconnaître la tête.

Les urines examinées à cette époque ont présenté à peu près la même quantité de sucre, mais il est plus coloré, sa teinte est presque couleur café au lait; à l'odeur fortement urineuse on reconnaît que les urines s'animalisent de plus en plus; la maladie est arrivée, d'après les caractères physiques et chimiques du glucose, au début de la période de guérison.

Le même régime est maintenu jusqu'au 18 octobre, époque à laquelle nous cessons de voir la malade. Mais nous avions acquis la certitude, dès le 6 octobre, que ses urines ne contenaient plus de glucose. Ayant depuis lors perdu complètement de vue cette malade, nous n'avons pu savoir si la guérison s'est maintenue. (1)

Nous n'avons pas besoin d'insister sur toutes les circonstances dignes d'intérêt que présente cette observation. Nous dirons seulement que les produits du sucre de glucose, recueillis à diverses reprises chez cette malade, présentent tous les caractères de la transformation qui s'opèrent dans les urines sous l'influence d'un heureux traitement. Les échantillons que nous possédons,

(1) En médecine, un des premiers devoirs est de ne rien omettre des circonstances graves des faits observés, surtout lorsque ces choses sont de nature à modifier les conclusions qu'on pourrait tirer. Des renseignements que nous venons de prendre nous ont appris que cette malade était morte, il y a peu de jours. Voici dans quelles circonstances : depuis plusieurs mois, elle ne suivait aucun régime ; des femmes de la campagne la voyant toujours languissante, lui conseillèrent de boire de l'absynthe ; elle en but un litre environ en plusieurs jours, et a succombé à une inflammation gastro-intestinale. On n'a pu nous apprendre si dans les derniers temps de sa vie, elle urinait beaucoup.

et que nous avons placés sous les yeux des membres de la Société médicale d'émulation, ne laissent aucun doute à cet égard. Dupuytren avait constaté aussi ces caractères: « Le traitement animal, dit-il, conseillé par Rollo, a la même efficacité dans le diabète que le quinquina dans les fièvres intermittentes; sous son influence, l'urine commence par contenir de l'albumine; celle-ci disparaît au bout de quelque temps, peu à peu, pour faire place à l'urée, aux acides uriques et acéteux, et alors la sécrétion devient bientôt normale. »

OBSERVATION III. Glucosurie compliquée de pneumonie chronique. — Alimentation exclusivement animale. — Guérison prompte et soutenue.

M. Treille, instituteur à Roanne, âgé de 51 ans, a eu une sœur qui est morte glucosurique. Il est lui-même atteint de cette affection depuis trois ans, et il a subi à diverses reprises, mais sans persévérance aucune, plusieurs traitements. Examiné par nous, le 20 septembre 1849, il offre l'état suivant: émaciation du squelette, la peau du visage, d'une teinte gris de plomb, adhère immédiatement aux surfaces osseuses; toux opiniâtre, quinteuse; obscurité du bruit vésiculaire au sommet du poumon gauche, retentissement de la voix; appétit conservé ; rien à noter du côté des voies digestives, sinon l'acidité de la salive qui rougit le papier de tournesol. La quantité des urines n'excède guère la quantité normale. Ce n'est que vers le matin que M. Treille est réveillé par le besoin de la mixtion.

L'urine est un peu colorée et alcaline; évaporée, elle cristallise, mais assez difficilement; répandue sur des charbons ardents, elle avait une odeur caramélisée. M. Treille est soumis à un traitement exclusivement animal, qu'il peut supporter sans dégoût; il se prive complètement de pain : *Eau de Vichy.* Les urines, examinées trois jours après, présentent à peu près la même quantité de sucre, mais il ne cristallise pas. La toux et les autres symptômes du côté de la poitrine se sont singulièrement amendés; le malade repose la nuit.

Même régime suivi avec la plus scrupuleuse exactitude. *Gelée et tisane de lychen.*

Le 29, les urines sont examinées de nouveau. Cette fois, elles sont beaucoup plus colorées et d'une odeur urineuse; elles ne se caramélisent pas sur les charbons ardents. Une certaine quantité, mise en contact avec son poids d'acide nitrique, se concrète aussitôt et paraît fournir beaucoup d'urée; abandonnée pendant quelque temps, elle laisse déposer une poudre rougeâtre d'acide urique. Elle a acquis enfin le caractère d'une urine normale.

Le 13 octobre, le malade quitte Lyon dans un état de grande satisfaction, lorsque nous lui avons annoncé que ses urines ne contenaient plus de sucre. Il se promet de suivre encore longtemps le régime animal qui ne le dégoûte et ne le fatigue nullement. La toux et l'expectoration avaient presque complètement cessé.

M. Treille a suivi scrupuleusement le régime prescrit, et nous avons eu récemment la satisfaction de nous assurer de l'absence complète du glucose dans ses urines. Il a, à ce qu'il nous annonce le 10 mars, repris un peu d'embonpoint. C'est à dater de cette époque que nous lui prescrivons un régime mixte. Depuis un mois seulement il avait repris l'usage du pain, mais en très petite quantité.

Observation IV. Diabète sucré alternant avec un diabète non sucré, sans amaigrissement ni trouble fonctionnel notable.

Marie Effantin, âgée de 51 ans, non mariée, dévideuse à Lyon, née à St-Antoine (Isère), entre à l'Hôtel-Dieu de Lyon, seconde salle des femmes fiévreuses, nº 53, le 26 octobre 1848. Elle offre les caractères du tempérament lymphatique-sanguin avec un embonpoint assez considérable. Une toux, avec oppression, qui la tourmente chaque hiver depuis quinze ans, est revenue il y a une semaine avec une grande intensité. L'oppression est forte ; la toux quinteuse et fréquente, accompagnée d'une abondante expectoration de crachats muqueux. Dans toute l'étendue des poumons, on entend des râles ronflants et sibilants, et à la base, un peu de râle muqueux. La langue est blanche, rouge à la pointe, l'appétit nul ; le pouls petit et fréquent, s'accélère encore pendant la nuit ; la soif est très vive, et cependant, au dire de la malade, l'état fébrile a diminué sa soif habituelle. Elle raconte qu'en l'année 1823, elle se vit atteinte, sans cause connue, d'un tel besoin de boissons, qu'elle absorba bientôt 18 litres de liquide par jour. La quantité des urines rendues était beaucoup plus considérable encore que celle des boissons ne pouvait le faire supposer. La malade entra à l'Hôtel-Dieu de Lyon. La présence du sucre fut constatée dans les urines, dont la quantité s'élevait jusqu'à 44 litres par jour, celle des boissons restant au chiffre de 18 à 20 litres. Après un an de traitement infructueux, cette femme sortit de l'hôpital, et la persistance du diabète, pendant de longues années, n'altéra en rien son état général. Ses règles, habituellement très abondantes, ayant pris en 1837 les caractères de métrorrhagies graves, la malade subit un traitement assez long au Dispensaire, et là, on constata encore la présence du sucre dans les urines. En 1841, la suppression définitive du flux menstruel exerça une grande influence sur la santé de la malade qui prit dès ce moment un embonpoint très notable, et sur le rapport de quantité entre les boissons et les urines. Ces dernières, en effet, qui avait toujours surpassé de beaucoup la somme des boissons, commencèrent à se trouver avec elles dans une proportion constante, le chiffre des unes et des autres s'élevant à 24 litres par jour. Mais alors, comme par le passé, le diabète n'était pour elle qu'une incommodité.

Pendant son dernier séjour à l'hôpital, qui a duré environ trois mois, la soif et les urines ont diminué. L'exploration de ces dernières, opérée à différentes reprises, n'a point fait constater la présence du sucre de glucose. La malade qui buvait environ 34 litres par jour, n'a plus besoin que de 10 ou 12 litres pour satisfaire sa soif, et la quantité des urines a subi une réduction proportionnelle. La malade quitte l'Hôtel-Dieu le 10 février 1849, considérablement soulagée de sa toux qui est devenue rare, et débarrassée de son oppression. Quelques bulles de râle muqueux se font entendre à la base des poumons. L'appétit et les forces reviennent. (*Observation recueillie par* M. E. Chappet, *interne des hôpitaux de Lyon.*) Cette observation remarquable rentre dans la catégorie des faits rares, où l'on a vu le diabète se prolonger toute la vie sans avancer sensiblement le terme de celle-ci.

Quoique ce travail, comme on peut le voir, n'ait qu'un but purement clinique, l'auteur ne peut cependant s'abstenir tout à fait de jeter un coup-d'œil sur la théorie physiologique du diabète, cette dernière n'étant point sans importance pour le traitement. Cet examen devient, à l'heure présente surtout, d'un haut intérêt, puisque les expériences si curieuses de notre savant ami et condisciple Bernard, professeur au collège de France, tendraient, si elles étaient confirmées universellement, à changer en entier les idées reçues touchant la nature du diabète. Il résulte, en effet, des expériences de ce physiologiste, qu'on modifie presque simultanément la constitution des urines, et qu'on y fait apparaître le sucre, en blessant avec un instrument piquant, avec la pointe d'une aiguille, une certaine partie du plancher du quatrième ventricule du cerveau. Grâce à la faveur ou, disons mieux, à l'engouement qui s'attache à toute découverte nouvelle et surprenante, on s'est hâté de tirer de ces faits des conclusions prématurées ; on a voulu faire remonter à une lésion du cerveau l'origine de la glucosurie. Dans le catalogue des personnes atteintes de cette affection, on n'a retrouvé que des savants épuisés par des études trop prolongées, et des hommes d'une constitution forte, mais délicate, surexcités par une activité exagérée, ou par des contrariétés excessives (Voir, dans la Presse du 16 avril, le compte-rendu de l'Académie des sciences). Ceci n'est que de l'exagération ; et si l'auteur de cette statistique n'était point aussi complètement étranger à la clinique médicale, il n'aurait point oublié d'énumérer au nombre des victimes de cette maladie, les artisans et les gens de la campagne.

Sans vouloir nier la part que peut avoir dans la production du diabète, maladie de nature asthénique, un épuisement du système nerveux, on ne peut s'empêcher d'admettre que le rôle capital, dans la production de cette maladie, ne soit joué par les organes digestifs; la méthode de traitement jusqu'à ce jour la plus efficace, en est une preuve péremptoire. La théorie physiologique qui satisfait alors le plus l'esprit, en se fondant sur une masse imposante de faits est celle de la *Catalyse*. Ce mode d'action dont nous ne pouvons nous rendre compte dans ses détails, et qui se trouve placé, comme le dit Burdach, sur l'extrême limite de notre chimie, n'a lieu presque exclusivement que par rapport aux produits organiques, par exemple, dans la production de l'amidon en gomme et en sucre par les acides affaiblis, dans la fermentation qui convertit le sucre en alcool et en acide carbonique, à l'aide de la levure de bière, dans la germination pendant laquelle la diastase produite transforme l'amidon en dextrine et en sucre, et fait preuve d'une action tellement énergique, qu'il n'en faut qu'une seule partie pour décomposer ainsi mille parties d'amidon. Il existe entre cette dernière substance et le sucre, une corrélation bien déterminée, un grand nombre d'actions chimiques n'ayant d'autre effet que de modifier la direction des attractions élémentaires de l'amidon, transforment ce corps en sucre de raisin (1). Cette théorie, comme nous l'avons remarqué, trouve dans la thérapeutique du diabète une puissante confirmation. Les estimables travaux de M. Bouchardat ont fait ressortir, avec la dernière évidence, tous les avantages qu'on retirait, en supprimant chez les diabétiques, les boissons et les aliments sucrés ou féculents qu'ils prenaient auparavant. Toute la thérapeutique de la glucosurie ne réside point sans doute dans cette indication, mais on ne peut nier que ce ne soit une des plus journellement applicables.

Si, comme nous l'avons dit précédemment; il faut dans la cure du diabète donner une large part au côté chimique de la vie, l'expérience ne tarde pas à démontrer aussi que toutes les indications fondamentales ne résident point de ce côté. Comme nous l'avons pu voir, on arrive à la glucosurie sous l'influence de causes différentes. Une alimentation composée de matériaux de mauvaise qualité, l'abus des féculents, et d'une autre part les excès de table, un régime fortement azoté provoquant à la boisson, peuvent amener le diabète. Nous avons vu récemment un exemple de ce dernier cas. Ceci établi, on devra instituer pour chaque malade une diététique différente. A l'un vous prescrirez le régime animal seul ; vous lui recommanderez de faire choix plus particulièrement d'aliments contenant de l'azote et des sels phosphoriques. Vous insis-

(1) Voyez Burdach, tome IX, p. 557, et Liébig, p. 80.

terez auprès des seconds malades sur l'importance qu'il y a pour eux de substituer à leur régime excitant des aliments d'une nature plus simple, composant la diète végétale et douce. Nous ne pensons même pas que dans ce dernier cas l'ingestion de quelques aliments féculents soient beaucoup à redouter. Ce qui est fondamentalement nuisible, c'est la persévérance dans le même régime, les mêmes habitudes alimentaires. On a vu des malades diabétiques, et Pinel en cite des exemples, parvenus au dernier degré, après avoir épuisé toutes les ressources de l'art, recouvrer la santé en séjournant à la campagne, en se livrant à un exercice régulier, et en insistant autant sur le régime végétal que sur toute autre substance. Contrairement aux préceptes posés par certains auteurs, la pratique vous démontre qu'il est très difficile de fixer longuement les malades au régime purement animal. En ceci la clinique est conforme aux données que nous fournit surabondamment la physiologie touchant la nécessité du régime mixte pour la santé de l'homme. Un de nos malades a pu, pendant plusieurs mois, ne manger que de la viande, s'abstenir même de pain, mais c'est une exception. Avant tout, il faut ménager et utiliser les forces de l'estomac et ne lui donner que des aliments qu'il puisse aisément supporter. Comme l'observe judicieusement M. Rochoux, quelque pressante que soit l'indication d'introduire une grande quantité d'azote dans l'économie, elle ne peut passer avant celle de procurer ces bonnes digestions, sans lesquelles le malade est privé du premier des médicaments, un chyle réparateur. Les médicaments combinés au régime remplissent quelquefois des indications qui échappent à ce dernier. Ainsi, les amers, le quinquina, les martiaux, sont d'une utilité incontestable, lorsqu'il y a un grand affaiblissement de tout le système et des phénomènes dyspepsiques. Les astringents, et particulièrement le petit-lait fortement aluminé, conviennent dans les cas où la profusion des urines est effrayante, où tous les tissus du corps humain disparaissent dans la colliquation. Dans un petit nombre de cas, et c'est surtout ce qu'il est important de faire ressortir, la cure du diabète est subordonnée à l'accomplissement de quelques indications particulières, tout-à-fait indépendantes du régime, et sur lesquelles une médication générale n'aurait aucune prise. Ainsi l'expulsion d'un tænia fut pour une de nos malades les conditions de sa guérison. Il existait certainement dans ce fait un rapport de causalité entre l'existence de l'helminthe et la glucosurie. Le tænia aurait-il déterminé, dans l'estomac, la production de la diastase? C'est une question qu'on se pose sans pouvoir la résoudre.

Dans les circonstances où la cause déterminante du

diabète se trouve dans une répercussion, dans l'impression du froid, le corps étant en sueur, les bains et les douches à vapeur constitueront la majeure méthode de traitement. C'est dans ces circonstances aussi que les exutoires et les vésicants placés sur les régions lombaires, pourront rendre quelques services.

Dans un très grand nombre de cas les boissons alcalines, et entre autres l'eau de Vichy, auront une remarquable efficacité; lorsque les digestions seront pénibles, accompagnées de renvois acides; qu'il y aura, en un mot, un cortége de phénomènes dyspepsiques. Elles seront un adjuvant salutaire dans les occasions où le médecin sera appelé à prescrire le traitement animal strict; l'usage exclusif des viandes conduisant à la longue à une plus grande proportion d'acides dans l'économie. Nous terminerons par un dernier conseil qui peut de prime-abord paraître futile, mais qui, en somme, comme l'expérience nous l'a démontré, peut avoir une influence réelle pour la cure du diabète; il rentre d'ailleurs dans les applications si précieuses de la médecine morale, dans les maladies de long cours. Chez la plupart des diabétiques, il existe du découragement, une profonde tristesse; l'esprit semble se mettre à l'unisson de l'affaiblissement progressif de l'organisme. Or, lorsque le médecin se livre à l'étude des urines glucosuriques, qu'il surveille journellement les proportions de matière sucrée qu'elles renferment, s'il arrive pendant le cours du traitement à constater une diminution notable de celle-ci, il doit en prévenir le malade et le mettre à même de s'en rendre compte comparativement, en plaçant sous ses yeux ce que nous pourrions appeler *les pièces de conviction*. En suivant cette conduite dans l'occasion que nous venons de mentionner, on peut arriver non-seulement à relever un moral abattu, mais aussi à encourager le malade à persévérer longuement dans l'observance du régime si important, mais d'une autre part si pénible à suivre. Le diabétique puise dans cette pratique des gages d'espoir; il peut se convaincre que ses longues privations ne seront point infructueuses.

Lues à Société médicale d'émulation.

CLINIQUE CHIRURGICALE.

HÔTEL-DIEU.— Service de M. BARRIER, chirurgien en chef désigné.
Luxation remarquable du pied droit, avec fracture du péroné.

OBSERVATION. — Lombard, âgé de 63 ans, ouvrier teinturier à Vaise, entre à l'Hôtel-Dieu, salle Saint-Louis, n° 78.

Cet homme raconte qu'il porte habituellement de gros sabots, et que, hier 20 mars 1849, en sortant de l'atelier de teinture, il a fait un faux pas dans la rue et est tombé. Autant qu'on peut le comprendre d'après les renseignements donnés par le malade, doué d'une faible intelligence, il paraît que la chûte a eu lieu par une entorse du pied droit, fortement renversé en dehors par le sabot qui, en glissant sur le pavé, a tourné dans le même sens. Au dire du malade, la chûte a eu lieu de telle manière que, le corps étant entraîné en arrière et à gauche, il s'est opéré dans la jointure tibio-tarsienne un mouvement de torsion en vertu duquel la pointe du pied a décrit un arc de cercle en dehors. Malgré cet accident, le malade a gardé son sabot au pied et a eu la force de faire une quinzaine de pas pour gagner sa demeure, et monter deux étages. Alors les forces lui ont manqué, et il a fallu le porter chez lui. Quand on l'a placé sur son lit, le membre avait la même conformation qu'à présent. Le malade a passé la nuit sans trop souffrir, et s'est fait apporter ce matin à l'hôpital. A la visite du 21 mars on le trouve dans l'état suivant.

Le malade étant couché sur le dos, et les deux jambes étendues sur leur plan postérieur, ce qui frappe tout d'abord notre attention, c'est la déformation considérable de l'articulation du cou-de-pied droit. Le pied repose complètement sur son bord externe; son bord interne est devenu antérieur, et en avant de ce bord, la malléole interne fait une saillie énorme. En prolongeant par la pensée l'axe de la jambe, on voit que cet axe tombe complètement en avant du bord interne du pied devenu transversal. Il y a si peu de gonflement, qu'à la première vue on prononce qu'il y a luxation de l'astragale en dehors et en arrière de l'extrémité inférieure du tibia. On procède alors à un examen attentif de tous les symptômes propres à caractériser aussi fidèlement que possible la nature de la lésion.

Ainsi on reconnaît successivement: 1° que la saillie antérieure du tibia n'est pas seulement due à la malléole interne, mais à l'extrémité inférieure du tibia tout entière, dont la partie articulaire peut même être sentie à travers la peau, et que d'ailleurs la continuité de cet os n'a éprouvé aucune atteinte; 2° que le talon devenu interne est en même temps alongé, c'est-à-dire plus éloigné de la malléole que du côté sain, et qu'en conséquence de cet alongement le tendon d'Achille décrit, à partir du bas du mollet, une légère courbe à concavité postérieure et interne; l'allongement du talon est de plus d'un centimètre, et serait probablement plus considérable si le calcaneum ne s'était pas en même temps porté en dedans, par suite de la déviation de la pointe du pied en dehors; 3° que la plante du pied regarde directement en bas, et que par conséquent, le déplacement n'est pas dû à une simple rotation du pied autour de son axe, comme il arrive dans la plupart des luxations consécutives à la fracture de l'extrémité inférieure du péroné, mais résulte du transport du pied en masse en dehors et en arrière de l'extrémité articulaire du tibia ; de manière à ce que la surface supérieure de l'astragale regarde toujours en haut, le grand axe de cet os étant très oblique en avant et en dehors pour ne pas dire transversal, son bord externe étant maintenant postérieur, et son bord interne, devenu antérieur, correspondant au bord postérieur de l'extrémité inférieure du tibia.

Reste à examiner l'état du péroné et de la malléole complètement cachée à nos regards par la position anormale du pied. La rotation de cette partie en dehors est telle que, pour rendre son axe perpendiculaire au plan du lit, on est obligé de faire coucher le malade tout-à-fait sur le côté gauche. Dans cette situation on reconnaît la saillie énorme qui fait déborder le pied en dehors de l'axe de la jambe, saillie dont la malléole externe fait partie, ayant conservé ses rapports ordinaires avec le pied qui l'a entraînée avec lui. A un centimètre au-dessus de la base de cette apophyse, existe une dépression profonde, un véritable *coup de hache*, au niveau duquel la peau est plissée transversalement. La pression du pouce sur ce point ne fait pas sentir de crépitation, chose facile à comprendre par l'éloignement où se trouvent l'un de l'autre les deux fragments du péroné, dont le supérieur, formé par la presque totalité de l'os, est resté uni au tibia. Il est évident, par ce qui précède, que le péroné est fracturé au-dessus de la malléole, et que celle-ci a suivi le pied dans son déplacement. Le diamètre bi-latéral de la jambe, au niveau des malléoles, est de trois centimètres supérieur à celui du côté gauche.

Les parties molles ne sont le siége d'aucune lésion notable. L'absence de gonflement facilite singulièrement l'appréciation de tous les symptômes ; le malade souffre peu, d'ailleurs, malgré l'étendue du déplacement.

La réduction de la luxation et de la fracture est immédiatement tentée : un aide saisit le pied par le talon et par la partie antérieure ; un autre fait la contre-extension au-dessous du genou ; le chirurgien, placé en dehors du membre, se charge de la coaptation. La résistance n'étant pas immédiatement vaincue par l'extension des parties dans leur direction actuelle, le chirurgien fait exagérer un peu le déplacement, afin de dégager l'astragale accroché en arrière du tibia. Le pied cède alors facilement, et sa pointe étant ramenée en avant, en décrivant un quart de cercle, toutes les parties se remettent en place, et la difformité disparaît. Le fragment inférieur du péroné est replacé dans la continuation du corps de l'os, l'axe de la jambe correspond au centre du pied, le talon repose en arrière sur le plan du lit, le tibia ne fait plus de saillie.

Le pied conservant de lui-même sa bonne position et ne montrant aucune tendance à la récidive du déplacement, on ne juge pas nécessaire d'employer l'appareil spécial de Dupuytren. On se contente de compresses et d'un bandage de Scultet, imbibé d'eau blanche ; on applique deux attelles latérales avec deux coussins dont le volume renflé au niveau des malléoles a pour effet d'empêcher leur écartement et le déplacement latéral du pied. Les laqs sont modérément serrés. Le malade n'accuse aucune douleur.

Les jours suivants, l'état du malade est très satisfaisant ; il survient peu de gonflement et peu de douleur. Le 27 mars, on enlève l'appareil pour examiner l'état des parties ; celles-ci étant dans de bons rapports, on le réapplique et on le surveille sans changemens notables, jusqu'au 16 avril. A cette époque, on trouve un peu de gonflement non pas au niveau de la jointure tibio-tarsienne, mais aux articulations des os du tarse entre eux, ce qui peut dépendre sans doute de l'entorse qui aura agi en même temps sur les ligaments de plusieurs jointures. En outre, on remarque que la pointe du pied a une certaine tendance à s'incliner en dehors ; comme la même disposition s'observe du côté gauche, et l'on apprend du malade qu'elle est habituelle, et tient à l'usage des sabots, dont il fait sa chaussure ordinaire depuis un grand nombre d'années. Les malléoles ne sont pas plus écartées l'une de l'autre que du côté sain, et la fracture du péroné paraît se consolider dans de bons rapports.

Le 30 avril, l'état du malade est très satisfaisant. La fracture est consolidée. On peut imprimer au pied des mouvements assez étendus sans causer de douleur. On réapplique un simple bandage roulé.

Les jours suivants, on fait lever le malade qui marche d'abord avec des béquilles. Il quitte l'hôpital le 10 mai, s'appuyant déjà sur son pied qui ne peut tarder plus de quelques jours à reprendre toute sa force et toute sa mobilité.

RÉFLEXIONS. Nous nous sommes assez étendu sur les détails de cette observation pour qu'on ait bien compris la nature et les caractères d'une lésion traumatique dont les éléments, rarement réunis, ont produit un déplacement très complexe dont nous ne connaissons pas d'autre exemple. Les ouvrages les plus récents, tels que le traité des fractures, de M. Malgaigne, et l'ouvrage de M. Nélaton, ne parlent d'aucun fait de cette nature. Nous avons relu à cette occasion le célèbre mémoire de Dupuytren sur les fractures du péroné et les nombreuses observations qui y sont rapportées ; aucune ne reproduit le genre de luxation que nous venons de décrire. On y trouve des exemples de fracture sus-malléolaire du péroné avec luxation de l'astragale en arrière, et d'autres avec luxation de cet os en dehors et en haut, mais la luxation en arrière, avec déviation complète de la pointe du pied en dehors, n'y est nullement mentionnée. Nous n'avons pas fait d'autres recherches, mais nous avons lieu de croire que les deux auteurs modernes que nous venons de citer, MM. Malgaigne et Nélaton, n'ayant rien dit de cette variété de luxation, elle n'a été que rarement observée.

Suivant quel mécanisme un dérangement aussi considérable s'est-il opéré? Nous ne voulons pas nous étendre sur les théories imaginées pour expliquer les diverses lésions de rapport qui sont parfois la conséquence des entorses et des fractures du péroné, mais nous pensons que celle que nous venons de décrire n'a pu se produire que suivant le mécanisme de la divulsion auquel M. Maisonneuve attribue le plus grand nombre des fractures de la partie inférieure du péroné. Si l'on tient compte des renseignements fournis par le malade, sur la manière dont l'accident a eu lieu, et si l'on réfléchit à la position des parties déplacées, il paraît certain que la pointe du pied a été fortement entraînée en dehors, ou ce qui revient au même, que cette pointe étant demeurée fixe, la jambe a été tordue en dedans. D'une manière ou de l'autre, la partie antérieure du pied a dû décrire en dehors un quart de cercle, dont le centre correspondait au milieu de l'articulation. Dans ce mouvement, la partie postérieure et interne de l'astragale appuyant sur la malléole interne, sa partie antérieure et externe, arrêtée par la malléole externe, a vaincu la résistance de cette apophyse, et la déviation du pied s'est achevée. Voilà tout ce qui se passe dans les cas ordinaires; mais chez notre malade un autre déplacement s'est produit. Soit que l'imminence de la chûte ait fait rejeter le corps en arrière, rendu le tibia oblique en avant, et facilité par là le glissement dans ce sens de son extrémité inférieure, au devant de l'astragale, soit que l'action du tendon d'achille ait attiré le calcaneum et avec lui tout le pied en haut et en arrière, toujours est-il que l'astragale, dont le grand axe était devenu presque transversal au moment dont nous parlons, a été entraîné en arrière de l'extrémité articulaire du tibia, et que sa face ou son bord interne s'est mis en contact avec le bord postérieur de la mortaise tibiale. Si tous ces déplacements se sont opérés dans l'abduction du pied, ce qui est assez probable, puisque le malade a dit que le pied s'était renversé en dehors, il est à croire que la luxation, une fois produite, les muscles ont amené dans les rapports des os un changement en vertu duquel la plante du pied a cessé de regarder en dehors, et est devenue complètement inférieure, de telle sorte qu'en définitive, au lieu de voir, comme il arrive dans la plupart des luxations du pied, un déplacement en sens

inverse de la surface inférieure de l'astragale et de la plante du pied, ce membre a été transporté en masse en arrière du tibia, et a dû chevaucher de quelques millimètres par l'ascension de l'astragale, derrière l'os principal de la jambe. Avec un déplacement aussi considérable, il est bien certain que la plupart des ligaments tibio-tarsiens ont été rompus, et que l'articulation péronéo-tibiale a dû être détruite, au moins en partie; car la fracture du péroné siégeait au dessus, ou au moins au niveau de cette articulation, et la malléole interne ayant suivi le calcanéum entraîné en dehors et en arrière, le fragment inférieur du péroné ne pouvait avoir conservé aucun rapport de contiguité avec le tibia.   B.

REVUE THÉRAPEUTIQUE.

Nouvelles observations sur les effets topiques du Chloroforme, par M. de LARROQUE père. — Un grand nombre de faits ont déjà prouvé que le chloroforme employé en application ou en friction sur un point douloureux peut calmer très vite et parfois complètement la douleur la plus intense. En voici quatre observations assez intéressantes pour être recueillies:

1re OBSERVATION. *Céphalalgie très intense avec vomissements et froid général.* — Mad. R., âgée de 30 ans, d'une bonne constitution, sujette aux maux de tête après la cessation des règles, éprouva tout-à-coup, le 7 février, après le dîner, une douleur intolérable du front avec élancements intérieurs, pâleur extrême, froid de la peau, vomissement, agitation générale, sans fièvre ni souffrance vers d'autres organes. Quatre heures après le commencement de la crise, M. de Larroque fait à deux ou trois reprises des lotions sur le front avec un morceau de coton imbibé d'une trentaine de gouttes de chloroforme, et fait passer seulement sous le nez le bourdonnet encore légèrement imprégné du liquide. — La malade éprouve un soulagement dès le début de la friction, et bientôt s'endort un moment et se réveille complètement débarrassée de la céphalalgie.

2e OBSERVATION. *Torticolis datant d'un mois.* — Une jeune personne de 26 ans souffrait depuis un mois d'un torticolis survenu à la suite d'une grande transpiration. La tête était inclinée à gauche, le muscle sterno-mastoïdien surtout était très douloureux, le plus léger contact de la peau arrachait des cris, la langue était sale; point de fièvre, grande tristesse. Immédiatement après une friction assez vive faite avec 4 grammes de chloroforme répandu sur un tampon de coton, la douleur du cou disparut, et la malade put tourner la tête.

3e OBSERVATION. *Douleur rhumatique de la région poplitée.* — M. de M., grand, fort, actif, gras, grand mangeur, sujet aux rhumatismes, aux sueurs et au catarrhe bronchique fut pris après un rhume d'une douleur pulsative excessivement aiguë dans le creux poplité droit, douleur qui s'étendait jusqu'à la moitié postérieure de la jambe et empêchait le malade de marcher. Divers moyens calmants locaux et généraux échouèrent pendant quelques jours contre cette douleur; enfin, une friction avec le chloroforme faite comme dans les cas précédents l'enleva presque instantanément, et rendit aux membres la facilité des mouvements.

4e OBSERVATION. *Céphalalgie ostéocope.* — M. de R., jeune homme de bonne constitution, plusieurs fois infecté de syphilis, mal guéri, souffrait horriblement de douleurs nocturnes, siégeant au front, et qu'un traitement avec le mercure et l'iode ne parvenait point à calmer. L'opium avait également échoué, lorsque M. de Larroque fils, sur les indications de son père, employa le chloroforme, en passant à plusieurs reprises le tampon médicamenteux sous le nez du malade. La douleur se calme immédiatement, la nuit fut très bonne, et le traitement général de la syphilis put être continué sans autre retour de la céphalagie qu'un très léger accès le lendemain.

(*Bulletin de thérapeutique.* — 15 mars 1849.)

NOUVELLES.

Bulletin du Choléra. — L'épidémie actuelle déjoue tous les calculs, ruine toutes les prévisions. Nous nous félicitions dans notre dernier bulletin de l'amélioration évidente qui se manifestait dans l'état sanitaire de la capitale, mais nos illusions n'ont pas été de longue durée. Dès le 30 avril, le chiffre d'augmentation rappelait les mauvais jours, et aujourd'hui 14 mai, après des oscillations diverses, la recrudescence est notable. Ce qu'il y a de douloureux, c'est qu'en même temps que l'épidémie se propage, elle prend un caractère plus grave, et un grand nombre de cas foudroyants ont été constatés. Nous voudrions pouvoir dire que la thérapeutique a été efficace dans les cas graves. La plupart des malades gravement atteints ont succombé très rapidement, quelque traitement qu'on ait employé.

Nous donnons la statistique complète des cholériques, depuis le commencement de l'épidémie jusqu'au 11 mai :

	Attaques.	Décès.
La Salpêtrière	915 —	638.
Hôtel-Dieu	647 —	298.
La Charité	344 —	191.
La Pitié	378 —	166.
Bicêtre	114 —	72.
St-Louis	332 —	148.
Beaujon	289 —	92.
Hôpital des Enfants	35 —	17.
Necker	88 —	43.
Ste-Marguerite	69 —	31.
St-Antoine	84 —	42.
Hôpital des Cliniques	26 —	20.
Bon-Secours	73 —	38.
Val-de-Grâce	275 —	63.
Gros-Caillou	374 —	121.
Ménages	35 —	25.
Cochin	30 —	13.
Maison de santé	42 —	23.
Invalides	26 —	21.
Hôpital militaire du Roule	203 —	82.
Prison de St-Lazare	38 —	16.
Incurables (femmes)	1 —	1.
L'Ourcine	18 —	2.
Larochefoucault	5 —	3.
Hôpital militaire, Popincourt	56 —	14.
Incurables (hommes)	4 —	3.
	4,390	2,173.

Le Rédacteur en chef (signature)

Lyon Imprimerie de Rodanet et C., rue de l'Archevêché, 3.

PREMIÈRE ANNÉE.   Nº 10   31 MAI 1849.

GAZETTE MÉDICALE

DE LYON,

Publiée par M. **BARRIER**, Chirurgien en chef désigné de l'Hôtel-Dieu de Lyon.

La GAZETTE MÉDICALE DE LYON paraît deux fois par mois. — On s'abonne, à Lyon : chez Ch. SAVY, place Louis-le-Grand, 14 ; chez Mme PHILIPPE, rue St-Dominique, 7 ; — à Paris, chez V. MASSON ; — à Montpellier, chez SÉVALLE ; — à Strasbourg, chez DÉRIVAUX ; — L'abonnement est de 12 fr. par an pour Lyon , 13 fr. pour le reste de la France. — Les réclamations, lettres, travaux, doivent être affranchis et adressés à M. BARRIER, rue d'Oran, 2. — Pour les annonces ; s'adresser à l'imprimerie du journal.

PHYSIOLOGIE PATHOLOGIQUE.

Mémoire sur les réactions acides ou alcalines présentées par l'urine des malades soumis au traitement par les eaux de Vichy, adressé à la *Société médicale d'Emulation de Lyon*, par le docteur Max Durand Fardel, ex - inspecteur - adjoint de l'*Etablissement thermal de Vichy*, etc.

I.

Parmi les modifications physiologiques que détermine l'usage des eaux de Vichy, il en est une dont j'ai fait le sujet d'une étude spéciale : je veux parler du degré d'alcalinité que l'urine, naturellement acide, peut acquérir sous l'influence de ces eaux thermales. Les résultats de mes recherches à ce sujet ne sont peut-être pas sans importance, car ils tendent à modifier, ou même à contredire formellement, certaines asser-

tions émises, à des époques différentes, touchant le phénomène en question.

M. d'Arcet avait signalé, il y a plus de 20 ans, ce fait général, que les personnes qui font usage des eaux de Vichy (et des autres eaux minérales alcalines), voient rapidement leur urine perdre son acidité, et acquérir des propriétés alcalines, et il en avait conclu, entre autres choses, que l'usage de ces eaux devait être salutaire dans le traitement des calculs urinaires.

M. Petit, s'emparant de cette idée, s'empressa, dès qu'il fut à Vichy, en 1836, de soumettre des calculeux à ce qu'il appelle le traitement alcalin, et avança : « Qu'en rendant, comme elles le font, l'urine alcaline, les eaux de Vichy fournissent un moyen puissant de dissolution auquel les calculs, de même que les graviers, ne peuvent résister qu'un peu plus ou un peu moins de temps, suivant leur volume ou leur composition chimique (1). »

Des observations subséquentes publiées par ce médecin, et des expériences faites sur des calculs extraits de la vessie, parurent le convaincre qu'il avait trouvé

(1) Nouvelles observations de guérison de calculs urinaires au moyen des eaux thermales de Vichy, p. 11 ; 1837.

Feuilleton.

Maladie rouge du pain.

On a donné, dans ces dernières années, le nom de maladie rouge du pain à une altération spéciale, qui consiste en une transformation de sa partie centrale, ou de la mie, en une masse fongueuse qui se recouvre d'une fructification rouge orangé, et qui est due au développement d'un champignon microscopique dont les graines ou sporules revêtent la couleur orangée.

Ce champignon a été distingué sous la dénomination d'*oïdium aurantiacum*, et cette expression rend parfaitement la couleur particulière que l'on observe. C'est probablement le même champignon que l'on trouve désigné dans Link, classe des anandres ; deuxième ordre ou section, sous le nom de Trichoderma aureum. Il fut observé, pour la première fois, en 1819, par le professeur

Bizio, à Legnara, province de Padoue, sur la polenta faite avec la farine de maïs.

Tout-à-coup, et sans cause connue, en 1840, le pain de la manutention, destiné aux militaires en garnison à Paris, s'est trouvé couvert de taches rouges qui se développaient avec une grande rapidité. — Ce pain prenait une odeur désagréable et même repoussante, et ne pouvait être livré à la consommation.— Deux exemples seulement se montrèrent dans la boulangerie civile. (Briand, med. lég.) Cette maladie éveilla l'attention du ministre de la guerre, et provoqua le rapport si complet et si remarquable de MM. Dumas, Pelouze et Payen.

Le 20 mai 1847, on la vit reparaître à Poitiers, chez le boulanger Boutin. Elle diminua dans le mois de juin pour reparaître plus intense à la fin de juillet, et pour se généraliser au point qu'il serait difficile d'affirmer qu'une seule boulangerie n'en a pas été atteinte. Elle s'étendit de là aux villages de St-Benoît, Sauxay, Chauvigny et Masseuil. Dans le mois d'août de la même

dans les eaux de Vichy un lithontriptique analogue, sous le rapport théorique, à quelques-uns de ceux qui avaient été le plus préconisés autrefois, mais en différant essentiellement, en ce qu'il était d'une appréciation très-facile, et sans doute assurée, comme celle de tous les médicaments spécifiques.

Des objections pressantes ont été adressées à ces assertions et aux faits eux-mêmes, ou, tout au moins, à l'interprétation des faits sur lesquels ce médecin étayait cette précieuse découverte : on a contesté l'exactitude des faits chimiques qu'il invoquait ; on a contesté surtout la légitimité des expériences qu'il avait instituées et dont l'application à la guérison des calculs urinaires semblait singulièrement forcée. Une polémique assez vive s'engagea entre ses adversaires et lui, puis à ces annonces un peu bruyantes succéda un silence complet, et depuis plus de 10 ans, M. Petit a négligé de faire connaître les résultats d'une pratique qui paraissait avoir commencé sous de si heureux auspices.

Bien que la question de dissolution des calculs urinaires, dans l'urine alcalinisée par l'eau de Vichy, paraisse aujourd'hui jugée pour la plupart des médecins, il m'a semblé ne pas être sans utilité de chercher jusqu'à quel point était réel le point de départ des assertions de M. Petit ; je veux parler des modifications apportées à l'urine par l'usage des eaux de Vichy, modifications présentées par M. d'Arcet et par lui, comme l'effet constant, ou au moins comme l'effet normal de ce qu'ils nomment le traitement alcalin. Il faut remarquer, d'ailleurs, que si l'on ne paraît plus aujourd'hui songer beaucoup à la possibilité de guérir les calculs urinaires à Vichy, c'est toujours à l'aide d'une simple dissolution que beaucoup de médecins expliquent les effets si généralement heureux du traitement de la gravelle par les eaux de Vichy.

Enfin, les recherches que j'ai entreprises devaient me fournir le moyen de contrôler d'autres assertions, de différentes natures, qui ont été émises à propos de l'action exercée sur l'urine par les eaux de Vichy.

Avant de préconiser les vertus lithontriptiques des eaux de Vichy, le premier point à constater était le suivant : l'usage des eaux de Vichy donne-t-il d'une manière constante et continue à l'urine des propriétés alcalines telles, que l'on puisse considérer cette urine comme un menstrue propre à dissoudre les concrétions urinaires ? En effet, il ne suffisait pas de reconnaître que l'urine, en perdant de son acidité, pouvait se trouver dans des conditions favorables aux calculeux, soit en agissant directement sur la surface interne des organes urinaires, soit en modifiant les conditions qui président à la formation des concrétions, il fallait être certain qu'elle eût acquis des propriétés alcalines assez déterminées et assez persistantes pour qu'on ait pu obtenir, non-seulement la désagrégation des diverses couches des calculs, mais encore la dissolution des principes eux-mêmes des concrétions.

Quelques observations isolées paraissent avoir seules été faites à ce sujet. M. d'Arcet avait signalé ce fait remarquable, qu'après un séjour de moins de demi-heure dans un bain d'eau de Vichy, l'urine pouvait acquérir des caractères alcalins ; il avait établi qu'en buvant 4 verres d'eau de Vichy, le matin à jeûn, l'urine devenait *constamment* alcaline ; que 5 verres d'eau produisaient le même effet, d'une manière encore plus prononcée (1). M. Petit admet comme règle générale que l'urine, qui est ordinairement acide, peut devenir,

(1) Du traitement médical des calculs urinaires et particulièrement de leur dissolution par les eaux de Vichy, par Ch. Petit, 1834.

---

année, elle se déclara à Nantes et à Bordeaux. La commission qui fut chargée, à Poitiers, d'étudier la question, et qui se composait de MM. Collinet, de la Marsionnière, Malapert, Isrenard, Mauduit père et fils, Blanchot et Pingault, nous a laissé un travail extrêmement intéressant, et qui nous a été d'un grand secours.

Dans l'été de 1848, la maladie fit son invasion à Lyon ; M. Mouchon, pharmacien distingué, avait déjà vu quelques échantillons, lorsque M. Galerne, chef de la police de sûreté, m'adressa deux morceaux de pain saturés de cette coloration rouge, en me priant, comme médecin aux rapports, de rechercher s'ils ne contenaient pas quelque substance vénéneuse et quelle en était la nature. Il me transmit plus tard, sur ma demande, un échantillon de farine.

Au moyen d'une forte loupe et du microscope j'eus bientôt reconnu les sporules d'un champignon, et une fois sur la voie, il me devint facile d'en déterminer l'espèce. C'était l'*Oïdium aurantiacum*, signalé déjà dans les travaux que je viens d'énumérer. La question principale était donc résolue ; il n'y avait ni empoisonnement, ni altération volontaire du pain ; il s'agissait seulement d'une maladie dégoûtante et dangereuse, en ce sens, qu'elle pouvait se propager avec rapidité, et infester, en peu de temps, une partie des boulangeries de la ville. Aussi, me suis-je borné à signaler l'existence de l'oïdium et à renvoyer l'étude de la question hygiénique au Conseil de salubrité. Cependant, comme ce fait m'avait d'autant plus vivement intéressé qu'il était tout-à-fait nouveau pour moi, je fis des recherches nombreuses à son égard, et j'instituai immédiatement une série d'expériences, afin de former mon opinion sur les causes de la maladie, les différentes phases de son développement et les moyens de l'anéantir ; c'est le résumé de ces recherches que je vais exposer en quelques mots :

CAUSES. — Bien que l'on ait soutenu la thèse de la génération spontanée de l'oïdium, je ne m'arrêterai pas à discuter cette opinion, parce qu'elle est en opposition avec les faits de l'expérience la plus vulgaire. Les partisans de la génération spontanée n'ont vu qu'un seul côté de la question.

Pour donner naissance à un produit déjà aussi avancé dans le règne végétal que l'oïdium, il faut trois conditions : 1° un germe ou sporule ; 2° une substance organique, capable de lui fournir les éléments nécessaires à sa nutrition ; 3° enfin, un milieu renfermant assez d'humidité, de chaleur, de lumière et d'électricité, pour que la végétation puisse prendre naissance et parcourir ses diverses périodes.

à Vichy, fortement alcaline, et conserver pendant deux mois cet état, non-seulement sans donner lieu à aucun accident, « mais en contribuant au contraire au bien-être et au rétablissement de la santé des buveurs d'eau (1). » Il se comprend difficilement comment l'état d'alcalinisation de l'urine peut, par lui-même, contribuer à rétablir la santé des buveurs; à moins qu'il ne s'agisse simplement des modifications qu'il pourrait apporter à l'état de la muqueuse vésicale, dans le cas où celle-ci se trouverait malade.

Ce qu'il y a de certain, c'est que les principaux arguments présentés en faveur de la dissolution des calculs, dans la vessie des buveurs d'eau de Vichy, ayant été empruntés à des expériences faites sur la solubilité des calculs dans l'eau de Vichy, soit dans les sources mêmes, soit dans l'eau transportée (2), il est clair que pour MM. d'Arcet, Chevallier et Petit, il y a identité entre les propriétés fondantes de l'urine des buveurs d'eau et de l'eau thermale recueillie à la source elle-même.

J'ai examiné, à l'aide du papier réactif, les urines de 87 malades, presque tous à l'hôpital civil de Vichy, dont M. Prunelle, le vénérable inspecteur de l'établissement thermal, avait eu la bonté de me confier le service.

Cet examen était fait sur l'urine de la nuit, telle qu'elle se trouvait le matin, avant toute boisson, dans les vases de nuit. Sur tous ces malades, les expériences étaient répétées assez exactement tous les deux ou trois jours, quelquefois plusieurs jours de suite, de manière qu'en moyenne, l'urine de chacun d'eux a été

(1) Mémoire cité, p. 36.

(2) Essai sur la dissolution de la gravelle et des calculs de la vessie, par Chevalier. 1827.

examinée de 4 à 8 fois, et davantage, à peu d'exceptions près. Il m'a été permis de constater ainsi la plupart des changements qui peuvent survenir dans le degré d'alcalinité de l'urine, soit sous l'influence de causes connues, soit en dehors de toute cause appréciable pour moi.

Le degré d'alcalinité de l'urine ne peut pas s'apprécier à l'aide de papiers réactifs, en termes très rigoureux : j'ai admis les divisions suivantes :

Urine *très alcaline*, quand le papier se colorait en bleu foncé ;

Urine *alcaline*, quand il n'offrait qu'une couleur bleue prononcée ;

Urine *faiblement alcaline*, quand il ne présentait qu'une teinte violacée ;

Enfin, urine *neutre*, *acide*.

Tableau des réactions acides ou alcalines présentées par l'urine des malades soumis au traitement par l'eau de Vichy.

Urine très alcaline.	5 fois.	
Urine alcaline	19 —	30
Urine alcaline à des degrés variés .	6 —	
Urine faiblement alcaline. . . .	12 —	
Urine neutre	4 —	
Urine acide	6 —	
Urine alternativement alcaline et neutre (1).	14 —	
Urine alternativement alcaline, neutre et acide (2)	21 —	
	87.	

(1) Sur ces 14 cas, 7 fois l'urine ne fut jamais que *faiblement* ou à peine alcaline.

(2) Sur ces 21 cas, l'alcalinité passagère de l'urine ne fut *prononcée* que 5 fois.

L'existence du germe me paraît incontestable; si l'on prend la quantité la plus minime des sporules rouges de l'oïdium, et qu'on les sème sur du pain conservé depuis longtemps, sans qu'il s'y soit développé aucun champignon spécial, on voit au bout de trois jours, au plus tard, ces cryptogames naître, grandir et acquérir tout leur développement avec une rapidité que l'on peut, pour ainsi dire, suivre de l'œil, et cependant, avant le semis des sporules rouges, des moisissures avaient apparu en grand nombre. Que manquait-il donc à ce pain ? évidemment des germes, des graines ou sporules.

Mais ces sporules ont dû avoir une origine ? Nous avons dit que nous ne pensions pas qu'ils fussent dus à une génération spontanée. M. Bizio en observa pour la première fois sur la polenta, qui est faite avec la farine de maïs. La commission de Poitiers, partant de cette donnée, et ayant remarqué que du maïs étranger avait été moulu par les mêmes meules qui avaient servi à la préparation des farines, dont le pain était devenu malade, a pensé qu'il fallait attribuer au maïs l'importation des sporules. Le fait ne paraît pas impossible, mais rien ne le démontre d'une manière suffisante. Les experts de Poitiers, eux-mêmes, sont obligés d'avouer, *page 4* : « Nous n'avons pu constater la présence du maïs dans les

divers échantillons de pain ni de farine. » — Rien ne démontre non plus que dans tous les lieux où l'oïdium s'est développé, on se fût servi de maïs étranger, soit dans les moulins, soit pour la confection du pain, dans une proportion quelconque ; *rien ne démontre que les sporules ne puissent pas s'attacher sur les grains de blé*, tout aussi bien que sur ceux de maïs ; ce qui me porterait à penser que c'est là la véritable origine du mal ; c'est que, comme je viens de le dire, la présence du maïs n'a été constatée *dans aucun des pains malades*, tandis que le blé y entre toujours comme élément nécessaire, indispensable.

Pourquoi donc remonter à une origine insaisissable ? qui n'est rendue probable que par le seul fait de l'introduction du maïs ; mais remarquez combien ces probabilités perdent de leur importance, puisque l'on n'a pu retrouver la farine du maïs dans les farines malades, tandis que, d'un autre côté, on reconnaît les sporules, eux-mêmes, dans la farine de blé pur, qui est destinée à produire du pain malade.

Suivant une remarque extrêmement importante, l'oïdium ne se développe jamais sur la croûte du pain ; parce que, lors de la cuisson, elle est soumise à une température de 200 degrés, et que les sporules qui résistent à une température de 110 degrés

Urine plus alcaline à la fin qu'au
  commencement . . . . . . 1 fois.
Urine moins alcaline à la fin qu'au
  commencement (2 fois acide à la
  fin) . . . , ... 7 --

II.

Il résulte du tableau qui précède :

1° Que l'urine se trouve à peu près constamment modifiée par l'emploi des eaux de Vichy, et que l'effet, généralement immédiat, de ces eaux, est de lui enlever ses qualités acides;

2° Que cette alcalinité prononcée, que M. d'Arcet avait établie comme la règle chez les individus soumis au traitement par l'eau de Vichy, et sur laquelle M. Petit semblait compter avec tant d'assurance pour dissoudre les calculs vésicaux, ne se rencontre que dans un nombre de cas limité.

3° Que cette alcalinité est sujette à varier ou à disparaître sous l'influence des causes éventuelles, plus ou moins faciles à apprécier, et dont la plus commune ou du moins la plus certaine est la diarrhée, accident assez commun pendant le traitement par les eaux de Vichy.

Il ne faut pas oublier, en effet, que la dissolution des calculs et des graviers dans la vessie, par l'urine alcalinisée à l'aide de l'eau de Vichy, suppose nécessairement la condition suivante : état alcalin prononcé et continu de l'urine pendant toute la durée du traitement.

Or, nous trouvons que 30 fois seulement sur 87, c'est-à-dire dans le tiers des cas environ, l'urine a offert d'une manière générale des propriétés alcalines prononcées.

Sur ces 30 cas, 5 fois seulement elle a atteint et

paraît avoir conservé, pendant une notable partie de la durée du traitement, un degré très prononcé d'alcalinité : encore sur ces 5 cas, deux fois cette alcalinité a-t-elle été interrompue par de la diarrhée.

Dans 19 cas, l'alcalinisation de l'urine, sans être trop considérable, fut cependant nettement prononcée, et parut demeurer telle pendant toute la durée de la cure. Cependant il faut noter que 4 fois elle fit accidentellement place à un état d'acidité, sous l'influence d'une diarrhée passagère.

Enfin dans 6 cas, je la trouvai toujours alcaline, mais à des degrés très variés ; deux fois elle avait été très alcaline au début, moins à la fin, une autre fois, au contraire, plus à la fin qu'au commencement; les autres fois, elle variait d'un jour à l'autre, une fois encore elle devint acide pendant le cours d'une diarrhée.

Voici donc, sur 87 individus, les seuls que nous trouvions en rapport avec les résultats annoncés par M. d'Arcet et mis en œuvre par M. Petit: 30 cas d'alcalinisation réelle, dont 6 avec des variations notables d'intensité, et 7 avec une interruption due à de la diarrhée. Ne faudrait-il pas même, à la rigueur, ne considérer, comme propres à dissoudre des pierres (si cette dissolution est possible), que les 5 cas où l'alcalinisation était la plus prononcée?

Que serait-ce encore si « les urines, alcalines avant le repas, cessaient de l'être, dès que la digestion commence, pour ne reprendre leur alcalinité qu'après que cette fonction serait terminée, ce qui durerait quelquefois de 5 à 6 heures (1). » Il est vraisemblable que ce phénomène s'observe quelquefois, puisque M. Barthez

(1) Guide pratique des malades aux eaux de Vichy, par Barthez, p. 56, 1849.

---

perdent leur puissance germinative à 140. Eh bien, ce même oïdium apparaît à la surface du pain, lorsque, postérieurement à la cuisson, on le laisse en contact avec le son que l'on a séparé de la farine. C'est ce qui explique les dissidences des observateurs : les uns ont vu le champignon sur la croûte et la partie centrale, les autres, au contraire, ne l'ont observé que sur la mie (1).

Les fragments de pain qui m'ont été adressés, ne le sont qu'à la partie centrale; depuis huit ou dix mois que je les possède, ils n'ont pas changé d'aspect, parce que je les ai soustraits aux influences germinatives. La croûte n'offre pas un point rouge. Lorsque, au contraire, j'ai pris un de ces fragments, que je les ai placés dans un lieu chaud et humide, l'oïdium s'est propagé de proche en proche et a fini par recouvrir la totalité du pain. Il en a été de même lorsque j'ai répandu des sporules sur la croûte elle-même. Ce fait prouve que la chaleur a détruit dans la croûte les sporules, mais qu'elle n'a agi en aucune manière sur les éléments nécessaires à leur nutrition, puisqu'ils peuvent s'y développer lorsqu'on en

(1) C'est que dans le premier cas, les sporules ont été détruits, tandis que dans le second, il y a eu infection nouvelle du pain par les substances avec lesquelles il s'est trouvé en contact.

introduit provenant d'une source nouvelle.

Toutes les substances végétales ne peuvent pas servir à la nutrition de l'oïdium ; il faut indispensablement qu'elles contiennent une certaine quantité de matières azotées ; mais toutes celles qui se trouvent dans cette dernière condition peuvent, aussi bien que le pain, servir à leur développement; la terre elle-même ne fait pas exception à cette règle. Et cela peut se concevoir, si l'on se rend compte des transformations qui ont lieu dans les matières organiques, pendant la formation de l'oïdium. Je prendrai pour exemple ce qui se passe dans le pain. La substance amylacée est détruite ou transformée en eau et en acide carbonique ; les matières azotées, grasses et minérales, sont assimilées et complètent l'alimentation de la plante cryptogame.

Mais en vain sèmerait-on des sporules, en vain les sèmerait-on sur des matières azotées, si l'on n'a pas une chaleur suffisante et une humidité convenable, les sporules ne changeront pas de forme et vous n'aurez aucune trace de végétation. Pendant l'hiver, j'ai humecté du pain malade dans une chambre sans feu, je n'ai obtenu aucun résultat. Dans les premiers jours du mois de mai, j'ai exposé au soleil, sous une cloche à fromage, du pain saupoudré de sporules, aucun ne s'est développé. Le 12 du même mois, j'ai

l'affirme de cette manière ; mais ce que j'ai observé me porte à croire qu'il est beaucoup moins commun qu'il ne le dit.

Je n'ai trouvé l'urine *acide* que 6 fois, *neutre* que 4 fois, d'une manière continue (1).

Mais dans le plus grand nombre des cas, l'urine m'a offert un état d'alcalinité, ou légère ou inconstante, qui mérite sans doute de fixer l'attention des physiologistes et des médecins, mais qui ne permet guère de songer à ses qualités lithontriptiques.

Ainsi, 12 fois elle fut toujours trouvée faiblement alcaline, c'est-à-dire ne teignant qu'en violet le papier de tournesol.

14 fois, alternativement neutre et alcaline, n'ayant offert que 7 fois, dans ces quatorze cas, une alcalinité passagèrement prononcée.

Enfin, dans 21 cas, l'urine fut trouvée tantôt acide et tantôt neutre ou alcaline, sans que les conditions de la santé ou du régime m'aient permis, dans ce qu'il m'a été donné d'observer, d'expliquer ces changements de condition. Or, 5 fois seulement, sur ces 21 cas, elle avait offert passagèrement un degré prononcé d'alcalinité.

Il est donc certain maintenant que M. Petit n'avait pas suffisamment étudié cette question, lorsqu'il affirmait que rien n'était plus facile que d'obtenir l'alcalinité de l'urine au moyen de l'eau de Vichy, et de l'en-

(1) Il importe de remarquer que lorsque l'urine demeure ou redevient acide pendant la durée du traitement par les eaux de Vichy, cette acidité m'a toujours paru bien moins prononcée que l'acidité normale de l'urine, c'est-à-dire que le papier bleu acquiert une rougeur moins vive. Il faut faire exception pour les cas où cette acidité est due à une diarrhée un peu intense.

tretenir pendant des mois et même des années (1).

Je crois avoir assez insisté sur l'irrégularité de l'alcalinisation de l'urine par les eaux de Vichy, et le peu d'importance que ce caractère paraît avoir, au point de vue de la faculté attribuée aux urines de dissoudre dans la vessie ou dans les reins les pierres et les graviers qui y sont contenus. Je me contenterai encore, comme complément de ces remarques, de rappeler ici l'observation remarquable d'une gravelle urique, non guérie encore, sans doute, parce que de telles affections ne guérissent en général que graduellement, mais où la cure a amené une amélioration considérable, avec conservation des urines acides.

M. M. D., du Hâvre, âgé de 32 ans, de forte constitution et de parfaite santé, du reste, était sujet, depuis 10 ou 12 ans, à des douleurs lombaires vagues, amenant parfois une fatigue générale. Il en souffre davantage depuis trois ans. Ces douleurs ont leur siège dans la région lombaire, également des deux côtés, répondant en avant à l'hypogastre, quand elles sont plus vives. Elles ne sont pas continuelles, et se montraient souvent à cinq heures du soir, par accès périodiques. Ces douleurs n'ont jamais été excessives ; ce qu'elles avaient de particulier, c'était une sensation de lassitude générale qu'elles entraînaient.

M. D. fut traité, il y a un an, pour un rétrécissement du canal de l'urètre, par les dilatants. A peu près guéri, il en fut repris il y a quatre mois, à la suite de fatigues et de marches trop longues, et soumis à un traitement méthodique. Il y a eu quelques atteintes de spasmes de vessie assez prononcées.

Il y a six semaines qu'il a rendu, pour la première fois, en urinant, un gravier d'acide urique gros comme une tête de grosse épingle. Le lendemain, il a rendu une grande quantité de sable formant une couche épaisse au fond du vase. Depuis lors, il n'a plus paru que très peu de graviers. L'expulsion de ces graviers était précédée, dès la veille, de douleurs lombaires plus vives, gagnant la vessie le long des flancs. Il a pris depuis six semaines,

(1) Nouvelles observations de guérisons des calculs urinaires. P. 7. — 1837.

---

placé dans mon cabinet, au midi, une assiette pleine de tranches de pain ; je les ai saupoudrées de sporules, je les ai arrosées chaque jour en les plaçant sous les rayons directs du soleil : au troisième jour, le pain était entièrement rouge. Pour faire mieux ressortir sa couleur, j'avais eu soin de placer, sur deux fragments de pain, des sporules noires d'un autre cryptogame, qui s'associe assez généralement à l'oïdium aurantiacum, mais qui en diffère, non-seulement par la couleur de ses sporules, mais encore plus par son mode de végétation.

Voici à l'œil nu comment se développent les sporules de l'oïdium aurantiacum : autour de chaque sporule, on voit, au second jour, pousser de petites ramifications blanchâtres, qui se circonscrivent dans un demi-arc de cercle ; on les voit se couvrir successivement et dans toute leur longueur de sporules qui, à la fin du second jour, ont une légère teinte rose lilacée ; puis le nombre augmente successivement, la couleur devient plus vive, chaque groupe s'arrondit à la surface, prend la forme régulière mamelonnée ; alors la teinte des sporules qui était d'un rose vif, passe insensiblement, par des nuances imperceptibles, d'un jaune intense, surtout lorsqu'il y a beaucoup d'humidité dans l'air, à un jaune orange superbe, qui conserve tout son éclat après un an de

dessication complète.

Quant à l'autre cryptogame, ce n'est pas dans les endroits où il est en masse que l'on peut parfaitement saisir les détails de son organisation, mais comme il a une marche envahissante très rapide, et que souvent il vient s'implanter au milieu des tubercules que forment l'oïdium aurantiacum, il devient très facile de l'étudier.

Dès les premiers instants de sa formation, on voit s'élever une petite tige capillaire, transparente, qui semblent porter à son extrémité une goutte d'argent ; puis, quelques heures plus tard, tige et sporules ont une teinte opaline, dont l'opacité s'accroît de plus en plus, à mesure que la tige monte, que la sporule unique qui la termine brunit et augmente de volume. Quelquefois la tige est unique ; d'autres fois il en part deux, trois, quelque fois même quatre du même point d'émergence, de sorte que l'on ne peut pas mieux représenter ces petits groupes qu'en les comparant à une touffe de roseaux terminée par une masse arrondie.

Ainsi, tandis que dans l'oïdium aurantiacum, les sporules sont en nombre prodigieux et dominent tellement le nombre des tigellules qu'il faut apporter la plus grande attention pour les distinguer, dans l'autre cryptogame, chaque tigelle ne porte

chaque jour, une bouteille et demie d'eau de la grande grille. Il a cru en ressentir une grande amélioration.

M. D. arriva à Vichy le 14 juillet. — Bon état en apparence de la santé générale, embonpoint, face colorée. Aucune sensibilité à la pression des régions rénales, mais sensation pénible de fatigue et de faiblesse dans les lombes. Il a retiré plusieurs fois le bout de la sonde ou de la bougie incrusté de petits grains (il se passe une bougie deux fois par jour). L'urine du matin présente ordinairement des plaques rougeâtres, très minces, au fond du vase.

Le traitement se composa de 23 bains (un par jour). — 8 verres par jour, tant des Célestins que de la grande grille, 10 douches sur les lombes à la fin de la cure.

Pendant les huit premiers jours, il y eu expulsion de quelques petits graviers blanchâtres, en petite quantité, avec sensations douloureuses dans la région lombaire. L'urine a immédiatement perdu son dépôt rougeâtre au fond du vase. Au bout de ces huit jours, toute sensation lombaire disparut. M. M. D. éprouva une absence de malaise et un *bien-être* dans cette région qu'il n'avait pas ressentie depuis plusieurs années.

Dans les premiers jours d'août, quelques douleurs se montrèrent de nouveau aux reins; presque tous les jours, quelques graviers furent rendus dans le bain, quelquefois sans aucune sensation, quelquefois précédés, dès la veille, d'un peu de douleur dans les reins. Hors ces sensations légères et passagères, M. M. D. éprouve toujours un grand état de bien-être et de liberté qui contraste singulièrement avec ses souffrances passées. Le 7 août, à la suite d'une course à âne, une émission assez abondante de graviers eut lieu. Il part le 12 août, bien portant, n'ayant plus que des douleurs vagues et passagères dans les reins.

Voici quel était l'état des urines : l'urine du matin était acide, moins vivement cependant qu'à l'état normal. Dans la matinée, après le bain et pendant la boisson de l'eau minérale, urine franchement alcaline; dans la soirée, elle perdait graduellement de son alcalinité pour reparaître acide le lendemain matin. Ces divers changements furent fréquemment constatés.

Je n'ai point revu M. M. D., mais M. Chassaignac l'a vu le 1er avril, il se trouvait toujours très bien portant, sauf quelques douleurs lombaires, peut-être rhumatismales; il reviendra à Vichy l'an prochain.

Loin de moi, sans doute, la pensée de nier l'impor-

---

qu'un seul sporule, et c'est toujours en forme de boule à son extrémité. Dans le premier cas, les sporules sont d'un jaune orangé, microscopiques; dans le second cas, ils sont noirs et huit ou dix fois au moins plus gros. Lorsque le pain est très ancien, on voit se développer une autre végétation verdâtre, dont les sporules sont d'un volume beaucoup plus petit que dans l'oïdium aurantiacum.

Voyons maintenant ce que l'expérience apprend relativement aux farines qui ont servi à la confection des pains qui sont devenus malades.

A Poitiers, un premier échantillon a paru aux experts n'être pas une farine récente; elle ne contenait pas de farine de légumineux. — La seconde farine était récente; elle contenait une petite quantité de farine de légumineuses. La troisième *idem* : toutes contenaient du gluten en proportion normale, — et, comme je l'ai déjà dit, aucune ne renfermait de farine de maïs. — Les échantillons que je possède semblent appartenir à une farine de bonne qualité. D'autre part, on voit du pain fabriqué dans les conditions normales. Une partie est portée dans une maison, où l'oïdium a paru, l'autre reste dans une maison exempte de la maladie. — Le champignon se développe dans le premier cas et

---

tance, soit physiologique, soit thérapeutique de ce seul fait : que l'urine perd en général de son acidité, par l'usage des eaux de Vichy, pour acquérir des propriétés alcalines même incomplètes. Sans doute cela ne peut être indifférent ni pour la formation des produits normaux que le rein sécrète ou que l'urine dépose dans ses réservoirs, ni pour la muqueuse des voies urinaires, relativement, soit aux conditions pathologiques qu'elle affecte, soit aux sécrétions qui se font à sa surface.

Mais ce sur quoi j'insiste, c'est sur l'inexactitude de l'opinion qui attribue à une dissolution chimique des graviers ou des calculs existants l'amélioration qui peut être observée chez les calculeux, et que l'on trouve à peu près constamment chez les graveleux.

La suite au prochain numéro.

PATHOLOGIE CHIRURGICALE.

Considérations tendant à prouver que les fractures du corps des vertèbres, sont le plus souvent le résultat d'une flexion forcée du Rachis en avant ou en arrière,

par E.-R. PHILIPEAUX, interne des hôpitaux de Lyon.

Presque tous les auteurs qui se sont occupés des fractures du corps des vertèbres, les ont principalement attribuées à l'action d'une cause directe, telle qu'une chute d'un lieu élevé sur le dos, l'application violente d'un corps lourd sur un point de la colonne vertébrale, un coup de feu, etc, etc. Ayant eu occasion d'observer, l'année dernière, quelques unes de ces fractures, je finis par douter de la justesse de l'assertion émise sur ce sujet par le plus grand nombre des chirurgiens anciens et modernes. Dans cette incertitude je voulus savoir par moi-même si ces fractures n'étaient pas pour la plupart du temps la conséquence

---

ne paraît pas dans le second, bien que les conditions nécessaires à son développement soient parfaitement convenables. — Quelque soit le pain sur lequel on fasse l'expérience, on développe toujours le champignon, si on le laisse dans un endroit infecté de sporules. — Bien plus, des farines sophistiquées, avariées, n'ont pas été sujettes à la maladie, tandis que les plus belles en ont été atteintes, et, chose remarquable, celles qui sont récentes le sont plus tôt que les anciennes. C'est qu'en effet la fermentation est nuisible à la végétation de l'oïdium, tandis qu'elle favorise les autres moisissures. J'ai pris de la farine, je l'ai délayée avec de l'eau. Je l'ai saupoudrée de sporules, et non-seulement depuis 10 jours, ils ne se sont pas développés, mais ils semblent avoir été détruits.

Dans le pain, la végétation ne paraît pas se développer dans les conditions les plus favorables avant le deuxième ou troisième jour.

J'ai donc eu raison de dire, dans le cours de mon travail, que pour donner naissance à ce genre de végétation, il fallait des sporules et un ensemble de conditions propres à leur développement. J'ajouterai, avec la commission de Poitiers que « dans aucun cas on ne pourra conclure nécessairement de la présence

de mouvements forcés du rachis : j'appliquai alors toute mon attention à l'étude de ce sujet spécial. Guidé par le travail de M. Bonnet, je tentai de nombreuses expériences cadavériques afin d'étudier les lésions produites par la flexion forcée de cette tige osseuse ; je compulsai ensuite les principaux ouvrages qui traitent des fractures du corps des vertèbres, et en réunissant tous ces matériaux et en les examinant avec soin, je me suis convaincu que les écrits publiés sur les causes de ces fractures n'étaient pas très exacts, et que MM. Bonnet (de Lyon) et Malgaigne avaient eu raison de soutenir que ces lésions résultent le plus souvent d'une cause indirecte, d'une flexion forcée de la colonne vertébrale.

C'est le résumé de ces recherches que je veux aujourd'hui faire connaître, et, afin de mettre dans ce travail autant de clarté que possible, je le diviserai en deux parties. Après avoir démontré dans la première que les fractures du corps des vertèbres peuvent être le résultat d'une flexion forcée du rachis, je m'efforcerai de prouver dans la seconde que ces mêmes fractures sont le plus souvent la conséquence de l'exagération des mouvements normaux de la colonne vertébrale.

Ces considérations pourront paraître au premier abord sans importance thérapeutique : qu'importe en effet de savoir, dira-t-on, que les fractures du corps des vertèbres sont le résultat le plus souvent d'une cause indirecte ? Cette connaissance pourra-t-elle servir à modifier le traitement qu'on leur oppose aujourd'hui ? Je ne crains pas de répondre par l'affirmative ; car si les preuves sur lesquelles je vais m'appuyer pour défendre une opinion diamétralement opposée à celle du plus

grand nombre des pathologistes, paraissent concluantes, la thérapeutique des fractures du corps des vertèbres devra s'en ressentir et subir à son tour une modification avantageuse.

Supposez, en effet, par anticipation, que ces lésions soient le plus souvent produites par une flexion forcée, il s'agirait alors pour les réduire de donner à la colonne vertébrale une direction inverse à celle dans laquelle ces fractures se sont produites ; or, la difficulté de cette thérapeutique n'est pas telle qu'elle ne puisse être surmontée. Déjà M. Bonnet a réalisé en partie ce traitement pour les fractures du corps des vertèbres de la région dorsolombaire. La gouttière entourant le tronc et fondée sur des principes que nous allons défendre, remplit parfaitement le but auquel elle est destinée. Peut-être sera-t-on assez heureux pour trouver un jour un appareil aussi avantageux pour la région cervicale que la gouttière pour la région dorsolombaire.

Lorsque je m'occuperai du traitement de ces lésions, je ferai connaître les résultats auxquels on est déjà arrivé en se conformant aux idées que je vais développer.

<h3>CHAPITRE I.</h3>

Les fractures du corps des vertèbres peuvent être le résultat d'une cause indirecte produisant l'exagération des mouvements normaux de la colonne vertébrale.

Ce serait maintenant une singulière erreur que de prétendre, comme Boyer l'a avancé dans son traité de chirurgie, que les fractures du corps des vertèbres ne peuvent être produites que par l'action d'une cause directe. Les observations cliniques et les nombreuses expériences cadavériques opérées dans le but d'étudier les désordres produits par l'exagération des mouvements normaux du rachis, et les résultats nécroscopiques consignés dans les principaux traités qui se rapportent aux maladies de la moelle épinière, nous démontrent d'une manière formelle que toutes ces lésions sont loin d'avoir la même origine.

Commençons par réfuter, en nous appuyant sur les expériences cadavériques, l'assertion de ce grand chirurgien.

« Les mouvements forcés de flexion et d'extension ou de rotation imprimés à la colonne vertébrale, nous dit M. Bonnet (*Traité des maladies articulaires.* T. II, P. 457), peuvent porter leur action sur la région cervicale ou sur le tronc ; si c'est la tête ou la partie supérieure du cou qui est entraînée dans une direction forcée, l'effet agit principalement sur la région cervicale qui offre d'ailleurs moins de solidité que les autres portions du rachis ; si la violence extrême agit sur le tronc, les dernières vertèbres dorsales et les premières vertèbres lombaires ou leurs appareils ligamenteux, sont alors le

<hr>

du champignion à la sophistication ou au mélange des farines. Je ferai remarquer en dernier lieu, avec M. Gauthier de Claudry, que si l'on recherche dans la farine les sporules, il est possible de les y retrouver.

Quels remèdes reste-t-il donc à opposer à cette maladie. Lors de sa première invasion, voici les conseils que l'on a donnés : mélange des farines infectées avec des farines de très bonne qualités. Je n'ai pas besoin de faire ressortir le peu de fondément de ce premier moyen, puisque plus tard les farines d'une qualité supérieure ont subi la même altération que les autres. Préparations de pâtes plus raides, c'est-à-dire plus dures, travaillées plus longtemps ; cuisson dans un four moins chaud, exposition du pain cuit dans un lieu aéré, au lieu de le renfermer immédiatement, comme on le fait chaque jour. Mais d'après toutes les observations qui ont été faites, il me semble indispensable d'ajouter à ces moyens un nettoyage complet des moulins et des boulangeries infectées. De consacrer à d'autres usages que le pain les farines contenant des sporules ; enfin, si l'on veut les consacrer à cet usage, de consommer le pain avant le troisième jour, puisqu'il est rare que l'oïdium apparaisse avant cette époque.

EMILE GROMIER ; *médecin de l'Hôtel-Dieu de Lyon.*

plus souvent lésés, c'est là une conséquence de la disposition anatomique du rachis et les résultats de l'expérimentation de même que les faits cliniques répondent parfaitement sur ce point aux données théoriques. »

Puisque la région cervicale, d'une part, et les régions dorsale et lombaire de l'autre, peuvent être soumises isolément à l'action des mouvements forcés, recherchons si l'on peut produire des fractures du corps des vertèbres, lorsque la tête est violemment entraînée dans une direction forcée, ou bien lorsque la violence extérieure agit sur le tronc, et conséquemment sur la partie inférieure de la colonne vertébrale.

MM. Bonnet et le docteur Pommiés, de Lyon, sont les seuls à ma connaissance qui se soient occupés de cet intéressant sujet. En exagérant chacun des mouvements normaux du rachis, ces deux chirurgiens sont arrivés, après de pénibles, mais fructueux efforts, à des résultats que nous avons besoin de consigner ici, car il en est quelques uns qui se rapportent à des fractures du corps des vertèbres.

1° Une série d'expériences entreprises dans le but d'étudier les lésions produites par la flexion forcée de la tête et du cou en avant, ont conduit M. Bonnet à établir et poser en principe que les désordres physiques ont alors lieu entre la septième vertèbre cervicale et la première dorsale. « Je les ai, dit-il, observés de la sorte cinq fois sur huit expériences.» (*Maladies articulaires*, t. II, p. 462.) Jamais les vertèbres cervicales supérieures n'ont été lésées dans ce mouvement de flexion forcée.

Ces lésions se rapportent-elles à des fractures du corps des vertèbres ou bien à leur simple disjonction? Le chirurgien de Lyon est assez explicite à cet égard, car, donnant dans ce travail le résumé de ses résultats, il avance, après avoir décrit les désordres produits, soit du côté des muscles, soit du côté des articulations des vertèbres, que la plupart du temps le corps de la septième cervicale est écrasé en avant.

2° Sur cinq expériences où le mouvement forcé de flexion en avant a été imprimé aux fractions dorsale et lombaire de la colonne vertébrale, trois fois les désordres anatomiques ont eu lieu au niveau de la première lombaire, une fois entre la onzième et la douzième dorsale, une autre fois au niveau de la deuxième lombaire.

Jamais à la suite des mouvements forcés de flexion il n'y eut simple écartement ou luxation des vertèbres dorsales et lombaires, les os ont toujours été fracturés. Le plus souvent la fracture du corps des vertèbres qui commence en arrière, au-dessous de la base des masses apophysaires, est un peu oblique en haut et en avant, et le fragment antérieur se trouve écrasé. .

3° Six expériences entreprises pour constater les désordres occasionnés par le renversement de la tête en arrière, ou par la flexion forcée de la portion cervicale du rachis, n'ont donné lieu à aucune fracture du corps des vertèbres, mais à d'autres lésions, telles que fractures des apophyses épineuses, et qui ont presque toujours eu lieu au niveau des sixième et septième vertèbres cervicales.

4° Les effets physiques produits par le renversement en arrière de la portion dorso-lombaire ne paraissent d'après l'expérimentation devoir donner lieu à aucune fracture de ce genre.

5° Si le mouvement forcé de flexion latérale imprimé à la fraction cervicale du rachis ne peut produire des désordres matériels, et par suite des fractures du corps des vertèbres, il n'en est pas de même à la région dorsolombaire où ces mêmes mouvements de latéralité amènent des fractures par écrasement du côté de l'incurvation ; 3 fois sur 4 expériences, de pareilles lésions se sont produites, tantôt entre la première et la deuxième lombaire, tantôt entre la douzième dorsale et la première lombaire.

6° Les mouvements forcés de rotation imprimés à la portion lombaire du rachis, ont donné 3 fois sur 5 expériences les désordres suivants : une fracture du corps des vertèbres oblique de haut en bas et dirigée dans le sens opposé à la rotation. Par contre, les mêmes mouvements ne produisaient aucune lésion à la région cervicale.

Pour mon compte, j'ai répété quelques unes des expériences cadavériques dont je viens de parler, et voici, pour ce qui regarde la flexion forcée du cou en avant, les résultats auxquels je suis arrivé.

En fléchissant fortement la tête d'un cadavre sur la partie antérieure du thorax, de manière à ce que le menton vienne toucher le sternum pour prendre un point d'appui, j'ai trouvé comme désordre se rapportant au système osseux, tantôt une fracture oblique de haut en bas et d'arrière en avant de la dernière cervicale, tantôt une fracture par écrasement du corps de la même vertèbre, résultat qui coïncide parfaitement avec ceux obtenus par MM. Bonnet et Pommiés, et avec ce qu'avance M. Malgaigne qui pense que la fracture par écrasement du corps de ces os ne semble pouvoir être produite que par une flexion forcée en avant. (*Traité des fractures*. T. I. P. 418.)

La comparaison des résultats des expériences cadavériques avec les faits cliniques serait un moyen sûr de juger quel degré de confiance on peut ajouter à ce mode de recherche. Pour ce qui regarde les effets physiques produits par les mouvements forcés de la colonne vertébrale, les rapports entre ces deux ordres de faits sont assez nombreux pour que l'on soit autorisé à conclure rigoureusement des résultats fournis par l'expérimentation à ce qui se produirait sur le vivant, dans des conditions analogues. En parcourant, en effet, les œuvres posthumes de Louis, insérées dans les *Archives de médecine*, 2e serie, P. 420, et l'ouvrage d'Olivier, d'Angers, sur les maladies de la moelle épinière, l'on trouve des observations de fractures du corps des vertèbres produites par les mouvements forcés du rachis; mais comme ces faits sont déjà connus de tout le monde, et que d'une autre part il s'est élevé au sujet de leur cause des contestations nombreuses, je les passe sous silence, préférant en rapporter un exemple authentique que j'ai pu recueillir l'année dernière à la clinique chirurgicale de l'Hôtel-Dieu de Lyon.

OBSERVATION I. — *Flexion forcée de la tête en avant; fracture du corps de la septième vertèbre cervicale; symtómes de contusion de la moelle, mort.*

Un maçon, nommé Étienne Chaupinaud, fut admis, le 14 février dernier, dans la salle St-Philippe, service de M. le professeur Bonnet. Ce jeune homme, âgé de 22 ans, et d'une constitution des plus vigoureuses, venait de faire une chute de trente pieds de haut. Transporté sur le champ à l'Hôtel-Dieu, l'on constata les symptômes suivants : paralysie des extrémités inférieures de la vessie et du rectum, la respiration stertoreuse et infiniment ralentie ne s'opérait plus que par la contraction du diaphragme, les membres supérieurs avaient conservé leur sensibilité et leur motilité ordinaire, et quoique le malade se trouvât encore plongé dans un léger état comateux, son intelligence était assez saine pour qu'il put répondre d'une manière sûre aux questions qui lui étaient adressées.

En palpant les apophyses épineuses du rachis, on sentait au niveau de la septième vertèbre cervicale une saillie proéminente, et au dessus une dépression assez manifeste, mais aucune ecchymose, aucune contusion n'existait en ce point où le malade n'accusait du reste que peu de douleur à la pression. Quelle partie du corps avait porté dans la chute? Comment celle-ci s'était-elle opérée? Les individus qui le portèrent à l'Hôpital ne l'ayant point vu tomber ne purent nous donner rien de précis à ce sujet.

En présence de phénomènes aussi graves, on dut immédiatement rechercher avec tout le soin possible d'où pouvaient dépendre de pareils désordres. On avait sous les yeux sans doute une lésion de la moelle épinière, mais quelle était cette lésion? Avait-on par exemple affaire à une commotion de la moelle ou bien à sa contusion et à la compression par un épanchement sanguin. Fallait-il accuser une fracture de la colonne vertébrale? Il était urgent de résoudre ce problème avec promptitude, car la respiration stertoreuse,

le pouls filiforme et à peine perceptible, l'ensemble de la physionomie, tout faisait présumer la mort prochaine du malade, et son autopsie devait par suite venir bientôt confirmer ou désapprouver le diagnostic.

Comme les membres supérieurs n'étaient point frappés de paralysie, on se crut dès lors autorisé à rechercher au-dessous de l'origine du plexus brachial le siége de la lésion. S'il y avait eu seulement commotion de la moelle, il est probable que les symptômes n'auraient pas été aussi graves, et que le cerveau dont les fonctions n'ont été troublées que peu de temps, car le malade n'a perdu connaissance qu'une demi-heure, aurait dû être singulièrement lésé.

On pouvait croire certainement à une contusion de la moelle et à la compression due à un épanchement sanguin. M. Bonnet partagea bien cette idée, mais en déclarant toutefois que ces lésions n'étaient que la conséquence d'une autre, et, fort de l'appui de ses expériences cadavériques, il prétendit qu'il devait y avoir contusion et compression de la moelle par suite d'une fracture indirecte du corps de la septième vertèbre cervicale.

Il expliqua les causes de cette fracture qui n'avait pas des signes directs, par le fait suivant : « si, sur le cadavre, dit-il, on abaisse fortement la tête sur le thorax, en faisant la flexion forcée du cou en avant, on produit une fracture de la dernière vertèbre cervicale; il se peut que le même mouvement ait eu lieu, et, s'il en a été ainsi, on peut trouver les lésions que j'indique. »

Le malade mourut le lendemain à 5 heures du matin. Depuis sa mort, et avant d'en venir à l'examen microscopique, on recueillit des renseignements qui vinrent corroborer le diagnostic. Ce jeune homme (c'est un témoin qui nous l'a appris) était occupé à poser des soliveaux qui devaient devenir la charpente d'un plancher ; sur ces entrefaites, marchant à reculon, il arriva bientôt à une ouverture destinée à une cheminée ; là, soit impulsion trop grande, soit méprise de sa part, ses talons ayant perdu leur point d'appui, il tomba à la renverse contre le mur : la partie postérieure de la tête porta la première ; le corps se recourba aussitôt en deux parties ; la tête se fléchit sur la poitrine, et ce fut dans cette attitude qu'il tomba de trente-six pieds de haut.

Autopsie. Contusion et épanchement de sang au-dessous du cuir chevelu et sur la face postérieure de l'occipital ; point de fracture de cet os ; le cerveau et les membranes ne sont le siége d'aucune lésion. La colonne vertébrale est à son tour examinée, et l'on constate : 1º une fracture du corps de la septième vertèbre; elle est oblique de haut en bas et d'arrière en avant; le fragment supérieur fait saillie en avant, et l'inférieur se dirige en arrière ; le trousseau ligamenteux postérieur est intact. 2º Disjonction de l'apophyse articulaire de la septième avec la sixième vertèbre cervicale du côté droit, et fracture comminutive de ces mêmes apophyses du côté gauche. 3º Dilacération complète des ligaments jaunes qui unissent les lames de ces deux vertèbres 4º Au-dessous du trapèze il existe au niveau de la fracture une quantité considérable de sang épanché entre les muscles sous-jacents qui se trouvent entièrement dilacérés. 5º L'ouverture du canal rachidien montre en dehors de la dure-mère un épanchement sanguin qui, partant du lieu de la fracture, s'étendait jusqu'à 15 centimètres au-dessous. Les enveloppes de la moelle sont presque intactes; mais ce dernier organe, comprimé surtout par le fragment inférieur de la fracture, est presque divisé transversalement et réduit en une bouillie rougeâtre, dans laquelle il est impossible de reconnaître ses caractères anatomiques.

La pièce pathologique est entre les mains de M. le professeur Dubreuil, de Montpellier.

Dans le cas que je viens de citer, ce n'est pas une cause directe qui a produit la fracture du corps de la septième vertèbre cervicale, mais bien la flexion forcée du cou en avant. Le commémoratif, le siége de la lésion et la direction du déplacement des surfaces osseuses viennent amplement le prouver. Si l'on se rappelle les renseignements qui nous furent fournis à propos de ce jeune homme, renseignements corroborés plus tard par la présence d'un épanchement de sang au-dessous du cuir chevelu, au niveau de la face postérieure de l'occipital, si l'on n'oublie pas que ni ecchymose ni contusion n'apparaissaient sur aucune partie de son corps, on peut sans crainte affirmer que la tête s'était, au moment de l'accident, fortement fléchie sur la face antérieure de la poitrine.

Je dis que le siége de la lésion et les déplacements des surfaces osseuses viennent encore appuyer le diagnostic. La fracture existe en effet sur le corps de la septième vertèbre cervicale, et le fragment supérieur se dirige en avant et l'inférieur en arrière. Les expériences cadavériques entreprises dans le but de constater les désordres produits par la flexion forcée du cou en avant nous donnent, comme je l'ai dit plus haut, les mêmes lésions, les mêmes déplacements.

Le fait que je viens de rapporter dans tous ses détails nous offre donc un bel exemple de fracture indirecte du rachis produite par les mouvements forcés de la portion cervicale.

La suite au prochain numéro.

BIBLIOGRAPHIE.

Études cliniques sur les indications et les contre-indications de la Lithotritie, par le docteur Ernest LANGLADE (de Nimes), membre titulaire de la

Société de médecine pratique de Montpellier, etc. — Montpellier, 1848.

Au moment où le parallèle entre la taille et la lithotritie fixe l'attention d'un grand nombre de chirurgiens, et semble les entraîner dans des luttes où trop souvent leurs idées exclusives, en faveur de telle ou telle méthode opératoire, loin d'amener une solution désirable, ne font que reculer la question (témoin les débats récemment soulevés à ce propos à l'Académie de médecine de Paris), il est bon de pouvoir lire sur ce sujet un travail fait d'une manière consciencieuse par un auteur qui, à l'abri de toute idée systématique, s'en tienne seulement à la simple exposition des faits et à leur interprétation scientifique.

C'est sous ce point de vue essentiellement pratique que M. Ernest Langlade vient de traiter la question dans ses *Études cliniques sur la lithotritie.*

L'auteur de cette intéressante dissertation inaugurale, laissant à d'autres le soin de faire connaître quelle est celle de ces deux méthodes qui doit être considérée comme supérieure, comme générale ou exceptionnelle, a cherché, en prenant pour base son observation clinique, à préciser les cas qui réclament l'emploi de la lithotritie et ceux qui en contre-indiquent l'application. Envisagées de la sorte, les indications et les contre-indications de cette méthode, se trouvent aussi bien résolues que le comporte l'état actuel de nos connaissances. Essayons d'en donner aujourd'hui un compte rendu impartial.

Ce travail est divisé en deux parties. Dans la première M. Langlade énumère les cas qui rentrent dans le domaine de la lithotritie pour ne s'occuper dans la seconde que de ceux qui doivent en faire rejeter l'emploi. Chacune de ces deux parties est à son tour traitée sous le triple point de vue, 1º de l'ensemble de la constitution; 2º de l'état de l'appareil urinaire; 3º des conditions physiques du calcul. L'auteur termine sa dissertation par l'examen des conditions spéciales de cette opération chez les femmes et chez les enfants.

Mon but n'est pas de reproduire ici les faits nombreux sur lesquels M. E. Langlade se fonde pour appuyer sa manière de voir, car il me faudrait alors citer une grande partie de sa dissertation. Voulant me restreindre à une analyse succincte, je me contenterai seulement d'énumérer les conclusions auxquelles il s'est arrêté.

Pour lithotritier un malade avec succès, il ne s'agit pas seulement de s'enquérir de l'état plus ou moins intègre des voies urinaires et des caractères physiques du calcul; il faut aussi tenir bon compte de l'ensemble de la constitution, de l'état général dans lequel se trouve le malade. Bien téméraire, en effet, serait celui qui, voulant opérer le broiement de la pierre chez un individu doué, par exemple, d'un tempérament nerveux très prononcé, s'accompagnant d'une vive irritabilité, ne commencerait pas par combattre cet état qui vient s'ajouter comme complication si pénible et si fâcheuse.

Un calculeux se trouve dans des conditions très favorables pour être lithotritié, lorsque sa santé générale est bonne, sa constitution vigoureuse et ses fonctions digestives régulières. Cependant il ne faut pas croire que cette méthode ne puisse être employée avec avantage que sur des individus se trouvant dans l'état que je viens de mentionner. Le broiement de la pierre peut être aussi opéré avec succès chez ceux dont la santé est loin de présenter un ensemble de pareilles circonstances.

Supposez qu'une maladie générale vienne compliquer l'affection calculeuse. Dans ce cas qui se rencontre très souvent, il est du devoir du chirurgien de faire tous ses efforts pour reconnaître si la maladie concomitante est étrangère à la présence du calcul, ou bien si elle est déterminée par le corps étranger lui-même.

Il importe beaucoup de vider cette question avant de rien entreprendre, car, dans le premier cas, il s'agit de traiter la maladie avant d'en venir à l'opération, tandis que dans le second, au contraire, le broiement du calcul enlève la cause de la maladie et accélère la guérison. L'auteur cite à cet effet une observation très intéressante empruntée à la pratique de M. Leroy d'Etiolles, où la présence de conditions générales, défavorables en apparence, n'a pas néanmoins empêché l'application heureuse de la lithotritie.

Avant toute tentative de la nouvelle méthode, interrogez les reins; voyez s'ils sont dans un état d'intégrité complète. Toutefois, lorsque ces organes sont le siége d'une légère inflammation liée à la présence d'un calcul dans la vessie, on peut tenter l'écrasement, car l'inflammation disparait alors avec le corps étranger qui lui a donné naissance.

L'hypertrophie excentrique de la vessie, le développement de cellules dans le bas-fond de cet organe, rendent souvent l'opération impraticable, mais n'en contre-indiquent pas l'emploi d'une manière absolue. On peut lire, en effet, dans cette thèse, des observations se rapportant à des malades qui, se trouvant dans des conditions semblables, n'en ont pas moins été avantageusement lithotritiés.

Dans le cas de paralysie de la vessie, circonstance qui semble premier abord due avoir faire rejeter la lithotritie, puisque la difficulté réside alors dans l'extraction des détritus auxquels le broiement a réduit la pierre, l'on doit avant toute tentative faire subir au malade un traitement capable de combattre la phlegmasie qui a donné naissance à l'atonie, et de ranimer la contractilité. Cela fait, le chirurgien s'efforcera de réduire le calcul en fragments aussi petits que possible, et de faire après chaque séance des injections froides, qui ont le double avantage d'exciter la contractilité et de favoriser l'expulsion des graviers. Si la pulvérisation, dont a parlé M. Arthaud, et dernièrement M. Heurteloup, prenait rang dans la science, ce serait surtout dans ces cas, nous dit M. Langlade, qu'elle aurait de grands avantages, car elle éviterait d'aller extraire les fragments qui seraient alors réduits en une fine poussière, dont le cathétérisme produirait la sortie avec le liquide des injections.

De nombreuses observations consignées dans cette thèse nous prouvent suffisamment que le catarrhe vésical n'est pas une contre-indication absolue à la lithotritie.

L'auteur nous cite encore comme complication du broiement les tumeurs fongueuses ou polypéuses de la vessie, l'hématurie, l'hypertrophie de la prostate et les rétrécissements de l'urètre. Ces maladies si différentes doivent être préalablement traitées si l'on veut compter sur un succès complet.

Le volume et la dureté considérables d'un calcul n'excluent pas d'une manière rigoureuse l'opération de la lithotritie, lorsque la vessie est large, dilatable, et que les manœuvres sont bien supportées. M. E. Langlade rapporte des faits qui se rattachent à des calculs qui nécessitèrent pour être broyés un écartement des branches de l'instrument de plus de 8 centimètres.

Il semblerait tout d'abord que la situation d'une pierre dans le bas-fond de la vessie, derrière un gonflement de la prostate, fût un motif suffisant pour s'abstenir dans ces cas de toute tentative de broiement : il n'en est rien cependant, car l'auteur, pour nous démontrer le contraire, nous fait connaître l'observation de M. S..., de Nimes, chez lequel un calcul se trouvant dans cette condition défavorable, n'en a pas moins été broyé avec le plus grand succès.

L'exposé des contre-indications, si difficile à présenter et si important dans l'histoire de la nouvelle méthode, ne peut être établi aujourd'hui d'après des règles positives, car la lithotritie est encore une découverte trop récente pour pouvoir être appréciée à sa juste valeur. Néammoins l'auteur, mettant à profit son observation personnelle, nous fait connaître les circonstances où il faut en rejeter l'application.

C'est ainsi qu'il y a contre-indication à la lithotritie, de la part de l'état général, par une susceptibilité nerveuse très prononcée, que l'on n'a pu détruire ; par certaines maladies générales, des lésions organiques profondes ; du côté de l'appareil urinaire, par ces inflammations rénales qui se terminent par suppuration et gangrène ; par l'hypertrophie de la vessie avec diminution de sa capacité, son inflammation suppurative, ainsi que par toutes les altérations organiques dont ce viscère, le canal de l'urètre et la prostate peuvent être le siége. On devra encore s'abstenir du broiement toutes les fois que le calcul présentera les caractères physiques contraires à ceux énumérés plus haut.

M. E. Langlade, après avoir fait ressortir les avantages et les inconvénients de la brièveté, de la largeur, et de la dilatabilité de l'urètre chez la femme, cite une observation empruntée à la pratique de M. le professeur Bouisson, de Montpellier, qui se rapporte à l'extraction immédiate d'une pierre par les voies naturelles.

Enfin, la lithotritie peut être employée avec succès chez les enfants. L'auteur nous en fournit des preuves authentiques. Toutefois, bien convaincu que la taille réussit très bien à cet âge, il propose de rejeter le broiement lorsque la pierre est grosse et dure et que les sujets sont très indociles et surtout très irritables.

Ce travail qui se fait d'ailleurs remarquer par l'élégance et la clarté du style, révèle un esprit éminemment pratique, et mérite à un haut degré de fixer l'attention des chirurgiens. Pour nous, nous ne pouvons que féliciter M. le Dr E. Langlade d'avoir su tirer un aussi bon parti de tous les faits dont il a été témoin et de ceux qui se trouvent consignés dans les principaux ouvrages écrits sur ce sujet.

h. m. p.

FAITS DIVERS.

Bulletin du Choléra. — Après de nouvelles fluctuations, l'épidémie est décidément entrée depuis plusieurs jours dans sa période de décroissance. Dès le quinze mai, quoique le chiffre des nouveaux cas fût encore considérable, les caractères du choléra commençaient à être moins accusés. Chez beaucoup de malades des symptômes ont manqué. Il y a eu des choléras presque sans cyanose et sans algidité chez un certain nombre ; la matière des vomissements et des selles était moins blanche, moins riziforme. D'après des renseignements authentiques, le nombre des malades qui résistent au choléra augmente sensiblement. La mortalité reste la même sans doute, mais il ne faut pas oublier qu'elle est l'échéance d'une dette antérieurement contractée. Aujourd'hui 31 mai, malgré des oscillations diverses, il y a un affaiblissement définitif de l'influence épidémique. La différence qui existe entre le mouvement des deux dernières semaines est surtout sensible, eu égard aux chiffres des deux semaines précédentes. Il y avait eu, en effet, une augmentation de plus des trois quarts, puis un état à-peu-près stationnaire. La diminution numérique constatée aujourd'hui emprunte donc une double signification de l'accroissement et de l'état stationnaire constatés les deux semaines précédentes.

Influence de la suspension des travaux industriels dans les prisons, sur la santé des prévenus. — La suspension des travaux industriels dans les prisons a prouvé combien étaient réelles et fondées les plaintes élevées contre le régime de ces établissements.

Les travaux ont cessé, dans la Maison centrale de force et de correction de Nîmes, le 1er avril 1848. Pendant l'année écoulée jusqu'au 31 Mars 1849, il est mort 40 détenus sur une population moyenne de 1191, soit 1 sur 29,8.

Les 23 années antérieures à 1848 ont donné une moyenne annuelle de 91,82/100 décès.

Le décret du gouvernement provisoire a donc sauvé la vie à 52 individus en un an (51,82).

Ces résultats ne sont pas l'effet du hasard, puisqu'ils proviennent d'une comparaison opérée sur 23 ans. Ils n'ont pas pour cause une année salubre, puisque la population urbaine a perdu 159 individus (158,8) de plus que la moyenne des dix années antérieures.

Sur les 40 morts, 4 seulement ont péri de maladies aiguës, 5 de maladies aiguës entées sur des maladies chroniques. Donc 36 avaient puisé le germe de leur mort dans les travaux.

Depuis la mise en exécution du décret du gouvernement de février, il est arrivé dans la maison 548 détenus. Parmi les derniers, AUCUN n'est mort !

Que devient donc l'opinion de ceux qui attribuent la mort des condamnés à la détérioration de leur organisme, suite du vice et de la corruption, non point au régime carcéraire ?

Puisqu'en un an il est mort 40 détenus, en 23 ans il devait en mourir 920 ; mais il en est mort 2112, donc le système incohérent des travaux a exécuté a mort, en 23 ans, 1192 individus qui n'étaient condamnés qu'à la perte temporaire de la liberté.

« Je reconnais, disait, à l'Assemblée nationale, M. le Ministre L. Faucher, que l'état des prisons accuse les gouvernements précédents ; il accuse aussi la société ; il appelle une réforme. »

M. le ministre sera heureux de voir ces faits à l'appui de ces assertions. Il se hâtera de transformer en ateliers de travaux publics le système meurtrier et démoralisant des prisons actuelles. Celles-ci chargent le budget, les ateliers dessécheraient les marais ; reboiseraient les montagnes, et exécuteraient beaucoup de travaux productifs qu'il est impossible à l'Etat ou aux communes d'entreprendre.

Ph. BOILEAU-CASTELNAU, D. M. M.,
Médecin principal de la maison centr. de Nîmes.
(Gaz. méd. de Montpellier).

Concours pour l'admission à soixante-quinze emplois de chirurgien-élève en 1849. — Un concours sera ouvert, le 25 août prochain, pour l'admission à soixante-quinze emplois de chirurgien-élève dans les hôpitaux militaires d'instruction de Lille, Metz et Strasbourg, et à l'hôpital militaire de perfectionnement, à Paris.

Les examens auront lieu à Paris, Lille, Metz, Strasbourg, Lyon, Marseille, Toulouse, Bordeaux, Rennes et Bastia.

Le Rédacteur en chef *A. Barrier*

Lyon Imprimerie de RODANET et C., rue de l'Archevêché, 3.

GAZETTE MÉDICALE

DE LYON,

Publiée par M. **BARRIER**, Chirurgien en chef désigné de l'Hôtel-Dieu de Lyon.

La GAZETTE MÉDICALE DE LYON paraît deux fois par mois. — On s'abonne, à Lyon : chez Ch. SAVY, place Louis-le-Grand, 14 ; chez Mme PHILIPPE, rue St-Dominique, 7 ; — à Paris, chez V. MASSON ; — à Montpellier, chez SÉVALLE ; — à Strasbourg, chez DÉRIVAUX ; — L'abonnement est de 12 fr. par an pour Lyon, 13 fr. pour le reste de la France. — Les réclamations, lettres, travaux, doivent être affranchis, et adressés à M. BARRIER, rue d'Oran, 2. — Pour les annonces, s'adresser à l'imprimerie du journal.

THÉRAPEUTIQUE.

Emploi de l'Ergotine dans les Hémorrhagies externes, soit dans les blessures des vaisseaux tant artériels que veineux, par J. BONJEAN, pharmacien à Chambéry, lauréat de l'école de Paris, etc.

L'année-dernière, pendant et après la première campagne, des demandes nombreuses d'ergotine me furent faites de la part de plusieurs officiers, soit dans un but de précaution, soit pour guérir des blessures déjà faites.

Aujourd'hui ces demandes commencent à se renouveler, et je suis obligé de faire suivre chaque envoi des détails nécessaires à l'emploi de ce remède. Pour parer à cet inconvénient, je m'empresse de publier une note relative au pansement des blessu-

res par l'ergotine, ainsi qu'aux principales circonstances dans lesquelles elle peut-être utile. De cette manière, et avec les documents que j'ai publiés en France sur la préparation de l'ergotine, les hôpitaux pourront se procurer facilement et promptement ce remède hémostatique, et ne rien ignorer en outre de ce qui tient à son emploi pratique dans le cas qui nous occupe. En ce moment où tant de braves encombrent les hôpitaux, cette application de l'ergotine à l'extérieur peut rendre de signalés services aux malheureux blessés comme elle peut en rendre aux hôpitaux civils, dans les mêmes circonstances, si l'on considère qu'en dehors de son action hémostatique, ce remède possède une propriété précieuse, celle de faciliter singulièrement la cicatrisation des blessures, en prévenant l'inflammation des tissus et, en partie, la suppuration des plaies. — Sous cette seule influence, la réunion des tissus en général a lieu par *première intension*, et la cicatrisation s'opère sans le secours d'aucun autre remède, avec une rapidité surprenante.

Je vais indiquer d'abord les principales circonstances où l'ergotine peut être utile ; je décrirai aussi

---

Feuilleton.

Le médecin et le malade chez les populations Africaines de l'Algérie (1).

Chez les Arabes, on ne distingue guère que trois classes sous le rapport de l'instruction : les uns vivent dans une entière ignorance, les autres savent lire et écrire, ou lire seulement ; enfin, il est des hommes qui se consacrent à l'étude des principes légués par leurs devanciers. La médecine fait partie de ces connaissances encore embryonnaires ; de sorte que tout lettré est, à la rigueur, plus ou moins capable de donner des conseils aux malades, et de discourir sur les théories médicales. Mais il est des hommes qui s'occupent plus particulièrement de l'art de guérir, ce sont : le Marabout, pour lequel néanmoins la médecine ne passe qu'après les

(1) Lu à la Société nationale de médecine de Lyon.

choses du ciel, et qui a presque exclusivement recours aux amulettes, aux ablutions, aux exorcismes ; puis le Tébib, ou homme de l'art proprement dit, qui fait de la médecine sa spécialité, et la cultive en homme pratique.

Dans l'origine, le Marabout est un solitaire passant ses jours dans la vie contemplative, et occupé uniquement des affaires du ciel, comme nos anciens anachorètes de la Thébaïde. La vie exceptionnelle qu'il mène, le prestige de sainteté qui l'entoure, les relations qu'on lui suppose avec l'Être suprême, ont actuellement porté l'indigène barbare et superstitieux à leur attribuer une puissance surnaturelle, le don des miracles, et partant le pouvoir de guérir les maladies. De plus, comme il est admis qu'une grande partie des affections qui assiègent l'homme est produite par les djinouns (démons), qui se logent dans son corps, le Marabout, qui commande aux génies du mal, est nécessairement appelé à exorciser le patient, pour le débarrasser de ces hôtes infernaux.

Quand le Marabout quitte ce monde, on lui bâtit pour dernière

son mode d'emploi , et je terminerai par quelques réflexions pratiques au sujet de quelques articles publiés à diverses époques, dans la plupart des journaux de médecine sur l'action de ce remède à l'extérieur.

1° Circonstances où l'Ergotine peut être employée avec succès.

L'ergotine n'est pas seulement applicable au moment où la blessure est faite ; elle sert encore dans une foule de cas qui en dérivent, et dont elle diminue toujours la gravité, quand elle ne la fait pas entièrement disparaître. En présence d'une amputation majeure, d'une cuisse par exemple , je conçois que le chirurgien ait d'abord recours à la ligature ; mais il est des cas, et il sont nombreux, où la ligature est impossible. La science , malheureusement, n'offre alors aucun remède certain pour parer au danger du moment, l'hémorrhagie , et sauver le malade. C'est dans ces tristes circonstances que l'on doit avoir recours à l'ergotine qui produit tous les avantages de la ligature , sans causer aucun des inconvénients attachés à cette grave opération. En voici quelques exemples :

1° Quand , pour arrêter une hémorrhagie inquiétante, il faut produire quelques dérangements des lèvres de la plaie amenée , à grand peine, à un commencement de cicatrisation ;

2° Quand le malade a une disposition fâcheuse à la mortification des parties pour les moindres causes , et que, par suite de la ligature , la gangrène est à craindre , sinon certaine ;

3° Quand les vaisseaux qui donnent lieu à l'hémorrhagie , se trouvent dans des tissus enflammés et ramolis ;

4° Quand le sang coule en *nappe* de petites artérioles dont on ne peut apercevoir ni l'orifice, ni le calibre ;

5° Quand une hémorrhagie provient de la chute d'une escarre, soit à la suite de gangrène , soit à la suite de plaies faites par des armes à feu , etc. etc.

Dans ces cas difficiles, l'emploi de l'ergotine est d'autant plus avantageux , que la compression est souvent insuffisante , outre qu'elle est toujours très douloureuse, fatigante, et empêche la marche régulière de la cicatrisation , quand elle n'expose pas à quelques points gangreneux. La ligature , du reste , a le grave inconvénient d'oblitérer à tout jamais l'artère, de rendre ce vaisseau nul , et de soumettre ainsi l'organe où il se rend à toutes les conséquences de la privation du sang qui devrait lui arriver. Ce n'est donc qu'en désespoir de cause qu'il faut recourir à ce moyen extrême. L'ergotine, au contraire, place l'artère divisée dans des conditions telles, que la cicatrisation de la blessure peut s'opérer avec ce seul remède , sous sa seule influence, tout en conservant au vaisseau sa *perméabilité.*

Ce fait important, je l'ai prouvé d'abord par des expériences faites sur les animaux vivants, depuis le chien jusqu'au cheval, et ensuite par des observations médicales recueillies sur l'homme par des praticiens connus et habiles. Ces expériences et observations sont consignées dans les comptes rendus de l'académie des sciences de Paris, numéros des 7 Juillet 1845 ; 16 mars, 27 avril, 22 Juin, 6 et 13 juillet 1846 ; 22 mars , 17 avril et 25 octobre 1847. L'un des plus habiles physiologistes de l'époque, M. Floureus, s'exprimait ainsi dans une discussion qui eut lieu

---

demeure une sorte de chapelle sépulcrale surmontée d'un dôme, et les populations accourent de bien loin déposer leurs morts autour des reliques du saint homme, du grand médecin. Ses enfants héritent de son nom, quand bien même, quittant la solitude paternelle, ils rentrent dans la vie commune, et la foule leur attribue les mêmes pouvoirs miraculeux qu'au fondateur de la race. Il n'est pas rare que le Marabout, assailli par la maladie, et désireux de s'élever à la hauteur de sa mission, cherche à joindre au don prétendu des miracles les connaissances plus positives du véritable Tébib. Aussi, entouré d'une haute considération, redouté à cause du mal qu'il peut accumuler sur la tête de ses ennemis, recherché et fêté pour le bonheur qu'il lui est donné de répandre sur les familles, en rendant les moissons fécondes et en guérissant les malades ; consulté sur les plus importantes affaires, en vertu de la haute sagesse et de la science de divination qu'on lui suppose , le Marabout-médecin passe fréquemment de la puissance spirituelle au commandement. Il en résulte que , chez les Arabes, comme chez les Grecs de la guerre de Troie, et chez les croisés, qui avaient leurs chevaliers hospitaliers , il peut arriver que les plus illustres guerriers prodiguent leurs soins, après la bataille , ou traitent, dans les temps d'épidémie, ceux qui ont été blessés dans l'action ou qui éprouvent les atteintes du fléau. Remarqua-

ble rapprochement, à travers les siècles et les mers, entre l'enfance des sociétés naissantes.

Agissant surtout dans le but de déloger les démons logés dans le corps des patients, le Marabout, proprement dit, néglige le peu de moyens que possède la thérapeutique indigène , et dirige contre les génies parasites des batteries d'amulettes et de talismans (Hheurz). Le guérisseur griffonne sur un petit carré de papier enjolivé un verset du Coran, contenant une allusion à la maladie de son client ou le nom de l'organe affecté , mais n'ayant quelquefois pas plus trait à l'état du malade que l'épigraphe de nos livres n'a de rapport avec le sujet qu'on y développe. L'intention tient alors lieu du fait. L'efficacité du verset sacré est souvent fortifiée par l'addition de figures magiques et de signes ou de lettres analogues à notre abracadabra. Le précieux grimoire , enfermé dans un sachet en maroquin doré ou dans une petite bourse bariolée de vives couleurs, est suspendu au cou du malade , ou placé sur sa coiffure à l'aide d'un cordon orné de glands de soie ou de laine.

Si la guérison survient , le fétiche a chassé les démons qui avaient établi leur malfaisante nichée dans le corps des malheureux ; si l'affection continue, il faut en accuser la rage des génies qui ont lutté contre la puissance du talisman en demandant des

à ce sujet, le 27 avril 1846, au sein de l'institut de France : « *Ce qui mérite de fixer l'attention dans la communication de M. Bonjean, sur l'action de l'ergotine dans les blessures artérielles, c'est le fait de l'arrêt du sang dans les vaisseaux divisés, sans qu'il y ait oblitération de leur calibre. C'est là la chose neuve et réellement importante de cette communication.* » Le jugement de Floureus a été confirmé par une commission nommée *ad hoc* au sein de l'académie royale de médecine et de chirurgie de Turin, composée des professeurs Michelis, Sacchero et Malinverni, rapporteur. Le rapport de cette commission, lu dans la séance du 22 janvier 1847, se termine ainsi : « *L'ergotine est un moyen hémostatique propre à arrêter l'hémorrhagie artérielle,* MÊME DES GROS VAISSEAUX, *en conservant leur perméabilité.* » Parmi les diverses observations médicales, qui depuis cette époque, sont venues corroborer en tous points le verdict de ces corps savants, je me contenterai de rappeler sommairement les deux suivantes recueillies par deux des plus habiles opérateurs des hôpitaux de Lyon, et consignées dans les comptes rendus de l'académie des sciences de Paris, 25 octobre 1847, la Gazette des hôpitaux, 28 octobre, la Presse 8 novembre, etc. — La première est relative à une jeune fille atteinte de gangrène à la face dorsale du pied et au bas de la jambe, les hémorragies s'étaient multipliées à la chute de l'escarre, la compression était devenue insuffisante et la ligature impossible ; « les tampons de charpie imbibés d'ergotine en dissolution, à dix « degrés, dit M. Pétrequin, réussirent très bien : ils « n'exigeaient qu'une compression modérée, et contri- « buèrent beaucoup à accélérer le travail de la cicatri-

« sation. » L'autre observation concerne un brigadier au régiment des spahis d'Afrique, nommé Combette. Ce militaire reçut, par un Arabe couché à terre, un coup de feu qui lui emporta, à gauche, une grande partie de la mâchoire inférieure, de la mâchoire supérieure, ainsi que l'os maxillaire ; le sang coulait rouge et par caillots abondants ; rien ne pouvait l'arrêter. « L'eau froide, dit M. le docteur Bonnet, avait été in- « suffisante. La compression, en échauffant la tête, « fatiguait le malade et paraissait activer l'hémorrhagie ; « la ligature était devenue impossible. Dans cette pé- « nible perplexité, je songeai à l'ergotine de M. Bonjean, « de Chambéry, et surtout à l'emploi que ce chimiste « en a tout récemment fait dans les hémorrhagies ex- « ternes, pour arrêter le sang des blessures faites aux « plus gros vaisseaux, tant artériels que veineux. Je fis « donc dissoudre dix grammes d'ergotine dans 100 gr. « d'eau, et j'injectai cette solution entre les lèvres de « la plaie devenue béante à la partie moyenne ; je tins « aussi sur cette plaie une compresse trempée dans la « même solution, et que l'on renouvela toutes les « heures pendant un jour. Ce moyen fut suivi des ré- « sultats les plus satisfaisants. L'hémorrhagie s'arrêta « immédiatement et ne se reproduisit plus ; à partir « de ce moment, la cicatrisation se fit graduellement, « et, au bout de quinze jours, elle était complète. Ce « succès remarquable n'aurait pas été obtenu s'il avait « fallu, pour arrêter l'hémorrhagie, produire quelques « dérangements entre les lèvres de la plaie. »

Un autre exemple tout récent vient de se passer à Chambéry même. M. Feige d'Aiguebuelle, sous-lieutenant dans la brigade de Savoie, reçut, en mai dernier, à Somma-Campagna, un coup de feu à la

---

renforts aux enfers. Le Marabout, dans ce cas, délivre une amulette plus efficace et conséquemment plus chère.

Non-seulement les merveilleux versets jouissent de la propriété de guérir les malades, mais ils les gardent aussi contre les affections à venir ; ils jouissent, en un mot, de vertus préservatrices. Il y a des amulettes contre la fièvre, contre les ophthalmies, contre la variole, contre les balles de l'ennemi, contre la mort ou la souffrance sous toutes les formes. Certains Arabes portent, suspendu, sur leur poitrine, un chapelet de talismans qui correspondent à la nomenclature complète des maux qui peuvent assiéger l'espèce humaine. Il est inutile d'ajouter qu'ils ne s'en portent pas mieux.

Un jour, un spahis, tristement agenouillé près du cadavre de son cheval tué dans une affaire, entonnait le chant de mort sur les restes de son fidèle compagnon ; un soldat, sans pitié pour sa naïve douleur, riait de ses plaintes et le narguait sur l'amulette pendue au poitrail du coursier, qu'elle devait préserver de tout accident. Or, le soldat portait au cou une petite médaille fort connue à Lyon, et à son doigt verdissait une vieille bague de cuivre consacrée à Saint-Hubert et destinée à garer ce fidèle de la morsure des chiens enragés. Plus d'une fois peut-être aussi, il avait consulté le devin du village dont l'*abracadabra* délivre de

la fièvre. Singularité de l'esprit humain ! La différence des lieux et des formes nous fait trouver de l'étrangeté dans des choses qui, chez nous, se passent journellement sous les yeux. Il faut bien qu'il existe naturellement au fond du cœur de l'homme, l'idée d'un pouvoir providentiel et une croyance innée à son immixtion aux choses de ce monde, pour que, dans tous les pays et chez des peuples arrivés à tous les degrés possibles de la civilisation, on rencontre le même besoin de se mettre sous sa garde et d'invoquer son intercession. Quelle que soit la légitimité de cette croyance, au point de vue philosophique, toujours est-il que ses résultats sont bienfaisants lorsque, sans donner une fausse sécurité, elle sauve du tourment de perpétuelles appréhensions, et répand sur les esprits inquiets le calme et la sécurité si nécessaires au fonctionnement régulier de notre économie. Médailles, croix ou scapulaires, amulettes ou talismans sont la tradition du même instinct du cœur. Il est si vrai que l'idée est toujours identique, malgré les nombreuses métamorphoses de sa manifestation matérielle, il est si vrai que c'est toujours au même pouvoir providentiel qu'elle s'adresse, quels que soient les attributs dont l'imagination de l'homme orne celui-ci, que nous avons vu des européens, surtout des femmes espagnoles, avoir recours aux talismans des Marabouts, à défaut de vendeurs de reliques

main gauche qui rendit nécessaire, peu après, l'amputation de l'avant-bras. Plus de six mois s'étaient écoulés, et, malgré la variété des traitements, la plaie n'avait pu être cicatrisée. Le malade éprouvait, en outre, dans la partie amputée, des douleurs intolérables. Arrivé en Savoie, l'ergotine fut employée; on entourait le moignon et la plaie de compresses imbibées d'une dissolution de cette substance, et le pansement était renouvelé tous les deux jours d'abord, puis tous les trois ou quatre jours, à mesure que la guérison s'opérait. Après un mois de ce traitement, la cicatrice a été complète, toute inflammation dissipée, et ce brave officier, qui a repris son service, ne ressent même plus aujourd'hui, qu'accidentellement, les douleurs, qui étaient continuelles avant le traitement par l'ergotine.

Bien que les diverses citations que je viens de faire puissent inspirer une entière confiance aux praticiens qui n'ont pas encore fait l'essai de l'ergotine, ou qui ne l'auraient pas employée dans les hémorrhagies externes, les chirurgiens ne doivent point s'attendre à voir toujours leurs tentatives couronnées de succès; ici, comme avec tous les remèdes héroïques, il y aura des mécomptes qui ne doivent point décourager. Ne suffit-il pas, du reste, qu'un agent thérapeutique ait fait ses preuves, pour que son emploi soit tenté partout où la nature de ses propriétés en fait une indication rationnelle. L'obstination que mettent certains praticiens à se servir d'un remède encore neuf, bien que connu, est dangereuse pour l'humanité, et un tel sentiment ne prend sa source que dans un entêtement et un amour-propre mal fondés, au lieu de se baser sur les conséquences d'une pratique saine et raisonnée.

---

chrétiennes et de scapulaires bénits.

A propos des Marabouts et des pratiques religieuses employées dans un but thérapeutique, nous sommes naturellement conduits à dire un mot des sacrifices offerts à Allah pour obtenir la guérison des malades. Cette coutume spéciale aux Maures des villes, est à peu près inconnue aux Arabes et aux Kabyles. L'autel privilégié de l'holocauste est le bord de la mer, près de l'hôpital de la Salpêtrière, à deux kilomètres d'Alger. C'est un mouton, une chèvre, le plus souvent un coq qui est offert à la divinité. Le volatile est porté au sacrificateur qui lui arrache quelques plumes du cou, incise assez profondément avec son couteau, et précipite l'animal sur le rivage. Si, dans les convulsions de la mort, la victime se dirige vers la mer, le sacrifice est agréé; un rayon d'espoir déride le front des assistants, et les femmes poussent leur cri de joie accoutumé : iou, iou, iou !

Ce n'est là que le premier acte du sacrifice : on jette quelques dépouilles de l'animal, ordinairement les plumes du coq dans l'une des fontaines du rivage, et de petits cierges allumés sont rangés autour du bassin. Dans la fontaine consacrée par le sacrifice, on puise de l'eau, souvent fétide et nauseuse, qu'on apportera au malade comme un breuvage salutaire. On lui donne aussi quelquefois du bouillon fait avec la chair de la victime. Il

---

2° Manière d'employer l'Ergotine dans les blessures.

On dissout l'ergotine dans cinq ou six fois son poids d'eau pour les blessures ordinaires, et dans trois ou quatre seulement pour les cas graves. Cette dissolution sert à imbiber la charpie qu'on applique sur la plaie préalablement essuyée, où on la maintient avec les doigts en appuyant légèrement, jusqu'à ce que le sang ait cessé de couler depuis un temps qui doit varier avec la nature même de la blessure. Si le mal est grave, si l'hémorrhagie provient de la lésion de quelque vaisseau important, la charpie, une fois appliquée sur la plaie, est arrosée de temps à autre avec la dissolution *concentrée*, pour remplacer l'ergotine qui se trouve entraînée par le sang de la blessure dès les premiers moments de l'application du tampon, et pour entretenir un contact immédiat entre le liquide cicatrisant et les lèvres de la plaie. La compression exercée sur la charpie doit être suffisante pour empêcher tout écoulement sanguin, mais non assez forte pour *intercepter la circulation* dans le vaisseau malade. Lorsque le tampon, n'étant plus arrosé depuis quelque temps, commence à se dessécher, que l'on a pu, sans accident, c'est-à-dire sans causer le retour de l'hémorrhagie, diminuer insensiblement la pression jusqu'à pouvoir la supprimer entièrement, bien que *momentanément*, on peut croire que le caillot obturateur est formé. Alors, maintenant la compression d'une main, et prenant toutes les précautions possibles pour éviter la moindre secousse à la partie malade, on recouvre la première charpie d'un nouveau plumasseau de même nature, toujours imbibé d'ergotine, et on fixe le tout à l'aide d'une bandelette de toile, qu'on peut enlever au bout de deux, trois ou quatre jours, suivant la circonstance. La plaie est

---

est rare qu'on amène le patient lui-même pour lui pratiquer des ablutions séance tenante.

Tel est le Marabout considéré comme guérisseur; arrivons maintenant au Tébib ou médecin proprement dit.

Le véritable Tébib est un savant qui, possédant plus ou moins les connaissances générales, dirige spécialement ses études vers la médecine et la chirurgie. Comme le Marabout, quoique à un bien moindre degré, il passe pour avoir un pouvoir surnaturel et pour connaître des breuvages miraculeux ; mais ce qui lui attire surtout la confiance du public, c'est son expérience, son savoir, sa qualité de médecin proprement dit. En un mot, sa profession n'est pas un métier, mais mieux qu'une science : c'est un sacerdoce. On ne lui paye pas ses visites comme on solde une marchandise qu'on achète ; on lui fait seulement des cadeaux en argent et le plus souvent en denrées, à titre de don et non pas de salaire. En outre, il est bien rare qu'il ne soit pas convié, quand il arrive chez son client, à s'asseoir à la table de l'hospitalité.

Le Thébib occupe, sur l'échelle de la hiérarchie sociale musulmane, un échelon au moins aussi élevé que le médecin dans la société chrétienne moderne. L'ancien gouvernement a hésité à faire Double pair de France, et l'illustre Larrey n'a pas ob-

ensuite pansée comme dans la pratique ordinaire. Les vaisseaux se cicatrisent ainsi sans *oblitération ni altération* de leur calibre, et il n'y a presque pas d'inflammation ni de suppuration.

3° *Ergotine à l'intérieur.* — Affections où elle est utile. — Conditions de succès. — Formules diverses. — Mode d'emploi.

Au point de vue thérapeutique, l'ergot de seigle a été administré dans des intentions différentes, que l'on peut diviser en cinq ordres principaux. On l'a donné :

1° Comme excitant spécial des contractions de l'utérus;

2° Comme stimulant du système musculaire général;

3° Comme propre à combattre les hémorrhagies et certains flux;

4° Comme résolutif dans les engorgements de l'utérus;

5° Comme stimulant du système nerveux;

Comme l'ergot de seigle renferme, ainsi que je l'ai prouvé, deux principes actifs bien distincts, dont l'un, poison énergique et dangereux, est une *huile fixe* que l'éther seul dissout, et qui produit sur les animaux, à des doses correspondantes, tous les symptômes d'empoisonnement causés par l'ergot lui-même (voy. le 2e chap. de la 3e partie de mon traité sur l'ergot de seigle), il en résulte que ce principe toxique agit seulement dans le 5e ordre, comme portant spécialement son action sur le cerveau et la moelle épinière.

Les propriétés relatives aux quatre premiers ordres sont exclusivement dues à l'ergotine; mais sa *pureté* est une condition essentielle de succès. Beaucoup de pharmaciens se contentent de donner pour de l'ergotine un simple *extrait d'ergot* qui joint à l'inconvénient d'être très peu hémostatique, celui non moins grave de causer

des vertiges, des vomissements, des éblouissements et autres phénomènes nerveux analogues, ce qui provient de ce que cet extrait renferme encore une portion du principe toxique de l'ergot; l'ergotine pure, au contraire, en est entièrement privée, et peut être prise à des doses considérables sans aucun danger.

L'ergotine pure est sous forme d'un extrait solide, rouge-brun foncé quand elle est en masse, et d'un beau *rouge de sang*, vue en couches minces. Elle a une odeur agréable de viande rôtie; sa saveur, un peu piquante et amère, rappelle celle du blé gâté. Elle se dissout *entièrement* dans l'eau froide, et la dissolution, qui est *limpide, transparente* et d'un *beau rouge*, ne doit céder à l'éther *ni huile ni résine*. — Les médecins feront donc bien de s'assurer de la bonne préparation de ce produit, s'ils veulent éviter les insuccès qui sont la suite inévitable de l'emploi de l'*extrait d'ergot* qui lui est ordinairement substitué dans la pratique. En formulant le produit sous le nom d'ERGOTINE DE BONJEAN, on évitera ainsi les inconvénients que je viens de signaler, les pharmaciens pouvant toujours se procurer, chez les principaux dépositaires de France, des pots d'ergotine qui sortent de ma maison dont ils portent le cachet et l'étiquette. — L'ergotine, comme on le sait, peut être prise en potion, en pilules et en sirop, à la dose de 25 à 50 centigr. (5 à 10 grains) par jour, et plus, suivant le cas. Je rappelle ici ces trois formules :

1° *Potion.* — Ergotine . . . 1 gram. 30 cent. (24 grains.)
Eau commune. 96 *id.* . . (3 onces.)
Sirop de fl. d'orang. 32 *id.* (1 once.)
2° *Pilules.* — Ergotine . . 4 *id.* . . (72 grains.)
Poudre de réglisse. 9 *id.*
F. s. l. 36 pilules que l'on peut argenter au besoin.

---

ténu cet honneur qu'il désirait vivement; tandis que Méhémet-Ali a décoré du titre de bey Clot et Gaëtani; et que le Schah de Perse a accordé à un médecin français la plus haute *distinction honorifique de l'État*; l'ordre du portrait. En Afrique, le Tébib est entouré par la foule d'une véritable vénération, et les grands partagent à son égard les sentiments du peuple. Sidi-Ben-Zerga nous a souvent conté toutes les attentions dont il était l'objet de la part d'Abd-el-Kader. L'Emir s'informait souvent avec curiosité et bienveillance de l'usage de chacun des instruments de son proto-chirurgien, et s'enquérait des causes et du traitement prophylactique des maladies. Il lui faisait donner des chevaux, des mulets et des vivres, alors que certains chefs allaient à pied et que la disette menaçait déjà la table princière. Il faut bien soigner, répétait Abd-el-Kader, celui qui nous soigne si bien tous.

Dès l'origine de l'Islamisme et dans les siècles de sa splendeur, la médecine a toujours brillé au rang des plus distingués. Le Prophète lui-même célèbre l'habileté du médecin Hhareth-Ebn-Kaldahh. Le fils de Dschibraïl, médecin et favori du grand calife Haroun-el-Raschid, s'éleva à une telle puissance sous le califat de Motawakkel, qu'il prétendit éclipser son souverain; une chute bien méritée le punit de sa folle audace. En Andalousie, Aver-

rhoës succéda à son frère dans la double charge de grand Justicier et de grand Prêtre. Avicenne, médecin déjà célèbre à 16 ans, comme il vous l'apprend lui-même, Avicenne et Ebn-Reithar furent élevés à la dignité de Vizir. Le calife Mulek-Adel, bienfaiteur de l'Ecole de Médecine de Damas, s'y rendait souvent, un livre sous le bras, pour assister aux cours des professeurs, suivant en cela l'exemple d'Haroun-el-Raschid, qu'on avait vu s'asseoir aux cours de Médecine.

Ces faits relatifs à la haute considération accordée à la médecine par les souverains, nous rappellent que des empereurs chinois, Chin-Nong et Hoang-Ti, par exemple, se sont non-seulement initiés à la science médicale qu'ils considéraient comme la plus noble et la plus utile avec l'agriculture, mais ont même occupé leurs loisirs à écrire des traités de pathologie et de matière médicale. Selon la tradition, le plus éclairé et le plus savant de tous les rois des Juifs, Salomon aurait aussi composé un livre dans lequel il enseignait à traiter les maladies, non par les sortilèges et les prières, mais par des méthodes rationnelles. Ezéchias brûla ce livre qui nuisait aux Lévites, jusqu'alors consultés seuls par les malades qu'ils prétendaient débarrasser de leurs affections en offrant des sacrifices.

La considération des Arabes pour leurs Tébibs rejaillit sur

3° *Sirop*. — Ergotine   8 gr. 80 cent. (160 grains.)
       Eau de fl. d'oranger.   64 *id.*   (2 onces.)
       Sirop simple   .   500 *id.*   (1 livre.)

Faites dissoudre l'ergotine dans l'eau de fleurs d'oranger, et ajoutez la dissolution au sirop bouillant. — Ce sirop contient par once 50 cent. (10 grains) d'ergotine; il est très agréable à prendre et peut se conserver longtemps sans s'altérer. On l'emploie de préférence quand l'usage de ce remède doit être continué quelque temps. La potion s'altère facilement : on ne la prépare qu'à mesure du besoin; mais on doit la préférer au sirop et aux pilules dans les cas pressants, parce que son action est plus prompte. — Une potion d'ergotine suffit pour arrêter une hémorrhagie ordinaire ; mais s'il s'agit de pertes utérines foudroyantes, comme celles qui surviennent parfois après l'accouchement, surtout prématuré, la potion doit contenir de 4 à 8 grammes (1 à 2 gros) d'ergotine, et être administrée par cuillerée, à de courts intervalles, jusqu'à ce que tout danger ait disparu ; si, malgré cela, la vie du malade était compromise par l'abondance ou la persistance de la perte, on aurait en outre recours aux injections, et même à l'introduction de tampons imbibés de la dissolution suivante, servant aussi pour les injections :

Pr. Ergotine . . . . .   4 gram.   (72 grains.)
    Eau commune .   de 125 à 250 *id.*   (4 à 8 onces.)

Dans tous les cas, l'usage de l'ergotine doit être continué jusqu'à ce que tout symptôme morbide ait cessé ; il est même prudent, pour éviter les rechutes, d'en poursuivre l'usage quelque temps encore après la cessation de la maladie. Si l'ergotine peut être appelée à combattre des affections de nature diverse, il n'en est aucune où elle agit plus promptement et plus sûre-

ment que dans les écoulements sanguins ; les métrorrhagies de toute espèce, épistaxis, hémoptysies, hématémésies, hématuries, dyssenteries, etc., se dissipent et disparaissent sous cette influence avec une rapidité qui étonne souvent. Elle réussit très bien dans les spermatorrhées, même rebelles, ainsi que dans les bronchites chroniques et aiguës, d'après des observations recueillies dans les hôpitaux de Turin principalement.

D'après M. le docteur Arnal, médecin des asiles de Paris, l'ergotine produit d'heureux succès dans les affections de matrice qui résistent le plus souvent aux ressources de l'art, et, « dans beaucoup de cas de ce genre, dit M. Arnal, le précieux remède ne peut être remplacé (1). » Dans quelques circonstances, M. Arnal a cru devoir joindre à l'ergotine d'autres moyens que je crois utile de rappeler ici pour la grande facilité des praticiens. Ainsi, dans les cas d'engorgements avec complication d'éruptions aphteuses et diphtériques à la muqueuse vaginale, cautérisation légère avec l'acide chlorhydrique, soit avec des solutions concentrées d'azotate d'argent ; injections avec des liquides boratés, etc., dans les cas d'ulcération de nature dartreuse; comme dans ceux où il y a complication d'eczema chronique aux grandes lèvres, il a recours avec avantage aux pilules suivantes :

Pr. Ergotine . . . .   10 à 30 cent. (2 à 6 grains.)
    Iodure de soufre .   5 à 20 *id.*   (1 à 4 *id.*)
    Sirop de douce amère , Q. S. pour une ou plusieurs pi-

(1) Voy. l'ouvrage du docteur Arnal, publié à Paris en 1843, et intitulé : *Traitement de quelques affections de la matrice à l'aide de l'ergotine;* voy. aussi le *Dictionnaire de médecine*, t. 28, p. 289. 1844.

---

nos médecins. On sait que l'algérien, imbu d'idées égoïstes et absolues de nationalité et de religion, flétrit tous les chrétiens du qualificatif *Roumi*, qui veut dire étranger, mécréant, infidèle. Eh bien ! le médecin n'est pas pour lui un Roumi, c'est le Tébib, une sorte de prêtre, le gardien de la santé des hommes par droit de science et par droit divin. C'est à leur titre de Tébib que plusieurs de nos confrères de l'armée d'Afrique ont dû la vie ou un adoucissement aux souffrances de la captivité. Le collet cramoisi brodé d'or porte avec lui des priviléges et des immunités dont les grosses épaulettes ont plus d'une fois été jalouses.

Il est fort remarquable que les seules sympathies un peu étroites qui se soient établies jusqu'ici entre les Arabes et les Européens, sont précisément celles qui lient les Thébibs à nos médecins. Parmi les savants (talba) indigènes de toutes les castes, si peu désireux d'agrandir le champ de leurs connaissances en nous demandant des leçons, un groupe seul se distingue par sa tendance à fraterniser, par ses efforts d'imitation ; ce groupe c'est celui des Tébibs. Dans plusieurs villes, à Tlemcen (1) et à Alger (2), par exemple, des Tébibs voient journellement nos con-

(1) Ben-Zergua.
(2) Hamet-ben-Cxaoua.

frères de l'armée, suivent les hôpitaux, observent les malades, assistent aux opérations, apprennent à manier nos médicaments. Nous avons montré ailleurs, en traçant l'histoire de Ben-Zergua, tous les progrès qu'ils sont susceptibles de faire, et tout ce qu'on trouverait de ressources et d'aptitude dans leur esprit. Il est incontestable, pour ceux qui ont étudié la question d'Afrique, qu'un des moyens de répandre la civilisation parmi les populations indigènes, et d'accélérer la fusion à laquelle nous devons tendre, serait, d'une part, de favoriser les relations des Arabes avec nos médecins, et de donner plus de poids aux efforts de ceux-ci, en joignant à leur mission d'humanité des pouvoirs militaires, administratifs et politiques ; d'autre part, en multipliant les points de contact entre les médecins et les Thébibs qu'on engagerait facilement, par l'appât des honneurs et du bénéfice, à venir s'instruire aux leçons des premiers. L'autorité ne devrait pas oublier que, en remettant la propagande civilisatrice aux médecins, elle s'adresse à des gens capables et éclairés, et que les Tébibs, intermédiaires de la diffusion des lumières, sont eux-mêmes des hommes instruits, progressifs et fort influents. Mais l'épaulette est essentiellement exclusive et jalouse, et paraît peu disposée à appliquer le système que nous proposons, et dont M. de Salvandy avait compris toute l'importance et la haute portée.

lules, à prendre dans les 24 heures, pendant un où plusieurs mois, selon la résistance du mal.

Quand l'engorgement utérin, quelle qu'en soit la nature, occasionne des douleurs plus ou moins vives aux lombes, au bassin, aux aines, aux cuisses, etc., M. Arnal combat efficacement ces symptômes en joignant à chaque pilule d'ergotine de 2 à 5 centigr. (1|2 à 1 grain) d'extrait de jusquiame.

La ciguë produit le même résultat, administrée de la manière suivante :

Pr. Ergotine . . . . . 10 à 30 cent. (2 à 6 grains.)
Fxtrait de ciguë . . 5 à 20 id. (1 à 4 id.)

Pour une ou plusieurs pilules à prendre en un jour, — Lorsqu'il y aura surexcitation des organes génitaux, on substitue le camphre à la ciguë.

Enfin, chez les femmes chlorotiques, lymphatiques, épuisées par les progrès du mal ou par des pertes sanguines abondantes, M. Arnal a recours avec avantage à l'emploi simultané de l'ergotine et de l'iodure de fer dans les proportions suivantes :

Pr. Ergotine . . . . . 10 à 30 cent (2 à 6 grains.)
Iodure de fer. . . . 5 à 20 id. (1 à 4 id.

Pour une ou plusieurs pilules à prendre, moitié le matin, moitié le soir.

L'iodure de fer fatigue quelquefois les malades qui ne peuvent le supporter qu'en petite quantité; dans ce cas, on en diminue la dose, ou bien l'on suspend momentanément l'usage des pilules.

PHYSIOLOGIE PATHOLOGIQUE.

Mémoire sur les réactions acides ou alcalines présentées par l'urine des malades soumis au traitement par les eaux de Vichy,

adressé à la *Société médicale d'Emulation de Lyon*, par le docteur Max DURAND FARDEL, ex-inspecteur-adjoint de l'*Etablissement thermal de Vichy*, etc.

(*Suite et fin.*)

III.

Il semblait que cette appréciation du degré d'alcalinisation de l'urine, chez les individus qui se traitent par l'eau de Vichy, dût se borner à l'étude des maladies des voies urinaires, considérées soit dans leurs évolutions pathologiques, soit dans leurs résultats. Mais voici qu'un médecin, placé à la tête de l'hôpital militaire de Vichy, et à qui la direction d'un service clinique important semble prêter quelque autorité, a imaginé de chercher, dans le phénomène auquel nous faisons allusion, la clé de toute la thérapeutique des eaux de Vichy, le guide des malades, le critérium du médecin; que dirai-je? le thermomètre du degré auquel le traitement doit être adressé à la maladie, et auquel la maladie résiste au traitement.

Ce médecin, attribuant à l'économie tout entière ce que le docteur Petit songeait seulement à trouver dans l'urine, se préoccupe du moyen de constater, dit-il, l'état de saturation, c'est le mot qu'il a adopté, l'état de *saturation individuelle* de l'économie (1). Il faut entendre sans doute par ce mot de saturation, l'imprégnation de l'économie par le principe actif des eaux, principe dans lequel il ne paraît voir, à l'instar de M. Petit, autre chose qu'un réactif chimique.

L'indication de cet état de saturation, ce serait l'état d'alcalinité des humeurs de l'économie : salive, sueur, urine; et le moyen qu'il propose, c'est de constater

(1) Guide pratique des malades aux eaux de Vichy, par Barthez, P. 51.

Les Tébibs n'exercent pas leur art en vertu d'un diplôme ou d'épreuves constatant leur aptitude. Il n'y a, en Algérie, ni école, ni professeurs de médecine. Les chefs de familles communiquent à leurs enfants et à quelques adeptes, les connaissances traditionnelles qu'ils ont reçues de leurs aïeux, et les moyens dont leur propre expérience leur a appris l'efficacité. Nous croyons pourtant que, dans quelques grandes villes, surtout dans le Maroc, certains Tébibs renommés font quelquefois des espèces de cours de médecine; mais cela est fort rare, l'art de guérir restant le privilège de certaines familles qui se soucient peu d'en perdre le bénéfice et le monopole, en vulgarisant leurs secrets.

L'Algérie a, comme l'ancienne Grèce, ses familles dont les membres sont médecins de père en fils, ses Asclépiades, en un mot. Il faut remarquer aussi qu'une analogie de plus consiste dans le mode de transmission des principes de la science médicale; le serment d'Hippocrate semble une peinture de ce qui se passe aujourd'hui en Algérie.

Les Tébibs, quoique leur mission et l'exercice de leur art ne soient légalisés par aucun diplôme, n'en forment pas moins une classe parfaitement distincte. Aussi la société Arabe considère-t-elle beaucoup au-dessus d'eux, la sage femme (Kabla), l'ignorant

médicastre qui prône des remèdes secrets (Mdaouï), le barbier et le çana, espèce de rebouteur, bandagiste et vétérinaire. Les médecins sont rongés, en Algérie comme en France, par une autre plaie; nous voulons parler des bonnes femmes, dont chacune a son remède secret, son onguent mirifique, et qui affament le pauvre Tébib, auquel on n'a souvent recours qu'après avoir épuisé toute la liste des commères du voisinage. Mais ils ont, de plus que nous, d'autres concurrents encore, ce sont les étrangers. Il est digne de remarque que, dans les pays barbares, tout étranger est consulté par les malades, quels que soient la position et le genre d'étude du visiteur. Le patient, qui a essayé tous les moyens connus dans son pays, pense sans doute que le voyageur pourra lui indiquer quelque remède nouveau, employé par les Tébibs de sa patrie lointaine, ou peut être espère-t-il, comme les malades exposés sous le portail des temples Grecs, que l'étranger, guéri d'une maladie pareille à la sienne, le fera bénéficier de sa propre expérience.

F. JACQUOT,
Médecin adjoint à l'armée des Alpes.

(*La fin au prochain numéro.*)

tous les matins, « à l'aide des papiers à réactifs, la quantité d'eau minérale alcaline nécessaire à chaque individu, pour l'élever au degré de saturatiou convenable. A l'aide de ce procédé, dit-il, je suis parvenu à reconnaître des différences individuelles bien grandes de saturation ; ainsi, j'ai vu des malades être complètement saturés d'alcali avec deux verres d'eau minérale (2), tandis que d'autres ne parvenaient à manifester des traces d'alcalinité qu'après avoir avalé quinze à vingt verres d'eau. »

Il résulte clairement de ces passages, et il résulte effectivément de la pratique de ce médecin, que le guide principal, ou pour mieux dire le guide unique du médecin qui emploie les eaux de Vichy, serait le degré d'alcalinisation de l'urine ; que dès que l'urine serait alcaline, il faudrait ralentir le traitement ; que tant qu'elle ne le serait pas, il faudrait le pousser avant.

J'aurais hésité à m'arrêter à de si singulières propositions, si leur conséquence n'eût été une pratique dangereuse et inintelligente, dont ce médecin n'a sans doute pas encore saisi les conséquences inévitables. On se demande en effet comment il importe au traitement d'une dyspepsie, de vomissements opiniâtres, d'une chlorose, d'un engorgement du foie, de calculs biliaires, etc., que l'urine ait acquis des propriétés plus ou moins alcalines. Mais il ne s'agit pas seulement de cela, ni même du spectacle ridicule des malades qui, sur de telles indications soigneusement mises à leur portée, s'en vont chaque jour essayant leur petit papier, modifier le traitement, contrôler le médecin ; chercher enfin la saturation au lieu de chercher la santé.

On comprend aisément que si les résultats de l'alcalinisation de l'urine à Vichy sont aussi variés qu'il résulte du tableau précédent ; que si la facilité à alcaliniser son urine varie à ce point qu'un bain ou un ou deux verres d'eau soient suffisants à quelques-uns, et de 15 à 20 verres d'eau soient nécessaires à d'autres, comme en convient M. Barthez lui-même, — beaucoup de ces malades resteront en deçà des moyens nécessaires de traitement, et beaucoup, dommage plus grand encore, dépasseront les bornes légitimes.

Que feront un ou deux verres d'eau minérale chez un sujet vigoureux, affecté de calculs biliaires ou d'engorgement du foie, s'il est facile à saturer ? Et, d'un autre côté, si celui qui a besoin pour se saturer de 15 à 20 verres d'eau, se trouve atteint de quelqu'une de ces dyspepsies graves que tous les praticiens ont eu occasion d'envoyer à Vichy, ne trouveront-ils pas une boisson incendiaire, à la place d'un remède salutaire, quand'il est administré avec prudence.

(2) Chaque verre contenait 250 grammes.

Je crois donc devoir m'élever hautement contre les dangers, je ne saurais dire d'une théorie, mais d'une pratique devenue populaire à Vichy, et dont il me paraît impossible d'admettre, en aucune manière, le point de départ.

IV.

S'il était nécessaire de combattre plus directement les propositions que je viens de rapporter, les quelques remarques qui suivent suffiraient parfaitement à leur réfutation. J'ai recherché en effet jusqu'à quel point les diverses conditions de l'urine que j'ai observée à Vichy sont en rapport avec la dose des eaux employées, la nature des maladies, le sexe des malades, enfin le résultat du traitement.

A. — *Rapports de la dose des eaux employées, avec la nature des réactions de l'urine* (1).

Nature des réactions de l'urine.	Nombre des malades.	Moyenne des verres d'eau.
Urine très alcaline	5	5 1/10
Urine alcaline	25	6 9/10
Urine faiblement alcaline	12	5 1/7
Urine alternativement acide, neutre et alcaline	21	7 1/7
Urine alternativement neutre et alcaline	14	7 1/5
Urine acide	4	6
Urine neutre	6	6 3/6

B. — *Rapports de la maladie avec la nature des réactions de l'urine.*

Nature des réactions de l'urine.	Dyspepsie	Engorgem. du foie.	Engorgem. de la rate.
Urine alcaline	chez 7 malades	2	3
Urine faiblement alcaline	— 4 —	2	1
Urine alternativement acide, neutre et alcaline	— 6 —	4	7
Urine alternativ. neutre et alcaline	— 4 —	-	5
Urine neutre	— - —	1	1
Urine acide	— 1 —	-	1
	22	9	18

C. — *Rapports du sexe avec la nature des réactions de l'urine.*

Nature des réactions de l'urine.	Hommes	Femmes	Total
Urine alcaline	14	16	30
Urine faiblement alcaline	8	4	12
Urine alternativ. acide, neutre et alcaline	11	10	21
Urine alternativement neutre et alcaline	4	10	14
Urine neutre	3	1	4
Urine acide	3	3	6
	43	44	87

(1) Tous les malades dont il est question ici prenaient tous les

D. — *Rapports des résultats du traitement avec la nature des réactions de l'urine.*

Nature des réactions de l'urine.	Grande amélioration.	Amélioration.	Amélior. légère.	Amél. non persistante ou incomplète.	Pas d'amélior.	Aggravation.	
Urine alcaline . . .	8	13	3	2	4	-	30
Urine faiblement alcal.	2	3	1	2	4	-	12
Urine alternat. acide, neutre et alcaline .	9	2	2	3	4	1	21
Urine altern. neutre et alcaline	4	8	-	-	2	-	14
Urine neutre. . . .	1	1	-	1	1	-	4
Urine acide	1	2	-	1	2	-	6
	25	29	6	9	17	1	87

Il résulte évidemment de ces différents tableaux, que les circonstances qui en font le sujet n'influent pas sensiblement sur le degré d'alcalinité que l'urine peut acquérir par le fait des eaux de Vichy.

A. — C'est précisément dans les cas ou les eaux ont été prises à la moindre dose que l'urine a paru s'alcaliniser le plus profondément dans les faits que j'ai observés, et les plus fortes doses d'eau thermale, en moyenne, n'ont occasioné qu'une alcalinité passagère et généralement peu prononcée.

Je ne nie pas qu'en augmentant indéfiniment la dose d'eau minérale, on n'en pût venir à obtenir un état d'alcalinité plus prononcé et plus persistant : mais je ferai remarquer que, dans presque tous les cas dont il est ici question, j'ai poussé la dose de l'eau minérale aussi haut que possible, non pas que je cherchasse systématiquement à atteindre la limite de son emploi, mais seulement que je me suis trouvé, dans un grand nombre de cas, obligé ou d'arrêter ou de diminuer la dose des eaux, parce que j'étais arrivé, non pas à la *saturation*, comme dit M. Barthez, mais à la *satiété* des eaux (1), phénomène dont le nom indique la nature, et que l'on ne méconnaît pas impunément à Vichy.

Mais voici ce que j'ai observé de plus remarquable, à propos du rapport de l'état alcalin de l'urine et de la

jours un bain d'une heure au moins, de trois heures au plus.

A l'inverse de ce qu'il y a lieu au sujet des autres médicaments, on peut être assuré que la plupart des malades dépassait les doses prescrites, plutôt que de les restreindre.

(1) Quand un malade est arrivé à la satiété des eaux, il en est averti par un dégoût souvent insurmontable, des pesanteurs d'estomac, des nausées, de l'anorexie. Il faut alors ou cesser ou au moins suspendre le traitement. Quelquefois il suffit de changer de source. Si l'on insiste, il peut survenir des accidents qui consistent en général en des symptômes d'irritation gastro-intestinale, et quelquefois dans l'augmentation des phénomènes morbides habituels.

dose de l'eau administrée : c'est d'abord que, dès le premier ou le second jour du traitement, l'urine offrait presque toujours le degré d'alcalinité qu'elle devait jamais acquérir ; or, il est dans mes habitudes de n'arriver que graduellement, et en augmentant successivement le nombre des verres prescrits, à la quantité extrême qui doit être atteinte. Ainsi, en général, si l'urine doit être très alcaline elle l'est dès le début du traitement et sans que l'augmentation de la dose de l'eau employée y change rien, si elle n'a pas atteint de suite un degré prononcé d'alcalinité.

En effet, je n'ai constaté que dans un seul cas une augmentation graduelle de l'alcalinité de l'urine, depuis le commencement jusqu'à la fin de la cure.

Au contraire, j'ai vu 7 fois, circonstance curieuse, et que M. Barthez n'a sans doute jamais rencontrée, l'urine perdre graduellement de son alcalinité à mesure que l'on avançait dans le traitement, et reprendre même dans deux cas à peu près son acidité naturelle avant la fin de la cure. Or, dans ces deux derniers cas, en particulier, le traitement fut successivement porté, dans l'un, à 6 verres de l'hôpital, chez une femme de 37 ans, affectée d'entérite, partie avec une *grande amélioration*, — dans l'autre, de 4 à 8 verres de la grande grille et du puits artésien, chez un jeune garçon de 13 ans, affecté d'engorgement de la rate et parti avec une *grande amélioration*. Il est inutile d'ajouter qu'il n'était survenu ni dévoiement ni autre cause, appréciable pour moi, de ce changement remarquable des urines.

Mais que devient alors la saturation de M. Barthez ? que devient surtout cette saturation, en présence de ces faits observés par M. Petit, des malades qui cessaient d'être alcalinisés dès qu'ils voulaient boire plus de trois à quatre verres d'eau minérale par jour, en même temps qu'ils éprouvaient un peu d'irritation, tandis qu'ils s'alcalinisaient facilement et ne ressentaient aucune irritation, lorsqu'ils ne dépassaient pas cette dose (1).

B. — Je n'ai dû, relativement à l'influence que la nature de la maladie pouvait exercer sur la disposition des urines à alcaliniser, tenir compte que des affections dans lesquelles j'avais pu réunir un certain nombre d'observations.

Il semblerait, si l'on doit s'arrêter à de telles différences de chiffres que l'urine se fût alcalinisée plus parfaitement chez les malades atteints de dyspepsie, que chez ceux affectés d'engorgement de la rate ou du foie. Ce fait serait d'autant plus remarquable qu'en général les eaux étaient employées à une dose bien moindre chez les dispepsiques, dont les voies disgestives nécessitent de grandes précautions dans leur em-

(1) Rapport sur l'emploi des eaux minérales de Vichy dans le traitement de la goutte, par M. Patissier. P. 164 ; 1840.

ploi, que chez les individus à grosse rate, dont l'estomac pouvait en général supporter des doses bien plus élevées.

Cela vient-il de ce que les dyspeptiques mangeant beaucoup moins que les autres, les principes minéraux introduits par l'eau thermale, pénètrent en plus grande proportion dans la circulation et par suite dans les voies urinaires? Cette explication paraîtra assez vraisemblable, si l'on considère à quel point l'abstinence favorise l'absorption, dans tout l'organisme en général et sur la muqueuse digestive en particulier.

C. — On a vu qu'il y a égalité à peu près parfaite entre les hommes et les femmes, sous le rapport du degré d'alcalinité atteint par les urines. M. d'Arcet avait cru remarquer que l'urine des femmes s'alcalinisait plus facilement que celle des hommes.

D. — Les résultats du traitement semblent montrer un certain avantage en faveur des cas où l'urine était alcaline, puisque nous trouvons que sur les 54 cas d'amélioration bien constatée, 21 appartiennent aux individus dont l'urine était alcaline, et 33 seulement à ceux dont l'urine était ou irrégulièrement ou faiblement alcaline, ou neutre ou acide, tandis que la proportion générale des urines franchement alcalines à celles qui ne le sont pas, nous avait paru de 30 contre 47, proportion un peu moins élevée.

Mais ce qui nous importe ici, c'est surtout de constater que l'état acide ou irrégulièrement alcalin de l'urine n'est ni un obstacle à l'action thérapeutique de l'eau de Vichy, ni un indice défavorable, puisque sur 53 cas d'amélioration, si l'urine était 21 fois alcaline, elle a été 11 fois alternativement acide, et alcaline, 2 fois toujours neutre et 3 fois toujours acide.

V.

Quelle est la cause de cette grande variété et de cette mobilité non moins grande dans les effets des eaux de Vichy sur le degré d'alcalinité de l'urine? D'Arcet et M. Barthez attribuent au lait et au vin la propriété de détruire cette alcalinité. M. Petit recommande d'éviter avec soin les acides, de supprimer le vin et défend le régime laiteux, parce que, « quoique le lait soit généralement parfaitement supporté par les malades qui prennent les eaux de Vichy, il paraît néanmoins qu'il en paralyse les effets (1). » Je puis assurer, par ce que j'ai vu, que ces phénomènes ne s'observent pas d'une manière aussi générale qu'il semble résulter des affirmations de ces auteurs. Quant à leur importance thérapeutique, il n'entre pas dans mon sujet de rien ajouter ici à ce qui résulte naturellement des pages précédentes.

(1) De l'efficacité des eaux de Vichy dans les maladies désignées sous le nom d'obstructions... P. 49; 1836.

Ne doit-ton cependant attribuer aucune part au régime alimentaire dans l'état plus ou moins alcalin de l'urine? Je dois dire que toutes mes recherches à ce sujet sont demeurées sans résultat.

Presque tous les malades dont j'ai examiné l'urine appartenaient à l'hôpital : ils suivaient donc le même régime. Cependant ils sortaient aux heures des bains et aux heures prescrites pour la boisson de l'eau minérale : sans doute je ne puis garantir d'une manière absolue l'absence de tout écart de régime dans ces circonstances. Mais il est certain que de telles occasions ne se rencontrent pas à Vichy, où les cabarets eux-mêmes sont peu nombreux, comme dans les villes plus grandes et dans la plupart des villages. Ceux qui les fréquentaient m'étaient d'ailleurs promptement signalés. J'ajouterai que les femmes, qui menaient à l'hôpital une vie beaucoup plus sédentaire et plus certainement régulière, nous ont présenté un plus grand nombre encore que les hommes d'exemples de telles variations. On remarquera encore que ce phénomème s'est observé au même degré chez les dyspepsiques que chez les autres malades, bien que les premiers fussent la plupart dans l'impuissance absolue de se livrer à aucun écart de régime.

Sans vouloir nier cependant d'une manière absolue l'influence possible du régime alimentaire sur l'état alcalin ou acide de l'urine (1), il me paraît incontestable, d'après ce que je viens de dire et le soin que je prenais d'interroger chaque malade sur ce qu'il avait pu prendre toutes les fois que l'urine m'offrait quelque chose de particulier, que les dispositions individuelles jouent un bien plus grand rôle que le régime, dans le phénomène en question. Des recherches ultérieures parviendront peut-être à faire connaître en quoi peuvent consister ces dispositions ; seulement, il me semble que les conclusions de ce travail tendent à di-

(1) Il est certain qu'une alimentation rendue exclusive, dans une intention systématique ou expérimentale, peut agir de la manière la plus tranchée sur les réactions offertes par l'urine. C'est ainsi que M. Bernard a vu qu'en donnant à des lapins une nourriture purement animale (viande de bœuf cuite), et à des chiens une nourriture végétale (pommes de terre, carottes), les urines des lapins devinrent *claires, ombrées et acides*, et celles des chiens *louches, blanchâtres et alcalines;* c'est-à-dire que les urines de ces animaux présentaient exactement la même inversion que leur nourriture. Des changements tout-à-fait correspondants se montraient dans le chyle et le chime de ces animaux.

Mais on ne saurait induire de là que les modifications journalières du régime des individus, bien portants ou malades, doivent se traduire dans les urines par de telles modifications dans la nature ou les réactions de ces dernières. D'abord les choses ne se passent pas ainsi ; — et ensuite on ne saurait comparer en rien des différences habituelles dans le régime alimentaire, et cette brusque inversion artificiellement exercée dans la nourriture spéciale à telle ou telle classe d'animaux.

minuer singulièrement l'importance que l'on pourrait attacher à une telle étude.

Il ne reste plus que deux circonstances sur lesquelles j'aie encore à éveiller l'attention touchant les causes propres à modifier les réactions de l'urine.

Je veux parler de la diarrhée et du travail de la digestion.

Bien que les eaux de Vichy ne soient point, à proprement parler, purgatives, cependant on observe souvent de la diarrhée passagère pendant l'usage que l'on en fait à Vichy, surtout sous certaines influences atmosphériques, en particulier le temps orageux ou les grandes chaleurs.

Or, l'effet ordinaire de la diarrhée est de rendre à l'urine son acidité normale, ou au moins de diminuer notablement l'alcalinité qu'elle avait acquise.

J'ai examiné l'urine de 22 malades affectés de maladies diverses, et accidentellement atteint de diarrhée. Voici les résultats de cet examen :

Urine acide . . . . 14 fois.
— neutre . . . . 2 —
— moins alcaline qu'auparavant . . . 1 —
— offrant le même degré d'alcalinité . . 5 —
                                    ——
                                    22

On voit que l'effet ordinaire de la diarrhée est de rendre l'urine acide ou de diminuer son alcalinité. Cependant ce phénomène n'a rien de constant, car, comme dans l'un des cas où nous avons trouvé l'urine neutre, elle l'était déjà auparavant, on voit dans 6 cas sur 22, un peu plus du quart, la diarrhée n'a pas modifié sensiblement le caractère de l'urine.

J'ai vu deux fois l'urine demeurer acide, et une fois neutre, après le dévoiement passé.

M. Darcet avait indiqué que l'urine alcalinisée par l'eau de Vichy pouvait reprendre passagèrement son acidité après les repas, et M. Barthez, comme nous l'avons dit, paraît considérer ce phénomène comme de règle générale : voici ce que j'ai vu à ce sujet.

J'ai examiné 13 fois, pendant le travail de la digestion, l'urine des sujets en traitement à l'eau de Vichy et je l'ai trouvée :

Urine alcaline comme auparavant. . . . . 10 fois.
— un peu mois alcaline . . . . . . 1 —
— acide . . . . 2 —

Si l'on considère que, sur les 2 fois où j'ai trouvé l'urine acide pendant le travail de la digestion, elle se trouvait déjà auparavant, malgré l'influence des eaux, une fois légèrement acide, une autre fois neutre ou très légèrement alcaline, on reconnaîtra que la digestion ne paraît exercer d'une manière générale que bien peu d'influence sur les réactions de l'urine.

Cependant ces dernières expériences ne sont peut-être pas suffisantes : je me promets de les reprendre à la saison prochaine.

CONCLUSIONS.

I.

Un des effets les plus ordinaires du traitement par les eaux de Vichy c'est d'enlever aux urines leur acidité normale et de les rendre neutres ou alcalines.

II.

Ce n'est que dans un nombre de cas restreint et qui a à peine dépassé le tiers de mes observations, que l'on observe un état d'alcalinité prononcée et à peu près persistante de l'urine.

III.

Dans le plus grand nombre des cas, l'urine est neutre ou faiblement alcaline, et présente de nombreuses variations d'un jour à l'autre dans son degré d'alcalinité.

IV.

Dans les cas les plus rares, elle demeure acide pendant toute la durée de la cure.

V.

Il est principalement difficile d'apprécier les circonstances qui donnent lieu aux modifications que l'urine subit dans les réactions acides ou alcalines.

VI.

La diarrhée rend ordinairement acide l'urine alcalinisée par l'eau de Vichy, ou quelquefois en diminue seulement l'alcalinité.

VII.

Le travail de la digestion paraît quelquefois diminuer passagèrement seulement l'alcalinité de l'urine.

VIII.

Le régime alimentaire paraît exercer une influence bien moindre sur ces diverses conditions de l'urine, que la disposition individuelle.

IX.

Les assertions de d'Arcet et de M. Petit, touchant la facilité avec laquelle l'urine s'alcaliniserait sous l'influence de l'eau de Vichy, et le degré d'alcalinité qu'elle y acquerrait, ne sont donc point exactes.

X.

Les inductions qu'ils en avaient tirées, relativement à la possibilité de dissoudre les calculs urinaires et les graviers dans l'urine des buveurs d'eau de Vichy, à l'aide d'un traitement interne, ne pourraient donc s'appliquer qu'à un nombre de cas restreint, et pour ne pas sortir de cet ordre d'idées, la mobilité de cette alcalinisation des urines diminuerait encore beaucoup la valeur qu'ils paraissent y attacher.

XI.

Cette diminution ou cette disparition de l'acidité normale de l'urine peut, sans être suffisante pour dissoudre les concrétions dans la vessie, n'en constituer pas moins une condition généralement favorable aux individus dont les voies urinaires se trouvent dans certaines conditions pathologiques, et en particulier aux calculeux.

XII.

Le degré d'alcalinité de l'urine est un phénomène tout-à-fait accessoire: au point de vue des maladies étrangères à l'appareil urinaire, il n'y a aucune induction à en tirer touchant la direction du traitement, la marche de la maladie et le pronostic de la cure.

XIII.

L'expression de *saturation de l'économie* employée par M. Barthez pour exprimer une relation supposée entre l'état d'alcalinité de l'urine et l'action des eaux sur l'ensemble de l'économie et sur les organes malades, manque d'exactitude et a l'inconvénient grave d'entraîner dans un ordre d'idées erronées et dangereuses dans la pratique.

XIV.

L'utilité de ces recherches sur les réactions de l'urine gît plutôt dans le contrôle qu'elles permettent d'exercer sur des opinions précédemment émises, que sur l'importance pratique qui appartiendrait à ce phénomène.

BULLETIN.
Le Choléra.

Le Choléra, qui nous a habitués à tant de fluctuations depuis son invasion à Paris, en a subi une nouvelle dans la dernière quinzaine. Depuis la fin de mai, l'épidémie n'a pas cessé de progresser dans la capitale. Tous les quartiers, tous les âges, tous les rangs ont eu à-peu-près une égale part à cette augmentation. Et ce n'est pas seulement le chiffre des malades qui a augmenté, mais l'intensité de la maladie; elle s'est montrée avec des caractères effrayants, et a marché avec une rapidité sans exemple. Ce n'est plus une lutte de l'organisme, c'est une sidération de la vie. On a constaté généralement que l'épidémie avait redoublé d'intensité avec l'accroissement de la température. Cette coïncidence n'a pas seulement été observée à Paris et dans les environs, mais dans toute les parties de la France où régnait déjà l'épidémie. Le 8 juin, un violent orage a éclaté sur Paris, il en est résulté un brusque changement de température, et depuis lors aussi le fléau a suivi constamment une marche décroissante. L'administration s'est enfin décidée à publier un bulletin officiel du choléra. En présence des rumeurs sinistres exagérées qui avaient circulé, une pareille mesure étaient absolument indispensable, sous peine d'ajouter encore à la frayeur répandue dans la population: Dans la journée du 8 juin, la plus chargée de toutes, il y a eu 667 décès, soit en ville, soit dans les hôpitaux.

Le Rédacteur en chef *A. Barrier*

LYON. IMPR. DE RODANET ET COMP., RUE DE L'ARCHEVÊCHÉ, 3.

GAZETTE MÉDICALE
DE LYON,

Publiée par M. **BARRIER**, Chirurgien en chef désigné de l'Hôtel-Dieu de Lyon.

La GAZETTE MÉDICALE DE LYON paraît deux fois par mois. — On s'abonne, à Lyon : chez Ch. SAVY, place Louis-le-Grand, 14 ; chez Mme PHILIPPE, rue St-Dominique, 7 ; — à Paris, chez V. MASSON ; — à Montpellier, chez SÉVALLE ; — à Strasbourg, chez DÉRIVAUX ; — L'abonnement est de 12 fr. par an pour Lyon, 13 fr. pour le reste de la France. — Les réclamations, lettres, travaux, doivent être affranchis et adressés à M. BARRIER, rue d'Oran, 2. — Pour les annonces, s'adresser à l'imprimerie du journal.

CLINIQUE CHIRURGICALE.
Coup-d'œil général sur les blessés de juin.

L'histoire des plaies par armes de guerre présente encore un grand nombre de points à éclaircir. — Elle renferme encore une foule de questions diversement résolues. La triste bataille qui vient d'ensanglanter notre ville nous impose, à nous médecin, un double devoir envers la science et envers l'humanité. Moins heureux que nos pères, qui n'avaient l'occasion d'étudier les plaies par arquebusades qu'à la frontière, nous devons écarter les sentiments pénibles qu'éveillent dans notre cœur ces luttes coupables, pour étudier froidement et médicalement les lésions que l'avenir, nous l'espérons, ne nous donnera plus l'occasion d'observer.

40 blessés environ sont entrés à l'Hôtel-Dieu, et ont été répartis en nombre à peu près égal dans les services de MM. Pétrequin, chirurgien en chef, Barrier et Valette ; chirurgiens aides-majors. — Le plus grand nombre des blessures ont été faites par des balles. Un seul malade a eu les deux cuisses fracassées par un boulet. — Il a expiré une demi-heure après son entrée, en présentant cet état de stupeur générale et locale qui accompagne les lésions de ce genre.

Bien que chez cet individu les cuisses aient été seulement fracassées et non emportées, l'hémorrhagie a été très-abondante et s'est montrée immédiatement. Nous signalons cette circonstance parce que l'on croit trop généralement que les hémorrhagies primitives ne se montrent pas à la suite de semblables blessures.

Trois malades ont été frappés par l'arme blanche. — L'un d'eux, appartenant à M. Barrier, a reçu un coup de baïonnette dans chaque flanc. Une péritonite en a été la conséquence. — Elle a cédé à plusieurs applications de sangsues et aux frictions mercurielles. — A l'heure qu'il est, ce malade va très-bien. — Un second, placé dans notre service, a été blessé aussi par une baïonnette. Le coup a été porté dans la région épigastrique et de bas en haut ; il nous est impossible

---

Feuilleton.

Les trois Sources de Saint-Galmier.

Les Eaux minérales sont à la mode. — Il y a vingt ans, ce remède-plaisir n'était qu'à la portée du riche podagre et de la petite maîtresse vaporeuse ; — aujourd'hui, votre portier, s'il souffre ou s'il s'ennuie, veut et peut *aller aux eaux ;* — chacun de nous espère y trouver de la santé, de la force, de la jeunesse, du repos, des distractions, enfin un soulagement quelconque aux maladies du corps, aux peines de l'âme et aux agitations sociales.

L'utilité des eaux minérales est désormais incontestable ; — mais laquelle, de deux rivales appartenant à la même famille, saline ou sulfureuse, froide ou chaude, mérite la préférence ? — C'est au public qu'il appartient de décider une semblable question ; — on se trouve bien ou mal dans tel ou tel établissement ; — on y guérit ou on n'y guérit pas, c'est la loi et les prophètes.

Cette rivalité ira croissante ; — chaque département veut posséder une piscine, — et l'industrie, avec la baguette de l'abbé Paramel, découvre de nouvelles sources, et plus *abondantes* et plus *riches* que les anciennes. — A l'appui je citerai Saint-Galmier et ses trois sources.

Dans les derniers jours du mois d'avril, je rencontrai à Lyon le fermier des eaux de St-Galmier, M. Badoit, excellent homme, qui me parut plus soucieux que ne le permet la jovialité de son caractère. — J'avais sa confiance, il avait tout mon intérêt, et bien vite j'appris que la concurrence, cette mauvaise fée des temps modernes, s'était installée sur les bords de la Coise, pour troubler la limpidité de ses eaux. — En effet, une seconde source avait été découverte à côté de l'ancienne Fontfort ; une troisième venait de sourdre du même rocher, et pour la faire

de dire à quelle profondeur l'instrument a pénétré. Le malade a eu quelques hoquets et des crachements de sang pendant 36 heures ; des accidents de péritonite se sont en même temps montrés. Un traitement en tous points semblable à celui ordonné par M. Barrier à son malade, a produit chez le nôtre les mêmes résultats. — Le troisième malade, placé également dans notre service, est un agent de police frappé sur la place de la Préfecture de trois coups de poignard. La plaie supérieure est une plaie pénétrante de poitrine ; les deux autres ont ouvert l'abdomen. La plaie de poitrine est large, profonde ; on aperçoit parfaitement le poumon qui a été lui-même intéressé. — L'air sort librement et en grande quantité par la plaie. A chaque mouvement respiratoire, il soulève les mucosités et le sang qui en souillent les bords ; des crachements de sang très-abondants se montrent pendant trois jours. La solution de continuité a donné lieu à une hémorrhagie qui nous a un instant fort inquiété. L'état général a été des plus graves. — Le pansement a consisté à boucher les plaies avec des compresses imbibées de collodion. Quelques heures après, l'auscultation nous fait reconnaître l'existence d'un épanchement considérable dans le côté gauche de la poitrine. — Le pouls, d'abord petit, s'est bientôt relevé, et nous avons dû songer aux accidents inflammatoires qui allaient se développer. — Mais le malade avait perdu tant de sang que nous avons reculé devant la saignée. — Le tartre stibié, associé à l'opium, a été administré à hautes doses. — L'amélioration s'est manifestée immédiatement et elle a marché si rapidement que, le 25, le malade respire librement ; il mange le quart, joue aux dames assis sur son lit et demande à se lever. — L'auscultation nous permet de constater

la résorption de l'épanchement ; le bruit respiratoire[e] est seulement un peu obscur ; dans quelques points, on entend un râle muqueux à petites bulles. — Le collodion n'a pas été enlevé ; de crainte qu'il ne se détache, nous avons appliqué de nouvelles compresses sur les premières. Cette observation est la plus extraordinaire qu'il nous ait jamais été donné d'étudier. C'est pour cette raison que nous en avons rapporté les principaux détails dont l'existence a, du reste, été constatée par plusieurs internes et par plusieurs médecins.

Tous les autres blessés l'ont été par des balles. Nous ignorons si nos confrères de l'hôpital militaire auront eu l'occasion d'extraire des projectiles dénaturés par la plus atroce des barbaries. Nous espérons, pour l'honneur de l'humanité, qu'ils n'auront pas à signaler ces particularités odieuses, dont l'émeute de juin, à Paris, a fourni de si fréquents exemples. Nous ferons seulement une observation : — On a attaché trop d'importance aux balles machées ; il est bien entendu que nous ne voulons pas parler de ces balles traversées par des pointes métalliques plus ou moins longues et qui produisent un effet désastreux ; nous ne parlons que des projectiles déformés avec les dents ou avec un instrument quelconque. Il ne faut pas croire, du reste, que toutes les balles déformées soient des balles mâchées ; en effet, quelquefois les balles se *mâchent* en route. M. Barrier a extrait chez un de ses malades une balle dont la description est une démonstration mathématique de ce que nous venons d'avancer. Le projectile, après avoir frappé l'apophyse mastoïde d'avant en arrière, est venu se perdre dans la nuque, près de la ligne médiane. — Il a été extrait à l'aide d'une incision. — Cette balle est aplatie et présente un diamètre de 3 centimètres au moins. Elle est hé-

---

connaître ; M. Badoit, son propriétaire, était venu à Lyon, arsenal des affiches, des annonces et des réclames. — Enfin, lui dis-je, vous n'avez été que menacé dans vos intérêts ; et puisque vous avez maintenant une source de consolation, il faut y boire... — Ou plutôt y faire boire le public, me répondit-il, et pour cela, docteur, vous pourriez me rendre un important service... — Lequel ? — Faire une promenade à St-Galmier, déguster des trois sources, et me permettre de publier... — Mes impressions, n'est-ce pas ? — J'allais vous le dire. — Pour deux motifs, je refuse, mon cher M. Badois, je ne veux pas que M. Dumas m'intente un procès en contre-façon ; en second lieu, le public attrapé ne croit plus aux *impressions*, et quand j'écris, je veux être cru. — Venez toujours, ajouta-t-il, n'avez-vous pas une petite dette à régler avec Saint-Galmier ?

Cette réflexion me gagna : — En effet, je ne digère, pendant les grandes chaleurs, qu'avec l'aide de son eau bienfaisante et apéritive ; — je serrai la main de mon interlocuteur, et avant de nous séparer le départ fut fixé.

De Lyon à Saint-Galmier, deux chemins, — la route de Montbrison, par-dessus les montagnes d'Izeron et de Duerne, et qui traverse Chazelle, bourg insignifiant ; — et le chemin de fer de

Saint-Etienne.

Le touriste sacrifie au dieu des Athéniens, l'inconnu ; — j'optai donc pour le chemin de fer que je ne connaissais pas.

— D'après quelques traditions historiques, Lépidus et Plancus commandaient dans les Gaules, lorsque des vétérans de la douzième légion, stationnés à Feurs (*Forum Segusianorum*), découvrirent, en remontant la rivière de la Coise, la source dite Fontfort, goûtèrent de ses eaux et furent étonnés de leur goût piquant et agréable. — Plusieurs d'entre eux fixèrent leur séjour dans le voisinage de cette source, invités par la bonté de ses eaux et la beauté du site. — Une bourgade s'éleva peu à peu sur le monticule, reçut et conserva le nom d'*Aquæ Segestæ* jusqu'au septième siècle ; — à cette époque (650), elle choisit pour son patron un de ses enfants, le diacre *Galdimerus*, d'où Saint-Galmier (*Urbs sancti Galdimeri*).

A l'appui de son antique origine, la ville de Saint-Galmier possède des vestiges de construction romaine : — un pont d'une seule arche, aussi hardi que pittoresque, jeté sur la Coise, — et plusieurs piscines en terre cuite, découvertes dans le clos *Forissier*, à côté des sources mêmes. L'indifférence privée ne les

rissée d'aspérités à sa circonférence ; mais dans un point elle est fendue profondément, de manière à présenter une espèce de fourche. Quelques parcelles osseuses adhèrent encore à ces aspérités. La balle a donc, dans ce cas, conservé l'empreinte de l'apophyse mastoïde sur laquelle elle est venue frapper, aussi exactement que si on eût versé du plomb fondu sur une tête sèche. On conçoit qu'une pression assez forte pour produire un semblable résultat doit nécessairement faire éclater le projectile dans ses points opposés et donner lieu à des aspérités plus ou moins prononcées.

Il serait aussi fastidieux qu'inutile de faire l'énumération de toutes les blessures produites par les balles ; nous ne signalerons que celles qui, par leur gravité ou quelqu'autre circonstance, méritent une attention spéciale. — Un assez grand nombre de blessés présentent des plaies de poitrine ; mais il n'y en a que trois qui soient réellement pénétrantes. — Nous devons ajouter, du reste, que le diagnostic d'une plaie pénétrante de poitrine, par arme à feu, est quelquefois très difficile à établir, et que, par conséquent, les méprises sont très-faciles à commettre. En effet, nous ne connaissons pas de signe certain, infaillible, pathognomonique, comme on dit ; la situation des ouvertures d'entrée et de sortie ne suffit par pour affirmer qu'une plaie est pénétrante ; car on sait que les balles contournent fréquemment la cage thoracique. Les crachements de sang, les pneumonies qui se montrent ne sont pas non plus des symptômes caractéristiques ; car ils sont quelquefois la conséquence de la contusion.— La sortie de l'air par la plaie serait un signe précieux, mais l'escarre, le gonflement du tissu cellulaire, l'obliquité de la plaie sont autant de circonstances qui ne

permettent pas de tirer une conséquence de son absence. — Quant aux explorations du trajet, soit avec des stylets, soit avec des injections, si elles peuvent éclairer le diagnostic, elles offrent trop de danger pour qu'on puisse les faire. Heureusement que le diagnostic est pour le malade chose secondaire, pourvu que le médecin observe attentivement et se tienne prêt à combattre immédiatement les accidents qui peuvent se montrer.

Les plaies pénétrantes de l'abdomen sont plus nombreuses ; nous en avons eu, pour notre part, trois fort intéressantes. — Un malade a reçu à la région épigastrique un coup de feu qui a été dirigé à droite et en dehors. Le foie a été traversé. L'écoulement continu par l'ouverture de sortie, d'un liquide jaunâtre et ayant la saveur du fluide biliaire, ne laisse aucun doute sur l'existence de la lésion de l'organe hépatique. Une péritonite générale a mis le malade à deux doigts de sa perte ; mais, aujourd'hui, son état est tel qu'on peut espérer la guérison.

Un second malade, placé également dans notre service, a reçu dans le flanc droit une balle qui est sortie à la partie inférieure de la fesse, en traversant le bassin. — Nous avons constaté chez lui un phénomène curieux, mais assez fréquent dans les lésions de ce genre. — Au bout de quelques jours, la suppuration qui est, du reste, fort abondante, a présenté une couleur grisâtre et une odeur fécale très-prononcée. — Nous avons cru d'abord à une lésion de l'intestin, et à la formation d'un anus contre nature ; mais en examinant les choses plus attentivement, nous avons pu nous convaincre que les féces suivaient leur cours ordinaire. — Il n'est pas rare, nous le répétons, que les plaies par armes à feu qui avoisinent le gros

---

livre pas à la curiosité des étrangers, c'est bien regrettable... Ces certificats d'origine, pour les eaux de Saint-Galmier, vaudraient autant que les rapports d'une académie.

J'ai visité l'intérieur de la ville : la plupart des rues sont étroites, tellement contournées et en pente, que les voitures ne peuvent presque pas y circuler.

Un peintre pourrait dire : c'est pittoresque. — Malheureusement le pittoresque n'est pas ce qui plait et attire la majorité des buveurs ; ils estiment, par-dessus tout, le bien-être, le confort de la vie, selon toutes les exigences permises à la fortune de chacun ; — mais je me hâte d'ajouter que les hôtels qui leur sont spécialement destinés sont au bas du monticule, sur les bords ombreux de la Coise, à la proximité des sources et d'une belle promenade.

Saint-Galmier est le chef-lieu d'un des plus riches cantons du département de la Loire, à 32 kilomètres de Lyon, 20 de Montbrison et 8 de St-Étienne. — La population est de 3,000 habitants environ ; on les dit très affables, d'un commerce facile, et je me plais d'ajouter que leur réputation est de bon aloi.

Les deux principales ressources de cette ville sont des marchés très importants, — et les eaux minérales, dont l'exportation

devient de plus en plus considérable.— Ainsi, la moyenne actuelle des malades qui se renouvelle, pendant la saison, est de six cents environ, et, d'après mes calculs approximatifs, on doit puiser, pour le dehors, dix mille bouteilles par jour.

Saint-Galmier possède un petit hospice desservi par quelques bonnes sœurs de St-Charles. — En hiver, il abrite les vieillards et les chauffe, et ses quinze lits sont à la disposition des pauvres malades de tout âge pendant le reste de l'année. — De l'extrémité de la galerie couverte qui règne au pourtour de la Façade, le panorama est admirable ; l'œil peut plonger jusqu'à Feurs et Montbrison.

Une assez belle église, bâtie au quinzième siècle, sans architecture extérieure, occupe le point le plus culminant du monticule. Je recommande à l'attention des connaisseurs un petit chef-d'œuvre : c'est un autel votif à la Sainte-Vierge, fait d'un seul bloc de pierre de liais, orné de modules, de frises et d'arabesques du plus beau fini. On l'a doré, c'est dommage !

A présent, cher lecteur, descendons de la ville et visitons les sources : *Hic, gelidi fontes.*

La première, je l'ai déjà dit, a reçu le nom de *Fontfort*, par qui ? — Je l'ignore. — Pourquoi ? — Janus Cæcilius Grey va

intestin donnent lieu à une suppuration fétide qui peut en imposer et faire croire à une lésion du tube digestif. — Enfin, une femme couchée au n° 59 de la salle Saint-Paul, a reçu dans la région ombilicale une balle qui a son ouverture de sortie sur les parties latérales de la colonne vertébrale. — Bien que cette malade ait eu en même temps le doigt emporté par un coup de feu, la marche des phénomènes a été assez simple pour qu'on ne puisse pas douter que le projectile ait seulement glissé entre les circonvolutions intestinales sans les intéresser.

Les plaies des membres sont nombreuses, mais il n'y en a que trois ou quatre qui s'accompagnent de fracture.

Si les limites dans lesquelles nous devons nous renfermer le permettaient, nous aurions à étudier quelques-unes des questions qui se rattachent à l'histoire du traitement des plaies par armes à feu. — Nous aurions surtout à discuter la grande question si controversée du débridement. — Pour notre part, à moins d'indications spéciales et précises ; à moins, par exemple, que l'on n'ait à extraire des projectiles, des esquilles très-mobiles, nous pensons qu'il ne faut jamais débrider. — Nous avons puisé de nouveaux éléments de conviction, d'une part, dans la pratique de nos deux éminents confrères ; de l'autre, dans l'observation des faits dont nous avons été témoin. — Les blessures qui sont traitées à l'Hôtel-Dieu présentent, pour la plupart, un haut degré de gravité. — Dans aucun cas, il n'a été fait de débridement ; quelques incisions peu étendues et superficielles ont été seulement faites pour permettre l'extraction des projectiles ; mais, nous le répétons, dans aucun cas le débridement n'a été pratiqué dans le but de satisfaire à l'indication que ses partisans se proposent de remplir ; et cependant l'état de tous les blessés, à quelques exceptions près, est, à l'heure où nous écrivons ces lignes, des plus satisfaisants. Dans tous les cas, nous n'avons observé sur aucun de nos malades ces phénomènes d'étranglement que quelques chirurgiens paraissent tant redouter

On est loin d'être d'accord, aujourd'hui, sur le traitement général et sur le traitement local des plaies par armes à feu. Nous avons sur ce point des idées qui ne sont pas nouvelles, tant s'en faut, mais qui sont tout-à-fait opposées à celles qui avaient cours il y a quelques années, et que bien des praticiens fort distingués ont encore aujourd'hui. L'inflammation et, par suite, les suppurations étendues et abondantes, constituent un des plus grands dangers des plaies par armes à feu. Prévenir l'inflammation est donc l'indication que l'on doit se proposer de remplir. — La question étant ainsi posée, il semble qu'il n'y ait qu'un moyen de la résoudre : anti-phlogistiques généraux, anti-phlogistiques locaux. — Nous regrettons de ne pouvoir discuter cette grande question avec toute l'étendue qu'elle réclame ; mais nous ne devons pas sortir des limites d'un article de journal. — Nous nous bornerons à rappeler que depuis longtemps les chirurgiens distinguent et admettent plusieurs espèces d'inflammation. — Hunter a bien démontré, et avant lui A. Paré avait bien reconnu que les phénomènes inflammatoires, dans le cas actuel, ont une physionomie particulière. L'attrition des parties est la cause de cette différence.

Nous ne pouvons entrer, à notre grand regret, dans les développements nécessaires pour exposer cette doctrine et démontrer combien elle est, au fond, raisonnable ; mais nous devions dire que si nous prescrivons un traitement général excitant au début, si nous adop-

---

vous l'apprendre : *In Coisum fluviolum Fori Segusianorum*, instruit exagui fontis aqui, ob mira quædam dictå FONS-FORTIS, primum enim si in sextorium vini effundas quartam hujus aquæ partem minimè dilatum censebitur vinum.

Traduction libre : « L'eau de la Fontfort vaut du petit vin ! »

Papire Masson parle aussi de la Fontfort, dans son *Traité des Fleuves de France*, et en signale la même propriété étonnante à une époque où la chimie ne pouvait pas encore l'expliquer.

Le savant Raulin, dans un *Traité analytique des eaux minérales*, et Richard de la Prade, dans son *Analyse des Eaux minérales du Forez*, les mentionnent avec plus de détails scientifiques. — M. le docteur Ladevèze, médecin-inspecteur, a publié, en 1833, une Notice sur les Eaux de St-Galmier, dans laquelle il a su faire apprécier, avec le tact d'un praticien habile et la plume d'un littérateur facile et même élégant, — les propriétés médicales de cette eau et les beautés du pays.

Un pavillon octogone recouvre le puits ancien, dont les parois sont revêtues d'une maçonnerie en briques, enduites d'un ciment très dur, analogue à celui dont les Romains faisaient usage dans la construction de leurs aqueducs ; — une galerie demi-circulaire, en contre-bas du sol, a été pratiquée pour faciliter l'usage de deux robinets.

L'eau est très abondante ; — en 1763, le puits fut vidé et rempli jusqu'à son niveau ordinaire, — trois mètres cinquante-cinq centimètres environ, dans l'espace de vingt-six heures.

A droite et à côté du pavillon, à la même distance de la Coise, — des suintements depuis longtemps remarqués dans les caves d'un cabaret provoquèrent des fouilles en 1843, et l'eau, la même eau jaillit... — Un pharmacien de Lyon, M. André, en obtint la concession en 1845, et l'exploite aujourd'hui.

M. Badoit était fermier de la source Fontfort depuis 1837 ; auparavant le prix de ferme n'était que de quelques centaines de francs, il en offrit à la ville trois mille, et l'obtint. — Bien convaincu de l'excellence de cette eau minérale et de la nécessité de la faire connaître autant qu'elle le méritait, cet habile industriel risqua des frais considérables pour l'exploiter plus convenablement, embellir les alentours de la fontaine, et lui donner la plus grande publicité possible. — Pendant plusieurs années, tant de dépenses excédèrent le produit, sans le déconcerter, — et ce fut au moment qu'il allait se récupérer de toutes ses avances, — profiter de son activité rare, — et de la réputation extra-européenne acquise par lui aux eaux de Saint-Galmier, — que la con-

tons pour pansements des substances excitantes , le baume du Commandeur, par exemple , ce choix est tout-à-fait délibéré. Nous pouvons l'affirmer en invoquant le témoignage des personnes qui ont pu suivre nos malades. Nous n'avons pas eu , jusqu'ici ; à nous repentir de notre conduite , chez tous les malades qui présentaient des plaies simples (il est évident qu'il y a lieu de faire des exceptions , que les plaies pénétrantes de poitrine et d'abdomen , que la lésion d'un organe important imposent l'obligation d'une grande réserve et d'une grande prudence) ; mais chez tous les malades qui présentaient des plaies simples , nous avons toujours vu la douleur disparaître promptement, le gonflement nul , la réaction très-modérée. — Une femme couchée au n° 46 de la salle Saint-Paul, et qui a eu l'humérus droit fracturé par une balle, est un des plus beaux faits que nous pourrions invoquer à l'appui de ce que nous venons de dire. Chez elle , la douleur qui était atroce a presque subitement disparu, le pouls, qui avait pris une fréquence et une élévation qui annonçait une réaction violente, a pris un tout autre caractère et la suppuration est très peu abondante, des bourgeons charnus remplissent déjà le trajet formé par la balle , et la guérison ne nous paraît plus être qu'une question de temps.

La revue que nous venons de faire de nos blessés est fidèle ; à part ceux qui ont succombé immédiatement , une heure ou deux après la blessure reçue , il n'y a pas eu encore , à l'heure où nous écrivons ; un seul décès. — Quelques-uns sont, il est vrai , dans un état très grave ; mais pour le très-grand nombre , le pronostic est favorable.

Nous devons cependant faire une réserve. — Les blessés viennent d'être l'objet d'une mesure qui ne peut exercer sur leur moral et , par suite , sur leurs blessures qu'une déplorable influence. — Ceux qui nous liront sont pour la plupart des médecins de la ville ; ils savent , par conséquent, ce qui a été fait ; ils connaissent aussi la conduite des trois chirurgiens de l'Hôtel-Dieu dans cette circonstance. Nous le disons avec satisfaction , le sentiment d'humanité qui a dicté cette conduite est parfaitement apprécié par eux. Pour nous personnellement, que l'on ne peut soupçonner de partialité ou de passion dans cette affaire, puisque nous ne nous mêlons de politique en aucune manière, nous pensons que le médecin doit rester toujours étranger à ce qui se passe au-dehors de son hôpital. Nous plaindrions ceux qui voudraient , dans de si tristes circonstances , faire preuve d'un zèle outré ; ceux-là oublieraient leur véritable devoir.

Larrey, le vertueux Larrey, abreuvé de dégoûts par la Restauration, était, en 1830 , chirurgien en chef du Gros-Caillou. — Le peuple victorieux se précipite sur l'hôpital avec l'intention de juger et d'exécuter immédiatement tous les gardes-du-corps que l'on y avait apportés blessés. Larrey va au-devant de cette foule, et se plaçant sur le seuil de la porte d'entrée : « J'ignore, dit-il, s'il y a derrière moi des hommes qui ont défendu une cause que j'exècre ; je sais seulement qu'il y a des blessés, et que vous n'arriverez jusqu'à eux qu'en me passant sur le ventre. »

A. Paré , cet homme aussi grand par le cœur que par le génie, avait traité et guéri un profond scélérat. — Catherine de Médicis lui demanda, à propos de ce fait , s'il s'attendait à être sauvé dans l'autre monde. « Oui , certes, madame , lui répondit-il , parce que « je fais tout ce que je peux pour être un brave homme « dans celui-ci , et que Dieu est miséricordieux , en-

---

currence arriva.

Mais (passez-moi ce proverbe :), A bon chat , bon rat. M. Badoit acheta une parcelle de terrain attenant au cabaret qui cachait la source André , — fit creuser et obtint un filet d'eau ; physiquement et chimiquement identique aux deux premières sources.

— Eh bien ! me demanda M. Badoit , — après ma visite aux trois sources ; — qu'en pensez-vous?

— Trois robinets au même tonneau.

— Cependant , docteur, la source André est plus gazeuse que la Fontfort , et la mienne, vous n'en rirez pas , l'est davantage que les deux autres.

— Et moi, j'ose vous soutenir, trop candide propriétaire , que la source André est plus gazeuse que la vôtre... dans les prospectus. — M. Ladevèse a écrit et vient de me répéter que la quantité de gaz acide carbonique varie, presque tous les jours, sous la moindre influence atmosphérique , dans toutes vos sources.

— Cependant la Fontfort est intermittente et les deux nouvelles sources sont continues ? Parce que leurs puits, le vôtre surtout, sont plus profonds que l'ancien.

— Cependant ma source est plus achalandée que les autres ; les habitants de Saint-Galmier viennent préférablement y boire : ceci est de notoriété publique.

— Parbleu, je le crois bien ; les habitants de Saint-Galmier savent que vous avez passé plusieurs jours et même plusieurs nuits, au fond de votre puits , avec un ingénieur des mines , M. Grosrenard , pour isoler, le plus complétement possible , l'eau gazeuse de celle qui ne l'est pas ; — tandis que M. André , pressé d'en finir avec son puits, par la peur d'une opposition de la part de la ville, a omis cette importante précaution. — C'est ainsi, mon cher M. Badoit , qu'entre deux vignerons qui recueillent le même crû , le public achète préférablement le vin le mieux conditionné ; et il a raison.

D'où je conclus : 1° que les prospectus sont menteurs de profession ; — 2° que l'eau minérale de Saint-Galmier est *une* et *indivisible* , comme devrait l'être notre république ; — 3° que les analyses chimiques , même celles de M. O. Henry (de l'Académie de médecine) , ne prouvent pas que la source André , par exemple, est plus riche que la vôtre, pour quelques milligram-

«..tendant bien toutes les langues, et de même content
« qu'on le prie en français ou en latin. »

A.-D. VALETTE,
Chirurgien en chef (désigné) de la Charité.

PATHOLOGIE CHIRURGICALE.

Considérations tendant à prouver que les fractures du corps des vertèbres, sont le plus souvent le résultat d'une flexion forcée du Rachis en avant ou en arrière

par E.-R. PHILIPEAUX, interne des hôpitaux de Lyon.

(*Suite et fin.*)

Essayons maintenant de rattacher à cette même cause cette prétendue fracture complète de la cinquième vertèbre cervicale que Reveillon et beaucoup de chirurgiens après lui attribuent à l'action musculaire.

Voici l'observation tirée du *Journal général de médecine*, t. XCVIII, p. 418.

« Le 2 août 1825, le 18e bataillon d'infanterie légère, en garnison à Maubeuge, fut conduit au bain. Un caporal nommé Calmet, très bon nageur, se jette dans la Sambre, les mains en avant et rapprochées au devant de la tête; l'endroit de la rive du fleuve d'où il se jeta était élevé de 7 à 8 pieds; il n'y avait pas plus de 3 pieds d'eau. Cet homme revint sur l'eau et se tomba immédiatement après au fond. Ses camarades, voyant qu'il ne faisait aucun mouvement de natation, le retirèrent et le portèrent sans connaissance sur le rivage. Interrogé sur les circonstances de sa chute, cet homme dit qu'au moment où il plongea il sentit avec les mains le fond de la rivière, et que, voulant alors

---

mes de sel ou quelques bulles de gaz en plus (1), au moment de l'opération ; — 4° qu'enfin la concurrence, la vente au rabais, n'est pas à craindre, — si vous persévérez dans l'intention de conserver la confiance publique, en soignant votre *embouteillage* comme par le passé.

Les buveurs ne tarderont pas à reconnaître, par comparaison, qu'une eau minérale gazeuse veut être le plus hermétiquement close pour être conservée longtemps et intègre. — Bouchez donc toujours bien, M. Badoit, et l'on vous débouchera...

Cela dit, nous nous quittâmes, M. Badoit, pour ses affaires, et moi, cher lecteur, pour compléter votre connaissance avec l'eau de Saint-Galmier.

MUNARET.

La suite au prochain numéro.

(1) La différence, entre la source André et la source Badoit, est de 0,848, substances minéralisantes fixes, pour 1,000 gr. d'eau pure !

M. O. Henry en a tiré les conclusions suivantes : « Pour la « composition chimique, cette eau (la source Badoit) est PRESQUE « semblable à celle connue à Saint-Galmier (Fontfort et source « André); elle doit provenir de la MÊME nappe originelle et pos- « séder les MÊMES propriétés médicales. »

éviter que sa tête touchât, il la renversa violemment et fortement en arrière, et qu'alors il perdit connaissance. Le malade mourut le lendemain. On ne trouva extérieurement que de petites égratignures aux genoux ; la tête ne présentait aucune plaie ni contusion; les méninges étaient d'un rouge vif ; les vaisseaux étaient injectés, il y avait un peu de sérosité dans le ventricule.

« La partie postérieure du cou présentait une infiltration sanguine très prononcée, du sang était épanché entre les muscles profonds; le canal rachidien était aussi rempli de sang; le corps de la cinquième vertèbre cervicale était fracturé en travers, au-dessus du milieu de sa hauteur ; les deux lames de cette vertèbre étaient entièrement séparées des masses latérales. »

Réveillon se fonde surtout, pour admettre que la fracture a été l'effet de l'action musculaire, 1° sur l'absence de contusion à la tête; 2° sur ce que cette partie du corps n'était point souillée de fange, ce qui prouve, selon lui, qu'elle n'a point touché le fond de la rivière.

« Il n'est point impossible, dit M. Ollivier, d'Angers, qu'un effet musculaire violent amène une rupture des ligaments et même dans la région cervicale une luxation incomplète d'une vertèbre qui effectuera alors un mouvement de demi-rotation, mais il est difficile de croire qu'une pareille lésion puisse produire une fracture du corps de la cinquième vertèbre cervicale. (*Dictionnaire* en 30 vol., t. 27, p. 44.) »

Pour nous, nous croyons, malgré le récit du malade, que la tête aura touché le fond de l'eau, et que trouvant alors un point d'appui assez résistant, elle se sera fortement renversée en arrière, et aura donné naissance aux désordres matériels qui furent constatés à l'autopsie.

Ce que je viens d'avancer me paraît bien suffisant pour prouver que dans ce cas ce n'est pas la contraction musculaire (qui ne peut d'ailleurs agir que très faiblement sur les vertèbres dans la position où était cet homme), mais bien la flexion forcée du cou en arrière, qui a produit la fracture de la cinquième vertèbre cervicale.

Je viens donc de prouver, ce me semble, en m'appuyant sur l'expérimentation et sur des faits, dont l'un est à coup sûr incontestable, que les mouvements forcés du rachis sont capables de produire des fractures du corps des vertèbres.

Si maintenant on réfléchit tant soit peu à la situation de la colonne vertébrale, l'on comprendra facilement que lors des chutes sur la tête, sur le bassin ou sur les pieds, la fracture du corps des vertèbres a lieu par l'effet de l'exagération des mouvemens normaux du rachis.

Quand un corps pesant tombe sur la tête, ou sur les épaules, et produit la fracture, la même cause n'en est pas moins évidente. « Lors des chutes sur le dos, dit M. Malgaigne (*ouvrage cité*), lorsqu'il ne se rencontre pas un corps saillant et mince, qui brise directement une ou deux vertèbres, quand la chute se fait sur un sol uni, par exemple, presque toujours le choc principal est reçu par un des points les plus préominents, la tête, le haut du dos, ou le sacrum, et dans le second cas, le seul où la colonne soit directement atteinte, le choc s'est répété sur une trop large surface pour amener souvent des fractures directes. »

Les causes indirectes, c'est-à-dire les mouvements forcés de la colonne vertébrale, sont donc capables de produire les fractures du corps des vertèbres? Nous allons maintenant, dans un autre chapitre, démontrer que ces fractures sont le plus souvent le résultat de l'exagération des mouvements normaux du rachis, et plus particulièrement de celui de flexion en avant ou en arrière.

CHAPITRE II.

Les fractures du corps des vertèbres sont le plus souvent produites par l'exagération des mouvements normaux de la colonne vertébrale, et plus particulièrement par celui de flexion en avant ou en arrière.

A l'inverse de tous ceux qui se sont occupés des fractures du corps des vertèbres, MM. Bonnet (de Lyon), dans son Traité des maladies articulaires, et Malgaigne, dans son grand ouvrage sur les fractures, viennent d'avancer que la plupart d'entr'elles étaient produites par une cause indirecte, par la flexion forcée du rachis. Le dernier de ces deux auteurs est surtout très explicite à cet égard, à en juger par le passage suivant :

« Je pose en fait, dit-il, que dans la majorité des cas, les fractures du corps des vertèbres ont lieu par contre-coup, par l'effet d'une flexion forcée de la colonne vertébrale, soit en avant, soit en arrière, et le siége habituel de ces fractures vient achever la démonstration à cet égard. » (Traité des fractures, tome 1, p. 418.)

Cette proposition si nettement formulée par le savant chirurgien de Paris, est donc bien différente de toutes celles qui ont été émises sur ce sujet par les pathologistes, car ceux-ci prétendent, au contraire, comme je l'ai déjà dit dans le chapitre précédent, que les fractures du corps des vertèbres, résultat ordinaire d'une cause directe, sont quelquefois la conséquence d'un véritable contre-coup d'une flexion forcée du rachis.

En présence de ces deux opinions si différentes, recherchons de quel côté se trouve la vérité.

Or, si je démontre en me fondant :

1° Sur la physiologie et l'anatomie de la colonne vertébrale ;

2° Sur les expériences cadavériques entreprises dans les désordres produits par les mouvements forcés du rachis ;

3° Sur les faits cliniques et les résultats nécroscopiques consignés dans les principaux ouvrages qui traitent de ces lésions, que ces fractures sont presque toujours produites par les mouvements forcés de la colonne vertébrale, et plus particulièrement par celui de flexion en avant ou en arrière, il faudra naturellement donner raison à M. Malgaigne, et reconnaître la justesse de son assertion.

Essayons de le prouver. Les mouvements généraux du rachis se passent surtout au niveau des régions cervicales et lombaires et à la fin de la région dorsale. L'on y trouve, d'après M. Cruveilhier (Anatomie descriptive, t. I, p. 399),

1° Le mouvement de flexion en avant ;

2° L'extension ou la flexion en arrière ;

3° L'inclinaison latérale, à droite ou à gauche ;

4° La circumduction dans laquelle la colonne vertébrale décrit un cône, dont le sommet est à la partie inférieure et la base à la partie supérieure ;

5° La rotation sur l'axe ou le mouvement de torsion.

Nous savons donc jusque là que les régions cervicales et lombaires, et la fin de la région dorsale du rachis sont le siége de nombreux mouvements.

Weber étudiant d'une manière spéciale les mouvements normaux de la colonne vertébrale, s'est surtout attaché à déterminer les vertèbres au niveau desquelles les mouvements étaient les plus étendus. Or, il résulte de ces recherches consignées dans le journal complémentaire, tome 29, page 271, 1° que les vertèbres du cou, et plus particulièrement la troisième et la septième sont les plus mobiles de toutes ; 2° que les vertèbres dorsales qui supportent les vraies côtes ont très peu de mouvements, tandis que les dernières vertèbres de cette région jouissent du mouvement de flexion ; 3° que les vertèbres lombaires, au contraire, ont la flexion en tous sens très marquée et la torsion à peu près nulle.

D'après M. Malgaigne (anatomie chirurgicale, t. II, p. 15), le rachis se fléchit principalement entre la troisième et la septième vertèbre cervicale, la onzième dorsale et la douzième lombaire, la quatrième lombaire et le sacrum.

Or, en comparant ces conclusions physiologiques, d'une part, avec l'anatomie du rachis, qui nous démontre un plus grand diamètre au canal vertébral, là où la mobilité est la plus étendue, et de l'autre avec les résultats fournis à MM. Bonnet et Pommiès par leurs expériences sur les mouvements forcés de la colonne vertébrale , on constatera que dans la majeure partie des cas , les fractures du corps des vertèbres produites par les mouvements forcés , ont toujours lieu dans les points où la mobilité du rachis est le plus prononcée.

« Les mouvements forcés du rachis portent spécialement leur action sur les points où la mobilité normale est la plus étendue, à l'exception cependant de la partie supérieure de la région cervicale ; dans ce point l'articulation atloïdo-axoïdienne offre une très grande solidité, et, malgré l'étendue du mouvement de rotation de cette jointure, les mouvements forcés dans ce sens , de même que dans les autres directions , agissent plutôt sur la partie moyenne et inférieure du cou , que sur la portion supérieure.

« A la région cervicale les mouvements de flexion en divers sens portent principalement leur action sur les dernières vertèbres ; le mouvement forcé de rotation agit surtout sur la partie moyenne de cette région.

Dans la région dorso-lombaire les désordres survenus sous l'influence des mouvements forcés se passent au niveau des onzième et douzième vertèbres dorsales, des première et deuxième lombaires, et plus spécialement de la première (Bonnet , mal. art., tome II , p. 480). »

Puisque les expériences cadavériques , d'accord avec les faits cliniques que nous avons fait connaître dans le chapitre précédent et avec l'anatomie et la physiologie du rachis , nous démontrent qu'à la suite des mouvements forcés de la colonne vertébrale , les fractures atteignent presque toujours les vertèbres qui sont les plus mobiles, il me reste à prouver, pour que la proposition établie par M. Malgaigne soit complètement juste ; que ces données fournies d'une part par l'expérimentation, et de l'autre, par la physiologie et l'anatomie trouvent de nombreuses confirmations dans les faits cliniques, et les résultats nécroscopiques. Il faut, en un mot, prouver que la plupart de ces fractures connues affectent les vertèbres comprises dans les points où les mouvements et surtout celui de flexion sont les plus étendus....

Si nous analysons le mémoire de Louis sur les luxations et les fractures des vertèbres (Archives générales de médecine, tome 27 , page 44) , nous trouverons que dans la plupart des cas où de pareilles lésions avaient été produites , c'était à la fin de la région dorsale ou bien aux lombes qu'on les observait.

En effet, cet auteur cite quatre observations de fractures du corps des vertèbres , dont je vais donner le résumé , car il en est trois qui paraissent avoir été produites par des mouvements forcés.

D'après un fait publié par M. Tabarraine de Lucques , un paysan , en se précipitant du haut d'un rocher pour éviter des gardes qui le poursuivaient , se fractura par écrasement le corps de la onzième dorsale.

En 1740 , un homme tomba d'un lieu assez élevé sur les pieds : il mourut trois jours après, et l'on constata une fracture de la douzième vertèbre dorsale.

Un ouvrier se jette d'un troisième étage dans la rue: des signes de contusion et de compression de la moëlle se manisfestent. Il succombe quelques jours après , et son autopsie permet de constater une fracture du corps de la première lombaire....

Enfin , la quatrième observation se rapporte à un portefaix de Rome qui tomba dans le Tibre et faillit s'y noyer ; cet homme étant mort quelque temps après des suites de cet accident , l'on découvrit une fracture de la quatrième dorsale.

Ces fractures du corps des vertèbres , les seules que cite Louis , me paraissent assez concluantes pour défendre la thèse que je soutiens , aussi me dispenserai-je de les interpréter plus longuement.

Le professeur Lauth, de Strasbourg, présenta , il y a quelques années , à l'Académie de médecine de Paris , l'observation suivante :

Un homme qui avait été jeté par la fenêtre d'un second étage , en juillet 1830 , se fractura le corps de deux vertèbres cervicales et guérit sans accidents , mais avec raideur et déformation du cou ; il n'y eut pas de paralysie. Mort à l'hôpital de Strasbourg (décembre 1833) , à la suite d'une péricardite entée sur un anévrisme du cœur , on trouva à son autopsie une soudure de la quatrième et de la cinquième vertèbres cervicales........

Astley Cooper ne rapporte dans ses œuvres qu'une seule fracture du genre de celles qui nous occupent dans ce moment. Il s'agissait d'un homme âgé de 28 ans qui fut terrassé par une masse de chaux qui tomba sur lui. Mort un an après cet accident , on trouva les corps de la première et seconde vertèbres lombaires fracturés et consolidés par une matière osseuse étalée à la partie antérieure de ces deux vertèbres dans une étendue considérable.

Les faits que nous venons de faire connaître corroborent donc notre manière de voir. En poussant nos recherches encore plus loin, nous verrons que presque toutes les observations relatées par les auteurs les plus estimables et les plus accrédités nous viennent encore en aide.

L'ouvrage d'Olivier, d'Angers, sur les maladies de la moëlle épinière, contient neuf observations de fractures du corps des vertèbres. Or , il y en a trois pour les sixième et septième cervicales, et quatre réparties entre la dixième dorsale et la première lombaire.

Voici les faits : Jacques Saunders, âgé de 45 ans, fait en arrière une chute de 40 pieds. La partie postérieure de son cou frappe contre une barre de fer. Mort au bout d'une demi-heure, l'on constate une fracture du corps de la septième vertèbre cervicale.

Charles Osborn tomba à la renverse d'une fenêtre élevée de 13 pieds, et se fractura le corps de la sixième et septième vertèbres cervicales.

A la suite d'une chute de 45 pieds d'élévation, Willam Bankes, âgé de 45 ans, apporté à l'hôpital Saint-Georges (Londres), y mourut paralysé des extrémités, et son autopsie fit reconnaître une fracture de la onzième dorsale.

Le maçon, nommé Fouché, tombe d'un second étage, et se fracture le corps de la onzième vertèbre dorsale.

Un porteur d'eau est renversé par un tonneau; il meurt, et l'on constate une fracture de la douzième vertèbre de cette région.

Denis Roderich tombe de 25 pieds de haut; il meurt au bout de cinq semaines, et l'on constate une fracture de la dernière vertèbre dorsale.

Ces faits consignés dans les leçons orales de Dupuytren, viennent encore justifier l'assertion de M. Malgaigne. Je ne rapporterai pas pour le moment ces observations, de crainte de fatiguer le lecteur, il me suffit de dire que sur treize cas où la fracture est nettement exprimée, dans cinq elle occupe la quatrième, cinquième et sixième vertèbres cervicales, et que tout le reste appartient aux trois dernières dorsales et à la première lombaire.

Mon ancien et vénérable maître, M. le professeur Dubreuil, de Montpellier, possède deux cas de fracture du corps des vertèbres; elles se rapportent à la septième cervicale.

CONCLUSION.

La tâche que je m'étais imposée étant accomplie, je termine enfin cet article déjà beaucoup trop long. Je n'ai pu citer tous les auteurs qui se sont occupés des fractures du corps des vertèbres, mais de toutes les considérations que je viens de développer, il ressort, ce me semble, d'une manière bien évidente que ces fractures sont le plus souvent produites par une cause indirecte, c'est-à-dire par les mouvements normaux de la colonne vertébrale, et plus particulièrement par celui de flexion en avant et en arrière.

REVUE THÉRAPEUTIQUE.

Des palpitations nerveuses, par le docteur SANDRAS, médecin de l'hôpital Beaujon. — On entend par le mot *palpitation nerveuse*, un désordre du cœur dans lequel le malade perçoit, d'une manière pénible, les battements de cet organe, qu'il ne sent pas ou presque pas dans l'état de santé. Les palpitations sont un des symptômes les plus communs de l'état nerveux; il arrive même assez souvent qu'elles en constituent le phénomène principal. Ainsi rien de plus ordinaire que de les voir survenir pendant le cours de la chlorose, de l'anhémie ou de l'affection hystérique, à l'époque de la puberté ou à celle de la ménopause. Les hommes nerveux, les hypocondriaques surtout n'en sont pas plus exempts que les sujets de l'autre sexe. Enfin elles se joignent souvent, comme élément d'une grande importance, aux maladies organiques des organes circulatives.

La palpitation nerveuse se reconnaît aux signes suivants : le malade sent, à la région précordiale, des battements de cœur accompagnés de défaillance et de dyspnée; ils soulèvent quelquefois vivement la paroi antérieure du thorax dans un point limité; d'autres fois, ils sont à peine perceptibles au dehors. Si on applique la main sur la région du cœur, on sent qu'elle est frappée avec vivacité; mais on juge que le choc n'est pas donné par un corps dur et solide. Quand on applique l'oreille sur la même région, on acquiert la certitude que les bruits du cœur sont vifs, brusques, sonorés, mais qu'ils manquent de force et d'étendue. Ces palpitations, d'ailleurs, présenteront toute l'instabilité des affections nerveuses. Elles débuteront brusquement, dureront plus ou moins, et disparaîtront comme elles sont venues.

Si l'on joint à ces signes directs, l'absence de ceux propres à caractériser une lésion organique; si l'on possède en outre des renseignements sur la marche de la maladie, sur la constitution du sujet, ses maladies antérieures, etc., on arrivera d'une manière facile au diagnostic des palpitations nerveuses.

La nature de la maladie une fois déterminée, les indications thérapeutiques sont faciles à établir. L'état nerveux général fournit la première et la plus importante. L'anhémie, la chlorose, l'hypocondrie, l'hystérie, seront traitées par des moyens appropriés. Pour ce qui est de la palpitation elle-même, la matière médicale nous fournit trois agents principaux qui diminueront l'intensité et l'irrégularité des battements de cœur, c'est le nitre à haute dose, l'acétate de plomb et la feuille de digitale pourprée.

« Le nitre à haute dose, dit M. Sandras, est rarement bien supporté, surtout par les sujets nerveux; on ne peut guère leur en faire prendre, en vingt-quatre heures, plus de 1, 2 ou 3 grammes. C'est un agent infidèle et auquel j'ai renoncé sans regret. Quand je l'emploie, c'est plutôt comme auxiliaire, à la dose de quelques décigrammes, dans des boissons. J'en dirai presque autant de l'acétate de plomb. J'ai très rarement observé son effet sédatif sur la circulation.

« Je parlerai bien différemment de la digitale pourprée. Soit qu'on l'emploie en teinture pour faire des frictions sur la région précordiale, en poudre, pour la faire avaler, à la dose de 0,10; ou 0,20 chaque jour, ou même, sous forme de digitaline, aux doses de 0,001 à 0,003, chaque jour; elle diminue manifestement le nombre des palpitations, donne aux mouvements du cœur plus de régularité et de lenteur, et par conséquent, lutte directement contre les palpitations. Je me sers donc, dans le cas qui nous occupe, d'une de ces trois préparations, et j'emploie très rarement les extraits, qui m'ont toujours semblé peu sûrs dans leurs effets. Je me borne à choisir dans les trois formes indiquées plus haut. Je les préfère, suivant les cas, dans l'ordre que j'ai mis à les faire connaître : la première pour les sujets nerveux dont je ne veux troubler ni l'estomac ni le cerveau; la seconde, là où la première n'a pas suffi; la troisième, dans les palpitations qui demandent un remède plus énergique. J'aime mieux employer de cette manière des préparations d'une activité croissante, que de fixer les doses de la digitale. »

M. Sandras conseille avec raison de se défier de l'apparente immunité de la digitale, pendant les premiers jours qu'on l'administre. Si on n'y prend garde, ce médicament, donné pendant longtemps, même à petites doses, peut produire des accidents fort graves. Du reste, il en combine l'usage, non-seulement avec les moyens généraux réclamés par la cause générale du mal, mais encore avec les autres agents stupéfiants et narcotiques, tels que la belladone, l'aconit, l'opium, etc.

(Connaissances médico-chirurgicales)

BIBLIOGRAPHIE.

Recherches sur les cendres du sang de différents animaux, par le docteur F. VERDEIL. (Traduit de l'allemand par M. FRACHON, interne des hôpitaux.)

L'étude des cendres du sang a longtemps été négligée par les chimistes, qui se sont surtout préoccupés de doser l'albumine, la fibrine, les globules, et de décrire les résultats de la coagulation. Mais il est certains faits, tels que l'alcalinité, la densité et la détermination des proportions salines du sang, qui ont presque complétement échappé à leur observation. Quelle est la cause de cet oubli ? Les recherches sur l'albumine à l'état normal et à l'état pathologique ont-elles rendu plus de services à la médecine que celles du fer ? Personne ne contestera qu'il est aussi important de connaître le rôle des phosphates et des carbonates que celui de la fibrine. N'est-ce pas dans les cendres du sang que M. Hannon, de Bruxelles, a trouvé le manganèse, qu'il a établi comme succédané des préparations ferrugineuses dans certains cas de chlorose où celles-ci avaient été administrées sans succès ? Ces résultats déplorables sont le fruit de cette fausse distinction qu'on a cherché à établir entre la chimie organique et la chimie inorganique; car, au point de vue médical, elle favorise l'exclusivisme, et, sous le rapport scientifique, elle n'est pas justifiée par les faits. Nous n'en citerons qu'un exemple : l'impossibilité chimique de séparer de la fibrine toutes les matières inorganiques qui y sont renfermées.

C'est, sans doute, pénétré de ces idées, que M. le docteur Verdeil a entrepris, dans le laboratoire et sous la direction du professeur Liebig, ses recherches sur les cendres du sang. Nous n'entrerons pas dans les détails des nombreuses analyses qu'il a faites pour arriver à ses conclusions, nous dirons seulement que nous y avons rencontré plusieurs procédés nouveaux. Les essais ont eu pour objet le sang des carnivores et des herbivores, et le sang des animaux nourris, les uns avec de la viande, les autres avec du pain.

Il est résulté de ces analyses que chez les animaux qui se nourrissent de viande et de pain, les phosphates alcalins se trouvent en plus riche proportion que les carbonates ; chez les herbivores, au contraire, le sang est riche en carbonates, tandis que les phosphates y sont rares. L'auteur a trouvé jusqu'à 12, 5 % d'acide phosphorique et 0, 54 % d'acide carbonique dans le sang d'un chien nourri avec de la viande. Sur un bœuf, au contraire, l'acide phosphorique était de 3, 0 % et l'acide carbonique de 6, 5 %.

On comprend par là que si la nourriture seule peut, à l'état normal, modifier ainsi la constitution du sang, il soit facile à l'aide de semblables recherches de jeter de vives lumières sur la formation des os et sur l'histoire des différents calculs observés dans le corps humain.

Ce remarquable travail est donc un pas de plus dans cette voie tracée par Dumas, Andral et Liebig; et si le docteur Verdeil poursuit, comme il en a l'intention, ses recherches à l'état pa-thologique, on lui devra d'avoir fait, pour les cendres du sang ce que MM. Audral et Gavarret ont réalisé pour les autres principes solides de ce liquide important. C'est ainsi qu'en élargissant le cercle des connaissances chimiques, on effacera dans la médecine ces distinctions essentiellement vicieuses entre la chimie organique et la chimie inorganique qui doivent se résumer l'une et l'autre dans la chimie vivante, qui ne considère point l'organisme humain comme un corps mort et passif, mais qui, subordonnant les résultats du laboratoire aux observations physiologiques, constitue une science féconde en inductions thérapeutiques.

Paul HERVIER.

FAITS DIVERS.

BULLETIN DU CHOLÉRA. — Depuis le 10 juin, l'épidémie décroît régulièrement à Paris. Il suffit de jeter les yeux sur le bulletin publié par le *Moniteur* pour ne conserver aucun doute à cet égard. Et ce qui n'est pas moins significatif, c'est la diminution de la gravité de la maladie elle-même. Les cas mortels sont beaucoup moins nombreux. La physionomie du mal est moins accusée. Mais ce qu'il y a de douloureux à dire, c'est qu'à mesure que l'état sanitaire de la capitale devient plus rassurant, l'épidémie se propage ailleurs avec une rapidité effrayante ; trente-trois départements sont actuellement envahis, et parmi les plus maltraités se trouve celui de l'Yonne qui n'est séparé du département du Rhône que par celui de Saône-et-Loire.

La suette s'est montrée aussi épidémiquement dans un grand nombre de localités. Les départements de la Somme et de l'Aisne ont été très éprouvés. Plusieurs départements du centre en ont ressenti les atteintes.

— *Mortalité dans la ville de Paris.* — Il résulte des derniers recensements, que la mortalité suit une progression croissante depuis 1845.

En 1845	33.704 décès ou 1 sur 45 habitants.
1846	36,628	1	37
1847	39,182	1	35

Les tables statistiques n'ont pas encore été publiées pour 1848; mais on suppose que la proportion sera de 1 sur 26 habitants.

En résumant les chiffres de ces trois dernières années, on trouve qu'il meurt annuellement à Paris environ 36,000 personnes ou 1 sur 35 habitants; ce qui porte la mortalité par jour au chiffre énorme de 100 personnes.

— *Grossesse avant l'âge de 12 ans.* — Au mois d'Août dernier, on a jugé, aux assises de Coventry, James Chattaway, accusé d'avoir séduit sa nièce. La malheureuse victime était alors dans un état de grossesse très avancée. Elle continua de se bien porter jusqu'au 16 septembre, jour auquel l'accouchement eut lieu. Les douleurs se succédèrent rapidement, et, en moins de 10 heures, la délivrance fut achevée. Les suites de couches furent très naturelles ; les seins se gonflèrent bientôt, et la sécrétion du lait fut très abondante.

L'enfant à sa naissance était long, mince et amaigri ; mais la mère avait été fort mal nourrie pendant sa grossesse. Il ne fut pas pesé immédiatement ; mais au bout de quelques jours, son poids était de 8 livres et quart, et celui de la mère n'était que de 104 livres et demie.

M. John Smith, lorsque cette femme fut rétablie, chercha à avoir quelques renseignements précis sur ce fait fort singulier. Il remarqua que cette jeune fille était d'une belle complexion, sa tournure était bien plus celle d'une femme qu'on ne l'observe généralement à cet âge, et sa taille dépassait 5 pieds: cependant elle avait encore des manières enfantines fort singulières pour sa position. Sa mère affirma qu'elle avait été réglée à 10 ans et 6 semaines, et les règles continuèrent de paraître régulièrement et souvent en grande abondance jusqu'à l'époque de la conception. Ayant perdu son père deux ans auparavant, elle vivait avec son oncle qui put ainsi facilement la séduire ; ce misérable, qui exerçait le métier de tisserant, était âgé de 47 ans ; ses relations avec sa nièce ne paraissent pas avoir été nombreuses. Ce fut seulement au terme de six mois de grossesse que cette malheureuse enfant se vit dans la nécessité d'en prévenir sa mère, et que le séducteur fut livré aux tribunaux.

La conception eut donc lieu, chez cette jeune fille, entre la onzième et la douzième année. M. John Smith put constater qu'elle était née le 13 Février 1836 (1).

— Le docteur H. Larrey a été appelé à la direction du service chirurgical de l'hôpital militaire du Gros-Caillou, en remplacement de M. Soudan, décédé.

— Michel Fodera, professeur de physiologie, connu par plusieurs travaux de science expérimentale, vient de mourir à Palerme, sa patrie, à l'âge de 56 ans.

— L'académie médico-chirurgicale de Ferrare a mis au concours le sujet suivant : « Monographie de la fièvre typhoïde. » Le prix est une médaille d'or de la valeur de cent écus romains. Une médaille d'argent sera décernée à l'auteur du mémoire qui se sera rapproché le plus des conditions requises.

— Le conseil de l'université, après avoir repoussé la demande en permutation de chaire qui lui avait été adressée par la Faculté de Montpellier, a agréé, dans sa séance de vendredi, celle qui lui a été envoyée par la Faculté de médecine de Paris. Le conseil a ainsi donné une nouvelle consécration à un abus unanimement condamné par tous les hommes qui mettent l'intérêt de la science de l'enseignement au-dessus de quelques intérêts particuliers. Les arguments qui ont été mis en avant par les partisans des permutations sont curieux à connaître ; nous n'avons malheureusement pas le droit de les divulguer. Mais nous pouvons annoncer dès aujourd'hui que la demande de la Faculté n'a pas été adoptée sans une opposition prononcée de la part des membres les plus éminents du conseil. *(Gazette des Hôpitaux.)*

— Notre distingué confrère, M. le docteur Cunier, rédacteur en chef des *Annales oculistiques*, a contracté une ophthalmie granuleuse des plus intenses, à la suite de la projection entre ses paupières d'un peu de pus provenant d'un œil malade. Nous apprenons avec une vive satisfaction que l'état de ce savant oculiste, qui a longtemps inspiré de sérieuses inquiétudes, laisse espérer un prochain rétablissement. *(Gazette des Hôpitaux.)*

— La célèbre Domina Blackwel, docteur-médecin du Nouveau-Monde, assistait dernièrement à une amputation de la cuisse à l'hôpital de Birmingham. Cette dame est, dit-on, âgée de 30 ans.

— Le docteur Jobert (de Lamballe), qui a été récemment appelé à prendre le service chirurgical de l'Hôtel-Dieu de Paris, vacant par la mort de Blandin, vient de recevoir la croix de commandeur de la Légion-d'Honneur.

— M. Faure Villard, chirurgien principal à Lyon, est nommé en la même qualité à l'hospice national des Invalides.

— M. F. Jacquot, médecin adjoint à Lyon, est nommé en la même qualité à l'hôpital militaire du Roule.

(1) Cet article est extrait du *Journal de médecine et de chirurgie pratiques* (Février 1849), qui l'a emprunté lui-même au journal anglais *the Medical Gazette*.

— LA MÉDECINE EN TURQUIE. — La Turquie adopte successivement les innovations les plus propres à hâter les progrès de la civilisation. L'instruction publique a été, surtout dans ces derniers temps, l'objet des soins attentifs du sultan. Les meilleurs ouvrages de science et de littérature sont traduits chaque jour et contribuent singulièrement à développer dans l'empire les connaissances généralement peu répandues jusqu'ici.

C'est ainsi que le médecin en chef de l'empire, Haïr-Ullah-Effendi, vient de créer une feuille médicale qui aura deux éditions, l'une en français, sous le nom de *Gazette médicale de Constantinople*, et l'autre en langue turque. Le premier numéro de ce journal a déjà paru ; il renferme un article dans lequel Haïr-Ullah-Effendi, qui a pris la direction de cette feuille, développe tous les avantages qui résulteront d'une pareille entreprise. Le médecin en chef a signé cet article avec ses titres de docteur en médecine et directeur des études de l'école impériale de Galata-Serraï. « Cette feuille mensuelle, dit le *Journal de Constantinople*, est du plus haut intérêt pour l'empire ottoman, et les développements qu'on lui donnera, nous n'en doutons point, ne laisseront pas que de la rendre très utile à l'Europe savante. »

— D'après les présentations faites par les divers corps qui doivent concourir à la formation du conseil de surveillance de l'assistance publique dans la ville de Paris, ce conseil vient d'être définitivement constitué de la manière suivante, par arrêté du Président de la République, en date du 21 juin 1849 :

MM. Manceaux, membre du conseil municipal ; Ramond de la Croisette, membre du conseil municipal ; Monin, maire du 6e arrondissement ; Riant, maire du 12e arrondissement ; Lallemand, administrateur du bureau de bienfaisance du 2e arrondissement ; Beau, administrateur du bureau de bienfaisance du 10e arrondissement ; de Jouvencel, conseiller d'État ; Dupin aîné, procureur-général près la cour de cassation ; Horteloup, médecin à l'hôpital Necker ; Monod, chirurgien à la Maison nationale de santé ; Bérard, doyen de la Faculté de médecine ; Hachette, membre de la chambre de commerce ; Fouché-Lepelletier, membre des conseils des prud'hommes ; de Breteuil, ancien membre du conseil général des hospices ; d'Abert de Luynes, membre de l'Assemblée législative ; Duvergier, ancien bâtonnier de l'ordre des avocats à la cour d'appel ; Ferdinand Barrot, ancien membre de l'Assemblée constituante ; Hector Lepelletier d'Aunay, ancien membre du conseil général des hospices.

(Gazette des Hôpitaux.)

— ANESTHÉSIQUES CHEZ LES ANCIENS. — Dans un mémoire remarquable qu'il a lu à l'une des sociétés de médecine de Londres, M. Snow a exposé ses recherches sur la *mandragore*, employée par les anciens comme moyen anesthésique. Suivant lui, depuis les temps les plus reculés, diverses drogues et plus particulièrement la mandragore, ont été administrées aux personnes qui étaient sur le point de supporter de grandes douleurs, par suite d'opérations chirurgicales ou de toute autre cause : 1° on produisait ainsi un état de rêve, un profond sommeil et une insensibilité complète, résultats qui ne différaient en rien de ceux observés de nos jour par l'éther ou le chloroforme ; 2° on employait des essences de nature soporifique, administrées par aspiration d'une manière tout à fait identique à celle mise en usage aujourd'hui.

Parmi les citations curieuses que renferme ce travail, il en est une que nous avons remarquée, c'est celle d'un chapitre de l'ouvrage de Joannes Baptista Pesta *sur la magie naturelle*. Ce chapitre, qui a pour titre : *Medicamenta somnifera*, décrit de la manière suivante les ingrédients, le mode de préparation d'une essence ou teinture hypnotique : « Ces substances étaient converties en essence, dit-il ; celle-ci doit être renfermée hermétiquement dans des vases de plomb pour que la partie subtile ne s'en

« échappe point ; car, sans cette précaution , le remède perdrait « sa vertu. Au moment de s'en servir, on ôte le couvercle et on « porte immédiatement le vase aux narines de la personne à en- « dormir ; elle aspire la partie la plus subtile de l'essence, et par « ce moyen ses sens seront enfermés comme dans une citadelle , « de telle sorte qu'elle pourrait être enterrée dans le sommeil le « plus profond , dont il ne serait possible de la retirer que par la « plus grande violence ; après ce sommeil, la personne n'éprouve « aucune pesanteur de tête et n'a aucune connaissance de ce qui « lui est arrivé. »

Tout porte à croire qu'à cette époque l'alcool et l'éther se trou-vaient entre les mains de quelques initiés , et étaient employés avec plus ou moins de science pour l'extraction de la solution des parties actives des plantes et des herbes. Au reste , on trouve dans Albert-le-Grand (DE MIRAB. MUNDI, p. 216) la formule pour la préparation d'un *aqua ardens* dont les ingrédiens actifs principaux sont du vin foncé en couleur, de la chaux vive et du sel commun; ce mélange doit être distillé dans un alambic et conservé dans un verre.

NOUVELLES LOCALES.

La société nationale de médecine de Lyon a procédé au renou-vellement de son bureau. M. Bottex a été nommé président ; M. Rougier , vice-président ; MM. Lacour et Teissier , secrétaires adjoints. M. Candy , secrétaire-général , M. Perrin , trésorier, et M. Gauthier, archiviste , n'étaient point soumis à la réélection.

— La municipalité de Lyon a envoyé à Paris une commission pour étudier le meilleur mode d'organisation pour les secours à donner en cas de choléra. Cette commission est composée de MM. les docteurs Candy , secrétaire général de la société nationale

de médecine ; Monfalcon, membre du conseil d'hygiène et de salubrité du Rhône, Fraisse et Brévard , adjoints au maire de Lyon.

— Notre savant compatriote, M. le professeur Brachet vient d'obtenir un nouveau et légitime succès. L'académie des sciences de Toulouse avait mis au concours la question suivante : « Exposer d'après l'état actuel de la science : 1° la nature et le véritable siége de la colique saturnine ; 2° les signes qui peuvent la faire distinguer des affections abdominales qui ont avec elles quelque ressemblance ; 3° les indications curatives qu'elle présente et la médication rationnelle pour les remplir. » Le mémoire envoyé par notre laborieux confrère a été unanimement mis au premier rang. Une médaille d'or de la valeur de 500 francs et le titre de membre correspondant lui ont été décernés.

— Le docteur Douchet, inspecteur adjoint de l'établissement thermal de la Motte (Isère) , vient de publier un travail intéres-sant intitulé : *Guide du Baigneur aux eaux thermales de La Motte-les-Bains* , et dont nous rendrons compte prochainement.

Le Rédacteur en chef *J. T. Bonnier*

Lyon. — Imprimerie de Guyot père et fils.

Erratum. — N° 8 du 30 avril dernier, page 93 , première co-lonne , ligne 8 , au lieu de : *deuto-phosphate de mercure* , lisez : *deuto-chlorure de mercure.*

PREMIÈRE ANNÉE.   Nº 13.   15 JUILLET 1849.

GAZETTE MÉDICALE

DE LYON,

Publiée par M. **BARRIER**, Chirurgien en chef désigné de l'Hôtel-Dieu de Lyon.

La GAZETTE MÉDICALE DE LYON paraît deux fois par mois. — On s'abonne, à Lyon : chez Ch. SAVY, place Louis-le-Grand, 14 ; chez Mme PHILIPPE, rue St-Dominique, 7 ; — à Paris, chez V. MASSON ; — à Montpellier, chez SÉVALLE ; — à Strasbourg, chez DÉRIVAUX ; — L'abonnement est de 12 fr. par an pour Lyon, 13 fr. pour le reste de la France. — Les réclamations, lettres, travaux, doivent être affranchis et adressés à M. BARRIER, rue d'Oran, 2. — Pour les annonces, s'adresser à l'imprimerie du journal.

OBSTÉTRIQUE.

Note sur un accouchement provoqué avant terme, dans un cas de maladie grave de la mère, par M. BOURLAND, interne des hôpitaux.

La provocation de l'accouchement avant terme n'est plus une innovation tocologique. Cette opération, si longtemps bannie de la pratique française, est aujourd'hui, avec raison, considérée comme l'une des plus précieuses conquêtes de la chirurgie moderne.

M. Stoltz, le premier dans notre pays, joignit l'exemple au précepte ; il provoqua l'accouchement pour remédier à un vice de conformation du bassin. M. P. Dubois, M. Cazeaux, M. Villeneuve, de Marseille, ont imité la conduite de l'habile professeur de Strasbourg, avec le même succès que lui.

La chirurgie lyonnaise n'est pas restée en arrière dans cette application délicate de l'obstétricie opératoire. MM. Nichet, Colrat, Richard, Bouchacourt, ont pu délivrer heureusement des femmes dont le bassin était déformé.

Mais s'il n'est plus permis de nier la valeur de l'accouchement prématuré artificiel dans les cas de vice de conformation de bassin, on ne peut se prononcer avec la même certitude sur la question de savoir si les maladies qui mettent en danger une femme enceinte de sept à huit mois, fournissent une indication formelle de provoquer l'accouchement.

Cette question a été examinée avec soin dans une thèse remarquable, soutenue en 1836, à Strasbourg, par M. Ferniot ; dans celle de M. Lacour, soutenue à Paris, en 1844 ; et enfin dans un mémoire publié en 1848 dans l'*Union médicale*, par M. Laborie, qui résume complètement les opinions de M. Paul Dubois sur ce sujet intéressant.

D'après M. Ferniot, les accidents qui, outre les bassins viciés peuvent nécessiter la provocation de l'accouchement, sont de trois sortes : 1º les phénomènes

---

Feuilleton.

Les trois Sources de Saint-Galmier. (Suite et fin.)

Cette eau a été classée dans les acidules gazeuses ; — après l'eau de Seltz, elle est la plus connue, et je le dis par anticipation, elle obtiendra la préférence sur toutes les autres.

D'après le rapport de M. O. Henry, elle est froide, très limpide, d'une saveur acidulée, fraîche, fort agréable ; elle se conserve aisément sans altération ; exposée à l'air, elle dégage peu à peu des bulles de gaz acide carbonique, et, au bout de quelques jours, il se forme à sa surface une croûte cristalline de carbonate de chaux, qui se précipite bientôt au fond des vases. — Soumise à l'action de la chaleur, l'eau de Saint-Galmier fournit assez promptement une assez grande quantité d'acide carbonique, et se trouble alors beaucoup en laissant apercevoir, au milieu du dépôt blanc formé, quelques petits flocons ocracés très légers à la source ; le gaz acide carbonique vient crever, en bulles plus ou moins grosses, à la surface de l'eau du bassin, etc.

Mêlée au vin, l'eau de Saint-Galmier affaiblit moins sa saveur que l'eau commune ; lorsque ce mélange avec le vin rouge a séjourné pendant quelque temps à l'air libre, sa couleur devient plus foncée et se nuance en violet.

L'eau minérale de Saint-Galmier jouit d'une double action, — médicamenteuse et hygiénique. — Je vais la faire connaître séparément.

Comme médicament, la célébrité de cette eau est immémoriale dans le Forez : — « Depuis plus de cent soixante ans que la médecine est pratiquée à St-Galmier par ma famille, a écrit le docteur Ladevèze, toujours les salutaires effets des eaux de la Fontfort ont été remarqués, et leur action soigneusement étudiée. »

Ce témoignage mérite la plus entière confiance, — il émane

de la grossesse peuvent, en s'exagérant, se transformer en véritables maladies ; tels sont : le vomissement, la toux, la dyspnée, les défaillances, les syncopes ; 2° outre ces phénomènes exagérés de la gestation, il y a des affections intercurrentes qui ont leur source dans l'état où la malade se trouve ; les deux plus terribles sont l'hémorrhagie et l'éclampsie. Dans la troisième section, M. Ferniot range toutes les maladies aiguës ou chroniques qui sont aggravées par la gestation. M. Lacour est beaucoup moins explicite que M. Ferniot. Au lieu de regarder la provocation de l'accouchement comme le spécifique des grossesses laborieuses, il n'y voit qu'un *remède extrême* qui ne doit être mis en usage que lorsqu'il n'y a pas d'autre moyen de sauver la mère, ou si l'enfant est en danger de succomber. Suivant M. Paul Dubois, l'accouchement prématuré (abstraction du terme de la grossesse) est d'autant mieux indiqué et entrepris avec d'autant plus de chances de succès que les états morbides, à la guérison desquels on applique ce procédé, sont plus intimement liés à la grossesse, et qu'ils dépendent plus exclusivement des circonstances qui sont inhérentes à cet état. Quant aux maladies intercurrentes ou préexistantes dont la grossesse augmente la gravité, le savant professeur n'indique pas d'une manière précise la conduite à tenir en face de cette complication si souvent périlleuse.

On n'exigera pas de nous que nous discutions les opinions émises avec tant de réserve par les auteurs que nous venons de citer. En les exposant, nous avons eu simplement pour but de faire connaître l'état actuel de la science sur un point obscur et controversé. Loin d'imiter les accoucheurs qui ont blâmé avec trop de

précipitation quelques-uns des faits publiés, nous en appellerons de leur jugement aux brillants résultats déjà obtenus. L'observation suivante, recueillie à l'hospice de la Charité de Lyon dans le service de M. Bouchacourt, chirurgien en chef, est un exemple de plus à enregistrer pour la solution du problème.

Une fille de 27 ans, Constance Goyet (d'Orgelet, Jura), habitant la campagne, d'une bonne constitution, entre à la Charité pour y faire ses couches, enceinte de sept mois. Huit jours environ après son entrée à l'hospice, cette fille se plaint d'un œdème douloureux de la jambe gauche ; elle accuse en même temps un peu de dyspnée, se faisant sentir surtout vers la région précordiale. Interrogée sur ses antécédants, elle ne peut assigner aucune cause à ce malaise subit ; l'auscultation ne fournit aucun renseignement positif, si ce n'est un peu de matité en bas et en arrière du poumon gauche.

Un vésicatoire sur le genou et trois sangsues appliquées à chaque bras, le 13 décembre, soulagent momentanément la malade. Le 15, les accidents avaient repris leur intensité primitive : la malade ne peut marcher, la dyspnée augmente. Une potion diurétique, avec 30 grammes de sirop de digitale, continuée pendant les jours suivants, apaisent un peu les souffrances de la malade, qui cesse de se plaindre jusqu'au 28, époque à laquelle l'œdème gagne les deux jambes, et se propage aux cuisses et à l'abdomen ; la face devient bouffie, les mains, les bras enflent d'une manière prodigieuse, l'auscultation pratiquée de nouveau, et avec grand soin, ne dénote rien ; les bruits du cœur sont normaux, seulement la matité semble augmenter

---

d'un médecin aussi instruit qu'expérimenté, — nature grave et sincère, — comme je l'ai toujours comprise, pour exercer honorablement et heureusement l'art de guérir.

En général, les thermiâtres préconisent, avec un enthousiasme trop intéressé, les eaux qu'ils administrent ; = mon confrère de Saint-Galmier a été plus sage dans son appréciation : « Les eaux de Saint-Galmier, dit-il, ne conviennent pas à tous les malades, à tous les tempéraments ; elles doivent être rigoureusement défendues aux constitutions nerveuses et irritables, et aux malades qui sont frappés de la phthisie pulmonaire, ou de phlegmasies aiguës.

Les maladies, pour la guérison desquelles l'eau de St-Galmier a fait ses preuves, sont les inflammations si fréquentes de l'estomac et des intestins, surtout lorsque ces inflammations n'ont pas encore atteint ou ont franchi la période aiguë.

Les vomissements spasmodiques, — la boulimie, — le pica, — le pyrosis, — la dyspepsie, — la diarrhée sans réaction ; — toutes ces manières d'être de la gastro-entérite chronique, réclament l'usage rationel de la même eau et guérissent avec un *merveilleux succès* en leur donnant pour adjuvants l'exercice et un régime convenables.

« Jamais, de mémoire d'homme (je me plais à citer le doc-

teur Ladevèze), on n'a vu d'habitants de St-Galmier souffrir de la présence d'une pierre dans la vessie ; jamais aucun d'eux n'a été dans la nécessité de se soumettre à l'opération de la pierre ; ils doivent cet avantage à l'usage quotidien qu'ils font de leurs eaux minérales, le meilleur, le moins irritant des diurétiques. »

D'après l'indication de cette précieuse propriété thérapeutique, que j'attribue à la présence du nitrate de magnésie, associé à plusieurs bi-carbonates terreux et alcalins, j'ai conseillé à plusieurs de mes clients affectés de gravelle et de catarrhe de la vessie, l'usage méthodique et prolongé de l'eau de St-Galmier, — et j'atteste qu'ils ont été ou guéris ou notablement soulagés.

La chlorose, la leucorrhée et la plupart des dérangements menstruels s'acharnent plus que jamais à tourmenter nos dames de la ville, parce qu'elles mènent une vie trop sédentaire ou qu'elles abusent de la civilisation ; — pour en obtenir la guérison, il faut indispensablement que leurs intéressantes victimes prennent la peine de faire une longue visite aux Naïades de la Coise.

Plus souvent qu'on ne le croit, — une éruption dartreuse est la conséquence d'une inflammation chronique des viscères, négligée ou méconnue. — Tisane, rob et sirop dépuratifs, — sulfureux et alcalins, — rien ne peut en triompher. — Le mal augmente ou augmentera, si, au lieu de ces remèdes incendiaires,

du côté du poumon gauche ; la malade n'est pas allée du ventre depuis trois jours. Potion avec 15 gouttes de teinture de digitale et 60 grammes de manne dans une infusion de violette et tilleul. La malade reste dans le même état jusqu'au 1er janvier, époque à laquelle M. Bouchacourt prend le service. Les prescriptions précédentes sont continuées jusqu'au 5 janvier. L'anasarque avait alors fait de tels progrès, qu'il était impossible à la malade de reposer. On se décide alors à lui pratiquer quelques mouchetures aux grandes lèvres, qui sont dans un état de distension tel qu'elles oblitèrent le vagin et gênent singulièrement la miction.

Le 6 et le 7, un écoulement continu de sérosité a lieu par les mouchetures. Le 7, dans la soirée, les mouchetures s'oblitèrent, et les phénomènes de gêne dans les mouvements de toute la partie inférieure du corps se reproduisent, ainsi que la difficulté dans l'émission des urines. L'auscultation démontre que l'épanchement pleurétique a fait des progrès ; que les deux cavités pleurales et le péricarde sont envahis ; la malade ne peut respirer qu'assise, et encore avec une difficulté extrême.

Le 8, on ajoute aux 15 gouttes de teinture de digitale que la malade prenait jusqu'alors 15 gouttes de teinture de scille et on applique deux larges vésicatoires sur la poitrine. Sur le soir, la figure se couvre d'une éruption rubéolique.

Le 9, au matin, un mois, au dire de la malade, avant l'époque où elle devait accoucher, l'éruption a pris un caractère érysipélateux ; la gêne de la respiration a encore augmenté, la suffocation est imminente ; la tête est lourde, la phonation difficile ; le toucher pratiqué pour s'assurer de l'état du col est gêné par la distension des grandes lèvres. On arrive cependant à reconnaître que le col est un peu effacé ; on constate une présentation du vertex à travers les parois de l'utérus aminci. Un lavement huileux est prescrit, afin de préparer la malade à l'opération qu'elle doit subir.

Le 9, à 3 heures du soir, M. Bouchacourt, après avoir constaté les dimensions normales du bassin, et la position du col qui se trouve déjeté à gauche, fait placer la malade comme pour la version ; un morceau d'éponge préparée à la ficelle est disposé en forme de rouleau d'un centimètre environ de diamètre sur six de long ; l'extrémité qui doit être introduite dans le col est un peu arrondie.

L'index de la main gauche est alors introduit dans le vagin, puis autant que possible dans l'orifice externe du col, qu'il essaie de dilater. Alors, avec la main droite, on introduit dans le vagin une pince à polype courbe, armée d'un morceau d'éponge préalablement cératée, et se servant de l'indicateur gauche maintenu dans la position décrite précédemment pour guider son instrument, le chirurgien fait pénétrer l'éponge de deux à trois centimètres dans le col, retire l'instrument, et fait arc-bouter l'extrémité libre de l'éponge du côté du sacrum. L'index est alors retiré du vagin dans lequel on place une éponge sèche destinée à maintenir la première en place.

La malade est placée alors dans un lit préparé à l'avance ; jusqu'à 9 heures du soir, rien n'annonce un accouchement prochain. A cette heure cependant, quelques douleurs de reins font pressentir le commencement du travail ; la présentation ayant été préalablement constatée, on s'abstient de pratiquer le toucher,

---

vous n'éteignez pas le feu intérieur et latent dans des flots d'eau de St-Galmier. — Le docteur Ladevèse explique de cette manière un grand nombre de guérisons de dartres, et son explication sera comprise par tous les praticiens qui réfléchissent beaucoup et droguent peu.

L'action hygiénique et même prophylactique de l'eau de Saint-Galmier, n'a été qu'indiquée jusqu'à présent ; — elle mérite quelques développements pour fixer l'attention publique sur tous les avantages qu'on peut en attendre, comme boisson.

« Les eaux gazeuses sont de puissants auxiliaires de la digestion, a dit Raspail, et nul besoin d'éructation suivant cette considérable ingestion de gaz acide carbonique, on peut conclure que ce gaz est absorbé par l'estomac. »

Un autre chimiste, trop tôt enlevé à la science et à l'amitié, A. Dupasquier, précisa et, pour ainsi dire, localisa cette question, en ajoutant « L'eau minérale de Saint-Galmier, mise en bouteille telle qu'elle coule à la source et sans aucune addition artificielle, est une excellente boisson, propre à entretenir les forces digestives pendant les temps de chaleur. Beaucoup de personnes qui ne peuvent supporter l'eau gazeuze, font usage d'eau de Saint-Galmier sans en éprouver la moindre incommodité, c'est aussi pour cette raison que plusieurs médecins la prescrivent de préférence à l'eau de Seltz, dans les maladies où celle-ci est recommandée. »

Vous ne comprenez pas assez, gens du monde, tout ce que vaut l'estomac, — ce laboratoire mystérieux où les substances de plusieurs règnes se décomposent, tous les jours, pour s'assimiler à votre sang, à votre chair, à vous-même...

Vous ne le comprenez pas mieux, ô vous que le plaisir quitte trop tôt et qui n'avez plus que les consolations de la table, — parce que vous abusez du plus précieux de vos organes, en mangeant mal.

Croyez-moi, il n'y a pas d'estomac si robuste, si capace, dont les parois en caout-chouc se distendent à l'arrivée de tout ce que son propriétaire ose lui envoyer, qui ne finisse par se fatiguer. — L'appétit vous quitte ; — bagatelle, dit un commensal de café ; prenez un verre d'eau blanche, de vermouth ou de madère. — L'appétit ne revient pas, c'est trop peu pour en entretenir votre docteur, et le pharmacien de la rue vous vend quelques grains de santé, des prises de jalap ou d'aloès...

Malheureux ! arrêtez, il en est temps encore, — écoutez les conseils d'un ami, d'un médecin, d'un gastrosophe ; vous ne pouvez pas manger ; eh bien, ne mangez pas ou peu ; — que votre nourriture soit douce et légère, — faites de l'exercice, —

pendant tout le temps du travail, de peur de déranger les éponges.

Le dix, à 7 heures du matin, a lieu l'expulsion des éponges placées dans le col de l'utérus et dans le vagin ; et, trois quarts d'heure environ après, l'accouchement se terminait.

La délivrance se fit presqu'immédiatement après la sortie de l'enfant, qui était un garçon bien portant, d'une longueur totale de 46 centimètres et demi, du poids de 1,900 grammes ; les diamètres de la tête mesurés présentaient : l'occipito-mentonnier, 11 centimètres et demi, l'occipito-frontal, 11 centimètres, le pariétal huit.

Cet enfant, quoique bien constitué, fut, suivant les usages de la maison, et parce qu'il parut un peu faible, allaité seulement au biberon, et mourut au bout de 13 jours.

La malade reposa passablement à la suite de son accouchement ; après six à huit heures environ, tout écoulement ayant disparu de la vulve, et une légère congestion se manifestant du côté de la tête, on fit appliquer de la moutarde aux cuisses. — 11 *Janvier.* — La nuit a été bonne, ce qui n'était pas arrivé depuis longtemps ; pas de lochies, écoulement assez abondant de sérosité par les mouchetures qui se sont ouvertes pendant le travail ; l'anxiété a diminué. 12. — Application de sangsues ; un écoulement séro-sanguinolent s'est manifesté après l'application des sangsues, légères douleurs du côté des reins qui semblent se gonfler, 122 pulsations, respiration toujours un peu gênée, même prescription. — 13. — Le pouls est tombé à 104. — 14. — Il n'y a plus que 92 pul-

sations. La malade accuse des coliques, constipation : 25 grammes de sulfate de soude dans de l'eau de veau, bouillon pour régime. — 15 — Pas de selles, tisane de mélisse et sirop de capillaire, bouillon. — 15. — Trois verrées de petit lait purgatif. — 17. - Plusieurs selles, moins de coliques, respiration plus libre qu'elle ne l'a jamais été, il y a cependant encore un peu d'épanchement pleural. 21. — L'anasarque et les divers épanchements, soit dans les plèvres, soit dans le péritoine, avaient presque complètement disparu, lorsque dans la journée d'hier, la malade s'est plaint d'une recrudescence de ses douleurs ; le pied droit et la jambe du même côté sont le siége d'un œdème douloureux. Coton cardé, taffetas ciré pour l'envelopper, potion avec 4 gram. de sirop de digitale, 10 gouttes de teinture de scille. — 22. — Les douleurs persistent, le sommeil est interrompu, on ajoute à la prescription précédente 10 gouttes de laudanum. — 23. — Pas de douleurs, mais un frisson s'est montré dans la soirée ; on supprime la potion diurétique et on donne à la malade 15 grammes de sirop d'écorces d'orange et 15 grammes de sirop de quina. — 24. — La malade n'accuse plus aucunes douleurs, les nuits sont calmes, il y a encore un peu de bouffissure de la face. — 27. — La malade va passer quelques jours à l'Hôtel-Dieu, avant de se remettre au travail ; elle n'a plus en sortant de la Charité qu'un reste d'œdème à la face. Six semaines après ses règles paraissaient, et depuis lors, elle s'est toujours bien portée.

Pendant le mois de mai, cette fille a été vue par M. Bouchacourt, il a constaté qu'elle se portait aussi bien que possible.

---

et buvez, à tous vos repas, de l'eau de Saint-Galmier, seule ou trempée de vin : ne pas boire de l'eau rougie, au premier service, disait Brillat-Savarin, c'est sacrifier la jouis-ance future à l'orgueil présent.

Que de gastrites j'ai eu le bonheur de prévenir, à l'aide d'une semblable recommandation !

L'eau de Saint-Galmier, — c'est l'amie la plus dévouée à cette dixième muse qui préside aux jouissances du goût et qu'on a nommé GASTÉRÉA. — Votre estomac est mou, paresseux, débile pendant les ardeurs de l'été, — l'eau de Saint-Galmier, par sa fraîcheur inaltérable, par la coquetterie de son principe gazeux, le rafraîchit, le caresse et lui rend son activité première. — Votre estomac est las, par excès de gentillesse ; — cette eau le corrobore, en favorisant sa contractilité ; elle vous rend apte à dîner comme si vous n'aviez pas déjeûné, et à souper même, comme si vous n'aviez pas dîné... — Votre estomac est malade, impotent, — d'une façon chronique, à désespérer la médecine ; — la même eau le console et le prépare, avec quelques précautions, à un régime de plus en plus analeptique et réparateur. — Enfin, ce pauvre estomac, affranchi des sangsues et de l'eau de gomme, entre en convalescence ; — c'est encore l'eau de Saint-Galmier qui tempère ses ardeurs trop prématurées et conjure les rechutes.

Aussi, comme la réputation de cette eau grandit vite et partout. — Elle figure indispensablement sur la table de l'homme du monde, riche, sensuel ou valétudinaire, qui prend au sérieux les jouissances d'une bonne digestion.

> *Doux plaisir qu'un besoin sans cesse renaissant,*
> *Rend toujours plus aimable et toujours plus piquant.*
> (BERCHOUX.)

On la demande, on la recherche dans les cafés, les hôtels et les bals ; — car l'expérience a démontré qu'on peut la boire impunément, alors même que le corps est baigné de sueur ; que nulle boisson n'étanche la soif davantage, plus agréablement et plus promptement. — Dans les pays chauds, elle s'acclimate et et elle fera de faciles conquêtes. — M. Badoit l'expédie depuis plusieurs années en Suisse, en Italie, à Batavia, à l'île Bourbon et dans la plupart de nos colonies.

L'eau de Saint-Galmier, comme boisson, fera le tour du monde...

Je laisse au médecin-inspecteur le soin de diriger les malades dans l'administration de cette eau ; seulement, je dois dire et recommander qu'il faut autant que possible la boire comme médicament à son premier jet ; — le premier verre d'une bouteille de champagne est toujours le plus riche en gaz, et par conséquent le meilleur...

Là malade qui fait le sujet de cette observation était affectée d'une pleuro-péricardite et d'un anasarque, état complexe en partie indépendant de la grossesse, en partie sous sa dépendance. Le traitement n'ayant pu réussir à le faire disparaître, et la gestation agissant à la fois comme cause et comme complication, il fallait, de toute nécessité, avancer le terme de la parturition. L'innocuité de l'opération et son heureuse influence sur la mère et son enfant, ont confirmé une fois de plus ce beau précepte de Levret : « L'excellence de l'art de l'accoucheur consiste à sauver deux individus à la fois. »

Quant au mode opératoire, M. Bouchacourt n'a pas hésité à se prononcer pour la dilatation, dont il a pu déjà, à deux reprises, apprécier la valeur. C'est, du reste, le procédé généralement usité en France : « La dilatation, dit M. Lacour, a l'avantage de procurer à la fois, et sans aucune violence, la dilatation du col utérin, le décollement des membranes et une légère excitation produite sur la partie inférieure de la matrice. Ces avantages, qui ont déjà popularisé cette méthode, lui assurent un légitime et durable succès. Depuis qu'elle est bien connue, un grand nombre d'accoucheurs y ont eu recours. En effet, elle mérite la prééminence sur la ponction par une supériorité incontestable. D'abord, les contractions utérines naissent aussi bien au moyen de l'éponge que par l'action du trois-quarts. Et puis, l'œuf restant intact, le fœtus n'a rien à craindre de la prolongation du travail. Cette plénitude de l'œuf offre aussi une précieuse ressource pour reconnaître la position de l'enfant, qu'il est possible de changer, si elle est mauvaise, ainsi que M. Stoltz a

pu y parvenir chez une de ses opérées. »

CHIRURGIE.

Fracture complète de la jambe au tiers inférieur compliquée d'accidents nerveux extraordinaires et de rhumatisme, par le docteur LERICHE, médecin du Dispensaire.

M. le prince Pio, âgé de 52 ans, ancien officier de marine au service de l'Espagne, sa patrie, est né d'une mère cataleptique ; sa taille est élevée, sa constitution sèche et éminemment nerveuse. Il a été sujet dans le cours de sa vie à plusieurs maladies dont quelques-unes étaient assez graves ; telles que fièvre catarrhale, fièvres intermittentes simples ou larvées, tic douloureux de la face, névralgies diverses, rhumatismes articulaires affectant principalement les articulations des genoux, affections dartreuses diverses, etc. M. a passé les vingt dernières années de sa vie en Italie.

Le 4 mars 1849, vers sept heures du soir, M. descendait un escalier, s'appuyant péniblement sur le membre inférieur gauche, dont le genou était resté douloureux depuis une dernière attaque de rhumatisme essuyée au printemps de l'année précédente. M. fait un faux pas et tombe, la jambe gauche fléchie sous le siége, qui lui fait supporter tout le poids du corps. Lorsqu'on le relève, la jambe était déformée et la marche impossible.

Je fus appelé à l'instant et je constatai une fracture des deux os de la jambe à quatre travers de doigt au-dessus de l'articulation tibio-tarsienne. — Le fragment supérieur du tibia est taillé en bec de flûte très oblique

---

Boire toujours et à telle heure, — recommencer à telle autre, — boire sans cesse et sans soif, — voilà ce qui a été comparé par un buveur anglais au supplice du *treadmill* : on est délivré de ce supplice à Saint-Galmier. — Ce n'est pas, d'après la formule, qu'on boit cette eau si limpide et si agréable, le plaisir vous y invite. — Pas de régime sévère, peu de douches ; point de *vaporarium* et de toutes ces cérémonies que madame de Sévigné eut raison d'appeler une *bonne répétition de purgatoire.*

Saint-Galmier, comme tous les autres établissements d'eaux minérales qui jouissent d'une certaine réputation, est en progrès, mais à moins de frais. — On n'y trouve pas, comme à Baden, Vichy, Tœplitz, ou Carlsbad, de somptueux hôtels, mais des pensions propres et confortables ; — de beaux jardins et des parcs princiers, dessinés par la main des hommes, mais les bords riants de la Coise et du Lignon célébrés par Honoré d'Urfé, dans son roman de l'*Astrée ;* — mais des vals ombreux, solitaires, accidentés, au nord de la ville, où le promeneur peut s'égarer et rêver... à tout ce qui lui plaira ; — mais de nombreuses courses, intéressantes pour le poète, pour l'artiste et pour le savant, qu'on peut faire, entre deux repas, dans les environs de la ville, et que je vais seulement indiquer :

A 4 kilomètres S.-E. de St-Galmier, dans la commune même, une mine de sulfure de plomb qui n'est pas encore exploitée.

La ville de St-Étienne avec ses manufactures, ses édifices publics, son musée industriel et son aqueduc romain.

La ville de Montbrison, chef-lieu du département de la Loire, où l'on arrive également par le chemin de fer, — ville très ancienne, mais rajeunie ; — du haut de la montagne dite du Calvaire, un des plus beaux panoramas de France ; — monuments publics à visiter et l'orgue de la cathédrale à entendre.

La ville de Feurs, — ancienne capitale du Forez, — beaucoup de débris qui attestent son ancienne splendeur sous les Romains.

Les ruines du château de Montrond, sur la rive droite de la Loire.

Le Mont-d'Isoure, — son temple d'Isis, dont le culte fut apporté de l'Égypte dans les Gaules, — plusieurs statues de la déesse, des vases, des médailles, des Harpocrates et des Mercures.

Les ruines du château de Marclop (*Marclopcium*) sur les bords de la Loire.

Les ruines encore poétiques de la forteresse de Saltz en Donzy, près de Feurs, où erre la grande ombre du connétable de Bourbon.

Le château de la Bâtie, de tous les châteaux du Forez le plus intéressant à visiter. — Site très pittoresque. — C'est là qu'Honoré d'Urfé écrivit son *Astrée.*

Saint-Rambert avec ses tours, ses bastions, ses poternes et

de haut en bas et de dehors en dedans, il se termine en une pointe très acérée qui pique la peau. — Aidé de M. Bouchacourt, je procédai à la réduction qui fut très douloureuse, mais les os revinrent sans obstacle à une bonne position. — Les fragments furent maintenus au moyen d'un bandage de Scultet soutenu par des attelles. — On recommanda d'arroser le membre d'eau blanche pendant la nuit. MM. Gallois et Petit, internes des hôpitaux, furent placés près du malade pour surveiller les accidents qui pourraient survenir.

Vers trois heures du matin, les douleurs qui n'avaient pas été assez intenses pour empêcher le sommeil, prennent tout-à-coup une acuité et des caractères qu'elles n'avaient pas offerts jusque-là. — Elles se montrent d'abord le long du nerf peronnier latéral externe; puis, après quelques minutes de durée, elles envahissent successivement et d'une manière irrégulière les faces plantaire et dorsale du pied, le mollet, le creux poplité, la partie interne de la jambe, etc. — La douleur cesse brusquement et complètement sur le point qu'elle quitte et apparaît avec toute son intensité sur le nouveau point d'élection. Jamais le foyer de la fracture n'a été le siége de douleurs spontanées. Dans tous les cas, celles-ci sont continues, exacerbantes, donnant la sensation de déchirement et de tiraillements tellement pénibles que, pendant tout le temps de la crise, le malade, malgré son courage bien connu et sa haute raison, ne peut s'empêcher de pousser des gémissements et des cris. — Un tremblement convulsif s'empare du membre au moment de l'accès, tous les muscles sont agités de contractions et de relâchements successifs imprimant au pied et à la jambe

des mouvements évidents; plus tard ce même phénomène s'est présenté très souvent, et souvent aussi il s'est étendu à tous les membres et aux muscles de la face.

Pendant la première heure, on se contente d'administrer une potion calmante simple, puis on en prescrit une nouvelle avec 40 gouttes de laudanum de Sydenham; elles ne produisent pas d'effet sensible. — On procède à un examen attentif de la fracture et du bandage qui n'apprennent rien de particulier. — Saignée de 250 grammes qui fait cesser la douleur pendant demi-heure environ. Au bout de ce temps elle revient et atteint bientôt la même intensité.

C'est alors que l'on a recours à l'inhalation de l'éther qui suspend immédiatement la douleur, mais dès qu'on cesse de le faire respirer, la sensibilité morbide revient en causant les mêmes souffrances. — On maintient le malade pendant plusieurs heures dans un état d'insensibilité jusqu'à ce que les douleurs deviennent moins vives; ce qui a lieu vers dix heures du matin.

5 mars. On examine le membre. Le gonflement est peu considérable, une ecchymose assez étendue commence à se dessiner sur la face interne de la jambe, la peau ne présente pas de chaleur anormale.

La douleur névralgique reparaît vers midi avec toute son acuité, elle dure jusqu'au soir en laissant des intervalles plus ou moins longs pendant lesquels le malade souffre moins. — Le soir potion avec laudanum 40 gouttes. Vers dix heures le malade s'endort jusqu'au lendemain.

6. Les crises reviennent à huit heures. Elles durent toute la journée. — Le moindre attouchement sur le

---

ses remparts du douzième siècle. — Son église, une des plus anciennes de la contrée, fut un temple élevé par les Romains, à Cérès.

Le Château du Grand-Jean, visité par tous les artistes, à cause de sa position romantique, dans une anfractuosité des montagnes de l'Auvergne.

Le château de Boulhéon, — débris importants, — souterrain qui passe sous la Loire, tapissé de belles stalactites, et qu'on peut visiter.

Jourcey, — paysage de la plus pure nature alpine, — il ne reste que la chapelle de son antique manoir.

— Mais, docteur, je vous en prie, me dit M. Badoit, en venant m'avertir qu'il fallait déjeûner et partir, — parlez donc un peu aux buveurs qui n'aiment pas ou ne peuvent pas courir, — des commodités de la vie vulgaire et des distractions que je puis leur procurer à Saint-Galmier.

— A ceux-ci je dirai qu'on trouve, à Saint-Galmier, et surtout à l'*Hôtel des Eaux minérales*, tenu par M. Badoit, dans le voisinage de la source et de la promenade, — *bonne table*, *bon gîte et bon lit;* — des journaux multicolores, — un billard, — un piano, — enfin tous les objets réclamés par les habitudes de notre époque.

— Est-ce là tout votre programme, M. Badoit?

— Tout, si vous ajoutez qu'on pêche dans la Loire de délicieux saumons et que nos buveurs en profitent.

— Bravo, M. Badoit, voilà une ÉPROUVETTE GASTRONOMIQUE; — ce trait d'esprit vous portera bonheur!

Nous aurions plus longtemps causé, mais il fallut partir. — Pour revenir à Lyon, j'eus d'abord la velléité de prendre la voiture de Montbrison, et d'achever ainsi l'itinéraire commencé de Lyon à Saint-Galmier. — Mais, en l'absence du médecin, les heures sont comptées au chevet de tant de malheureux qui souffrent, que je me résignai à les économiser, en reprenant la voie ferrée.

Eh bien! me disais-je en partant, le temps consacré à cette excursion médicale ne sera pas perdu si, en lisant ces quelques pages, j'ai le bonheur d'inspirer au public mon estime et ma confiance aux bonnes eaux de Saint-Galmier.

Munaret.

Note du Rédacteur. — En ouvrant nos colonnes à la spirituelle notice de M. Munaret, nous n'avons point entendu juger au fond la question de supériorité entre les sources rivales, question probablement destinée à demeurer éternellement litigieuse, et qui, dans tous les cas, ne saurait être résolue que par des recherches physico-chimiques, comparatives, poursuivies par des hommes compétents.

membre malade, un ébranlement quelconque qui se communique à la jambe, un pli du bandage, un chef de bande replié avec beaucoup de précaution; en un mot tout ce qui a laissé par la compression une empreinte sur la peau, fait renaître la douleur, et celle-ci disparaît le plus souvent par le relâchement du bandage ou l'ablation des causes désignées. — Il est vrai que le calme est de peu de durée, mais l'éther rend toujours les mêmes services. Plus tard les mêmes causes ont toujours paru avoir le même résultat sur l'apparition de la douleur, et la crise ne cessait jamais si l'on ne parvenait à détruire la cause en apparence si légère qui l'avait fait naître. Aussi la contention a-t-elle été illusoire; le bandage a été dans l'impossibilité d'atteindre son but et la fracture s'est consolidée par le seul repos du membre sur le coussin.

Du 7 au 18 les accès reviennent irrégulièrement, le plus souvent le soir, et alors ils commencent vers cinq heures pour cesser à dix heures, quelquefois la nuit, rarement vers le milieu du jour. — L'éther produit toujours son effet accoutumé. — On essaie aussi des lavements avec la valériane, le musc et le quinquina sans obtenir aucun résultat apparent. — Le retour des accès vers le soir aux mêmes heures, l'existence d'affections intermittentes antérieures et l'efficacité du sulfate de quinine prônée hautement par l'entourage, nous engagèrent à essayer également de ce remède. Pendant trois jours M. prit près d'un gramme du sel quinique, et cela sans le plus léger avantage.

Dans la journée du 19, vers le soir, le temps devint tout-à-coup humide et froid, les douleurs se montrèrent vers quatre heures et se prolongèrent toute la nuit jusqu'au jour suivant, l'éther ne produisit qu'un effet incomplet. — La révision du bandage à plusieurs reprises, trois centigrammes de morphine, une saignée de 250 grammes demeurèrent aussi sans résultat. L'exaltation nerveuse était telle qu'elle rappela certains phénomènes magnétiques qui ont paru incroyables jusqu'ici. C'est ainsi que M., qui avait les yeux couverts par le mouchoir qui servait à l'inhalation éthérée, sentit à diverses reprises, d'une manière très douloureuse, les doigts que je promenais à un centimètre au moins de la peau sur le trajet connu du nerf péronnier.

Du 19 au 30, les accès reviennent tous les deux ou trois jours, leur durée ne dépasse guère deux heures, l'éther en fait toujours justice. Le rhumatisme du genou se réveille pendant cet intervalle; les douleurs sont modérées.

Le 30 mars bandage de scultet amidonné, très peu serré; on le laisse huit jours en place, mais, pendant ce temps, on est obligé d'humecter plusieurs fois par jour certains points légèrement comprimés par la dessication et le retrait de quelques chefs de bande.

Du 6 au 12 avril, M. n'a pas eu d'accès douloureux, on espère qu'ils ne reviendront plus. — La fracture est en bonne voie, les os sont évidemment réunis, il y a encore un peu de flexibilité dans le cal; la pointe du fragment supérieur, qui était légèrement saillante sous la peau depuis qu'on avait été obligé d'enlever le bandage, paraît moins aiguë.

Dans la nuit du 12 au 13 invasion d'un rhumatisme aigu dans l'articulation tibio-tarsienne du côté malade, gonflement considérable surtout autour de la malléole externe.

Le 14 l'arthrite a augmenté, fièvre, douleur vive à la jointure. — Cataplasme laudanisé, sangsues, coton sur le membre.

Le 15 le rhumatisme n'a pas sensiblement augmenté. — Réapparition des douleurs névralgiques dans les lieux de prédilection; éther; leur durée est assez courte.

Les jours suivants, le rhumatisme augmente encore; le genou se prend ainsi que la hanche du côté droit.— Douleurs névralgiques plus intenses; les accès sont plus prolongés (1).

Le 18 M. apprend qu'un de ses fils est blessé gravement; il affecte du calme pendant deux jours. Les douleurs prennent une acuité insolite; les accès se succèdent presque sans intervalle. — Saignée. — Poudre de Dower.

Le 24 légère diminution de rhumatisme.

26. La douleur a presque complètement disparu, il reste un peu d'empâtement autour des malléoles; le cal a subi un ramollissement évident. Le membre a une forme très irrégulière à cause du gonflement des jointures, du volume du cal et de l'atrophie des muscles. Bandage de scultet.

Le 2 mai le cal a pris de la consistance, on fait lever le malade et on place le membre sur un appareil hyponarthécique.

Le 16 M. appuie fortement le membre contre le sol. Le membre a repris sa forme et sa rectitude normale, la saillie du tibia s'est effacée en partie. Raccourcissement d'un centimètre environ.

27. M. marche à l'aide d'une béquille et d'une canne.

1er juin, départ pour les eaux d'Aix.

Le 8 M. marche très aisément avec deux bâtons;

(1) A ce moment l'articulation tibio-tarsienne est tellement déformée, par suite de l'invasion du rhumatisme, qu'un de nos confrères, d'un mérite incontestable, voyant le malade pour la première fois, crut à un pied équin; aussi plus tard sa surprise fut-elle grande, quand, revoyant le malade, il trouva le pied ramené dans son état normal.

il suffit même d'un seul, mais alors la marche n'est pas sûre.

Quinze jours après son arrivée à Aix, le malade avait abandonné entièrement ses béquilles, une canne suffisait pour l'aider à marcher. Le raccourcissement qui, lors de son départ, avait été évalué à un centimètre, avait diminué d'au moins de moitié. D'où nous sommes portés à tirer cette conclusion, que lorsque les articulations du genou et du pied seront revenues à leur état normal, le raccourcissement sera à peu près nul...

Le fait que nous venons de rapporter nous paraît extraordinaire à cause de la forme des accidents, de leur ténacité et de leur résistance à tous les agents antispasmodiques dont la vertu est célébrée dans les cas analogues.

A quoi pouvait tenir une complication aussi fâcheuse et aussi opiniâtre?

Serait-ce à une solution de continuité de quelque tronc ou de quelque rameau nerveux? — Cette opinion, quoique fondée au premier abord, ne nous paraît pas admissible. En effet, s'il en eût été ainsi, les douleurs se seraient montrées dès le début, elles auraient été continues et fixes, tandis qu'elles ont offert des intermittences de plusieurs heures et même de huit à quinze jours, et une mobilité constante. Elles eussent disparu pour ne plus revenir après deux ou trois jours, temps nécessaire pour la cicatrisation d'une plaie sous-cutanée, tandis qu'elles durèrent un mois dans une première période et reparurent ensuite vers le quarantième jour, alors que les os eux-mêmes étaient consolidés. Enfin un nerf assez considérable pour déterminer de pareils accidents eût laissé quelque paralysie après la cicatrisation; or rien de pareil n'a été observé.

Le vice rhumatismal ne nous explique pas mieux cette singulière complication. — En effet il y aurait eu dans ce cas un rapport entre l'apparition d'une manifestation rhumatismale et celle de la névralgie, entre l'intensité de la cause et celle de l'effet; or, pendant le premier mois, le rhumatisme s'est tû complètement et c'est pendant cette période que les douleurs ont été le plus aiguës. Plus tard, lors de l'invasion du rhumatisme, quatre jours se sont passés sans douleurs. — Enfin si la névralgie eût été rhumatismale, la douleur eût présenté, comme la sciatique par exemple, un caractère de fixité et de continuité qu'on n'a nullement observé dans le cas qui nous occupe.

Avions-nous affaire à une fièvre larvée? Mais jamais la périodicité n'a été franche, et d'ailleurs le sulfate de quinine a échoué d'une manière complète.

Nous arrivons ainsi par voie d'élimination à la seule notion qui nous paraisse exacte. — A mon sens l'état névralgique que j'ai observé sur M. le prince Pio reconnaît pour causes prochaines une diathèse nerveuse particulière suffisamment prouvée par ce que nous dit de sa constitution, de ses parents, de ses maladies antérieures, etc., et pour cause occasionnelle la solution de continuité des os, l'affection rhumatismale aiguë; la persistance de ces deux ordres de causes nous explique l'inefficacité des agents antispasmodiques employés dans ce cas. — La cause était fixe, persistante, l'effet devait toujours tendre à se renouveler. — Le seul agent thérapeutique efficace m'a été indiqué par une expérience personnelle d'un très grand nombre de névralgies qui avaient résisté à tous les autres agents employés dans ces cas et avaient été guéries ou considérablement amendées par les anesthésiques (1). Dans ce cas, l'effet a été ce qu'il devait être. Grâce à ces précieux médicaments, M. a traversé, pour ainsi dire sans souffrir, des crises douloureuses qui eussent été intolérables sans leur secours, et nous avons pu, sans appareil contentif rendu impossible par les douleurs, arriver à une consolidation osseuse qui ne laisse rien à désirer. Il est vrai que nous avons dépassé la limite du temps vulgairement accordé à la consolidation des fractures de la jambe; mais si l'on considère encore une fois qu'il a été impossible de maintenir un appareil et qu'à la complication nerveuse déjà si grave est venu se joindre un rhumatisme aigu de quinze jours avec ramollissement du cal, on verra que nous devons nous estimer très heureux du résultat obtenu.

Etait-il possible d'agir autrement que nous ne l'avons fait; c'est-à-dire, était-il possible, dans ce cas, d'employer autre chose que la position seule du membre? Nous ne le pensons pas : car le moindre toucher, un chef du bandage de scultet placé à faux occasionnait des douleurs intolérables. Je ne vois pas comment on eût pu appliquer des moyens contentifs plus efficaces que ceux dont nous nous sommes servis, et surtout quand on songe que ces accidents ont duré pendant deux mois.

<hr>

MÉDECINE

De l'emploi du cyanure de mercure dans les maladies syphilitiques, par le docteur Ramadier.
(Note lue au Comité médical du Dispensaire, dans la séance du 14 avril 1849.)

Si aucun praticien n'ignore que c'est contre la syphilis que les mercuriaux ont été recommandés, qu'ils sont définitivement considérés aujourd'hui comme son véritable spécifique, qu'ils possèdent la propriété incontestable de neutraliser, de détruire le principe syphilitique, tous ont aussi reconnu cette vérité, savoir que les nombreuses préparations mercurielles ont en

____

(1) La dose d'éther employée peut être évaluée à 3 kilogr.

thérapeutique leurs cas spéciaux d'application, et que, sous leur influence, le principe morbide ne saurait résister. Pénétré de ce fait, chaque jour sanctionné par l'expérience, j'ai, à l'exemple de quelques médecins français et étrangers, fait usage, avec un plein succès, de la solution de cyanure de mercure (ou hydrocyanate de mercure) dans des cas nombreux d'infection syphilitique ancienne. Tous ces cas présentaient entre eux, sinon une analogie parfaite, au moins un ensemble de phénomènes qui, par leur nature, leur caractère et leur siége, m'ont permis de les réunir et de les soumettre à l'action d'une combinaison mercurielle identique.

Pour ne point abuser de la bienveillante attention du Comité, je ne rapporterai que deux observations dont la guérison radicale confirme les bons effets de la combinaison de ce métal précieux et démontre l'importance des services que la pratique doit en espérer.

OBSERVATION Ire. — *Métrite chronique ; douleur, engorgement de l'utérus ; écoulement blanc, jaunâtre ou mélangé de rouge ; éruption cuivrée siégeant sur la fesse droite, sur le cubitus du même côté, sur le tibia et le mollet gauche ; douleurs ostéocopes dans les membres.*

Le sujet de la première observation est une femme, limonadière, âgée de trente-six ans, d'un beau tempérament sanguin et nerveux, malade depuis plusieurs années d'une syphilis. La légèreté de son caractère, sa gaîté folle, détournèrent assez longtemps son attention pour ne point pressentir le danger qui la menaçait. Dix-huit mois après l'infection, la maladie dont la marche avait été lente, mais sans cesser de faire des progrès, plongea la malade dans des chagrins profonds suivis d'une sorte d'hébètude. Ce fut au mois de mai et à la suite de divers traitements anti-syphilitiques par le deuto-chlorure de mercure administré sans succès, qu'elle vint me consulter.

Elle était alors privée de sommeil, en proie à des douleurs incessantes dans le bas-ventre, mais surtout dans les os longs des extrémités. Des éruptions cuivrées occupaient la fesse, le cubitus droit, le tibia et le mollet gauches ; quelques nodosités très-douloureuses existaient dans les os longs ; un toucher explorateur de la matrice très-douloureux, faisait distinctement apprécier une augmentation de volume dans le globe utérin, et le linge de la malade était couvert de maculatures d'un blanc jaunâtre mélangé de rouge. Si aux symptômes que je viens d'apprécier, aux circonstances commémoratives qui se rattachent à la vie privée de la malade, on ajoute : l'amaigrissement général, la teinte jaune-paille de toute la peau, la face de couleur de la plombagine, il serait difficile de méconnaître dans ces désordres le résultat de l'action lente, mais incessante du principe syphilitique.

Les services que m'avait déjà rendus le cyanure de mercure dans des circonstances à peu près analogues, m'engagèrent à en faire l'application.

La malade fut immédiatement mise à l'usage de la solution de mercure cyanuré formulée ainsi :

    R. Cyanure de mercure. . 50 centig.
       Eau distillée. . . . . . 500 gr.

Une cuillerée à bouche tous les matins pendant un mois, puis une le matin, une le soir (chacune d'elle contenant a peu près 1|8e de grain du principe médicamenteux), lui fut administrée. En même temps qu'elle faisait des frictions avec la pommade cyanurée sur les parties recouvertes de boutons, elle s'exposait à l'insolation dans des conditions prescrites, et prenait pour boisson la tisane concentrée de salsepareille.

Je vis bientôt, sous l'influence de cet agent thérapeutique, les douleurs ostéocopes, les douleurs de matrice diminuer d'intensité et de fréquence ; de continues qu'elles étaient, elles devinrent pour ainsi dire intermittentes, pour disparaître ensuite définitivement. Les symptômes apparents ne furent pas plus réfractaires ; l'écoulement des parties génitales devint moins abondant, sa couleur de plus en plus pâle, le pus d'un meilleur caractère, les boutons cuivrés et plaqués de moins en moins nombreux, chaque jour les voyait disparaître. Enfin, au retour de la menstruation, une amélioration très-remarquable de la santé fut le résultat de ce traitement.

Mais la malade se lassa de la longueur du régime qu'elle avait à suivre. Vers la fin du mois d'août 1847, quatre mois après avoir entrepris son traitement, elle le négligea d'abord, pour ensuite l'abandonner totalement.

Dans le courant de l'automne, alarmée au retour de quelques symptômes, elle vint me consulter plusieurs fois pendant les derniers mois de cette saison. Je l'engageai à reprendre son traitement au retour du printems, ce qu'elle fit en effet, et le continua jusqu'au 15 août, époque où sa guérison ne laissa plus rien à désirer. Cependant, par prudence, elle fit encore usage de deux bouteilles de sirop de Cuisinier de deuxième cuite. Depuis cette époque, j'ai revu souvent la malade, et rien n'a démenti cette parfaite guérison.

J'estime que la malade a consommé en totalité, tant à l'intérieur qu'en frictions, trois grammes de sel mercuriel, dans l'espace de six à sept mois, en deux ans.

OBS. IIe. — *Engorgement chronique de l'aine des deux côtés ; corona veneris ; douleurs ostéocopes.*

La deuxième observation est l'histoire du jeune S., de Lyon, graveur sur métaux, âgé de vingt ans, d'un tempérament sanguin et nerveux, d'une constitution délicate et d'une remarquable douceur de caractère.

Ce jeune homme, me consulta le 1er août 1847, pour une affection vénérienne, contre laquelle déjà des médecins avaient tenté quelques préparations mercurielles. Au rapport du malade, cette syphilis avait présenté, à son début, deux bubons. Celui du côté droit avait été ouvert et avait suppuré ; l'autre, moins inflammatoire, s'était terminé par résolution. On remarquait, en effet, une cicatrice de couleur brune, se dirigeant de droite à gauche et de haut en bas. Autour, une tumeur oblique, immobile, dure, indolente ; dans le voisinage de celle-ci, de petits ganglions engorgés. Le côté gauche était dans le même cas, moins la cicatrice. Au front, une couronne plus ou moins parfaite formée de petits boutons de couleur cuivrée, aplatis, légèrement proéminents, les uns naissants, ou dans un plein développement ; les autres recouverts d'une petite pellicule écailleuse qui, tombant par dessication, ne tardait pas à se renouveler ; les douleurs ostéocopes des extrémités, quoique très-aigües, n'étaient point encore arrivées à cet état où elles sont intolérables.

Les circonstances antérieures, les signes pathognomoniques qu'il était si facile d'apprécier, ne laissèrent aucun doute dans mon esprit sur la nature syphilitique de l'affection que j'avais à combattre. Dans ce cas, je n'hésitai pas à en tenter la guérison par le cyanure de mercure en solution, à la dose d'une cuillerée tous les matins d'abord, puis ensuite une le soir et une le matin.

Eu égard au peu d'animation du sujet, à l'état chronique de cette affection, je conseillai la tisane concentrée de salsepareille et de Gaïac, des frictions sur les aines avec la pommade de cyanure de mercure, des grands bains tous les trois jours.

Ce traitement fut continué sans accident remarquable jusqu'au 15 septembre. A cette époque, il fut facile d'apprécier les changements qui s'étaient opérés dans les symptômes syphilitiques. En effet, les tumeurs se circonscrivaient dans un espace beaucoup plus étroit ; elles étaient moins saillantes et moins dures au toucher, les ganglions voisins n'étaient plus appréciables ; les plaques du front se réduisaient à quelques maculatures et le malade avait comme oublié ses douleurs ostéocopes.

A dater du 16 septembre, c'est-à-dire au 46e jour du traitement, on vit les tumeurs se résoudre rapidement ; l'absence de la douleur des os et de tous les autres accidents m'engagea à doubler la dose de la liqueur. Deux emplâtres de *vigo cum mercurio* furent apposés sur les tumeurs ; les boissons et les bains furent continués.

Cette médication énergique fut continuée jusqu'au 15 octobre. A ce moment, la maladie ne laissait plus aucune trace de son existence. Je purgeai mon malade avec sept pilules de Belloste, et sans discontinuer totalement le traitement, j'en diminuai de beaucoup l'activité pour assurer le succès obtenu, et qui ne fut pas moins concluant que le premier.

Ce malade n'a consommé, tant à l'intérieur qu'à l'extérieur, qu'environ deux grammes de sel mercuriel.

De l'état réel de la science touchant le traitement du Choléra.

Dans les derniers jours du mois de mai, l'épidémie de Paris avait pris un accroissement déjà très-sérieux ; mais les chaleurs excessives des premiers jours de juin l'ont portée à un degré d'intensité qui rappelait presque les ravages de 1832. La mortalité en ville, qui n'avait pas atteint 100 décès par jour en moyenne durant le mois de mai, a tout-à-coup fourni un total de 324 décès, le 3 juin ; et, frappant sans pitié ni relâche, elle avait atteint, le 9 juin, le chiffre de 464 morts. En y joignant le chiffre des hôpitaux, on arrivait ainsi à un total de plus de 600 morts par jour ; total accru encore jusqu'au double et au triple par la terreur et la crédulité populaire. En même temps, le fléau se répandait de plus en plus dans les départements ; et, bien que la cessation presque subite des chaleurs tropicales que nous avons eu à subir ait considérablement diminué, à Paris et ailleurs, le chiffre des sujets atteints, l'alarme a envahi les populations, et plus que jamais on demande aux médecins si la science a découvert quelque nouveau remède, soit préservatif, soit curatif.

Quant à la thérapeutique proprement dite, confessons nettement qu'elle n'a pas fait un pas. Il n'y a pas de remède nouveau qui ait pu soutenir ses prétentions ; il n'y a pas de spécifique, et la médication la plus sûre encore, ou plutôt la moins inefficace, est celle qui s'attache aux indications les plus urgentes avec les moyens que nous connaissons tous.

Dans ces conditions, un malade atteint du choléra, s'il est jeune et robuste, a tout au plus deux chances de guérison sur trois ; un adulte n'a guère qu'une chance sur deux ; un vieillard garde à grand'peine une chance sur trois ou quatre, selon l'âge et le degré de débilité où il est parvenu.

Voilà la vérité ; elle est triste, mais il faut avoir le courage de le dire, même aux populations.

D'autant plus que si la médecine est presque impuissante contre le choléra déclaré, jamais, dans aucune autre épidémie, elle ne s'est montrée si éclairée et si forte dans sa mission préservatrice.

L'immense majorité des sujets qui succombent au choléra meurent par leur propre faute ; les grands comme les petits, les riches comme les pauvres.

Tout sujet qui n'a pas le dévoiement a quatre-vingt-dix-neuf chances contre une d'échapper au choléra.

Tout sujet qui, dès la première atteinte de diarrhée a recours au médecin, a quatre-vingt-dix-neuf chances contre une de guérir, et, conséquemment, de se retrouver dans les conditions qui préservent du choléra.

Que tout médecin, dans la clientèle, que toute administration publique, chargée du salut des polulations, fasse donc savoir et répète, jusqu'à ce que les plus sourds l'entendent, que :

Tout sujet atteint de diarrhée, qui appelle le médecin sur l'heure, a quatre-vingt-dix-neuf chances contre une de guérison ; et que, s'il attend seulement vingt-quatre heures, il risque de voir sa diarrhée se transformer en choléra, et que dès-lors ses chances se réduisent en moyenne à une sur deux.

Si cette vérité eût été présente à tous les esprits, Paris, au lieu de 12,000 morts, n'aurait guère compté d'autres décès par le choléra que ceux des sujets déjà minés par des affections antérieures, aiguës ou chroniques.

Il y a quelques cas de choléra d'emblée ; nous les évaluons à 1 sur 100 ; ils ne vont pas assurément à deux centièmes. La peur ou les vives émotions morales jouent alors le plus grand rôle.

Il n'y a pas l'ombre de contagion ; et quand on a traversé deux épidémies comme celles de 1832 et 1849, sans en rencontrer un seul indice au milieu des hôpitaux de Paris ou dans Paris même, il est permis de douter que cette contagion, impossible à rencontrer dans les plus grands foyers de l'épidémie, aille se révéler discrètement dans quelque village écarté, à des observateurs qui n'habitent même pas sur les lieux.

Quant aux prétendus préservatifs prônés par des charlatans, ou même proposés dans de louables intentions par quelques philantropes, il n'y en a pas un qui vaille la peine d'être pris au sérieux. La fermeté d'âme, la régularité du régime sont les seuls préservatifs connus ; et, s'ils ne défendent pas toujours des atteintes de la diarrhée prodromique, en attaquant cette diarrhée de prime abord, on est à peu près certain de s'en rendre maître.

Voilà l'état réel de la science ; et n'en déplaise à quelques esprits contempteurs, la médecine moderne peut se vanter d'avoir fait pour la prophylactique du choléra, ce qu'elle n'a fait encore ni pour le typhus, ni pour la fièvre jaune, ni pour la peste ; elle a acquis des moyens d'une certitude presque absolue, toutes les fois que les populations ou les indidividus voudront bien les appliquer sérieusement.

(Revue Médico-Chirurgicale de Paris. — Juin 1849.)

BIBLIOGRAPHIE.

Guide du baigneur aux eaux thermales de La-Motte-les-Bains, près Grenoble, par L. Dorceval-Dubouchet, docteur en médecine, inspecteur-adjoint de l'établissement thermal de La-Motte. in-8° de 231 pages.

Les eaux de La-Motte-les-Bains ont, de temps immémorial, appelé l'attention par leur haute température (62° centigrades) ; et, bien avant que l'analyse eût dévoilé leur composition, elles avaient manifesté, contre les maladies, une merveilleuse efficacité. Cependant leur administration était, jusqu'à une époque bien voisine de nous, abandonnée sans règles à la volonté des malades, qui se contentaient de prendre des bains ou des douches, avec de l'eau thermale, apportée à dos de mulets, dans un hameau éloigné de la source. Ce n'est qu'en 1830 qu'un nouveau propriétaire songea à tirer partie des eaux sur place. A de premières constructions très imparfaites on vit succéder en 1844 des édifices plus commodes, renfermant un appareil complet de douches, de baignoires, de bains de vapeur, etc. Il est peu d'établissements qui possèdent une quantité d'eau égale à celle que l'on trouve à La Motte. La première source dont on songea à tirer parti, fournit par jour 1,100 hectolitres d'eau thermale. A ce produit déjà si riche, on a ajouté celui d'une nouvelle source, qui peut donner 700 hectolitres, et si d'un jour à l'autre, les besoins de l'établissement venaient à l'exiger, il serait possible d'obtenir une quantité d'eau bien plus élevée, en utilisant un grand nombre de filets négligés jusqu'ici. Aussi les eaux s'y donnent-elles à profusion, et sans autre règle que la volonté des malades. Si on voulait en régulariser l'emploi, il serait possible avec la quantité d'eau que l'on possède, de donner tous les jours, plus de 500 douches, et d'alimenter de nombreuses baignoires et de vastes piscines.

Les eaux de La-Motte, analysées à diverses reprises, l'ont surtout été avec le plus grand soin, en 1844, par MM. les docteurs Bally et Henri, membres de l'Académie royale de médecine. Voici quel a été le résultat des travaux de ces savants académiciens :

Sur un kilogramme :

Acide carbonique libre . . .	Quantité indéterminée.
Carbonate de chaux. . . .	0,80
— de magnésie. . .	0,80
Sulfate de chaux	1,65
— de magnésie . . .	0,12
— de soude anhydre . .	0,77
Chlorure de sodium	3,80
— de magnésium. . .	0,14
— de potassium . . .	0,06
Bromure alcalin	0,02
Silicate d'alumine.	0,02
Crénate et carbonate de fer. .	0,02
Manganèse	traces.
Eau	992,60

Cette composition comparée à celle de l'eau de mer, présente avec cette dernière une si grande analogie, qu'il n'est pas étonnant que la plupart des malades auxquels on a conseillé, avec succès, les bains de mer, trouvent à La-Motte un remède d'une souveraine efficacité.

Un très grand nombre de malades atteints d'affections très diverses, ont trouvé à La-Motte une guérison complète ou un amendement notable, et leur histoire, quoiqu'un peu abrégée, offre le plus grand intérêt, parmi ces cas nous citerons en première ligne le rhumatisme et ses manifestations si nombreuses. La forme chronique est celle qui cède le plus facilement à l'usage des eaux thermales. La goutte, l'hydarthrose, les tumeurs blanches y ont souvent trouvé un soulagement très marqué. Les entorses, les raideurs des articulations, consécutives à des fractures ou à des luxations réduites, en reviennent ordinairement guéries. Un grand nombre de maladies viscérales, engorgement du foie, gastro-entérites chroniques, asthmes, etc., se trouvent soulagés par ce mode de traitement. Enfin des névralgies rebelles, des névroses de différentes espèces, ont trouvé, à La-Motte, une guérison longtemps demandée sans fruit à d'autres médications.

Les eaux de La-Motte se donnent en douches générales et locales, en douches de vapeurs, en bains d'étuve, en grands bains et en boisson.

Les douches s'administrent a une température qui varie de 45 à 50 degrés c. ; ce n'est que sur des indications particulières et des prescriptions formelles qu'on a recours à la forme dite *écossaise*. La chute est d'environ 5 mètres 50 centimètres : la grosseur du jet varie à volonté, depuis 2 centimètres de diamètre jusqu'à l'état presque capillaire. Voici la méthode généralement employée :

Le malade se place assis ou debout dans une baignoire et on dirige le jet successivement sur les pieds, les jambes, puis les cuisses, les reins, le dos et les membres supérieurs : le massage aide et accompagne la percussion de la douche. Celle-ci dure de 10 à 15 minutes, après lesquelles le malade est placé pendant quelques instants dans un bain de 45° c., puis essuyé et transporté dans son lit. Bientôt la réaction se manifeste ; on lui fait boire une tisane ou de l'eau, alors la face s'anime, les yeux s'injectent, le pouls devient plein et large, et la sueur ruisselle sur tout le corps.

La durée de la *douche locale* est de 15 à 20 minutes : ce n'est que par une action aussi prolongée que la pression de l'eau peut développer toute sa puissance résolutive. La grosseur du jet varie suivant l'âge du malade, suivant la nature et l'ancienneté de l'affection.

On fait à La-Motte un assez fréquent usage de *bains* et de *douches de vapeurs*. On se sert d'eau naturelle pour fournir la vapeur ; mais au milieu du vaporarium on a disposé des jets d'eau thermale qui viennent se briser contre les parois de la salle et la remplissent de gouttelettes minérales que les malades absorbent. On emploie le bain d'étuve dans les cas qui se sont montrés plus rebelles à l'action sudorifique des douches. La durée du séjour dans le vaporarium ne doit pas dépasser vingt minutes.

Les *bains généraux* sont fréquemment employés, on les donne à la température de 38 à 40° c. ; leur durée est d'une heure ; leur vertu résolutive a été souvent constatée dans les engorgements chroniques des viscères.

L'eau de La-Motte a une saveur salée, légèrement amère, on commence à en boire quelques verres, puis on arrive graduellement à deux et même trois litres ; la quantité varie du reste suivant l'effet qu'on veut obtenir ou la nature de l'affection. On la prend pure ou coupée avec du lait ; une infusion de tilleul, etc.

Nous venons de reproduire sommairement la partie la plus importante au point de vue médical de l'ouvrage du docteur Dubouchet. L'auteur consacre un grand nombre de pages intéressantes à des détails que nous considérons, scientifiquement parlant, comme accessoires, mais qui n'en ont pas moins de valeur aux yeux de ceux qui, en cherchant aux eaux minérales le rétablissement de leur santé, ne méprisent rien de ce qui peut distraire l'esprit, occuper agréablement les sens et l'imagination. Le résumé historique et topographique du docteur Dubouchet a donc aussi son côté utile, et la critique ne peut que le louer, d'avoir joint à la solidité du fond les agréments de la forme.

Omne tulit punctum qui miscuit utile dulci.

A. P.

FAITS DIVERS.

Bulletin du Choléra. — Le choléra continue à Paris cette rapide décroissance que nous avons signalée dans notre dernier numéro ; cependant il y a eu une légère augmentation dans les journées des 6, 7 et 8 juillet. Certes, on ne peut pas considérer cette variation comme un commencement de recrudescence, mais quand on la voit coïncider avec le retour des chaleurs de l'été, on peut craindre que si ce n'est pas encore une recrudescence, ce n'en soit peut-être le point de départ. Le nombre des départements envahis augmente : on nomme les Ardennes et la Vendée. On a dit aussi que l'épidémie s'était montrée dans Saône-et-Loire, près de Louhans, et aussitôt la panique l'a fait paraître à Villefranche et même à Lyon. Ces bruits sont dénués de tout fondement. Sans doute, il ne faut pas nier que la constitution médicale régnante subisse l'influence plus ou moins directe de l'épidémie ; mais il y a loin de ces états intestinaux indiqués par les praticiens avec le choléra asiatique. Espérons que notre ville jouira de la même immunité qu'en 1832.

La France n'est pas le seul pays où le choléra sévisse en ce moment. Le fléau a reparu en Angleterre, et cette réapparition est marquée par une notable augmentation. Il s'est montré de nouveau à Berlin, mais avec une très médiocre intensité. A Breslau, ses ravages ont été terribles. A Halle, ville de 30,000 âmes, 10,000 personnes ont succombé. L'épidémie a envahi la Pologne, la Hongrie, la Transylvanie et frappe cruellement les armées austro-russe et hongroise. En Amérique elle s'étend avec rapidité.

— Avant 1819, on n'avait point constaté officiellement le nombre des enfants trouvés. En 1784, Necker l'avait porté à 40,000 ; en 1811, on l'élevait à 69,000 ; il ne faut pas oublier qu'alors la France contenait 130 départements et une population d'à peu près 40 millions d'âmes. En 1819, le nombre des enfants trouvés âgés de moins de douze ans était de 99,346 ; en 1825, de 117,315 ; en 1830, de 118,073 ; en 1833, de 129,699. En 1838, le chiffre des enfants trouvés était redescendu à 95,624 ; depuis lors il est resté à peu près stationnaire.

La dépense que supporte l'État en mois de nourrice et de pension s'est élevée, en 1845, à 6,673,018 fr. C'est, à peu de chose près, le même chiffre depuis dix ans.

Le Rédacteur en chef   F. Bassier

LYON. IMPR. DE RODANET ET COMP., RUE DE L'ARCHEVÊCHÉ, 3.

PREMIÈRE ANNÉE. N° 14 31 JUILLET 1849.

GAZETTE MÉDICALE

DE LYON,

Publiée par M. **BARRIER**, Chirurgien en chef désigné de l'Hôtel-Dieu de Lyon.

La GAZETTE MÉDICALE DE LYON paraît deux fois par mois. — On s'abonne, à Lyon : chez Ch. SAVY, place Louis-le-Grand, 14 ; chez Mme PHILIPPE, rue St-Dominique, 7 ; — à Paris, chez V. MASSON; — à Montpellier, chez SÉVALLE; — à Strasbourg, chez DÉRIVAUX ; — L'abonnement est de 12 fr. par an pour Lyon, 13 fr. pour le reste de la France. — Les réclamations, lettres, travaux, doivent être affranchis et adressés à M. BARRIER, rue d'Oran, 2. — Pour les annonces, s'adresser à l'imprimerie du journal.

Constitution médicale régnante.

Rarement la constitution médicale présente des caractères aussi tranchés que ceux qu'on observe à Lyon depuis plus d'un mois. Depuis quinze ans nous ne nous rappelons pas avoir vu une aussi grande quantité d'affections diarrhéïques, compliquées de coliques très vives et de vomissements. On dirait vraiment, quoique jusqu'à présent nous ayons été assez heureux pour être exempts de la cruelle épidémie qui a fait tant de ravage à Paris et dans beaucoup d'autres localités de notre pays, que nous n'avons pas échappé complétement à l'influence cholérique. En effet, les praticiens observent chaque jour en ville et dans les hôpitaux, mais principalement en ville, de nombreuses personnes qui sont prises brusquement de coliques violentes, d'envies de vomir, de vomissements bilieux, de diarrhée abondante, et quelquefois même de crampes assez fortes dans l'estomac ou dans les membres.

Chaque année, le mois de juillet ramène bien, il est vrai, un certain nombre de maladies intestinales, de coliques, de diarrhées, de dyssenteries, de vomissements bilieux ; toutes affections qui s'expliquent très bien par les chaleurs vives, par l'usage des boissons froides ou glacées, et par l'abus des abricots, des prunes, des melons et de quelques autres fruits. Mais il est impossible de ne pas reconnaître que le mois qui vient de s'écouler a produit plus de maladies de ce genre que les années précédentes, et, pour notre compte, nous avons eu l'occasion de voir plusieurs individus qui ont été frappés tout-à-coup par l'invasion des symptômes dont nous avons parlé plus haut, bien que leur vie fût très régulière et bien qu'ils se fussent abstenus de glaces, de boissons froides et de toute espèce de fruits. Aussi n'hésitons-nous pas à penser, malgré les chaleurs extrêmement vives qui se sont fait sentir à Lyon, en juin et en juillet, que ces chaleurs ne sont pas la seule cause des affections qu'on a ob-

Feuilleton.

Le médecin et le malade chez les populations Africaines de l'Algérie. (Suite et fin.) (1)

Les Tébibs ne connaissent pas même le titre des ouvrages de leurs illustres prédécesseurs : Rhazez, Avicenne, Ali-Abbas, Avenzoar, Ebn-Beithar, etc. Nous n'avons jamais pu nous procurer aucun livre moderne de médecine. mais nous croyons savoir qu'il existe, disséminés dans l'Algérie, quelques formulaires informes, contenant des recettes barbares, et des ébauches de pathologie où le symptôme est plutôt décrit que l'affection elle-même. M. Furnari parle aussi de traductions espagnoles de Dioscoride, accompagnées de gravures qui, aux yeux du possesseur, constituent le principal mérite de l'ouvrage ; il cite également des

(1) Voyez le numéro 11.

traités grossiers d'anatomie, dans lesquels l'ostéologie seule est remarquable.

L'ignorance des Tébibs est complète en anatomie, et le peu d'idées physiologiques qu'ils possèdent sont bizarres ou ridicules. S'ils connaissent assez bien les principaux os, ils donnent à peine un nom distinct aux principales masses musculaires. Les Tébibs les plus instruits distinguent seuls les nerfs des vaisseaux, et ceux-ci, veines ou artères, sont confondus sous la dénomination de *eurg* ou *aroug*. Le mécanisme de la circulation est pour eux un mystère, et si quelques tébibs explorent le pouls, c'est probablement par suite de traditions dont l'origine remonte sans doute aux Espagnols. Le trajet des gros vaisseaux leur a été révélé, non par l'anatomie, mais par la gravité des hémorrhagies sur certains points. Dire qu'ils ne connaissent pas la circulation, c'est énoncer implicitement qu'ils n'ont jamais recours à la ligature, et qu'ils sont ainsi condamnés à une extrême timidité en médecine opératoire. Le Koran, qui défend formellement la dissec-

servées pendant ces deux mois, qu'une constitution médicale particulière peut seule expliquer ces affections, et que probablement l'influence cholérique ne lui est pas tout-à-fait étrangère.

Nous avons dit plus haut que parmi les malades qui ont été pris brusquement de coliques violentes, avec vomissements et diarrhées, plusieurs avaient présenté des crampes très douloureuses dans l'estomac et dans les membres ; nous aurions pu ajouter qu'il en est un qui a présenté des évacuations blanches et riziformes. Ce fait que nous donnons comme authentique, vient corroborer d'une manière plus puissante encore l'opinion que nous émettons, à savoir : que l'épidémie cholérique qui existe sur plusieurs points de la France, a étendu son influence, même sur les localités où le fléau n'existe pas, en imprimant à la constitution médicale quelques caractères inaccoutumés. Mais hâtons-nous de dire que cette influence, tout incontestable qu'elle soit, n'a produit aucun accident fâcheux ; car les malades qui en ont ressenti les atteintes avec plus de force, ont été rapidement guéris, et n'ont pas gardé la chambre plus de trois à quatre jours. C'est ainsi que l'individu que nous avons cité comme ayant eu des crampes et des évacuations, offrant l'aspect d'une décoction de riz, a vu sa maladie disparaître complétement en soixante heures.

L'art a dans ces cas une puissance très positive et très rapide. On arrête avec une merveilleuse certitude les vomissements, les tranchées abdominales et la diarrhée. Les opiacés surtout, sous toutes les formes, mais principalement sous celle de laudanum, d'extrait thébaïque ou de thériaque, fournissent les résultats les plus satisfaisants. C'est ainsi, par exemple, qu'il suffit d'administrer 12 ou 15 gouttes de laudanum, dans une potion ou dans un lavement, pour faire cesser en quelques heures les coliques, et bientôt après la diarrhée. Pour combattre les vomissements, il est bon de combiner avec les opiacés quelques infusions de menthe et un peu d'eau gazeuse. Nous n'avons rencontré aucun malade chez lequel l'emploi de cette méthode si simple n'ait complétement réussi.

Ces faits n'ont rien que de bien rassurant pour les médecins et pour la population, et malgré la connexion que nous croyons pouvoir établir entre les cas nombreux de coliques et de diarrhées qui existent actuellement à Lyon et l'épidémie de choléra qui parcourt plusieurs de nos départements, nous avons toujours les mêmes raisons d'espérer que la ville de Lyon sera encore une fois exempte de ce terrible fléau. L'autorité doit être avertie de ce qui se passe, afin qu'aucune des précautions hygiéniques, nécessaires pour l'éloigner, ne soient négligées : mais la population, loin de s'effrayer, doit se réjouir, car l'état sanitaire de la ville est satisfaisant, la mortalité est peu considérable, et les cas de cholérine qui s'observent chaque jour ont été tellement bénins jusqu'à présent, que ce serait avoir des craintes tout-à-fait illégitimes et exagérées que de considérer ces légères affections comme l'annonce de l'invasion prochaine du choléra.

Nous venons d'indiquer le caractère essentiel de la constitution médicale régnante, la disposition aux coliques accompagnées de diarrhée et de vomissements ; il est encore une autre classe de maladies qui s'est présentée à l'observation des médecins plus fréquemment que de coutume, soit dans la pratique civile, soit dans celle des hôpitaux ; je veux parler des fièvres intermittentes non paludéennes, et des névroses avec type intermittent. Dans les hôpitaux militaires surtout, ces fièvres intermittentes se rencontrent en nom-

---

tion, ne va pas jusqu'à anathématiser celui qui étudie des os trouvés sans sépulture. Abdolatif nous apprend que les médecins arabes d'autrefois ramassaient déjà les ossements dans les cimetières, les examinaient avec soin, et contrôlaient par ce moyen les descriptions données par Galien, leur auteur favori.

Deux croyances religieuses ont surtout entraîné cette proscription des autopsies : d'abord il faut que le corps reste intact pour se présenter dignement aux deux génies qui doivent présider au jugement dernier ; en second lieu, disséquer un cadavre serait une cruauté et une profanation, parce que l'âme ne quitte pas brusquement le corps, mais l'abandonne partie par partie, et persiste longtemps dans la poitrine. Les mêmes idées religieuses avaient déjà exercé une semblable influence sur les arabistes, mauvais anatomistes et craintifs opérateurs, comme on le sait.

Les tébibs ont une sorte de système de pathogénie générale. Nous avons vu qu'ils font consister beaucoup de maladies dans l'envahissement de notre corps par les génies malfaisants ; mais ils attribuent aussi un grand rôle au froid, au vent, qu'ils accusent de produire la plupart des autres affections. Nous avons entendu bien souvent des malades nous dire : j'ai eu froid dans la poitrine, dans la tête, etc., pour nous indiquer que ces parties étaient affectées ou douloureuses. Nous signalons, en passant, la concordance de ces manières de parler avec celles que le peuple emploie journellement chez nous. A Lyon, par exemple, il n'est pas rare d'être consulté par des gens qui se plaignent d'un *chaud et froid*, et ne veulent pas entendre parler de saignée, quoiqu'ils soient réellement affectés de maladies qui réclament cette opération, sous le prétexte que la sueur suffira pour faire cesser un mal produit par sa rétrocession. Ce n'est pas là, du reste, le seul rapport qui existe entre les erreurs et les inexactitudes de la populace française et celles de l'indigène algérien. Les Arabes confondent le cœur et l'estomac, et appellent, comme chez nous, *mal de cœur*, les envies de vomir, le malaise épigastrique et les difficultés d'une laborieuse digestion.

Les Tébibs acceptent franchement les conséquences de leur système, en ayant surtout recours aux moyens antagonistes du froid, c'est-à-dire aux excitants, et à la provocation de la sueur à l'aide d'une surcharge de tapis et de burnous, sans oublier les boissons diaphorétiques chaudes. Les espèces aromatiques, telles que la lavande, la sauge, l'absinthe, le thym ; les épices et

bre considérable. Elles sont en général assez simples, quotidiennes ou tierces, et se compliquent simplement d'un léger embarras gastro-intestinal. Un vomitif ou un purgatif salin au début, puis quelques doses de sulfates de quinine en triomphent très facilement et en peu de jours.

Les fièvres graves qu'on est convenu d'appeler aujourd'hui typhoïdes, n'ont pas été nombreuses dans le mois qui vient de s'écouler — Cependant, depuis quelques jours, elles semblent vouloir reparaître, et même celles que nous avons vues, présentaient des symptômes bien graves. La forme bilieuse paraît surtout avoir de la tendance à dominer dans cette maladie comme dans presque toutes les affections gastro-intestinales qui se sont manifestées depuis les fortes chaleurs.

Quand aux autres maladies, elles n'ont offert aucun caractère particulier digne d'être cité. B. T.

De quelques conformations naturelles prises pour des maladies; par M. DIDAY.

L'épithète de *pratique* que tant d'écrivains médicaux accolent sans façon au titre de leurs moindres productions, conviendrait essentiellement à l'énoncé de ce petit travail, puisque c'est la pratique seule qui m'en a suggéré l'idée et fourni les éléments. Avant de me trouver en rapport avec des malades, je connaissais bien les affections imaginaires, dont un homme du monde peut se croire et se croit souvent atteint faute d'en savoir discerner le siège, la nature et les symptômes. Mais voir désigner comme maladies ou produit de maladies des organes entièrement naturels, être harcelé par un être raisonnable de sollicitations incessantes pour qu'on le débarrasse de parties

aussi normales, aussi régulièrement liées à la constitution de l'économie que le sont, par exemple, le foie, la langue ou les doigts... Voilà ce que je ne soupçonnais guère il y a six ans; voilà pourtant ce que m'apprirent mes premiers pas dans la spécialité syphilographique. Il y aura peut-être utilité, il y aura tout au moins quelque intérêt de curiosité à ce que les leçons de l'expérience, sous ce rapport, ne me profitent pas à moi seul.

Les divers états que je vais décrire ne méritent pas, à proprement parler, le nom de maladies : ils en ont cependant toute la gravité, puisqu'ils deviennent la source de tortures qui, pour n'être que morales, n'en sont pas moins pénibles. Ils réclament aussi un mode de traitement à part. Enfin, ils peuvent souvent induire en erreur le médecin non prévenu de leur existence. Sous ces divers points de vue, leur exposé sommaire ne saurait risquer de paraître un hors-d'œuvre dans un journal destiné à recueillir tout ce qui peut éclairer la pratique.

Je devrais, avant de commencer, me défendre peut-être du reproche d'exagération qui accueillera assurément quelques-unes de mes assertions. Qu'il me suffise de déclarer que j'emprunte à des notes écrites jour par jour les preuves cliniques de tout ce que j'aurai à avancer. Je ne craindrai pas non plus d'en appeler au témoignage des médecins et à celui des élèves qui fréquentent les hôpitaux spéciaux. En pareille matière, la discussion n'est acceptable qu'avec ceux qui se sont familiarisés par eux-mêmes avec les habitudes intellectuelles et les tendances monomaniaques de cette espèce particulière de malades.

L'ordre à suivre étant une question parfaitement indifférente dans un sujet où il ne s'agit que d'énumérer, j'adopterai le plan qui permet le mieux de

---

les condiments, tels que le poivre, la cannelle, le gingembre; enfin le pyrèthre, le safran, le henné, etc., sont administrés sous toutes les formes possibles, en infusion, en masticatoire, en poudre à priser, en cataplasme. Il n'est pas rare de rencontrer un patient qu'on stimule ainsi par tous les pores et par tous les sens. Les femmes dont les menstrues fluent difficilement, les hommes dont les corps caverneux se congestionnent mollement, vivent au milieux des ombellifères et des labiées, se saturent d'aromates et d'épices de haut goût. Mais la plante la plus usitée, la panacée universelle, à laquelle on a recours pour tous les maux, c'est le henné (Lawsonia inermis de Desfontaines, cyprus des anciens), arbrisseau cultivé avec beaucoup de soin dans quelques localités du Tell, et dont les feuilles, chargées d'un principe colorant très abondant, jouissent d'énergiques propriétés astringentes. C'est avec la décoction rapprochée de henné que les femmes se teignent en rouge orangé, les ongles, la plante des pieds et la paume des mains. Ce cosmétique tanne véritablement la peau, et la rend bien moins impressionnable aux vicissitudes atmosphériques.

En général, les tébibs affectionnent les applications externes

aux dépens des modificateurs médicaux introduits dans les premières voies. Ils s'expliquent bien comment un topique peut agir sur la partie avec laquelle on le met en contact, mais leur ignorance de l'absorption ne leur permet pas de se rendre compte de la diffusion dans toutes l'économie d'un médicament confié à l'estomac. L'expérience leur a pourtant enseigné qu'il en est ainsi, et leur a appris les vertus électives de certaines substances auxquelles ils ont recours sans s'inquiéter de ces lois physiologiques, à la recherche desquelles nous sommes si passionnés.

Après avoir nommé les excitants, aromatiques ou âcres, on ne trouve plus guère, en fait de médicaments internes actifs administrés par les tébibs, que le datura, la salsepareille, l'alun, les cantharides, le mercure, etc., agents employés seulement dans certaines localités et par quelques tébibs. Sans doute, chaque guérisseur a souvent des remèdes secrets auxquels il accorde une confiance spéciale; de même que, chez nous, les médicastres et les charlatans vantent une plante par-dessus toutes les autres; mais comme ces remèdes sont employés à-peu-près contre tous les maux, c'est-à-dire sans diagnostic et sans discuter l'indication, et que, d'autre part, ils restent dans la pratique de certains

mettre en relief les points les plus utiles. Je traiterai donc dans une première section des conditions pseudo-pathologiques des parties génitales; dans une seconde, de celles de la bouche; dans la troisième, de celles du reste du corps.

§ I.

CONFORMATIONS SUSPECTES DES PARTIES GÉNITALES.

Cette section comprend naturellement deux sous-divisions :

A. Organes génitaux de l'homme.

Beaucoup de personnes, parfaitement saines, ne sentant pas de douleur, n'apercevant aucune suppuration, viennent vous consulter pour un chancre du canal. Elles ont un chancre; elles en sont sûres, et, qui mieux est, elles vont vous le faire voir. Après avoir écarté les lèvres du méat, vous examinez attentivement et, ne découvrant rien., vous demandez : où est donc ce chancre? — Justement là où vous regardez, répond le malade. Il commence à l'orifice même et s'étend à deux lignes de profondeur. — Nouvelle exploration, mais tout aussi infructueuse que la première.....

Ici, de même qu'on le dit souvent au figuré, tout dépend du point de vue où l'observateur se place. Si c'est le malade qui examine lui-même l'intérieur de son méat, j'ai constaté que le rayon de lumière se reflète effectivement sur cette partie de manière à lui donner, à ses yeux, une teinte grisâtre brillante, qu'un esprit tant soit peu timoré prendra aisément pour une ulcération. Au contraire, le médecin qui peut y regarder de plus près, et sous un angle convenable, ne trouve là qu'une muqueuse d'aspect tout-à-fait ordinaire.

Quand le frein du prépuce est bien détaché, la muqueuse s'enfonce sous chacun de ses bords; et l'œil du malade, qui ne peut découvrir le fond de cette cavité, y suppose quelquefois un chancre.

La couronne du gland donne lieu à deux espèces d'illusions, également singulières. Les papilles nerveuses, qui hérissent sa circonférence d'une série régulière de petites saillies, sont souvent, pour des yeux prévenus, des végétations, ou des débris de végétations. Quand donc me couperez-vous ces racines?. me demandait chaque matin, à l'Antiquaille, un homme (salle St-Jean, N. 1), sur le gland duquel j'avais excisé précédemment quelques végétations. — Je lui démontrai aisément que de pareilles racines ne se tranchent point sans mutiler l'arbre, ou du moins sans le priver de sa sève la plus précieuse.

D'autres, ce sont surtout les paysans, n'aperçoivent pas sans alarme la couleur noirâtre que le voisinage du tissu érectile sous-jacent communique à la muqueuse éminemment ténue de cette partie du gland. Pour eux, une pareille teinte annonce engorgement, scorbut, gangrène même. J'ai eu parfois à dissiper des craintes très vivement exprimées à l'égard de ce dernier accident.

Le raphé sous-pénien ne ressemble pas plus à une dartre que les gros follicules pileux du scrotum et de la verge à des pustules syphilitiques : et néanmoins que d'erreurs, partant que d'inquiétudes dues à cette méprise! Une remarque singulière à propos de ces follicules, c'est que ceux de la peau des bourses alarment très-peu de gens, tandis que, à quelques lignes de là, sur la racine de la verge, les mêmes saillies, absolument identiques, usurpent assez communément l'importance de symptômes constitutionnels.

---

individus, sans entrer dans la thérapeutique des tébibs en général, nous ne devons pas en tenir compte ici.

C'est par exception que les tébibs sollicitent des évacuations alvines en administrant de la coloquinte ou du turbith; il est plus rare encore qu'ils poussent l'estomac à se débarrasser des matières qu'il contient. Les anciens arabistes avaient déjà une antipathie bien prononcée pour les purgatifs.

Il ne faut pas perdre de vue que la chirurgie, mais surtout la médecine arabe, offrent de grandes différences suivant les lieux dans lesquels on les considère : ainsi la civilisation des villes, les relations avec l'Espagne et l'Italie, ont enrichi la thérapeutique et peuplé l'arsenal de certains tébibs, tandis que les tribus nomades et les Kabyles des montagnes éloignées n'ont pu suivre ce progrès. Notre conquête a aussi agrandi le champ des connaissances des tébibs; mais il est bien entendu que c'est du vieux guérisseur indigène que nous faisons l'histoire ici. Un tébib arabe, badigeonné d'une légère couche de médecine française, être de transition qui a perdu son originalité, et n'a pas encore acquis de véritable savoir, n'est intéressant à étudier qu'au point de vue de l'aptitude des Algériens à recevoir notre civilisation.

Si le tébib actuel n'a pas profité des travaux des arabistes, il a hérité des entraves que la loi de Mahomet a toujours imposées aux croyants. L'excessive pruderie des Musulmans met presque toujours obstacle à l'exploration des parties génitales de l'homme, et, quant il s'agit des femmes, il n'est pas même permis d'interroger. C'est dire que le médecin n'intervient jamais dans les accouchements, qui sont abandonnés à d'ignorantes matrones.

Du temps d'Albucasis, c'est-à-dire au douzième siècle, les médecins étaient exclus d'une manière aussi absolue du traitement de certaines maladies du sexe féminin. Le célèbre chirurgien décrit l'opération de la taille chez la femme, mais il nous apprend que les sages-femmes seules sont appelés à la pratiquer, les hommes ne pouvant dans aucun cas se permettre un pareil attentat à la pudeur du sexe.

Pour en terminer avec l'influence des idées religieuses sur le domaine de la médecine, constatons que certaines maladies sont considérées comme une juste punition du Ciel, de sorte que les malheureux qui en sont atteints deviennent un objet de réprobation, et n'obtiennent pas même de secours de leurs proches parents.

Le tébib confectionne lui-même ses drogues et ses appareils;

Je reçus à deux reprises, l'été dernier, la visite d'un fermier de Brignais. Ce brave homme venait me consulter pour un écoulement *intermittent.* Cet écoulement, disait-il, reparaissait notamment après l'érection ; et, pour me faire perdre le moins de temps, l'aimable client s'était préalablement mis en mesure de me représenter la maladie pendant un de ses accès. — Je n'eus pas de peine à reconnaître le mucus transparent, produit normal et accompagnement obligé de l'érection. Après avoir cherché à lui expliquer comme quoi la nature, heureusement copiée en ceci par nos arts mécaniques, a placé de l'huile partout où elle a voulu un frottement, je le renvoyai satifait. Satisfait, je me trompe, car, au bout de six semaines, il venait de nouveau me compter ses doléances !

Mettons à côté la sécrétion sébacée balanique ; et l'évacuation de liquide prostatique survenant, accidentellement, chez les hommes continents ; à la suite de l'excrétion de matières fécales très dures. On se rappelle que ce dernier phénomène a été donné par un écrivain célèbre, comme perte séminale diurne.

Je mentionnerai encore, avant de quitter ce département, la rougeur érythémateuse que les obèses voient presque régulièrement apparaître à chaque retour de la saison chaude, en haut et en dedans de la cuisse du côté de laquelle ils portent les testicules. Ceci n'est point, à la vérité, un état normal ; mais comme on lui attribue souvent une gravité qu'il n'a pas, j'ai cru devoir le ranger à la suite des précédents. Les conditions où il se développe, sa circonscription exacte et nettement circulaire à l'étendue de peau que le scrotum touche, la rapidité de sa disparition dès qu'on fait cesser le frottement qui lui a donné naissance, tout montre la bénignité et la nature, je dirais quasi normale de ce petit érythème, contre lequel j'ai entendu demander et j'ai vu déployer la rigueur d'un traitement mercuriel.

B. *Organes génitaux de la femme.*

Quoique beaucoup moins versé, par profession, dans ce qui a trait à ce côté de la question, j'ai cependant pu recueillir assez d'exemples la concernant pour dresser ici une sorte de cadre d'attente, dont d'autres plus expérimentés auront un jour à remplir les vides.

Mentionnons seulement, en passant, les caroncules, que leur configuration rend, je l'avoue, plus exactement comparables aux fruits de la vérole qu'à ceux du myrte, et l'excès de longueur qu'offre parfois congénialement une des lèvres du col utérin.

La saillie que l'urètre forme à l'intérieur du vagin a souvent été prise pour une altération morbide par de jeunes médecins. Il n'est donc pas étonnant que quelques malades partagent cette croyance.

J'en dirai autant de l'hymen, que certains anatomistes, sans doute placés dans des conditions toutes spéciales d'observation, s'obstinent à considérer comme une anomalie.

Mais un fait bien plus surprenant vient de m'être offert. Tout récemment (2 avril), et pendant que je rédigeais ce travail, une femme m'a consulté, me disant qu'elle avait des *boutons* à la vulve, et, selon moi, n'en ayant point. A la seconde visite, comme malgré mes dénégations, elle persistait dans son idée, après m'avoir infructueusement présenté plusieurs places crues malades, que je refuse d'accepter comme telles, — Pour celle-ci, me dit-elle enfin, vous ne direz pas qu'il n'y a point de mal ! Et c'était le clitoris sur lequel elle fixait ainsi mon attention. — Le trait est d'autant plus étourdissant que cette malade, jeune

---

il se rend chez son malade avec tout ce qu'il juge nécessaire pour le traiter. Mais, lorsqu'il s'agit de médicaments simples, de sels minéraux, par exemple, ou de plantes aromatiques, le client s'approvisionne lui-même chez le premier boutiquier venu qui tient ces articles. On lui livre sans formalité tout ce qu'il demande : cantharides, mercure, arsenic, sans s'informer de l'usage qu'il veut en faire, sans mesurer, sans peser exactement les substances actives et toxiques. Le plus souvent les médicaments se trouvent pêle-mêle dans la boutique (el hanout) avec les objets les plus divers, parmi les marchandises les plus hétérogènes ; mais il existait, lors de notre conquête, quelques véritables pharmaciens dans la ville d'Alger. Nous ne savons pas si elles étaient soumises à une police spéciale.

Après avoir parlé des médecins, il importe de dire un mot du malade. En effet, les croyances religieuses, la tournure d'esprit, le genre d'instinct et de passion du musulman, communiquent aux rouages de son économie une marche spéciale qui influe puissamment sur les phénomènes physiologiques et morbides.

Chez le musulman, où le fatalisme règne en despote, la passive résignation est sœur de l'adversité et de la douleur. Quand un malheur l'atteint ou frappe un des siens, la maxime fatidique : Allah ! c'était écrit ! s'échappe de sa poitrine, et, sans accuser personne, sans se révolter contre le sort, il se plonge dans une mélancolie et silencieuse rêverie. Pour le malade, point de terreurs, point d'appréhensions sinistres : son arrêt est écrit dans le livre du destin ; ni ses efforts, ni ceux de l'homme de l'art ne peuvent reculer le terme irrévocablement fixé pour son départ de ce monde ; l'allégement de ses souffrances est tout ce qu'il ose espérer. Il quitte la terre sans regrets, parce que rien ne l'y attache étroitement, et qu'une foi robuste lui montre les joies du paradis. Il était tièdement aimé des siens, et l'affection qu'il leur rendait n'avait rien de passionné. Sa bière sera portée à la mosquée, et tous ceux qui s'y trouveront par hazard l'accompagneront au cimetière, en courant, au murmure de quelques versets sacrés. A sa mort, ses femmes se déchireront le visage, puis quelquefois elles viendront s'accroupir autour de sa tombe, en poussant des plaintes modulées ; mais ces démonstrations sont plutôt commandées par l'usage, que l'expression d'une douleur véritable. Il ne laissera qu'un vague souvenir, et quand les siens parleront de lui, ils répèteront ce qu'il disait lui-même de ses

femme de 22 ans, ayant autrefois reçu des soins de mon honorable collègue, M. Bottex, pour une syphilis confirmée, ne pouvait moins faire que de posséder une certaine notion de l'anatomie et de la physiologie de ces organes. — Je ne pus lui répondre, tant je me sentis pressé de courir prendre bonne note du cas.

D'autres particularités, moins incontestablement normales, peuvent donner un embarras réel au praticien, et méritent plus d'attention. Chez beaucoup de femmes il existe, principalement au fond des divers plis de la vulve, des rougeurs circonscrites avec amincissement et teinte plus brillante de l'épithélium. Je les ai surtout rencontrées à l'angle rentrant constitué par la réunion des grandes lèvres avec les petites. M. Potton m'a dit aussi avoir observé fréquemment cet état à l'entrée de l'urètre et au-dessus du clitoris. Selon lui, ce n'est pas, à proprement parler, une maladie spéciale; il le croit plutôt lié à des flueurs blanches habituelles ou à un ramollissement de la muqueuse génitale. — Pour moi, tout en acceptant l'opinion de mon judicieux collègue comme vraie dans la plupart des cas, j'irai un peu plus loin, et je concluerais d'après mon observation personnelle qu'on peut voir ces rougeurs chez les personnes les plus saines, lorsqu'elles ont exercé avec excès les fonctions spéciales à cet appareil d'organes. Tous deux, d'ailleurs, nous sommes d'accord sur le point capital, savoir que cette condition n'indique aucun traitement direct, et ne modifie en rien la thérapeutique des affections avec lesquelles elle se trouve coexister.

§ II.

CONFORMATIONS SUSPECTES DE LA BOUCHE.

C'est ici surtout que je devrais faire d'avance un appel à la confiance des lecteurs, car, bien que vrai et authentique, ce qui me reste à dire paraîtra nécessairement exagéré. On peut, en effet, affirmer qu'il n'est pas, dans la cavité buccale, de ride, de plicature, de saillie, de vaisseau, de glande, d'orifice, qui n'ait joué parfois le rôle d'une maladie. Le détail en sera donc un peu long; mais, néanmoins, comme il porte son enseignement avec lui, je m'efforcerai de le faire aussi complet que possible.

Peu de personnes songent à accuser les veines ranines; mais il n'en est pas de même du repli à bord lacinié qui occupe le côté externe de ces vaisseaux. l'irrégularité de ces franges explique l'erreur de ceux qui en font autant d'excroissances vénériennes. Aussi, est-ce une des soi-disant maladies pour lesquelles on me demande le plus ordinairement des soins. — Le remède, heureusement, est bien simple à administrer. Il suffit, pour désabuser ces clients, de leur faire voir que leur médecin présente la même conformation qui les alarme.

Quelque chose est beaucoup plus grave encore pour les syphilomanes : ce sont les glandules et papilles qui occupent la base de la langue. En effet, ces tumeurs sont plus volumineuses; elles affectent précisément le voisinage de la région siége favori des chancres du gosier; puis (cause non moins puissante d'effroi!) l'individu ne peut les apercevoir qu'à moitié. Un seul coup-d'œil éclaire le médecin; mais il a souvent besoin de plus d'efforts pour réussir à faire partager sa conviction rassurante. Quand, après avoir prononcé qu'il n'y a pas maladie, j'entrevois que le patient ne dit oui que du bout des lèvres, la manœuvre de tout-à-l'heure dissipe à l'instant ses derniers scrupules. Je le fais lever, m'assieds à sa place, le prie d'examiner, et tirant avec force ma langue, lui

---

ancêtres décédés : Dieu l'a voulu !

Cette indifférence de l'homme pour le monde et du monde pour l'homme, ce silence des passions, ce fatalisme aveugle, répandent dans le cœur du malade une sérénité qu'on est bien loin de trouver chez l'européen assiégé par la crainte, par les regrets, par le doute. Aussi, délivré des complications que font naître les préoccupations d'un malade inquiet, le médecin trout-il plus de chance de réussite chez le musulman que chez le chrétien.

A côté de ces avantages, signalons quelques inconvénients. Persuadé que son sort est fixé d'avance, l'Arabe se décide bien difficilement à supporter des opérations, et même à suivre un traitement long et pénible. Il préfère les amu'ettes, les secrets, les exorcismes, dont il croit l'effet plus rapide. Mais une fois qu'il a consenti à subir ce traitement ou cette opération, il montre une docilité exemplaire.

Quand on considère l'absolutisme de l'empire du fatalisme sur les musulmans, loin d'être étonné de l'indifférence qu'ils ont quelquefois pour la médecine, on est au contraire fort surpris de trouver autant de confiance. En acceptant les conséquences de leur système, ils devraient refuser tout secours de l'art; mais l'instinct de la conservation est plus puissant encore que le fanatisme émané d'une théorie religieuse. D'ailleurs, le prophète lui-même a compris qu'il devait cette concession, et a implicitement autorisé le recours à la médecine quand il a écrit cette parole, sur laquelle celle d'Ambroise Paré semble moulée : Allah guérit; le médecin coopère.

Envisagé au point de vue physique, l'arabe se trouve également dans de meilleures conditions que l'européen, pour que les forces médicatrices travaillent efficacement à la solution favorable de la maladie : peu de sympathies entre les divers systèmes d'organes; absence de ce perpétuel éréthisme morbide, fruit d'un régime de vie artificiel et désordonné; jeu synergique des organes dans leur lutte contre l'agent morbifique, et rareté des accidents ataxiques qui surchargent et entravent si souvent chez nous l'évolution régulière de la maladie; enfin priviléges spéciaux de l'organisme, en vertu desquels certaines maladies ou complications ne se manifestent pas dans les cas où elles se montrent ordinairement chez nous. C'est ainsi, pour prendre un exemple, que l'inflammation traumatique qui suit les blessures

montre sur sa base ces mêmes tubercules qu'il demandait à se faire cautériser. L'argument est trop direct pour ne pas frapper vivement : peut-être un client, dialecticien inflexible, pourrait exiger, avant de se rendre, qu'il lui fût démontré que son médecin n'a pas lui-même la vérole. Si pareille botte m'était jamais portée, je la détournerais sans peine en renvoyant mon sceptique examiner des gosiers de son choix et à l'abri de ce soupçon. — Un élève en pharmacie de l'une de nos premières officines, m'a offert l'exemple de cette lésion imaginaire pour seul symptôme d'une syphilis constitutionnelle qu'il avait considérée et déjà fait traiter comme telle.

Il est encore à la base de la langue un point très sujet à devenir le siége ou l'occasion de ces illusions. C'est l'endroit où de chaque côté elle s'unit avec le pilier antérieur du voile palatin. D'abord, il existe là des glandules, dont la présence donne lieu à des rugosités et à une coloration jaunâtre. Puis, comme ce lieu est douloureusement distendu quand on tire fortement la langue, et que, justement ceux dont la manie s'est concentrée là, la tirent à chaque instant pour mieux juger des progrès de ce mal qui les désespère, il n'est pas étonnant qu'ils y ressentent à la longue une souffrance réelle. Les choses en était à ce degré chez un allemand, âgé de plus de 30 ans, que MM. les docteurs Mo. et Bo. avaient déjà traité, et traité sans succès pour des chancres de la gorge. L'élément névralgique avait fini par compliquer cette affection, plus que simple dans son origine. Deux longs entretiens furent nécessaires pour rétablir son moral, que l'accord de ses deux précédents médecins rendait bien moins accessible à la persuasion.

Le sillon longitudinal de la langue et les embranchements qui partent de ses bords, en imposent parfois pour des fissures de nature tertiaire.

Immédiatement derrière les dents incisives supérieures, la muqueuse de la voûte palatine présente quatre ou cinq plis parallèles très rapprochés et saillants. On les prend d'autant plus aisément pour des productions pathologiques qu'ils deviennent fort souvent douloureux dans la stomatite mercurielle. Le malade, qui auparavant n'avait jamais pensé à remarquer cette disposition, est alors très porté à la croire cause de la douleur, dont elle n'est que le siége.

Parlerai-je de la prétendue exostose, médiane antéro postérieure de la voûte palatine, qui a été donnée il y a quelques années comme un bon signe précoce de la diathèse syphilitique? Je la porte moi-même à un degré très marqué, et mon vœu le plus cher est de conserver cette maladie là encore une cinquantaine d'années.

Tout le monde connaît cette ligne blanchâtre que la rencontre des deux arcades dentaires détermine sur la muqueuse, au milieu de la face interne des joues, dans toute leur étendue antéro-postérieure. Que de fois n'ai-je pas été sollicité d'en cautériser; à titre d'aphtes, les points qui en étaient accidentellement les plus saillants, ou les plus macérés.

J'ai, l'un des premiers, indiqué la déviation latérale de la luette comme un des signes de l'hémiplégie faciale. Il arrive, en effet (comme j'en ai cité un exemple dans la *Gazette médicale de Paris*. 1842, p. 833), qu'on voit la luette, d'abord déjetée de côté, recouvrer ensuite sa rectitude au fur et à mesure de la disparition de l'altération du nerf facial. — Mais la déviation peut être congénitale, ainsi que M. Debrou (*Thèses de Paris*, août, 1841) l'a fait connaître. Il

---

et les opérations chirurgicales, ne dépasse presque jamais, chez les arabes, le degré strictement nécessaire pour amener la cicatrisation, et que la réaction générale ou fièvre traumatique se maintient communément entre de très justes limites. C'est encore ainsi que beaucoup de blessures qui, à nos yeux, commandent évidemment l'amputation immédiate, sont suivies de guérison chez les indigènes. Ce dernier fait a été surabondamment mis hors de doute par une expérience de dix-neuf ans. Nous devons ajouter qu'on ne doit pas attribuer ces bénéfices exclusivement à la constitution de l'indigène, mais aussi au climat; car les succès opératoires sont bien plus brillants sur les européens, en Afrique qu'en France. À Paris, la pratique de MM. Guyon, Pointis, Baudens, Saiget, etc., etc., passerait à juste titre pour inouïe et fabuleuse.

On se figure à tort, en France, que tout arabe atteint d'une blessure un peu grave, périt toujours, à cause du manque de soins, de l'insuffisance des transports, de l'éloignement des habitations, de la nécessité de suivre les mouvements rapides de la troupe. Il n'en est point ainsi. Des réguliers d'Abd-el Kader portaient des traces de blessures, et, sur 4,000 Douairs armés pour notre cause, M. Warnier a compté plus de huit cents hommes couturés par les balles, par le sabre ou la baïonnette.

Quand une troupe armée est contrainte à des marches précipitées, les blessés, quelle que soit la nature de leur lésion, n'ont que la selle de leurs chevaux pour moyen de transport; mais, quand les mouvements ne sont pas si pressés, quand on se trouve dans un pays de ressources, quand un douar se déplace pour changer de pâturages, on a recours à de plus commodes véhicules. Tantôt ce sont des tapis roulés en couronne et placés sur le dos d'un mulet (micen); d'autres fois, de véritables brancards (naach) posés sur deux sacs remplis de paille, et fixés sur chaque flanc d'un mulet; on dispose la litière de manière à coucher le malade, soit en travers, soit en long. Quand la bête de somme est un dromadaire, on peut construire sur son dos une plate-forme pouvant porter deux ou trois personnes qu'on recouvre d'une sorte de grande cage en osier ou en branchages, revêtue de tapis ou de toile. Ces carcasses, appelées basour et dycrefa, sont représentées dans le tableau de la prise de la Smala, par Horace Vernet.

F. Jacquot,
Médecin adjoint à l'armée des Alpes.

importe d'en être prévenu, afin de ne pas se tromper sur la signification de ce phénomène, souvent normal.

Dans une petite note que publia l'ancien *Journal de médecine* de Lyon (année 1848, p. 241), je signalai une disposition assez curieuse du voile du palais, qui rentre parfaitement dans l'objet de ces considérations. Chez quelques sujets, disais-je (p. 225), on voit sur un point de la face antérieure du voile palatin trois ou quatre petits vaisseaux capillaires qui se croisent, de manière à circonscrire un espace peu étendu ; et si l'on n'y regarde de très près, il arrive souvent que l'on prend ces vaisseaux pour les bords d'une ulcération, et l'espace qu'ils circonscrivent pour l'ulcération elle-même. — Je citai ensuite un exemple de méprise de ce genre, commise par un médecin des hôpitaux de Paris, et constatée par M. Ricord, auquel cette notion est due.

Les lacunes amygdaliennes, surtout recouvertes par le produit concrété de leur sécrétion normale, simulent aussi, comme chacun sait, un ulcère vénérien.

Je dois également revenir ici sur une particularité d'anatomie normale, dont je crois avoir seul jusqu'à présent indiqué (dans le mémoire cité) la véritable nature, ainsi que les apparences trompeuses. En regardant l'arrière bouche, chez certains individus, on découvre sur la paroi postérieure de leur pharynx, trois, quatre, cinq ou six follicules muqueux isolés, saillants, sous forme de petites tumeurs circonscrites, arrondies et d'une coloration plus rouge que celle des parties voisines. Du reste, nulle douleur locale, nul symptôme d'inflammation n'accompagne leur présence, laquelle n'a rien de temporaire, mais est constante et se maintient constamment avec ces caractères chez le même sujet. — C'est ce que M. Cazenave a regardé comme une lésion syphilitique secondaire (V. *Traité des syphilides*, 1843, p. 436), ce que M. Chomel appelle *angine folliculeuse du pharynx* (V. Journal des connaissances médic. chir. Octobre 1848, p. 134). Mais je ne crains pas d'avancer que c'est là pure illusion de la part de ces deux auteurs distingués, puisque très fréquemment je me suis amusé à la faire voir sur elles-mêmes à des personnes parfaitement exemptes de toute maladie et de toute incommodité dans les fonctions de cette région. —Aussi, n'ai-je point été surpris de lire dans M. Cazenave que ces petites tumeurs sont « *tout-à-fait indolentes*, » et « *qu'elles* « *persistent avec une opiniâtreté souvent désolante.* » M. Chomel, de son côté, avoue que son angine folliculeuse « *ne cause quelquefois aucune incommodité*,.. « *et qu'il peut arriver qu'elle résiste à tous les moyens* « *imaginables.* » En faut-il davantage pour prouver que, s'ils professent une autre opinion que la mienne, ces pathologistes éminents ont, en réalité, observé

tout comme moi? Et, à leur exemple, peut-on douter que nombre de consultations ne soient journellement demandées et délivrées pour de prétendues angines syphilitiques, qui n'ont rien de plus sérieux ?

La suite au prochain numéro.

Note sur la carbonométrie pulmonaire dans l'air comprimé, par M. PAUL HERVIER, interne des hôpitaux de Lyon.

Dans un premier travail (1), nous nous étions occupé, M. Saint-Lager et moi, de recherches sur les quantités d'acide carbonique exhalé par le poumon dans diverses conditions de l'état physiologique et à l'état de maladie; depuis nous avons dû à la bienveillance de M. le docteur Pravaz, de pouvoir compléter nos études par des expériences carbonométriques dans l'air comprimé. Jusqu'à ce jour on n'avait point déterminé les modifications éprouvées par l'air expiré sous l'influence de l'air comprimé, bien que les effets physiologiques de cet agent fussent parfaitement connus. S'il est vrai que les remèdes qui modifient le plus heureusement l'organisme, sont ceux que la nature nous a donnés comme des conditions de notre existence, l'air doit être le premier des médicaments, et susceptible comme tous les autres d'être donné à des doses qui varient avec les idiosyncrasies et les états morbides. Personne ne contestera qu'un remède qui agit si directement sur l'hématose, ne soit un des moyens les plus puissants de modifier la nutrition et ne puisse être indiqué pour triompher des maladies où elle languit. Aussi ne doit-on pas s'étonner des succès aussi nombreux que variés qu'obtient tous les jours, depuis plus de douze ans, M. le docteur Pravaz, dans les cas où la thérapeutique ordinaire échoue, et, si une chose peut surprendre, c'est que ces succès soient moins connus que la modestie et le mérite de l'auteur.

Si j'avais l'intention d'exposer les effets vraiment merveilleux de l'air comprimé, je parlerais de l'augmentation rapide de l'appétit, poussé jusqu'à la voracité, de la sédation produite dans quelques cas sur le système circulatoire, de la dilatation rapide du thorax, enfin de la promptitude dans l'accroissement des forces musculaires, mais je me borne à étudier les effets immédiats de l'air comprimé sur la respiration.

Dans cette étude, nous avons employé, M. Saint-Lager et moi, une méthode qui a été exposée dans un article précédent et sur les détails de laquelle je ne reviendrai pas. Les expériences ont été faites sur nous-mêmes, une avant d'entrer dans le bain d'air, une seconde pendant sa durée, une troisième immédiatement après, et

(1) Recherches sur l'acide carbonique exhalé par le poumon, par MM. Paul HERVIER et ST-LAGER (*Gazette médicale de Lyon*, février, 1849).

enfin d'autres dans le courant de la journée. Quoique nous fussions certains de l'exactitude de notre méthode, nous avons répété les essais un assez grand nombre de fois, afin de donner à nos résultats toutes les garanties de certitude désirable.

Je ne décrirai point les effets primitifs de l'air comprimé au moment où l'on entre dans le bain : ces effets parmi lesquels nous avons remarqué une légère surdité, sont peu appréciables d'ailleurs pour l'homme sain comme pour le malade, et j'arrive aux modifications imprimées à l'exhalation de l'acide carbonique qui ont exclusivement fixé notre attention.

A une faible pression, par exemple, lorsque le manomètre qui communique avec l'appareil n'accuse que 2, 6, 8 et jusqu'à 10 ou 12 millimètres au-dessus de la pression ordinaire, il y a une augmentation croissante dans l'exhalation de l'acide carbonique. Ce fait est du reste en rapport avec ce que nous avons avancé ailleurs sur les rapports de la pression atmosphérique avec la carbonométrie pulmonaire. Au-delà de 773 millimètres de pression les phénomènes changent complètement, la quantité d'acide carbonique exhalé diminue. A quoi cela tient-il? Ce fait vraiment curieux paraît au premier abord inexplicable, mais si l'on songe que les conditions de la respiration ne sont plus les mêmes, que le milieu dans lequel on est plongé ne ressemble point à l'air atmosphérique et que l'augmentation de pression survient brusquement, alors, dis-je, les difficultés s'évanouissent et le fait paraît d'une interprétation facile. En effet, si l'on convient que l'air entre plus librement dans le poumon par l'effet du bain d'air comprimé, que lorsqu'il est exposé à l'action de l'air atmosphérique, on doit admettre aussi que la dilatation anormale des vésicules pulmonaires, par l'effet d'une pression suffisamment forte dans l'air comprimé, diminue le ressort et l'élasticité des organes respiratoires, au point de gêner l'expiration et partant l'exhalation de l'acide carbonique.

Pour bien comprendre ce fait, il faut faire la part des effets chimiques et mécaniques du bain d'air comprimé. Ainsi, à une faible pression, l'effet chimique dominant l'influence mécanique, l'endosmose trouve dans les conditions de pression une circonstance favorable au développement des fonctions respiratoires sans que l'exosmose soit entravée par une pression trop forte, c'est-à-dire que la pression au-dessous de 773 millimètres est assez puissante pour favoriser l'endosmose, mais pas assez forte pour gêner l'exosmose gazeuse, d'où il suit une augmentation croissante dans l'exhalation de l'acide carbonique. A une pression plus forte l'effet mécanique neutralise et anéantit l'influence chimique, au point d'empêcher l'exosmose gazeuse dans le bain d'air, sans toutefois

s'opposer à l'absorption des gaz, de sorte que l'on observe l'hypercrinie carbonique que lorsque le poumon est soustrait à l'action de cette force mécanique, c'est-à-dire au dehors du bain, conformément à nos nombreuses observations. C'est ainsi que par la considération des effets chimiques et mécaniques de l'air comprimé, on arrive à saisir la cause qui explique comment on obtient des résultats inverses de ceux que l'étude des faits qui se passent dans l'air atmosphérique faisait présumer. D'ailleurs, en l'absence d'une interprétation vraiment scientifique de ces faits curieux, la seule circonstance de l'augmentation subite de pression qui surprend l'organe pulmonaire au point de le troubler dans ses fonctions, ne suffirait-elle pas pour expliquer cette hypocrinie carbonique observée constamment à des pressions élevées dans le bain d'air comprimé.

Au sortir du bain d'air l'exhalation de l'acide carbonique augmente peu à peu pour arriver bientôt à un résultat supérieur à celui obtenu dans le bain à une faible pression. En effet, l'influence mécanique suspendant son action, le ressort du poumon revient bientôt à son état normal, et par le fait de l'exosmose gazeuse qui n'est plus entravée par une forte pression, il rejette au dehors, sous forme d'acide carbonique, tout l'oxygène qu'il avait absorbé dans le bain sous l'influence de l'endosmose. Cet état hypercrinique augmente peu à peu et se prolonge plusieurs heures après le bain. C'est à ce moment qu'on éprouve les bienfaits de cet agent merveilleux, qui se traduisent par une exhaltation de la puissance musculaire et un appétit vraiment désordonné.

CONCLUSIONS.

1° Les quantités d'acide carbonique exhalé dans le bain d'air comprimé s'élèvent au-dessus des proportions de l'état normal jusqu'à la pression de 773 millimètres; au-dessus de ce chiffre le poumon exhale moins d'acide carbonique qu'avant le bain.

2° Les bains d'air comprimé ont pour effet d'augmenter l'exhalation de l'acide carbonique au dehors du bain; cet effet qui se prolonge plusieurs heures après leur administration est plus sensible deux ou trois heures après qu'immédiatement après le bain.

Note sur une Valvule existant normalement à la partie postérieure de la fosse naviculaire, par M. le docteur GUÉRIN (de Vanne), prosecteur des hôpitaux.

Les organes génitaux formant un ensemble très complexe de parties fort délicates, j'ai pensé qu'une étude approfondie de ces organes m'amènerait à découvrir quelques particularités ayant échappé jusqu'ici à l'investigation des anatomistes. Mes travaux étant surtout dirigés vers un but d'application à l'histoire des maladies du canal de l'urètre, j'ai dû pratiquer le cathétérisme sur un grand nombre de sujets.

Remplissant les fonctions de prosecteur à l'amphithéâtre des hôpitaux, source inépuisable de richesses scientifiques, j'étais heureusement placé pour donner suite à des recherches commencées depuis longtemps déjà.

Dès les premières tentatives de cathétérisme pratiquées sur le cadavre, je rencontrai une grande difficulté à franchir la portion naviculaire du canal de l'urètre ; mais il y a quinze jours ou trois semaines seulement que cette difficulté attira sérieusement mon attention.

Quelle en était la cause ? Je pensais d'abord qu'il ne fallait l'attribuer qu'à la sécheresse de la partie antérieure du canal dans lequel j'introduisais une sonde non huilée. Afin de savoir à quoi m'en tenir, je remplaçai la sonde urétrale par une sonde cannelée, et alors rencontrant un obstacle infranchissable, j'incisai la partie inférieure du canal de l'urètre. Je ne fus pas médiocrement surpris de voir que le bec de la sonde avait pénétré dans une valvule semblable à une valvule veineuse des plus développées.

Je dus croire que cette valvule, n'ayant été décrite par aucun des anatomistes dont les ouvrages sont entre les mains des élèves, n'était qu'un état pathologique, peut-être un simple développement anormal d'une lacune de Morgagni. J'examinai donc un grand nombre de conduits urétraux, et toujours je trouvai la même valvule. Il n'y avait et il ne pouvait plus y avoir de doute pour moi. Je fis part de cette découverte à quelques élèves internes et externes qui fréquentent l'amphithéâtre de Clamart : aucun ne l'avait vue ; mais une fois signalée par moi, tous l'ont rencontrée depuis.

Puisque cette valvule est constante, me dis-je, elle aura été décrite, et la description sera tombée dans l'oubli !

Je recherchai alors dans tous les ouvrages qui me tombèrent sous la main. Aucun n'en parlait. Plusieurs anatomistes ont bien signalé sur la membrane muqueuse de l'urètre une série d'orifices auxquels on a donné le nom de lacunes de Morgagni, mais personne ne parle d'une valvule.

Il n'y a donc point de doute à ce sujet, cette valvule a échappé à l'investigation des anatomistes et des chirurgiens.

Plus tard j'en ferai l'histoire complète, en publiant l'ensemble de mes recherches sur les organes génitaux. Aujourd'hui je me contenterai de la signaler aux lecteurs de la *Gazette médicale*.

D'une forme semblable à celle des nids de pigeons, à celle des valvules des veines, d'une profondeur d'un centimètre environ, elle est placée à la partie postérieure de la fosse naviculaire qui se trouve avoir ainsi, en arrière, une limite des mieux tranchée. Elle existe sur la paroi supérieure de cette partie du canal, ce qui détruit toute la valeur du conseil donné par les anatomistes pour le cathétérisme. Huseke dit, en effet, que les lacunes de Morgagni étant exclusivement développées sur la face inférieure du canal de l'urètre, on doit glisser le bec de la sonde contre sa face supérieure. Or, en suivant ce conseil, une bougie, du volume d'une sonde cannelée, arrive immanquablement dans cette valvule que j'appellerai volontiers *valvule naviculaire*.

Enfin, quand on l'examine dans le relâchement, elle donne à la partie du canal qui lui correspond l'aspect du bec du *calamus scriptorii*.

Je ne terminerai point cette note sans parler d'une idée fort ingénieuse émise par M. le professeur Serres, aussitôt que je lui eus montré cette valvule sur un ensemble de pièces qui ne permettait pas de douter de sa constance : c'est, me dit cet habile anatomiste, l'analogue de l'hymen. Je l'ai longtemps cherché, vous l'avez trouvé ; et bientôt il eut la complaisance de me remettre le tableau suivant.

Gland de l'homme.	Clitoris.
Scrotum.	Grandes lèvres.
Prépuce.	Nymphes.
Entrée de l'urètre.	Entrée de l'urètre.
Entrée de la fosse naviculaire.	Ouverture du vagin.
Valvule *hymenale* de la fosse naviculaire, découverte par M. Guérin.	Hymen de la femme.

Ainsi cette valvule, du plus haut intérêt au point de vue de la pratique chirurgicale, se trouve avoir une grande importance en anatomie philosophique, puisqu'elle complète les analogies des organes génitaux de l'homme et de la femme.

(Extrait de la Gazette médicale de Paris.)

CORRESPONDANCE.

A M. le Rédacteur en chef de la Gazette médicale.

La Motte, le 20 juillet 1849.

Monsieur et honoré Confrère,

Dans l'article bibliographique, si fidèle d'ailleurs, que vous venez de publier sur le *Guide du baigneur aux Eaux de La Motte*, de mon ami et collègue le docteur Dubouchet, il existe une erreur trop grave et qui pourrait être trop préjudiciable à l'établissement dont je suis l'inspecteur, pour que je ne m'empresse pas de vous prier d'insérer dans votre estimable journal la rectification ci-jointe.

Vous dites : « La première source dont on songea à tirer parti, fournit par jour 1,100 hectolitres d'eau thermale. A ce produit déjà si riche on a ajouté celui d'une nouvelle source qui peut donner 700 hectolitres , etc. »

La première source dont vous parlez est celle du puits qui, d'après le jaugeage fait en 1843 , sous l'habile direction de monsieur l'ingénieur en chef des mines, Scipion Gras, a donné un produit de 1,357 hectolitres en 24 heures , au lieu de 1,100 que vous indiquez.

La deuxième source qui , d'après votre article , peut donner 700 hectolitres par jour, est la source de la *Dame* : les travaux de captation qu'on y a exécutés l'an passé ont permis à M. Breton et à moi d'en déterminer le volume, lequel est non pas de 700, mais bien de 4,320 hectolitres par 24 heures. Mais comme la citerne construite récemment ne reçoit que la moitié environ des divers *griffons* dont se compose cette source , il en résulte que le volume d'eau thermale qu'elle fournit à l'Établissement n'est , d'après le jaugeage que nous en avons fait , que de 2,433 hectolitres par jour.

Comme vous le voyez, monsieur et honoré confrère , ce n'est point 1,800 , mais bien 3,810 hectolitres qui arrivent par jour à l'Établissement de La Motte. C'est pourquoi, ainsi que vous le dites, les Eaux se donnent à profusion à La Motte ; c'est pourquoi on pourrait administrer plus de 500 douches, et alimenter de nombreuses baignoires et de vastes piscines , surtout si on réunissait les divers naissants , dont le produit se perd encore dans le Drac ; car alors on pourrait disposer de 5,677 hectolitres au moins par 24 heures.

Agréez, Monsieur et honoré Confrère , l'assurance de la parfaite considération de votre bien dévoué confrère et abonné.

H. BUISSARD , D.-M.
Inspecteur des Eaux de La Motte (Isère).

BIBLIOGRAPHIE.

Leçons de Botanique élémentaire, par H.-A. RODET , professeur à l'École nationale vétérinaire de Toulouse , etc. 1 vol, in-8°. Paris et Lyon; 1848.

Après avoir enseigné, avec éclat, pendant plusieurs années , dans une des plus florissantes écoles vétérinaires de France, les principes fondamentaux de la botanique, M. Rodet, qui appartient aujourd'hui à l'École de Lyon, s'est décidé à donner une plus grande publicité à ses leçons orales , fruits de ses recherches et de sa constante application.

Le livre dont nous parlons aujourd'hui n'est en effet que la reproduction d'un cours qui réunit deux conditions avantageuses , l'érudition et la clarté de l'exposition ; abréger le travail des élèves , le leur rendre plus facile et plus fructueux , voilà le but essentiellement louable de cet ouvrage.

Préoccupé des innombrables travaux dont les jeunes gens des écoles sont à la fois surchargés, M. Rodet s'est efforcé de leur offrir , dans un livre peu volumineux, une des sciences les plus difficiles qu'ils aient à étudier. « J'ai voulu, dit-il, mettre la botanique à leur portée, la réduire à ce qui leur est nécessaire, en la débarrassant de ses vues trop abstraites, et surtout d'une partie de ses nombreux détails. » préface, p. 1.

Cette tâche, qui honore le professeur tout en faisant ressortir le mérite de l'homme érudit, a été accomplie avec un remarquable talent : rien n'est plus difficile, en effet, que d'enseigner la science, en la mettant à la portée de toutes les intelligences. Ne voyons-nous pas tous les jours des hommes très instruits n'être, au fond , que de bien tristes professeurs !

Après avoir examiné les éléments anatomiques des plantes, l'auteur en décrit les organes composés ; puis , passant en revue les diverses fonctions qu'exécutent ces organes , termine par l'ex-posé des méthodes employées, soit pour arriver seulement au nom des végétaux, soit pour montrer en même temps leurs affinités naturelles ; dans un autre traité, M. Rodet fera l'histoire particulière des espèces les plus utiles et les plus communes : nous attendons cette seconde partie, complément de la première , pour pouvoir donner de leur ensemble une analyse qui en soit digne.

Par sa clarté , son style à la fois simple et plein d'originalité , par sa méthode et ses vues judicieuses, cet ouvrage a un mérite incontestable ; aussi engageons-nous ceux qui veulent se livrer avec fruit à l'étude de la botanique, à le lire, et à le méditer avec attention, car aucun livre ne peut mieux que celui-là , leur faire aimer une science agréable , il est vrai, mais dont les éléments sont parfois fastidieux.   Ph.

FAITS DIVERS.

BULLETIN DU CHOLÉRA. — A Paris, depuis un mois, l'épidémie n'avance ni ne recule ; ainsi que le constate le relevé du mouvement des hôpitaux , le chiffre des entrées et de la mortalité oscille incessamment entre des diminutions et des augmentations insignifiantes ; cependant, le choléra ne décroîtrait pas seulement d'intensité en diminuant de fréquence, il affecterait encore quelques apparences nouvelles. Vers la fin de toutes les épidémies, on a observé une transformation de la maladie , soit qu'elle se combine avec d'autres affections, soit que les causes ordinaires atténuent l'action de la cause spéciale, toujours est il que le type de la maladie épidémique s'altère ; c'est ce qui paraîtrait exister aujourd'hui. Le choléra parait affecter d'emblée la forme réactive , la forme bilieuse, ou même la forme intermittente.

Pendant toute la durée de l'épidémie le corps médical de Paris a montré ce zèle actif, ce dévouement sans bornes , cette abnégation héroïque dont notre histoire offre à chaque instant de nombreux exemples. Le ministre de l'intérieur, dans un rapport adressé au président de la République, a rendu un digne hommage à cette noble conduite de nos confrères de la capitale. Sur sa proposition ont été nommés officiers de l'ordre national de la Légion d'Honneur : MM. Husson , médecin de l'Hôtel-Dieu ; Guillot, médecin de l'infirmerie de la Salpêtrière; chevaliers du même ordre : MM. Tardieu, chargé d'un service à l'Hôtel-Dieu ; Pidoux, chargé d'un service à la Charité ; Legroux, médecin à l'hôpital Beaujon ; Baillarger, Mitivié , Trélat , médecins à la Salpêtrière ; Lebat et Poirson , internes à la Salpêtrière. « Il était difficile , dit le ministre , de faire un choix au milieu de tous les nobles exemples de courage , d'abnégation et de charité qu'ont fait éclater ces douloureuses épreuves, et le gouvernement regretterait aujourd'hui les limites dans lesquelles il doit renfermer ces récompenses, si ces limites même n'en relevaient le prix. »

Mais là ne se bornera pas la sollicitude du gouvernement. Interprète de la reconnaissance publique, et voulant reconnaître les services rendus par les élèves en médecine, il a chargé M. le doyen de la faculté de médecine d'aviser aux meilleurs moyens d'honorer leur conduite. A cet effet, M. Bérard a réuni les élèves, leur a rendu compte d'une manière aussi simple que touchante, des témoignages de satisfaction qu'il avait reçus pour eux de tous côtés.

— A mesure que le choléra décroît à Paris, il continue à s'étendre dans les départements, et dans plusieurs endroits il signale son passage par des ravages plus terribles peut-être que ceux qui ont frappé la capitale. Le département des Ardennes, du Puy-de-Dôme, de la Nièvre et de la Gironde sont les plus maltraités.

— La Belgique et l'Angleterre qu'on croyait délivrées du choléra, ont vu se manifester une recrudescence effrayante de l'épidémie.

ORGANISATION MÉDICALE. — M. le ministre de l'instruction publique qui a présenté il y a quelques semaines, un projet de loi sur l'enseignement secondaire, s'occupe avec activité de l'organisation de l'enseignement supérieur. Il a nommé une commission chargée d'en préparer les bases; dans cette commission l'élément scientifique est représenté par MM. Thénard, Dumas, Bérard, Flourens et Blanqui. M. de Falloux a, en outre, confié à une commission spéciale qui se concertera avec la commission supérieure, le soin de préparer un projet de loi sur l'enseignement de la médecine et de la pharmacie; cette commission se compose de MM. Orfila, Paul Dubois, Trousseau, Denonvilliers, professeurs à la faculté de médecine; Dubois d'Amiens, Recamier, Jules Guérin, Malgaigne, membres de l'académie de médecine; Bussy, professeur à l'école de pharmacie, Lassègue, docteur en médecine.

Plusieurs journaux avaient exprimé le regret de ne voir figurer dans cette commission aucun représentant des médecins des départements. Les lignes suivantes insérées dans le *Moniteur* peuvent être acceptées comme une digne réparation. « Par arrêté de M. le ministre de l'instruction publique, en date du 27 juillet, M. Bonnet, professeur de clinique à Lyon, a été nommé membre de la commission spéciale instituée par le ministère de l'instruction publique et des cultes, pour la préparation d'un projet de loi sur l'enseignement de la médecine et de la pharmacie. »

La dignité professionnelle, les intérêts de la science et de l'art ne pouvaient avoir, parmi nous, un meilleur et plus honorable interprète.

— On lit dans l'*Union médicale*: « L'affaire de la permutation de la chaire de médecine opératoire parait avoir reçu une solution conforme à la justice et à la sincérité du concours. Cette demande, approuvée presque unanimement par la Faculté, sanctionnée par le Conseil de l'Université, est venue se briser contre la fermeté de M. de Falloux. M. le ministre a refusé son approbation à cette mesure que rien ne légitimait, et nous trouvons, en effet, aujourd'hui, dans les journaux, l'annonce du concours pour la chaire d'opération, concours qui devra s'ouvrir le 15 novembre prochain. Cet incident a jeté une assez vive émotion dans le monde universitaire. »

— Un concours public sera ouvert le 19 décembre 1849 devant la Faculté de médecine de Strasbourg, pour trois places d'agrégés, vacantes dans cette Faculté, savoir : une dans la section des sciences anatomiques et physiologiques, une dans la section de chirurgie, une dans la section de médecine.

— Un concours a été ouvert le 23 juillet dernier pour deux places de médecin, vacantes, au bureau central des hôpitaux de Paris.

— Les écoles nationales vétérinaires d'Alfort et de Lyon ont été licenciées.

— Le célèbre professeur Carmicael, médecin irlandais, vient de mourir, victime d'un déplorable accident. M. Carmicael se rendait à cheval à sa maison de campagne. Ayant à traverser une espèce de baie formée par l'infiltration des eaux de la mer, il s'aventura, mais quand il fut à moitié chemin, le cheval perdit pied, nagea quelque temps, et fut enfin submergé avec son cavalier.

AVIS. Le propriétaire des eaux d'Uriage (Isère) prie les personnes qui ont reçu un exemplaire de l'ouvrage intitulé : *Études sur les Eaux minérales d'Uriage*, par le D. VULFRANC GERBY, d'en agréer l'hommage.

Le Rédacteur en chef.

LYON. IMPR. DE RODANET ET COMP., RUE DE L'ARCHEVÊCHÉ, 3.

PREMIÈRE ANNÉE.　　　　　N° 15.　　　　　15 AOUT 1849.

GAZETTE MÉDICALE

DE LYON,

Publiée par M. **BARRIER**, Chirurgien en chef désigné de l'Hôtel-Dieu de Lyon.

La GAZETTE MÉDICALE DE LYON paraît deux fois par mois. — On s'abonne, à Lyon : chez Ch. SAVY, place Louis-le-Grand, 14 ; chez Mme PHILIPPE, rue St-Dominique, 7 ; — à Paris, chez V. MASSON ; — à Montpellier, chez SÉVALLE ; — à Strasbourg, chez DÉRIVAUX ; — L'abonnement est de 12 fr. par an pour Lyon ; 13 fr. pour le reste de la France. — Les réclamations, lettres, travaux, doivent être affranchis et adressés à M. BARRIER, rue d'Oran, 2. — Pour les annonces, s'adresser à l'imprimerie du journal.

TRAVAUX ORIGINAUX.

Observations sur le traitement des brûlures par le Collodion, par M. Victor LAMBERT, élève des hôpitaux.

La brûlure est peut-être, de toutes les affections chirurgicales, celle contre laquelle on a employé le plus grand nombre de remèdes. Bell, Carle, Tomson et M. Lombard, de Genève, ont insisté sur les avantages de l'eau froide. Tout en adoptant la même médication, MM. Bérard et Denonvilliers proscrivent comme trop irritants, ou comme ayant une action trop passagère, la térébenthine, l'alcool, l'éther et l'ammoniaque préconisés par un grand nombre de praticiens.

M. Cloquet vante l'emploi des sangsues, dont il dit avoir obtenu des résultats avantageux. La compression a été appliquée par M. Bretonneau, qui raconte en

avoir éprouvé sur lui-même les plus heureux effets. Il a été guéri en quelques jours d'une brûlure au deuxième degré. M. Velpeau qui s'est aussi servi de la compression, a eu recours avec quelques succès aux bandelettes de diachylon gommé.

Parmi les innombrables moyens populaires usités contre les brûlures, nous mentionnerons seulement le cordon cardé que le docteur Anderson a proposé comme spécifique, dans les brûlures de tous les degrés, depuis la simple rubéfaction de la peau jusqu'à la désorganisation profonde des tissus.

Quoiqu'il en soit de cette divergence d'opinions, d'après les exemples cités dans les auteurs et le mode d'administration de la plupart de ces agents thérapeutiques, on est fondé à regarder comme triple le but poursuivi. Ces nombreux essais ont été tentés en vue d'obtenir 1° une réfrigération rapide, une diminution de la douleur, et par suite une réaction inflammatoire moins intense ; 2° le resserrement, l'astriction des tissus ; 3° la préservation de la plaie du contact de l'air.

Or, il suffit de passer successivement en revue les agents thérapeutiques employés jusqu'ici, pour mon-

Feuilleton.

Notice historique sur le docteur GABILLOT, lue à la Société nationale de médecine, par M. GUBIAN.

La notice que je vous présente est l'accomplissement d'un devoir pieux que les liens d'une ancienne amitié légitimeront à vos yeux, quelles que soient la faiblesse et l'imperfection de l'œuvre.

C'est sous l'égide de ce sentiment, pur et indépendant, que je viens réclamer de vous un peu de cette attention bienveillante qu'une voix éloquente captivait naguère dans une semblable solennité.

Le docteur Joseph-Damiens Gabillot, médecin savant, praticien habile, mort en 1847, était né en 1792, à Hotonne, bourg de l'arrondissement de Nantua, près Belley.

Son père vint de Lyon s'établir dans cette partie du Bugey, où il épousa la fille du praticien du lieu. Ainsi, fils et petit-fils de médecin, dès le berceau, notre collègue a puisé à leurs sources les sciences et l'art de guérir.

Mais hélas ! il n'avait pas dix ans que son père mourut. La providence avait donné au jeune Gabillot une volonté ferme et un esprit droit capables de lui faire surmonter le malheur qui semblait devoir l'accabler.

Cet enfant énergique comprend toute la gravité de sa perte. Il console sa mère et ses sœurs, en les rassurant sur l'avenir. Il parviendra à son but, car il mesure déjà de toute la hauteur d'une puissante résolution, les travaux longs et soutenus qu'il saura accomplir.

Bientôt la sollicitude maternelle est forcée de mettre un frein à cette trop grande ardeur dans un âge si tendre. Mais l'enfant a la volonté d'un homme : pendant le silence de la nuit, il consacre encore au travail des heures précieuses qu'il dérobe au

trer qu'aucun d'eux ne permet d'atteindre ce triple résultat.

L'eau, par exemple, produit bien une certaine réfrigération ; mais préserve-t-elle les. tissus du contact
de l'air? remplit-elle la troisième condition, la plus
importante assurément? Non.

Le coton cardé qui ne suffit qu'imparfaitement à
isoler la partie blessée, ne produit ni réfrigération, ni
resserrement des tissus. Ces deux dernières indications
sont loin d'être atteintes si, comme il arrive assez souvent, on l'imbibe de matières huileuses. Un autre inconvénient du coton cardé, consiste dans la difficulté
très grande que présente son enlèvement, et dans
l'obstacle qu'il offre à l'examen des plaies avec lesquelles on l'a mis en contact. Quant à la compression
de MM. Velpeau et Bretonneau, il est évident qu'elle
est insuffisante à remplir deux des trois conditions
énoncées ci-dessus.

Le Collodion dont les applications chirurgicales deviennent de plus en plus nombreuses, vient d'être employé contre l'affection qui nous occupe, dans le service de M. le docteur Valette, chirurgien de l'Hôtel-
Dieu. Les résultats obtenus démontrent largement que
toutes les indications sont remplies par cet agent; et
nous ne pensons pas que lorsque ses effets seront
mieux connus, on discute encore sur la prééminence
de telle ou telle méthode de traitement.

Le collodion produit : 1° la. *réfrigération* Toutes
les personnes qui ont vu employer cette substance.
savent avec quelle rapidité elle s'évapore. C'est là
même ce qui fait la plus grande, pour ne pas dire, la
seule difficulté de son emploi. On conçoit donc facilement que cette évaporation, presque instantanée, enlève la plus grande quantité du calorique qui existe
dans la partie blessée et apporte ainsi un soulagement
immédiat.

La sensation de froid produite par le collodion répandu sur la peau même non dépouillée de son épiderme, semblable de tous points à celle que produit
l'éther, est assez sensible. Cet effet est passager, dira-
t-on ; mais il est très facile de le continuer en appliquant par-dessus les couches de collodion une vessie
remplie de glace.

2° Le resserrement des tissus.

Quant à cette deuxième indication, il n'est pas besoin d'y insister, car c'est sa propriété la plus évidente.

3° Non-seulement le collodion produit la réfrigération et l'astriction des tissus, mais de plus, il préserve
complètement la plaie du contact de l'air. Cette dernière propriété est, sans contredit, ce qui doit rendre
son emploi le plus utile dans les brûlures où l'air joue
un rôle si funeste et où sa présence est tout aussi à
redouter que dans les plaies ordinaires.

Du reste, les faits que nous allons rapporter et que
nous avons recueillis dans le service de M. Valette,
nous paraissent concluants, et nous dispensent d'entrer dans de plus longs développements théoriques.

Première observation — Charpin Nicolas, 37 ans,
teinturier, d'une constitution athlétique, entre à l'hôpital le 14 avril 1849 et est couché au n° 40 de la
salle St-Louis. Cet homme portait, avec un autre
teinturier, un énorme baquet rempli d'eau bouillante.
On sait que dans cette industrie, les ouvriers ont l'habitude de porter les fardeaux au moyen de bâtons reposant sur leurs épaules. Charpin fait un faux pas et
tombe : il reçoit ainsi, à la face postérieure du tronc,
la presque totalité de l'eau renfermée dans le baquet.
A son entrée à l'hôpital, il présente l'état suivant :

---

sommeil et au repos. L'infatigable dévouement de ses sœurs lui
fit trouver dans des exemples de travail et d'ordre, si utiles à
l'homme pour guider ses premiers pas, les éléments qui ont hâté
et dirigé ses succès. Bientôt la famille se rend à Belley pour faciliter les études du collège. Les premières places et les couronnes
ne manquent pas à ce jeune athlète qui, franchissant le plus
souvent deux classes par année, arriva de bonne heure à l'étude
de la médecine.

C'est en 1810 qu'il commença cette carrière à Lyon, sous
l'illustre maître que nous sommes heureux et fiers de saluer encore aujourd'hui notre doyen et notre président.

En entrant à l'Hôtel-Dieu à la même époque, le premier élève
que nous vîmes, ce fut Gabillot. Son aspect était d'autant plus
remarquable que, seul, il étudiait et paraissait entièrement absorbé par ses méditations, au milieu de ses condisciples bruyants
et distraits en l'absence du professeur. Son air modeste, calme et
réservé, un sourire plein de douceur et de bienveillance fixèrent
nos sympathies. Son égalité dans le caractère, une sagesse
exemplaire, son application constante à l'étude, lui acquirent,
sans qu'il cherchât à se prodiguer, l'estime et l'affection de tous
ses camarades. Quoiqu'il se privât des plaisirs et des distractions
de son âge, sa physionomie respirait une douce gaîté ; heureux
sentiment qu'il exprimait par le sourire, surtout en répondant
aux condisciples qui voulaient l'arracher à une étude trop persé-
vérante, leur montrant par là qu'il puisait ses jouissances dans
le travail présent, et s'assurait pour l'avenir des fruits plus
doux encore.

Il ne tarda pas à recueillir l'honorable récompense de ses efforts, en obtenant au concours de la Charité la première place
d'élève interne. Ce brillant succès ne fit qu'accroître sa noble
ambition. L'Hôtel-Dieu était un théâtre digne de son ardeur.
Mais ses forces succombèrent à la peine. Une entérite des plus
graves fit désespérer de ses jours. Heureusement, au moment du
concours, il ressent assez d'énergie pour s'y faire transporter.
L'administration qui sait apprécier son mérite, fait placer dans
un fauteuil ce convalescent dont la voix s'éteignait, mais dont le
courage ne savait défaillir : son intelligence, électrisée par une
volonté de fer, lui acquit le premier rang parmi ses nombreux
compétiteurs.

A peine sorti de cette lutte honorable, il fallut payer son tri-

brûlure comprenant la plus grande partie de la face postérieure du tronc, et s'étendant un peu en avant sur le ventre. D'un autre côté, le liquide a encore exercé son action sur les membres supérieurs; le bras droit a été presque complètement intéressé. Du côté gauche, l'avant-bras seul a été atteint. La brûlure dont la surface peut être évaluée à quatre pieds carrés, est dans presque toute son étendue au deuxième degré; cependant dans quatre ou cinq points existent des eschares de la largeur de la paume de la main, et parfaitement caractérisées. Les moindres mouvements rendent intolérable une douleur violente qui arrache des cris au malade; et c'est avec peine que quelques heures après son entrée à l'Hôtel-Dieu on peut le soutenir assis sur son lit, pendant que le chef de service, aidé de l'interne de la salle, recouvre de collodion au moyen d'un pinceau, les parties brûlées.

A peine cette première application de collodion est-elle faite, qu'un soulagement des plus marqués, et que le malade exprime à diverses reprises, se manifeste immédiatement. Le pouls était plein, fort; la soif commençait à devenir assez vive; tout, en un mot, indiquait qu'une réaction violente allait se montrer; mais ces symptômes généraux se sont d'eux-mêmes calmés immédiatement.

Le troisième jour, on verse de nouveau du collodion qui, dans quelques parties, s'était écaillé à cause de la position et des mouvements du malade. La cicatrice se montre déjà dans quelques points de la circonférence de la brûlure. Enfin le malade peut sortir parfaitement guéri, le 7 mai suivant, 23 jours après l'accident, sans qu'il ait eu, un seul instant, la fièvre; sans qu'il ait cessé de manger, et sans qu'aucune complication d'aucune espèce se soit manifestée.

Deuxième observation. — Aimé Gros-Sonnery, âgé de 28 ans, bonne constitution, garçon de peine dans le même atelier que le précédent, entre à l'hôpital le 18 juin, au nº 11 de la salle St-Louis. Cet homme avait le bras appuyé sur le bord d'une cuve remplie d'eau de savon, lorsque sa main glisse et se trouve, ainsi que l'avant-bras, plongée tout entière dans le liquide en ébullition. La brûlure est dans toute son étendue au deuxième degré. L'épiderme est soulevé dans tous les points par une assez grande quantité de sérosité; dans quelques points même, cette sérosité est roussâtre; ce qui fait craindre que le derme n'ait été profondément altéré. Une seule application de collodion suffit, et le malade qui n'a pas présenté le moindre symptôme de réaction peut quitter l'Hôtel-Dieu le 29 juin. L'état local a été tout aussi satisfaisant, et le repos du membre a été la seule circonstance de nature à rappeler à Sonnery l'accident dont il avait été victime.

On pourrait faire *à priori* une objection à l'emploi du collodion dans le cas où les brûlures seraient en pleine suppuration. Ces craintes n'ont pas arrêté le chef de service; le fait que nous allons rapporter prouve que le collodion a certainement sur les tissus une action spéciale que nous n'essaierons pas d'expliquer, mais que l'observation suivante fera suffisamment ressortir.

Troisième observation. — Pilloud Marie-Félicité, 26 ans, domestique, entrée à l'hôpital le 3 juillet, présente une brûlure située à la face dorsale du pied, qu'elle occupe dans presque toute son étendue. Cette femme a fait chez elle plusieurs applications; aujourd'hui la plaie offre tous les caractères d'une vive inflammation; la suppuration est abondante. On nettoie convenablement la surface de la plaie, puis on la recouvre de collodion, de manière à former une couche

---

but militaire à la patrie.

Un nouveau concours lui obtint la place de chirurgien aide-major des sapeurs du génie, en garnison à Metz. Là, soldat, citoyen et apôtre de charité, à force de dévouement et d'abnégation de lui-même, il fut sur le point de succomber à la cruelle épidémie qui, à cette époque funeste, dévorait les armées et nos villes frontières; dans cette déplorable invasion, où les hordes étrangères traînèrent après elles, avec toutes les horreurs de la guerre, le typhus, le plus terrible de ses fléaux.

Revenu des portes du tombeau, après une longue agonie, il recueillit ses observations et en fit le sujet de sa thèse, qu'il soutint, en 1815, à la Faculté de Paris, sous la présidence du célèbre Desgenettes, chef de la médecine militaire. Nous étions présents à cette grave cérémonie qui faisait battre notre cœur, et dont le souvenir a laissé plus de traces en notre mémoire que celle qui nous concernait personnellement. Permettez-moi, messieurs, de vous citer textuellement les paroles du grand médecin de l'armée d'Egypte; elles doivent vous intéresser, puisqu'elles établissent l'authenticité d'un fait historique des plus glorieux dans les fastes de la médecine militaire.

Nous étions à l'époque des cent jours. Il s'exprima ainsi : « Monsieur, en parcourant votre thèse, je trouve des faits singulièrement énoncés; parmi les causes du typhus vous citez « *les hasards de la guerre.*

« Cette phrase a-t-elle été écrite par un français? Est-il permis « de parler de hasard sous le grand capitaine qui a tout fait plier « aux volontés de son génie? Sachez que ce génie qui commandait à la victoire, a toujours su mettre ses armées à l'abri de « ces prétendus hasards !... Il est un autre point qu'il nous faut « éclaircir. Je ne me suis point inoculé la peste pour courir l'inutile danger d'une mort presque certaine, et augmenter « ainsi la terreur de l'armée. Au contraire, j'ai voulu relever « son moral en m'inoculant au bras gauche le pus que je pris, « en sa présence, avec la pointe d'une lancette, dans l'énorme « bubon du cadavre d'un pestiféré, étendu près de moi sur le « bord du Jourdain. Je lavais et savonnais la piqûre immédiatement et avec soin dans les eaux de ce fleuve. Montrant ainsi que « les ablutions, les soins de propreté, et surtout la fermeté « d'âme, préservent de la contagion de la peste et même de son « inoculation.

d'une demi ligne d'épaisseur; les choses sont ensuite abandonnées à elles-mêmes. Au bout de sept jours, le collodion est enlevé avec précaution et au dessous de lui la cicatrisation est parfaite.

Nous ferons remarquer, en terminant, que le collodion doit être appliqué, dans les cas de ce genre, en nature et comme un véritable vernis. Nous disons cela, parce qu'on a l'habitude d'employer cette substance au moyen de bandelettes. Outre que la première manière de faire est plus simple, elle offre encore un autre avantage; car par sa transparence, le collodion permet de surveiller l'état des parties sous-jacentes. Quant à son enlèvement, il ne présente aucune difficulté, il est même bon de le laisser tomber seul.

Une autre considération que nous ne faisons qu'indiquer, et qui est de nature à militer encore en faveur de son emploi, c'est qu'il nous a semblé que les cicatrices obtenues étaient excessivement régulières et ne présentaient point ces aspérités qu'on leur connaît habituellement.

Si nous ne nous sommes pas étendu davantage sur les avantages que présente l'usage du collodion, c'est que nous pensons que les observations rapportées plus haut sont tout-à-fait concluantes, et suffiront à engager les praticiens à essayer d'un moyen qu'ils préféreront à tous les autres, quand ils en auront reconnu par eux-mêmes les résultats avantageux.

De quelques conformations naturelles prises pour des maladies; par M. Diday.
(Suite et fin.)

§ III.
CONFORMATIONS SUSPECTES DES AUTRES PARTIES DU CORPS.

Je ne pourrais épuiser la matière que me fournit

ce troisième chapitre sans alonger ma tâche d'une manière fastidieuse pour le lecteur; car toute partie d'aspect un peu bizarre, ou sur laquelle l'attention du malade n'avait pas eu précédemment l'occasion de se porter, prêterait sujet à des remarques analogues aux précédentes. Mais voulant rester dans les limites de l'observation, et de l'observation la plus vulgaire; je ne signalerai ici que ce qui m'a frappé journellement, pour ainsi dire, et dans le cours de ma pratique usuelle.

L'intérieur des paupières partage avec la bouche le privilége d'effrayer parfois les individus qui y regardent pour la première fois avec une imagination déjà alarmée. Un officier de notre garnison avait eu autrefois des chancres, et il en connaissait bien, trop bien, toutes les conséquences possibles. Une ophthalmie simple, dont je le traitais, lui parut manifestement virulente, et j'avais encore plus de peine à vaincre ses syllogismes que sa maladie, lorsqu'il entre un jour, plus inquiet, mais triomphant, m'annonçant qu'il a enfin une excroissance, et me fait voir..... la caroncule lacrymale! Pour cette fois, mon argument ordinaire ne fut pas même nécessaire. Au lieu de lui montrer ma propre caroncule, je le priai de regarder dans un miroir la sienne de l'autre œil, autre excroissance qui le rassura par son identité parfaite avec la première.

Depuis que mon maître et ami, Ricord, a signalé toute l'importance syphilogénique de l'engorgement des glandes placées à la base du crâne, il n'est pas de sujet sous l'imminence de la constitutionnelle qui n'étudie jour par jour les bosses de cette région avec un soin plus vigilant que Gall, Spurzheim et autres, partisans de leur système. Pour un peureux de cette catégorie, toute éminence devient infailliblement ganglion. Que de fois ne m'a-t-on pas fait palper comme

---

« Du reste, monsieur, vous avez bien observé le typhus, et
« vos moyens hygiéniques, surtout ceux de ventilation, sont
« en effet les meilleurs. Je me plais à louer votre dévouement à
« à nos concitoyens et à nos soldats. Vous avez dignement payé
« de votre personne. Elève de Lyon, vous représentez ceux de
« vos compatriotes que nous aimons à distinguer dans notre
« école parmi les plus studieux et les plus avancés dans les con-
« naissances pratiques. »

L'illustre professeur avait dit juste, Gabillot était si absolument studieux qu'à Paris, aux jours fériés, alors même que toutes les classes de cette immense population se rendaient au plaisir, lui seul restait étranger au mouvement général. En le quittant nous le laissions enfoncé dans ses livres; au retour, nous le retrouvions encore à l'étude.

Parti de la capitale sans avoir consacré un seul instant à visiter l'une de ses nombreuses merveilles, il conserva, dans tonte sa force, la puissance de résister aux tentations qui subjuguent même les hommes les plus sérieux. Cette règle de conduite est celle qu'il a suivie jusqu'au tombeau.

Sorti avec honneur du concours brillant de 1816, pour la haute

chirurgie de l'Hôtel-Dieu, il s'établit, et desormais son existence fut vouée aux soins de la famille et à la pratique de la médecine. Ainsi, en même temps qu'il entourait la première des sollicitudes les plus tendres, il consacrait la journée aux soins d'une nombreuse clientèle, et une grande partie de la nuit aux travaux du cabinet; car ses passions étaient toutes dans l'étude. Son dévouement pour les pauvres lui fit remplir les fonctions de médecin du bureau de bienfaisance. Son empressement auprès de ses malades le faisait chérir de tous. A cette douceur de mœurs, à cet oubli de lui-même, quand il lui fallait secourir un malheureux, il joignait l'indépendance de l'homme de bien, du citoyen ami du progrès et de la liberté. Il disait à sa sœur, qui l'assistait encore dans ses derniers moments : « chaque soir je récapitulais mes actions de la journée, et lorsqu'elle n'était pas bien remplie, je la prolongeais assez avant dans la nuit pour établir la compensation. » C'est à ses travaux trop soutenus qu'il faut attribuer les maladies qui l'ont accablé.

Ses œuvres comprennent des mémoires pratiques et des livres de hautes spéculations psychologiques et physiologiques, dont des palmes et des médailles d'or ont été les justes récompenses. Plu-

tel la glande sous maxillaire, les apophyses mastoïdes, les apophyses des deux premières vertèbres, et notamment les inégalités qui terminent de l'un et de l'autre côté la ligne demi-circulaire supérieure de l'occipital ! Tout récemment encore un étudiant de notre école, que je tenais en quarantaine comme menacé de vérole secondaire, accourt, et, me complimentant bien à contre cœur sur la justesse de mon pronostic, m'accuse un engorgement commençant des ganglions préauriculaires. Je demande à toucher. Il y avait bien effectivement une saillie; mais c'était celle du condyle de la mâchoire inférieure !

Mais parmi les ganglions, il en est peu qui soient la cause d'autant de terreurs que ceux de l'aine. Bien rarement une personne qui a quelque accident aux parties génitales échappe entièrement à cette crainte. Voici comment les choses se passent en général : dès qu'il est atteint de chancre ou de blennorrhagie, un jeune homme commence à s'inquiéter des suites; et, en première ligne, l'idée du bubon vient le préoccuper. Il porte donc la main à l'aine; mais, ô surprise ! déjà le bubon qu'il redoutait lui apparaît tout formé. Ignorant, en effet, que les glandes de cette région constituent normalement une proéminence très perceptible, surtout chez les gens maigres, il ne doute plus de son malheur. — Ici la méprise n'est pas sans gravité. J'ai maintes fois vérifié que celui qui appréhende à ce point le bubon finit par l'avoir. Il porte la main à chaque instant dans le pli inguinal; vingt fois, cent fois par jour, il veut constater le progrès de l'engorgement, en le faisant rouler sous les doigts. Aussi, sous l'influence de ces manœuvres irritantes, voit-on fréquemment la glande obéir à la prédisposition que la lésion génitale lui donnait, et s'enflammer réellement. — Les malades sont alors en mesure de distinguer

par eux-mêmes le vrai bubon du faux. Mais j'aime bien mieux, pendant qu'il en est temps, dispenser leur éducation médicale de ce complément expérimental; et j'y attache assez d'importance pour me résigner, si le raisonnement ne suffit pas, à leur montrer *de visu* que je porte moi-même, et sans m'en affecter, l'état qu'ils qualifient de bubon !

Deux fois on m'a présenté les apophyses mastoïdes comme des exostoses. Un homme est venu de Givors tout exprès pour me demander des remèdes contre l'appendice xyphoïde qu'il considérait comme une maladie.

Passons maintenant à la peau. Je ne connais qu'une disposition qui puisse y simuler la syphilis. Les personnes sanguines, à tégument fin, ont habituellement, lorsqu'elles transpirent ou viennent de transpirer, la peau de certains endroits d'un rose pommelé, qui rappelle à peu près la coloration de la scarlatine. Elle paraît surtout bien caractérisée au niveau des deux hypochondres. J'ai parfois eu besoin de toute mon attention pour distinguer cette teinte de celle que donne la roséole syphilitique commençante. Le meilleur moyen d'y parvenir est de laisser au malade le temps de se refroidir : si, alors, la couleur suspecte a disparu, c'était un état normal.

Si l'erreur est ici possible, si le médecin la partage quelquefois, il est une autre particularité à laquelle même un débutant ne se laissera pas tromper, et qui inquiète cependant beaucoup de gens du monde. Rien de plus commun que de voir, sur les faces externes des bras et antérieures des cuisses, la peau parsemée de toutes petites papules pleines, ordinairement confluentes, dont le sommet couvert d'une desquammation légère, laisse apercevoir un poil atrophié ou du moins très court. Ce sont, en effet, des follicules pi-

---

sieurs de ses mémoires ont captivé votre attention et mérité vos suffrages. Les uns ont été publiés, d'autres sont restés dans les cartons de l'Institut et de l'académie nationale de médecine, où ils attendent encore les jugements de ces aréopages de la science.

Nous ne pouvons nous permettre ici que de retracer d'une esquisse rapide les points les plus saillants de ses écrits.

En 1825, dans un travail pour la société médico-pratique de Paris, il développa sur la coqueluche, en se basant sur un grand nombre d'observations pratiques, quelques idées qui lui appartiennent et que nous résumons ainsi :

La coqueluche peut se montrer plusieurs fois chez le même individu. Les spasmes convulsifs se prolongent et se répètent par la persistance de la cause. Elle n'est pas contagieuse comme les autres phlegmasies, mais elle est épidémique. Il l'attribue à une phlegmasie blanche plutôt qu'à une névrose. « Il est reconnu aujourd'hui, dit-il, que la phlegmasie blanche, à laquelle je l'ai assimilée, revêt le caractère intermittent de beaucoup d'affections nerveuses. »

L'ouvrage le plus important qu'il ait publié et qui représente

l'idée fondamentale de sa doctrine, a paru en 1841, sous ce titre : *Étude nouvelle des phénomènes généraux de la vie*, ou Recherches sur la vitalité, l'organisation, les races humaines et animales, les forces ou puissances naturelles ou morbifiques qui accompagnent les manifestations de la vie, pour servir à l'histoire du règne animal, et de prolégomènes aux lois physiologiques qui le gouvernent.

L'observation des phénomènes naturels et ses expérimentations lui ont démontré que nos principaux organes ou tissus ne se renouvellent pas; que pour eux la composition et la décomposition étaient mensongères, imaginaires.

Richerand avait donc commis une grande erreur en comparant notre corps au vaisseau des argonautes qui, si souvent radoubé, ne présentait plus à la fin de sa course aucune des pièces constituantes à son départ. « J'ai donc, a dit l'auteur, à renverser des opinions accréditées. J'ai reculé longtemps devant une pareille témérité; mais l'évidence des faits a décidé mon entreprise. Ma persuasion est d'autant plus grande, que j'ai travaillé avec conscience et lenteur. Je viens porter mes recherches, non sur un simple sujet de curiosité physiologique, mais bien sur le fond et

leux qui constituent cette disposition plus marquée l'hiver que l'été, mais normale pour certaines peaux, à qui elle fait donner, en langage vulgaire, l'épithète de *grenues* ou de *raboteuses*. Eh bien! j'ai vu des malheureux se désespérer et réclamer du mercure, sans autre cause et sans autre nécessité que celle-là. — Allez l'été, aux bains froids, leur dis-je toujours en terminant ma consultation; et profitez de l'occasion pour bien observer la peau de ceux qui s'y trouvent. Ce conseil, à lui seul, vaut tout un formulaire; il n'est tel effrayé qui ne finisse par se rassurer quand il peut compter par centaines ses compagnons d'infortune.

Même remarque et même prescription pour ceux qu'inquiète l'éruption d'acné, si commune aux tempes et surtout aux épaules qu'il est bien permis de la placer à côté des conformations naturelles.

Au risque de sortir du sujet, j'ajouterai encore un mot sur une classe de faux malades, dont la ténacité a rudement éprouvé ma patience, à l'Antiquaille. Vous avez, je suppose, une gastralgie, une bronchite, une angine, etc.; vous la traitez, et, dès que vous n'en sentez plus les symptômes, vous vous tenez pour guéri. Il est une affection pour laquelle les choses se passent justement à l'inverse, du moins dans une classe très nombreuse. Un ouvrier a la gale; on l'en débarrasse. A peine la dernière vésicule a disparu, il s'imagine que *la maladie est passée dans le sang*, et accuse son médecin de *la lui avoir fait rentrer*. Ce n'est rien encore : il réclame des remèdes pour la faire sortir, et recommence avec ardeur l'usage des topiques irritants. Des boutons viennent-ils à la suite de cette excitation artificielle : c'est précisément alors qu'il vient se plaindre d'une gale qui reparaît *au moindre échauffement,* et dont rien ne peut le délivrer! — Je sais bien que

cette inconséquence semblera difficile à croire, mais je n'invente rien; c'est d'après nature que je peins; et si j'avais voulu faire des tableaux de fantaisie, certes, il m'eût été facile de choisir des sujets et de trouver un coloris plus vraisemblables. Mes internes de l'Antiquaille gardent sans doute encore le souvenir d'un certain marchand d'images qui nous offrit, dans toute sa pureté, le spectacle de ces contradictions alternatives : se croyant victime d'une répercussion dès que l'éruption s'en allait, et se lamentant comme incurable dès que, sur sa demande, on en provoquait le retour.

§ IV.

CONSIDÉRATIONS GÉNÉRALES.

Chacun des faits que je viens de mettre en lumière porte avec lui son corollaire et implique son indication spéciale. Cependant, comme ils trouvent tous leur origine et leur raison d'exister dans une disposition d'esprit toujours la même, certaines remarques générales sur leurs caractères communs pourront achever d'en donner une idée. Et d'abord, ce n'est pas ordinairement sans aucun antécédent réel que l'imagination se frappe et s'ébranle : ainsi, la plupart de mes prétendus malades avaient eu autrefois des chancres, une blennorrhagie, une dartre; quelques-uns offraient actuellement des phénomènes de syphilis secondaire bien accentués; c'est même là ce qui peut rendre compte de la singularité et de la ténacité de leurs méprises. Se sachant ou se croyant en puissance d'une diathèse, dont la protéiforme apparence est proverbiale, doit-on s'étonner s'ils la soupçonnent partout où quelque chose d'insolite, de nouveau pour leur inexpérience, se révèle aux investigations qu'ils réitèrent chaque jour ?

Quoique ce soit là le cas le plus habituel, on rencontre

---

la forme de la science tout entière. »

Il prouve que la résistance moléculaire des organes est établie par la *conservation des cicatrices,* par certaines actions chimiques permanentes sur tel ou tel organe, par le tatouage, par les phénomènes de la mémoire, le rappel des impressions d'un membre perdu depuis longtemps, par la fixité des principes confiés aux germes, par le ressentiment de certaines affections qui se conservent pendant toute l'existence, enfin par la vieillesse et l'usure des organes... Certains matériaux organiques communs, toujours nouveaux ou renouvelés, doivent ce privilége à la cause qui les entretient, aux éléments extérieurs dont ils tirent leur origine. Mais ces matériaux font mouvoir la vie sans créer les organismes. On a donc pris la partie pour le tout, certaines apparences pour la réalité. Ainsi, dans un ouvrage compacte où se groupent les faits accumulés par de laborieuses recherches, le docteur Gabillot a la gloire d'avoir développé cette idée, *que l'individu conserve depuis son origine jusqu'à sa mort les organes et les propriétés tels qu'il les a reçus avec la vie, et que, malgré la fameuse Métempsycose,* ce renouvellement moléculaire quotidien supposé

tous les êtres vieillissent, leurs organes se flétrissent, preuve irrécusable de la conservation des molécules primitives qui les composent.

En 1843, Gabillot vous a donné une histoire de fièvre typhoïde observée à Rilieux pendant les étés de 1841 et 1842. Dans une topographie neuve et savante de ce pays, il démontre que ses conditions parfaites de salubrité permettent d'attribuer la cause de la maladie à l'existence d'une immense fosse où se déposaient les vidanges puisées à Lyon et répandues sur les terres pendant la chaleur de l'été. Les malades de la première épidémie furent préservés de la seconde, d'où l'auteur conclut que l'organisme n'en est atteint qu'une fois dans la vie, comme des autres fièvres éruptives. Les ventilations, l'eau gommée et le quinquina, ont été les moyens simples, mais héroïques, par lesquels il a guéri 88 malades sur 80, dans une maladie aussi essentiellement grave.

La suite au prochain numéro.

pourtant aussi des sujets qui, n'ayant jamais rien eu, n'ayant rien, ne s'en figurent pas moins être la copie vivante et complète du tableau qu'a signé Fracastor. Leur erreur cessera de surprendre le lecteur, s'il veut bien se rappeler que les chapitres précédents nous offrent, simulés par des conformations entièrement naturelles, le chancre primitif, la gonorrhée, le bubon, les excroissances, les ganglions sous-occipaux d'invasion, la roséole, les pustules plates, les fissures, le lichen syphilitique, enfin les exostoses.

Purement imaginaires au début, les sensations que les pseudo-lésions font éprouver se changent parfois à la longue en véritables souffrances. Cette *création de toutes pièces* de la douleur paraîtra étrange; elle s'explique cependant, soit par les explorations, pressions, tiraillements exercés à chaque instant sur l'organe prétendu malade, afin de constater son état; soit par les médications irritantes que ces clients tolèrent et provoquent sans jamais se lasser; soit enfin par l'attention qui, dirigée incessamment sur les fonctions de la partie, finit par en exaspérer la sensibilité au point de la rendre névralgique.

Le premier précepte thérapeutique à formuler ici est donc le repos parfait de l'organe suspecté de maladie. Le second, la cessation de tout traitement qui ne serait indiqué que par un tel état. Le mercure, en particulier, doit être soigneusement proscrit, d'abord comme inutile dans ce cas, ensuite parce que son emploi entretient l'individu dans la persuasion où il est d'avoir la vérole. — Si cependant quelque affection syphilitique concomitante nécessitait les mercuriaux, il faudrait, avant d'en commencer l'usage, bien spécifier contre quel symptôme on les ordonne; car, lorsqu'à la fin du traitement, le patient aura vu disparaître ce qui était vénérien et persister ce qui était conformation naturelle, le médecin trouvera dans la considération de ce double résultat une arme puissante pour faire partager sa conviction sur la différence de nature entre les symptômes syphilitiques et le phénomène naturel.

N'exagérons pas cependant la portée de cette prohibition de traitement. Les exceptions y sont aussi nécessaires que nombreuses. Chez la moitié au moins des clients de cette espèce, l'argumentation la plus serrée n'obtient qu'un assentiment de complaisance, et l'on a tout à craindre de la pente qui les entraîne irrésistiblement chez le vendeur de remèdes, si l'on ne veut pas compâtir un peu à la faiblesse qui les porte à en demander. Le praticien devra alors choisir les agens les moins malfaisants; donner la préférence à un système délayant ou rafraîchissant; profiter de la docilité momentanée de son malade pour lui faire subir, sous ce prétexte, les médications dont il pourrait avoir besoin pour quelque autre indisposition plus réelle. Il importe surtout de bien spécifier que ce régime ne doit avoir qu'une durée limitée, en fixer d'avance le terme, et avertir qu'après sa cessation, l'état contre lequel il était dirigé persistera, mais n'offrira plus alors de danger. — Sans doute de telles transactions sont déplorables; organe de la raison, un médecin ne devrait jamais pactiser avec l'erreur : mais notre excuse est dans les intérêts même de l'humanité, bien compris. La petite dissimulation que je conseille n'a pas d'autre but; car le vulgaire a, plus souvent qu'on ne croit, besoin que la vérité lui soit mesurée goutte à goutte.

Observations analytiques sur les sources des eaux ferrugineuses de Charbonnières, par M. ORMANCEY, pharmacien.

En 1843 une nouvelle source d'eau ferrugineuse venait d'être découverte à Charbonnières; les malades lui attribuaient une action thérapeutique beaucoup plus puissante qu'à l'ancienne; elle était prise en bain et en boisson, et en raison de son action médicale énergique, on mitigeait les bains avec de l'eau ordinaire afin d'en diminuer la force. Sa saveur est fade, surtout après quelques heures de séjour dans le corps de pompe, sa température est plus élevée que l'ancienne source, sa couleur est opaline, son odeur est celle du gaz sulfhydrique; après 18 heures de repos, il se précipite des carbonates de chaux, de fer et des filaments de glairine; chauffée, le précipité augmente. Les malades la digèrent moins bien que l'autre, quelques-uns sont purgés par elle.

Analyse qualitative sur 1000 parties d'eau de la source nouvelle.

Température . . . . 12 à 14 réaumur.
Densité comparée à l'eau distillée   5/6 + 0
soumise aux réactifs suivants : oxalate d'ammoniaque, azocarbure de fer et de potasse, chlorhydrate de baryte, oxide de sodium, phosphate de soude, nitrate d'argent, acétate de plomb, calcination, etc., ils ont décélé la présence de

carbonate de chaux	00	30
traces de sulfate	00	00
oxide de fer	00	20
alumine	00	10
silice	00	00
glairine.	00	00
gaz sulfhydrique libre une très petite quantité.		

---

00 60

Cette source n'est point jaillissante, une pompe fait arriver l'eau au dehors, les terrains environnants sont calcaires ou jurassiques de l'étage inférieur. C'est à cette cause qu'il faut attribuer l'effet laxatif que quelques malades éprouvent.

L'ancienne source n'était pas employée en bain ; à cette époque, elle était prise seulement à l'intérieur. Sa saveur est sulfuroferrugineuse franche, sa température est plus froide que la nouvelle, elle est incolore, elle jouit de propriétés toniques ; 10 heures de repos, point de précipité calcaro-ferrugineux, mais séparation d'une grande quantité de glairine, comparativement à l'autre, elle est facilement digérée par les malades, maintenant qu'elle alimente des bains, elle doit seconder légèrement sous cette forme leur efficacité dans le traitement des maladies, car chauffée, le fer et la glairine se précipitent et le gaz se volatilise.

Analyse qualitative sur 1000 parties d'eau de la source ancienne.

- Température . . . . 9 à 10 réaumur.
Densité comparée à l'eau distillée   1 + 0

soumise aux réactifs suivants : oxalate d'ammoniaque, azocarbure de fer et de potasse, oxide de sodium, phosphate de soude, nitrate d'argent, acétate de plomb, calcination, etc., ils ont démontré de la glairine ayant l'odeur de caramel et la présence de

carbonate de chaux 00 14
traces de sulfate. 00 00
oxide de fer 00 11
Alumine . . . . ⎫
silice . . . . ⎬ 00   3
glairine . . . . ⎭
glairine 00   6
gaz sulfhydrique libre en plus grande quantité que dans l'autre.

—————
00   34

Cette source est jaillissante, le terrain est plutonique de formation micaschisteuse, mais ce qui est de prime abord surprenant, c'est que, quoique moins riche en sels reconnus par l'évaporation, sa densité l'emporte sur l'autre ; ce phénomène s'explique par la grande quantité de glairine qui s'y trouve dissoute, tandis que dans l'autre l'eau est troublée par des sels en suspension, qui se précipitent avec d'autant plus de facilité, que l'eau contient beaucoup moins de glairine et par conséquent sont sans action sur l'aréomètre.

Examen chimique du dépôt glairineux.

Ce dépôt a été recueilli dans la partie la plus superficielle du sédiment du bassin ; sa couleur est ochracée, ayant l'aspect de la pâte de papier et une forme floconneuse, sans odeur ; soumis à l'action du calorique il se dessèche et prend une odeur de corne brûlée ;

traité par *l'acide sulfurique* concentré, il produit au bout de quelques instants une légère effervescence et se colore en brun ; *par la potasse caustique*, il se dissout en lui faisant prendre une teinte rouge très intense, évaporé jusqu'à siccité il devient verdâtre, si l'on ajoute de l'eau il reprend sa couleur rouge ; par *l'acide azotique*, il se dissout au bout de quelques heures, il se dépose un précipité blanchâtre ; additionné d'eau, le phénomène se maintient ; saturé par de la soude, le liquide se colore en brun ; un excès de soude redonne au liquide à peu près sa couleur primitive ; *par l'acide chlorydrique*, il se combine avec le fer contenu dans ce dépôt, puis il se précipite un corps blanchâtre entraînant avec lui de la silice ; *l'éther* le coagule ; *l'alcool* le délaye, une très faible partie se dissout et l'autre se précipite.

Quelques heures après le puisage du dépôt, il s'établit un dégagement de gaz azoteux qui produit un mouvement ascensionnel de ce dépôt ; quant le gaz s'est échappé à travers cette matière floconneuse elle redescend pour recommencer de nouveau. Ce phénomène continue jusqu'à ce que la matière organique soit entièrement détruite par cette fermentation putride ; pendant cette opération il se dépose une grande quantité de silice. Nouvellement puisé ce dépôt est très purgatif, desséché il perd une partie de cette propriété.

D'après ce qui vient d'être reconnu par les agents chimiques, on retrouve les éléments de la composition de l'eau, sauf quelques modifications apportées dans la glairine, qui aurait pour caractère distinctif de verdir par la potasse caustique et de rappeler l'odeur de corne brûlée ; tandis que celle obtenue de l'eau par son évaporation brunit par la potasse et possède l'odeur de caramel.

La nouvelle source est donc caractérisée par son carbonate de chaux et son fer ; l'ancienne, par son dépôt et la grande quantité de glairine, ce qui n'avait pas été encore constaté. La glairine a pour synonymie les noms de *plombiérine*, *néridine*, *daxine* et *barégine*, d'après les localités où cette substance a été retirée, d'autres auteurs la nomment *abanine* et *zaogène* ; Enfin quelques botanistes en ont fait des plantes hydrophytes qu'ils ont appelé *fucus, conferva, oscillatoria, tremella, ulva,* etc. ; mais le nom qui lui convient le mieux est celui de glairine que lui a donné Anglada, nom justifié par sa ressemblance avec la glaire d'œuf ou albumine. D'après lui ses caractères sont d'être communément blanche, d'être propre aux eaux minérales sortant des terrains plutoniques, nageant en forme de filaments ou en flocons ; déposée, ayant l'aspect de la pâte de papier ; enfin dans l'eau minérale thermale on a remarqué que plus la glairine est abondante et colorée plus les eaux sont élevées en température ; si l'on s'éloigne de quelques mètres de la source, la glairine se décolore progressivement, bien que l'eau thermale n'ait pas beaucoup perdu en température ; si l'on se porte à une distance assez considérable pour que l'eau minérale ait perdu toutes ses qualités thermales on ne rencontre plus de glairine, et par ce fait l'eau a perdu toutes ses propriétés thérapeutiques ; en général les eaux thermales sulfureuses se font remarquer par l'extrême petitesse des proportions de sels qu'elles contiennent ; soumise au calorique, la glairine se décompose en donnant des gaz sulfydrique, acide-carbonique, hydrogène carboné et surtout du carbonate d'ammoniaque ; en se carbonisant elle rappelle l'odeur de corne brûlée, traitée par les réactifs elle donne des cyanures et de l'ammoniaque, etc., elle possède par conséquent tout les éléments des corps organiques.

Ses caractères tracés, il est facile de les appliquer à la glairine que l'on rencontre dans l'eau de Charbonnières-Laval. En effet, cette source coule sur un sol granitique ou plutonique en donnant 72 litres d'eau par minute, dans une direction du nord au sud, et plus tard se mêle à un ruisseau dont les eaux ne sont point minérales ; au bouillon nage un corps plus ou moins ochracé, floconneux, déposé ayant l'aspect de la pâte de papier ochracé, il est facile de reconnaître à cette propriété que ce corps est de la glairine, que sa nature est d'être ochracée au bouillon, et que reposée elle devient plus ochracée en précipitant le fer qu'elle tenait en dissolution ; ce précipité, résultat de la décomposition de l'eau minérale augmente aussi à mesure qu'elle se mêle à celle du ruisseau et que l'on s'éloigne davantage du bouillon. La glairine de Néris et de Vichy est verte au lieu d'être ochracée comme celle de Charbonnières-Laval ; dans les Pyrénées orientales elle varie depuis le blanc nacré jusqu'au rouge sanguin et le brun. Soumise au calorique, celle déposée et du bassin répand une odeur de corne brûlée ; celle sans altération séparée de l'eau prise au bouillon, sans qu'à sa sortie on en aperçoive la moindre trace, répand une odeur de caramel ou sucre brûlé.

On reconnaît aisément à ses caractères le corps pseudo-organique d'*Anglada* ou glairine.

Si je m'étends aussi longuement sur ce produit, c'est que je lui attribue une propriété médicale d'autant plus importante qu'il s'en trouve davantage dans les eaux minérales ; s'il en était autrement l'art mêlerait des sels, en formerait des dissolutions qui auraient les mêmes vertus que les eaux qu'on aurait voulu imiter ; s'il en est autrement, à quoi faut-il l'attribuer ? La question semble résolue : c'est encore à la glairine, corps pseudo-organique, qui se lie intimément à notre organisation vasculaire, y porte, si l'on

peut s'exprimer ainsi, des sels ou des oxides à moitié digérés. Il n'est donc pas étonnant maintenant que l'art soit impuissant à recomposer des eaux minérales ; cependant M. Vallet a été assez heureux pour conserver de l'oxide de fer à l'état naissant, et l'a rendu par son procédé plus assimilable à notre organisation ; en cela il s'est rapproché de l'action médicatrice des eaux minérales.

On conçoit à présent le rôle important qu'exerce l'eau minérale contenant de la glairine dans le traitement des maladies, puisque les eaux tiennent en dissolution tantôt des sels alcalins, comme dans les eaux de Vichy, tantôt des hydrosulfates, comme dans les eaux des Pyrénées, puis enfin des sels de fer et du gaz sulfhydrique, comme dans les eaux de Charbonnières ; certes, ce sont là de puissants modificateurs de l'économie, et je les considère comme un des plus sûrs moyens thérapeutiques que la nature nous ait donné comme auxillaires de l'art de guérir.

Il ne me reste plus qu'à examiner la question botanique ; c'est ce que je vais tâcher d'éclaircir. Si jusqu'à ce jour il y a de nombreux dissidents en botanique comme en histoire naturelle et en chimie, les fautes en sont aux descriptions et aux moyens d'observation, qui trop souvent laissent à désirer sous le rapport distinctif des espèces entre elles, ou des corps entre eux. Ici ce n'est point une querelle de séparation des espèces, mais bien deux sciences en présence, empiétant sur le domaine de l'une ou de l'autre ; pour arriver à les mettre d'accord, il me suffira de soumettre ce corps au foyer du microscope. Là on découvrira dans le dépôt glairineux pris au bouillon le genre *anabaina* de M. Bory de St-Vincent, et dans l'eau de la source aucun indice de matière étrangère à l'eau. Ce savant considère ce genre comme destiné à marquer le point de transition entre l'animalité et la végétalité ; il lui assigne pour caractère d'être en filaments libres et simples, à double tube, dont l'extérieur paraît être cylindrique et inarticulé, tandis que l'intérieur est composé d'articles ovoides, obronds et irréguliers ; ces êtres sont muqueux au tact ; ils n'ont aucun mouvement oscillatoire, mais un de progression d'une lenteur excessive ; cette description s'applique parfaitement au dépôt glairineux ochracé de Charbonnières ; mais dans les quatre espèces d'*anabaina* d'eau douce décrites par M. Bory, aucune ne peut s'adapter à celle observée dans cette eau ; cependant celle qui s'en rapprocherait le plus serait l'*anabaina impalpabilis*. D'après cette observation, cette nouvelle espèce viendrait grossir leur nombre ; elle aurait pour caractère distinctif de ses congénères d'être blanchâtre, au lieu d'être verte comme l'*anabaina impalpabilis* des marais et *thermalis* de Dax, et d'avoir le tube intérieur presque inarticulé ; en fixant son attention sur le liquide environnant cette *anabaina*, on y découvre la présence d'un second être beaucoup plus animalisé que le premier, puisqu'il a le mouvement de natation, agissant par balancement et glissement. Cette animalcule est d'une petitesse extrême ; il a la forme d'une navette, et est coloré en brun ; il pourrait être rapporté dans la famille des *baccillariées* de M. Bory, mais il n'en a pas les points globuleux, l'un des caractères de cette famille.

En résumant ce qui vient d'être dit, on déduira les conséquences suivantes : C'est que la glairine de dépôt est de la zoologie depuis le premier degré jusqu'aux limites supérieures, du moins pour celui de Charbonnières, que la véritable glairine doit être extraite de l'eau par l'évaporation, puisqu'elle est invisible à son puisage au microscope, ce qui indique sa solubilité dans l'eau ; enfin qu'elle est d'une nature complexe renfermant les éléments des êtres organisés.

Vauquelin envisage cette substance comme des corps organisés, nitrogénés, sans aller plus loin.

Berzélius n'émet aucune opinion sur l'origine de ce corps, il le considère comme un corps organisé et amené par l'eau d'une grande profondeur de la terre à sa surface.

Anglada pense que cette singulière substance a pour origine la décomposition des sulfates de l'eau, et que les sels restants dissolvent cette substance ou glairine.

Quelle que soit la vénération que j'éprouve pour ces illustres professeurs, mon opinion est la suivante : Je crois que la composition du sol volcanique où prennent naissance ces eaux minérales, jointe à un long parcourt et à du calorique, favorise la décomposition des corps organiques placés entre les couches des roches plutoniques micaschisteuses et autres contenant des fossiles, soit animaux, soit végétaux, tels que des *ogyhia guettardii*, *asaphus bucchii* etc., des *calamites* et des *stigmariia*, etc., bouleversées par les soulèvements ; qu'une fois cette glairine étant formée par un travail d'élaboration spéciale aux sources minérales, a son tour elle dissout, amène et soutient les sels ou les oxides à l'état où nous les rencontrons dans les eaux minérales. Ce qui me fait raisonner dans cette hypothèse, c'est : 1° le point de départ des sources ; 2° c'est que la quantité de glairine est en raison composée de la température des sources, et qu'en outre l'action thérapeutique est d'autant plus active, que l'eau contient une plus grande quantité de glairine (Observation du docteur Delocre.) ; 3° c'est qu'une fois la glairine précipitée, l'eau perd ses sels ou les oxides, et, par suite, ses propriétés médicamenteuses.

Mais, m'objectera-t-on, l'eau de Charbonnières est froide ? Ici Anglada répond à la question de cette manière : Les eaux des Pyrénées - Orientales peuvent être considérées comme émanant d'un même foyer : mais comme chaque source parcourt des distances différentes, elles perdent en s'éloignant le calorique qu'elles avaient à la sortie de ce centre commun ; de là, viennent les différences de température qu'il a rencontrées, qui sont depuis 10° jusqu'à 80°.

Ainsi l'eau de Charbonnières se trouverait dans la condition suivante : C'est que, malgré sa composition analogue à celle des eaux sulfuroferrugineuses des Pyrénées-Orientales, sa température en est beaucoup plus froide, ce qui provient évidemment d'un plus long parcours avant d'arriver à la surface du sol, elle peut être classée dans la première série des eaux minérales analogues à celles des Pyrénées, et la preuve en est encore acquise par l'analyse chimique, telle que la glairine, la petite quantité de sel que l'on y rencontre, ainsi que sa nature sulfuroferrugineuse.

Enfin le système pyrénéen des montagnes envoie des rameaux qui portent le nom de Cévennes, ses montagnes se relient jusqu'à la chaîne de la Côte-d'Or, par les montagnes de Pilat, d'Iseron et Charbonnières, etc. Tous ces faits peuvent être pris en considération, sous le double rapport du système pyrénéen et de leur hydrologie ; ces dispositions géographiques étant établies, il n'y a donc rien de surprenant à ce que nos eaux minérales présentent de l'analogie avec celles des Pyrénées.

Correspondance.

Monsieur le Rédacteur en chef de la GAZETTE MÉDICALE DE LYON,

J'ai l'honneur de vous adresser l'observation suivante, si vous la jugez digne d'intérêt, veuillez lui accorder une place dans votre estimable journal.

Phénomènes rares du côté du cervelet consécutifs à la syphilis ; emploi de l'iodure de potassium ; guérison.

Au commencement de janvier dernier je fus consulté par M. X., habitant une petite ville des environs ; il est d'un tempérament sanguin, d'une robuste constitution, âgé d'environ 36 ans, c'est la première fois qu'il est malade. Depuis trois semaines, un chancre induré siège vers la couronne du gland. Après un traitement de 15 jours, qui consistait en des pansements avec une pommade mercurielle et la liqueur de Van-Swieten ; dont il prit du reste fort peu, tous les symptômes avaient cessé, à l'exception cependant d'un faible point d'induration qui céda rapidement à quelques cautérisations et à quelques onctions avec l'onguent mercuriel.

Je ne revis M. X. que vers la fin d'avril ; ainsi près de trois mois s'étaient écoulés depuis la guérison apparente, et pendant ce laps de temps, la santé n'avait cessé d'être parfaite. Cette fois il se plaint d'éprouver souvent une douleur assez forte vers la région cérébelleuse qui s'irradie jusque vers les régions pariétales ; il compare son état à celui d'un homme ivre, dès qu'il veut se livrer à la marche, ne ressentant rien de semblable lorsqu'il est assis ou couché. Sa marche est chancelante ; l'allure indécise, incertaine ; elle a quelque chose de bizarre qui attire l'attention, on le regarde passer comme un homme ivre. Quelquefois un mouvement de recul se manifeste, il est forcé d'y obéir ; il est si peu sûr de ses mouvements et de leur combinaison , que , croyant traverser un ruisseau, malgré toute son attention, il met le pied au milieu. Le malade n'éprouve aucun désordre du côté des membres supérieurs. La parole est difficile , embrouillée , mais la langue ne subit aucune déviation lorsqu'on l'examine. Il a consulté dans le pays qu'il habite un médecin qui lui a fait une copieuse saignée et donné des purgatifs et des éméto-cathartiques , mais sans soulagement prolongé.

A quelle affection avions nous affaire? consultant les antécédents nous avions peu de propension à admettre une affection idiopathique du cervelet. En effet, un ulcère siége à l'arrière-gorge ; quoique très petit et fort peu douloureux , il vient corroborer notre opinion : nous avions affaire à une forme rare de la maladie vénérienne.

Je prescrivis l'usage de l'iodure de potassium à dose assez faible d'abord , mais devant ê re continuée fort longtemps. Une amélioration assez sensible se manifesta dès le quatrième jour du traitement, le malade partit content et très rassuré sur l'issue de ses maux. Je le revis 40 ou 45 jours après , voici ce que j'appris : pendant un mois il avait fait régulièrement usage de l'iodure de potassium, à cette époque, il se croyait presque guéri, à peine éprouvait-il encore quelques vertiges, et pour se conformer à ma prescription il avait cessé le traitement pendant quelques jours. Pendant cet intervalle, les symptômes avaient graduellement reparu ; je l'engageai donc à continuer l'usage de l'iodure jusqu'à cessation complète de tous les accidents, ce qui arriva environ 20 jours après, pour ne plus se reproduire.

Cette observation me semble intéressante sous plusieurs rapports, d'abord comme observation purement médicale et', au point de vue physiologique, comme plaçant en relief, en évidence même, cette fonction du cervelet, d'être le régulateur du mouvement, fait qui confirme les expériences des physiologistes modernes.

Le 18 juillet 1849.

Votre dévoué confrère :
J. GREPPO.

NOUVELLES ET FAITS DIVERS.

BULLETIN DU CHOLÉRA. — A Paris , l'épidémie reste à peu près dans les mêmes limites depuis près d'un mois. La mortalité est de 20 à 30 par jour. — Elle continue à envahir les départements du midi. — On sait que depuis quelques semaines l'Arriège , la Haute-Garonne , l'Hérault et la Gironde ont eu à déplorer un assez grand nombre de victimes. Le fléau a paru dans les Bouches-du-Rhône depuis une semaine environ , et il menace de décimer une troisième fois le chef-lieu de ce département. — Les autres départements où le choléra règne , sont les Ardennes, le Pas-de-Calais , Seine-et-Marne , Charente-Inférieure , Côte-d'Or, Nièvre, Oise, Ile-et-Vilaine, Indre-et-Loire , Loiret , Nord , Seine-Inférieure, Meurthe.

— Le concours pour deux places de médecin de l'Hôtel-Dieu s'ouvrira lundi prochain , 20 août. Les candidats inscrits sont : MM. Frène, Latil de Thiméçourt, Keisser, Clerc, Girin , Vernay, Duviard, Feuillant, Lavirotte et Revol.

Les juges sont : MM. les docteurs Viricel, Rougier , Gauthier, Pointe, Levrat aîné, Bonnet, Pétrequin, Richard (de Nancy), Rater , Candy, Monfalcon et Gubian.

— Concours pour douze places d'Elèves internes en médecine et en chirurgie dans les hôpitaux et hospices de Lyon.

Le Conseil d'administration donne avis :

Que le lundi 19 novembre prochain ; à huit heures du matin , il sera ouvert à l'Hôtel-Dieu un Concours public pour la nomination de douze élèves internes appelés à faire le service de médecine et de chirurgie dans les quatre hôpitaux et hospices civils (l'Hôtel-Dieu, la Charité, l'Antiquaille, à Lyon, et le Perron à Oullins, près de Lyon).

Le Concours aura lieu devant le Conseil d'administration , assisté d'un Jury médical ; il se composera de trois séances , savoir :

Première séance. — Les candidats feront une *préparation anatomique* , sur laquelle ils seront interrogés par le Jury ; ensuite ils traiteront verbalement une *question d'anatomie et de physiologie*, tirée au sort, et la même pour tous, et qui leur sera successivement communiquée dix minutes avant qu'ils prennent la parole.

Seconde séance. — Les candidats traiteront par écrit une *question de pathologie chirurgicale* , tirée au sort, et la même pour tous. Il leur sera accordé trois heures , au plus, pour la composition de leurs mémoires , dont ils feront eux-mêmes la lecture en séance publique.

Troisième et dernière séance. — Chaque candidat sera interrogé publiquement, par tous les jurés, sur divers sujets de *pathologie médico-chirurgicale*.

Conditions d'admission au concours. — Les candidats devront :

1º se faire inscrire au secrétariat de l'Administration , à l'Hôtel-Dieu, au moins quinze jours avant l'ouverture du concours , et produire un certificat de bonne vie et mœurs, délivré récemment par le maire du lieu de leur résidence, où par le chef de l'école où ils ont fait leurs études ;

2º Justifier de huit inscriptions prises soit à l'Ecole préparatoire de médecine et de pharmacie de Lyon, soit dans une Faculté. Si le candidat est élève de l'Ecole de Lyon , il devra de plus représenter un certificat de stage délivré par le médecin ou chirurgien chef de service , et visé par l'administrateur-directeur de l'Hôtel-Dieu.

Les candidats prendront connaissance . au secrétariat général, du règlement relatif aux élèves internes ; ils seront tenus d'en observer exactement les dispositions, en cas de nomination.

Services et émoluments. — Les candidats nommés sont élèves internes expectants : ils suppléent les élèves internes titulaires , absents ou malades ; ils leur succèdent par rang de nomination , lorsque ceux-ci ont terminé leur service , dont la durée est de trois ans.

Les élèves internes titulaires de l'Hôtel-Dieu, de la Charité, de l'Antiquaille, ont la table et le logement, et un traitement annuel de 260 fr. ; ceux du Perron ont la table , le logement, un traitement de 300 fr. et une indemnité de 100 fr.

L'administration remplacera, si elle le juge convenable , par une augmentation de traitement, le logement et la table , accordés jusqu'à ce jour aux élèves internes.

A Lyon , le 26 juillet 1849.

Au nom du Conseil général des Hospices ,
Pour le Président absent : RÉMOND, administrateur.

Les administrateurs-directeurs des quatre hôpitaux et hospices :
de Polinière, Thollon , Joly (Paul), de St-Didier.

— Elections à la société nationale de médecine , à Lyon. — M. le docteur Rougier a été réélu vice-président. M. le docteur Jules Garin a été élu membre titulaire. Aucun des autres candidats n'a pu réunir le nombre de suffrages exigé par le règlement.

— *Organisation médicale.* — M. le ministre de l'instruction publique a complété de la manière suivante la commission instituée pour la préparation d'un projet de loi sur l'enseignement de la médecine et de la pharmacie : MM. Bérard, doyen de la faculté de médecine de Montpellier ; Coze, doyen de la faculté de médecine de Strasbourg ; Tardieu, agrégé à la faculté de médecine de Paris ; Bonnet, de Lyon, Barbier, d'Amiens ; Caventou, professeur à l'école de pharmacie de Paris ; Baudens, chirurgien en chef au Val-de-Grâce.

— *Bains publics.* — L'ingénieur en chef des mines attaché à l'arrondissement minéralogique de Rouen, vient de soumettre à la ville de Rouen un projet d'un caractère tout philantropique, qui a été pris en considération par toutes les classes de la population. Nous appelons l'attention du conseil municipal de la ville de Paris sur la création des nouveaux établissements utiles qui va résulter du projet de M. l'ingénieur de St-Léger.

Ce projet consiste à employer utilement une partie de l'eau chaude que les nombreuses machines à vapeur établies dans la ville répandent chaque jour en pure perte dans les rues. Cette eau, habilement ménagée et déversée dans des établissements spéciaux, servirait à alimenter des bains et des lavoirs publics.

L'entrée serait accordée aux ouvriers moyennant une légère rétribution, et gratuitement aux personnes nécessiteuses.

Les bains tièdes, ce moyen si puissant d'hygiène et de salubrité, ne sont pas aujourd'hui à la portée des classes pauvres. M. de Saint-Léger a démontré que les moyens d'exécution étaient peu coûteux. Les calculs ont établi que la dépense du premier établissement pour un lavoir et les bains s'élèverait à la somme modique de 1,500 fr., et celle pour l'entretien annuel à 2,000 fr. Cette dernière dépense serait du reste amplement couverte par les recettes de l'établissement.

L'organisation de ces services, dans les grandes villes où se trouvent souvent des usines à vapeur, serait d'un secours incontestable pour la classe peu aisée, et aurait pour résultat une amélioration sensible dans la salubrité des arrondissements populeux.

— FIXATION DES HONORAIRES. — Le tribunal de première instance d'Anvers a rendu ces jours derniers un jugement qui mérite la publicité.

Il résulte de ce jugement que les honoraires d'un médecin doivent être fixés d'après l'importance des soins, leur résultat, la fortune du patient et la position médicale ou la réputation de l'opérateur ; que le grand nombre de visites autorise les tribunaux à en modérer le prix ; et que l'avis de la commission médicale ne lie pas le juge qui l'a réclamée avant d'évaluer le caractère d'une demande d'honoraires.

Un médecin de Gand, qui avait fait à un habitant de Niel l'opération de la cataracte, suivie de 31 visites, réclamait de ce chef 10,070 fr. Le tribunal a réduit ce compte à la somme de 6,000 fr.

— LA SAIGNÉE DANS LES TEMPS ANCIENS. — Dans les temps anciens, la saignée était plus répandue qu'aujourd'hui ; ainsi, dans les abbayes, il y avait toujours une salle pour les saignées, nommée *phlebotomaria*, où l'on pratiquait des saignées à toute la communauté quatre fois par an. Dans l'ordre de Saint-Victor, il y avait même cinq saignées par an. Il y a seulement cinquante ans, on ne voyait jamais un chirurgien sans sa boîte de lancettes et son ruban rouge. Il y avait des chirurgiens en renom qui gagnaient 1,000 guinées (25,000) à faire seulement des saignées.

(MED. TIMES.)

— M. Risueño d'Amador, professeur de pathologie générale à la Faculté de Montpellier, vient de mourir.

— M. le docteur Constant Despine fils vient d'être nommé médecin-inspecteur des eaux d'Aix-en-Savoie, en remplacement du baron Despine, son père, démissionnaire.

Les publications intéressantes qu'a faites sur les eaux d'Aix le docteur Despine fils, la riche collection de pièces pathologiques en cire dont il a enrichi l'établissement thermal et les traditions médicales de sa famille, témoignent de son zèle pour la science et de l'impulsion qu'il saura donner à l'établissement thermal que le gouvernement sarde vient de lui confier.

Le Rédacteur en chef   *[signature]*

LYON. IMPR. DE RODANET ET COMP., RUE DE L'ARCHEVÊCHÉ, 3.

ANNONCES.

****

Ouvrages nouvellement publiés à la librairie scientifique et médicale de Ch. SAVY, place Bellecour, 14.

DICTIONNAIRE DE MÉDECINE USUELLE ; hygiène pour tous les âges, à l'usage des gens du monde, des habitants des villes et des campagnes, etc., pouvant servir de guide à tous ceux qui se dévouent au soulagement des malades, par le docteur Beaude ; 2 vol. in-4o. Paris 1849. Prix. . 30 fr.

ÉLÉMENTS D'HISTOIRE NATURELLE MÉDICALE, contenant des notions générales sur l'histoire naturelle, la description, l'histoire et les propriétés de tous les aliments, médicaments ou poisons tirés des végétaux et des animaux, orné de 800 gravures intercalées dans le texte, par Achille RICHARD, docteur en médecine, professeur à la Faculté de médecine de Paris, 4e édition, revue, corrigée et considérablement augmentée ; 3 vol. in-8o. Paris, 1849. Prix. . 21 fr.

EXAMEN CLINIQUE DE L'HYDROTHÉRAPIE, par Schedel, docteur en médecine ; 1 volume in-8o. Paris 1846. Prix. . 7 fr. 50 c.

FORMULAIRE MAGISTRAL VÉTÉRINAIRE, contenant les formules des médecins-vétérinaires français et étrangers, par Bouchardat, pharmacien en chef de l'Hôtel-Dieu ; vol. in-24. Paris 1849. Prix. . . . . 3 fr. 50 c.

GUIDE DU BAIGNEUR AUX EAUX THERMALES DE LA MOTHE-LES-BAINS (près Grenoble) ; par L. DORGEVAL-DUBOUCHET, docteur en médecine de la Faculté de Paris ; 1 vol. in-8o. Paris, Lyon, 1849. Prix . . . . . . 4 fr.

PUBLICATIONS INDUSTRIELLES DES MACHINES, OUTILS ET APPAREILS employés dans les différentes branches de l'industrie française et étrangère, par Armengaud ; 6 vol. in-8o, et atlas in-fo. Paris 1849. Prix. . 180 f.

GAZETTE MÉDICALE

DE LYON,

Publiée par M. **BARRIER**, Chirurgien en chef désigné de l'Hôtel-Dieu de Lyon.

La GAZETTE MÉDICALE DE LYON paraît deux fois par mois. — On s'abonne, à Lyon : chez Ch. SAVY, place Louis-le-Grand, 14 ; chez Mme PHILIPPE, rue St-Dominique, 7 ; — à Paris, chez V. MASSON ; — à Montpellier, chez SÉVALLE ; — à Strasbourg, chez DÉRIVAUX ; — L'abonnement est de 12 fr. par an pour Lyon, 13 fr. pour le reste de la France. — Les réclamations, lettres, travaux, doivent être affranchis et adressés à M. BARRIER, rue d'Oran, 2. — Pour les annonces, s'adresser à l'imprimerie du journal.

BULLETIN.

Concours pour la place de médecin de l'Hôtel-Dieu.

Le concours pour la place de médecin de l'Hôtel-Dieu s'est terminé par la nomination de MM. Clerc, Girin et Vernay. Le programme du concours ne portait que deux places à donner, mais, par suite du vote du jury, dont les voix se sont distribuées de manière à placer en première ligne M. Clerc, et en seconde ligne *ex æquo* MM. Girin et Vernay, le Conseil d'administration a cru devoir déroger au programme et donner trois places au lieu de deux. Ce n'est pas nous qui le blâmerons d'avoir agi ainsi. Le refus d'un des deux candidats *ex æquo* aurait passé pour une injustice, tandis que leur nomination simultanée a résolu, le mieux possible, la difficulté créée par le vote du jury. Ce vote n'a pas rencontré une approbation unanime dans le public, dont une partie s'attendait à une classification différente des candidats ; mais nous ne saurions sur ce point donner notre opinion personnelle, nous étant trouvé dans l'impossibilité de suivre régulièrement les épreuves du concours. Quoiqu'il en soit à cet égard, les trois candidats nommés ont montré plus de talent et de connaissances qu'il n'en fallait pour mériter d'être nommés, et le résultat final de ce concours a donné satisfaction à l'opinion publique.

Sur dix candidats inscrits, trois se sont retirés avant les épreuves, mais nous espérons bien que ce n'est de leur part qu'un ajournement, et qu'à un prochain concours nous les verrons reparaître avec éclat. Les sept autres concurrents ont soutenu la lutte avec honneur. D'après tous ceux qui y ont assisté, ce concours a été d'une force remarquable, et là où le succès a fait défaut, l'estime de l'auditoire et du jury n'a pas manqué. Les faits ont montré une fois de plus combien le principe du concours est vrai et puissant à la fois, soit pour élever aux places celui qui en est le plus digne, soit pour exciter l'émulation si nécessaire aux

---

Feuilleton.

Notice historique sur le docteur GABILLOT,
lu à la Société nationale de médecine, par M. GUBIAN.

(*Suite et fin.*)

C'est dans le livre qu'il a publié sur l'instinct que Gabillot se plaît à faire l'application de *sa doctrine*, établie dans son premier ouvrage sur *la fixité organique*, dont la lumière l'anime et l'éclaire. Véritable Protée, elle se présente sous toutes les formes, et, comme d'un cristal à mille facettes, se réfléchit des évolutions du germe et de toutes les transitions de l'accroissement à la décrépitude.

L'instinct lui est inhérent et marche avec elle, depuis le premier degré de l'échelle Zoologique jusqu'à l'homme, dans toutes

ses conditions d'hygiène, d'âge, de sexe, d'habitude et de climat, de tempérament et d'idiosyncrasie. Allumant le flambeau de la psychologie pour éclairer les phénomènes physiologiques, où brille la vitalité dans tout son éclat, elle rayonne sur les organismes, et, marquant l'indélébile influence du temps, elle jette une dernière lueur, en s'absorbant dans la poussière du tombeau.

L'auteur appelle instinct cette faculté vitale, ou manifestation des réactions physiologiques qui composent la vie, dont le siège est dans les centres nerveux et dont la cause est la nécessité d'une fonction.

L'instinct provient donc de l'organisme, et il lui est tellement assujéti que Gall a vu des jumeaux, dont l'organisation était dissemblable, n'avoir aucune analogie de caractère, lors même que la nourriture, l'éducation, les exemples et les alentours étaient identiques. Gaubius parle d'une fille dont le père était entraîné par un penchant violent à manger de la chair humaine, ce qui

progrès de la science.

Le nombre des concurrents qui, dans ce concours, a été assez considérable, a fait voir dans cette occasion que les jeunes praticiens de notre localité apprécient à leur haute valeur les avantages attachés au poste de médecin de l'Hôtel-Dieu, et cette démonstration est encore plus péremptoire pour ceux qui savent que sur les sept concurrents deux sont des praticiens de villes éloignées de Lyon par une distance notable. Cependant nous n'oublions pas qu'au concours précédent il se présenta autant de concurrents qu'il y avait de places à donner, et que dans celui-ci plusieurs jeunes médecins, qu'on espérait y voir briller, se sont abstenus. C'est qu'en effet il existe un motif d'éloignement que le Conseil d'administration ferait bien, suivant nous, de supprimer, cette réforme devant profiter à coup sûr aux intérêts de la science et de l'humanité.

Pour être admis à concourir, il faut être reçu docteur depuis au moins quatre ans. Les médecins qui ont fait un service d'interne dans les hôpitaux de Lyon n'ont besoin que de trois années de doctorat. Ce stage de trois et de quatre ans qu'on impose ainsi aux jeunes médecins nous paraît sans avantage, mais non sans inconvénient. On en justifie la prétendue utilité, en disant que les médecins-suppléants peuvent être appelés, aussitôt après leur nomination, à faire un service, et qu'une aussi grande responsabilité serait trop lourde pour des hommes qui n'auraient pas déjà pratiqué la médecine pendant quelques années. Mais ne sait-on pas que la plupart des médecins travaillent peu et ne voient qu'un très-petit nombre de malades pendant les premières années de leur pratique? que plusieurs d'entr'eux se rouillent, comme on le dit, c'est-

à-dire perdent une partie de leur instruction théorique sans acquérir en connaissances pratiques de quoi compenser ces pertes? La plupart se tenant à l'écart des hôpitaux et des conditions favorables à l'activité militante des hommes de science, ont de la peine, après quatre ou cinq ans, à se remettre aux travaux préparatoires d'un concours. Ceux qui, par exception, réussissent hâtivement en pratique, sont arrêtés par d'autres considérations. Contents de leur succès, ils craignent d'exposer leur réputation de médecin-praticien aux chances d'un concours, et abandonnent ainsi, par un calcul d'intérêt personnel, la carrière scientifique.

Si le stage était réellement nécessaire pour être admis dans les hôpitaux en qualité de médecin, on se demanderait pourquoi on n'en fait point une obligation aux chirurgiens. Ceux-ci, peu de mois après leur nomination, sont chargés d'un service d'aide-major, non pas temporaire, comme les suppléances de médecine, mais permanent pendant six années, et dont l'importance, malgré certaines réserves du règlement en faveur du chirurgien-major, crée pour les aides-majors une responsabilité au moins aussi grande que celle d'un service médical. En un mot, nous ne voyons pas ce qui justifie la différence tracée par les règlements entre les conditions du concours de médecine et celles du concours de chirurgie.

Nous pensons donc qu'il serait dans les intérêts de la science, de l'humanité et des médecins eux-mêmes, de supprimer la condition du stage. Nous espérons que si le Conseil d'administration veut soumettre cette question à un nouvel examen, il arrivera à une solution plus conforme à la logique et aux intérêts géné-

---

l'engageait à commettre plusieurs assassinats. Cette fille, quoique séparée de lui depuis longtemps, et quoique élevée au milieu de personnes respectables, entièrement étrangères à sa famille, succomba, comme son père, à l'inconcevable passion des antrhopophages. Tant que la sécrétion laiteuse continue, les liens restent intimes entre la mère et les petits qu'elle nourrit. Dans toutes les classes animales, la mère la plus faible quintuple ses forces par le courage avec lequel elle défend sa progéniture. Un amour réciproque anime la famille jusqu'à ce que la nouvelle génération puisse se nourrir par elle-même, ou tant que, chez la mère, d'autres ovules, d'autres Zoospermes n'ont pas été procréés. Ainsi l'instinct s'évanouit avec la fonction physiologique, et c'est surtout dans la période des amours qu'il s'élève comme la tempête pour retomber au calme plat. Sans nous arrêter au merveilles des métamorphoses qui rendent si séduisante l'étude de la vie instinctive dans les différentes phases de son évolution, bornons-nous à rappeler quelques citations de l'auteur. La sarigue est la plus tendre des mères, parce que la nature l'a dotée d'un double lien qui l'attache à ses petits : la poche qui les reçoit et les mamelles qui les nourrissent. La polygamie est presque naturelle chez les Arabes, ainsi que l'observe Bory de St-Vincent eu égard à la stérilité qui frappe de bonne heure les femmes,

tandis que les hommes conservent leurs facultés génératrices jusqu'à un âge avancé. C'est aussi par l'instinct de sa force copulative que le coq est polygame. C'est l'instinct qui porte le ver-à-soi à utiliser sa sécrétion sétifère pour se construire un abri. Les mollusques byssifères ont une sorte de pied charnu avec lequel ils filent le byssus sécrété par une glande particulière, et qui sert à les fixer solidement contre les rochers, de même que le mucus de nos hélices les retient à demi collés contre tous les corps sur lesquels ils se promènent. Cet instinct des animaux inférieurs ne se modifie pas ; il est invariable comme les fonctions qui y président : le gâteau de miel de l'abeille est le même aujourd'hui que du temps d'Aristote.

Chez l'homme l'instinct est modifié par l'éducation. On distingue bien vite les colons esclaves, à l'air abattu et insensible, des colons libres, dont l'indépendance se traduit par une allure pleine de fierté et d'animation.

Si les mouvements instinctifs sont d'autant plus précis, d'autant plus limités que l'animal occupe une place plus inférieure dans l'échelle des êtres, ils viennent se confondre avec l'intelligence chez les animaux supérieurs, et surtout chez l'homme où l'âme peut dominer l'instinct par l'influence d'une forte éducation. C'est alors que ses nobles facultés l'emportent sur les besoins phy-

raux. La place de médecin des hôpitaux, malgré sa haute valeur, n'est pas aussi recherchée qu'elle devrait l'être ; c'est une raison pour lever une entrave dont l'utilité est au moins douteuse. Qu'on réfléchisse aussi à la longue durée de la suppléance ; car là encore est un inconvénient majeur. La plupart des médecins n'arrivent au titulariat qu'après huit, dix ans d'attente et quelquefois davantage. C'est recueillir bien tard les fruits de son travail.

Enfin, nous signalerons encore une réforme importante à réaliser et dont l'ajournement ne serait pas en rapport avec les institutions qui nous régissent actuellement. C'est la mise au concours de la place de médecin de l'Antiquaille et de celle de médecin de la Charité. Il n'y a point de bonnes raisons à donner pour maintenir l'usage actuel en vertu duquel le Conseil d'administration nomme à ces deux emplois sans concours, et, par conséquent, sans les garanties que cette institution peut seule donner.

TRAVAUX ORIGINAUX.

Du traitement des plaies par armes à feu, par le docteur A.-D. VALETTE, chirurgien en chef (désigné) de la Charité.

> D'après ce que j'ai vu, l'inflammation ne s'élève pas si haut dans les plaies par arme à feu que je m'y serais attendu d'abord.
>
> JOHN HUNTER, tom. 3, page 634.

Toute solution de continuité devient, au moment même où la cause vulnérante vient d'agir, le siége d'une inflammation qui dans ce cas a un but essentiellement réparateur. Les diverses phases que le travail inflammatoire parcourt pour produire la cicatrisa-

tion, sont aujourd'hui bien connues. Le microscope a permis de suivre, depuis leur début jusqu'à leur terminaison, les changements moléculaires qui se passent au sein des tissus enflammés. Mais tout en reconnaissant les progrès de l'anatomie pathologique sur ce point, il faut se garder d'exagérer les conséquences que l'on est en droit de tirer des données qu'elle fournit ; il faut se garder, par exemple, de conclure de l'identité du résultat final ou de la terminaison à l'identité de la nature et de la marche, et à la nécessité de seconder cette marche par des moyens semblables. L'anatomie pathologique nous montre, en effet, les mêmes phénomènes se succédant dans le même ordre, partout et toujours ; à peine permet-elle de constater quelques différences, très secondaires du reste, suivant que tel ou tel tissu est le siége du mal. Mais si, laissant de côté l'étude anatomique du point malade, on observe à un point de vue plus élevé et plus philosophique la marche des inflammations traumatiques, on est forcé de reconnaître qu'elles sont dominées par une foule de circonstances dont quelques-unes sont bien connues, dont quelques autres demandent à être mieux appréciées. Si l'on admet, ce qui est incontestable, que l'inflammation qui s'est emparée d'une plaie n'est qu'une réaction, qu'un effort réparateur de l'organisme, on sera évidemment forcé d'admettre aussi *a priori* que l'énergie avec laquelle se fera ce travail, sera variable, et que son intensité sera en rapport avec l'état organique général et l'état dynamique local. C'est parce que les conditions générales et locales dans lesquelles sont placés les blessés, offrent des différences, que le travail de cicatrisation se fait plus ou moins vite, ou bien peut ne pas s'accomplir. Sans en-

---

siques de la nature. De Galvani à M. Baillarger, on voit le fluide électro-vital être sécrété par la pile cérébro-spinale, formée de six couches alternativement grises et blanches, dont les nerfs sont les arcs conducteurs. C'est l'appareil d'innervation ou de sensibilité qui donne à l'individu les conditions organiques, les instruments de la vie instinctive et de la vie psychologique ; c'est l'appareil d'initiation et d'harmonisation. Deux ordres de causes président donc à cette inervation : les unes, physiques, matérielles, arrivent par les sens ; les autres, instinctives ou morales, comprennent toutes les jouissances ou les douleurs de l'âme, soit qu'elles émanent du centre de vitalité, soit qu'elles arrivent par les sensations spontanées ou transmises, qui constituent le plaisir ou la douleur. Sentiments qui, bien qu'antipathiques, naissent souvent des mêmes impressions. Ce qui a fait dire à Buffon que la douleur est l'extrême du plaisir. Ajoutons ce fait clinique à l'antithèse de l'élégant écrivain : Trop souvent le plaisir engendre et son abus enfante et nourrit la douleur !

La fixité préside à l'évolution organo-génésique de notre univers : le macrocosme est le berceau et le nourricier du microcosme. Ainsi a lieu la rotation des éléments organiques de la terre et de l'air aux végétaux ; de ceux-ci aux herbivores, et de ces derniers aux carnivores, pour être rendus à l'air et à la terre.

Ces manifestations de la puissance du souverain Maître de l'univers sont, avec leurs phénomènes physiologiques, les merveilles à la tête desquelles domine l'intelligence de l'homme, l'âme qui peut voir et apprécier la grandeur infinie du Créateur, les lois absolues qui dirigent l'univers, harmonisent les créations et exigent qu'elles rendent à leurs principes générateurs les éléments qu'elles en ont reçus. De là les naissances et les extinctions sans fin qui passent et repassent incessamment sur la terre, pour employer toujours les mêmes principes et avoir les mêmes manifestations. Cercle mystérieux dans lequel tous les êtres, sans exception, restent invariablement enfermés, car rien ne s'égare, rien n'est perdu dans les créations.

Notre laborieux physiologiste a fait de nombreuses vivisections sur les nerfs pour rompre le courant du fluide nerveux et le rétablir par la cicatrisation. La vitalité nerveuse ne se ranimait qu'autant que l'évolution organique n'avait pas encore acquis son complément chez les jeunes sujets, preuve de la fixité lorsque cette évolution est terminée. Si la perception est dans le cerveau, c'est le nerf qui palpe et qui acquiert l'habitude par l'exercice. Les doigts de ces aveugles qui sentent les couleurs, qui conduisent les instruments difficiles à jouer, n'ont pu le faire qu'à la longue ; car cela n'aurait pas lieu si les molécules nerveuses étaient rg-

trer dans des détails qui me conduiraient trop loin, je suis autorisé, d'après ce. qui précède, à formuler ce principe, que toutes choses égales d'ailleurs; appliquer aux solutions de continuité le même traitement ne serait une conduite rationnelle, qu'autant qu'il serait démontré que les causes qui les produisent, ou en d'autres termes, que l'action des instruments produit sur nos tissus des effets identiques et sur l'organisme des impressions semblables.

Tous les auteurs qui ont écrit sur les plaies par arme à feu, s'accordent à reconnaître qu'elles présentent sous le rapport symptomatologique, un aspect étrange et insolite; mais un grand nombre, surtout parmi les modernes, oublient, lorsqu'il s'agit de traitement, cet avertissement donné par la nature, et leur appliquent le même traitement qu'aux plaies ordinaires; bien plus, ils préjugent l'intensité de la réaction d'après la violence de la cause, et ils voient dans cette vidence une raison de plus pour employer avec plus d'énergie les moyens dits antiphlogistiques. C'est pour avoir pris pour point de départ une analogie fausse, au lieu d'interroger les résultats d'une observation impartiale, que des chirurgiens d'un grand renom ont été conduits à de déplorables méprises. Ainsi, par exemple, on est étonné de lire ces lignes dans la clinique chirurgicale de Dupuytren : « Quand nous avons envisagé les plaies « par arme à feu, d'une manière générale, nous avons « dit qu'il existait entre une plaie qui a simplement « traversé les chairs et celle qui résultait d'une arme « piquante, une ressemblance très grande. Cette com- « paraison nous mène à un traitement à peu près pa- « reil. Prévenir l'inflammation, donner une issue fa- « cile à la suppuration et aux parties mortes qui doi- « vent se séparer des parties vivantes, telles sont les

« indications que nous fournissent ces sortes de plaies « pour les amener à la cicatrisation. Le premier moyen « à employer pour obtenir ce résultat, c'est de chan- « ger la nature de la plaie, et de la convertir autant « que possible en une plaie fraîche et saignante. » (Tome v, page 443.)

J'espère démontrer que ces conclusions sont fausses, parce que les assertions sur lesquelles elles reposent, sont tout-à-fait gratuites et ne sont nullement l'expression d'une observation rigoureuse; je n'en veux pour preuve que ces quelques mots empruntés à l'illustre Hunter : « Parmi les lésions traumatiques, il en « est où les parties sont frappées de mort et où l'in- « flammation et la suppuration sont inévitables, parce « que les parties mortes qui se séparent ne peuvent « amener la guérison par le mécanisme précédent « (réunion par première intention); mais il ne faut pas « oublier que l'inflammation qui est l'avant-coureur « de la suppuration dans de tels cas, n'est pas aussi « intense que l'inflammation même d'une plaie sim- « ple qui suppure » (Tome iii, p. 301), et un peu plus loin : « Quand l'inflammation a pour cause l'ir- « ritation que produit la mort d'une partie, quelle que « soit d'ailleurs la cause de celle-ci, qu'elle soit mé- « canique comme dans les contusions, les *plaies par* « *armes à feu*, ou qu'elle soit chimique comme les « caustiques, l'inflammation est tardive et se montre « légère en comparaison de celle qui a lieu dans les « autres cas. »

Comment se fait-il que tant de dissidences existent encore au sujet du traitement de lésions que l'on a eu si souvent l'occasion d'observer. Un coup d'œil rapide jeté sur l'histoire de la thérapeutique de ces plaies me permettra peut-être de le dire, tout en me fournissant

---

nouvelées chaque jour. Il suffirait de peu de temps pour avoir tout oublié. Au contraire, les études du jeune âge deviennent les jouissances de notre vieillesse, selon la pensée de Staubée. Chez les animaux, l'expérience est plus immédiate, plus restreinte, elle consolide l'instinct en incorporant dans l'animal tout ce qu'il peut en apprendre. Echappé d'une embûche, il ne s'y laisse guère reprendre. Le singe, qui ne mangeait jamais de raisin sans fermer les yeux, parce que la première fois le jus lui avait frappé l'œil, conservait le souvenir d'un accident qui lui était particulier. La mémoire des sens y reste pour être consultée par l'instinct ou par l'intelligence. En vain les mêmes facultés se perpétueraient dans les molécules renouvelées, les anciennes emporteraient toujours avec elles les impressions particulières qui les auraient affectées. L'apprentissage de la vie recommencerait chaque jour. Véritable tonneau des Danaïdes, les sensations d'hier seraient remplacées par celles d'aujourd'hui avec les particules organiques.

Tous les êtres sont poussés par l'instinct, mais la raison guide celui de l'homme. « Aussi, dit l'auteur, les fonctions cérébrales, comme celles de tout autre organe, ne peuvent rester longtemps dans la passivité ou dans l'annulation de toute relation, sans faire tomber l'individu dans le désordre intellectuel. C'est pourquoi le

régime des prisons, dit *pensylvanien*, ou réclusion cellulaire permanente, est le plus contraire aux intentions humaines qu'on se propose, le plus barbare et le plus opposé aux lois physiologiques, ainsi que des observateurs nombreux l'ont fait remarquer. Ce moyen sauvage débilite les sens, pervertit l'intelligence, concentre les mouvements instinctifs vicieux, et conduit à l'abrutissement.

Nous n'avons pu présenter ici qu'une très courte et très imparfaite analyse des travaux de ce médecin, si profondément érudit.

Enfant de la même patrie qui se glorifie de Bichat, ce génie de la médecine moderne; de Récamier, le plus habile des praticiens de nos jours, il rappelle dans ses travaux physiologiques l'ardeur et la ténacité du premier, et dans l'exercice de l'art, l'indépendance et la confiance thérapeutique du second. Calme, doux et modeste par tempérament, notre collègue devenait ardent et même passionné lorsqu'il s'agissait de recherches physiologiques ou de constater une puissance thérapeutique; ses convictions franches et son positivisme étaient facilement partagés par ses malades qui lisaient sur la physionomie du médecin, l'espérance qu'ils y cherchaient.

de précieuses données pour établir les principes que je me propose de formuler.

On sait que les chirurgiens cautérisèrent longtemps les plaies par arme a feu, dans le but de s'opposer à un empoisonnement qui, d'après la croyance de l'époque, constituait leur principal danger. Le hazard conduisit A. Paré à renoncer à une pratique qu'il suivit pendant la première moitié de sa carrière. Je crois utile de m'arrêter un instant sur les circonstances qui ont précédé et suivi cette réforme, parce qu'un grand nombre de chirurgiens modernes s'appuient sur l'autorité de Paré, pour défendre des principes qui diffèrent complètement des conclusions auxquelles l'ont conduit les faits dont il fut le témoin. Ce grand chirurgien était attaché à une expédition contre le Piémont; un jour, il n'eut pas assez d'huile bouillante pour cautériser tous les blessés qu'avait coûté la prise d'un château. Il ne put, ainsi qu'il le dit dans ce style naïf et simple qui lui appartient, il ne put dormir à son aise la nuit, pensant trouver le lendemain morts empoisonnés ceux qui n'avaient pu profiter du bénéfice de la cautérisation. Quel ne fut pas son étonnement de voir le matin que leurs plaies étaient indolores et la fièvre presque nulle, tandis que les autres étaient fébricitants et souffraient cruellement. Il ne lui en fallut pas davantage pour secouer le joug d'un préjugé qui devait être profondément enraciné, grâce à l'amour du merveilleux dont les savants du XVIe siècle euxmêmes n'étaient pas exempts. « *A donc deliberay,* « *nous dit-il, de ne plus brusler ainsi cruellement les* « *pauvres blessés de harquebusades.* » Mais quelle méthode de traitement substitua-t-il à la cautérisation? Il nous l'avoue lui-même ingénuement : après bien des tâtonnements, il rencontra à Turin un chirurgien qui

obtenait des cures merveilleuses à l'aide d'un baume dont il eut le secret après deux ans et demi *d'une cour assidue.* La recette était tout simplement un mélange dont la térébenthine faisait sa base. A Paré, jusqu'à la fin de sa vie, pansa les plaies avec des digestifs et administra à l'intérieur des vulnéraires, et il a bien soin de faire remarquer que l'expérience lui démontra la supériorité de ce traitement.

Toutefois, malgré son génie, ce chirurgien devait payer son tribut aux idées mécaniques qui régnaient alors dans la science. L'extraction des projectiles fut de sa part l'objet de recherches nombreuses, et l'on trouve dans son livre la description d'un grand nombre d'instruments destinés à remplir cette indication. Il fut insensiblement conduit à préconiser le débridement, dans le but de rendre cette extraction plus facile, mais il ne pensait pas que les incisions eussent sur la marche des plaies l'influence que les chirurgiens modernes leur ont accordée.

J'ai exposé avec quelques détails la doctrine de Paré, parce qu'elle régna presque exclusivement jusqu'au commencement de ce siècle; quelques modifications y furent apportées de loin en loin, c'est ainsi que le séton, destiné à laisser libre le passage du pus, fut préconisé dans le courant du siècle dernier; mais à part quelques modifications insignifiantes, les idées de Paré servirent de règle aux praticiens. Vers la fin du XVIIIe siècle cependant, les chirurgiens se divisèrent sur une question capitale, celle du débridement. Les Anglais, obéissant à la voix de Hunter, le rejetèrent, tandis que Percy et plus tard Larrey s'efforcèrent en France de le populariser davantage. La pratique de ce dernier chirurgien rappelle tout-à-fait celle de Paré; il se déclara de plus partisan des pansements rares.

Ardent de sollicitude pour sa famille et pour ses malades, Gabillot s'occupait si peu de lui-même que la maladie à laquelle il a succombé a été la conséquence de ce dévouement. Ainsi fut-il conduit à subir une opération cruelle dont il guérit néanmoins. Mais esclave de ses habitudes de veilles, il fut sourd aux avertissements d'une nature qui fléchissait sous le poids et la permanence de ses travaux. Heureux d'avoir fait choix d'un gendre digne de lui, et dont il reçut constamment les soins les plus affectueux, il semblait, à la fin de cette longue maladie, n'avoir plus qu'à s'endormir. C'était avec le calme d'une philosophie résignée qu'il se sentait entraîné au terme fatal. Sa haute intelligence a toujours surmonté l'affaiblissement de ses organes, et déjà le souffle de la vie l'abandonnait, qu'il nous remerciait encore du regard.

Ceux qui ont assisté à ses funérailles ont dû mesurer l'influence des vertus et des bienfaits de ce médecin sur les marques de vénération et de profonde tristesse de la population qui s'y pressait. En effet, quel ensemble harmonieux des différentes classes de la société, accourues de la ville, malgré la distance, sur les hauts lieux de la Bresse, pour jeter des fleurs sur sa tombe et y verser des pleurs de regrets et de reconnaissance.

Quel spectacle plus beau et plus imposant, à la fois, que de

voir les nombreuses populations de Rillieux et des villages voisins, suspendre les travaux des champs et venir en foule, dans un recueillement admirable, se presser autour des froides dépouilles de celui qui avait si souvent combattu pour eux, contre cette mort implacable, dont ils contemplent douloureusement la récente victime! De quel attendrissement n'était-on pas saisi à l'aspect de ces vieillards courbés sous le poids des ans, de ces hommes vigoureux mais tristes et l'air abattus, de ces femmes, de ces enfants conduits par la pieuse impulsion du cœur, dans une attitude respectueuse et les yeux pleins de larmes, approchant, chacun à son tour, et dans un ordre remarquable, quoique spontané, pour arroser ses cendres avec quelques gouttes de l'eau sainte! Ovation funèbre qui rappelle ces exemples touchants où la vénération du peuple préside à l'ordre des cérémonies : cérémonies plus somptueuses par l'impression de la mémoire du cœur que par les ostentations d'un luxe orgueilleux!

Des paroles d'adieu et de regrets ont signalé notre séparation fatale. Et le docteur Gromier, par les expressions émouvantes d'une chaleureuse éloquence, a jeté aussi sur cette tombe des fleurs cueillies par la reconnaissance.

Tel est donc, Messieurs, le privilége de l'homme de science

Mais le règne de la doctrine physiologique devait changer la face des choses : à une époque où le mot *inflammation* résumait toute la pathologie, et où celui de *antiphlogistique* remuait toute la thérapeutique, il ne devait, il ne pouvait exister qu'une manière de traiter ces plaies. Sans doute il se produit de l'inflammation dans les plaies par armes à feu, mais je l'ai déjà dit, cet état de l'organisme n'est pas toujours identique et ne varie pas seulement sous le rapport du siége et de l'intensité. Traiter topiquement une inflammation par des irritants, seconder l'action locale par un traitement général tonique, ou du moins s'abstenir d'émissions sanguines, voilà ce que les élèves de Broussais ne pouvaient manquer de regarder comme une absurdité. Le temps a déjà démontré, pour beaucoup d'affections, que la grande erreur de l'illustre réformateur consistait peut-être moins à avoir avancé que l'inflammation existait partout, que l'inflammation dominait toutes les maladies, que d'avoir soutenu que les inflammations doivent toujours être traitées par les antiphlogistiques, et qu'elles contre-indiquent toujours les modificateurs qui ne rentrent pas dans cette catégorie. J'espère démontrer que les plaies par armes à feu réclament un traitement spécial tout-à-fait différent de celui qui convient aux plaies ordinaires. Si je n'ose me flatter de faire passer mes convictions dans l'esprit de tous ceux qui me liront, je puis affirmer qu'elles naîtront chez ceux qui voudront juger ces principes de traitement au lit du malade. Au point de vue théorique, ces principes s'appuient du reste, si je ne m'abuse, sur les beaux travaux de Hunter sur l'inflammation, et sur les découvertes modernes qui ont révélé l'influence immense que le contact de l'air exerce sur la marche des solutions de continuité. Un mot sur la nature des plaies par armes à feu, sur les caractères qui leur appartiennent, me rendra plus facile la discussion des questions que renferme leur thérapeutique.

Ces plaies sont éminemment contuses. Leur surface est ordinairement tapissée par une escarre plus ou moins sèche et plus ou moins épaisse. Si l'on examine l'état des tissus sous-jacents, chez un individu tué sur le coup et chez lequel par conséquent ils n'ont pas été modifiés par le travail inflammatoire, on les trouve mâchés à des degrés divers et plus ou moins infiltrés de sang. L'échymose présente du reste une foule de degrés, depuis la simple imbibition sanguine, jusqu'à cet état où les tissus sont broyés et le sang ramassé en caillots assez volumineux. La présence de l'escarre est la chose essentielle à noter ; elle explique l'erreur des premiers chirurgiens, qui croyaient que les projectiles étaient chargés d'une grande quantité de calorique et brûlaient les parties. Si maintenant on interroge les symptômes locaux et généraux qui accompagnent ces plaies, l'on est frappé avant tout par un état de stupeur locale et générale. La stupeur existe toujours à des degrés variables dans la partie blessée. Celle-ci devient lourde, froide, endormie, insensible. L'empâtement se manifeste, tout indique en un mot, que l'action organique tend à s'éteindre, et elle s'éteint en effet souvent, car la gangrène n'est point rare. Les phénomènes généraux sont tout aussi remarquables, les blessés présentent un engourdissement, un refroidissement général, la teinte plombée du visage, l'horripilation, les vomissements, la concentration du pouls, un collapsus général, un anéantissement des forces de la vie qui peut aller jusqu'à la mort du sujet. Phénomènes étranges, dont personne n'a pu nier l'existence, que quelques chirurgiens ont cependant essayé d'expliquer,

---

et de charité : l'éclair de la vie, courte étincelle électrique, n'est qu'un choc perdu dans l'espace pour le commun des hommes, tandis que pour lui, c'est un écho qui retentit au loin, c'est un long sillon de lumière qui, après avoir lui, éclaire encore l'horizon !

Gabillot se distingue par une qualité que résume en lui, autant par principe que par nature, le travail et la sagesse. C'est un de ces hommes qui fixent, par leur vertu et leur vie laborieuse, l'attention bienveillante de leurs contemporains, et appellent sur leur mémoire, par les œuvres qu'ils lèguent aux générations suivantes, leur contemplation admirative en légitime rémunération.

Ignorant de son propre mérite, il se faisait aimer et rechercher par tous ceux qu'avaient séduits la bienveillance de son regard, la douceur de sa parole, la spontanéité affectueuse de son geste. Les sensations, recherchées comme délassements, et qui, enfantant souvent la dissipation, tourbillonnent autour de l'homme, dominent, à certaines époques de la vie, les plus éminentes facultés et développent souvent les plus violentes passions, n'étaient, pour lui, que des impressions normales, dont la nécessité ne s'imposait que rarement et seulement comme une détente naturelle à sa constante application à l'étude.

Comme son immortel compatriote Bichat, dont le génie devait étendre sa brillante théorie des propriétés vitales à toutes les sciences médicales, Gabillot se proposait d'appliquer à la nosologie et aux sciences thérapiques les conséquences de son idée fondamentale : *La non rénovation des tissus organiques nerveux.* Mais, hélas ! dans les sciences médicales, comme dans les grandes lois psychologiques, les hommes et les peuples eux-mêmes s'usent trop vite à la recherche de la vérité, traduction de la loi divine. Ils sont comme des jalons, plantés dans l'espace, pour marquer les temps et les révolutions.

Cependant chaque révolution, en renouvelant la même œuvre, n'est point stérile comme l'aiguille de Pénélope ; elle laisse les traces de son passage : chaque nouvelle époque ajoute au développement du germe, et ces phases successives conduisent le progrès à sa maturité. Cette marche du progrès est lente et quelquefois rétrograde ; mais, en définitive, elle suit la voie immuable de Dieu, qui ne peut égarer.

En donnant la raison à l'homme, il lui a montré le but où il doit tendre, mais il n'a pas permis à son génie d'y atteindre au premier effort ; car, ainsi que l'a dit un sage et grand écrivain : « L'homme s'agite et Dieu le mène. »

parce qu'ils déroutaient leurs idées. C'est ainsi qu'on les a mis sur le compte de l'émotion morale. Vains efforts !... Les hommes les mieux trempés, Desaix, Lannes n'en n'ont pas été exempts, et combien d'autres dont le dernier soupir a été une parole héroïque. N'a-t-on pas eu souvent l'occasion de voir, dans nos luttes intestines, des blessés dont l'énergie sauvage du moral se débattait sous les étreintes de cet affaissement physique? On a invoqué le défaut d'équilibre entre les différentes parties du corps, l'ébranlement nerveux, etc., etc. ; mais d'autres agents produisent des lésions aussi étendues sans donner lieu aux phénomènes dont nous parlons. Sans doute les premiers chirurgiens étaient dans l'erreur, quand ils croyaient à un empoisonnement; mais il ne faut pas trop les prendre en pitié, car nous savons seulement qu'ils se sont trompés et rien de plus. Il y a au fond quelque chose de singulier, d'inexplicable, et cela est si vrai, qu'un moment l'on a été sur le point de croire de nouveau aux balles empoisonnées. Si l'explication manque, il reste l'indication : que le chirurgien s'en souvienne, quand il ordonnera le traitement, c'est là la chose importante pour le malade. Les indications thérapeutiques à remplir sont de deux sortes, les unes ont rapport à l'état local, les autres à l'état général.

Traitement local. — Pour plus de clarté, je m'occuperai d'abord des plaies simples, c'est-à-dire de celles qui ne s'accompagnent ni de la lésion d'un organe, ni de celle d'un os, d'un nerf, d'une artère volumineux. J'admets du reste que la plaie est aussi étendue que possible, qu'elle intéresse peau, tissu cellulaire, plans aponévrotiques, muscles, etc., etc. Ce que j'ai à dire du traitement local se rapporte : 1° à l'extraction des projectiles; 2° à l'hémorrhagie ; 3° au débridement; 4° au pansement.

1° *Extraction des projectiles.* — Si les parties n'ont pas été traversées de part en part, et même dans ce cas, il faut avant tout s'assurer que la plaie ne renferme pas de corps étrangers, projectiles, lambeaux de vêtements, etc. Mais les recherches devront être faites avec ménagement. Si une exploration prudente ne faisait rien reconnaître, il ne faudrait pas trop insister, et cela pour plusieurs raisons : la première, c'est que très souvent, quelles que soient la forme et l'étendue de la plaie, le projectile a pu sortir spontanément; la seconde, c'est que des recherches laborieuses sont douloureuses pour le malade, exposent à briser un caillot salutaire et à reproduire une hémorrhagie qui s'était spontanément arrêtée; la troisième, c'est que je regarde comme fâcheuses les violences faites aux parois d'une plaie par arme à feu; lorsqu'il s'agira du débridement je dirai pourquoi. Enfin, il est une autre considération qui est de nature à rassurer le chi-

rurgien sur les conséquences que peut entraîner une conduite aussi réservée. Presque toujours les corps étrangers sortent spontanément plus tard, quand ils ne s'enkystent pas. La nature a des ressources infinies. Je me rappelle avoir vu, dans la collection du Val-de-Grâce, l'humérus d'un invalide qui avait eu le bras fracturé par une balle. Celle-ci s'était enkystée entre les deux fragments et n'avait pas empêché la consolidation. Ainsi, si la présence du projectile est reconnue il faut l'extraire, si faire se peut; mais il ne faut pas attacher à cette extraction une importance aussi grande que quelques chirurgiens le conseillent. Encore une fois, si des tentatives faites avec modération ne suffisent pas, je crois qu'il y a plus d'avantage à laisser à la nature le soin de l'expulsion, qu'à l'obtenir au moyen d'un débridement dont les conséquences fâcheuses seront exposées plus bas. Quant au manuel opératoire à suivre, aux instruments à employer, je n'en dirai rien. Je n'aurais rien à ajouter à ce qui se trouve écrit dans tous les livres.

2° *Hémorrhagie.* — Dans les plaies simples l'hémorrhagie primitive est un accident assez rare, on le rencontre cependant. Guthrie l'a vu souvent; il a même écrit que lorsqu'une balle frappait une partie vasculaire, le cou par exemple, bien qu'une artère de calibre ne fut pas intéressée, elle était encore fréquente. Lorsque les hémostatiques ordinaires et, en particulier, le tamponnement ont échoué, il faut se prononcer entre la méthode de Dupuytren, qui conseille de pratiquer la ligature de l'artère principale, et celle de Guthrie, qui cherche, à l'aide d'incisions convenables, les deux bouts du vaisseau divisé et fait la ligature dans la plaie. Le tamponnement, alors même qu'il suffit à arrêter l'hémorrhagie, entraîne des inconvénients que tout le monde connaît, aussi je crois que le moyen que je vais indiquer est destiné à rendre de grands services; je veux parler de l'application de compresses imbibées de collodion sur la plaie. Sous le rapport de l'exécution et des conséquences que l'opération peut entraîner pour le malade, ce moyen n'est pas à comparer à la ligature de Dupuytren ou à celles de Guthrie. Je ne puis résister au désir de rapporter l'observation suivante, bien qu'il s'agisse d'une plaie contuse ordinaire, parce qu'elle est concluante, parce qu'elle démontre l'efficacité du moyen. Ces détails cliniques me dispenseront du reste de décrire le mode d'application.

Henri Dussoire, âgé de 40 ans, constitution robuste, profession de marinier, entre à l'Hôtel-Dieu de Lyon le 30 avril 1849 et est couché au n° 8 de la salle St-Sacerdos (M. Roque, interne du service).

Cet homme, employé provisoirement à la construction du chemin de fer à Vaise, aidait à traîner un wagon rempli de graviers, il fit un faux pas, tomba, et la roue du véhicule lui passa sur la jambe droite. Les deux os sont brisés au 1/3 inférieur. La position du pied par rapport à la jambe, montre à première vue un déplacement considérable; il existe au côté interne une petite plaie assez nette et communiquant avec la fracture. Du côté extérieur du membre existe une autre plaie; celle-ci est très étendue : elle a trois à quatre pouces de longueur, et dans le sens transversal elle comprend le tiers au moins de la circonférence du membre. Les muscles sont contus, déchirés, et les deux fragments du péroné font une saillie considérable. En même temps une hémorrhagie assez forte se fait à travers la petite plaie; le sang est rouge, sort par saccades, mais on ne peut apercevoir les points qu'occupent les extrémités du vaisseau divisé; la compression exercée sur l'artère fémorale suspend l'écoulement sanguin. Tous ces signes indiquaient assez qu'une artère était divisée, mais la grosseur du jet me fit présumer que le vaisseau n'était pas volumineux. Je ne crois pas m'écarter beaucoup de la vérité en donnant à cette artère le volume que présente l'arcade palmaire superficielle vers l'éminence thénar. Le membre étant placé dans une position convenable, on fait le tamponnement avec des bourdonnets de charpie; le sang ne s'arrête point. Je place alors sur la petite plaie une petite rondelle de linge imbibée de collodion, après avoir, bien entendu, parfaitement essuyé les téguments, et j'ai soin de maintenir ma main appliquée sur la rondelle, jusqu'à ce que l'adhérence ait eu le temps de se faire. On aperçoit alors au niveau de la plaie le sang qui rougit la face interne du linge, mais on voit aussi qu'il ne le soulève pas. J'applique une seconde rondelle pardessus la première et j'abandonne ensuite les choses à elles-mêmes : l'hémorrhagie me parut au bout d'un instant complètement arrêtée, mais pendant la nuit elle se reproduisit par la grande plaie. Je fis exactement ce que j'avais fait pour l'autre, et voici ce qui arriva. Quand le sang se fut épanché en suffisante quantité au-desssous de la rondelle, entre les parties dénudées avec lesquelles le collodion ne peut, comme on le sait, contracter des adhérences, il se transforma en caillot; bref, l'hémorrhagie ne reparut plus; les bandelettes de collodion furent enlevées le dixième jour. Pendant ce temps là je pus faire sur le membre des irrigations continues. J'aurai à répondre plus bas et à propos du pansement, à quelques objections que l'on serait tenté de faire à un moyen qui emprisonne les liquides. C'est par des faits surtout que je le ferai. Pour ce qui concerne le malade qui fait le sujet de l'observation précédente, je puis affirmer que le collodion n'a pas exercé sur la marche de la lésion une influence fâcheuse, tant s'en faut, car *Dussoire*

est sorti complètement guéri le 16 juillet 1849, 76 jours après son entrée. La consolidation est complète, les plaies sont cicatrisées, le membre présente une très bonne conformation; il n'existe pas le moindre raccourcissement.

J'ai recueilli dans mon service plusieurs faits semblables au précédent, à la gravité près toutefois. Le collodion peut être employé de la même manière contre les hémorrhagies consécutives; il réussit également bien. Il est bon seulement de ne pas entourer complètement le membre, car, par son resserrement, cet agent produirait l'effet d'une ligature et gênerait la circulation. Lorsqu'une partie de la circonférence du membre est libre, cet inconvénient n'est jamais à redouter.

En résumé, le collodion employé ainsi que je l'ai dit est un hémostatique puissant, auquel ne peuvent être comparés le tamponnement et les autres hémostatiques ordinaires. Il permettra souvent de parer à des accidents contre lesquels on ne pourrait guère opposer que la ligature de l'artère principale du membre, moyen extrême, mais que je préférerais encore à la ligature de Guthrie, qui est d'une application fort difficile et d'une efficacité fort problématique, car les artères divisées sur lesquelles on porte la ligature sont toujours plus ou moins altérées dans leur texture. C'est surtout dans les plaies contuses, dans les plaies par arme à feu que l'occasion de l'employer se présente. Son mode d'application est très simple. Enfin, je le dis par anticipation, sauf à le démontrer plus bas, il exerce sur la marche et la cicatrisation de ces plaies la plus heureuse influence.

La suite au prochain numéro.

Notes d'un voyage médical aux eaux thermales de Luxeuil, Plombières et Bains, par le docteur E. BOUCHET, médecin de l'Hôtel-Dieu. — Travail lu à la Société médicale d'émulation.

De tout temps les eaux minérales ont eu un grand rôle dans la thérapeutique, les médecins de tous les siècles y ont attaché une importance majeure et leur ont confié la guérison de cas morbides anciens et pénibles; leur utilité n'a jamais été contestée; seulement la mode qui, dans les affaires des hommes entre eux, vient souvent augmenter ou diminuer toute chose, les a tantôt prises sous sa protection et tantôt délaissées, suivant, non pas son caprice, mais certaines circonstances bizarres.

Dans ces dernières années, il y a eu un engouement plus prononcé que jamais en faveur des eaux minérales : la spéculation est survenue, et avec l'aide des réclames, de la publicité, quelquefois de l'exagération, en promettant tantôt des guérisons radicales aux malades sérieux, tantôt des distractions aux oisifs, aux riches et aux blasés, la mode a réussi à attirer la foule dans certaines localités ; la réussite a suscité des concurrents ; chaque pays doté de sources minérales ou thermales y a vu une nouvelle Californie à exploiter. Les prospectus, les brochures de toutes sortes sont venues, non-seulement dans le cabinet des médecins qui pouvaient avoir de l'influence sur leurs malades, mais ont été répandus dans le public, plutôt encore comme amorces incitantes que comme renseignements. C'est au point qu'aujourd'hui, les eaux minérales se préconisent par affiches de belle grandeur, annonçant la prétention de guérir toutes les maladies quelle que soit leur nature, quels que soient les organes qu'elles affectent.

Cet excès a amené le scepticisme. Le médecin qui prescrit les eaux à un de ses clients est presque traité de compère. D'autres sceptiques énoncent hautement leur incrédulité. Bah ! disent-ils, le docteur ordonne les eaux en désespoir de cause ; c'est à la médication par distractions et plaisirs qu'il a recours ; il ne faut suivre son ordonnance que si l'on veut s'amuser.

Au milieu de ces incertitudes, des annonces menteuses et pompeuses, des comptes rendus plus ou moins flatteurs et exagérés, le véritable médecin, celui qui n'a en vue que le soulagement ou la guérison du malade qui se confie à sa loyauté et à ses études, celui-là est dans une grande perplexité. Que croire ? qu'affirmer ? toujours du doute ou des craintes. Il faudrait pour donner un avis en conscience, avoir pu étudier par soi-même quelques-unes de ces sources si vantées, pour savoir ce qu'elles peuvent avoir d'efficace et de spécifique ; mais les difficultés de toute sorte font obstacle et il faut s'en rapporter souvent au dire de ceux en qui on peut avoir confiance.

Dans la grande quantité de sources thermales et minérales, il est donc bon que le médecin consciencieux sache restreindre son étude et qu'il puisse surtout arriver à préciser quel est l'effet physiologique particulier pour chaque eau minérale, et dans quelles maladies spéciales elles doivent être conseillées ; car si elles ne sont point une panacée universelle, il est incontestable que dans certains cas morbides déterminés elles offrent une ressource efficace et puissante. C'est dans ce but que je soumets aujourd'hui à mes confrères le résultat de mes observations et de mon étude sur le groupe des eaux thermales de Luxeuil, Plombières et Bains, que j'ai été amené à visiter en y accompagnant une malade importante pour moi.

Les diverses sources d'eaux thermo-minérales à Luxeuil, Plombières et Bains offrent de nombreux points d'analogie et de ressemblance, sous les rapports de leur thermalité et de leur composition chimique. Il est à peu près évident qu'elles appartiennent à la même nappe d'eau souterraine et profonde, et qu'elles se minéralisent dans la même couche géologique, en dissolvant sur leur passage les mêmes éléments. Ces trois localités forment entre elles un triangle, dont les côtés auraient quatre lieues de distance, parmi les premiers monticules de la chaîne des Vosges qu'on rencontre immédiatement après Plombières. Il semble que dans chacune de ces localités se trouvent sous forme de pommes d'arrosoir les émergences de cette même nappe d'eau.

Les notions chimiques qui indiquent les proportions diverses des sels et autres éléments minéralisateurs, doivent toujours précéder l'étude de toute eau minérale. Cette étude est pour les eaux, on peut le dire avec analogie, ce que l'anatomie est pour la connaissance des fonctions organiques ; sans doute elle n'explique pas tout, mais elle est le point de départ des classifications et de toutes les notions inductives d'après lesquelles on vient ensuite éprouver leur action pour les maladies, les malades devenant ainsi le contrôle et la preuve de ce que le médecin a dû croire et espérer.

Comme c'est à Luxeuil que j'ai surtout séjourné, c'est l'analyse des eaux de Luxeuil que je vais d'abord présenter. Je l'ai prise dans une brochure inédite que le docteur Aliès, médecin à Luxeuil, a bien voulu me confier, et j'avertis aussi que j'ai pris, dans l'ouvrage de ce docteur estimable, plusieurs idées qui m'ont paru justes et importantes, sur l'efficacité des eaux, sur leur emploi et les cas morbides qui le réclament. cette brochure est intitulée : *Étude sur les eaux minérales en général et sur celles de Luxeuil en particulier, considérées comme moyen thérapeutique dans le traitement du plus grand nombre des maladies chroniques, par B. Aliès*, etc.

TABLEAU DES THERMALITÉS.

THERMOMÈTRE CENTIGRADE.

	Degrés.	
Source la plus chaude du grand bain	63	Un peu
Source la moins chaude	50	plus de
Source chaude du bain gradué	47	thermalité
Bain des dames	46	pour
Bain des Capucins	41	Plom-
Bain des Bénédictins	40	bières.
Source la moins chaude du bain gradué	39	
Source d'hygie	31	
Source ferrugineuse, une au nord	18	
— une à l'est.	10	

Tableau d'analyse

TABLEAU D'ANALYSE CHIMIQUE.

L'Eau de Luxeuil contient par litre, d'après M. L. BRACONNOT, en 1858 :

principes constituants.	Source chaude du bain gradué.	Source du bain des Bénédictins.	Source du grand bain.	Source du bain des dames.	Source moins chaude du bain gradué.	Source dite gélatineuse.	Source du bain des Cuvettes.	Source du bain des Capucins.	Source d'hygie dite savonneuse.	Source ferrugineuse.
Chlorure de sodium	0,7053	0,7564	0,7471	0,7707	0,6376	0,6694	0,5797	0,3754	0,1098	0,0514
Chlor. de potassium	0,0239	0,0200	0,0239	0,0215	0,0211	0,0220	0,0152	0,0012	0,0030	0,0074
Sulfate de soude. .	0,0442	0,1499	0,1468	0,1529	0,1224	0,1168	0,1145	0,0795	0,0979	0,0338
Carbonate de soude	0,0436	0,0457	0,0355	0,0473	0,0391	0,0321	0,0282	9,0160	0,0050	
Carbonate de chaux	0,0580	0,0785	0,0850	0,0600	0,0571	0,0671	0,0600	0,0451	0,0340	0,1056
Magnésie.	0,0240	0,0031	0,0030	0,0240	0,0029	0,0028	0,0020	0,0017	traces.	0,0075
Alumine										0,0285
										crénate et apo-crénate de fer
Oxide de fer. . . .	0,0020	0,0034	0,0033	0,0020	0,0019	0,0022	0,0030	0,0018	0;0004	0,0285
Oxide de manganèse										0,0285
Silice	0,0805	0,0751	0,0659	0,0825	0,0771	0,0622	0,0504	0,0451	0,0250	0,0234
										matière organ.
Matière animale. .	0,0030	9,0028	0,0025	0,0040	0,0024	0,0025	0,0022	0,0024	traces.	0,0075
Résidu fixe pour un litre d'eau. . . .	0,0845	1,1349	1,1130	1,1649	0,9616	0,9721	0,8612	0,5681	0,2751	

Plusieurs points importants résultent de l'étude de ce tableau et des notions qui y sont données par la chimie et la physique.

1º C'est que ces eaux thermo-minérales appartiennent au groupe des eaux salines non sulfureuses et que leur action doit être adoucie par suite de la présence de la matière végéto-animale. L'expérience confirme cette donnée, et effectivement, il paraît que leur action est moins vive que celle de beaucoup d'autres eaux, elle est moins excitante, moins perturbatrice ; elle agit plus selon ce qu'on pourrait appeler la médication altérante, ne donnant pas lieu à des réactions aussi vives et aussi promptes que beaucoup d'autres thermes.

2º On voit qu'il y a à Luxeuil 11 sources, dont quelques-unes ont des propriétés diverses, notamment la source savonneuse et la source ferrugineuse, d'où la distinction naturelle des eaux servant aux usages externes, bains, douches de toute sorte et à l'usage interne pour boisson.

3º Il n'est pas question dans ce tableau de traces d'arsenic ; on a dit pourtant dans ces dernières années, qu'elles avaient été précisées avec un appareil de Marsh, dans l'eau de Plombières ; ce serait une chose très essentielle. Je n'ai pas pu faire les expériences par moi-même ni vérifier le fait.

Si donc, l'analogie et l'expérience directe des malades indiquent pour les eaux de ce groupe thermal le mode d'action que j'ai signalé, dans quelles maladies pourront-elles être le mieux utilisées?

L'opinion absolue de M. Aliès, à Luxeuil, de M. Garnier, inspecteur à Plombières, est que l'emploi de leurs eaux, dont ils fixent la saison à 21 bains et un nombre plus ou moins considérable de douches de diverses sortes, est surtout suivi de succès dans toutes les affections des organes de la cavité abdominale ou pelvienne enveloppés par le péritoine, mais à la condition qu'il n'y aura rien d'organique, c'est-à-dire qu'il n'y aura point de produits morbides comme le mœléna, les hydatides et le cancer, soit dur (squirre), soit rammoli (encéphaloïde). Ils se flattent surtout de réussir, lorsque les désordres sont fonctionnels et qu'ils semblent dépendre des aberrations de la sensibilité qui constituent les diverses viscéralgies.

Effectivement, les mauvaises digestions, les dyspepsies, sur lesquelles mon père avait écrit sa thèse, ne sont pas toutes occasionnées par l'inflammation ou l'irritation. Très souvent l'état spasmodique et nerveux joue un grand rôle chez les malades atteints d'une affection d'estomac. Il semble que, dans ces cas, les eaux dont nous parlons rappellent la vitalité à son type normal et régulier. Dans les cas de cette nature, Vichy a depuis longtemps une réputation spéciale pour la guérison des engorgements des organes parenchymateux de l'abdomen ; son action pour neutraliser l'excès de l'acide urique que sécrètent les reins, est également établie.

Les eaux du Mont-d'Or-en-Auvergne conviennent surtout dans les fluxions catarrhales persistantes et chroniques des muqueuses de l'appareil respiratoire. Celles dans lesquelles se trouve le soufre sont préconisées pour certaines irritations cutanées, dépendantes du principe dartreux, et pour les maladies scrophulo-tuberculeuses.

Celles d'Aix en Savoie, de Lamotte (Isère), en amenant des sudations actives d'élimination, sont surtout employées dans les maladies de cause rhumatismale et syphilitique.

Celles du groupe dont je m'occupe réussissent mieux dans les irritations du tube digestif et de l'appareil utérin chez la femme, lorsqu'il existe quelques-uns de ces désordres fonctionnels qui reconnaissent pour cause une irritation chronique amenée par la surexcitation du système nerveux et l'éréthisme sensitif.

Cette espèce de spécificité dans ces diverses eaux minérales est un fait d'expérience, que la plupart des praticiens connaissent et auquel ils se conforment dans leurs prescriptions, mais sur lequel on n'a pas assez insisté, et qu'on n'a pas assez vulgarisé dans les livres. Il est pourtant bon et utile de connaître ainsi la puissance médicatrice spéciale de chacune des sources auxquelles on peut confier la guérison des malades; il est important d'insister sur l'action salutaire et les effets presque certains des eaux du groupe dont je m'occupe, dans les deux classes de maladies que j'ai signalées plus haut. L'opinion que j'émets ici est en tout point conforme aux conclusions posées par mon honorable confrère, le docteur Peyraud, à la fin d'un travail sur les eaux de Plombières, à l'usage desquelles il était allé se soumettre. Ce travail lu, à l'époque, à la Société médicale d'émulation, se trouve consigné dans le premier des 3 volumes contenant les travaux de cette société.

Après les notions générales, je passe à la description rapide et succincte des ressources que l'on peut trouver à Luxeuil.

Luxeuil est une petite ville du département de la Haute-Saône, chef-lieu de canton; sa population est de quatre mille âmes; elle est distante de Lyon de 250 kilomètres environ, mais pour franchir cette distance, qui paraît considérable au premier abord, rien n'est bien pénible aujourd'hui, et l'ouverture du chemin de fer entre Châlons et Dijon facilitera encore les moyens de transport; un malade va pouvoir, sans fatigue, aller coucher le premier jour à Dijon et le deuxième être rendu aux bains; cette considération de la facilité du transport est bien importante pour certaines maladies des femmes, dont les douleurs sont exaspérées par un long trajet en voiture.

Le climat de Luxeuil est froid, à cause de sa position un peu élevée, au centre de la France, sur le plateau d'où s'écoulent la Saône d'un côté, la Marne de l'autre. Mais pendant les trois beaux mois de l'année, on a l'avantage inappréciable de n'y pas ressentir une chaleur trop forte et d'y respirer un air pur, salubre et bien oxygéné, à cause du voisinage de grandes forêts.

L'établissement des eaux est un des plus anciens de France; des documents authentiques prouvent que les anciens Celtes s'étaient servis de ces eaux minérales et connaissaient leur puissance. Cinquante ans avant l'ère chrétienne, J. César ordonna à Labienus, son lieutenant, de réédifier ces thermes détruits et abandonnés; l'ouvrage des Romains fut détruit à son tour, et enfin dans le milieu du siècle dernier on reconstruisit l'établissement tel qu'il est aujourd'hui, et en 1828 on y a fait quelques améliorations importantes.

Comme bâtiment, c'est un des plus beaux établissements de France, ce serait un des plus commodes et un des mieux organisés, si on y faisait encore quelques dépenses pour certains arrangements d'intérieur, de luxe et de confort; mais une cause singulière s'oppose pour le moment à toute amélioration de ce genre. L'établissement n'est point au gouvernement comme Plombières, dont les eaux appartiennent à l'État et où celui-ci a fait des dépenses assez considérables, mais d'ailleurs bien entendues. Il n'est pas soumis non plus à l'impulsion que pourrait lui donner l'intérêt particulier d'un individu ou d'une compagnie, ainsi que cela a lieu pour Bains. C'est une propriété municipale. Or, l'expérience prouve que le *statu quo*, sans progrès, sans changement, est toujours ce qui domine pour l'administration des propriétés municipales; témoin les communaux que tant d'agronomes attaquent avec justice; et en outre, comme cette petite ville est un centre agricole qui se suffit à lui-même, et comme les eaux sont situées à une de ses extrémités, il en résulte que les habitants ne tiennent pas beaucoup à voir affluer chez eux les voyageurs et les baigneurs. Les eaux leur sont agréables, mais ne sont pas leur principale affaire comme celles de Plombières pour les habitants de cette dernière localité. Mais enfin, quoique l'administration des eaux à Luxeuil, en la jugeant par comparaison avec celle de Plombières ou de Bains, laisse à désirer pour le confort et l'élégance, elle suffit largement pour les besoins et les indications médicales à remplir, et pourrait servir au moins au triple du nombre des baigneurs qui y vont annuellement.

La quantité des eaux chaudes et minérales est très considérable; elle alimente quatre grandes piscines et un nombre assez grand de bains en cabinet, où l'on peut à volonté changer, renouveler son eau, augmenter ou diminuer la température. Le nombre des douches disposées pour être administrées dans la baignoire n'est pas suffisant, mais c'est une lacune qu'il serait facile de combler, puisque ce n'est pas l'eau qui manque. Il y a aussi des vaporariums et des étuves, mais moins bien établis qu'à Plombières; il y aurait beaucoup à faire sur ce point.

Les piscines sont distinguées sous les noms de *bains des Bénédictins*, *des dames* (mais celle-ci sert de réservoir pour l'eau des douches), de *bain gradué* et *bains des Capucins*. Il y a quelques différences de thermalité entre ces diverses piscines : les Bénédictins

-sont moins chauds; lés capucins donnent le bain le plus chaud ; le bain gradué est un bàssin circulaire, divisé en quatre segments, triangles sphériques, dans lesquels la thermalité augmente de 3 à 4 degrés ; ainsi le n° 1 est ordinairement à 28, le n° 2 à 32, le n° 3 à 36, le n° 4 à 40. Les Bénédictins correspondent au n° 2 du bain gradué et les Capucins au n° 4.

Parmi les sources pour l'usage externe, il faut encore compter une petite source qui sert exclusivement pour laver les yeux, dans les cas d'ophtalmie. Sa composition saline et sa thermalité modérée expliquent assez bien une action tonique et résolutive, dans les conjonctives anciennes, quelles que soient leurs causes.

Pour l'usage interne il y a deux sources : la ferrugineuse, qui est froide et assez chargée de crénate et d'hypocrénate de fer, mais qui ne présente rien le plus remarquable que les autres sources si nombreuses de cette nature qui se trouvent en beaucoup de lieux. Il faut simplement noter que cette source ferrugineuse semple placée là très à propos, pour restaurer et tonifier les estomacs délabrés, siége de gastrites chroniques, de gastralgies, lorsqu'il y a déjà un amendement notable obtenu par l'usage des bains, douchés et par celui de la fontaine savonneuse, ou d'hygie, dont il me reste à parler.

Cette source est tiède, l'eau en est pure, doucé, onctueuse au toucher et au goût, elle se boit sans répugnance et plus facilement qu'on ne pourrait le faire pour toute autre. Les grands buveurs vont jusqu'à 20 verres, la moyenne est de 7 à 10. Cette eau ne pèse point sur l'estomac, elle passe rapidement et provoque une diurèse plus facile et plus forte ; tout le monde en boit; on affirme même qu'elle produisit de très bons résultats, dans une épidémie de dyssenterie qui eut lieu à Luxeuil, dans le milieu du siècle dernier. Il est remarquable que des estomacs délabrés et quinteux qui vomissent quelquefois tout ce qu'on y ingère, même du bouillon de poulet, s'accommodent de cette eau, la supportent et la digèrent ; elle est vraiment très utile dans les affections spasmodiques et nerveuses de l'appareil digestif. Elle est peut-être meilleure que l'eau de la fontaine du Crucifix, à Plombières, qui est plus chaude, plus active, mais que les malades supportent généralement moins bien. C'est un fait d'expérience.

Je placerai ici une petite note des frais, au minimum, qu'entraînent le voyage, le séjour à Luxeuil et l'administration des eaux. Je ne crois pas cette note déplacée, quoique non scientifique, parce que ce travail essentiellement pratique, est destiné à faire part à mes confrères des notions acquises par l'expérience, et que presque toujours un des motifs qui retient les ma-

lades, c'est la crainte d'une dépense trop forte sur laquelle ils consultent toujours les médecins.

En l'état actuel, les frais de transport ne dépassent pas, pour les personnes de Lyon, 54 fr., aller et retour. On trouve des pensions convenables pour 3, 4 ou 5 fr. par jour, ce qui pour 25 jours de séjour représente 75 fr. Les frais des bains, au maximun, pour 21 bains et 15 douches, pour une saison, vont à 31 fr.; total : 160 fr.

En résumé, Luxeuil, comme Bains, présente sur Plombières quelques avantages d'économie.

Luxeuil étant situé dans un pays élevé, ouvert quoique montueux et entouré de bois, jouit d'une température très agréable pendant les deux mois de juillet et d'août, si étouffants dans les plaines ou les vallées. Ce sont ces mois qu'il faut choisir pour les eaux. Il est rare qu'on y souffre de la chaleur, et le rayonnement après le soleil couché n'est pas aussi fort qu'à Plombières, où le froid arrive immédiatement. L'habitation comme climature est meilleure, la végétation y est superbe ; autour de l'établissement est un vaste jardin où des arbres magnifiques forment les plus beaux ombrages qu'on puisse voir.

Vis-à-vis de l'établissement est une belle maison construite exprès pour lieu de réunion des baigneurs. Salon de danse, de jeux, de lecture, de billard, et même de fumée ; tout s'y trouve et s'organise sur un très bon pied. Luxeuil serait, en résumé, un excellent endroit, offrant aux malades et aux baigneurs santé et plaisir, mais pour ce dernier article il y faudrait plus d'animation et plus de monde. Tous les éléments s'y trouvent, mais la mode, l'habitude et l'engouement sont pour Plombières. Cependant, en l'état actuel, il reste démontré à mes yeux, que c'est à Luxeuil que doit aller le vrai malade, celui dont le but exclusif est de se soigner et de se guérir. Après une demi saison, si son état est amélioré, et que l'idée du plaisir et de la distraction, que donne le contact du monde, vienne lui sourire, il peut facilement aller faire le reste de sa saison à Plombières, qui n'est qu'à 5 lieues de distance, et où il trouvera le mouvement et les rapports sociaux qu'il désire.

M. Chapelain, l'inspecteur des eaux de Luxeuil, a du reste fait quelques améliorations pour le service, et il espère que le public éclairé sur les bons résultats et sur les conditions de toute nature très satisfaisantes qu'on peut trouver à Luxeuil, y reviendra, comme dans le siècle dernier, où ses eaux étaient très fréquentées, avant qu'on eut exécuté à Plombières tout ce qui a été fait.

L'histoire des eaux de Plombières est assez curieuse. Leur efficacité était connue, mais la propriété des eaux était divisée : une portion appartenait aux dames chanoinesses de Remiremont, qui possédaient un petit établissement pour elles; un autre établissement était ouvert au public, c'était le bain tempéré, construit sous Louis XV et l'ancien bain romain situé au milieu de la place de la ville. Cela suffisait pour les besoins sanitaires des Lorrains, qui avaient formé une province à part de l'aggrégation française, se régissant en particulier, suivant leurs lois et coutumes, jusqu'après la mort de Stanislas, beau-père de Louis XV, au milieu du XVIIIe siècle.

A cette époque, les voyages étaient difficiles, dispendieux; c'était un privilége de la fortune. Les eaux thermo-minérales situées dans des localités un peu reculées, n'étaient que peu connues des savants et des médecins, et n'étaient fréquentées que par les populations circonvoisines, qui y envoyaient leurs malades. Les eaux de Plombières avaient été étudiées par plusieurs médecins lorrains, notamment par Jean-le-Bon, médecin du duc de Guise en 1576; en 1686, par Rouveray; en 1722, par Camille Richardot, médecin ordinaire du duc Léopold; en 1746, par Malouin, médecin de la reine de France; en 1768, par don Calmet, abbé de Sénones; et Maire, médecin à Remiremont.

Les recherches de ces auteurs ont été consignées dans les archives de la Lorraine, à Nancy et à Epinal. Mais nonobstant la vertu constatée des eaux de Plombières, ce bourg ne renfermait guères que 90 maisons, au commencement de ce siècle, lorsque l'impératrice Joséphine y vint, dans l'espérance de voir cesser une stérilité qui la désolait. Sous son influence, Napoléon, par un décret daté de Schœnbrunn, déclara les eaux de Plombières propriété de l'Etat, les fit acheter, et alloua immédiatement des fonds pour leur amélioration. C'est de cette époque que date la prospérité de ces thermes. Les baigneurs s'y trouvant bien soignés, y vinrent en foule; Plombières fut et reste encore à la mode. Les habitants du bourg, qui n'avaient point d'autre industrie, s'appliquèrent à satisfaire les malades, qui en échange, répandaient dans leur pays l'argent et la prospérité; d'un autre côté, les médecins inspecteurs obtinrent du gouvernement des sommes importantes qui furent bien employées, et grâce au séjour de Joséphine, Plombières est aujourd'hui parmi les établissements de bains, un des plus réputés, un des plus fréquentés.

Plombières ne vit que par ses eaux minérales; passé la saison beaucoup de maisons se ferment, les planches se retirent des balcons, les persiennes sont closes, la ville semble dormir et attendre le retour des baigneurs jusqu'à l'année suivante. Ils arrivent, le tableau change; ce petit bourg s'anime et devient le rendez-vous des malades de tout pays.

Pour comprendre Plombières, qu'on se figure le bâtiment de nos bains du Rhône transporté sur une place, des maisons tout autour dans une vallée étroite, encaissée, par des collines à pentes assez raides; un torrent étroit qui passe sous les maisons, parce qu'on a construit dessus, pour gagner de l'espace. Voilà Plombières; voilà l'aspect de la ville; mais cette place, mais les maisons et même leurs habitants, par leur zèle et leur affabilité, appartiennent entièrement aux baigneurs; on est là sans gène, sans étiquette, occupé du soin de sa santé et de se distraire les uns les autres dans un petit coin perdu du monde. Si le temps est beau, tout cela est assez animé, mais pour peu qu'il y ait un nuage qui voile le soleil ou qui amène de la pluie, on est au fond de cet entonnoir frilleux et triste, parce qu'on manque d'air et d'espace. Dans cette vallée étroite, s'il fait chaud, on étouffe, les parois des collines réfléchissant comme des miroirs les rayons du soleil. Quand il est couché, par l'effet du rayonnement, on a froid, et il faut rentrer dans sa chambre. Mais comme à Plombières, par suite du peu d'espace, on est, pour ainsi dire, obligé de se voir, d'échanger ses pensées, en vivant rapprochés les uns des autres dans des pensions bourgeoises, que c'est presque une communauté de malades; il en résulte que de toutes les eaux, ce sont celles qui offrent le plus de caquets et d'animation intime : on jase, on babille, on se baigne, on joue ou l'on danse ; on vient et l'on part dans une espace d'un mois à six semaine, et le malade s'en va, sinon toujours guéri, au moins soulagé, distrait, et, en somme, ordinairement content des soins qu'il a reçus et de la manière dont il a passé son temps.

Une seule source apparaît sous les arcades de la place, et, au-dessus, est un crucifix, c'est la source dont on boit, et qu'on appelle, pour ce fait, la fontaine du Crucifix. L'eau est assez chaude, mais moins douce et moins agréable que celle d'Hygie, à Luxeuil. Du reste, les médecins de Plombières insistent peu sur l'eau en boisson. Quand on fait boire de l'eau du Crucifix, on dépasse rarement trois ou quatre verres. Il y a aussi, à quelque distance, au milieu d'une belle promenade, une source ferrugineuse.

Il n'y a pas, à Plombières, un établissement unique, comme à Luxeuil; il y a quatre maisons séparées, dans lesquelles se trouvent piscines, baignoires et douches. Tout est sur le même modèle; grande propreté, cabinets commodes. Les eaux de Plombières sont administrées avec un discernement et un soin dignes de tout éloge. Le respectable docteur Garnier, qui depuis longues années est inspecteur des eaux, est arrivé à une administration presque modèle. Par la brutalité des événements politiques et de quelques républicains, il avait été destitué après le 24 février. Il vient d'être réin-

.tégré dans une position où il était utile et estimé.

Un bain de nouvelle construction, bâti sur l'emplacement de l'ancien bain romain, au milieu de la place de la ville, mérite une petite description ; c'est le plus fréquenté. Pour nous, Lyonnais, nous pouvons facilement en avoir une idée exacte, en nous figurant la moitié de l'établissement des bains du Rhône, transporté au milieu d'une place. Pour y arriver, on descend trois ou quatre marches d'escalier. Le plancher, en plaques de marbre, est sans cesse échauffé par la nappe d'eau thermale que l'on fait circuler dessous, si bien que, les jours de froid, le salon de ce bain est un salon commun où tout le monde se rend pour avoir chaud ; dans l'hiver, c'est un chauffoir commun et public pour ceux des habitants qui restent à Plombières.

Les sources thermales ont généralement un peu plus de chaleur, en moyenne, que celles de Luxeuil ; leur minéralité est aussi un peu plus chargée et plus constante. Peut-être viennent-elles d'un point plus profond, Quoiqu'il en soit, sous le rapport de la pratique de malades et de la médecine thermale, il en résulte pour moi, les conséquences suivantes, que j'ai déjà eu occasion d'indiquer. C'est que pour un malade qui veut se soigner, il vaut mieux débuter à Luxeuil, et venir à Plombières finir la saison, si l'on veut éprouver des eaux une action croissante, et surtout si l'on a besoin du monde et des distractions qu'il donne.

Il serait inutile, je pense, de rien dire de particulier sur le fameux trou des capucins, si vanté dans le monde contre la stérilité. C'est un lieu commun de plaisanterie qui fait sourire à Plombières comme partout ailleurs ; mais qui, pourtant, a beaucoup contribué à la réputation de ces thermes. Quant à ses effets dans la stérilité, quand elle dépend de certaines adhérences de la trompe de fallope, d'une irritation de la matrice ou du péritoine pelvien, il est certain qu'ils peuvent être résolutifs, et par suite amener des améliorations qui permettent la conception.

Bains est un petit bourg moins considérable que Plombières, et situé également dans les Vosges. Quoique les eaux soient également connues depuis longues années, puisque Morand avait fait un petit parallèle entre les eaux de Bains et celles de Plombières, elles ont peu de réputation hors de la Lorraine ; mais elles sont très-fréquentées dans la saison par tous les habitants des départements environnants. Les Vosges, la Meurthe, la Haute-Marne, leur envoient beaucoup de baigneurs appartenant surtout à la bourgeoisie peu aisée. Pour eux, effectivement, les eaux ne sont presque pas une augmentation de dépenses : on peut vivre à Bains assez économiquement. Les fashionables de tout pays, mais surtout de Paris et du nord, vont à Plombières ; du midi et de Besançon on se rend à

Luxeuil ; Bains reste la ressource des habitants circonvoisins qui veulent prendre les eaux avec économie.

Les eaux appartenaient depuis longues années à la famille Fallatieux. Une demoiselle de cette famille, par son mariage, les a données à M. Villate, homme bienveillant et éclairé. Il a fait reconstruire le bain le plus ancien. Un autre établissement, qui lui appartient aussi, est situé à 300 ou 400 pas de distance, près d'une promenade. Ces deux établissements réunis contiennent six piscines où l'on se baigne, en commun, hommes et femmes réunis ; un très-grand nombre de cabinets particuliers ont une ou deux baignoires ; un autre cabinet pour douches de toute nature ; bains de vapeur, etc. L'administration de tous ces bains et douches est très-régulière et bien ordonnée, sous l'inspection d'un docteur choisi par le propriétaire. Les eaux sont fournies par quatre sources abondantes, et peuvent suffire à un grand nombre de baigneurs. On boit aussi, à Bains, l'eau de la fontaine de la Vache, source un peu savonneuse et qui offre une grande analogie de composition avec les eaux d'Hygie, à Luxeuil, et un peu avec celles du Crucifix, à Plombières.

Comme composition chimique et effets physiologiques, les sources de Bains, de Luxeuil et de Plombières sont très-analogues ; j'ai déjà eu occasion de préciser ce fait. Seulement, il paraît que celles de Plombières sont un peu plus actives ; après, viennent celles de Luxeuil ; ce sont celles de Bains qui ont une légère infériorité d'action et de thermalité.

En résumé, et comme conclusion, les eaux salines et chaudes qui émergent sur le sol dans ces trois points, Plombières, Luxeuil et Bains, sont de même nature et n'offrent que de légères différences de thermalité. Leur action est plutôt calmante ; mais, à la longue, produit des effets hyposténisans et altérants, qui peuvent merveilleusement ajouter aux chances curatives dans les maladies du tube digestif et de ses annexes, du péritoine, du système utérin, surtout quand il y a augmentation ou aberration de la sensibilité normale. On peut admettre une espèce de spécificité de ces sources dans ces cas morbides. Ce n'est pas que les auteurs qui ont écrit sur ces eaux ne publient un très-grand nombre de guérisons pour d'autres affections diverses et compliquées, et ces faits peuvent bien être vrais en partie ; mais cependant ils sont rarement analysés avec assez de soin et de certitude pour qu'on puisse y ajouter une confiance entière. C'est presque toujours le défaut de ceux qui écrivent sur la puissante thérapeutique des eaux thermales. Pour vouloir trop prouver, ils inspirent des doutes. En prétendant guérir toutes les maladies, ou du moins un très-grand nombre, on ne sait plus au juste dans quels cas précis elles peuvent convenir ou soulager. Il serait plus satisfaisant pour le praticien d'être mieux guidé sur l'action spéciale de tel ou tel groupe d'eaux. Il faut espérer que c'est dans cette voie que s'engageront désormais les médecins-inspecteurs, et il en résultera, pour la médecine, un progrès réel et plus de succès pour les malades.

REVUE THÉRAPEUTIQUE.

De l'emploi de l'acétate de plomb, selon la méthode de M. Buys, dans le traitement de quelques affections oculaires. — On sait combien les conjonctivites catarrhales, scrofuleuses, granulées, contagieuses, aiguës ou chroniques, sont souvent difficiles à guérir. Les traitements les plus actifs, les émissions sanguines, les révulsifs, les purgatifs, les topiques de toute sorte échouent fréquemment. La cautérisation avec le nitrate d'argent, soit en nature, soit en solution, est, jusqu'à présent, le moyen qui a le mieux réussi. Mais au prix de quelles douleurs et de quelle persévérance ! Encore le nitrate d'argent n'est-il presque jamais employé sans une médication intérieure énergique qui vient à son secours. Voici cependant un agent thérapeutique qui s'apprête à le détrôner ; il s'agit de l'acétate de plomb. M. Florent-Cunier, qui s'est fait une si belle réputation ophthalmologique, a lu, il y a deux mois, une note sur ce sujet à l'académie de médecine de Belgique. Il a fait connaître une méthode nouvelle, mise en usage par M. Buys, chirurgien à Bruges, et expérimentée par lui-même sur un grand nombre de malades. Il cite, comme exemples, deux faits empruntés à la pratique de M. Buys et onze cas pris dans sa clientèle, tous des plus graves et tous suivis d'un plein et prompt succès.

Voici le procédé de M. Buys et ses premiers résultats : Il se sert de l'acétate de plomb neutre, préalablement éprouvé et réduit en poudre impalpable, un pinceau à miniature en poil de blaireau est mouillé d'eau afin de pouvoir être chargé de poudre plombique. Il faut un grain à un grain et demi d'acétate de plomb pour recouvrir toute la face interne d'une paupière. Quand les deux paupières sont malades, on procède par celle d'en-haut. L'acétate de plomb, dont le pinceau est chargé, est uniformément étendu sur toute la surface conjonctivale à modifier, et on tient la paupière renversée jusqu'à ce que les larmes soient venues dissoudre le sel de plomb. Si quelque portion est en excès, on l'enlève avec le pinceau. Si l'humidité fournie par la muqueuse est insuffisante pour dissoudre le sel, comme cela a ordinairement lieu pour la paupière supérieure, on l'imbibe avec les larmes recueillies dans l'angle de l'œil avec le pinceau. A mesure que l'acétate de plomb, dissous par les larmes, pénètre le tissu de la paupière, on voit celui-ci se crisper, se contracter fortement ; la membrane paraît lisse et unie aussi longtemps qu'elle reste tendue et exposée à l'air. L'aspect blanc éclatant que le plomb lui imprime ne se manifeste en général qu'après que la réposition de la paupière a eu lieu. Le contact de l'acétate de plomb détermine un sentiment très prononcé d'astriction et de cuisson ; il y a rarement production de douleur. Ce sentiment disparaît bientôt pour renaître au moment où la paupière touchée est remise en place ; il se manifeste alors un flux de larmes blanches brûlantes, qui cessent au bout de quelques secondes ou de deux ou trois minutes au plus. L'œil peut alors être tenu ouvert ; la réaction est nulle ; l'injection de la conjonctive oculaire se dissipe promptement ; le sentiment de gravier et la photophobie cessent en même temps. Le premier attouchement est toujours suivi d'un peu de gonflement, et parfois de l'œdème des paupières ; l'application de compresses imbibées d'eau de Goulard camphrée,

ou mieux de compresses sèches frottées de camphre, hâtent considérablement la résolution des petits accidents phlogistiques de cuisson, de douleur et de gonflement des paupières, qui résultent de l'emploi de l'acétate de plomb. M. Buys commence habituellement par porter l'acétate de plomb sur la surface altérée des deux paupières supérieures ; parfois il ne touche qu'une paupière le même jour. Deux ou trois jours plus tard, il attaque les paupières inférieures. Il ne faut revenir à une nouvelle application qu'après que les traces de la première ont disparu ou du moins sont considérablement diminuées. La guérison doit être considérée comme complète quand, pendant un temps assez long, un mois, six semaines, par exemple, la muqueuse a cessé de sécréter, quand les granulations se sont effacées, quand la conjonctive a repris son poli et ne présente plus d'autres traces de l'affection que la présence du sel plombique dont les incrustations sont plus ou moins longues à se détacher et à disparaître en totalité.

Telle est la nouvelle méthode. Les ophtalmologues se sont beaucoup préoccupés de la recherche d'un moyen capable de produire le contact prolongé des remèdes ophtalmiques avec l'œil malade. La méthode de M. Buys lève très heureusement la difficulté. Cette méthode, d'une application simple et facile, guérit plus sûrement que celle qui repose sur l'emploi du nitrate d'argent ; elle a sur cette dernière l'incontestable avantage de ramener la muqueuse altérée à ses conditions physiologiques au lieu de la détruire et de la remplacer par un tissu de nouvelle formation. De plus, la guérison, il ne faut pas l'oublier, n'est pas achetée au prix de souffrances pénibles, comme cela a lieu avec la pierre infernale ; elle est réalisée dans un espace de temps de moitié, et le plus souvent, des trois quarts moindre que par la cautérisation.

(*Gazette Médicale* de Paris, juillet 1849.)

BIBLIOGRAPHIE.

Dictionnaire général de médecine et de chirurgie vétérinaire, par MM. Lecoq, Rey, Tisserant et Tabourin, professeurs à l'école nationale vétérinaire de Lyon.

Le seconde livraison de cet ouvrage classique a paru dernièrement. Les auteurs, avec une exactitude peu ordinaire aux prospectus, ont tenu leur promesse ; ils ont atteint le milieu de leur œuvre, et ils l'auront complétée avant la fin de l'année. Cette seconde livraison est digne de la première, à l'occasion de laquelle nous rendions hommage à l'école vétérinaire de Lyon tout entière il y a quelques mois. Même clarté d'exposition, même sobriété de style, même impartialité de doctrine dans la rédaction des articles de la livraison que nous annonçons au public, et qui comprend, depuis le mot *chlore* jusqu'au mot *fièvre*, toute la nomenclature des termes qui se rapportent de près ou de loin à l'art vétérinaire.

On croit trop généralement que l'entreprise d'un dictionnaire est exclusivement une œuvre de pure compilation, et qu'il suffit, pour arriver au but, de compulser un certain nombre de dictionnaires préexistants pour réunir dans un seul ouvrage la substance de plusieurs autres. Il n'en est rien. Certainement ce n'est pas l'ordre des matières qui préoccupe les auteurs ; l'ordre alphabétique les dispense de longues réflexions à cet égard. Mais en dehors de la succession des articles, pour laquelle les livres du même genre peuvent être d'un premier secours, il y a les lacunes à combler et les futilités à omettre ; puis, chaque article à mettre au niveau de la science, chaque théorie à réduire à sa plus simple expression ; en un mot , il y a les proportions à établir entre le développement de chaque terme et l'importance du sujet qu'il représente. C'est à ces signes caractéristiques que l'on peut juger du soin et de la patience qui ont été apportés à l'élaboration d'un dictionnaire , de l'entente qui a présidé à la coordination du travail. Sous tous ces rapports , on ne saurait donner que des éloges aux auteurs du dictionnaire de médecine et de chirurgie vétérinaire. Nous avions déjà remarqué ces mérites divers dans la première livraison de leur œuvre ; ils viennent d'en fournir une nouvelle preuve dans la seconde. Il suffirait , pour s'en convaincre, de parcourir les articles de chimie, de physique et de physiologie végétale ; c'est dans les articles de cet ordre de science, chaque jour en progrès, qu'on peut constater le niveau d'un livre. Eh bien , qu'on lise les articles *chlore* , *chlorures*, *chloroforme* , *éther* , *éthérisation* , *électricité* , *électrodynamisme*, pour la chimie et la physique ; les articles *circulation*, *colchique*, *cigue*, *croton tiglium* , *digitale* , *euphorbiacées* , *euphorbe* , etc. , pour la botanique , et on verra qu'il n'est pas un point nouveau de théorie ou de pratique qui ait été négligé par les auteurs. Qu'il nous soit permis toutefois de regretter , en notre qualité de médecin , de voir l'emploi du chloroforme condamné d'une manière aussi définitive. S'il y a des dangers à utiliser le chloroforme dans les opérations , et personne ne le conteste , ces dangers ne proviennent que du mode encore mal réglé de son application ; il appartenait à ceux qui agissent sur les animaux d'étudier les conditions inoffensives de l'emploi de cet agent important d'anesthésie, et non de le proscrire sans appel.

Quant aux autres parties essentielles de l'art vétérinaire qui se trouvent traitées dans cette livraison , les articles *courses* et *entrainement* , *croissement* et *dégénération des races*, *élevage*, *domestication* , *engraissement* et *encouragements nationaux* , *étalon*, *exploitation rurale*, *engrais*, etc., donnent des notions précises d'économie domestique dont chacun peut faire son profit. Les médecins y puiseront aussi des connaissances utiles de physiologie et de pathologie comparées. C'est ainsi qu'ils verront quelles différences existent entre les animaux et l'homme pour les *dents* et leurs maladies, pour la *diète* et la *digestion* ; quels rapports , au contraire , se trouvent entre certaines fièvres éruptives, comme la *variole* et la *claveclée*, entre les *scrofules* et le *farcin*, etc. ; ils verront qu'il y a chez les animaux des maladies sans analogues chez l'homme , comme le *crapaud* , affection putride de la plante du pied , l'*égagropile* que constituent certaines tumeurs piteuses des organes digestifs , etc. , l'*encephalite*, l'*entérite* , l'*épilepsie* , pour la médecine; l'*entorse*, l'*exostose*, l'*entérocèle*, l'*entérotomie* ; pour la chirurgie; les *diurétiques* et les *effets des médicaments* pour la thérapeutique et la matière médicale forment des articles intéressants, où le médecin trouvera encore plusieurs points de contact et d'étude entre l'art médical et l'art vétérinaire.

Nous croyons devoir borner là des citations dont le développement nous entrainerait trop loin. Nous en avons dit assez pour montrer que le livre qu'ont entrepris MM. Lecoq, Rey , Tisserant. et Tabourin pour les élèves vétérinaires , est un ouvrage élémentaire bien fait, auquel les médecins eux-mêmes peuvent prendre intérêt , et auxquel ils ne sauraient refuser leurs suffrages.

J. G.

NOUVELLES ET FAITS DIVERS.

Bulletin du Choléra. — Le choléra a éprouvé à Paris , dans la dernière quinzaine, une nouvelle oscillation. Sous l'influence de l'élévation de la température , le nombre des cholériques a augmenté d'une manière assez notable. La mortalité a suivi la même progression. Heureusement cette nouvelle recrudescence a été de peu de durée. — En province , l'épidémie a envahi deux nouveaux départements, ceux de Vaucluse et du Gard. — Le dernier bulletin sanitaire de la ville de Londres constate une augmentation considérable dans le nombre des victimes du choléra.

— *Concours à Montpellier*. — Par arrêté du ministre de l'instruction publique , en date du 21 août 1849, un concours public sera ouvert le 1er mai 1850, devant la Faculté de médecine de Montpellier , pour la *chaire de clinique externe*, vacante dans cette Faculté.

Le Rédacteur en chef

LYON. IMPR. DE RODANET ET COMP., RUE DE L'ARCHEVÊCHÉ, 3.

GAZETTE MÉDICALE

DE LYON,

Publié par M. **BARRIER**, Chirurgien en chef désigné de l'Hôtel-Dieu de Lyon.

La GAZETTE MÉDICALE DE LYON paraît deux fois par mois. — On s'abonne, à Lyon : chez Ch. SAVY, place Louis-le-Grand, 14 ; chez Mme PHILIPPE, rue St-Dominique , 7 ; — à Paris, chez V. MASSON ; — à Montpellier, chez SÉVALLE ; — à Strasbourg, chez DÉRIVAUX ; — L'abonnement est de 12 fr. par an pour Lyon, 13 fr. pour le reste de la France. — Les réclamations, lettres, travaux, doivent être affranchis et adressés à M. BARRIER, rue d'Oran, 2. — Pour les annonces, s'adresser à l'imprimerie du journal.

SOMMAIRE. — Travaux originaux : Note sur les signes de la mort. — Du traitement des plaies par arme à feu. — Revue thérapeutique. — Faits divers , nouvelles. — Feuilleton : Bibliographie. Etude sur les eaux d'Uriage.

Du traitement des plaies par armes à feu, par le docteur A.-D. Valette, chirurgien en chef (désigné) de la Charité.

(*Suite.*)

3° *Du débridement.* — Dans ce qui précède, j'ai eu occasion de dire que la très grande majorité des chirurgiens français s'était prononcée jusque dans ses dernières années pour le débridement. « La première « indication curative est de transformer la plaie « autant que possible en une plaie par instrument « tranchant. » Ce conseil formulé par Percy, dans son manuel de chirurgien d'armée, a été répété par presque tous les auteurs, et suivi par presque tous les praticiens. Les avantages que prêtent au débride-

ment ceux qui le préconisent sont nombreux ; examinons ce qu'il y a de vrai au fond de toutes ces assertions. Et d'abord, que faut-il penser de cette transformation d'une plaie par arme à feu en une plaie fraîche et saignante? Il y a j'en conviens quelque chose de séduisant dans cette manière de présenter les faits , mais je suis étonné cependant, que l'on ait pu s'y laisser tromper si longtemps. Une balle creuse un canal au milieu des parties molles ; faites aux parois de ce canal une ou plusieurs incisions, qu'en résultera-t-il ? une ou plusieurs plaies...... fraîches et saignantes! Saignantes, cela est vrai ; mais fraîches, c'est-à-dire nettes, simples, je le nie, car les tissus qui avoisinent le canal sont ecchymosés et plu sou moins fortement contus, et jamais des incisions pratiquées dans de semblables tissus ne pourront produire des plaies simples, ces plaies seront toujours contuses. Je ne joue point sur les mots. Qu'est-ce qui donne aux plaies contuses leur physionomie, quelle est la cause des phénomènes qu'elles présentent? C'est évidemment l'attrition des parties divisées. Mais cette attrition, qui est produite dans les plaies contuses ordinaires par la cause vulnérante qui divise les tissus, préexiste dans les plaies par

---

Feuilleton.

Etudes sur les eaux minérales d'Uriage, près Grenoble (Isère)**, et sur l'influence physiologique des eaux en général, et les divers modes de leur emploi,** par J. Vulfranc Gerdy, médecin-inspecteur de ces eaux, professeur agrégé à la Faculté de Paris; 1 vol. in-8°, 420 pages.

La plupart des ouvrages publiés sur les eaux minérales abondant en considérations spéciales sur les sources de telle ou telle localité , ne font qu'une très-faible part aux discussions générales que peut soulever l'étude de l'action des eaux. Au milieu de ces monographies destinées presque autant aux gens du monde qu'au médecin, le volume publié par M. Gerdy sur les sources d'Uriage

forme une remarquable exception. L'auteur, en effet , avant de se livrer à l'étude particulière des eaux dont il veut faire apprécier l'influence thérapeutique, s'efforce d'établir des données générales sur la manière dont on doit envisager l'emploi des eaux et leur effet curatif. Loin d'attribuer à ces agents thérapeutiques tout l'honneur des résultats brillants si souvent célébrés dans la science, il s'applique à mettre en relief l'influence de toutes les conditions auxquelles est soumis le malade et les puissants secours que peut en tirer une direction intelligente. Mode et durée de l'application, température de l'eau, durée du traitement, tous ces points de vue consciencieusement examinés donneront au praticien des ressources nombreuses et montreront dans une médication, en apparence très-simple, une multiplicité d'effets opposables aux états morbides les plus variés.

Situé à deux lieues de Grenoble , l'établissement thermal d'Uriage jouit des avantages d'une position très-pittoresque et de la proximité d'une grande ville. Il est bien étonnant, vu l'abondance

arme à feu. Quelque affilé que soit un bistouri, vous ferez avec lui des plaies simples lorsque les parties sur lesquelles vous agirez seront saines ; dans le cas contraire, les choses changeront. Ce sont là du reste, des vérités élémentaires que les chirurgiens ne perdent pas de vue quand ils ont à pratiquer des restaurations de la face, des amputations partielles des pieds, des mains, à la suite d'écrasement ; pourquoi les oublient-ils si souvent quand il s'agit des plaies par arme à feu ? Qu'on n'invoque donc plus cette prétendue transformation, car encore une fois, pour l'obtenir, il faudrait enlever tous les tissus qui ont été froissés par le passage du projectile.

Quelques chirurgiens ont attaché une grande importance à la forme de la solution de continuité, et ont cru qu'il y avait utilité à convertir une plaie arrondie en une plaie allongée. Il serait sans doute préférable qu'une plaie par arme à feu eût cette dernière forme, mais il n'est pas permis, pour obtenir un si mince avantage, d'en doubler ou d'en tripler l'étendue et par conséquent de doubler ou de tripler les chances fâcheuses.

Le dernier but que se proposent d'atteindre ceux qui préconisent les débridements, est de prévenir l'inflammation et par suite la gangrène, de rendre plus facile la sortie du pus et des escarres, de rendre par conséquent plus rares les décollements, les fusées purulentes. Non-seulement les incisions ne procurent pas ces avantages, je vais plus loin et je soutiens qu'elles exposent à la gangrène, aux inflammations étendues, aux fusées purulentes, à la résorption du pus : c'est ce que je vais essayer de prouver.

La surface des plaies dont il est ici question est tapissée par une escarre dont l'épaisseur varie, mais dont la présence est néanmoins constante — Les anciens ont tiré de ce fait des conséquences qui sont depuis longtemps abandonnées ; personne ne songe plus à voir dans cette escarre le résultat d'une cautérisation, mais Hunter n'en a pas moins remarqué qu'au point de vue symptomatologique, il existait une certaine analogie entre ces plaies et celles qui sont le résultat de l'application du feu ou des caustiques ordinaires. D'un autre côté, une observation répétée lui a toujours démontré l'innocuité relative de ces dernières lésions. Il ne cherche pas du reste à donner l'explication de ce fait dont la science peut parfaitement aujourd'hui trouver la raison. L'escarre produite par le fer rouge met en effet pendant quelque temps les parties sous-jacentes à l'abri du contact de l'air, et les place par conséquent jusqu'à un certain point dans la condition des plaies sous-cutanées. Sa chute laisse il est vrai plus tard une surface ulcérée à nu, mais cette plaie se trouve alors dans des conditions particulières, qui rendent nulle, ou à peu près, l'influence de l'air. L'inflammation toujours franche qui produit l'élimination de la partie morte, amène dans la partie vivante certaines modifications, l'oblitération des veines par exemple, et l'escarre tombée, il n'existe plus de porte ouverte à la pénétration du pus.

Le traitement des varices par les caustiques, permet tous les jours de juger la valeur de l'explication, ou tout au moins permet de constater la réalité du fait. Il se passe dans les plaies par-arme à feu quelque chose d'analogue : une escarre existe, le travail d'élimination amène dans les parties environnantes des changements qui rendent plus difficiles, et les inflammations étendues, diffuses, et les résorptions purulentes. Les choses, dira-t-on, ne se passent pas tou-

---

et la richesse des principes actifs de la source dont nous nous occupons, que la sollicitude de l'administration n'ait point cherché à l'utiliser avant 1820, bien que déjà, en 1780, plusieurs médecins, Nicolas entr'autres, eussent donné une idée de sa composition chimique et de ses propriétés thérapeutiques. Ce n'est, en effet, qu'en 1820, que le docteur Billerey, nommé inspecteur de la source d'Uriage, put en constater l'heureuse influence sur un assez grand nombre de malades, pour que des travaux fussent entrepris par le gouvernement pour la fondation d'un établissement thermal, et continués par M. de Cautheron, propriétaire de la source. On a trouvé, en creusant le sol, des inscriptions, des pans de murs et autres particularités architecturales qui ont appris que les Romains, si soigneux de la santé de leurs armées, avaient profité des eaux d'Uriage.

Le nouvel établissement qui s'élève sur les ruines des construction romaines reçoit l'eau minérale par une galerie longue de 300 mètres et située à 45 mètres sous la surface du sol. A peu de distance de la galerie, l'eau se divise en plusieurs branches qui se distribuent, par divers tuyaux de conduite, à un grand réservoir et aux chauffoirs, d'où elle va alimenter 60 cabinets de bains à une ou plusieurs baignoires, 7 cabinets de douches où l'eau tombe d'une hauteur de 6 mètres par des robinets appropriés à toutes les convenances. L'établissement renferme, en outre, des cabinets destinés aux bains de vapeur, aux bains russes, aux bains d'air chaud, aux fumigations sèches, et, comme dans beaucoup d'autres établissements thermaux, les frictions et le massage sont employés en même temps que la douche ; en un mot, les ressources thermales d'Uriage ne le cèdent en rien à celles des établissements les mieux organisés. De nouvelles constructions, nécessitées par le nombre toujours croissant de malades, vont néanmoins être entreprises sous peu de temps et comprendre une vaste piscine dont l'absence a été souvent regrettée par les médecins. — Quatre cabinets de bains, un cabinet de douches et un cabinet de bains de vapeur, fondés par M. de Cautheron et M. de St-Ferréol, son héritier, sont affectés aux pauvres et permettent de leur donner au moins quatre-vingts bains ou douches par jour.

L'établissement d'habitation renferme des logements pour 600 personnes, plusieurs restaurants, un beau café, des salles de billard, de jeu, de lecture, un magnifique salon pouvant recevoir 500 personnes ; en définitive, on n'a rien négligé à Uriage de tout ce qui peut être réclamé par les besoins moraux, intellectuels et matériels d'une population nombreuse et variée. Il est inutile de

jours avec cette simplicité, cela est vrai, mais ceci tient à ce que l'escarre est peu épaisse, se détache promptement, et avant que le travail réparateur ait eu le temps d'accomplir ses périodes. Dans les plaies par arme à feu qui se compliquent de fracture, cette analogie cesse, etc., mais toujours est-il que les causes qui tendront à détruire cette escarre, ne pourront qu'amener de fâcheux résultats; c'est pour cela que, *a priori* je rejeterais les incisions, les manœuvres forcées pour l'extraction des corps étrangers, etc.

C'est surtout par des faits, je le reconnais, qu'il faut chercher aujourd'hui à résoudre cette question si controversée du débridement. Malheureusement les travaux antérieurs sont impuissants à fournir cette solution, car si l'on compulse les observations, on arrive tout simplement à mettre en présence des noms également illustres. Toutefois, l'impression qu'a laissée dans mon esprit la lecture d'un assez grand nombre d'ouvrages publiés sur les plaies par armes à feu est celle-ci : Il m'a semblé qu'en général les partisans du débridement s'appuyaient surtout sur des raisons théoriques, et que l'expérience ne leur a servi qu'à leur faire exagérer les conséquences d'un principe faux et arrêté d'avance. Il m'a semblé d'un autre côté, que la plupart de ceux qui proscrivent les incisions, obéissaient à une conviction basée uniquement sur l'observation : tel est, par exemple, Hunter qui n'hésite pas à rejeter une opinion que la théorie lui avait fait adopter, et dont l'expérience lui démontra la fausseté. « D'après ce que j'ai vu, nous dit-il, l'inflammation « ne s'élève pas si haut dans les plaies par arme à feu « que je m'y serais attendu d'abord. » D'autres, après avoir conseillé les incisions, se contredisent eux-mêmes: ainsi par exemple Bérard, après avoir exposé

longuement les avantages du débridement, parmi lesquels figure bien entendu au premier rang l'effet préventif et modérateur de l'inflammation, écrit ensuite: « L'expérience a prouvé que dans les plaies par arme « à feu accompagnées d'une forte commotion et de « symptômes de stupeur locale, les dilatations exces- « sives ou précipitées sont extrêmement préjudiciables, « et rendent à peu près inévitable le développement « de la gangrène, déjà imminente par suite de l'af- « faiblissement de l'action organique dans les vaisseaux « et les parties molles de la région. » (*Compendium de chirurgie, page* 418.) Contradiction que l'esprit observateur de ce chirurgien lui a fait commettre à son insu. Comment, les incisions favorisent le développement de la gangrène dans les cas graves, et ils la préviendraient dans les cas simples ! Mais si l'étranglement, si la gangrène sont si fort à redouter, ce doit être, j'imagine, dans les cas graves : or, si vous reconnaissez que le débridement est nuisible, cela tient évidemment à ce que cette gangrène, cet étranglement sont placés sous la dépendance d'une cause qui n'est pas l'inflammation violente, mais au contraire quelque chose de tout différent.

Il est cependant une objection que l'on ne manquerait pas de m'adresser, et à laquelle je dois répondre. Peut-on nier, me dira-t-on, que très souvent les aponévroses ne soient une cause d'étranglement, et n'est-ce pas une mesure très prudente que de les inciser au préalable, afin de laisser au gonflement liberté entière de se produire. A cela je répondrai, dussé-je me répéter, parce que le fait me paraît vrai : ne portez pas le bistouri dans une plaie par arme à feu, et vous verrez que le gonflement est une chose rare. Que si ce phénomène se montrait, que si l'inflammation avait

---

parler des distractions qu'on peut se procurer aux environs d'Uriage ; on peut faire des excursions très-intéressantes, et personne n'ignore que, sous ce rapport, le Dauphiné réunit à peu près toutes les beautés de la Savoie et de la Suisse; les curieux et les naturalistes trouveront dans l'ouvrage de M. Gerdy tous les renseignements désirables.

Il y a à Uriage deux ordres de sources minérales : la source saline sulfureuse, celle dont nous avons à nous occuper spécialement, et des sources ferrugineuses ; ces dernières, qui ont été déjà utilisées dans un assez grand nombre de cas, sont minéralisées par le crénate de fer, d'après les recherches de M. Gerdy. — La première analyse de la source sulfureuse saline faite en 1780, par Nicolas, a donné par pinte d'eau 2 gros et 46 grains de substance minérale. En 1820, M. Albin Crépu a trouvé par litre 11 grammes 56 centigrammes de sels desséchés ; enfin, M. Berthier, membre de l'Institut, qui a fait également une analyse en 1823, a trouvé 7 grammes 6 décigrammes par litre. La source qui fournissait alors, en temps ordinaire, 1,600 hectolitres en 24 heures, en donnait beaucoup plus par les temps pluvieux, ce qui faisait baisser la proportion des sels. Pour la soustraire à cette influence, des travaux très-considérables ont été faits, à la

suite desquels on est parvenu non-seulement à maintenir une proportion sensiblement constante et bien plus élevée de sels (14 grammes par litre), mais encore à avoir 4,500 à 5,000 hectolitres d'eau minérale par 24 heures à une température de 27 degrés centigrades.

Voici le résultat d'une analyse faite en 1846, par M. Gerdy. Un litre d'eau minérale a donné :

	Sels anhydres :	Sels cristallisés :
Carbonate de chaux. . .	0,20510	0,20510
Sulfate de chaux. . . .	0,42956	1,80454
Id. de magnésie. . .	1,24560	2,56605
Id de soude. . . .	1,01161	2,29911
Chlorure de sodium. . .	7,23617	7,23617
Iodure de calcium . . .	0,00114	0,00114
	10,12918	14,11271

Acide sulfhydrique 10,33 centimètres cubes, qui représentent soufre 0,015046.

Azote, acide carbonique, quantités indéterminées.

« On voit d'après cette analyse, dit l'auteur, que la source d'U- « riage, par l'abondance et la diversité de ses principes minéra-

uné intensité, que je qualifierai de nouveau d'insolite et d'extraordinaire, vous seriez toujours à temps de lever la cause de l'étranglement, attendez, en un mot, que l'ennemi se montre pour le combattre, en agissant autrement vous vous exposez à faire une guerre souvent inutile, et qui dans l'espèce a ses dangers. Si le gonflement inflammatoire et par suite l'étranglement étaient des phénomènes constants de ces sortes de plaies, je comprendrais ces mesures préventives, mais je ne puis les admettre, pas plus que je n'admettrais la dilatation de tous les anneaux herniaires, sous prétexte que l'intestin peut d'un instant à l'autre être étranglé. Avant d'essayer de réprimer l'inflammation, il faut avoir des raisons de croire qu'elle dépasse la limite nécessaire au travail de réparation ou de cicatrisation, et qu'elle prépare des complications que le chirurgien devra combattre. C'est la conduite universellement suivie du reste, dans le traitement des fractures compliquées, des traumatismes autres que les lésions produites par les armes à feu, cette raison suffirait à défaut d'autres pour faire adopter le principe que je défends.

Les observations que j'ai pu recueillir dans ma pratique sont trop peu nombreuses pour que je puisse prêter aux idées que je viens d'émettre, l'appui d'une statistique concluante; toutefois, à défaut d'autres éléments, je puis dire que dans aucun cas je n'ai eu à regretter d'avoir agi ainsi que je viens de l'écrire. Jamais, à moins de circonstances particulières, je n'ai observé ces inflammations étendues, violentes, que l'on redoute tant. Il est bien entendu que je ne parle pas des plaies compliquées de fracture, de la lésion d'un viscère important, mais toutes les fois que j'ai eu affaire à des plaies dégagées de ces complications, quelles que fussent d'ailleurs leur étendue, leur situation, jamais je n'ai eu à combattre des réactions trop violentes, des suppurations un peu étendues. Dans deux cas seulement, la marche des symptômes a pu m'inspirer un instant quelque inquiétude, et dans ces deux cas l'issue d'un lambeau de vêtement est venu me donner raison d'un fait, que je considère comme tout-à-fait insolite et qui traduit toujours pour moi l'existence d'une complication générale ou locale.

En résumé, le débridement des plaies par arme à feu doit être rejeté d'une manière générale, et ne doit être pratiqué que dans des cas exceptionnels et pour satisfaire à une indication pressante, mais bien différente de celle que l'on invoque ordinairement. Les avantages qu'on lui a prêtés sont illusoires, et il expose à des inconvénients très grands dont le principal est, je le répète, de rendre plus fréquentes les suppurations étendues et par suite les résorptions purulentes. Cet inconvénient n'est pas le seul; il en est d'autres que je ne puis qu'indiquer, afin de ne pas donner à ce travail une étendue trop considérable. Tels sont, le danger des hémorrhagies, la possibilité de léser un nerf important, d'ouvrir une gaîne tendineuse, etc., toutes choses que le bistouri le plus *anatomiste* ne peut pas se flatter d'éviter toujours.

4° *Du pansement.* — S'il est vrai que les symptômes d'affaissement, de stupeur locale, caractérisent les plaies par arme à feu, s'il est vrai que le travail de réaction soit en général difficile, s'il est vrai enfin que le chirurgien ait à chercher à produire une inflammation franche, de bonne nature, il est évident que je n'ai pas à hésiter entre la méthode ancienne, celle qui consiste à recouvrir la plaie de substances excitantes, telles que baume de Fioraventi, baume du comman-

---

« lisateurs, se rapproche des eaux de la mer et des eaux salines « purgatives, en même temps qu'elle présente un principe sulfu- « reux en proportion assez considérable. »

L'eau minérale, prise en boisson, a une odeur et une saveur repoussante au premier abord; elle est apéritive, stimulante des tuniques intestinales et purgative à un degré assez marqué; elle produit une stimulation générale et donne parfois lieu à une sorte d'ivresse; les effets varient, d'ailleurs, suivant la quantité du liquide ingéré, la manière dont il est bu et les individus. Elle stimule l'appétit, excite les fonctions digestives et la plupart des fonctions de la vie de nutrition, et produit dans l'économie des modifications souvent favorables. Elle doit être défendue aux personnes affectées d'une irritation du tube intestinal, surtout si ces personnes sont âgées; les sujets d'un tempérament nerveux ne doivent la boire qu'avec ménagements; l'usage préalable des bains peut très-souvent établir la tolérance chez ces derniers.

L'influence des bains sur l'innervation et les fonctions musculaires est variable suivant les individus; chez les uns, il produit une surexcitation nerveuse qui se traduit surtout par l'insomnie et des picotements à la peau, phénomènes ordinairement passagers; chez d'autres, ils produisent un effet simplement tonique et un bien-être très-marqué. La température des bains est, d'ailleurs, pour beaucoup dans ces effets : presque constamment toniques à une température modérée, ils produisent un résultat inverse à une température très-élevée. Les bains ont quelquefois une action laxative; ils augmentent la quantité des urines, agissent sur la peau, en augmentant la transpiration cutanée, exaltant et pervertissant la sensibilité, et produisant une irritation inflammatoire; tous ces effets se manifestent simultanément ou séparément. Mais il est un phénomène digne surtout de fixer l'attention, c'est ce qu'on appelle la *poussée;* elle se traduit par des éruptions limitées ou générales, des démangeaisons très-vives, et se manifeste ordinairement après 7 à 8 bains; s'accompagnant, comme les crises, de symptômes généraux, elle a beaucoup d'analogie avec ces dernières; elle est presque toujours favorable, et peut être considérée comme le résultat d'une fluxion révulsive ou éliminatoire sur le tégument externe. — La menstruation reçoit une très-grande influence des bains d'Uriage; le flux menstruel devance de plusieurs jours l'époque habituelle et se fait en plus grande abondance; que si l'abondance des règles dépend d'une faiblesse générale, les bains d'Uriage, par leur action tonique, ramènent souvent la fonction à son état normal. La cir-

deur, digestifs, etc., et celle qui consiste à user de pansements émollients. Il ne faut pas se le dissimuler, du reste, la question du pansement est secondaire; si l'on veut en effet réfléchir un instant à la disposition que présentent les solutions de continuité produites par les armes à feu, on verra que le pansement n'a pas l'importance qu'il a dans les plaies ordinaires. Personne ne songe plus, j'imagine, a bourrer le trajet de la balle avec des bourdonnets de charpie, or, comme nous supposons que le débridement n'est pas pratiqué, il en résulte que les blessures ne présentent habituellement qu'une ou deux petites ouvertures avec lesquelles les substances médicamenteuses soient en contact. C'est surtout sur les forces réparatrices de l'organisme qu'il faut compter pour amener dans la partie blessée ce travail inflammatoire, qui se fait toujours dans une étendue limitée et avec une intensité convenable, à moins de circonstances particulières, ou en d'autres termes de complications dont j'aurai à m'occuper plus bas; mais comme il faut faire un choix, j'ai dû dire les raisons qui justifient celui que j'ai fait. Toutefois, les faits que j'ai observés et les expérimentations auxquelles j'ai dû me livrer, m'ont amené à modifier ma conduite, et à me faire penser que dans bon nombre de cas l'on pourrait tirer un parti avantageux d'un moyen dont l'action n'est pas encore suffisamment étudiée, et qui est appelé à rendre à la chirurgie des services multipliés et réels, je veux parler du collodion. C'est comme hémostatique que j'ai d'abord employé le collodion dans les plaies par arme à feu, de même que dans les plaies contuses qui doivent, de toute nécessité, passer par la période de suppuration. J'ai pu voir que cet agent exerçait, sur la marche de ces plaies, l'influence la plus heureuse et la plus inattendue. Ces essais demandent, j'en conviens, à être continués, mais jusqu'ici ils ont été assez heureux pour m'engager à en publier le résultat. On pourrait craindre *à priori* que le collodion, en mettant obstacle à l'issue de la suppuration, n'exposât à la formation de clapiers, de décollement, mais l'expérience m'a montré que la suppuration était toujours considérablement diminuée; pourquoi? je l'ignore, c'est un fait que j'ai constaté chez tous les malades chez lesquels je l'ai employé. Est-ce en vertu d'une action spécifique, est-ce en mettant les plaies à l'abri du contact de l'air? Larrey était partisan des pansements rares, son expérience sur ce point doit être prise en grande considération, est-ce en remplissant une indication encore mal définie? Encore une fois je l'ignore, mais bien que cet agent thérapeutique ne puisse pas donner dans le pansement des plaies par arme à feu les résultats qu'il donne dans les solutions de continuité ordinaires; je suis très porté à expérimenter à l'avenir son action. L'observation suivante est de nature à m'encourager dans cette voie.

Fracture de l'humérus par un coup de feu. Guérison complète en 45 jours.

Salle St-Paul, n° 48 (M. Jangot, interne du service), Barbe Plangenet, âgée de 36 ans, demeurant rue Neyret, 53, reçut le 15 juin un coup de feu qui fractura l'humérus du côté droit. La balle qui a frappé le bras au côté externe, et à peu près à la partie moyenne, a fait une plaie assez large et qui permet d'introduire le doigt sans la moindre difficulté. L'humerus est fracturé en étoile, il n'y a point d'esquilles trop mobiles. Je puis, je le répète, constater toutes ces choses très facilement, car le doigt arrive librement sur l'os

---

culation se trouve considérablement déprimée par les bains d'Uriage, le pouls marque ordinairement huit ou dix pulsations de moins que dans un bain ordinaire à la même température.

On peut prévoir, d'après tout ce que nous avons dit, l'influence de l'eau d'Uriage dans les maladies. Autant et plus sulfureuse que beaucoup d'eaux qui n'ont que cette qualité, elle contient une proportion de sels actifs et mérite, sous ce rapport, d'être placée au premier rang. Aucune source ne réunit à un aussi haut degré les propriétés des eaux sulfureuses et des eaux salines; aussi peut-elle être employée dans presque tous les cas où ces deux espèces sont indiquées. On demande, en général, aux eaux minérales une irritation cutanée substitutive ou révulsive, une stimulation tonique générale ou locale qui réveille la vie éteinte ou engourdie dans certains organes, une dérivation sur le canal intestinal ou les organes urinaires. Toutes ces diverses modifications peuvent être obtenues à divers degrés, par l'eau d'Uriage pure ou mêlée avec l'eau douce. Des effets opposés peuvent résulter également d'une manière presque constante de la graduation convenable de la température, tels que : sédation du système nerveux par suite de l'action tonique sur toute l'économie ; sédation directe dans plusieurs affections de la peau et des muqueuses. De ces effets, en apparence contradictoires, on peut obtenir les premiers ou les derniers, soit par un emploi convenable de la température, soit par suite des dispositions individuelles des malades ou de l'état des maladies. C'est là que le rôle actif du médecin est mis en évidence, et surtout lorsqu'il convient de combiner l'action des eaux avec celle d'autres agents thérapeutiques. L'eau d'Uriage exerce sur le système lymphatique une action très-remarquable et sur toutes les maladies qui dépendent plus ou moins de ce système une très-heureuse influence. C'est en partie par ce mode d'action qu'elle guérit un grand nombre de maladies de la peau et produit dans les maladies scrophuleuses de très utiles modifications.

Nous nous bornerons à donner une simple énumération des maladies, dans lesquelles l'emploi de l'eau d'Uriage a été suivi de succès, regrettant, vu le cadre restreint de ce travail, de ne pas pouvoir reproduire bon nombre d'observations intéressantes qui sont consignées dans le livre de M. Gerdy. Toutes les maladies spéciales de la peau ont pu être guéries ou subir une heureuse modification par le traitement thermal : *L'eczema aigu*, les *dartres sèches*, l'*impétigo*, les *maladies des follicules de la peau*, les *teignes*, le *prurigo*, l'*ichthyose*, les *fluxions sanguines de la face*,

et permet une exploration qui rarement est aussi complète.

Le projectile est sorti par l'ouverture d'entrée. Un écoulement assez considérable de sang se montre lorsque l'on apporte la malade à l'Hôtel-Dieu. La douleur est des plus vives. L'état général n'offre rien de particulier, le pouls est petit, fréquent, la peau froide. Je mets immédiatement le membre en appareil : des attelles flexibles sont placées autour du bras et elles sont maintenues au moyen d'un bandage roulé, disposé de façon à laisser la plaie complètement à découvert; je recouvre celle-ci d'une rondelle de linge imbibée de collodion, une deuxième rondelle donne à cet obturateur plus de résistance. A l'intérieur des cordiaux sont administrés.

Le 16, l'état général est des plus satisfaisants, la réaction est presque nulle, le pouls s'est relevé, mais il présente des caractères normaux. La douleur est complètement calmée.

Le 17 et jours suivants, il n'y a plus de gonflement autour de la plaie. Le collodion est soulevé à son centre par une matière noirâtre qui tache légèrement le linge. Le cinquième jour j'enlève avec précaution les rondelles, du sang à moitié coagulé remplit la plaie. Après l'avoir convenablement nettoyé, j'applique de nouveau des rondelles, et cinq jours après je répète la même opération. La plaie abstergée laisse voir déjà des bourgeons vermeils et de bonne nature, le pus sécrété pendant ces cinq jours ne remplirait pas un dé à coudre.

Le 3 juillet, le collodion est enlevé pour la troisième fois; des bourgeons charnus remplissent complè-

_____

le lupus, toutes les *manifestations de la scrophule*, la *diathèse strumeuse* ont fourni à l'auteur des succès. Il en est de même du *rachitis*, de certaines *affections syphilitiques*, du *rhumatisme*, de bon nombre *d'affections nerveuses*, des *névroses de l'estomac*. Les *paralysies* ne se liant point à des désordres graves des centres nerveux, les *irritations chroniques de la muqueuse intestinale*, les *bronchites chroniques* ont souvent cédé à l'emploi des bains d'U-riage. Les sujets affectés de *maladies du cœur*, si ces dernières ne sont pas très prononcées, peuvent en recevoir de notables soulagements. Diverses *maladies des reins* et de *l'utérus* ont été enfin complètement guéries.

Nous ne pousserons pas plus loin, faute d'espace, l'analyse de l'excellent ouvrage de M. Gerdy. L'éloge plus détaillé que nous en aurions fait, n'est pas nécessaire à la réputation de science et de talent si légitimement acquise à notre honorable confrère; qu'il nous suffise d'avoir fixé l'attention des praticiens sur un livre appelé à leur faire connaître l'un des établissements d'eaux thermales les plus avantageusement situés et organisés de notre contrée. Ils y trouveront un guide sûr pour se diriger dans l'application d'une médication énergique et merveilleusement efficace lorsqu'elle est convenablement appropriée aux cas morbides.

F.

_____

tement le trou fait par la balle. Je fais alors panser avec de la charpie imbibée de baume du commandeur. Le 10 juillet la plaie est complètement cicatrisée.

Le quarante-cinquième jour la consolidation me paraît complète.

Le 3 août, quarante huit jours après l'accident, la malade sort de l'hôpital, la guérison est parfaite, il ne reste pas la moindre difformité.

La rapidité avec laquelle a été obtenue la guérison d'une lésion aussi grave, frappera certainement l'esprit de tout lecteur impartial. Les choses se seraient-elles passées aussi simplement si une autre méthode de traitement eût été suivie? je ne le crois pas, et la plupart des personnes qui ont observé la malade, seront certainement de mon avis. Ce fait heureux n'est pas le seul, du reste, que je puisse invoquer. Je n'en citerai plus qu'un.

Au n° 50 de la même salle était couchée une femme qui fut aussi blessée le 15 juin, vers les quatre heures du soir. La balle, après avoir déchiré la première phalange du médius de la main droite, frappa l'abdomen à un pouce au-dessus de l'ombilic, le traversa et vint sortir en arrière sur les parties latérales de la colonne vertébrale, au niveau de la première vertèbre lombaire. Lors de son entrée, les symptômes généraux avaient une gravité qui me firent craindre une mort prochaine. Des cordiaux furent administrés, des infusions théiformes parvinrent à ranimer la malade. En même temps je bouchai les deux ouvertures de la balle avec du collodion. Quelques jours après j'eus à combattre une péritonite, qui céda assez facilement à une application de trente sangsues sur l'abdomen, aux onctions mercurielles et à la tisane stibiée. Un mois après, Pougeol (Rose) se levait et se promenait dans la salle. Je lui pratiquai alors l'amputation de la première phalange, que j'avais espéré, dans le principe, pouvoir lui épargner. Rose Pougeol a quitté l'Hôtel-Dieu le 17 août 1849.

J'ai pu me convaincre par ces faits et par d'autres que les craintes que j'avais eues sur les conséquences que peut entraîner un moyen qui emprisonne les liquides et le pus étaient illusoires. J'ai depuis employé le collodion, dans le traitement de plusieurs fractures compliquées, et il m'a toujours semblé qu'il diminuait considérablement la suppuration, quand il ne donnait pas des résultats aussi beaux que ceux que je viens de rapporter. La seule explication que je puisse donner du phénomène, c'est qu'il agit en neutralisant l'influence fâcheuse de l'air, je donne du reste l'explication pour ce qu'elle vaut, peu importe l'explication lorsque le fait existe.

Ce qui précède était écrit, lorsque j'ai eu l'occasion de relire un passage de Hunter, sur lequel, à une première lecture, je n'avais pas fixé mon attention. Ce chapitre a pour titre *De la formation des croûtes*, et fait partie *du traité du sang et de l'inflammation*. J'y ai trouvé la confirmation de ce que j'ai observé. Hunter dit en effet, que lorsque le sang s'épanche à la surface des plaies et se solidifie de manière à former croûte, il exerce sur la marche de la cicatrisation la plus heureuse influence. Les considérations élevées qu'il présente à ce sujet, les faits qu'il rapporte, prêtent aux idées que j'ai émises, un appui dont elles ont besoin pour être acceptées.

(Suite et fin au prochain numéro.)

Note sur les signes de la mort, à l'occasion de l'ouvrage de M. Bouchut sur le même sujet, par le docteur BRACHET.

La ligne de démarcation tracée par la nature entre la vie et la mort est immense. Cependant, les signes à l'aide desquels on a cherché à établir la différence de ces deux états ne sont pas tellement positifs qu'ils n'aient rien laissé à désirer. De là se sont élevées, à plusieurs reprises, des discussions plus ou moins convenantes sur les degrés de certitude ou d'incertitude de la mort. Tout paraît avoir été dit sur un pareil sujet; les progrès de la physiologie, l'application de la chimie et de la physique à la médecine semblent avoir donné le dernier mot, et la vie n'a plus à craindre d'être abrégée par l'ignorance ou l'imperfection de la science. Bien que les faits qu'on a cités soient infiniment moins nombreux qu'on s'est plu à le répéter, cependant il en est quelques-uns qui sont bien avérés et qu'on ne peut révoquer en doute. Disons-le, pour rassurer les personnes encore effrayées, aucun n'a été le résultat de l'homme de l'art. M. Bouchut, rendons-lui cet hommage, a démontré la fausseté de l'inculpation dirigée contre le célèbre Vésale et de celle qui était si mal interprétée contre Peu. Il a démontré aussi que la prétendue autopsie de l'abbé Prévost, encore vivant, était tout aussi mensongère. Cependant, avouons-le avec franchise, si la limite qui sépare la vie de la mort est bien tranchée, les signes qui la font reconnaître ne le sont peut-être pas toujours aussi bien. C'est en vain que nous voudrions nous déguiser cette vérité, la fondation du prix Monthyon et son acceptation par l'Institut viendraient nous la confirmer. Comment, en effet, ce corps savant aurait-il adopté la mise au concours d'une question qui aurait été résolue d'avance, et qui, dès-lors, ne pouvait qu'effrayer sans utilité, en réveillant les craintes sur la possibilité de méconnaître la mort et de conduire au tombeau des êtres encore vivants? Quoiqu'il en soit, l'appel a été fait, et c'est après huit ans seulement que le prix a été

décerné. L'auteur lauréat, M. Bouchut, doit tout le succès de son œuvre aux soins qu'il a pris de faire connaître le rôle important que jouent le cœur et ses contractions dans l'entretien de la vie. Déjà Haller l'avait proclamé l'*ultimun moriens*; déjà Bichat avait démontré que la mort était la conséquence prompte et inévitable de la cessation de ses contractions, et ses belles expériences, répétées mille fois, en avaient confirmé les résultats. On savait, en conséquence, que tant que le cœur se contractait, la vie était présente, parce qu'il ne pouvait pas y avoir de contraction sans la vie; mais on croyait aussi que, dans certains cas, la vie pouvait être seulement suspendue pour un temps plus ou moins long, et qu'il pouvait, par conséquent, y avoir suspension des contractions du cœur pendant ce temps, quoique la vie pût se réveiller en quelque sorte. C'est à cette suspension des contractions du cœur que M. Bouchut est venu donner un démenti. Avant l'invention de l'auscultation, il était impossible de ne pas croire aux cessations des battements du cœur lorsque le pouls avait cessé et lorsque la main, appliquée sur la région du cœur, ne recevait plus aucune impulsion de la part de cet organe. En effet, il a démontré que dans tous ces cas l'auscultation révélait des pulsations faibles et bien lentes que les autres moyens d'investigation ne pouvaient pas connaître. Il a poursuivi son examen dans le cas d'apoplexie et d'asphyxie des nouveaux-nés, dans les cas de syncope par hémorrhagie et par hystérie, dans les cas de léthargie simple ou causée par le froid et par la strangulation, dans les cas, enfin, de suspension de la sensibilité par les différents agents narcotiques, par l'éthérisation, par le chloroforme, par les préparations cyaniques et par l'électricité. Dans tous ces cas, il a constaté les mouvements du cœur. Ils étaient réduits, il est vrai, à quarante, vingt et même dix par minute. La mort a toujours été certaine dès que le cœur a cessé de battre pendant deux minutes. Quelques faits bien observés et des expériences bien faites sont venus confirmer la réalité de cette observation. En conséquence, l'absence des battements du cœur est un signe certain de la mort.

C'est à ce signe, à ce signe seul, que la commission de l'Institut s'est attachée, parce qu'elle l'a regardé comme le point important du travail de M. Bouchut. Elle a répété ses expériences, elle leur en a ajouté quelques-unes, et toujours elle les a vues confirmer la justesse de celles de l'auteur et donner plus de poids à son opinion.

Qui osera s'élever contre une décision qui paraît aussi solidement établie? Les faits, les expériences et l'approbation de l'Institut doivent éloigner la témérité. Cependant quelle que soit la déférence qu'on ait pour des hommes aussi haut placés, ils peuvent ne pas être infaillibles. Or, si quelqu'un avait la conviction qu'il pût y avoir erreur ou même un simple doute , il doit avoir le courage de sa conviction ; il doit faire connaître ses motifs de suspicion ; il doit dire la vérité. Plus les autorités dont l'erreur est appuyée sont puissantes , plus les témoignages et les rapports favorables dont elle est revêtue sont éminents , plus aussi il doit redoubler de zèle pour faire connaître par où pèche la théorie : *magis amica veritas.*

Oui, sans doute, les battements du cœur sont un signe indubitable de la persistance de la vie. De quelque manière qu'on acquière la certitude de ce phénomène , il est positif, et c'est un service rendu à la science et à l'humanité que d'avoir démontré qu'il avait lieu beaucoup plus longtemps et plus souvent qu'on ne le croyait. Mais conclure de là que , dans tous les cas de mort apparente, le cœur continue à se contracter, qu'il y a des battements toujours perceptibles, bien qu'ils soient faibles et éloignés, me semble une conclusion un peu anticipée. Ce qui ne s'est pas présenté peut se rencontrer plus tard ; et , décider que la mort est certaine sur l'absence des contractions du cœur pendant deux minutes, pourrait faire regarder comme mort un malheureux qui ne le serait pas , et pourrait le faire enterrer vivant : elle est moins grande, moins fréquente ; mais elle existe. Il suffirait donc d'établir sa possibilité pour faire regarder l'absence des pulsations du cœur comme un signe quelquefois incertain. Voilà ce que nous dit le raisonnement. Pour lui donner plus de valeur, nous allons l'appuyer sur des faits bien déterminés.

La première remarque de M. Bouchut se rapporte à l'asphyxie des nouveaux-nés. Il veut que *lorsque les battements ont disparu , l'asphyxie soit complète et la mort bien réelle.* Je suis loin de partager l'opinion de l'auteur. J'ai vu trop souvent la suspension complète des battements du cœur pendant des quarts d'heure et des demi-heures, et leur retour après ce laps de temps, pour ne pas croire que , s'il n'y a pas eu erreur de la part de M. Bouchut, il n'a rencontré que des cas favorables à son opinion. On dira peut-être qu'avant de connaître l'ouvrage de notre savant confrère , je ne faisais pas usage de l'auscultation pour atteindre les contractions du cœur jusque dans leurs derniers retranchements , et l'on dira vrai. Mais, avant cette époque, je faisais, depuis près de trente ans, usage d'un moyen aussi certain que l'auscultation la plus délicate pour faire connaître chez les nouveaux-nés les battements du cœur les plus minimes. Ce moyen 'investigation consiste à passer un ou deux doigts sous le rebord des cartilages costaux du côté gauche pour les porter entre le foie et le diaphragme sur la partie inférieure du péricarde. Là on trouve le cœur presque à

nu , la moindre contraction fibrillaire de cet organe s'y fait sentir au doigt explorateur, et il est impossible que le moindre battement puisse lui échapper. Cette exploration est très-facile et jamais trompeuse. Le 27 février dernier, j'accouchai, pour la seconde fois, Mme N. Comme la première fois , la tête de l'enfant demeura longtemps engagée dans l'excavation du bassin. La crainte de voir la compression, exercée sur l'encéphale par ce séjour prolongé, causer la mort ou tout au moins l'asphyxie de l'enfant, me décida à l'application du forceps. Mes craintes furent justifiées, et l'enfant arriva sans vie apparente. Le sang ne jaillit point par les artères ombilicales du cordon , la résolution des membres était complète, le cœur ne faisait sentir au doigt aucune pulsation , et l'oreille , appliquée à plusieurs reprises sur la région du cœur pendant plusieurs minutes, ne put entendre le moindre bruit de contraction. Je me mis à pratiquer l'insufflation pulmonaire avec une persévérance opiniâtre. Ce ne fut qu'après vingt minutes que de légères pulsations se firent sentir profondément et au doigt et à l'oreille. Enfin, ma persévérance fut couronnée du succès le plus flatteur : l'enfant fut rappelé à la vie.

D'après ce fait, j'ai la conviction que les choses se sont passées de la même manière dans plus de vingt cas semblables qui se sont présentés dans l'espace de 33 ans, quelquefois à moi tout seul, et le plus souvent en présence de quelqu'un de mes honorables confrères. Il y a eu alors, pendant quelques minutes, cessation complète des battements du cœur, toujours constatée par l'exploration sous-diaphragmatique.

J'ai cru devoir soumettre à votre attention le fait précité, parce qu'il se présente le plus souvent à l'observation du praticien accoucheur, parce qu'il est la circonstance la plus fréquente de mort apparente. Que serait-ce, bon Dieu ! si , guidé par les conclusions rigoureuses de M. Bouchut, on allait regarder comme mort un enfant dont l'auscultation n'aurait pas révélé les contractions du cœur ! On laisserait mourir réellement ces pauvres innocentes créatures , qui seraient ainsi victimes de la confiance dans un signe trompeur : l'absence des battements du cœur. J'ai rappelé à la vie plus de vingt enfants qui eussent été condamnés à périr, si j'eusse connu plutôt le signe Bouchut et que j'en eusse fait la déplorable application au cas qui nous occupe.

Déjà nous pouvons, avec Haller, regarder comme infidèle le signe de la mort fourni par la cessation des battements du cœur pendant deux minutes , au moins chez les enfants qui viennent de naître.

Les faits de mort apparente chez les grandes personnes sont très-rares ; car une syncope n'est pas une mort apparente. Ainsi il sera plus difficile de réfuter l'application du signe Bouchut aux grands corps. Cependant un fait qui s'est présenté à moi ces jours derniers semble l'infirmer assez pour faire suspendre son adoption définitive comme signe certain et pathognomonique.

M. D., âgé de 33 ans, arrivait d'un long voyage, exténué de fatigue ; il garda deux jours le repos dans la pensée que ce temps suffirait pour rétablir sa santé. Le troisième jour, il me fit appeler ; c'était le 9 mars dernier. Un brisement général, un peu de céphalalgie, de l'inappétence, une légère douleur dans l'arrière-gorge, surtout pendant la déglutition, un pouls vif et serré (90 pulsations), et la peau un peu chaude étaient les signes par lesquels se traduisait l'état du malade. Une infusion théiforme de violettes et de feuilles d'oranger, une potion légèrement calmante, un gargarisme émollient et quelques bains de pieds sinapisés, furent les moyens dont je conseillai l'emploi. Le premier et le second jour, tout se passa, comme on pouvait s'y attendre, sans changement notable. Le troisième jour, à huit heures et demie du matin, je fus appelé en toute hâte : M. D. venait de prendre un bain de pieds et une défaillance complète en avait été la conséquence. Il était insensible à tout, la résolution des membres était complète, il n'y avait point de pouls, et l'oreille appliquée sur la région du cœur ne faisait sentir aucune pulsation ; je l'y tins au moins trois minutes. Pendant tout ce temps, les stimulants les plus énergiques ne cessèrent pas d'être employés. Je réappliquais souvent l'oreille sur le cœur, je ne cessais pas de tenir l'artère radiale sous mon doigt. Pendant au moins huit minutes, aucun signe de vie ne fut révélé du côté de la circulation. En même temps que de l'eau bouillante fut jetée sur ses membres, j'instillais quelques gouttes d'éther sulfurique dans les narines. L'action de ce liquide fut sensible : un léger mouvement spasmodique se fit remarquer dans la lèvre supérieure ; notre zèle redoubla. Cependant le cœur et l'artère radiale restèrent encore muets à l'exploration. Tous les moyens excitants de chaleur et autres furent continués avec persévérance ; ils firent rougir la peau partout où ils étaient appliqués. Enfin, après plus de vingt minutes de cet état de suspension de la vie, on sentit un léger frémissement dans le cœur ; les battements se régularisèrent bientôt et les yeux se rouvrirent. Le malade revint de cette profonde syncope.

Voilà encore un fait dans lequel la syncope a été accompagnée, non pas seulement d'une diminution dans la fréquence des pulsations du cœur, mais d'une suspension complète pendant un temps bien plus long que ne l'a signalé M. Bouchut. Il peut être exceptionnel, il peut être en conséquence infiniment plus rare que ceux dans lesquels les contractions du cœur persé-

vèrent ; mais cette exception s'est présentée une fois, elle peut se présenter encore ; il n'est pas de raison qui l'en empêche. Dès-lors, la cessation des battements du cœur ne peut pas être un signe certain de la mort. Tant qu'il bat, il y a vie ; mais il peut y avoir encore vie quoiqu'il ait cessé de battre pendant quelques minutes. La conséquence de ces faits est naturelle : il ne faut pas se presser de prononcer que la mort est définitive parce que le cœur a cessé de battre pendant deux minutes ; il faut attendre que d'autres signes viennent confirmer cette présomption. La prudence et l'humanité en font un devoir.

Ce sujet est de la plus haute importance ; il intéresse à la fois la science et l'humanité. Permettez-moi de vous soumettre quelques réflexions encore ; vous me les pardonnerez en faveur de l'intention de concourir à éclairer un point aussi délicat.

On ne tient pas assez compte des deux ordres d'actes vitaux à l'aide desquels s'exécutent toutes les fonctions. On ne tient pas assez compte de l'influence distincte qu'exercent sur chacun d'eux les deux grands systèmes nerveux, cérébral et ganglionaire. Chaque jour cependant révèle de nouvelles applications indispensables de cette distinction ; et dans aucun cas elle ne nous a paru aussi nécessaire que dans l'étude des signes de la mort. En effet ces signes, étudiés pêle-mêle, laissent toujours quelque chose de vague et d'indéterminé. Mais lorsqu'on les rattache aux actes vitaux auxquels ils appartiennent, lorsqu'on saisit l'enchaînement fonctionnel qui les lie aux autres actes, tout se déroule avec simplicité, tout s'explique avec facilité.

Deux ordres d'actes ou deux vies physiologiques dominent donc l'organisation animale. C'est là une vérité acquise à la science, malgré quelques oppositions systématiques, qui ne font pas attention que leurs objections reposent sur l'union harmonique des deux ordres de vie, pour constituer un tout unique, un moi physiologique, dans la sphère duquel chaque acte est renfermé, sans cesser d'être lui, sans cesser d'être distinct. Chacun de ces actes peut être anéanti ou suspendu isolément, sans que les autres cessent. Chacun de ces deux ordres d'actes peut aussi cesser d'agir ou de vivre sans la participation de l'autre. Ainsi la vie cérébrale peut cesser, et la vie organique ou ganglionaire continuer encore ; et réciproquement la vie ganglionnaire peut être suspendue et la vie cérébrale continuer. Cette séparation ne peut être de longue durée, je le sais. Bichat a, dans ses immortelles considérations, établi avec trop de vérité l'union et la dépendance des deux vies, pour que cela puisse être autrement. Cependant la chose se présente quelquefois. Tout le monde sait que des hémorrhagies ont eu lieu plusieurs heures après la mort, j'en ai vu un cas bien remarquable; que des sueurs ont continué plusieurs heures après la mort, j'en ai vu un exemple à la salle des 4mes femmes fiévreuses, il y a quinze ans; que les poils poussent quelquefois pendant 24 heures et plus. Ces faits sont connus. Comment arrivent-ils? La chose, inexplicable par les raisons exceptionnelles qu'on peut en donner, trouvent une explication très simple dans la distinction que nous avons faite. Les deux vies sont distinctes : par conséquent l'une peut cesser et l'autre survivre. Dans les cas précités, la vie cérébrale était éteinte; la vie ganglionnaire survivait au moins en partie. L'hémorrhagie est un effet de l'influence ganglionnaire, puisqu'elle appartient à la circulation capillaire qui s'exécute sous cette influence. La sueur est dans le même cas. Il en est de même de l'accroissement des poils, voilà pourquoi aussi dans les morts apparentes, le cœur bat encore après que la vie cérébrale a cessé. Lorsque dans les empoisonnements, la vie cérébrale est éteinte, le cœur se contracte encore : il est véritablement *l'ultimum moriens*. La vie ganglionnaire semble en effet être le plus souvent appelée à survivre à la vie cérébrale. Cela se conçoit, la vie du cerveau ne peut pas se soutenir sans la vie organique. Celle-ci l'excite et la nourrit : partant plus d'action ganglionaire, plus de vie cérébrale. D'un autre côté si la vie ganglionaire semble éteinte, par les stimulants on fait un appel à la vie cérébrale; celle-ci se réveille et réveille avec elle la vie ganglionnaire.

Nous trouvons donc dans la survivance des contractions du cœur signalée par M. Bouchut, une preuve de notre manière de voir, puisque le cœur est sous la dépendance directe du système nerveux ganglionnaire, puisqu'il est en quelque sorte le centre ou du moins l'agent principal. Aussi la vie n'est pas entièrement anéantie ici, puisque l'un de ses ordres est vivant, et qu'il manifeste sa vie par ses contractions. Cette interprétation paraîtra futile et par conséquent inutile, puisqu'elle n'explique rien de plus que le fait lui-même, et que le fait de la persévérance des contractions du cœur est la chose essentielle. Quelques réflexions feront voir que cette recherche physiologique n'est pas aussi oiseuse qu'elle le paraît. La vie organique survit, disons-nous ; nous demanderons maintenant si elle ne se manifeste que par les contractions du cœur. Déjà nous savons que des hémorrhagies ont eu lieu, que des sueurs ont continué, que la barbe a poussé. En faut-il davantage pour nous faire penser qu'on peut chercher de nouveaux signes dans quelques phénomènes dépendant de ces actes de la vie ganglionnaire? Là circulation capillaire continue quelquefois. Ce fait est positif. Nous y puisons un signe de la mort que M. Bouchut n'a pas connu, et qui est d'une importance au moins aussi grande que la cessation des battements du cœur. En effet, tant que cette circulation persévère, la mort ganglionnaire n'existe pas, et l'on peut croire à la possibilité de voir l'influence de la vie organique, réagir sur la vie cérébrale anéantie ou suspendue. C'est de cette manière que les capillaires, alors dernier refuge de la vie, en se contractant sur le sang dont ils sont un vaste réservoir, le pressent et le poussent dans les veines, et par celles-ci au cœur, où il s'accumule et devient le stimulant de ces contractions

Le moyen d'acquérir la connaissance de cette continuation de la circulation capillaire, consiste tout simplement à piquer les points de l'économie où les capillaires abondent, par exemple aux lèvres, aux joues, à la langue. Alors une gouttelette de sang se présente ; mais lorsque la vie est complètement éteinte, jamais cette gouttelette ne paraît. C'est dans les cas d'asphyxie et d'apoplexie surtout que j'ai pu bien souvent vérifier ce fait.

L'eau bouillante fait aussi quelquefois développer des phlyctènes, et la moutarde fait quelquefois rougir la peau. Ces phénomènes n'ont lieu que lorsque la vie n'est pas encore éteinte dans les exhalants ni dans les capillaires. Je les ai vus se reproduire, il y a six semaines chez M. R., frappé, au milieu de la nuit, d'une apoplexie foudroyante. La vie cérébrale était tout-à-fait éteinte, et la vie organique a longtemps continué à nous donner des signes de persévérance, soit dans le cœur, soit dans les capillaires, soit dans les exhalants cutanés.

M. Bouchut a cité quelques-uns de ces faits, il a même tenté plusieurs expériences dans lesquelles la chaleur a produit des phlyctènes ; mais il n'a pas pu s'en rendre raison. Dès-lors il n'en a tiré aucune conséquence satisfaisante pour la vie générale, parce qu'il n'a pas étudié la vie organique dont ils dépendent. La distinction des deux ordres d'actes vitaux est donc ici d'une utilité bien grande, puisqu'elle nous fournit l'explication des phénomènes, et, avec elle, la valeur dont ils peuvent être. Ainsi, les deux vies peuvent être frappées séparément ; chacune d'elles peut survivre à l'autre pendant quelque temps, surtout la vie ganglionnaire. Les actes qui survivent le plus sont, d'un part, les contractions du cœur; d'autre part, la circulation capillaire, et enfin la sécrétion de la peau et la croissance des poils. Cependant ces phénomènes ne sont, ni les uns ni les autres, assez constants pour pouvoir être donnés comme pathognomoniques. On le comprend assez, en faisant attention à la manière d'être de la vie ganglionnaire, qui peut abandonner une partie pour se réfugier ou même se concentrer davantage dans une autre.

Je soumets ces faits et ces réflexions à la scrupuleuse attention des praticiens, et j'appelle sur eux les recherches encore nécessaires qu'ils me paraissent exiger, et que chacun pourra faire pour contribuer à en préciser la valeur.

REVUE THÉRAPEUTIQUE.

Des indications et des avantages d'un forceps courbé sur le plat, par le docteur R. Baumers, de Lyon. — Il est de principe dans la science de n'appliquer le forceps que sur les côtés de la tête de l'enfant ; mais dans la pratique, le médecin se voit, quelquefois à regret, forcé de déroger à cette règle. Ainsi, dans les présentations transversales du sommet et de la face au détroit supérieur, alors que les côtés pariétaux de la tête de l'enfant répondent l'un au sacrum, l'autre au pubis, il est à peu près impossible de faire l'application régulière du forceps. Le forceps, en effet, a été construit pour s'introduire sur les parties latérales du bassin, en s'adaptant à la courbure générale du canal qu'il représente. Ce n'est pas qu'on ait conseillé d'agir autrement dans les présentations ci-dessus indiquées, et d'appliquer une cuillère du forceps en arrière contre le sacrum, et l'autre en avant contre le pubis, de manière à saisir la tête transversalement, c'est-à-dire d'une bosse pariétale à l'autre ; mais l'expérience s'accommode mal de cette prescription théorique. Le plus souvent on la tente sans succès : l'instrument tourne dans les mains de l'accoucheur, et se trouve ramené par les courbures même du bassin dans la direction actuelle pour laquelle il a été fait. C'est ce qu'avait bien observé madame Lachapelle, et avec elle toute l'école allemande. Aussi est-il admis au-delà du Rhin, et depuis en France, que le forceps doit toujours s'appliquer sur les côtés du bassin, quelles que soient la position et la présentation de la tête ; c'est ce qu'on appelle la méthode allemande, bien que le principe de cette méthode appartienne à madame Lachappelle.

Toutefois la méthode allemande est loin d'être sans inconvénient et sans danger. En effet, dans les présentations transversales du sommet, l'instrument saisit la tête de l'occiput au front ; il glisse facilement, et expose à déchirer les organes de la mère ; il peut blesser, contondre la bouche, le nez, les yeux de l'enfant, etc. ; dans les présentations de la face, il s'applique sur le cou et le bregma ; les vaisseaux carotidiens et jugulaires sont comprimés, et la vie de l'enfant est gravement compromise.

Toutes ces considérations, et d'autres encore, savamment déduites dans son mémoire, ont conduit M. R. Baumers à imaginer un forceps propre à surmonter ces difficultés et à extraire la tête en se conformant toujours au principe que nous rappelons au commencement de cette note. Levret, pour faire le forceps ordinaire, avait courbé suivant ses bords le forceps droit de Chamberlen ; M. Baumers, pour faire le sien, a courbé le même forceps suivant ses faces, de telle sorte qu'au lieu de l'adapter à la courbure du bassin par les bords de sa lame, il l'y a adapté par leur plat. En un mot, c'est un *forceps courbé sur le plat* que M. Baumers a fait construire et qu'il recommande.

L'idée de M. Baumers est, comme on le voit, fort simple, et répond aussi bien que possible à l'indication principale qu'il a voulu remplir, à savoir : l'application bipariétale du forceps dans les présentations transversales du sommet et de la face au détroit supérieur. C'est dans le mémoire de l'auteur qu'il faut lire les détails qui se rapportent à l'introduction dans les voies pelviennes et aux manœuvres de l'évolution et du dégagement de la tête, soit dans les présentations du sommet, soit dans celles de la face. Toutes ces choses sont exposées avec ordre et clarté. Les difficultés, si souvent oubliées par les inventeurs, sont discutées sérieusement et avec une bonne foi parfaite.

La principale de ces difficultés est sans doute l'application des cuillères du forceps sur la tête de l'enfant. En effet, dans les présentations transversales, quand la tête se trouve engagée et retenue entre le pubis et le sacrum, on doit avoir mille peines à loger convenablement les lames de l'instrument entre les côtés de la tête et les points osseux du bassin, qui l'arrêtent au détroit supérieur. Que sera-ce, si le diamètre antéro-postérieur, diminué par le rétrécissement le plus habituel de ce détroit, a rapproché les deux obstacles, l'angle du sacrum et le pubis ? M. Baumers se livre à une discussion minutieuse sur les dimensions relatives de la tête et du bassin pour prouver que la difficulté très grande (il l'avoue) de la manœuvre, n'est cependant pas insurmontable. Toujours est-il que la main de l'accoucheur et le forceps ont à agir alors dans le champ le plus étroit du bassin, champ souvent rétréci encore par une vicieuse conformation. Dans les cas qui réclament particulièrement l'emploi du forceps, l'application du forceps de M. Baumers doit donc être sinon impossible, au moins d'une difficulté extrême, surtout si on la compare à l'application du forceps ordinaire, qui se fait sur les côtés du bassin, c'est-à-dire suivant les diamètres qui laissent le plus de place à l'accoucheur pour l'exécution de la manœuvre. Toutefois le procédé de M. Baumers offre tant d'avantages pour l'enfant, qu'il vaut bien qu'on l'essaie et qu'on le soumette au jugement définitif de l'expérience.

Nous n'avons donc que des éloges à donner à M. Baumers pour cette première partie de son travail. Mais il nous semble aller trop loin et céder à un enthousiasme un peu juvénile, en proposant de remplacer dans tous les cas par son forceps le forceps ordinaire. Les accidents qui nécessitent la prompte terminaison de l'accouchement, nécessitent en même temps la prompte exécution des manœuvres. S'il s'agit du forceps, il ne peut y avoir aucune comparaison, sous ce rapport, entre le forceps habituel et le forceps de l'auteur. La présentation de la face exige moins que paraît le croire M. Baumers l'intervention du forceps ; le temps et la patience suffisent le plus souvent. Quant au dégagement de la tête, après la sortie du tronc, si un forceps devient indispensable, il est certain que l'avantage de l'application reste encore à celui de Levret. A plus forte raison, en sera-t-il de même, s'il s'agit des présentations irrégulières ou inclinées du sommet ou de la face, ou seulement de la résistance des muscles ou des parties molles du périnée. Ce ne peut être que par une faveur paternelle, bien excusable, que M. Baumers a voulu faire rentrer tous ces cas dans les attributions de son forceps ; mais le rôle qu'il lui a d'abord assigné est d'abord assez utile et assez intéressant pour qu'il se garde d'un envahissement obstétrical que la pratique journalière ne pourrait, du reste, sanctionner. Ces réserves faites, nous ne saurions refuser un juste tribut d'éloges au mémoire de notre jeune confrère ; c'est pour la science un chapitre original sur l'emploi du forceps, où une critique vive et éclairée se mêle sans cesse à l'exposition, pleine d'intérêt, d'une idée nouvelle. C'est pour les amis de l'auteur une preuve de plus de son intelligence distinguée et une garantie assurée de ses succès.   J. G.

NOUVELLES ET FAITS DIVERS.

BULLETIN DU CHOLÉRA. — *L'Union médicale* annonce que l'épidémie cholérique est entrée à Paris, depuis trois jours, dans une évidente période de décroissance. Cette décroissance a coïncidé avec un abaissement de température tout-à-fait inusité pour la saison. Parmi les dernières victimes, se trouve le docteur Ducos, qui concourut, à Lyon, à deux reprises, pour le majorat.

Mais si l'épidémie décroît à Paris, elle n'en continue pas moins sa marche envahissante dans les départements et à l'étranger.

Marseille , déjà si cruellement décimée à deux époques antérieures, a éprouvé de nouveau les atteintes du fléau , et à en juger par le début, les victimes seront nombreuses. Aussi l'effroi s'est emparé des habitants , et déjà l'émigration a atteint un chiffre considérable. Un grand nombre d'ouvriers ont abandonné les fabriques pour se retirer hors de la ville. Lyon est devenu le rendez-vous de beaucoup d'émigrants, et dans la crainte que quelques accidents cholériques se déclaren', au sein de cette population nouvelle et n'effraient les Lyonnais , le maire a envoyé une circulaire à tous les médecins pour le tenir au courant des décès qui pourraient subvenir parmi les étrangers résidant à Lyon. — Le choléra a envahi les villes de Bourges et d'Arles.

Le choléra est à son déclin dans toute la Belgique. En Prusse , il y existe depuis quatre mois , et rien ne peut faire croire qu'il soit sur le point de quitter ce pays. — En Lombardie , il poursuit sa marche. On avait répandu le bruit que quelques cas s'étaient manifestés à Rome, mais les nouvelles arrivées de cette capitale n'en font pas mention.

— MORT PAR LE CHLOROFORME. — Trois cas nouveaux de mort par le chloroforme viennent d'être publiés par les journaux. Le premier est relatif à un médecin d'Edimbourg, qui expérimentait sur lui-même l'agent anesthésique ; le second est relatif à une jeune dame, de Langres , qui voulait éviter la douleur causée par l'extraction d'une dent ; le troisième est relatif à un jeune homme de douze ans, que l'on amputait de la jambe à l'hôpital de Madrid. Il est mort dans l'opération , sous l'influence du chloroforme , au milieu d'un violent accès tétanique..

— Le département du Rhône n'avait pas eu jusqu'ici de sources d'eaux minérales gazeuzes, accréditées et connues ; il vient d'en être découvert une dans la partie la plus pittoresque de la banlieue de Lyon, dans le vallon de Rochecardon.

Des expériences et analyses , faites préparatoirement par M. Lambert, professeur de chimie, répétiteur à l'Ecole de La Martinière, établissent que cette eau contient :

1º Du gaz acide carbonique en très grande proportion ;

2º Du carbonate de fer ;

3º Du carbonate calcaire ;

4º Du carbonate de magnésie ;

5º De la silice ;

6º De l'iodure de sodium , une petite quantité non encore déterminée ;

7º Substances organiques analogues à la glairine, quantité indéterminée.

La grande quantité d'acide carbonique que cette eau contient lui donne la propriété de se conserver longtemps sans altération : une bouteille bouchée simplement avec un bouchon de liége et conservée trois mois, puis débouchée après ce laps de temps , a laissé dégager de l'acide carbonique pendant au moins cinq heures, et présentait, du reste, toutes les propriétés de l'eau récente.

Cette analyse jusqu'ici n'a pas été faite dans le but de déterminer les quantités des substances contenues dans cette eau ; mais seulement d'en rechercher la nature. Des expériences ultérieures détermineront et feront connaitre la quantité exacte de chacune de ces mêmes substances.

Le Rédacteur en chef

GAZETTE MÉDICALE
DE LYON,

Publiée par M. **BARRIER**, Chirurgien en chef désigné de l'Hôtel-Dieu de Lyon.

La GAZETTE MÉDICALE DE LYON paraît deux fois par mois. — On s'abonne, à Lyon : chez Ch. SAVY, place Louis-le-Grand, 14 ; chez Mme PHILIPPE, rue St-Dominique, 7 ; — à Paris, chez V. MASSON ; — à Montpellier, chez SÉVALLE ; — à Strasbourg, chez DÉRIVAUX ; — L'abonnement est de 12 fr. par an pour Lyon, 13 fr. pour le reste de la France. — Les réclamations, lettres, travaux, doivent être affranchis et adressés à M. BARRIER, rue d'Oran, 2. — Pour les annonces, s'adresser à l'imprimerie du journal.

Du déchirement de la Cristalloïde postérieure après l'opération de la Cataracte par extraction, comme moyen d'éviter la formation des cataractes capsulaires consécutives,

par le docteur RIVAUD-LANDRAU, médecin-oculiste.

Parmi les accidents qui suivent une opération de cataracte, un des plus fréquents et des plus graves est l'opacité consécutive des enveloppes du cristallin.

Cette cataracte capsulaire consécutive ou secondaire, comme on l'appelle quelquefois, peut être causée : 1° par l'opacité de la cristalloïde antérieure seule ; 2° par celle de la cristalloïde postérieure seule ; 3° par l'opacité simultanée des deux feuillets capsulaires. Ce troisième état me paraît être beaucoup plus fréquent qu'on ne le pense généralement.

Cet accident est commun à toutes les méthodes opératoires. La raison en est simple : il est dû à la lésion traumatique des feuillets capsulaires par les instruments opératoires. Or, quel que soit le procédé mis en œuvre, extraction, abaissement ou division, il est impossible que l'un de ces feuillets au moins ne soit pas atteint par l'aiguille. Dans l'abaissement et la division, ils doivent l'être souvent tous les deux.

S'il est vrai, ce qui pourtant ne me paraît pas bien prouvé, que la cataracte capsulaire consécutive se montre plus souvent à la suite de l'opération par extraction qu'après l'abaissement, ce fait pourrait être expliqué ainsi : c'est que, en employant cette dernière méthode, il doit arriver souvent, ou que la cristalloïde postérieure est ouverte et déchirée pendant la manœuvre opératoire, où que le cristallin est abaissé au fond de l'œil conjointement avec ses enveloppes.

Quoiqu'il en soit, il n'en reste pas moins bien reconnu que l'opacité des capsules se montre très fréquemment après les opérations de cataracte. M. Sichel, sur l'opinion duquel je suis heureux de m'appuyer en cette circonstance, dit avoir observé que l'opacité capsulaire, partielle ou complète, est l'accident consécutif le plus commun. C'est ce qui ressort des

---

Feuilleton.

BIBLIOGRAPHIE.

Traité de l'Hystérie, par M. J.-L. BRACHET, professeur de Pathologie générale à l'Ecole secondaire de médecine de Lyon, etc., etc.; 1 volume in-8° ; Paris et Lyon, 1847. — Ouvrage couronné par l'Académie nationale de médecine de Paris.

Il n'est pas de sujet en médecine qui ait plus préoccupé les hommes de l'art que l'hystérie, maladie qui vient si souvent empoisonner la vie de la femme. Compulsez, en effet, les prolégomènes du livre dont nous allons aujourd'hui donner le compte-rendu, et vous serez effrayé de la quantité d'écrits, d'ouvrages se rapportant à cette intéressante matière. Qui ne croirait à voir l'immense recueil de ces travaux, que l'art est ici voisin de la perfection ? Qu'il en est loin encore cependant ! Que de doutes à lever, que d'hypothèses à détruire, que d'incertitudes à dissiper touchant sa nature, son siége et son traitement. Tandis que l'un n'y voit qu'une maladie déguisée sous des formes variées, un autre, au contraire, y trouve autant de maladies qu'elle présente d'accidents différents.

Aussi l'Académie nationale de médecine de Paris, en mettant la question de l'hystérie au concours, avait, sans doute, bien compris que, malgré les nombreux travaux que la science possédait déjà sur cette matière, tout n'avait pas encore été dit.

Que voulait donc l'Académie ? Fallait-il énumérer ou bien répéter fastidieusement ce que les savants traités sur l'hystérie nous ont déjà fait connaître ? Evidemment, non. A quoi aurait servi de retracer toutes les hypothèses, fruits, la plupart du temps, d'une imagination qui s'égare, cent fois retracées ; que nous auraient-elles appris de nouveau ?

paroles de ce praticien, quand il dit : « qu'il n'a ja-
« mais vu une cristalloïde antérieure, restée en place
« après une opération de cataracte, pratiquée par une
« méthode quelconque, conserver indéfiniment sa
« transparence, que l'instrument ait entamé ou non
« son tissu. Si donc on n'a jamais observé le contraire,
« ce ne pourrait être que dans des cas exceptionnels
« et excessivement rares. » (*Annales d'Oculistique.*
Tome XII, *p.* 111.)

Mais en attribuant cette espèce de cataracte à l'o-
pacité de la cristalloïde antérieure seule, opinion généralement adoptée, on commet à mon avis une erreur. En effet, j'ai été à même de reconnaître souvent que lorsque cette opacité était considérable, et
qu'elle dépassait ce degré caractérisé par quelques
stries, ou linéaments grisâtres, disséminés à travers
l'ouverture pupillaire, en un mot, quand elle constituait réellement une cataracte capsulaire, elle s'é-
tendait presque toujours alors au feuillet postérieur
de la capsule. Je me suis assuré plusieurs fois de la
réalité de ce fait, en faisant ramollir dans l'eau des
cataractes capsulaires, extraites par une seconde opération. En les examinant alors à la loupe, je suis parvenu à découvrir très distinctement les traces des deux
feuillets opaques de la capsule. Il m'est même arrivé
plusieurs fois de séparer l'une de l'autre ces deux
hémisphères cristalloïdiens.

Au reste, si on veut y réfléchir un instant, on comprendra qu'il est tout naturel qu'il en soit ainsi. Quelle
est la cause qui produit cette opacité? Tout le monde
le sait : c'est la phlegmasie qui suit la lésion traumatique de ces membranes. Eh bien! comment cette inflammation ne pourrait-elle pas gagner souvent la

cristalloïde postérieure, puisque, le cristallin enlevé,
les deux feuillets capsulaires se trouvent en contact
immédiat et direct, par l'absence du corps qui les sé-
parait l'un de l'autre. Leur accollement devient alors
inévitable, et la communication de la phlegmasie, du
feuillet antérieur ou postérieur, s'explique par le
contact et la continuité des tissus.

Les deux cristalloïdes, on le sait, forment une seule
et même poche membraneuse sans ouverture, qui enveloppe complètement le cristallin, et lui sert, suivant
toute probabilité, de membrane séreuse, comme la
membrane de Descemet à la chambre antérieure.

Et si cette cataracte capsulaire arrive si souvent,
c'est que malheureusement il n'est besoin que d'un
faible degré d'inflammation pour lui donner naissance.
Ainsi, il n'est pas rare d'observer dans la pratique des
cas où cette capsule n'est accompagnée d'aucun symptôme inflammatoire des autres membranes de l'œil,
à part une injection vasculaire légère de la conjonctive, inévitable après une opération faite sur un œil.
Ainsi s'explique, dans les cas de cette nature, l'absence de symptômes sensibles : la douleur, le larmoiement; l'état inflammatoire est borné à la capsule,
et cette membrane n'étant pas probablement douée de
sensibilité, il échappe complétement à l'œil de l'observateur. Aussi, n'est-il pas d'opérateur qui n'ait
éprouvé le désenchantement, en levant le bandeau à
un opéré, auquel il croyait la vue rendue, de trouver
une cataracte capsulaire consécutive, sur un œil qui
ne lui avait offert aucun symptôme de phlegmasie,
et dont il espérait le complet rétablissement.

Voyons maintenant quels sont les moyens que la
science met à notre disposition pour remédier à ces

Une autre voie était à suivre. Comme les ouvrages les plus es-
timés émettent, sur le siége et la nature de l'hystérie, des opinions différentes et contradictoires ; comme ces opinions exercent une influence réelle sur la thérapeutique, le traitement ne
doit pas toujours présenter cette harmonie que l'on est en droit
d'exiger en médecine pour consacrer avec certitude un point de
doctrine. C'est à faire cesser ce vague que M. le docteur Brachet
s'est surtout attaché ; c'est à ramener les esprits à une manière
de voir unique et, par conséquent, plus vraie sur sa nature et
son siége, en démontrant, par l'expérience et les faits, l'insuffisance des unes et la vérité des autres.

Rassembler beaucoup de faits, prendre leur ensemble pour
principes, hasarder ensuite quelques conséquences, telle a été
pour atteindre ce but la marche suivie par ce célèbre et savant
médecin. Ce n'est pas à nous qu'il appartient de dire si M. Brachet a rempli dignement la tâche qu'il s'était imposée ; l'Académie nationale de médecine, en couronnant cet ouvrage du
prix de Civrieux, n'en a-t-elle pas fait le plus bel éloge possible? Aussi, après une telle faveur accordée au mérite réel,
quelle influence pourraient avoir nos louanges? Laissons donc à
d'autres ce soin, et bornons-nous seulement à en donner aujour-
d'hui une analyse aussi succincte que consciencieuse.

« La plupart des femmes deviennent hystériques bien plus par
les résultats des vices de leur éducation que par ceux de leur
constitution » Telle est l'épigraphe qu'a placée en tête de son ouvrage M. le docteur Brachet. Cette épigraphe, bien différente de
toutes celles qui ont été émises sur ce sujet, nous fait déjà pressentir l'esprit qui a présidé aux recherches que nous allons faire
connaître. L'auteur ne s'est pas borné, en effet, à nous décrire
purement l'hystérie; avant de mettre sous nos yeux son tableau
fidèle puisé aux seules sources de l'observation, il a voulu nous
retracer la constitution, le physique, les facultés et le caractère
de la femme, sa physiologie, en un mot, afin de rechercher,
guidé par ces notions préliminaires, quelle était leur part dans
la production de cette terrible maladie.

Cet aperçu, que l'on ne retrouve dans nul autre traité de ce
genre et qui sert, pour ainsi dire, d'introduction à l'étude de
l'hystérie, est placé dans des prolégomènes comme chose presque
étrangère à la marche de la maladie ; l'on serait tenté de croire
au premier abord, à sa superfluité. Il concourt cependant d'une
manière très-efficace à jeter un grand jour dans l'étude de cette
affection si difficile à caractériser et si importante, néanmoins, à bien
connaître ; car, puisque l'hystérie est, pour ainsi dire, la maladie nerveuse de la femme, puisque cette maladie, véritable pro-

cataractes capsulaires. Il en existe un seul : c'est d'enlever l'opacité nouvelle par une seconde opération. Tous les moyens thérapeutiques conseillés n'amènent jamais l'éclaircissement des capsules opaques.

Une seconde opération peut réussir, on en a des exemples nombreux ; mais, il ne faut pas se le dissimuler, elle est toujours plus grave, et offre plus de chances défavorables que la première. Cela se conçoit : un organe aussi délicat, aussi impressionnable que l'œil, ne peut être soumis deux fois à une opération, sans que les chances d'inflammation consécutive ne soient augmentées. D'un autre côté, le malade qui déjà une fois a supporté, sans résultat avantageux, les craintes, les ennuis, les longueurs d'une opération et de son traitement consécutif, est peu disposé à affronter les risques d'une seconde tentative plus incertaine. Enfin si, pour se débarrasser de la cécité dont il est frappé, il se décide à subir cette deuxième opération, celle-ci ne peut être faite de suite, et il est de règle d'attendre au moins six mois pour la tenter. Reste encore pour l'opérateur la question du mode opératoire à mettre en usage en cette circonstance, question qui offre bien des difficultés, lorsqu'on est au moment d'en venir à l'œuvre.

Ainsi, on le voit, le sujet est grave, et on peut juger *à priori* de la valeur et de l'importance d'un moyen qui mettrait à l'abri de cette complication si fréquente et si ennuyeuse pour le chirurgien.

Eh bien ! ce moyen d'éviter la formation des cataractes capsulaires consécutives ou secondaires existe : il a été indiqué depuis longtemps ; mais par malheur, il a eu le sort réservé souvent à une infinité de procédés et d'inventions utiles ; il est resté à peu près inconnu, faute de publicité. Ce moyen prophylactique, c'est le déchirement ou la division du feuillet postérieur de la cristalloïde après l'opération. Je dois dire de suite que ce n'est pas moi qui suis l'inventeur de ce procédé opératoire, et que l'honneur doit en revenir à M. Landrau, mon beau-père. Voici comment ce chirurgien fut conduit à essayer cette opération.

Frappé de cette remarque, que dans la grande majorité des cas, les cataractes secondaires qui surviennent après l'opération par extraction, sont presque toujours le résultat de l'opacité des capsules ; ayant observé, en outre, que dans le cas où les cristalloïdes avaient été enlevées ou déchirées accidentellement pendant l'opération, jamais il n'était survenu de complication de cette nature, M. Landrau fut amené à penser que le déchirement de la cristalloïde postérieure pourrait peut-être obvier à cet accident consécutif. Il résolut donc de s'en assurer en expérimentant à la première occasion. Ses premiers essais ayant été couronnés d'un succès complet, il crut devoir faire connaître à l'académie royale (alors) de médecine la découverte qu'il venait de faire, et il adressa pour cela à cette société, en l'année 1828, un petit mémoire très succinct où il énumérait les avantages de son procédé opératoire. Demours et Réveillé-Parise, qui furent chargés de faire un rapport sur cette communication, reconnurent que le moyen indiqué pouvait empêcher la formation des cataractes consécutives ; mais ils ajoutèrent, sans avoir eu préalablement recours à l'expérimentation, que le procédé opératoire ne leur paraissait pas exempt de danger dans son application, et cela, parce qu'il leur paraissait impossible, en le mettant à exécution, de ne pas déchirer

---

tée, vient compliquer toutes les autres sous la forme de symptômes nerveux très-variés, ne convient-il pas, avant d'aborder son étude, de bien connaître l'organisation de la femme et surtout son caractère presque insaisissable ? Ces notions une fois acquises, ne peut-on pas se faire une idée juste de son aptitude aux maladies qui lui sont propres ? C'est pour avoir négligé ces recherches, que nous soutenons avec l'auteur que beaucoup de travaux laborieusement exécutés ont échoué, parce qu'on ne trouvait pas le lien qui devait en coordonner les diverses parties pour en faire un ensemble complet. Aussi trouvons-nous dans cet ouvrage cette unité que nous eussions vainement cherchée ailleurs ; car, tandis que l'art est disparate dans les autres traités, tout ici s'enchaîne, se lie et se coordonne avec une admirable simplicité.

Après avoir constaté que la constitution physique de la femme lui donne un système nerveux tout spécial, que ses fonctions normales sont souvent exagérées et viciées par l'éducation et par nos institutions sociales, que sa vie est toute de sensation et de sentiment, M. Brachet comprend dès-lors combien ces qualités exagérées ou fréquemment mises en action doivent exalter son système nerveux et le prédisposer aux viciations pathologiques nerveuses. Ne croyez pas que cette conclusion ne soit qu'un rêve, qu'une chimère ; la rejeter, ce serait méconnaître d'une manière complète la physiologie de la femme. Du reste, les faits sont là pour l'approuver ; vous en trouverez, en effet, beaucoup dans cet ouvrage d'aussi bien observés que racontés.

Je vais maintenant suivre l'auteur dans la description de l'hystérie elle-même. Une définition, pour être bonne, doit renfermer en peu de mots tout ce qu'il faut pour caractériser une maladie d'une manière précise et pour la différencier de toutes les autres. Or, bien définir une maladie, n'est pas chose des plus faciles à faire en médecine. Aussi, frappés des vices et des défauts des définitions successivement données de l'hystérie par nos devanciers, les auteurs ont sans cesse cherché à mieux faire dans de nouvelles, et, malgré tous leurs efforts, ils n'ont pu complètement atteindre encore le but qu'ils se proposaient.

Sans croire avoir mieux fait que les autres, M. Brachet a donné cependant de l'hystérie une définition qui nous paraît assez exacte pour que nous la reproduisions : « L'hystérie est une névrose du système nerveux cérébral qui se manifeste plus ou moins brusquement par des crises de convulsions cloniques générales, et par la sensation d'un globe ascendant dans le trajet de l'œsophage à l'extrémité supérieure duquel il vient se fixer pour y causer une menace de suffocation imminente. » Cette définition, comme on le voit, ne fait rien préjuger ; elle indique seulement

quelques cellules de l'hyaloïde, et de donner par conséquent issue à une certaine quantité du corps vitré. Je discuterai plus loin la valeur de cette objection, au point de vue de la réussite de l'opération ; je la signale seulement ici en passant.

Depuis 1828, l'inventeur du procédé a opéré par sa méthode un grand nombre de cataractes. Pour mon compte, j'ai pratiqué, depuis neuf années, plus de quatre cents fois la kystotomie postérieure. Enfin, un chirurgien distingué de l'hôpital militaire de Rochefort (Charente), M. le docteur Clémot, qui avait eu occasion de voir mettre ce procédé en usage, a dit plusieurs fois dans son cours de clinique, qu'il s'en était servi avec succès. Ce ne sont donc pas les preuves numériques qui manquent à la méthode opératoire que nous signalons. Or, pour une question de chirurgie, je pense que les chiffres sont bien d'une certaine valeur, et que les objections théoriques doivent tomber toutes devant des succès nombreux et reconnus. Les résultats pratiques ne sont-ils pas la preuve irrécusable et matérielle de la bonté des procédés opératoires.

J'arrive maintenant à la description du procédé opératoire ; mais avant, deux mots sur l'instrument que j'emploie pour l'exécuter.

Cet instrument que j'appelle kystitôme, suivant l'expression de Lafaye, pour un instrument qui avait le même but, le déchirement de la cristalloïde antérieure, est formé par une petite tige cylindrique, de la grosseur de celle d'une aiguille à cataracte ordinaire, adaptée à un manche en ivoire ou en argent, de la longueur du manche d'un couteau à cataracte. La tige d'acier de l'instrument, après avoir été droite

la longueur de deux centimètres à peu près, se recourbe un peu en dehors d'abord, puis en dedans, en diminuant graduellement de volume, à mesure qu'elle approche de son extrémité. Elle est terminée par un petit renflement triangulaire qui offre à l'œil l'aspect d'une flamme, cet instrument dont on se sert en médecine vétérinaire pour saigner les chevaux. Cette petite flamme est tranchante sur ses deux bords, mousse à son extrémité, ainsi que dans la partie qui se continue avec sa tige.

Voici la manière de s'en servir.

Procédé opératoire. — Le kystitôme étant tenu de la main droite, de la même manière que l'aiguille à cataracte, quand on a recours à ce dernier instrument pour aller déchirer la cristalloïde antérieure, au deuxième temps de l'opération par extraction, je l'introduis, la petite flamme à plat, sous le lambeau de la cornée et je le porte jusqu'à la partie supérieure de la pupille. Arrivé là, par un quart de mouvement de rotation sur lui-même que je fais subir au manche de l'instrument, je présente la partie aiguë et tranchante de la petite flamme aux parties que je veux inciser. Ce mouvement doit être exécuté sans lever la main, et par un simple mouvement du pouce, pour faire rouler la tige sur le doigt indicateur, car, en faisant subir un mouvement d'élévation, on pourrait soulever le lambeau de la cornée et faciliter l'introduction d'une bulle d'air dans la chambre intérieure. Pour inciser la cristalloïde, il suffit alors d'appuyer sur elle le tranchant de l'instrument. Cette incision doit être faite de haut en bas, en suivant le diamètre vertical de la pupille ; puis, on écarte, en les déchirant, les deux lambeaux de la membrane, vers les bords interne et externe de

---

les deux caractères essentiels et indispensables de cette maladie.

Les causes prédisposantes et efficientes de l'hystérie sont traitées dans cet ouvrage avec un remarquable talent d'exposition, d'enchaînement et de clarté. On y trouve, même dans ce chapitre, quelques vues nouvelles qui semblent jeter un grand éclat sur la pathogénie de cette affection. Fidèle aux principes d'une sage observation, dégagé de toute idée préconçue, M. Brachet a cherché à résoudre toutes les difficultés de la question, en prenant pour base de sa classification quelques principes de la physiologie du système nerveux qui lui ont permis de grouper en peu de mots, autour d'un pivot indestructible, l'ensemble de ces causes si disparates en apparence.

Tout ce qui peut exalter la sensibilité nerveuse de la femme ou de l'homme, peut devenir cause prédisposante de l'hystérie. L'économie modifiée sous l'influence de ces causes acquiert une activité nouvelle et particulière, que l'auteur désigne sous le nom de prédisposition hystérique, et qu'il caractérise de la sorte : « Fibre molle et délicate, finesse des traits, embonpoint médiocre et quelquefois lymphatique avec beaucoup d'éclat dans la blancheur de la peau. » Mais les sujets hystériques présentent-ils toujours le même tempérament ? Non, certes ; car rien n'est plus variable que ce qui tient aux modifications de la vie. « Cette der-

nière, nous dit l'auteur, imprime à nos tissus des modifications particulières qui changent d'un instant à l'autre et qui les mettent dans des conditions différentes, de façon que, suivant les dispositions dans lesquelles ils se trouvent, ils reçoivent, des mêmes causes, une impression différente. » C'est pour avoir méconnu ce principe que la même cause ne produit pas toujours le même effet, que les meilleures descriptions de l'hystérie sont souvent pleines d'embarras et d'incertitude. Cette prédisposition pourra être acquise ou héréditaire.

Aux causes efficientes, se rattachent toutes celles qui sont capables de faire développer la maladie. Ces causes nous sont, sans doute, connues depuis longues années ; mais ne les ayant examinées que par une de leurs faces, à travers le prisme d'une opinion préconçue, les auteurs les ont souvent rapportées à tout ce qu'ils ont vu ou appris. De là vient que les uns en ont rejeté quelques-unes qui étaient, au contraire, fortement prônées par les autres. Connaissant le danger, M. Brachet a voulu éviter l'écueil. Aussi se fondant sur des considérations physiologiques que l'on trouve longuement exposées dans son ouvrage, il admet trois grandes classes de causes : les unes qui agissent sur le cerveau, les autres sur le système nerveux, d'autres, enfin, organiques.

Abordant ensuite la symptomalogie, l'auteur nous présente la

l'ouverture pupillaire, on retourne la flamme de l'instrument sur le plat, afin de ne pas léser l'iris en la retirant, et on sort l'instrument de l'œil avec beaucoup de légèreté, comme on l'y avait introduit. On laisse immédiatement retomber la paupière supérieure, afin de tenir les deux bords de l'incision cornéenne en contact. On panse l'œil comme à l'ordinaire.

Cette manœuvre opératoire, assez longue à décrire, demande deux ou trois secondes pour être exécutée. Afin qu'elle soit bien comprise, je la diviserai en six temps :

1er *Temps.* — Introduction du kystitôme dans l'œil opéré — première position, à plat;

2e *Temps.* — Mouvement de rotation du manche, pour placer l'instrument dans la deuxième position, la flamme présentant sa pointe tranchante aux parties à inciser;

3e *Temps.* — Incision verticale de la cristalloïde postérieure, de haut en bas, dans toute l'étendue pupillaire;

4e *Temps.* — Ecartement et déchirement des lambeaux de cette membrane;

5e *Temps.* — Second mouvement de rotation du manche, en sens inverse, afin de ramener l'instrument à la première position;

6e *Temps.* — Retrait de l'instrument.

On voit, par la seule description de ce procédé opératoire, qu'il ne présente pas plus de difficultés d'exécution, que tout autre temps de l'opération par extraction. Je dirai même qu'il en offre moins que la section de la cornée, ou l'extraction du cristallin. Ce ne sont donc pas les difficultés de la manœuvre qui peuvent

empêcher les chirurgiens de l'essayer dans leur pratique.

Voyons de suite quels sont les phénomènes qui se manifestent dans l'œil opéré après la kystotomie postérieure.

Sitôt que la cristalloïde postérieure a été déchirée, la pupille, qui, en général, après sa sortie du cristallin, conserve une teinte trouble et grisâtre, parce qu'il est rare qu'il ne reste pas entre les deux capsules quelques parcelles opaques du cristallin, la pupille, dis-je, devient subitement d'une belle couleur noire. En voici la raison : la cristalloïde postérieure ne pouvant être incisée et déchirée sans que les cellules de l'hyaloïde qui lui sont contiguës soient ouvertes, il en résulte que l'humeur vitrée qui est contenue dans ces cellules s'épanche au dehors, flue à travers la pupille, la débarrasse de ces couches cristalliniennes opaques, qu'elle chasse devant elle jusque dans la chambre antérieure. C'est pourquoi l'ouverture pupillaire revient à sa netteté normale. En outre, après la kystotomie, le corps vitré n'étant plus maintenu en place par l'hémisphère postérieur de la capsule, effectue un mouvement de profusion en avant, fait pour ainsi dire hernie à travers l'ouverture pupillaire. De cette manière, il tient écartés les lambeaux divisés de la capsule, et s'oppose à toute cicatrisation comme à toute réunion ultérieure entre eux. C'est pour cette raison que toute cataracte capsulaire devient impossible en employant notre procédé opératoire. En effet, dans le cas où les fragments de la capsule deviendraient opaques, ils se trouveraient toujours trop éloignés du champ de la pupille pour pouvoir nuire à la vision. Les lambeaux opaques se trouvent le plus souvent cachés par l'iris.

---

maladie telle qu'elle se déroule, apprécie la valeur des symptômes, et finit par présenter ensuite une analyse méthodique qui leur assigne à chacun la place qu'ils doivent tenir dans une classification anatomique, physiologique et topographique. C'est ainsi, par exemple, que les signes essentiels de l'hystérie, quoique nombreux et en apparence multiformes, se réduisent à deux principaux : la sensation spasmodique du globe hystérique, et les convulsions violentes des membres et du tronc. Dans cette exposition des symptômes variés, M. Brachet s'est toujours efforcé de nous faire connaître leur nature et leur cause; mais quand il n'a pu atteindre le but qu'il se proposait, loin de se lancer dans des hypothèses, il n'a pas craint de proclamer hautement les lacunes de l'état actuel de nos connaissances sur ce sujet.

Après cette analyse poursuivie avec tout le talent dont un homme aussi érudit que le docteur Brachet était capable, l'auteur aborde enfin la partie de la question la plus difficile peut-être à résoudre, celle du siège de l'hystérie. En effet, que d'opinions différentes émises sur un sujet si délicat? Toutes s'appuient sur des faits et des raisons que l'on ne peut souvent repousser, et cependant aucune n'a pu encore donner jusqu'ici une solution qui puisse, en tout embrassant, satisfaire l'esprit. C'est ainsi, par exemple, qu'en se fondant sur quelques observations isolées, les

uns ont placé le siége de l'hystérie dans l'utérus, d'autres dans l'encéphale, d'autres, enfin, dans le trouble fonctionnel de certains organes, etc., etc. Quel parti fallait-il prendre au milieu de ce conflit d'opinions plus ou moins vraisemblables, mais toutes plus ou moins entachées de vices essentiels ? N'en admettre exclusivement aucune et rechercher ce qu'il y a dans chacune de vrai et d'erroné, c'est ainsi qu'a procédé M. le docteur Brachet. Il nous est impossible de rappeler dans cet article les raisons et les faits qui ont conduit l'auteur à placer le siége de l'hystérie dans le système nerveux cérébral. Toutefois, nous ne pouvons que conseiller la lecture de ce passage à ceux à qui il peut rester quelque doute sur la vérité de cette assertion. Ils y verront longuement exposés les motifs et les faits qui renversent la doctrine de la plupart des auteurs modernes, celle du siège de l'hystérie dans l'utérus. En se rangeant du côté de cette opinion, il faudrait, pour être conséquent avec son principe, rigoureusement conclure que cette maladie ne peut se développer chez l'homme. Or, l'hystérie est commune aux deux sexes; ce fait est incontestable. Elle attaque, nous dit Cullen, les hommes aussi bien que les femmes, quoique plus rarement. Les vapeurs, suivant Raulin, ont aussi acquis des droits sur les hommes. Tous les jours, nous dit Pomme, on voit des hommes que l'on pourrait

Il nous reste à examiner maintenant en quelques mots, si les inconvénients qu'on a reprochés à cette méthode opératoire sont fondés.

Et d'abord, je fais observer que ces reproches ne sont appuyés sur aucune preuve matérielle, sur aucune expérimentation. Or, il me semble qu'en chirurgie le seul moyen de porter un jugement de quelque valeur sur un nouveau procédé opératoire, c'est de soumettre ce procédé au contrôle de l'expérience pratique. Il est plus facile, je le conçois, dans le silence du cabinet, de bâtir telle ou telle théorie, et d'avancer *à priori*, comme l'a fait M. Velpeau pour notre procédé, « que « déchirer la capsule postérieure en plusieurs sens, « après avoir extrait le cristallin est un moyen im- « prudent et qui n'offre pas le moindre avantage. » Mais une opinion aussi laconiquement formulée ne présente pas grande importance, quand elle n'est appuyée sur aucune expérience pratique. La seule réfutation qu'on doive faire c'est de citer des chiffres. Aussi répondrons-nous tout-à-l'heure par une série de faits observés. Mais avant, réfutons le reproche dirigé contre notre méthode par Demours, dans son rapport à l'académie de médecine.

« Le grand inconvénient que nous semble présen- « ter le déchirement de la cristalloïde postérieure, a « dit cet oculiste, c'est de ne pouvoir être exécuté « sans entraîner l'évacuation d'une portion plus ou « moins considérable du corps vitré. »

Au point de vue théorique, ce reproche peut paraître fondé ; mais nous allons voir qu'il est loin d'avoir toute l'importance qu'il semble montrer de prime-abord. Nous l'avons dit plus haut, il est impossible, en effet, de déchirer le feuillet postérieur de la capsule du cristallin ,

sans que quelques-unes des cellules de l'hyaloïde , qui sont en contact avec lui , ne soient ouvertes, et sans que, consécutivement , l'humeur vitrée contenue dans ces cellules ne s'écoule. Mais dans la grande majorité des cas , l'accident redouté, c'est-à-dire l'évacuation de l'humeur vitrée au dehors n'arrive pas. D'ordinaire , quand la tête de l'opéré est horizontalement placée sur le genou de l'opérateur, lorsque le corps vitré est sain et présente sa densité normale ; enfin , quand l'opération a été pratiquée avec l'adresse et la promptitude nécessaires, cette portion du corps vitré , qui s'épanche au dehors des cellules qui la renferment , se répand dans la chambre antérieure, et ne s'écoule point au dehors de l'œil. Cet accident n'arrive que lorsqu'il y a un commencement de ramollissement du corps vitré (synchisis). Mais , dans ce cas , l'évacuation est toujours très peu considérable, et il suffit, pour l'empêcher, de laisser de suite retomber la paupière supérieure. L'application parfaite de ce voile membraneux sur le globe oculaire , amène le rapprochement forcé des deux lèvres de l'incision de la cornée, et s'oppose de suite à la sortie de l'humeur vitrée. Au surplus, je ne me suis jamais aperçu que cette évacuation ait nui au résultat de l'opération. Tout praticien qui a fait un certain nombre d'opérations de cataractes, n'est pas sans avoir rencontré des cas analogues. Ainsi , c'est un fait signalé depuis longtemps , et arrivé quelquefois , dans l'opération par extraction, que la section trop brusque de la cornée est suivie de la sortie du cristallin du déchirement des capsules et de l'évacuation d'une portion du corps vitré. L'extraction du cristallin, quand elle est difficile ou faite sans les ménagements nécessaires, est accompagnée parfois aussi du même acci-

---

appeler hystériques. MM. Cerise, Forget et le docteur Brachet partagent aussi cette opinion.

Quelle est la nature de l'hystérie ? Est-elle une inflammation , un engorgement , un cancer , une irritation, une hyposthénie primitive du système nerveux, comme le veut Dugès. « L'hystérie consiste , selon l'auteur, dans un mode particulier d'excitation du système nerveux cérébral , et s'il était possible de préciser encore mieux ce mode d'excitation, nous en puiserions l'idée dans le mode d'action du système nerveux, dans les actes par lesquels la maladie se manifeste. Or, ces actes sont les spasmes ou convulsions intérieures, et les convulsions des membres et du tronc. C'est donc une excitation convulsive spasmodique ; car, sans ces phénomènes , il n'y a pas d'hystérie, ou du moins pas de manifestation hystérique , puisqu'ils en sont l'expression (page 367). »

Après avoir décrit la marche de cette maladie , sa variété , sa durée , sa terminaison , ses complications , son diagnostic et son pronostic , peu grave en général , mais qui varie , comme on le pense bien, suivant les cas, M. Brachet s'occupe , enfin , de la thérapeutique de l'hystérie. Je regrette vivement que le manque de place ne nous permette pas de l'analyser d'une manière complète et de montrer les efforts consciencieux qui ont présidé à ce travail d'un praticien consommé. Loin de passer

en revue cette foule de médicaments qui ont été proposés , essayés ou préconisés pour combattre cette maladie , l'auteur s'est placé à un point de vue plus élevé, en étudiant l'influence que les différentes opinions ont exercée sur la thérapeutique de l'hystérie, et en appréciant , en même temps , l'action de quelques médicaments sur l'économie et sur cette terrible affection. Ses études sur l'action des médicaments contre l'hystérie sont très-utiles à connaître, car elles indiquent les cas qui réclament la médication adoucissante, antiphlogistique , calmante , antispasmodique , tonique , évacuante , révulsive et dérivative.

M. Brachet termine, enfin , son ouvrage par l'exposé du traitement méthodique de l'hystérie pendant les crises et leur intervalle, par la thérapeutique des causes de cette maladie , et , en dernier lieu , par sa prophylaxie.

Puisse ce simple aperçu d'un traité marqué au coin d'un talent supérieur , en donner une idée exacte, et nous serons alors heureux d'avoir pu ébaucher, en peu de mots, l'analyse d'un ouvrage qui se recommande , autant par la profondeur de ses vues, que par l'élégance et la clarté du style.....   P.

dent. Eh bien, tous les chirurgiens ont pu l'observer comme moi, ce n'est pas là une cause d'insuccès bien établie, car elle est loin d'être constante. Cependant, dans le cas que je viens de citer, l'évacuation est quelquefois assez considérable; d'un autre côté, elle ne peut souvent être arrêtée immédiatement, parce que l'opérateur ne s'y attend pas. Au contraire, lorsqu'elle arrive à la suite du déchirement volontaire de la cristalloïde postérieure, les conditions sont bien différentes. L'accident est prévu d'avance; il peut toujours, sinon être empêché complétement, dans certains cas, au moins être arrêté de suite. Or, personne ne peut le nier, un danger s'évanouit, quand on en sait l'imminence, et qu'on a en main le moyen d'y porter obstacle. Une raison physiologique qui nous a toujours fait penser qu'une légère évacuation du corps vitré n'était pas dangereuse, c'est que nous sommes convaincus que, tout aussi bien que l'humeur aqueuse, ce liquide se régénère par une secrétion constante de la séreuse qui l'enveloppe de ses mille replis.

Pour ceux qui s'en rapportent plutôt à des chiffres qu'à des raisonnements, et en chirurgie les chiffres ont une valeur inattaquable, nous allons citer des résultats obtenus.

Si je prends le résumé des opérations que j'ai pratiquées par extraction, depuis le 1er janvier 1846, jusqu'au 1er septembre 1847, je trouve les résultats suivants : En 1846, j'ai opéré 56 cataractes; en 1847, 45. Total, 101. Sur ce chiffre de 101 opérations, la kystotomie postérieure a été faite 75 fois, et ces 75 cas ont fourni 66 réussites, un succès incomplet et huit insuccès. — Des 26 opérations qui n'ont pas été suivies du déchirement de la capsule postérieure, 17 ont été heureuses, 9 malheureuses; et sur ces 9 dernières, 5 par suite de cataractes capsulaires consécutives, et 4 par cause d'inflammation (1). Dans cent et un cas, les cataractes étaient simples, de bonne nature, et n'offraient aucune complication. On le voit, la preuve mathématique reste en faveur de la kystotomie. N'est-ce pas la meilleure réponse à toutes les objections qu'on a pu lui adresser?

Après avoir donné la preuve de l'innocuité et de la bonté du procédé opératoire, faisons-en ressortir clairement et succinctement tous les avantages.

Le premier et le principal avantage de la kystotomie postérieure, c'est d'empêcher la formation des cataractes capsulaires consécutives ou secondaires. J'ai expliqué plus haut pourquoi cet accident était rendu impossible, en employant ce procédé. Il est inutile d'y revenir ici.

(1) J'ai réopéré plus tard, par extraction, avec succès, quatre de ces cataractes capsulaires consécutives.

Mais là ne se bornent pas les avantages de cette méthode opératoire; elle en offre d'autres qui sont aussi certains et aussi importants. Les voici :

Une seconde espèce de cataracte secondaire devient impossible en déchirant la cristalloïde postérieure; je veux parler de cette espèce de cataracte consécutive, désignée par M. Makensie, sous la dénomination de *cataracte fausse secondaire*, et qui est due à une couche légère de la substance du cristallin, qui est restée adhérente à l'intérieur des capsules, après l'extraction. Cette couche, si mince, si transparente quelquefois, qu'on ne l'aperçoit pas au moment de l'opération, devient promptement opaque et constitue un obstacle à la vision après la cicatrisation de la plaie. Après la kystotomie, cette cause de cataracte consécutive est enlevée du champ de la vision par la destruction des capsules qui renferment cette couche cristallinienne. La même chose arrive pour ces lambeaux du cristallin qui restent quelquefois en place, et qu'on désigne d'ordinaire sous le nom d'*accompagnement de la cataracte*. On sait qu'on est souvent forcé d'aller chercher ces morceaux de la lentille avec une curette, instrument fort incommode, car on a remarqué que lorsqu'on les laissait en place, ils prenaient souvent adhérence, soit avec la capsule, soit avec l'iris, et constituaient plus tard un nouvel obstacle à l'accomplissement de la vision. Avec mon procédé, la curette devient inutile, et tous ces accidents sont évités. J'ajouterai avoir remarqué qu'un autre avantage de la kystotomie, c'est de rendre les procidences de l'iris moins fréquentes. La principale cause des hernies de l'iris à travers les lèvres de l'incision de la cornée, c'est l'évacuation de l'humeur aqueuse, et par suite le refoulement de l'iris par le corps vitré, pendant cet état de vacuité de la chambre antérieure. Or, notre procédé, en provoquant l'épanchement d'une certaine quantité du corps vitré, comble immédiatement le vide de la première chambre de l'œil; l'iris, refoulé alors par la pression que le liquide exerce sur les fibres antérieures, ne peut plus se projeter en avant pour sortir à travers les bords de l'incision cornéenne.

En dernier lieu, et c'est là un fait important, la vision m'a paru être toujours plus parfaite et plus claire après la division de la capsule. La raison en est toute simple : c'est qu'il est excessivement rare, comme l'a observé M. Sichel, que les cristalloïdes restées en place après les opérations de cataractes conservent indéfiniment leur transparence, au moins dans leur totalité. Examinez à la loupe les opérés, et vous en trouverez fort peu qui ne présentent pas quelques linéaments grisâtres plus ou moins nombreux, plus ou moins épais, qui sillonnent la pupille en divers sens. Or, quelle que soit leur ténuité, ces linéaments opaques n'en sont pas moins un obstacle réel à l'accomplissement parfait de la vision. Voilà pourquoi la vue est plus nette après la division complète de ces membranes.

Empêcher la formation des cataractes capsulaires et de certaines cataractes fausses consécutives, s'opposer dans un grand nombre de cas aux procidences de l'iris, donner plus de netteté à la vision chez les opérés de cataractes, tels sont, en résumé, les avantages de la kystotomie postérieure.

Qu'il nous soit permis, en terminant, d'engager vivement nos confrères à essayer le procédé opératoire que nous recommandons à leur attention. Nous pouvons leur répondre de son entière innocuité. Pour nous, nous sommes convaincus que nous lui avons souvent dû des succès dans des cas où nous aurions éprouvé des revers.

Du traitement des plaies par armes à feu, par le docteur A.-D. VALETTE, chirurgien en chef (désigné) de la Charité.

(Suite et fin.)

TRAITEMENT GÉNÉRAL.

L'importance du traitement de la constitution dans le cas de plaies par armes à feu est très grande. Le chirurgien ne saurait apporter trop de soins à satisfaire aux indications fournies par l'état général. Mais les principes qui, sous ce rapport, servent de règle de conduite, ne sont plus guère mis en discussion. Cette raison, et surtout le désir de ne pas donner à ce travail une étendue trop grande, m'engagent à être sobre de développements, et à n'aborder que les questions sur lesquelles on n'est pas encore complétement d'accord.

Il est admis par tout le monde que la thérapeutique doit au début être stimulante. Au refroidissement général, aux symptômes de prostration et de stupeur, on oppose les cordiaux, les infusions théiformes, etc., les moyens en un mot qui sont le plus propres à rappeler la circulation et la vie. Mais lorsque le pouls se relève, lorsque la réaction commence à se faire, les difficultés surgissent. On sait l'abus que l'on a fait des saignées ; la manière avec laquelle on les recommandait il y a quelques années encore, était de nature à faire croire qu'elles étaient plus nécessaires dans les lésions de ce genre que dans les autres traumatismes. On est revenu de cette idée. Si l'on admet que les antiphlogistiques sont indiqués souvent dans les plaies par armes à feu, on admet aussi que leur nature doit imposer au chirurgien une grande réserve et une grande prudence. On n'exagère plus la valeur des émissions sanguines préventives, et il est de règle de ne jamais les pratiquer sans indication précise. Je ne crains pas d'affirmer qu'un chirurgien qui se tiendra sur la défensive, et qui attendra pour ouvrir la veine que l'état local ou l'état du pouls l'avertisse, que le travail de réparation dépasse les limites nécessaires à son évolution, saignera rarement. Si la lésion est assez étendue et assez grave, si les phénomènes inflammatoires ont une intensité assez grande pour que l'on juge nécessaires les émissions sanguines, il ne faut pas oublier que des accidents d'un autre genre attendent le malade. La suppuration est toujours abondante dans le cas supposé, et il devient souvent difficile de soutenir des forces trop débilitées. Ce qui le prouve, c'est le danger des hémorrhagies consécutives. On a remarqué que les pertes sanguines, même légères, exerçaient sur l'issue de la maladie l'influence la plus fâcheuse, soit que ces pertes agissent en rendant l'absorption plus active et par conséquent les résorptions purulentes plus faciles, soit en jetant l'économie dans un état d'affaiblissement qui met le malade dans l'impossibilité de traverser jusqu'au bout la période de suppuration.

La crainte de l'inflammation a conduit longtemps les chirurgiens à prescrire un régime sévère. Les discussions qui ont eu lieu à l'académie de médecine après les évènements de juin, ont montré que la plupart des chirurgiens de la capitale étaient entrés sous ce rapport dans une voie de réforme ; et tous, à une ou deux exceptions près, sont d'avis de nourrir les malades. M. Malgaigne a communiqué à ce propos une statistique fort curieuse, et qui montre jusqu'à quel point les craintes que l'on avait autrefois, et que beaucoup partagent encore, sur les dangers d'un régime tonique et d'une médication stimulante, sont mal fondées. Les hôpitaux de Paris reçurent en 1814 un grand nombre de blessés : Français, Prussiens, Autrichiens et Russes. Les français, les prussiens et les autrichiens furent soumis au régime débilitant. Les Russes au contraire furent soumis à un régime tonique, la plupart avaient la portion entière, le plus grand nombre la demi-portion, et cette demi-portion se composait de :

500 grammes de pain.
240 grammes de viande.
120 grammes de riz ou légumes.
1/2 litre de vin.
1/2 litre d'eau-de-vie.

La mortalité fut pour les français de 1 sur 7,
— pour les prussiens de 1 sur 9,
— pour les autrichiens de 1 sur 11,
— pour les russes de 1 sur 27.

La différence des tempéraments, des constitutions, des habitudes, la situation particulière dans laquelle se trouvaient les français sont autant de circonstances qui doivent entrer en ligne de compte et expliquer en partie la différence des résultats obtenus; mais il est impossible, en présence des chiffres énoncés, de ne pas en attribuer la plus large part au régime suivi par les Russes.

Il est encore un grand nombre de considérations relatives au traitement général des plaies par armes à feu, qui devraient trouver leur place ici, mais j'ai dit en commençant les raisons qui me forçaient à être court. Un mot seulement sur les complications les plus importantes:

La lésion d'un organe quel qu'il soit, poumon, foie, intestin, os, articulation, etc., donne naturellement lieu à des symptômes particuliers et qui diffèrent, suivant que tel ou tel organe a été atteint; il en résulte de nouvelles indications thérapeutiques à remplir.

Deux choses doivent être prises en considération quand on institue le traitement des plaies compliquées: 1° La lésion des parties molles qui entourent l'organe blessé; 2° la lésion de l'organe lui-même. Un exemple fera mieux comprendre ma pensée et rendra plus facile la démonstration. Une balle frappe la poitrine et fait deux plaies placées à une certaine distance; si la cavité thoracique a été contournée, la lésion rentre dans la catégorie des plaies ordinaires, les mêmes indications thérapeutiques existent. Mais si le poumon a été atteint, que convient-il de faire? Faut-il saigner dans le but de prévenir la pneumonie? Cette conduite serait prudente si l'on avait *de visu* la certitude que l'organe pulmonaire a été atteint, mais le trajet des projectiles est si bizarre, si irrégulier, qu'il est impossible le plus souvent de porter un diagnostic sûr, avant que certains phénomènes, que certains troubles de la respiration se soient manifestés. Quand les symptômes de la pneumonie se montreront, il faudra la combattre par les moyens ordinaires. Ce sera alors le cas d'employer les émissions sanguines, car l'inflammation du poumon devient l'élément principal devant l'importance duquel disparaît la lésion des parois de la poitrine. En résumé, il convient de faire la thérapeutique des symptômes. Une lésion de la poitrine étant donnée, il faut se tenir prêt, surveiller attentivement le malade et combattre les accidents. Ce qui vient d'être dit des blessures de la poitrine est applicable aux lésions des autres organes, réserve faite, bien entendu, pour les modifications que la nature de l'organe blessé doit imprimer au traitement.

Les lésions des os constituent des complications fréquentes et graves des plaies par armes à feu. Leur traitement a été l'objet de nombreuses discussions, qui ne paraissent pas devoir être de sitôt épuisées. Il était autrefois posé en principe, et admis sans conteste, que lorsqu'un os long était fracturé par une balle, l'am-

putation était nécessaire. Boucher, l'un des premiers, attaqua cette doctrine, dans un mémoire qui fit grand bruit, et qui eut pour résultat immédiat de rendre plusieurs membres de l'académie de chirurgie *conservateurs*. Les faits se multiplièrent bientôt, et aujourd'hui l'amputation du membre n'est pratiquée que lorsque l'os a été trop fracassé, que les parties molles ont été déchirées dans une trop grande étendue. Il est impossible, du reste, de tracer une règle fixe à cet égard. C'est au chirurgien à se décider suivant le cas; il aura à puiser les motifs de sa détermination, nonseulement dans l'étendue et la gravité des désordres, mais encore dans une foule de circonstances accidentelles et variables, telles que l'âge, la constitution du malade, la possibilité de donner les soins convenables, la nécessité de transporter le blessé à de grandes distances, etc., etc. Tout ce que l'on peut dire c'est que la majorité des fractures des os longs peuvent se consolider. Il y a cependant une exception à faire pour le fémur. Bien des auteurs posent en principe que les fractures de cet os réclament toujours l'amputation. Dans la discussion qui eut lieu à l'académie de médecine, et dont il a déjà été question plus haut, la majorité des chirurgiens a résolu le problème dans ce sens. M. Malgaigne a rappelé à l'appui de son opinion, que Ribes avait écrit que sur 4,000 soldats invalides il n'avait pas rencontré une seule fracture du fémur guérie. Cette assertion a lieu de surprendre. M. Jobert a répondu en produisant des faits tirés de sa pratique. Pour ma part, j'ai vu à Nantua un ancien militaire, fort connu dans la localité, et qui reçut une balle qui fractura le fémur au-dessous du grand trochanter. D'après ce qui m'a été raconté, les désordres furent très grands, et il sortit par la plaie un grand nombre de pièces osseuses. Toutefois la consolidation s'est faite avec un raccourcissement de quatre pouces environ. Malgré cela la marche est facile, la claudication presque nulle, grâce à un soulier artificiel. La guérison a été si complète, que ce vieux brave qui, en 1834, était capitaine de la garde nationale de sa petite ville, fit en deux jours, à pied, et malgré ses soixante ans, le voyage de Nantua à Lyon, c'est-à-dire 80 à 85 kilomètres environ.

Quant au traitement à suivre, il est le même que pour les fractures comminutives ordinaires. Au commencement de ce travail se trouve une observation qui montre quels avantages on peut tirer de l'emploi du collodion. Cet agent permet, tout en mettant les plaies à l'abri du contact de l'air, l'application d'un autre moyen puissant pour modérer la marche des phénomènes inflammatoires, je veux parler des irrigations continues. Il simplifie en même temps singulièrement les pansements, chose bien importante, en campagne surtout. Au moment même où j'écris ces lignes, je viens de recueillir un fait nouveau qui non-seulement confirme ce que j'ai dit précédemment, mais qui prouve encore que je suis resté en deça de la vérité. Un malade, actuellement couché au n° 21 de la salle St-Louis, a eu, il y a vingt-trois jours, les deux os de la jambe brisés par une poutre : il existait en même temps deux plaies, l'une communiquant avec le foyer de la fracture du tibia, l'autre avec le foyer de la fracture du péroné : un écoulement de sang peu considérable se faisait par chacune de ces ouvertures. Le collodion fut immédiatement appliqué, et les irrigations continues faites pendant six jours environ — le membre a été ensuite placé dans l'appareil ordinaire. Le vingt-deuxième jour j'ai enlevé pour la première fois les rondelles de collodion : il n'y avait pas l'ombre de suppuration. Les deux plaies sont bouchées par des bourgeons charnus de très bonne nature et dont l'organisation est bien voisine d'une cicatrisation complète. Le travail de consolidation a paru également très avancé. Les fractures produites par les balles présenteront rarement une simplicité aussi grande, parce qu'il existe le plus ordinairement des esquilles nombreuses; parce que les parties molles sont toujours contuses à un haut degré. — On a attaché une grande importance à l'extraction des esquilles. Je crois que ce que j'ai dit plus haut, de l'extraction des corps étrangers, leur est tout-à-fait applicable. Si le chirurgien en rencontre de tout-à-fait mobiles, si l'extraction n'exige ni de grands efforts ni de grandes incisions, il devra les enlever; il devra, en un mot, agir comme dans le cas de fracture comminutive ordinaire.

La lésion d'une articulation était regardée naguère comme nécessitant toujours l'amputation ! Celle du genou, par exemple, ne souffrait pas d'exception, et John Bell a mis les chirurgiens de son temps au défi de lui citer un seul exemple de guérison. M. Jobert en a communiqué cependant trois à l'académie de médecine. Pour les autres articulations, les cas de guérison sont plus nombreux. Il ne faut pas toutefois se dissimuler la gravité des lésions de ce genre. L'amputation sera souvent le seul moyen qui pourra permettre au chirurgien de sauver son blessé. Quels sont les cas dans lesquels il sera possible d'agir autrement ? Il est difficile de rien préciser sous ce rapport ; ce qui a été dit de l'amputation dans les cas de fracture est tout-à-fait applicable au cas dont il s'agit. Une dernière question se présente, question que je ne puis pas résoudre, mais que je dois au moins indiquer. L'amputation étant jugée nécessaire, faut-il la pratiquer immédiatement, ou bien faut-il lui préférer l'amputation consécutive ? Boucher et Faure ont défendu, chacun, une

de ces deux opinions, et ont accumulé, pour la soutenir, des arguments qui ont été reproduits par ceux qui, depuis eux, ont abordé ce sujet. Quant on lit les mémoires des deux chirurgiens que je viens de nommer, il semble que la question est facile à résoudre, et que c'est, en définitive, une simple affaire de statistique ; et cependant, depuis Faure et Boucher, elle est plus embrouillée que jamais. C'est une chose triste à dire que depuis si longtemps on n'ait pas pu trouver la solution d'une question qui, en définitive, n'est pas autre chose qu'une question de bonne foi chirurgicale. Si la pratique d'un seul, ou de quelques chirurgiens, pouvait fournir un nombre suffisant de faits, le problème serait certainement résolu ; mais, comme on ne peut tirer une conclusion que d'un nombre considérable d'observations, il faudrait que chaque chirurgien apportât le chiffre exact de ses opérés et de ses guérisons. C'est là précisément que gît la difficulté. La faute n'est pas imputable à la science, mais bien à la nature humaine : *Les morts sont si vite oubliés !* Toutefois, la majorité des chirurgiens s'est prononcée pour l'amputation immédiate. Jusqu'à ce que des faits authentiques et assez nombreux aient démontré le danger moins grand des amputations consécutives, il est sage d'en agir ainsi.

CONCLUSION.

En résumé, le traitement des plaies par armes à feu présente souvent beaucoup de difficultés. Ces lésions sont si variées qu'il n'est pas étonnant que le chirurgiens ait à remplir des indications nombreuses, et qui, au premier abord, semblent se contredire. Toutefois, il est possible de formuler quelques principes qui pourront servir de guide dans le plus grand nombre des cas. Les propositions que j'ai essayé de démontrer sont les suivantes :

1o Les corps étrangers doivent être extraits ; mais si cette extraction exige des manœuvres pénibles, des recherches laborieuses, des incisions profondes, il vaut mieux abandonner le soin de l'expulsion à la nature.

2o Le débridement doit être rejeté d'une manière générale, et ne doit être pratiqué que dans de très rares exceptions.

3o Le collodion constitue un excellent moyen hémostatique, qui suffira à arrêter un grand nombre d'hémorrhagies; celles qu'il ne peut arrêter, réclament la ligature de l'artère principale du membre.

4o Comme topique, il exerce sur la marche de la cicatrisation une influence très heureuse en mettant les plaies à l'abri du contact de l'air. Il permet de faire des pansements très rares, avantage précieux dans la chirurgie des batailles.

5o Le traitement général doit autant que possible, et sauf exceptions, être tonique et stimulant.

6o Pour les plaies compliquées, le chirurgien devra modifier sa thérapeutique, et combattre les accidents par les moyens ordinaires, sans cesser pour cela d'être très prudent et très réservé sur les émissions sanguines.

7o Les fractures réclament le même traitement que les fractures compliquées ordinaires. Le collodion contribuera à obtenir des guérisons plus nombreuses, et rendra les amputations plus rares.

8o Les lésions articulaires réclament le plus souvent l'amputation; mais il existe assez de cas de guérison pour qu'il soit permis de chercher à l'éviter quelquefois.

9o L'amputation jugée nécessaire devra être immédiatement pratiquée.

NOUVELLES ET FAITS DIVERS.

Mort de M. Bottex. — La médecine lyonnaise vient de faire une grande perte. M. Alexandre Bottex, médecin en chef de l'hospice de l'Antiquaille, inspecteur des asiles d'aliénés du Rhône, président de la société nationale de médecine, membre de l'académie, du conseil d'hygiène et de salubrité, et de la Légion-d'Honneur, est mort le 16 septembre, à l'âge de 55 ans. La maladie à laquelle a succombé notre regrettable confrère était une pneumonie chronique, contractée il y a environ 2 ans. Le docteur Bottex fut longtemps en proie à une oppression qui le préoccupait médiocrement. Il y a 6 mois environ l'oppression augmenta, la fièvre survint, et ce ne fut qu'après de vives instances de la part de ses nombreux amis, qu'il consentit à cesser temporairement ses fonctions et à recevoir leurs soins assidus et empressés. Après des alternatives diverses, on conseilla le séjour aux Eaux-Bonnes, qui produisirent un soulagement marqué. Mais cette amélioration fut de courte durée. Le retour fut marqué par une recrudescence d'intensité dans les symptômes pulmonaires. L'illusion n'était plus possible. Le docteur Bottex vit approcher sa fin avec une résignation vraiment chrétienne, et il rendit le dernier soupir dans son pays natal, entouré de ses enfants et assisté par son collègue le docteur Arthaud et par le docteur Million de Poncin, qui lui ont prodigué les soins les plus affectueux et les plus dévoués.

Dès qu'elle a eu connaissance officiellement de la mort de M. Bottex, l'administration des hôpitaux de Lyon s'est réunie et s'est préoccupée de son successeur. Le conseil a présenté à l'unanimité en première ligne M. le docteur Arthaud, qui a rempli avec distinction jusqu'à présent les fonctions de médecin-adjoint. M. le préfet du Rhône a été prévenu de cette délibération, et l'a transmise à M. le ministre de l'intérieur qui, il faut l'espérer, tiendra compte de ce vœu.

— *Hôpitaux et hospices civils de Lyon.* — *Concours, le lundi 11 mars 1850, pour la place de Chirurgien-Major de l'hospice de l'Antiquaille.* — Le Conseil d'administration des hôpitaux et hospices civils de Lyon donne avis que le lundi 11 mars 1850, à huit heures du matin, il sera ouvert un Concours public pour la place de Chirurgien-Major de l'hospice de l'Antiquaille.

Ce Concours aura lieu à l'Hôtel-Dieu, devant le Conseil d'administration, assisté d'un Jury médical, et se composera de cinq séances, ainsi qu'il suit :

Premier jour. — Question d'Anatomie et de Physiologie, à traiter de vive voix.

Second jour. — Question de Pathologie chirurgicale, à traiter par écrit, lecture des mémoires en séance publique.

Troisième jour. — Question de Médecine opératoire, à traiter de vive voix : les concurrents pratiqueront sur le cadavre une opération chirurgicale.

Quatrième jour. — Question médico-chirurgicale, à traiter par écrit, sur la syphilis ou sur les maladies cutanées; lecture des mémoires en séance publique.

Cinquième jour. — Examen clinique de deux malades choisis par le jury, et atteints de maladies *spéciales*; les candidats émettront de vive voix, en séance publique, leur opinion sur les symptômes, le diagnostic, le pronostic et le traitement des maladies soumises à leur examen.

La question à traiter dans chaque séance sera la même pour tous les concurrents; un d'entr'eux, désigné par le sort, la tirera de l'urne dans laquelle auront été jetées les questions adoptées par le jury.

A la fin des épreuves, et après le vote du Jury, l'Administration nommera, s'il y a lieu, le Chirurgien-Major.

Conditions d'admission au Concours.

1o Les Candidats devront se faire inscrire, quinze jours au moins avant le 11 mars, au Secrétariat de l'Administration à l'Hôtel-Dieu.

2o Nul ne pourra concourir s'il n'est français ou naturalisé français, et s'il n'est porteur d'un diplôme de docteur en médecine ou en chirurgie, délivré par l'une des trois Facultés de médecine.

3o En se faisant inscrire, les Candidats devront déposer leur acte de naissance, leur diplôme de docteur; et s'ils ne demeurent pas à Lyon, un certificat de moralité récemment délivré par le maire du lieu de leur résidence.

4o Avant de concourir, chaque Candidat prend connaissance du règlement de l'hospice, et s'engage à remplir, en cas de nomination, toutes les obligations que ce règlement impose au Chirurgien-Major.

Les Candidats pourront déposer au Secrétariat leurs titres scientifiques, manuscrits ou imprimés, concernant la médecine ou la chirurgie : ces documents seront examinés par MM. les Jurés.

Service et Honoraires.

Le Chirurgien-Major sera nommé pour six ans; il entrera en fonctions le 1er janvier 1855. En attendant cette époque, il remplacerait, en qualité d'Aide-Major, le Chirurgien-Major actuel, s'il était malade ou absent.

Le traitement du Chirurgien-Major est de douze cents francs par an.

— Commissions permanentes de salubrité. — Dans un moment où le fléau qui ravage une partie de la France, semble redoubler d'intensité, et quoiqu'on puisse espérer que notre cité en sera encore une fois préservée, l'attention de l'administration municipale a dû se porter d'une manière plus vive sur l'hygiène publique et sur tout ce qui a rapport à l'assainissement de la ville. Indépendamment du concours qui sera prêté par le conseil d'hygiène et de salubrité, fondé sur les nouvelles bases de l'ordonnance du 3 décembre, le maire de Lyon a formé, comme en 1831, des commissions permanentes avec mission de *chercher dans chaque arrondissement de police, les causes d'insalubrité qui peuvent y exister, et de proposer les mesures à prendre dans l'intérêt de la santé des habitants.* Chaque commission présidée par un conseiller municipal est composée de 16 membres, dont 6 médecins et 3 pharmaciens. Nous reviendrons sur l'organisation de ces commissions dès que nous les aurons vues à l'œuvre. En attendant nous devons remercier M. Reveil de cette nouvelle preuve de sollicitude pour ses administrés.

— CONSTITUTION MÉDICALE. — La constitution médicale semble se modifier sous l'influence des variations atmosphériques : des cas de cholérine et de coliques avec ou sans diarrhées, ont encore été observés dans cette quinzaine, mais en nombre plus restreint. Les angines, les affections pulmonaires, les fièvres typhoïdes, prédominent et indiquent une transformation évidente de l'élément morbide. On a fait courir le bruit pour la centième fois, depuis six mois, que quelques cas de choléra s'étaient manifestés à Lyon. Nous sommes heureux de démentir cette assertion. Ceux que ces rumeurs alarment n'ont qu'à considérer la sécurité des Marseillais réfugiés parmi nous pour être convaincus que le fléau indien nous respecte encore.

— RÈGLEMENT CONCERNANT LES ÉLÈVES INTERNES. — L'administration des hôpitaux vient de promulguer un nouveau règlement concernant les élèves internes en médecine et en chirurgie. Ce règlement ne diffère de ses aînés que par la date, par la suppression de quelques dispositions tombées en désuétude, par le choix et la coordination de toutes celles qu'il convenait de conserver, et enfin par l'addition de quelques articles que l'accroissement des hôpitaux et hospices rendait nécessaire. Parmi les articles nouvellement introduits, nous n'en signalerons qu'un qui nous paraît inexécutable. Dans cet article, il est dit que la répartition des élèves internes dans les divers services de médecine et de chirurgie sera faite, à l'avenir, par les médecins et chirurgiens. C'est le mode suivi dans les hôpitaux de Paris. Là, il n'y a aucun inconvénient, parce que les services y sont si nombreux qu'il y en a pour tous les goûts. Mais à Lyon, où le nombre des services est très limité, la faveur pourra souvent déposséder l'ancienneté. Le mode ancien, c'est-à-dire le classement par ordre de rang et de date ne laissait pas de prise à l'arbitraire. Les médecins et chirurgiens sont d'ailleurs unanimes pour réclamer l'ancien système de répartition.

D'après le nouveau règlement, le service de la porte reste confié aux internes, comme par le passé. Il avait été sérieusement question de confier ce service important à un médecin suppléant qui eût été chargé en même temps de faire la première prescription. Il paraît que l'administration a ajourné pour un certain temps l'exécution du projet qu'elle a adopté récemment à cet égard.

— BULLETIN DU CHOLÉRA. — L'épidémie cholérique paraît avoir subi dans toute la France l'influence de l'abaissement de température qui a été à peu près générale dans ces derniers temps. A Paris, la décroissance a été rapide, et à Marseille le chiffre des décès, qui avait varié entre 60 et 35 est tombé de 28 à 25. Malheureusement en perdant de son intensité dans le département des Bouches-du-Rhône, le fléau s'est propagé jusque dans le Var, et Toulon a eu à déplorer un certain nombre de victimes. Montélimart (Drôme) a eu six cas il y a dix jours environ. Quelques médecins du pays croient que ce diagnostic n'a pas été justifié. A Avignon, il y a eu quelques victimes parmi les militaires de la garnison. Le choléra a tout-à-fait disparu de Bordeaux, et le chiffre total des décès, depuis le commencement de l'épidémie, a été de 500. Les renseignements reçus de Londres sont assez satisfaisants.

— PETITES MISÈRES DES MÉDECINS COMMUNAUX ANGLAIS. — Il est une loi en Angleterre qui alloue une certaine rétribution à un médecin un chirurgien appelé à soigner les indigents à domicile.

Voici de quelle manière l'administration trouve moyen de priver le pauvre praticien des fruits de ses peines. Un malheureux tombe et se casse une jambe ; le chirurgien de l'endroit est appelé, fait le pansement, etc. ; mais comme il est fort rare que la misère permette au malade de se traiter chez lui, on le fait transporter à l'hôpital. D'où il résulte que le chirurgien ne reçoit aucune rétribution, parce que « le pansement ne saurait être considéré comme un traitement » (art. 42, p. 103) ; et ensuite parce que « il n'y a que les opérations faites en dehors de l'hôpital qui aient droit à une rémunération » (art. 40, p. 102).

ERRATA. — Quelques fautes typographiques graves se sont glissées dans l'impression du travail de M. le docteur Brachet, inséré dans notre dernier numéro, du 17 septembre. Nous croyons devoir en signaler au moins trois, essentielles :

Page 207, 1re colonne : *La fondation du prix Monthyon ;* dites : *Du prix Manni.*

2me colonne, avant dernière ligne : *Eloigner la témérité ;* dites : *Eloigner la pensée d'une semblable témérité.*

Page 208, 1re colonne, 25e ligne : *Le faire enterrer vivant ;* ajoutez : *Dès lors la difficulté existe encore.*

Le Rédacteur en chef

LYON. IMPR. DE RODANET ET COMP., RUE DE L'ARCHEVÉCHÉ, 3.

ANNONCES.

****

Ouvrages nouvellement publiés à la librairie scientifique et médicale de Ch. SAVY, place Bellecour, 14.

TRAITÉ DE MAGNÉTISME, suivi des paroles d'un somnambule et d'un recueil de traitements magnétiques, par Joseph OLIVIER ; 1 fort v. in 8°. Toulouse et Lyon, 1849. Prix. 9 fr.

DU TRAITEMENT HOMŒOPATHIQUE DU CHOLÉRA, avec l'indication des moyens de s'en préserver, pouvant servir de conseils aux familles en l'absence du médecin, par le docteur G.-H.-G. JAHR, auteur du *Manuel de Médecine Homœopathique* ; 1 vol. in-12. Paris 1848. Prix. 1 fr. 50 c.

REVUE DE LYON, *politique, littérature, industrie, agriculture, sciences, beaux-arts ;* paraissant le 1er et le 15 de chaque mois. Chaque numéro forme un cahier de deux feuilles grand in-8°, avec couvertures imprimées.

Prix de l'abonnement : pour 1 an. . . 20 fr.
6 mois . . 10 fr.
3 mois . . 5 fr.

Hors de Lyon, le prix est augmenté de 3 fr. par an pour frais de poste.

Prix de la livraison : 1 franc.

DU CHOLÉRA ÉPIDÉMIQUE, leçons professées à la Faculté de médecine de Paris, par le docteur Ambroise TARDIEU, professeur agrégé à la Faculté de médecine, médecin du Bureau central des hôpitaux de Paris ; 1 vol. in-8°. Paris 1849. Prix. 3 fr. 50 c.

PREMIERE ANNÉE.　　　　　　N° 19　　　　　15 OCTOBRE 1849.

GAZETTE MÉDICALE

DE LYON,

Publiée par M. **BARRIER**, Chirurgien en chef désigné de l'Hôtel-Dieu de Lyon.

La GAZETTE MÉDICALE DE LYON paraît deux fois par mois. — On s'abonne, à Lyon : chez Ch. SAVY, place Louis-le-Grand, 14 ; chez Mme PHILIPPE, rue St-Dominique, 7 ; — à Paris, chez V. MASSON ; — à Montpellier, chez SÉVALLE ; — à Strasbourg, chez DÉRIVAUX ; — L'abonnement est de 12 fr. par an pour Lyon, 13 fr. pour le reste de la France. — Les réclamations, lettres, travaux, doivent être affranchis et adressés à M. BARRIER, rue d'Oran, 2. — Pour les annonces, s'adresser à l'imprimerie du journal.

SOMMAIRE. — Des polypes de l'urètre chez la femme, et de leur traitement. — REVUE CLINIQUE DE L'HÔTEL-DIEU DE LYON : Opération de pupille artificielle. — REVUE THÉRAPEUTIQUE. — NOUVELLES ET FAITS DIVERS. — FEUILLETON : BIBLIOGRAPHIE.

Des polypes de l'urètre chez la femme, et de leur traitement ; par M. Garin.

Il n'existe pas de monographie complète sur les polypes de l'urètre. Quelques lignes dans les traités généraux de chirurgie les plus récents, quelques faits isolés dans les journaux de médecine, une ou deux notes de peu d'étendue, où ce sujet est traité à un point de vue spécial, voilà tout ce que la science actuelle présente sur ce point intéressant de pathologie (1).

(1) Ainsi, M. Nicod, ancien chirurgien de l'hôpital Beaujon, a publié, en 1827, une brochure contenant six observations de polypes de la vessie et de l'urètre chez l'homme, traités par l'extirpation ; mais ces observations, produites sans détails et sans commentaires, offrent peu d'intérêt. On doit, il est vrai, à M. Nicod, de Lyon (*Gazette médicale de Paris*, 1836), quatre observations curieuses de polypes de l'urètre chez l'homme, guéris par la cautérisation et la dilatation ; mais ces faits ne sont précédés ni suivis d'aucun développement. M. Barthez a rapporté (*Journal hebdomadaire*, 1836) deux cas de tumeurs de l'urètre empruntés à la cli-

Cependant, les polypes de l'urètre ne sont pas rares ; mais ils passent ignorés ou sont méconnus. Chez l'homme, qui y est sujet, surtout dans la vieillesse, ils sont pris pour des rétrécissements ; et chez la femme, qui y est bien plus exposée, ils ne causent pas toujours des accidents ou même des incommodités capables d'appeler l'attention des médecins. Ils sont en gé-

nique de M. Velpeau, et il les fait connaître, sans discussion, sous le nom de polypes de l'urètre. Dans une note insérée en 1844, dans la *Gazette médicale* de Strasbourg, M. Schützenberger s'applique à démontrer que les excroissances charnues et vasculaires du canal de l'urètre de la femme ne sont pas de nature syphilitique et il prouve par quatre exemples que l'excision est le moyen le plus sûr comme le plus expéditif de les détruire. Mais ce n'est là qu'un côté de la question. M. Amédée Forget (*Bulletin thérapeutique*, 1844) a seul donné un mémoire bref et substantiel sur le sujet qui nous occupe ; il sera plusieurs fois utilisé dans notre travail.

Quant aux traités récents de chirurgie, M. Vidal de Cassis dit à peine quelques mots des polypes de l'urètre. Boyer n'y avait consacré que dix lignes. Son fils, qui s'étonne à bon droit de ce quasi-silence, cite dans la dernière édition des œuvres de son père (1846), cinq observations recueillies par lui-même ; mais ces observations et les notions élémentaires qui les accompagnent n'ajoutent rien aux connaissances déjà acquises.

logie générale est le résumé synthétique de toutes les actions médicamenteuses particulières, domaine de la pharmacologie spéciale. Elle plane au-dessus de celle-ci, et lui fournit la théorie, la lumière, les principes qui, seuls, peuvent en faire une vraie science. Par contre, la pharmacologie spéciale est l'histoire de chaque espèce médicamenteuse faite à la clarté des principes posés par la pharmacologie générale. C'est, en un mot, la théorie appliquée aux cas particuliers.

En commençant la lecture du premier de ces deux ouvrages (*Essai de pharmacologie thérapeutique générale*), nous étions bien convaincus que ce traité, unique en son genre et dû à la savante plume de notre honorable confrère le docteur Jaumes, devait contenir d'excellentes idées ; mais, ne craignons pas de le dire, nous avons vu notre attente réalisée bien au-delà de nos prévisions. En effet, cet ouvrage, fruit d'une intelligence supérieure, rempli de vues éminemment judicieuses et d'aperçus ingénieux, a pour but d'exposer, d'une manière générale, ce que présente de

---

Feuilleton.

BIBLIOGRAPHIE.

Essai de pharmacologie de thérapeutique générale, t. 1er, Montpellier, 1847.

Traité de pharmacologie spéciale ou Histoire médicale des espèces médicamenteuses, t. 1er, par le docteur A. JAUMES, agrégé et conservateur des collections à la Faculté de médecine de Montpellier, etc.

Nous appellerons aujourd'hui l'attention des lecteurs sur deux traités vraiment remarquables, et qui, fondés sur les principes de la doctrine médicale de la Faculté de médecine de Montpellier, se prêtent l'un à l'autre un mutuel appui. En effet, l'essai de pharmaco-

néral mous et petits, et on les confond avec des végétations muqueuses avec lesquelles ils ont, du reste, la
plus grande analogie ; ils sont, en quelque sorte, hy-
grométriques, c'est-à-dire susceptibles de gonflement et
de diminution, et l'intermittence des malaises éloigne
l'idée d'une cause permanente et d'une lésion matérielle. Il
faut avoir eu l'occasion d'examiner souvent les organes
génitaux de la femme, et avoir l'esprit dirigé vers les
recherches de cette nature, pour reconnaître la fréquence d'une affection qui, le plus souvent, est sans
douleur comme elle est sans danger

Il n'en est pas malheureusement toujours ainsi. Quelquefois, en effet, les polypes de l'urètre gênent l'émission des urines ou la rendent impossible ; ils saignent
facilement ou s'enflamment et communiquent aux parties voisines une irritation douloureuse qui augmente
dans la marche et condamne le malade au repos. Quand
ces divers inconvénients ont décidé celui-ci à recourir
au médecin, le mal est déjà avancé, et ce n'est pas
trop alors, et de la clarté du diagnostic et d'une bonne
méthode de traitement, pour obtenir une guérison qui
se fait souvent attendre, et que la repullulation ne rend
pas toujours définitive. Or, le diagnostic présente des
difficultés : les polypes sont rarement apparents au dehors, et il est aisé de les confondre avec des altérations organiques variées qui offrent les mêmes symptômes. Quant au traitement, il est plus difficile encore :
on sait combien il est délicat d'agir directement sur le
canal de l'urètre ; la douleur la plus vive, ou des accès
de fièvre, succèdent souvent à la moindre manœuvre,
et le malade répugne toujours à livrer au chirurgien
cette partie de son corps plus que toute autre.

Tous ces motifs, la fréquence méconnue des polypes

de l'urètre, les erreurs auxquelles exposent leur diagnostic, les obstacles du traitement, enfin le petit nombre des travaux entrepris sur ce sujet, rendent ce
point de la science particulièrement intéressant, et devraient fixer l'attention des chirurgiens. C'est pour suppléer à leur silence que nous nous proposons d'examiner dans ce mémoire les différents côtés de la question, en insistant davantage sur les points que nous
venons de signaler. Nous ne dirons que peu de mots
des polypes de l'urètre chez l'homme ; la femme a été
surtout notre champ d'observation ; c'est sur elle que
nous avons eu l'occasion d'essayer une méthode de traitement que le succès a justifiée ; c'est donc des *polypes
de l'urètre chez la femme* que nous allons tracer l'histoire.

§ I.

*Caractères physiques et anatomiques des polypes de
l'urètre.*

Envisagés *anatomiquement*, les polypes de l'urètre
consistent dans le développement à la surface de la
membrane muqueuse, d'une excroissance ou végétation de consistance charnue, d'un rouge vif, quelquefois un peu grisâtre, très vasculaire, très facilement saignante, à surface ordinairement lisse, et se continuant
avec la membrane muqueuse elle-même par une insertion tantôt large, tantôt étroite, et alors pédiculée.
Quelquefois la mollesse des polypes est extrême ; ils
sont demi-transparents, gélatiniformes et extrêmement
friables ; la membrane qui les enveloppe est très
mince, difficile à détacher de la substance même du
polype ; cette substance grumeleuse et rosée est renfermée dans des aréoles assez analogues à celle du

---

plus important l'affection médicamenteuse envisagée dans sa cause
extérieure, dans ses phénomènes constitutifs et dans ses qualités thérapeutiques. Nous dire comment l'économie est modifiée quand elle
est sous l'influence de certains agents thérapeutiques, s'occuper
d'une série particulière de modifications qui sont des réponses vitales à une provocation extérieure produite par le médicament,
c'est faire, en un mot, l'histoire physiologique de l'homme médicamenté, c'est nous en retracer les phénomènes constituants. Cette
physiologie nouvelle et féconde a été conçue et traitée par le docteur Jaumes avec un rare bonheur. Nous disons qu'il l'a conçue,
car il n'a pu trouver dans les traditions antérieures, dans les idées
régnantes en thérapeutique, des éléments propres à donner de
l'essor à son inspiration. On n'a vu et on ne voit encore en thérapeutique que deux choses, le médicament appliqué à l'organisme,
et le résultat éloigné de cette application. Quant aux phénomènes
intermédiaires, disent les auteurs du traité le plus récent de thérapeutique, ils nous échappent et nous échapperont toujours.
Cette périlleuse entreprise, non-seulement M. Jaumes l'a menée à
bien, mais il y a répandu, malgré l'obscurité du sujet, une grande
clarté.

Après avoir établi, en peu de mots, dans des prolégomènes,
les bases de la pharmacologie générale, son individualité, ses

dépendances et ses connexions, par rapport aux autres sciences,
l'auteur expose ensuite, en se conformant aux principes de l'école
de Montpellier, dont il est aujourd'hui un des membres les
plus distingués, ce que présente de plus important l'affection médicamenteuse. C'est ainsi qu'il analyse toutes les phases de ce
phénomène si complexe et s'efforce d'arriver à sa compréhension
la plus élevée. M. Jaumes se proposant, comme on le voit, l'enseignement des faits et des préceptes de la pharmacodynamie générale, divise son sujet en deux parties principales. Dans la première, ou partie analytique, qui a été publiée, il décrit les faits
et les apprécie dans ce qu'ils ont de plus caractéristique et de
plus essentiel, se réservant de les interpréter plus tard dans un
autre volume, pour formuler, d'après eux, des règles de pratique
très-salutaires. Toute la substance de ce traité, divisé en cinq
sections, se rattache donc à l'étude approfondie du corps vivant,
modifié par les médicaments, étude que les auteurs classiques ont
supprimée ou bien négligée d'une manière complète. La première
section embrasse l'action physico-chimique et dynamique des
agents thérapeutiques sur l'économie. La seconde nous offre une
analyse très détaillée de la médication. La troisième a trait
aux mutations affectives médicatrices et au rôle que remplissent
ces mêmes mutations dans le traitement des maladies. Elles sont

tissu cellulaire ou des bourgeons charnus des plaies en voie de cicatrisation ; des filaments vasculaires ténus traversent ces divers éléments. — Ce sont des polypes vésiculaires ; ce sont aussi les plus fréquents.

Leur forme et *leur volume* sont variables. Ils se moulent sur les parties où ils sont situés ; ils sont ordinairement lisses et polis, quelquefois lobulés, mamelonnés, fongueux et en grappes. Le plus souvent uniques ou réunis en masse sur un même point, ils offrent un volume qui varie depuis un grain de mil jusqu'à celui d'une noix et même d'un œuf, comme M. Velpeau en cite un exemple.

§ II.

Siége et situation des polypes de l'urètre.

Les polypes de l'urètre peuvent occuper toute l'étendue du canal. Chez l'homme, on les observe quelquefois vers la fosse naviculaire ; et alors ils ont la consistance des végétations siphilitiques ; dans le plus grand nombre des cas, surtout chez les vieillards, on les rencontre dans la région membraneuse et prostatique de l'urètre, et jusque près du col de la vessie, ou même jusque dans l'intérieur de cet organe ; ils forment alors ces fongosités mollasses, qui saignent si facilement par l'introduction la plus ménagée de la sonde, et qui causent des rétrécissements profonds, même chez des sujets qui n'ont jamais eu d'accidents blénorrhagiques.

Chez la femme, au contraire, les polypes sont le plus souvent situés à l'orifice extérieur de l'urètre : ils couvrent le méat, garnissent particulièrement son bord inférieur, et se prolongent plus ou moins dans le canal même. C'est là le siége des polypes les plus communs, des polypes vésiculaires ; rarement, mais non jamais,

ils sont logés tout entiers dans le canal ; ils sont alors plus fermes, plus ou moins pédiculés et d'un volume plus fort ; celui de M. Velpeau, que nous citions tout-à-l'heure, était de cette espèce ; il avait énormément dilaté le canal, puisqu'il avait atteint la grosseur d'un œuf de poule.

§ III.

Cause des polypes de l'urètre.

On a prétendu, et M. Velpeau entre autres, que les polypes du canal de l'urètre étaient toujours l'indice d'accidents siphilitiques passés. On ne saurait trop s'élever contre cette opinion absolue. Il est certain que l'on rencontre très souvent ces polypes chez les femmes publiques ; mais il ne faut pas en conclure qu'ils soient constamment le produit du virus siphilitique. La malpropreté et l'excitation continuelle des organes génitaux en sont certainement le plus ordinairement la cause. Indépendamment que les accidents vénériens siègent plus rarement, chez la femme, dans le canal ou à son orifice, que chez l'homme, il n'est pas rare de trouver des polypes de l'urètre chez des femmes dont la moralité est une garantie contre toute cause suspecte de leurs maux, et qui ne doivent l'origine de leurs polypes qu'à un état d'irritation des parties sexuelles, tel que celui qu'y entretient l'écoulement leucorrhéïque, si fréquent à Lyon. D'ailleurs, les végétations polypeuses se montrent chez les jeunes filles au moins autant que chez les femmes mariées ; et cette circonstance doit éloigner de l'esprit du médecin tout soupçon offensant.

La jeunesse est même une cause prédisposante au développement des polypes ; comme tous les produits

---

auxiliaires ou constitutives du travail médicateur. La quatrième envisage les conditions qui font varier ces mêmes mutations. Enfin, le mode d'administration des médicaments par appropriation artificielle, soit par leur application sur l'une des surfaces accessibles du corps vivant, constitue la matière de la cinquième et dernière section.

L'empirisme dominait dans cette partie de la médecine. En effet, aucun auteur, à notre connaissance, ne s'était occupé *ex professo* de l'action immédiate des médicaments sur l'organisme. Aucun traité ne nous avait fait connaître leurs effets dynamiques, et ne nous avait retracé cette nouvelle physiologie qu'acquiert l'homme médicamenté. Sous ce rapport l'ouvrage du docteur Jaumes mérite d'être attentivement médité par le praticien, et surtout par celui qui se livre à l'enseignement de la matière médicale ; car, pour bien exposer une science, il faut au moins en posséder toutes les connaissances théoriques.

D'après ce que je viens de dire, on voit que l'auteur s'est surtout attaché à prouver que le raisonnement fondé sur l'observation pouvait, dans cette partie comme ailleurs, dissiper beaucoup d'obscurités, éclairer la voie suivie par le praticien et faire connaître, à ce dernier, les causes de ses succès et de ses malheurs. D'après cela, l'art des médicaments cesse donc d'être une rou-

tine, et la connaissance plus approfondie que le médecin acquiert de ses moyens, augmente à la fois sa puissance et sa moralité.

Le *Traité de pharmacologie spéciale*, reproduction exacte et fidèle d'un cours que l'auteur professe avec tant d'éclat à la Faculté de médecine de Montpellier, se recommande, à son tour, par son but essentiellement pratique, ses vues très-profondes, sa méthode et son style à la fois simple et plein d'originalité. Fondé sur les principes que M. Jaumes a posés dans sa pharmacologie générale, il nous présente la description des espèces médicamenteuses, et, de plus que tous les autres traités de ce genre, l'étude des mutations utiles que chacune d'elles peut déterminer. En effet, le médicament est étudié dans cet ouvrage : 1° dans ses propriétés physiques et chimiques dont la connaissance importe surtout à l'usage médical qu'on en fait ; 2° dans les impressions qu'il produit sur le corps vivant et dans les conséquences directes de ces impressions ; 3° dans les changements que présente la maladie à cette occasion (effet thérapeutique) ; 4° dans tout ce qui regarde les modes d'administration.

Le plan et l'économie de ce traité diffère donc de beaucoup de celui des autres ouvrages analogues et que les élèves possèdent entre leurs mains. Aussi, en plusieurs endroits, ce livre a-t-il une couleur particulière, un cachet spécial et est loin de ressem-

anormaux qui ont leur siége dans l'appareil génito-urinaire de la femme, les polypes croissent à l'âge où la vitalité de ces parties est sans cesse modifiée et accrue, soit par la congestion périodique que les menstrues y entretiennent, soit par l'exercice du coït ou de la masturbation, qui en exalte la sensibilité. Dans des obser-vations, où j'ai relevé cette condition d'âge, la plupart des malades n'avaient pas dépassé vingt ou trente ans.

Ainsi, la jeunesse, la masturbation, le coït, la leucorrhée et la malpropreté sont, à nos yeux des causes beaucoup plus fréquentes des polypes de l'urètre que la siphilis, et, sous ce rapport, nous ne saurions trop invoquer l'autorité des médecins spéciaux ; leur témoignage viendra à l'appui de l'opinion que nous soutenons ici.

§ IV.

Symptômes des polypes de l'urètre.

M. Gerdy distingue dans la marche des polypes, en général, deux périodes auxquelles il a donné les noms de période d'*innocence* et de période de *méchanceté*. En acceptant ces dénominations bizarres d'un esprit original, on peut dire que chez un grand nombre de femmes les polypes de l'urètre en sont toujours à la période d'*innocence*. Ils peuvent, en effet, exister pendant longtemps sans donner lieu à aucun accident de nature à fixer l'attention des femmes qui en sont atteintes. Chez quelques-unes, le hasard seul les a fait reconnaître au chirurgien qui explorait les organes génitaux dans un tout autre but. Disons toutefois que ces cas sont rares, et qu'il est plus ordinaire de voir les ma-

lades éprouver de la cuisson en urinant ; elles ont de plus des envies fréquentes d'uriner, ce qu'elles ne font souvent qu'avec difficulté ; dans ce cas, il n'est pas rare de voir les urines sanguinolentes. Il existe alors une douleur très vive et une pesanteur qui peut, dans une certaine limite, simuler une affection du col utérin. Aussi, l'une de nos malades, se plaignait d'avoir une maladie de matrice et en était très affectée ; elle avait simplement un polype de l'urètre.

Quand le polype prend de l'accroissement, ou seulement quand il est extérieur au canal de l'urètre, il peut devenir, dans le coït, le siége d'une douleur très vive, qui interrompt souvent d'une manière fâcheuse les rapports des époux, et devient une source de soupçons et de mésintelligence, comme nous l'avons vu une fois. Le médecin doit être alors un ami, car il est appelé à faire en même temps la médecine du cœur et celle du corps.

Les polypes sont souvent insensibles par eux-mêmes; leur action sur les parties voisines les rend surtout difficiles à supporter. C'est ainsi qu'ils peuvent amener une dilatation douloureuse du canal de l'urètre, et être la cause d'une rétention d'urine ; c'est ainsi qu'ils peuvent encore empêcher la marche par l'irritation qu'ils communiquent à la vulve et aux organes environnants. Ils sont alors une cause de douleurs intolérables, et auxquelles il faut s'empresser de porter remède.

§ V.

Diagnostic des polypes de l'urètre.

Le diagnostic, en l'absence des signes que nous venons d'énumérer, présente quelques difficultés, surtout

---

bler à ceux qui l'ont précédé. Et d'abord, pour ce qui regarde la classification des médicaments, ce n'est plus ici l'empirisme qui guide la plume de l'écrivain. L'auteur se fondant sur les principes généraux établis dans l'autre traité, les range en deux groupes principaux contenant, l'un, l'histoire de tous les agents dont le mode d'action nécessaire à l'effet thérapeutique est connu, et l'autre, celle de ceux dont le mode d'action est inconnu. Le premier groupe, principale matière du volume que nous possédons, est subdivisé en deux sections dans lesquelles M. Jaunes nous met sous les yeux le caractère des médicaments à mutation affective appréciable, à action pathologique et provoquant des fonctions nouvelles, et ceux des agents à mutation affective appréciable, mais aussi modificateurs à la fois de fonctions préexistantes. Chacune de ces deux sections est, à son tour, divisée en classe de médicaments, précédée de généralités communes aux diverses substances qui les composent. La première section contient trois classes de ces agents : les rubéfiants, les vésicants, médicaments irritants, et les caustiques, médicaments désorganisateurs. Ce que nous connaissons de la seconde, renferme les émétiques, les purgatifs, les diurétiques, sudorifiques, expectorants, emménagogues, médicaments modificateurs des fonctions spéciales.

Ce qui distingue surtout cet ouvrage de tous les autres du même genre, c'est : 1° un soin égal donné à la partie descriptive du médicament et à la partie thérapeutique. Dans les livres qui sont entre les mains des élèves, l'une est plus ou moins sacrifiée à l'autre ; 2° la présence des notions chimiques modernes utilisées avec une attention toute particulière pour l'intelligence du mode d'action du médicament, pour l'appréciation de la valeur des préparations adoptées pour l'art de formuler.

Ces deux traités fort recommandables, l'un et l'autre, sont les seuls ouvrages où la doctrine médicale de Montpellier soit appliquée à la pharmacologie. Aussi les élèves de cette école et ceux qui seraient désireux d'en juger les principes d'après l'utilité pratique qu'on peut en retirer, puiseront dans cette lecture une grande somme d'instruction. Celle-ci, d'ailleurs, leur sera transmise par un des plus savants et à la fois des plus éloquents interprètes de cette fameuse école. Et, après avoir jugé du mérite du docteur Jaumes, ils penseront, sans doute, comme nous, que la Faculté de médecine de Montpellier se trouve intéressée, sous le rapport de sa gloire et de la vitalité de son enseignement, à s'attacher d'une manière définitive cet éminent confrère.

Dr F. D.

si le polype est engagé dans l'urètre ; mais c'est le cas le plus rare, presque toujours il existe quelque indice qui appelle l'attention du chirurgien du côté où siége la maladie. Il suffit souvent d'appuyer avec les deux indicateurs sur les côtés du canal de l'urètre, pour faire saillir la muqueuse intérieure, et découvrir le corps anormal qui y est implanté ; sa couleur, ordinairement rouge-foncé, suffit pour le distinguer de la membrane sur laquelle il prend naissance. Si l'application des doigts ne suffit pas, un stylet mousse ou à bouton introduit dans le canal de l'urètre, permet de constater assez aisément la présence d'un obstacle, de déterminer sa forme et son volume. Nous nous sommes servi dans ce cas d'une pince mousse à annaux pour écarter les parois de l'urètre, aller à la recherche du polype et l'attirer au dehors.

Il ne faut pas confondre les polypes muqueux ou vésiculaires de l'urètre, quand ils sont presque extérieurs, avec le renflement charnu qui limite le méat urinaire chez les femmes, et qui sert de guide dans le cathétérisme. On s'assurera de cette différence en contournant la petite tumeur avec un stylet introduit adroitement dans l'urètre, ou en l'attirant au dehors avec des pinces, pour en mieux apprécier les différents caractères.

Il ne faut pas non plus confondre les polypes vésiculaires du pourtour de l'urètre chez la femme avec les lésions siphilitiques, avec des végétations muqueuses ou des tubercules plats, et moins encore avec des granulations. Quoique les végétations muqueuses ne soient pas toujours vénériennes, elles ont cependant assez d'analogie avec les polypes proprement dits pour qu'on s'applique à les distinguer les unes des autres. Les premières sont inégales, déchiquetées, grisâtres, ou d'un rose pâle ; elles résistent à la pression, et l'on sent ordinairement, à leur base, une dureté ou noyau fibreux qui caractérise leur origine suspecte. Les polypes ont un aspect différent : ils sont plus rouges, plus unis, globulés, souvent très mous, et cèdent dans tous les cas à la pression, sans qu'on sente la résistance fibreuse qui appartient spécialement aux végétations siphilitiques. Quant aux tubercules plats, ils forment, comme leur nom l'indique, de petites tumeurs aplaties, multiples et isolées, qui ne permettent pas de les confondre avec des polypes, lesquels, par leur forme, leur grosseur et leur nombre, presque toujours unique, en diffèrent totalement.

Un mot maintenant sur le diagnostic différentiel des polypes du canal de l'urètre chez l'homme ; c'est le seul côté par lequel nous voulons toucher à ce sujet.

Les causes mécaniques des rétrécissements organiques de l'urètre sont nombreuses, et on en trouve la nomenclature détaillée dans tous les traités spéciaux ; ce sont, en général, des brides de forme diverse, qui diminuent la capacité du canal, ou bien un resserrement proprement dit de ce canal même, produit par une ulcération de la muqueuse et la rétraction consécutive de sa cicatrice. Mais les auteurs omettent généralement de signaler parmi ces causes la présence des polypes. Cependant cette cause existe. Quand les observations directes de M. Nicod, de Paris, que je rappelais au commencement de ce mémoire, et celles de M. Nicod, de Lyon, insérées dans la *Gazette médicale* de 1836, ne la prouveraient pas, le raisonnement suffirait pour la faire admettre. La structure du canal de l'urètre de l'homme diffère peu de celle de l'urètre de la femme, et l'on ne voit guère pourquoi cette structure anatomique identique ne se prêterait pas aux mêmes altérations. D'un autre côté, les végétations si fréquentes qui existent à la base du gland, et que des causes différentes produisent, peuvent, sans forcer l'analogie, être comparées à des polypes. Ces deux espèces d'excroissances se développent de la même manière par le soulèvement de la muqueuse ; elles sont, les unes et les autres, suffisamment vasculaires, et saignent relativement beaucoup quand on les excise ; elles reposent toutes les deux sur une base tantôt large, tantôt rétrécie, à peine si elles diffèrent par la couleur moins rouge dans les unes que dans les autres, et la consistance, en général, plus ferme dans les végétations que dans les polypes. Ces caractères ne suffisent pas pour les éloigner, le moins du monde, les unes des autres, au point de vue de leur origine, de leur nature et de leurs symptômes, pas plus qu'on ne peut légitimement établir de grandes différences dans leur mode de terminaison et dans leur traitement. Or, si les végétations sont si fréquentes à la surface de la muqueuse préputiale, rien n'empêche de penser qu'elles peuvent se produire de la même façon sur la muqueuse de l'urètre, qui n'est en quelque sorte que le prolongement de la muqueuse du prépuce. Et, si les végétations deviennent ainsi une cause de rétrécissement du canal urétral, les polypes muqueux ou vésiculaires qui ont le même mode de vitalité doivent incontestablement affecter le même siége, et produire les mêmes résultats fâcheux. Les carnosités qui, chez les vieillards, tapissent les profondeurs de l'urètre, et quelquefois même les parois de la vessie, que sont-elles sinon des polypes vésiculeux, mous et saignants au moindre contact ? Ce sont ces derniers caractères de mollesse, de friabilité, de sanguinolence, qui doivent, avec l'étendue plus grande de la surface envahie, distinguer les polypes de l'urètre chez l'homme, des rétrécissements ou brides qui sont fermes, denses, fibreux, et qui saignent assez difficilement.

§ VI.

Pronostic et terminaison des polypes de l'urètre.

Nous ne parlerons pas des graves conséquences des polypes profonds de l'urètre et de la vessie chez l'homme ; on sait qu'ils se montrent dans la vieillesse, qu'ils accompagnent souvent les dégénérescences de la prostate ou de la vessie, et qu'ils sont ainsi un appendice secondaire dans une maladie dont la mort est l'issue habituelle.

Quant aux polypes vésiculeux chez la femme, nous l'avons vu, ils existent souvent, sans qu'on s'en doute ; et, quand ils ont été connus, on ne voit pas qu'ils aient entraîné jamais des accidents sérieux. Seulement, ils déterminent des souffrances ou des incommodités sans fin, et nécessitent l'emploi des ressources de l'art. On vient assez facilement à bout de les détruire ; mais la cause qui les a fait naître les reproduit souvent de nouveau, et il faut recourir à de nouvelles opérations. Nous verrons, au traitement, s'il n'est pas quelques moyens efficaces de s'opposer à cette repullulation du mal, et de mettre les malades à l'abri de ces sortes de récidives opératoires si communes dans le traitement des polypes de l'espèce dont nous traitons. Pour ce qui est des polypes fibreux, ou seulement charnus, si rares dans l'urètre, l'extraction en est plus ou moins difficile, mais la guérison une fois obtenue est toujours définitive.

La suite au prochain numéro.

REVUE CLINIQUE DE L'HOTEL-DIEU DE LYON,

SERVICE CHIRURGICAL DE M. BARRIER.

Opération de pupille artificielle.

En consultant la pratique et les écrits de divers chirurgiens, on est frappé des différences qu'on observe dans leur manière d'agir à l'égard de l'opération de la pupille artificielle. Les uns y ont recours très fréquemment, et, soit hasard, soit résultat des principes qui les dirigent, ils semblent voir se multiplier à plaisir pour eux les occasions de pratiquer cette opération ; d'autres, au contraire, en sont très sobres, et paraissent plus d'une fois laisser échapper sans regrets les occasions de rétablir l'ouverture pupillaire, lorque les cas leur semblent peu favorables et de nature à rendre le succès incertain. Peut-être y a-t-il également abus chez les uns et chez les autres.

L'opération de la pupille artificielle doit toujours être considérée comme une opération sérieuse et souvent grave par ses suites. La ténuité des tissus sur lesquels on agit exige de la délicatesse et une grande sûreté dans la main de l'opérateur. Ensuite, la facilité avec laquelle se développe une inflammation consécutive dans des parties vasculaires et irritables, les accidents qui peuvent en être la conséquence, sont autant de motifs pour n'entreprendre ce genre d'opération que lorsqu'il y a nécessité, ou au moins utilité très grande à la tenter. Jamais, ce nous semble, cette opération ne doit être de celles qu'on appelle de complaisance. D'autre part, il est aussi évident que c'est tomber dans un excès contraire que la proscrire dans tous les cas et imiter certains chirurgiens qui, dans tout le cours de leur carrière chirurgicale, n'y ont jamais ou presque jamais recours. Lorsque la vision est plus ou moins abolie, lorsque surtout on peut prévoir que l'opération, en cas d'insuccès, ne doit pas rendre pire la position du malade, il nous semble qu'alors il n'y a rien à gagner à s'abstenir, et que c'est pour le chirurgien un devoir de tenter toutes les chances de guérison qui peuvent rester au malade.

Cette règle générale établie, il reste ensuite dans la plupart des cas une difficulté à résoudre : c'est le choix à faire parmi les trop nombreux procédés imaginés pour pratiquer l'opération de la pupille artificielle. Plusieurs d'entre eux ne méritent pas d'être conservés, et leur description ne sert qu'à embarrasser nos traités de médecine opératoire. En ne s'arrêtant qu'à ceux dont l'utilité est incontestable, il y a encore, pour le choix à faire entre eux, à tenir compte des conditions, souvent très différentes les unes des autres, qui rendent nécessaire la pupille artificielle. Celles qui favorisent le plus le succès sont l'état sain de l'iris et des parties intérieures de l'œil. Lorsqu'il n'existe autre chose qu'une opacité, partielle mais indélébile de la cornée, placée vis-à-vis l'ouverture pupillaire, s'il est possible de transporter celle-ci derrière une partie transparente de la cornée, sans offenser l'iris, il est évident qu'une semblable manière de faire devra l'emporter sur tout autre procédé qui consisterait à diviser le diaphragme oculaire ou à l'exciser pour y ouvrir un passage aux rayons lumineux. Dans le premier cas, absence d'iritis après l'opération ; dans le second, développement fréquent de cet accident, et presque constamment épanchement sanguin dans la chambre antérieure, dont les suites peuvent compromettre le succès de l'opération. Aussi n'hésitons-nous pas, dans le cas signalé, à préférer, à toute autre méthode, celle de la corectopie, ou distension forcée de la pupille ; c'est ce que nous avons fait récemment avec un succès très satisfaisant dans les cas suivants.

Observation I. — F. Pays, âgé de 34 ans, maréchal-ferrant, demeurant à St-Etienne (Loire), entre à l'hôpital le 9 mars 1849.

Ce malade raconte que le 20 novembre dernier, travaillant accidentellement à charger une mine, la poudre fit subitement explosion, et qu'il fut lancé à une grande distance. Il eut la poitrine et les bras brûlés dans une grande étendue ; des fragments de pierre pénétrèrent dans les joues, et les yeux furent gravement endommagés. Il fut traité d'abord à St-Rambert, puis à Montbrison, où il était allé spécialement pour se faire guérir de son ophthalmie droite. Sa vue n'étant pas améliorée au bout de quelque temps, il se décide à entrer à l'Hôtel-Dieu au commencement de mars. L'œil droit porte une tache qui occupe le segment inférieur et interne de la cornée ; cette tache est irrégulière à son pourtour, et présente çà et là des points plus opaques ; le tiers externe de la cornée paraît encore accessible aux rayons lumineux. La conjonctive oculo-palpébrale est du reste le siége d'une inflammation chronique. A gauche, existe un staphylôme de la cornée, avec perte complète de la vue. L'opacité de la cornée ne permet pas de reconnaître l'état de l'intérieur de l'œil, et cette opacité elle-même paraît irrémédiable. Dans cet état de choses, il n'y avait rien à tenter pour rétablir la vue du côté gauche. Mais pour arrêter le staphylôme qui paraissait encore en voie d'accroissement, et le siége de quelques douleurs, on eut recours à une application de sangsues, à des topiques résolutifs, puis à la compression. On obtint de ces moyens le résultat qu'on en attendait. Quant à l'œil droit, le leucoma de la cornée était de nature à ne pas disparaître, et il ne restait qu'un moyen pour rendre en partie la vue au malade : c'était de lui faire une pupille artificielle vis-à-vis la partie de cornée restée saine. Mais avant de recourir à cette opération, il fallait combattre l'inflammation chronique de la conjonctive, dont la présence ne pouvait manquer de compromettre le succès désiré. Pour cela, les antiphlogistiques, sangsues, belladone, etc., l'attouchement de la muqueuse avec le nitrate d'argent fondu, le laudanum pur instillé entre les paupières, des vésicatoires et des purgatifs furent successivement employés dans l'espace d'un mois et demi. Après ce temps, l'inflammation, d'ailleurs très rebelle, avait à peu près disparu, et, le 27 avril, on pratiqua l'opération suivant le procédé de M. Guépin (de Nantes). Le chirurgien, privé d'un instrument spécial, fait, à l'aide d'un couteau à cataracte, une ponction à travers la cornée, très près de sa circonférence, et sur une portion transparente. L'instrument étant retiré, l'humeur aqueuse s'écoule en partie. Ensuite, avec des pinces fines, on saisit les bords de la plaie, et, d'un coup de ciseaux, on excise un très petit lambeau, de manière à faire à la cornée une ouverture de la largeur d'une tête d'épingle. Des pressions adroitement exercées sur le globe oculaire font saillir l'iris à travers cette perforation. Pour maintenir le déplacement de la pupille qui est

portée en dehors, on fixe avec des pinces, pendant un instant, la membrane qui fait hernie ; le pansement se fait avec une compresse imbibée d'eau de roses et d'extrait de belladone.

Le 28 avril, l'iris est bien resté en place, mais le malade a beaucoup souffert la nuit ; l'œil et la tête sont congestionnés : on fait appliquer dix sangsues à la tempe droite, bain de pieds à la moutarde.

Le 29, le malade est un peu soulagé ; mais l'inflammation se localise ; il y a un peu de chémosis, et la cornée est terne dans toute son étendue : vésicatoire derrière l'oreille, purgatif au calomélas.

Le 30, l'œil est bien moins douloureux, le chémosis a diminué : second purgatif au calomélas et collyre émollient.

Le 3 mai, la douleur a disparu ; il ne reste plus qu'un peu de rougeur ; le malade distingue les objets, mais il sont encore entourés d'un nuage : vésicatoire à la nuque.

Le 15, l'amélioration est allée en augmentant jusqu'à hier ; mais ce matin, la tête est lourde, la face congestionnée, l'œil douloureux et rouge : quinze sangsues à la tempe droite, bains sinapisés, le régime est diminué pendant quelques jours.

Le 16, l'inflammation est tombée en grande partie, la douleur est moins vive.

Le 18, l'amélioration continue. Le malade supporte de mieux en mieux le grand jour ; l'état de la vision est satisfaisant.

Le 12 juin, il survient une nouvelle recrudescence inflammatoire par la faute du malade, qui a fait une promenade au soleil : dix sangsues à la tempe, une mouche derrière l'oreille.

Le 14, la conjonctive palpébrale est encore bien rouge ; les autres parties de l'œil sont à leur état primitif, et le malade distingue les objets d'une petite dimension.

Le 26 juin, le malade demande sa sortie ; son état est très satisfaisant, et on ne pouvait espérer un meilleur résultat de l'opération : on lui fait donner, avant de partir, des lunettes dites de *conserve*, à verres de couleur. (*Obs. recueillies par M. Chatain.*)

Obs. II. — Jean Blanc, âgé de 49 ans, journalier, entré à l'Hôtel-Dieu le 10 mars 1849.

Il y a environ vingt-huit ans qu'il eût une première ophthalmie à l'œil gauche. Depuis cette époque il a eu, presque tous les ans, des récidives plus ou moins intenses qu'il attribue à son travail forcé sous l'influence des rayons solaires. Presque au début de la maladie, Jean Blanc vint à l'hôpital, y resta quinze jours et s'en alla avant la fin du traitement. Les phénomènes inflammatoires n'existaient plus, mais il restait une tache qui gênait beaucoup le passage des rayons lumineux. La vue, du côté gauche, diminuait sensiblement, toutes les années, lorsque, il y a un an, l'œil droit fut pris d'une violente inflammation qui parcourut toutes ses périodes et laissa la cornée transparente dans un état déplorable. Dix mois après, le malade ne voyant presque plus se conduire, se décide à revenir à l'hôpital ; il est reçu salle Saint-Louis , 42. Voici l'état de ses yeux : à gauche, on distingue, à peu près au centre de la cornée transparente, une tache du volume d'une lentille ; elle est assez irrégulière , ses bords ne sont pas bien limités, sa couleur générale est blanc-grisâtre, le pourtour est nébuleux et ressemble assez au néphélion, tandis que le centre plus opaque a l'aspect d'un albugo ; à droite, la tache occupe le tiers externe et inférieur de la cornée et se prolonge au-devant de la pupille ; elle est lactescente et plus régulière qu'à gauche ; le champ de la pupille est à peu près complétement caché des deux côtés ; il y a de la photophobie, du larmoiement et la conjonctive est un peu injectée. On prescrit d'abord des collyres émollients et à la belladone ; le 1er avril, on instille dans l'œil quelques gouttes de laudanum ; ces divers moyens font cesser l'irritation, mais ne diminuent en rien l'opacité de la cornée. On se décide à pratiquer une pupille artificielle , après avoir, pendant deux ou trois jours, employé l'extrait de belladone dans le but de dilater la pupille naturelle.

Le 11 avril, l'opération est faite à l'œil droit, par la méthode de M. Guépin. Le malade, étant couché, un aide tient la paupière supérieure immobile avec un élévateur ; le chirurgien plonge un petit couteau à lame très-étroite à la partie supérieure et interne de la cornée transparente , au niveau de sa jonction avec la sclérotique, et fait ainsi une incision de deux à trois millimètres ; il excise ensuite une très-petite portion de la cornée, et il se produit spontanément une hernie de l'iris dans l'ouverture béante de la cornée ; la pupille prend une forme triangulaire et se transporte en haut et en dedans. — pansement simple avec un collyre à l'extrait de belladone.

Le 12, le malade n'a pas souffert ; il n'y a pas la moindre inflammation ; la hernie s'est bien maintenue. — On instille de la belladone.

Le 14, on pratique une légère cautérisation avec le nitrate d'argent pour amener les adhérences nécessaires à la nouvelle position de la pupille.

Le 16, nouvelle cautérisation ; la pupille est maintenue et le malade distingue les objets qu'on lui présente, ce qu'il ne pouvait faire avant l'opération.

Le 19, on pratique une seconde pupille artificielle à l'œil gauche, par le même procédé ; mais cette fois l'opération est très-laborieuse. Malgré l'excision complète d'une portion de la cornée, l'iris ne s'engage pas dans la plaie ; malgré l'écoulement de l'humeur aqueuse, la hernie tarde à se reproduire. Enfin, après quelques manœuvres, l'iris s'engage, la pupille est déplacée en haut et en dehors ; mais elle a bien de la peine à se maintenir dans cette position , car la plaie de la cornée est un peu trop large et n'étrangle pas assez la portion de l'iris qui fait hernie.

Le 20, l'œil est douloureux et enflammé ; il y a une conjonctive assez forte et une légère kératite. — Collyre émollient.

Le 22 , l'œil est moins rouge ; le malade ne souffre presque pas ; mais une partie de l'iris est rentrée ; néanmoins, la pupille est encore entraînée en haut et en dehors. Le malade dit voir mieux encore de cet œil que de l'autre ; cependant l'examen des parties ferait supposer le contraire. — Instillation de Belladone deux fois par jour. — On pratique une légère cautérisation.

Le 25, Il n'y a plus d'inflammation ; cependant l'œil est encore sensible à la lumière.

Le 28, la plaie de la cornée à l'œil gauche n'est pas cicatrisée, et l'humeur aqueuse n'est pas totalement reproduite.

Le 7 mai, le malade part dans un état très-satisfaisant, il voit très-bien se conduire et distingue les numéros des lits de ses voisins (*Obs. rec. par M. Chatain*).

Ces deux observations, dont l'une est double , mettent assez en évidence et les avantages et les inconvénients de la méthode employée. Dans ces trois opérations , l'iris et les parties intérieures de l'œil n'ont éprouvé aucune atteinte immédiate dans leur tissu et aucune inflammation consécutive. Il n'en est pas de même de la cornée qui, dans deux cas, s'est enflammée et avec assez d'intensité , chez le premier de nos malades, pour faire craindre qu'il ne survint autour de la plaie cornéenne une opacité capable d'empêcher l'arrivée des rayons lumineux dans la nouvelle pupille. Heureusement le traitement antiphlogistique a triomphé de cette complication.

N'ayant à sa disposition ni l'instrument de M. Guépin, ni celui de M. Desmares, l'opérateur y a suppléé par le couteau lancéolé pour faire l'incision de la cornée transparente, et il est venu à bout de faire une déperdition de substance à cette membrane en saisissant le bord de l'incision avec une pince fine et en l'incisant dans une petite étendue, soit avec le couteau , soit avec de petits ciseaux courbés sur le plat. La manœuvre ainsi faite est souvent très-laborieuse et , comme nous avons vu le même inconvénient se produire entre les mains d'autres chirurgiens, nous pensons qu'un instrument spécial, tel que ceux imaginés par les chirurgiens cités tout-à-l'heure, est tout-à-fait nécessaire. Sans cet instrument, il est difficile de donner à la perte de substance de la cornée l'étendue convenable; on fait trop peu ou trop. Dans le premier cas, l'iris ne s'engage pas dans l'ouverture; dans le second, il s'y engage sans difficulté; mais se réduit trop facilement, faute d'être étranglé à la base de la portion herniée. La production de cette hernie, qui constitue le dernier temps de l'opération, est réellement très-laborieuse dans quelques cas.

Lorsqu'au contraire, une ouverture convenable a été pratiquée, la hernie de l'iris se produit sans obstacle et se maintient au-dehors. Alors rien n'est plus simple dans ses suites immédiates et ultérieures que cette opération. Le rétablissement de la vision a lieu à l'instant même, et, quand aucune inflammation ne survient, tout se passe à souhait.

Tout bien considéré, le procédé de M. Guépin nous paraît préférable à tout autre, lorsque l'état de la cornée le rend praticable.

Nous avons eu, dans le cours de cet été, deux autres occasions de pratiquer l'opération de la pupille artificielle; mais, dans ces deux cas, nous n'avons pu appliquer le procédé dont nous venons de parler. Dans l'un d'eux, il s'agissait d'un vieillard qui avait subi, plusieurs mois auparavant, l'opération de la cataracte par extraction sur les deux yeux. Cette opération, pratiquée par un oculiste de notre ville, n'avait eu aucun succès. L'œil droit était dans un tel état, qu'il n'y avait rien à entreprendre de ce côté. Du côté gauche, les désordres étaient profonds; mais il y avait quelque chose à tenter. On voyait les traces d'une kératite grave. La partie inférieure de la cornée, devenue opaque, avait été sans doute perforée, et l'iris avait fait hernie; car on voyait cette membrane attirée en bas et en avant, et adhérente à la circonférence de la cornée. La pupille était entièrement cachée derrière la portion opaque de celle-ci. Nécessairement on était dans l'incertitude sur l'état du corps vitré et de l'enveloppe cristalline qui avait pu rester en place après l'extraction de la lentille. On pouvait espérer qu'en faisant une ouverture à travers l'iris, vis-à-vis la portion transparente de la cornée, les rayons lumineux atteindraient la rétine si l'état du corps vitré le permettait. Nous pratiquâmes donc l'excision de l'iris. La manœuvre n'offrit aucune difficulté. La cornée ayant été incisée avec un couteau lancéolé, un lambeau de l'iris, saisi avec des pinces très-fines, fut attiré en dehors et excisé. Un peu de sang s'épancha dans la chambre antérieure, mais l'absorption le fit disparaître en peu de jours; aucune phlogose ne survint. La pupille artificielle était très-belle, oblongue, suffisamment grande et d'une couleur noire assez franche. Cependant le malade n'y voyait pas mieux qu'avant l'opération et distinguait seulement le jour d'avec la nuit. Des lunettes à cataracte ne changeaient rien à cet état, qui ne peut

s'expliquer que par des désordres survenus dans les parties profondes de l'organe, mais inappréciables à l'œil de l'observateur.

Plus récemment, nous avons opéré un malade devenu aveugle, depuis plusieurs mois, par l'effet de l'explosion d'une mine. Cet homme, âgé d'une trentaine d'années, est entré à l'hôpital au milieu du mois de septembre dernier, dans l'état suivant : l'œil droit est complétement perdu; à gauche, on voit les traces d'une perforation de la cornée, située à sa partie inférieure, et cicatrisée depuis longtemps. L'iris est adhérent à cette cicatrice, par suite d'une hernie antérieure, et ce déplacement est tel que la pupille a complètement disparu. L'iris forme une cloison complète; c'est à peine si en bas on distingue un petit point noir, dernier vestige de l'ouverture pupillaire. La belladone ne produisant aucune dilatation de ce petit pertuis, une opération est jugée indispensable. La cornée étant incisée, comme dans le cas précédent, un petit crochet est introduit et porté sur l'iris; avec la pointe de l'instrument, le chirurgien cherche à accrocher le centre de l'iris pour en attirer un lambeau au dehors et l'exciser; mais le tissu de cette membrane se déchire avec une si grande facilité que cette excision est impossible. Alors, sans désemparer, la pointe du crochet est portée en deux ou trois sens différents, de manière à déchirer en forme d'étoile la partie centrale de l'iris. Ce but est parfaitement atteint en quelques secondes, et l'on obtient une pupille à bords irréguliers, mais aussi large qu'une pupille normale. Malheureusement on reconnaît que la chambre postérieure est obstruée par une cataracte capsulaire; à l'aide du crochet, l'opérateur cherche à saisir la membrane opaque et à l'extraire au dehors. Cette tentative n'aboutit qu'à une déchirure. Alors il écarte les lambeaux autant que possible du centre de la pupille; mais l'indocilité du malade oblige de retirer l'instrument avant d'avoir achevé cette opération devenue, depuis quelques instants, très-laborieuse. Les jours suivants, il ne survient aucun accident; la pupille a conservé ses dimensions et sa forme un peu étoilée, mais la vision est à peine améliorée; la cataracte capsulaire persiste et exigera une nouvelle opération qui sera entreprise prochainement.

Si nous avons rapporté ces deux derniers cas, ce n'est pas comme exemples de guérison; mais pour faire remarquer que l'opération de la pupille artificielle, considérée en elle-même, a réussi autant qu'on pouvait l'espérer, et que la persistance de la cécité n'a tenu qu'à des complications que cette opération ne peut pas atteindre directement. Aussi doit-on trouver dans ces résultats un motif d'encouragement pour agir de même dans certains cas où, ces complications n'existant pas, l'excision ou la dilacération de l'iris aurait un succès complet.

REVUE THÉRAPEUTIQUE.

Du traitement médical des douleurs produites par les calculs vésicaux, par les extraits combinés d'opium et de belladone, par M. POINTE, professeur de clinique interne à l'Ecole de médecine de Lyon. — Nous trouvons, sous ce titre, dans un des derniers numéros de l'*Union médicale*, un article dû à la plume de notre honorable confrère le docteur Pointe, qui présente assez d'intérêt pour que nous en donnions ici une analyse succincte.

On sait, en effet, que la chirurgie seule se charge de la guérison des calculeux, que, seule, elle peut produire une cure radicale ; tandis que la médecine n'intervient que dans le cas où les moyens chirurgicaux sont impuissants, soit à cause des complications qui ne permettent pas d'opérer, soit parce qu'un malade pusillanime, reculant devant la douleur, se refuse à tout espèce de procédé opératoire. Or, ces deux catégories fournissent encore un assez bon nombre de malades qui n'ont rien à espérer de la chirurgie et auxquels le médecin est appelé à donner ses soins. Il faut alors, pour calmer les souffrances produites par la pression et l'irritation que la pierre exerce sur la muqueuse de la vessie, user des agents thérapeutiques qui remplissent cette indication importante. La série des narcotiques se présente tout d'abord ; mais tous, comme on le pense bien, sont loin de présenter, dans ces cas, les mêmes avantages.

Or, parmi les nombreux médicaments qui agissent d'une manière directe sur le système nerveux, celui auquel l'auteur donne la préférence, parce qu'il lui a le plus souvent réussi, consiste en un mélange des extraits aqueux d'opium et de belladone administrés à haute dose, c'est-à-dire de manière à ne pas produire le narcotisme, mais, en approcher le plus possible et tellement qu'il soit difficile d'éviter, de temps à autre, l'apparition momentanée de quelques légers symptômes d'intoxication, tels que des étourdissements, des éblouissements, l'affaiblissement de la mémoire, etc. Voici, du reste, suivant le docteur Pointe, le mode général d'administration de ces agents thérapeutiques :

« Je prescris le mélange des extraits aqueux d'opium et de « belladone, sous forme de pilules ; j'en fais composer à la fois « une certaine masse de poids différents ; les premières de cinq « centigrammes d'extrait d'opium et d'autant de celui de bella-« done ; les secondes d'un centigramme du premier de ces ex-« traits seulement, et les troisièmes du même poids du second, « renfermées dans trois boîtes différentes de couleur et bien éti-« quetées. Le malade peut facilement, et sans faire d'erreur, « choisir et compter la quantité de pilules qu'il doit prendre « chaque fois qu'elles lui sont ordonnées.

« En général, quand je prescris, pour la première fois, à un « malade, les extraits d'opium et de belladone, je commence par « des doses peu élevées, de cinq à dix centigrammes, par exemple, « suivant le degré de susceptibilité que je présume devoir « trouver chez lui, et j'élève chaque jour cette quantité de ma-« nière à arriver le plus tôt possible à l'effet que j'ai l'intention « de produire. Il est essentiel d'arriver promptement à des doses « assez fortes pour obtenir la suspension des douleurs ; car si l'on « procédait par des doses trop lentement croissantes, l'habitude « aurait le temps de rendre le système nerveux peu sensible à « l'action des narcotiques, et l'impression qu'ils doivent faire « serait insuffisante. Les douleurs ainsi suspendues, ne le sont « que pour un temps, la durée seulement de l'action sédative « sur l'organisme ; celle-ci cessée, après douze ou vingt-quatre « heures, quelquefois moins, les douleurs reparaissent et il faut « recommencer l'usage des pilules ; mais alors on peut, sans in-« convénient, donner desuite des doses assez élevées pour obte-« nir presqu'immédiatement un nouveau soulagement. »

Telles sont les principales règles que l'auteur propose de suivre dans le traitement médical des calculeux par le mélange des extraits aqueux d'opium et de belladone, règles que vient parfaitement confirmer un heureux exemple de l'application particulière de cette médication.

M. Pointe termine cet article intéressant par quelques considérations qui établissent que le soulagement qu'éprouvent les calculeux traités par les extraits de ces deux plantes, est dû à la propriété que possède la belladone, d'atténuer et même de suspendre la sensibilité et la contractilité, combinée à celle uniquement narcotique de l'opium. **P.**

— *Des douches froides contre les engorgements et les déplacements de l'utérus, par le docteur* Fleury, *agrégé.* — Les engorgements et les déplacements de la matrice sont cause d'une foule de souffrances et de malaises qui appellent tous les jours l'attention du médecin. Les douleurs hypogastriques et lombaires, les gastralgies, la constipation, l'hystérie et toutes ses variétés en sont souvent la conséquence. Les moyens les plus divers ont été mis en usage, et leur nombre même montre la difficulté du traitement. Les émissions sanguines, locales ou générales, les vésicatoires, la ciguë, l'abstinence prolongée, n'ont eu contre les engorgements que des succès variables ou nuls ; la cautérisation avec le nitrate d'argent est le plus souvent insuffisante ; le fer rouge, qui a fourni à M. Jobert de si beaux résultats, peut être considéré comme le remède héroïque de l'engorgement avec ramollissement du col (état fongueux); mais son action n'est ni plus sûre, ni aussi puissante lorsqu'il s'agit de l'hypertrophie ou de l'engorgement avec induration. Quant aux déplacements, les moyens mécaniques et le repos, les pessaires, les tampons, les éponges, etc., sont une source de gêne, de douleur, de sujétion souvent pires que le mal.

L'hydrothérapie, employée depuis quelques années comme une panacée universelle, a procuré quelques guérisons. Mais la plupart des directeurs d'établissements hydriatiques n'ont tenu compte que de l'état général des malades, et n'ont spécié dans leurs rapports ni la nature des lésions utérines, engorgements ou déplacements, ni les indications locales ou générales qu'ils ont tâché de remplir par telle ou telle application des moyens hydriques. — M. Fleury a voulu remplir cette lacune. — Dans un mémoire adressé à l'Académie des sciences, il a fait voir, par dix observations très remarquables, que les douches froides, locales et générales, internes et externes, appliquées au traitement des engorgements et des déplacements de la matrice, ainsi qu'aux accidents généraux qui accompagnent souvent ces affections, constituaient la méthode la plus sûre, la plus efficace et la plus prompte de guérir ces maladies, que l'inutilité des moyens thérapeutiques ou mécaniques fait souvent considérer comme des infirmités incurables. Voici les conclusions de cet important travail :

1° L'action des douches froides est double ; elle s'adresse simultanément aux accidents locaux et mécaniques, et aux symptômes généraux et sympathiques ; elle combat directement et l'un par l'autre ces deux ordres de phénomènes, et amène ainsi une guérison solide.

2° Les douches froides, par l'action énergique qu'elles exercent sur la circulation capillaire et sur l'absorption interstitielle, amènent la résolution des engorgements hypertropiques ou indurés de l'utérus, alors même que ces engorgements sont anciens, considérables, et qu'ils ont résisté aux diverses médications usuelles et notamment à l'application du fer rouge. Elles agissent dans ces cas comme dans la résolution des engorgements spléniques , hépatiques et articulaires , où elles ont un effet si connu et si puissant.

3º Les douches froides, en résolvant l'engorgement de l'utérus, rendent facile la cicatrisation d'ulcérations , qui , liées à cet engorgement , et entretenues par lui , ont résisté à des applications réitérées de divers caustiques, et même au cautère actuel.

4º Les douches froides, par leur action astringente et tonique sur les ligaments et les tissus fibreux utérins, permettent la guérison complète des déplacements de matrice anciens, considérables, envisagés jusqu'à présent par les praticiens les plus éminents comme des infirmités auxquelles l'art ne peut apporter que des palliatifs mécaniques.

5º Les douches froides , en ramenant l'utérus à la direction normale, font disparaître une cause fréquente de stérilité et d'avortement.

6º Les douches froides , en raison de l'action qu'elles exercent sur la circulation locale et générale , sont le modificateur le plus efficace que l'on puisse employer pour prévenir ou combattre la congestion utérine, cause si puissante et si commune des engorgements et des déplacements de la matrice.

7º Les douches froides *générales* peuvent être administrées pendant l'époque menstruelle, non-seulement sans danger , mais encore avec avantage. Elles exercent , en effet , sur la circulation utérine et sur la circulation générale une action divulsive et régulative , qui a pour effet de ramener le flux cataménial à ses conditions physiologiques.

8º Enfin , les douches froides générales et locales sont le meilleur moyen qu'on puisse opposer à l'hypersthésie utérotubllaire.

(*Gazette médicale* , mai et juin 1849.)

— *Nouveau caustique.* — Lorsqu'on songe aux excellents caustiques dont la thérapeutique peut disposer, le cautère actuel et le caustique de Vienne , solidifié ou non, on comprend à peine qu'on puisse avoir eu l'idée d'en chercher un autre. C'est pourtant cette idée qui est venue à M. Rivalier , et de plus cette idée a été heureuse. Nous dirons tout-à-l'heure en quoi elle l'a été. Faisons d'abord connaître la nouvelle invention.

Le caustique de M. Rivalier est formé par un composé, une sorte de combinaison de charpie ou de ouate et d'acide azotique *monohydraté.* Lorsqu'on imbibe de ce liquide une boulette de charpie ou de ouate , celle-ci se dissout en partie dans l'acide , forme une sorte de gelée fort analogue au *collodium ;* c'est cette espèce de gelée qui constitue un excellent caustique , qui paraît avoir sur le caustique de Vienne les avantages suivants :

1º Il est plus facile de limiter exactement son action, surtout lorsqu'on l'applique sur des surfaces inclinées ; car il ne se liquéfie pas comme la potasse qui , une fois qu'elle a absorbé l'eau des tissus, tend à s'écouler vers les parties déclives ;

2º Il produit des escarres plus profondes et en moins de temps ;

3º Enfin, et cet avantage explique en partie le précédent, ces escarres sont molles et gélatineuses , ce qui fait qu'elles ne s'opposent point, ou du moins qu'elles ne font qu'un léger obstacle à l'action du caustique sur les tissus placés au-dessous d'elles. La mollesse des escarres permet d'enlever celles-ci avec une spatule dès qu'elles sont produites, circonstance qui permet d'observer exactement la destruction produite , et de la porter dès la première cautérisation , et sans être obligé d'attendre la chute toujours longue des escarres , exactement jusqu'au point que l'on désire.

Ces avantages, que l'auteur attribue au nouveau caustique, M. Nélaton les a plusieurs fois constatés sur le cadavre ; pour la première fois, il a trouvé l'occasion , hier, de chercher à les ob-

tenir sur le vivant. Nous n'avons pu nous assurer encore du degré de réussite de l'expérience ; nous en rendrons compte à nos lecteurs dans notre prochaine Revue.

(*Gazette des Hôpitaux* de Paris.)

— *Sur l'emploi de l'iodure de potassium et de l'iode, par le docteur* RAMPOLD. — M. Rampold recommande une méthode très-simple d'administrer l'iode à l'extérieur dans les diverses affections où ce médicament est indiqué. Il fait dissoudre une partie d'iodure de potassium dans deux ou trois, rarement quatre parties d'eau, et fait simplement laver la partie malade plusieurs fois par jour avec cette dissolution concentrée. On peut consommer ainsi facilement des doses considérables du médicament quand son administration à haute dose est jugée nécessaire, comme dans l'hydrocéphale aigu, par exemple. Dans ce cas, on observe assez souvent une petite toux, des éternuements ou des affections des yeux qui cessent avec l'emploi du médicament.

L'auteur recommande surtout cette méthode dans le traitement du goître. Quand l'action paraît trop lente , on ajoute à la solution un peu d'iode ou de teinture d'iode. Les mêmes effets salutaires s'observent dans les indurations des mamelles, lorsqu'elles n'ont plus rien d'inflammatoire, ces indurations disparaissent sans que la glande diminue de volume ; dans les engorgements des glandes lymphatiques du cou et des autres parties du corps, quand elles ne renferment pas encore de dépôts tuberculeux ; dans les tumeurs articulaires, après la période inflammatoire. L'auteur en a obtenu aussi de bons effets dans les œdèmes même symptomatiques. Il insiste beaucoup sur son utilité dans l'hydrocéphale aigu, et rapporte plusieurs cas de guérison dus à l'emploi de cette méthode thérapeutique.

(*Gazette médicale de Paris.*)

NOUVELLES ET FAITS DIVERS.

JURY MÉDICAL DU RHÔNE. — Le Jury médical du Rhône a tenu sa session de 1849, du 23 au 30 septembre, sous la présidence de M. Tourdes , professeur de médecine légale à la faculté de médecine de Strasbourg. Ont été reçus : 8 pharmaciens , 22 sages-femmes , 9 herboristes. Un seul officier de santé s'est présenté, il n'a pu arriver jusqu'au diplôme. La bonne réputation du jury du Rhône écarte tous les aspirants à ce grade.

Le jury médical du Rhône , en terminant ses opérations, a exprimé l'opinion suivante , qui prouve qu'il a été loin d'être satisfait des candidats qu'il a eu à examiner.

« Le jury médical du Rhône émet le vœu :

« 1º Que la dispense du grade de bachelier ès-lettres ne soit plus accordée aux pharmaciens. Les dix candidats qui se sont présentés cette année avaient tous obtenu des dispenses ; ils ont fait preuve en général d'une ignorance complète de la langue latine, et quand à la langue française, quelques-uns d'entr'eux ne possédaient point les connaissances que l'on est en droit d'exiger de tout homme qui exerce une profession libérale; 2º que l'externat soit aboli à la maternité de Lyon et que cette école soit organisée sur de nouvelles bases. L'internat obligatoire dans une école d'accouchement est une condition indispensable pour que les élèves sages-femmes présentent des garanties suffisantes d'instruction et de moralité. »

Nous ne pouvons qu'applaudir à ce double vœu, et nous désirons vivement qu'il soit écouté. Il est inouï en effet que , pendant que le niveau des études s'élève chaque année pour les études médicales, on rende illusoires par des dispenses les épreuves pharmaceutiques. L'abolition de l'externat à la maternité est une mesure indispensable, qui a déjà produit d'excellents résultats à Besançon, à Clermont et à Strasbourg. Chaque année, à Lyon, les élèves externes sont d'une faiblesse déplorable, tandis que les internes, soumises à une discipline sévère, dirigées par une sage-femme en chef très habile et par le chirurgien en chef de la Charité, se font remarquer par l'étendue de leurs connaissances. Ce n'est pas la première fois, d'ailleurs, que l'abolition de l'externat est demandée. M. le professeur Stoltz, compétent en pareille matière, n'a cessé, depuis plus de dix ans, de protester contre l'anarchie qui règne dans la plupart des maternités françaises. Les divers chirurgiens en chef qui se sont succédé à la Charité n'ont cessé de faire de pressantes réclamations contre un ordre de choses qui rend leur enseignement illusoire, et nous savons que le titulaire actuel doit se faire l'écho de ces plaintes dans un mémoire adressé à l'administration. Celle-ci n'a qu'à vouloir pour constituer une excellente école.

— BULLETIN DU CHOLÉRA. A PARIS, l'amélioration se maintient et se consolide de jour en jour. La moyenne des entrées dans les hôpitaux et hospices est de cinq seulement. L'état sanitaire des hôpitaux militaires est on ne peut plus satisfaisant. Depuis plusieurs jours, on n'a pas reçu un seul malade dans ces établissements. En ville, le 5 octobre, il n'y a eu que deux décès cholériques. — DANS LA PLUPART DES DÉPARTEMENTS, l'épidémie décline de plus en plus, et à Strasbourg elle paraît devoir se retirer, après n'avoir fait qu'un petit nombre de victimes. Cette baisse tient peut-être à l'abaissement de la température; car partout où elle n'a point été constatée, le fléau continue ses ravages; ainsi les départements des Bouches-du-Rhône et du Var sont encore décimés. — LYON paraît devoir encore jouir, en 1849, de la même immunité qu'en 1832 et en 1835; quoique un certain nombre de cholériques, depuis six mois, soient venus expirer dans ses murs, on n'a pu constater aucun cas de choléra asiatique dans l'agglomération lyonnaise. — A ALGER, le choléra sévit cruellement. Les journaux de la colonie nous apprennent que du 17 au 22 septembre, la moyenne des décès cholériques s'y élevait à 40 par jour. — L'état sanitaire de LONDRES et du reste de l'Angleterre va tous les jours en s'améliorant. A VIENNE (Autriche), le fléau diminue d'une manière sensible.

— HYGIÈNE PUBLIQUE. Le ministre des travaux publics, sur l'avis d'une commission spéciale et du conseil de salubrité, vient de prescrire l'emploi du blanc de zinc, à l'exclusion de la céruse, dans les travaux des bâtiments de l'Etat.

— CONCOURS DE PRIX POUR 1850. L'*Académie médico-chirurgicale* de Madrid a mis au concours les questions suivantes : 1º dans les abcès par congestion ou symptômatiques, peut-on fixer, à *priori*, le siége de la lésion ? Quel traitement peut-on appliquer à ces abcès ? 2º Dans l'état actuel de la chirurgie, les anesthésiques sont-ils utiles dans les opérations chirurgicales ? Dans l'affirmation, établir, par des faits et par des raisonnements, quel est celui qui mérite la préférence et quelles sont les circonstances dans lesquelles ils sont indiqués ou contre-indiqués ; 3º L'entrée de l'air dans les veines, survenant dans des cas de plaie ou d'opération chirurgicale, peut-elle produire la mort subite ? 4º Le non-établissement de la respiration, chez un enfant nouveau-né, exclue-t-il ou non l'infanticide ? — Les mémoires doivent être adressés, avant le 16 juin 1850, au secrétariat de l'Académie, place du Cordon, 1, à Madrid.

Le Rédacteur en chef, *Ph. Barrier*

LYON. IMPR. DE RODANET ET COMP., RUE DE L'ARCHEVÊCHÉ, 3.

GAZETTE MÉDICALE
DE LYON,

Publiée par M. **BARRIER**, Chirurgien en chef désigné de l'Hôtel-Dieu de Lyon.

La GAZETTE MÉDICALE DE LYON paraît deux fois par mois. — On s'abonne, à Lyon : chez Ch. SAVY, place Louis-le-Grand, 14 ; chez Mme PHILIPPE, rue St-Dominique, 7 ; — à Paris, chez V. MASSON ; — à Montpellier, chez SÉVALLE ; — à Strasbourg, chez DÉRIVAUX ; — L'abonnement est de 12 fr. par an pour Lyon, 13 fr. pour le reste de la France. — Les réclamations, lettres, travaux, doivent être affranchis et adressés à M. BARRIER, rue d'Oran, 2. — Pour les annonces, s'adresser à l'imprimerie du journal.

REVUE CLINIQUE DE L'HOTEL-DIEU DE LYON,
SERVICE CHIRURGICAL DE M. BARRIER.

Opérations d'anévrisme.

Observation I. — *Anévrisme du pli du bras consécutif à une saignée ; ligature de l'artère humérale ; disposition anormale de cette artère ; guérison.*

Le nommé Bayon, âgé de 35 ans, habitant une commune du département de la Haute-Loire, entre à l'Hôtel-Dieu, le 14 juin 1849, salle St-Louis, n. 80.

Ce malade ayant éprouvé, il y a deux mois, des symptômes de pléthore, s'adressa à un empirique, qui lui pratiqua une saignée au bras droit. Il ne survint immédiatement aucun accident notable, le sang fut facile à arrêter ; mais il s'était formé, au moment même, une petite tumeur. Il suffit d'un bandage ordinaire pour arrêter l'écoulement. Quarante-huit heures plus tard, dans un mouvement produit par la toux, le sang

coula de nouveau, mais on l'arrêta facilement avec une bande. Le malade fut visité quelques jours après par un médecin qui reconnut qu'il y avait eu lésion de l'artère. Depuis ce temps, la tumeur n'a fait qu'augmenter. Aujourd'hui, elle a un volume supérieur à un œuf de dinde. Elle occupe le pli du bras qu'elle coupe à peu près à sa partie moyenne. On voit, au centre, la cicatrice de la saignée ; la peau d'ailleurs est saine. Il n'y a aucune douleur. La tumeur est élastique, fluctuante, mobile sur les parties profondes ; on y sent, dans toute son étendue, des battements accompagnés d'un mouvement d'expansion et isochrones aux battements du cœur. En appliquant l'oreille, on entend un bruit de souffle très fort. Quand on comprime l'artère, au-dessus de la tumeur, les battements se suspendent, mais la tumeur s'affaisse très peu.

Après avoir préparé le malade par deux purgatifs, l'opération est pratiquée le 18 juin.

Après avoir endormi le malade avec l'éther, on pratique, le long du bord interne du biceps, une incision longue de 5 à 6 centimètres, qui se termine à deux travers de doigt du commencement de la tumeur. On incise successivement la peau, le tissu cellulaire et la

---

Feuilleton.

Du courage médical. Discours lu à la Société de médecine de Strasbourg, par M. le professeur FORGET.

Le moment m'a paru propice, chers confrères, pour vous entretenir d'une vertu de laquelle dépend aujourd'hui la conservation de l'ordre social. Le courage, qui n'est que le généreux oubli de soi-même en face d'un péril à braver, d'un obstacle à surmonter, d'une grande entreprise à réaliser, le courage, en effet, est la seule ancre de salut au milieu des tempêtes dont l'homme est journellement le jouet et la victime.

On distingue, vous le savez, plusieurs espèces de courage : il y a le courage physique et le courage moral, le courage civil et le courage militaire, le courage des opinions, des actes, des

positions, etc. Eh bien, tous ces genres de courage, le médecin peut en avoir besoin dans une circonstance donnée ; car son existence est une lutte perpétuelle contre une foule d'obstacles de toute nature, ainsi qu'il est facile de le prouver, en jetant un rapide coup d'œil sur les aspects divers de la carrière médicale.

Dès le seuil du sanctuaire, le courage du néophyte est éprouvé à la vue de ces cadavres hideux, de ces débris humains pantelants et fétides, qui remplissent nos amphithéâtres d'anatomie ; à l'aspect de ces infirmités, de ces mutilations dégoûtantes ou terribles qui peuplent les salles de nos hôpitaux. Combien de jeunes organisations ont reculé devant ces affreux préliminaires, combien d'autres ont eu besoin de la volonté la plus ferme, du courage le plus soutenu pour vaincre de si légitimes répugnances, pour fortifier leur âme contre la révolte des sens.

C'est peu d'assister comme spectateur à ces lugubres dégradations de l'organisme, l'instant arrive enfin où le disciple a conquis le droit de se poser lui-même en lutteur intrépide contre les

gaîne du biceps. Après avoir reconnu les fibres charnues de ce muscle , et exploré avec le doigt le paquet des vaisseaux et des nerfs placés en dedans , on saisit avec les mors d'une pince le feuillet antérieur de la gaîne de ces organes , l'on incise et l'on débride de haut en bas dans une certaine étendue. Dans cette incision , on coupe une artériole dont on fait immédiatement la ligature. Alors on va à la recherche de l'artère ; on la rencontre immédiatement en dedans , et même un peu en avant du nerf médian. Cette artère est moins volumineuse que l'humérale ne l'est ordinairement. On passe la sonde au-dessous d'elle , et en comprimant le vaisseau avec le bout du doigt , on reconnaît que les battements de la tumeur ont diminué sans disparaître. On pose un fil derrière l'artère avec l'aiguille de Deschamps et l'on serre la ligature de manière à étreindre complètement le vaisseau. En explorant de nouveau, on constate positivement que la tumeur présente toujours des battements ; mais ils sont moins forts qu'auparavant. On pense alors qu'il existe une bifurcation anormale de l'artère brachiale. On dégage , avec la sonde cannelée, le nerf médian pour le rejeter en dehors, et l'on trouve en dedans et derrière lui une branche artérielle, au moins égale à celle qui a été liée, et accompagnée d'une veine. On isole l'artère soit de cette veine , soit du nerf médian , et on la lie comme la première. Le malade est pansé au moyen de bandelettes placées en travers sur la partie moyenne de la plaie , pour en rapprocher les bords. Les deux ligatures sont tirées en bas , et assujéties par un morceau de diachylon. Le pansement est achevé de la manière ordinaire. — Le malade n'a point senti de douleur, et commence à peine à se réveiller au moment

où le pansement vient d'être achevé.

Le 19 juin le malade est dans un état satisfaisant : point de douleurs ; la sensibilité est intacte dans tout le membre , qui jouit de la même température que celui du côté opposé ; il y a seulement un peu de gonflement en haut de l'avant-bras , qui tient probablement à la constriction exercée par les bandelettes. Pour la diminuer , on les coupe en travers sans les enlever ; mais cela suffit pour produire un relâchement sensible. La tumeur a diminué de moitié , on n'y sent pas le moindre battement ; le malade est mis au bouillon.

Les jours suivants, tout se passe très bien : les deux tiers supérieurs de la plaie sont réunis par première intention ; le trajet suivi par les ligatures ne fournit que quelques gouttes de pus ; l'avant-bras n'est plus tuméfié ; la tumeur est devenue très dure , et n'a guère plus du tiers de son volume primitif.

Le 23 juin , état très satisfaisant ; on croit sentir un commencement de pulsation dans l'artère radiale.

26 juin , on sent un battement peu étendu au haut de la tumeur ; les jours suivants , on explore attentivement ce symptôme inattendu , et on acquiert à peu près la certitude qu'il s'est développé là quelque anastomose ; mais il ne paraît pas que le sang soit ramené dans la tumeur ; car dans la plus grande partie de son étendue, elle n'offre pas de battements, et là où on en sent, ils se présentent comme ceux d'une artère qui cheminerait au-devant de la partie supérieure de la tumeur, sans qu'on puisse dire quelle est ultérieurement sa distribution. On fait pratiquer la compression sur le siége des battements. La tumeur n'augmente pas les jours suivants , les ligatures se détachent le 30 juin sans accidents.

---

fléaux qui de toutes parts viennent assiéger notre triste existence. Écoutez ce que dit CELSE des qualités qu'implique le titre de chirurgien : *Sit juvenis*, STRENUUS, AUDAX, *solers et* IMMISERICORS. De ces cinq qualités il en est trois qui dérivent du courage. De ces trois formes du courage, la dernière (immisericors) est la plus difficile et la plus rare peut-être, car elle exclut le plus humain des sentiments, la pitié ; c'est elle qui ferme nos yeux, nos oreilles, et, momentanément, nos cœurs, aux contorsions et aux cris de la douleur, à l'aspect du sang qui ruisselle, aux expressions les plus pathétiques des tortures que nous infligeons nous-mêmes, dans le but de soulager et de guérir. Or, c'est ici le lieu de glorifier ces précieuses inventions modernes, dont l'effet est de soulager le patient d'abord, puis l'âme du chirurgien, du principal élément de cet appareil du martyre, la douleur, l'ennemi le plus redouté de notre pauvre nature.... C'est la rareté du courage chirurgical qui sans aucun doute rend le nombre des bons chirurgiens si minime, comparativement à celui des bons médecins, qui pourtant sont assez rares.

Est-ce à dire que le médecin n'ait pas, lui aussi, son genre de courage ? Suivez-le au sein des épidémies. Quelques-uns, la plupart même, peuvent hésiter et frémir à l'invasion de ces cruels fléaux qui déciment les populations, en dépit des efforts de l'art ;

mais cette impression est aussitôt comprimée par le sentiment du devoir, par le courage du point d'honneur, et l'on voit nos médecins fuir le terrain des épidémies, comme on voit nos soldats déserter les rangs au moment du combat. Que si d'illustres praticiens, tels que GALIEN et SYDENHAM, ont commis cet acte honteux de faiblesse, tous les autres, à l'imitation du divin HIPPOCRATE accourant au secours d'Athènes, volent au devant du danger, affrontant la mort avec une sérénité d'autant plus digne d'admiration, qu'elle n'a pas même pour soutien l'aiguillon de la gloire ; car les dévouements du médecin sont presque toujours obscurs, et ne trouvent guère de rémunération que dans le témoignage de sa conscience.

S'il est vrai que l'amour du repos et du bien-être soient des instincts profondément empreints au cœur de l'homme, n'est-ce pas encore du courage que cette abnégation de tous les jours et de tous les instants qui porte le praticien à s'arracher au sommeil de la fatigue, aux plus douces jouissance de la famille et de l'amitié pour aller, à travers les ténèbres et les éléments conjurés, porter des secours au plus humble de ceux qui les réclament ? Il accourt souvent, hélas ! en faisant taire ses propres douleurs, sans la perspective d'aucune récompense, parfois même avec la prévision de l'ingratitude et de la calomnie en guise de salaire.

Le 5 juillet, la plaie est guérie. Il y a toujours des battements circonscrits dans le point indiqué. La tumeur paraît avoir encore diminué. Le malade veut absolument s'en aller, mais on aura de ses nouvelles. Les mouvements du bras se font très bien. Le malade part le 7 juillet.

Deux mois après son départ, nous avons de ses nouvelles par un médecin qui nous dit avoir constaté la disparition presque complète de la tumeur, et reconnu que les battements qui nous avaient inquiété, ne pouvaient être attribués, ainsi que nous l'avions déjà pensé, qu'au développement d'un rameau anastomotique.

Le fait de la division de l'artère humérale, en deux branches, au-dessus du pli du coude, a été assez souvent observé pour que le chirurgien ne doive jamais entreprendre une opération sur cette artère, sans s'attendre à la possibilité d'une anomalie de ce genre. En y apportant une attention superficielle, il pourrait croire avoir tout fait après avoir lié la première artère rencontrée, et méconnaître l'existence d'une autre branche capable d'entretenir le développement de la tumeur anévrismale. On a vu chez notre malade la ligature d'une première artère n'amener que la diminution et non la disparition des battements dans l'anévrisme. Il a fallu chercher une autre branche artérielle dont l'oblitération a seule fait cesser l'abord du sang dans la tumeur. Pour s'expliquer la nécessité de cette double ligature, il faut admettre que les deux branches s'anastomosaient entre la tumeur et le point du bras où la ligature a été posée, ou bien qu'elles avaient été blessées l'une et l'autre par la saignée malheureuse. Cette seconde supposition était jusqu'à un certain point confirmée par l'examen de la cicatrice,

suite de la phlébotomie, cicatrice dont l'étendue annonçait que la lancette avait été maniée par une main *très* inhabile.

A l'exception de ces particularités, la maladie, dans sa marche, et l'opération, dans ses suites, n'ont présenté rien d'extraordinaire, et qui doive spécialement fixer notre attention. Mais nous sommes, en quelque sorte, obligé d'expliquer les motifs de la préférence que nous avons donnée à la méthode ordinaire sur celle de la galvano-puncture, si fortement préconisée, depuis trois ans, par notre honorable collègue, le docteur Pétrequin, chirurgien en chef de l'Hôtel-Dieu, et plusieurs fois employée par lui dans cet hôpital.

Si nous ne partageons pas l'opinion de notre collègue sur les avantages de cette méthode, nous serions fâché qu'on pût voir dans notre critique la moindre intention désobligeante. Personne, plus que nous, ne rend justice aux efforts, aux recherches qui ont pour but le perfectionnement de l'art; personne n'est plus disposé que nous à louer toutes les tentatives consciencieuses que peut approuver la science entendue dans un esprit progressif. Il est certainement très rationnel de croire que la coagulation du sang contenu dans un sac anévrismal peut en amener l'oblitération, et par conséquent guérir la maladie. N'est-ce pas là un des moyens que la nature emploie quelquefois spontanément? Et si, sans inconvénients notables, l'art pouvait imiter ce procédé de la nature médicatrice, le malade pourrait être soustrait aux inconvénients et aux dangers d'une opération sanglante. Trouver le moyen inoffensif et efficace d'obtenir ce résultat est donc un but à signaler aux investigations et à l'esprit inventif du chirurgien; mais il s'agit de savoir si la

---

Ce courage est, en quelque sorte, inhérent à la profession, c'est le plus répandu; mais il en est un beaucoup plus rare, c'est celui qui porte le praticien à compromettre sciemment et presque certainement ses intérêts et sa renommée, soit en acceptant de traiter des maux désespérés, soit plus sûrement encore, en essayant de conjurer la maladie ou la mort au moyen de procédés et de remèdes réprouvés par les préjugés du public et des médecins. Que chacun de nous, la main sur la conscience, veuille dire si sa principale préoccupation n'est pas de décliner l'accusation d'avoir concouru par ses traitements à la mort de ses malades! Qui de nous, pour se soustraire à d'odieuses imputations, n'a plus ou moins sacrifié aux doctrines populaires, aux méthodes consacrées par l'ignorance ou l'erreur, aux remèdes sanctionnés par la routine ou par la mode?.... La mode, cette reine du monde, qui subjugue le sage comme le simple, et le médecin comme la matrone; combien trouverez-vous d'esprits forts qui sachent lui résister? que ne fait-on pas pour se disculper d'un malheur dont on n'est pas cause? Que de subtilités et de mensonges réfléchis, dictés par cette faiblesse, pour expliquer un échec, justifier une médication, pour sauver enfin ce que nous avons de plus cher, notre honneur professionnel!

Il est un autre genre de courage, qui n'est guère apprécié que par les jeunes médecins ou par ceux qui, doués d'une âme d'élite, conservent encore après une longue pratique cette fleur de sensibilité, ce vif sentiment de philanthropie, sur lesquels l'âge et l'habitude finissent par blaser beaucoup de praticiens: je veux parler de la résignation, du stoïcisme que réclament les désolantes obscurités de la science, les fréquentes déceptions de l'art, les catastrophes imprévues, le spectacle poignant d'un organisme fatalement ravagé, moissonné en dépit des conceptions les plus rationnelles; puis ces drames sans cesse reproduits de parents éplorés, d'amis consternés, redemandant un père, un époux, un enfant, dont le trépas engendre la ruine et la misère, la désolation et le désespoir... Quel homme bien né n'a mille fois maudit une profession qui l'expose à tant de brisements de cœur, et n'a sincèrement envié le sort du plus infime artisan! Et combien ont fléchi sous ces navrantes impressions, aimant mieux demander à d'autres industries une existence moins relevée, mais affranchie de ces martyres de l'âme.

Est-ce tout? Hélas! non. Cette pratique si rebutante, mais qui, en définitive, nous donne le pain quotidien, il faut la disputer à une nuée de pirates. Redoublez donc d'énergie, vous, modestes praticiens de la campagne et même de la ville, pour lutter contre la concurrence du presbytère et du château, du re-

galvano-puncture est une méthode réellement efficace, et jusqu'à quel point ses inconvénients , ses dangers , peuvent contrebalancer ses avantages.

La galvano-puncture, telle qu'elle a été jusqu'ici mise en usage par M. Pétrequin , exige nécessairement , dans tous les cas , la compression et la glace. Il résulte de cette association une méthode fort complexe , qui est sinon plus difficile à appliquer , du moins plus compliquée et incontestablement plus douloureuse. Sous le rapport de la douleur, on peut ajouter que l'éthérisation est possible dans la plupart des cas de ligature, tandis que, dans l'opération par la galvano-puncture, elle pourrait susciter des embarras et des difficultés sérieuses , par suite des mouvements involontaires que l'éthérisation n'empêche pas toujours. A comparer les deux opérations chez des malades non endormis par l'éther ou par le chloroforme, il y a une très grande différence dans l'intensité des souffrances, et cette différence est toute à l'avantage de la ligature.

Dans la plupart des cas, la ligature est aussi sûre que simple dans ses suites et dans ses effets curatifs. Des accidents surviennent rarement ; l'artère s'oblitère , le sac anévrismal se resserre sur le sang qu'il contient , et qui se coagule ; l'absorption le fait diminuer jusqu'à ce qu'il ne consiste plus que dans un noyau solide , dont la présence est sans danger au milieu des tissus, et dont la disparition devient , en général , complète au bout d'un certain temps. Si parfois une inflammation phlegmoneuse et suppurative survient dans le sac ou dans les parties voisines, elle est ordinairement peu dangereuse , n'expose guère à l'hémorrhagie , et , dans tous les cas, elle est un accident très exceptionnel. Il n'en est pas ainsi dans un bon nombre de cas après l'application de la galvano-puncture. Il n'est pas rare de voir le sac et le tissu cellulaire voisin suppurer à la suite d'une inflammation grave qui résulte , soit de l'excitation énergique produite par le fluide galvanique , soit de la compression et de la glace qu'on fait succéder à l'opération. Si , malgré cet accident, des malades guérissent, on peut dire qu'ils n'atteignent cet heureux résultat qu'à travers bien des dangers, et le membre ne recouvre pas toujours l'intégrité de ses fonctions. Et ce qui , à nos yeux, constitue un inconvénient majeur de cette méthode, c'est que la suppuration dont nous venons d'indiquer les dangers , est, pour ainsi dire, une condition nécessaire à la guérison. Quoique quelques faits tendent à faire croire à la possibilité d'une heureuse terminaison par l'effet immédiat de la coagulation du sang contenu dans le sac anévrismal , le fait lui-même de la coagulation peut laisser encore quelques doutes dans l'esprit, surtout lorsqu'il s'agit d'anévrismes volumineux ; et , jusqu'à présent, la suppuration du sac a joué le principal rôle dans la guérison, à en juger du moins par les faits que nous connaissons. Dans tous les cas, nécessaire ou non , l'inflammation suppurative trouve dans l'action combinée du galvanisme, du tourniquet et de la glace , des conditions très favorables à son développement. Or, il n'est pas nécessaire de reproduire ici les raisons bien connues qui ont amené les chirurgiens à considérer comme fort dangereuses l'inflammation suppurative et l'ouverture du sac anévrismal , surtout lorsque l'oblitération de l'artère n'est pas préalablement assurée.

La méthode nouvelle exigerait un examen beaucoup plus complet que celui que nous venons de faire dans ces courtes réflexions , pour nous autoriser à nous pro

---

bouteur, du médecin des urines, de la somnambule et du sorcier ! Je ne parle pas de la sage-femme , de l'herboriste et du pharmacien ; il y a là du moins quelque apparence de rudiment scientifique. Et qu'on n'imagine pas que cette ignoble crédulité qui frustre le médecin , fraude la loi et fait outrage au bon sens le plus grossier , soit le partage exclusif des dernières classes. La haute société le dispute à la population la plus infime , et des magistrats, des savants, des médecins même, infandum ! ne craignent pas de patronner ostensiblement ces déplorables abus , ces stupides jongleries !

Lorsque le praticien harassé de fatigue et brisé par tant de pénibles émotions est revenu s'asseoir au foyer domestique, le besoin du repos et des joies de la famille lui permet à peine de songer à se recueillir sur ce qu'il a fait, sur ce qui lui reste à faire, et de s'enquérir des nouvelles et des lumières que lui apportent ses journaux et ses livres de médecine. Que de louanges à décerner à celui qui , dans cette occurence, trouve en lui le courage , non-seulement de suivre les évolutions de la science , mais encore de cultiver quelque branche accessoire, de travailler à se rendre érudit, de rédiger et de publier le produit de ses laborieuses et savantes élucubrations ! Parmi les honorables confrères qui m'écoutent, il en est plusieurs qui ont ceint leur front de cette auréole scientifique , auréole d'autant plus pure que quelques-uns ont la modestie de la tenir dans l'ombre ; dédaigneux de la gloire , ils cultivent la science et l'art par pur amour de l'art et de la science ; philosophes pratiques , ils se disent avec le grand roi des livres saints : *Aquæ furtivæ dulciores sunt , et panis absconditus suavior. (Proverbes.)*

Et pourtant ils sont aussi dignes d'éloges ceux qui , cédant à l'obsession du Dieu qui les inspire , veulent répandre au dehors les intimes révélations puisées aux sources de l'observation sévère et des sérieuses méditations. Eux aussi, s'ils habitent la province, ont besoin d'un certain courage pour lutter contre les difficultés de la position. Ce n'est pas tout de faire un livre ; il faut trouver un éditeur, à moins de joindre à la dépense de son temps et de son labeur, un sacrifice d'argent trop souvent impossible. Mais on ne trouve d'éditeurs qu'à Paris, et l'éditeur parisien dédaigne souverainement l'auteur de province, en cela de connivence avec le lecteur qui , lors même qu'il maudit la centralisation, n'estime que les livres et les auteurs de Paris. Il en résulte que l'écrivain provincial est forcé de se gaspiller en articles de journaux ; heureux si les journaux parisiens daignent l'accueillir, autrement il ira s'éteindre obscurément dans une feuille de province (d'où parfois la critique parisienne viendra

noncer sur sa valeur d'une manière plus formelle. Nous ne le ferons point avant que notre honorable collègue ait publié le résultat complet de ses expériences, et donné les conclusions qu'il croira devoir en tirer. Notre intention principale, dans ce moment, est de justifier la conduite que nous avons cru devoir tenir dans les cas d'anévrisme qui se sont offerts à notre observation. Les raisons et les faits allégués en faveur de la nouvelle méthode ne nous ont pas encore décidé à abandonner les principes classiques de l'art et la voie suivie pendant un demi-siècle par tous les chirurgiens, depuis Hunter et Desault.

Nous allons donner, en résumé, une seconde observation de ligature de la brachiale dont l'issue a été également heureuse et les suites si simples, qu'il n'y a vraiment rien à envier sous ce rapport aux cas les plus heureux d'opération par la galvano-puncture.

OBSERVATION II. — *Saignée malheureuse ; anévrisme consécutif ; ligature de l'artère humérale ; guérison.*

Le nommé Pierre Gaillard, âgé de 35 ans, journalier, du département de Saône-et-Loire, entre à l'Hôtel-Dieu, salle St-Louis, 68, le 5 septembre 1849.

Le malade et le médecin qui nous l'adresse, et à qui l'accident est arrivé, nous donnent les renseignements suivants : La saignée a été pratiquée, il y a deux mois, pour combattre une sciatique très aiguë du membre inférieur gauche, accompagnée de fièvre. C'est le bras droit qui a été saigné. Un jet de sang rutilant s'est manifesté aussitôt. La compression a été mise en usage, mais une tumeur s'est formée rapidement à l'endroit de la saignée, et, depuis ce temps, malgré la compression qui a été exercée et qui n'a pu être

supportée, la tumeur a augmenté graduellement de volume. Elle a aujourd'hui celui d'un petit œuf de poule. Elle est le siége de battements isochrones à ceux du pouls, visibles à l'œil nu, sensibles à la main, et produisant une expansion très sensible, disparaissant à la compression de l'artère au-dessus, augmentant d'énergie par la compression de l'avant-bras au-dessous. L'oreille perçoit un bruit de souffle très fort et un peu rude ; les veines du membre malade sont saines ; la veine médiane basilique croise obliquement la surface antérieure de la tumeur dont le sommet porte une cicatrice. — Pas de douleurs dans le bras ; pas de crampes. Quand le malade essaie de travailler, il se manifeste du gonflement dans le bras, et il survient quelques douleurs. Le malade est un peu affaibli ; son teint est jaune, il y a un certain degré d'anémie. On lui donne des aliments toniques et du vin vieux pendant quelques jours avant de l'opérer. On exercera aussi un peu de compression sur la partie inférieure de l'artère humérale, afin de favoriser l'aggrandissement des artères collatérales.

L'opération est pratiquée le 12 septembre.

Le malade étant endormi avec l'éther, on fait à l'union des deux tiers supérieurs avec le tiers inférieur du bras, une incision de sept à huit centimètres, qui croise légèrement la direction de l'artère. La peau et le tissu cellulaire sont incisés, puis l'aponévrose d'enveloppe largement débridée sur la sonde. On ouvre ensuite la gaîne du biceps, et, portant le doigt à la partie interne de la plaie, on sent le cordon formé par le nerf médian ; on le rejette en dedans, et l'on sent l'artère sous le doigt. On saisit, avec des pinces, la gaîne du vaisseau, on l'entame avec le tranchant du bistouri

---

l'exhumer pour l'immoler à ses cruelles fantaisies), et, génie méconnu, croyant semer la gloire, il ne recueillera que d'amères et mesquines tribulations.

Chacun sait combien est rare le courage scientifique parmi les auteurs ; nous appelons ainsi cette sublime vertu qui nous détache de nous-mêmes au point de nous permettre d'envisager sans partialité tout ce qui ressortit au sujet de nos études ; qui nous oblige à rendre exactement à chacun ce qui lui est dû ; qui nous porte à produire avec scrupule les idées et les faits qui contrarient les nôtres ; bref, qui nous induit sans effort au plus grand des sacrifices, celui de notre vanité. Ce courage peut consister aussi à se constituer loyalement en opposition avec les autorités et les doctrines du jour. Ici se révèle encore la tyrannie de la mode ; braver celle-ci, c'est se compromettre de la pire façon, c'est se vouer au ridicule. Imaginez ce qui adviendrait à celui qui viendrait aujourd'hui faire l'apologie du solidisme contre l'humorisme, ou plaider en faveur de la gastrite qui a disparu du cadre nosologique par la seule raison qu'elle y a naguère occupé trop de place. Songez à l'accueil qui serait fait à celui qui oserait faire le procès au microscope et à la chimie ? Lorsqu'en 1840 je publiai mon traité de l'entérite folliculeuse, un de mes collègues et amis de la Faculté de Paris me dit naïve-

ment : « Ce livre n'est pas de notre temps ; il arrive quinze ans trop tard ; il aurait cent fois raison que tout le monde lui donnerait tort. » Et, en effet, pas un critique aujourd'hui n'aurait le courage de braver l'isolement et de se ranger du parti de Galilée, qui seul osait faire tourner la terre en face de l'inquisition. A plus forte raison trouveriez-vous à peine à Paris un censeur ayant le courage de s'inscrire contre les excentricités de ces puissances du jour qui trônent aux Académies des sciences et de médecine, à la Faculté, dans les hôpitaux de la capitale, occupant toutes les avenues de la science, disposant de toutes les faveurs, s'imposant à toutes les ambitions. C'est qu'il n'est si mince journaliste qui n'aspire aux places des Académies, de la Faculté, des hôpitaux, ou au moins à une bribe de ces prix Montyon qui, tombent chaque année des mains de la commission de médecine de l'Institut de France. Le moyen, après cela, d'aller dire que tel académicien ou professeur a jeté dans la science telle idée fausse ou hasardée, dangereuse ou ridicule ! La même idée qui partie d'un auteur obscur ou même d'une notabilité de province, ne soulèverait que des quolibets ou des dédains, des sarcasmes ou des critiques amères. Cette idée sera choyée, prônée, exaltée par la presse de Paris, qui en dissimulera les vices avec autant de piété que les fils de Noé la nudité de leur père, pour peu

porté en dédolant; la sonde cannelée est promenée de chaque côté pour le dégager, puis passée par dessous. L'artère étant ainsi mise à cheval sur la sonde, on s'assure, par le toucher, qu'elle présente des battements au-dessus du point comprimé par l'instrument. On pose la ligature avec une aiguille courbe mousse portée sur un manche; puis, avant de nouer le fil, on s'assure de nouveau, en portant le doigt dans l'anse de la ligature, que l'artère est bien saisie. En la comprimant, on fait cesser les battements dans la tumeur, tandis qu'en laissant aller la ligature, les battements reparaissent. On fait alors un nœud en élevant le fil jusqu'au point le plus élevé de la portion d'artère qui a été décollée. On rapproche les bords de la plaie avec des bandelettes de diachylon. On relève les bouts de la ligature le long du bras, et l'on applique un pansement ordinaire.

13 Septembre. La chaleur est bien rétablie dans tout le membre. La tumeur a diminué de volume d'une manière très prononcée, et ne présente plus aucune apparence de battements. On exercera une légère compression sur la tumeur pour en favoriser la résorption.

15 Septembre. Etat satisfaisant. Cependant le malade se plaint que le bandage soit un peu trop serré. A la partie supérieure du bras, il y a un peu de gonflement et de douleur. On enlève tout l'appareil, et l'on trouve la plaie en bon état. La tumeur s'est déjà beaucoup affaissée. A son niveau, il y a une rougeur érysipélateuse un peu foncée. Point de fièvre.

Les jours suivants, l'état est de plus en plus satisfaisant. La rougeur érysipélateuse s'est rapidement dissipée; la plaie suppure à peine. L'état général est très bon.

Le 25, on sent distinctement les battements des récurrentes qui servent à la circulation et suppléent aux artères dans lesquelles le cours du sang a été interrompu. La tumeur est stationnaire depuis quelques jours; les caillots sanguins qu'elle renferme se durcissent.

3 Octobre. Chute de la ligature.

6 Octobre. Le malade demande sa sortie. Comme la tumeur est restée stationnaire, on conseille au malade de ne pas forcer son travail pendant quelques jours, de peur que la tumeur ne s'enflamme. On lui fait donner de la pommade d'iodure de potassium pour faire des frictions sur la tumeur et dans le but d'en accélérer la résolution. L'état du membre est d'ailleurs excellent, et la plaie à peu près cicatrisée.

Cette observation n'est remarquable que par la simplicité de l'opération et de ses suites, qui ont été aussi heureuses qu'il était permis de l'espérer. Il n'est pas survenu le moindre accident, et il serait difficile d'imaginer en quoi la méthode suivie a pu laisser quelque chose à désirer ou paraître inférieure dans ses résultats à la méthode complexe qui prétend la supplanter dans la plupart des cas.

Pour terminer ces considérations cliniques sur les anévrismes, il nous reste à reproduire ici une observation très-intéressante de ligature de l'artère carotide primitive, dont nous avons déjà publié l'histoire en partie. Le sujet ayant succombé à une autre maladie postérieurement à la guérison, nous avons pu en faire l'autopsie, et constater plusieurs particularités d'un grand intérêt.

OBSERVATION III. — *Tumeur vasculaire de la tempe; ligature de la carotide primitive; succès. Accroissement d'un bronchocèle antérieur, mort par suite de la compression de la trachée-artère. Autopsie intéressante.*

Cette observation n'est que la suite de celle que nous avons insérée dans le numéro de janvier 1848, du *Journal de Médecine* de Lyon. Nous rappellerons que la femme qui en fait le sujet fut soumise à l'opération de la ligature de la carotide primitive, le 3 novembre 1847, pour une tumeur de la région temporale, offrant les caractères d'une tumeur anévrismale ou analogue aux anévrismes, et que l'opération eut des suites satisfaisantes, en ce sens que la plaie guérit sans accident et que la tumeur diminua de volume et cessa d'offrir des pulsations. Lorsque la malade quitta l'hôpital le 28 novembre et jusque vers la fin de décembre suivant, son état permit d'espérer une issue définitivement heureuse.

Malheureusement, depuis cette époque, de nouveaux accidents survinrent. Le bronchocèle, dont la

que cette idée procède de quelque illustration du cénacle parisien.

S'il arrive que le médecin soit revêtu de quelques fonctions publiques, telles que celles de professeur, d'académicien, de membre de l'administration des hôpitaux, du Conseil de l'instruction publique, etc., son impartialité, son intégrité, son courage en un mot, se trouvera mis à de fréquentes et rudes épreuves. Que de force d'âme et de scrupuleuse indépendance ne lui faut-il pas pour n'user jamais de son pouvoir et de son influence que dans les limites de la plus sévère justice ! Doyens des Facultés, professeurs, juges des examens et des concours, vous tous dispensateurs des places, des titres et des honneurs médicaux, qui de vous peut se flatter de n'avoir jamais, plus ou moins sciemment, obéi à l'esprit de népotisme ou de favoritisme, aux perfides suggestions de vos intérêts personnels, aux sollicitations des hommes puissants dont parfois vous dépendez vous-mêmes, et à mille autres mobiles plus ou moins prévaricateurs dont il est si facile de déguiser l'intervention ou de se dissimuler l'influence à soi-même, tant, parfois, la conscience est de bonne composition !

La suite au prochain numéro.

malade était atteinte antérieurement, prit un accroissement rapide et s'accompagna, au bout de peu de jours, d'une dyspnée qui alla toujours en augmentant et donna lieu à des accès de suffocation portés assez loin pour mettre les jours de la malade en danger. Dans cet état, elle se décida enfin à rentrer à l'hôpital.

A notre première visite, le 10 janvier 1848, nous ne pûmes que porter un pronostic très-grave, et nous voyant dans l'impossibilité de guérir cette pauvre femme, l'espoir de faire tourner l'observation de sa maladie au profit de la science ne put nous consoler que très incomplétement de l'insuffisance de l'art en pareille circonstance. En effet, la tumeur thyroïdienne nous offrait le volume d'une tête de fœtus à terme. Bridée par l'aponévrose et les muscles de la région cervicale antérieure, elle comprimait fortement la trachée-artère et produisait une respiration stertoreuse avec des moments d'angoisse et de suffocation imminente. A la partie antérieure de la tumeur, on observait deux bosselures où l'on apercevait une fluctuation assez distincte, et l'espoir de rencontrer dans ces deux points un liquide séreux ou purulent, nous engagea à les traverser par un séton, dans l'idée que l'écoulement du liquide diminuerait la compression de la trachée et soulagerait la malade. Le reste de la tumeur paraissait formé par des matières solides ; il n'était pas permis de compter sur le séton comme moyen curatif. Malheureusement l'ouverture n'amena pas même l'effet palliatif que nous en attendions, et il ne s'écoula que quelques gouttes de sang, de sorte que la tumeur ne subit aucune diminution de volume. Il devint évident pour nous que la malade succomberait sous peu de jours. On ne pouvait songer à aucune autre opération, car la tumeur présentait les caractères de l'encéphaloïde ; son ablation était impraticable, et la constitution était tellement affaiblie que la trachéotomie, en supposant qu'elle eût été possible, n'aurait pu amener qu'une prolongation insuffisante de la vie. Le 27 janvier, les accès de suffocation devinrent plus violents ; la malade succomba le soir, à 7 heures.

La famille ayant réclamé le corps, l'autopsie ne fut pas très complète, dans le but de mutiler les organes le moins possible. Mais ce qui nous intéressait le plus dans cet examen fut fait et nous permit de compléter notre observation sous le triple point de vue de la tumeur temporale, de l'état de la carotide liée et de la tumeur thyroïdienne. Nous allons reproduire, d'une manière succincte, les résultats de nos investigations :

A. — *Tumeur du crâne.* Avant de procéder à la dissection, on sentit, en touchant la tumeur, des saillies et des pointes osseuses dans son épaisseur et vers sa circonférence. Son volume était à peu près le tiers de celui qu'elle avait au moment de l'opération. Après l'enlèvement de la peau, on vit le muscle temporal étalé sur la tumeur, et après la section et le renversement de celui-ci, on reconnut que la tumeur avait une enveloppe fibreuse se continuant avec le périoste à sa circonférence. Une section ayant été faite dans son épaisseur jusqu'à ce que les lames osseuses arrêtèrent la lame de l'instrument, on vit qu'elle consistait en un tissu encéphaloïde, grisâtre, traversé par de nombreuses lamelles fibro-celluleuses, adhérentes, d'une part, à la face interne de l'enveloppe, et de l'autre, aux lames osseuses disséminées dans l'épaisseur du tissu morbide. Au centre de cette masse était un foyer-sanguin formé par des caillots consistants, adhérents les uns aux autres, et comme enveloppés par une membrane celluleuse qui les isolait presque complétement de la matière cérébriforme. Ce foyer ne contenait point de sang liquide.

La section du crâne ayant été faite, on vit que le cerveau était sain du côté de la tempe gauche, mais un peu refoulé par une saillie de la table interne de la fosse moyenne de la base du crâne et de la partie écailleuse du temporal. Cette saillie s'effaçant peu à peu à sa circonférence et, d'ailleurs, peu élevée, était recouverte de la dure-mère qui lui adhérait intimément. La pièce ayant été enlevée avec le ciseau, pour l'examiner en détail, il fut facile de reconnaître :

1º Que la table externe avait été refoulée en dehors et en partie détruite vers le centre de la tumeur par le développement du diploë, et que les lames osseuses contenues dans la tumeur, les unes libres, les autres encore adhérentes, provenaient des débris de la table externe et des cloisons des cellules du diploë énormément développées et séparées les unes des autres par le tissu encéphaloïde remplissant leurs intervalles.

2º Que la table interne n'était détruite que dans une très petite étendue, de manière à laisser pénétrer un stylet jusqu'au dessous de la dure-mère.

3º Que le foyer sanguin s'était formé dans un point qui correspond à l'artère méringée moyenne, peu après son entrée dans le crâne et vers sa division en deux branches ; qu'il a été probablement le résultat de l'usure, de la déchirure de ce vaisseau atteint par la dégénérescence, et que telle était l'origine des pulsations qui donnaient à la tumeur une grande ressemblance avec un anévrisme.

4º La maladie du diploë occupe une étendue circulaire d'environ quatre centimètres de diamètre. A sa circonférence, l'épaisseur du crâne est augmentée, les deux tables de tissu compacte sont hypertrophiées et le diploë lui-même un peu condensé.

B. — La carotide primitive gauche a été trouvée interrompue dans sa continuité. A l'endroit où elle avait été liée, les deux bouts s'étaient confondus avec le tissu cellulaire par une adhérence commune. Le bout cardiaque était réduit à la moitié de son calibre normal, et sa cavité, vide de tout caillot, était considérablement revenue sur elle-même, au point d'admettre à peine l'extrémité d'un stylet boutonné. A cinq ou six millimètres du point lié, la cavité était complétement effacée et ses parois intimément unies ensemble. Le bout périphérique de l'artère présentait des conditions semblables jusqu'à sa bifurcation qui était éloignée de deux centimètres environ du point où la ligature avait été posée ; mais les deux carotides secondaires contenaient un peu de sang, ce qui annonçait le rétablissement de la circulation par les anastomoses.

C. — La tumeur thyroïdienne était de nature encéphaloïde, présentait quelques points ramollis et quelques foyers sanguins. Elle avait repoussé du côté gauche la trachée et l'œsophage, et ainsi atteint la colonne vertébrale. La trachée avait le plus souffert de cette déviation assez considérable pour faire une courbe dont la convexité, dans la partie la plus refoulée, était écartée de quatre centimètres au moins de la ligne médiane du cou. Ce conduit était tellement aplati latéralement que les extrémités des cerceaux cartilagineux se touchaient en arrière et se rapprochaient assez dans toute leur étendue pour réduire à trois millimètres environ le diamètre transversal de la cavité trachéale. Il était facile de comprendre à quel point le passage de l'air avait dû être gêné, et si nous ajoutons que la tumeur s'engageait derrière le sternum et exerçait encore une compression notable sur la trachée dans l'intérieur même de la poitrine, on s'étonnera moins de la mort qui en a été la conséquence que de l'époque tardive à laquelle elle est survenue.

Telle est l'histoire de ce cas intéressant. Nous ne reviendrons pas sur tous les points qui ont été déjà de notre part l'objet de quelques réflexions. Nous ferons cependant remarquer que si le diagnostic a laissé à désirer sous le rapport de l'exactitude, on comprend, d'après ce qui a été observé sur le cadavre, que la tumeur pouvait d'autant mieux être considérée comme un anévrisme, qu'il y avait en réalité dans son épaisseur un véritable anévrisme par rupture artérielle. L'erreur principale a porté sur le vaisseau supposé le siége de la lésion ; au lieu de l'artère temporale, c'est l'artère méningée moyenne qui était malade. Comme la compression de la temporale à son origine suspendait les pulsations de la tumeur, c'est ce signe qui nous avait induit en erreur. Aujourd'hui nous ne pouvons nous expliquer ce résultat de la compression qu'en admettant

qu'elle s'exerçait sur le foyer anévrismal lui-même qui correspondait à la partie la plus déclive de la fosse temporale immédiatement en dedans de l'arcade zygomatique. D'un autre côté, la situation profonde de la tumeur et l'intégrité du muscle crotaphyte qui la recouvrait nous avaient fourni un signe auquel nous n'accordâmes pas assez d'attention et qui dorénavant aurait pour nous beaucoup de valeur, c'est qu'on sentait les contractions du muscle à travers la peau pendant les mouvements de la mâchoire. L'anévrisme de la temporale étant plus superficiel que le muscle crotaphyte, les contractions de celui-ci ne doivent pas être perçues sous la peau quand cette maladie existe. Cette différence nous paraît devoir servir de caractère distinctif entre les tumeurs superficielles et les tumeurs profondes de la région temporale.

Au point de vue du traitement, la ligature était indiquée et a donné tous les résultats qu'on pouvait en attendre.

Malgré le voisinage du tissu encéphaloïde le foyer, pour ne pas dire le sac anévrismal, était revenu sur lui-même, et les caillots condensés, organisés, annonçaient la tendance vers une résorption déjà fort avancée au moment de la mort.

Si l'on se demande quelle influence la ligature de la carotide a dû exercer sur le bronchocèle, on sera conduit à penser que l'oblitération de l'artère a pu contribuer aux progrès de cette tumeur en augmentant l'énergie impulsive de la colonne sanguine arrivant dans la glande thyroïde par les artères thyroïdiennes inférieures. Mais il faut mettre surtout sur le compte de la nature même du mal l'issue funeste qu'il a eue. L'art reste impuissant devant des tumeurs encéphaloïdes, quand l'ablation complète en est impossible, et, dans ce cas, aucun chirurgien n'eût été assez téméraire pour entreprendre soit l'extirpation de la tumeur du cou, soit de celle de la tempe.

Des polypes de l'urètre chez la femme, et de leur traitement, par M. Garin.

(Suite et fin.)

§ VII.

Traitement des Polypes de l'Urètre.

Trois moyens ont surtout été vantés dans le traitement des polypes en général et des polypes de l'urètre en particulier, à savoir : *la ligature*, *la cautérisation* et *l'excision*. Quant au *desséchement* des polypes par certaines poudres absorbantes, M. Vidal de Cassis, qui n'en parle que pour s'en moquer, le repousse avec dédain. Nous pensons qu'il a eu tort et qu'il n'est pas si petit moyen qui ne puisse venir en aide dans le traitement d'une maladie.

1° La *ligature* est rarement applicable aux polypes de l'urètre ; ces tumeurs sont en général trop molles, trop friables , trop faciles à se reproduire , pour qu'on les attaque par un moyen si illusoire. Ce n'est guère que dans le cas de polype charnu ou fibreux, renfermé dans le canal, mais pourtant accessible aux manœuvres, que ce moyen doit être employé, comme l'a fait M. Schutzenberger, de Strasbourg, chez une malade dont il cite l'observation intéressante : la tumeur était située à l'entrée du canal, à l'intérieur duquel elle proéminait légèrement ; une ligature fut jetée autour de sa base ; quatre jours après le polype tombait avec le fil qui l'étranglait. On comprend que cette méthode serait très difficile sinon impossible à mettre en pratique, si la tumeur occupait l'intérieur de la cavité urétrale. Dans tous les cas , nous pensons qu'elle est moins simple et moins rationnelle que l'excision.

2° Avant de traiter de celle-ci, nous devons dire que la *cautérisation* directe par le fer rouge n'est plus guère en usage, et qu'il faudrait un cas spécial pour justifier son emploi dans un lieu aussi sensible que l'appareil génital et sur un organe comme l'urètre, dont les fonctions ne peuvent être longtemps suspendues. Boyer, dans son *Traité des maladies chirurgicales* parle « d'une excroissance fongueuse, rouge, « saignante, très douloureuse par le frottement et « quelquefois par le contact, se développant sur un « point du pourtour du méat urinaire de la femme et « qui doit être cautérisée avec le fer rouge : » c'est évidemment d'un polype vésiculaire qu'il est question dans ces lignes de Boyer, mais nous pensons, malgré cette grave autorité chirurgicale, qu'avant d'en venir au fer rouge, on doit tenter le moyen à la fois plus simple et aussi expéditif de l'excision, et que pour prévenir la récidive que Boyer avait en vue, on peut recourir à la méthode de desséchement que M. Vidal de Cassis repousse et que nous nous proposons particulièrement de restaurer ici.

3° L'*excision* n'offre en général aucune difficulté, puisque nous avons dit que le polype était ordinairement situé près du méat urinaire. On le saisit, soit avec des pinces, soit avec une petite érigne, et on l'excise à l'aide de ciseaux. Les ciseaux courbes sur le plat offrent l'avantage de couper une plus large surface à la fois, et nous les préférons. Nous recommandons aussi de ne pas craindre de couper un peu la base même du polype, afin d'enlever jusqu'aux chances de récidive de la tumeur. On peut encore, à l'exemple de M. Velpeau, se servir d'un petit couteau courbe sur le plat et arrondi à son extrémité ; mais la tumeur est souvent si molle, qu'elle cède sous l'instru-

ment et se brise ; les ciseaux offrent plus d'avantage.

L'opération est bien plus compliquée si la tumeur est enfoncée dans la profondeur de l'urètre. M. Espezel cite dans le Bulletin de Thérapeutique, le cas d'excision d'un polype situé à la paroi supérieure de l'urètre , très près du col de la vessie. Il entrouvrit le canal de l'urètre avec un petit spéculum , assez semblable à celui de l'oreille, y introduisit des ciseaux longs et extrêmement pointus en rasant la paroi sur laquelle était implanté le polype, et parvint ainsi à l'exciser en totalité.

L'opération par l'excision est suivie constamment d'une perte de sang assez considérable, eu égard au peu d'étendue de la plaie, et qui justifie toutefois ce que nous avons dit de la nature passablement vasculaire des tumeurs polypeuses. Le sang en général ne tarde pas à s'arrêter de lui-même ; cependant il y a quelquefois une véritable hémorrhagie, et il faut avoir recours alors soit aux affusions froides, soit à la cautérisation avec le nitrate d'argent, ou même avec un bouton de feu. C'est ce qui eut lieu dans le cas de M. Espezel cité plus haut, où l'hémorrhagie s'était produite quelques heures après l'opération.

L'hémorrhagie peut être interne, c'est-à-dire vésicale, comme il arriva dans une opération du professeur Lisfranc, rapportée par M. Amédée Forget. M. Lisfranc avait excisé un polype de l'urètre du volume d'une petite noisette, située à deux centimètres environ du méat urinaire. L'excision fut en apparence suivie de l'écoulement d'une très petite quantité de sang, mais une heure après, on vint en toute hâte chercher le chirurgien ; la malade se mourait. A son arrivée, il la trouve pâle, immobile ; le pouls faible. Il découvre la malade dans la pensée qu'une hémorrhagie était seule capable d'avoir produit des accidents de cette nature. Il n'y avait aucune trace de sang dans le lit. L'hémorrhagie avait cependant eu lieu, mais à l'intérieur de l'urètre. Versé à la surface de ce conduit, le sang avait reflué dans la vessie qui était considérablement développée. Après l'avoir débarassée des caillots et du sang qu'elle contenait, il suffit, pour arrêter l'hémorrhagie, d'appliquer sous l'arcade du pubis deux doigts et de comprimer pendant quelque temps. Aussi, pour prévenir cette hémorrhagie, M. Lisfranc était-il d'avis que l'on devait poser en principe général, la cautérisation du pédicule du polype, laquelle a l'avantage de détruire ce qui peut échapper à l'instrument tranchant et d'éviter de la sorte la récidive. La cautérisation est donc dans certains cas un auxilliaire énergique de l'excision.

4° J'arrive à une méthode de traitement qui, dans certains cas, peut remplacer l'excision et dans tous lui aider puissamment, je veux parler de *la méthode de dessèchement*. Cette méthode consiste dans l'emploi d'un mélange de poudres cathérétiques dont on couvre les polypes quand ils sont extérieurs et qui en amène la flétrissure et la chute définitive. La *sabine* et le *sulfate d'alumine*, jouissent de propriétés stiptiques et cathérétiques remarquables, qui les rendent très propres à cet usage. Leur efficacité avait été reconnue depuis quelques années dans la destruction des végétations de nature diverse qui se développent dans certaines circonstances sur la muqueuse du prépuce, particulièrement autour de la couronne du gland. Il suffit, en effet, d'introduire entre le prépuce et le gland préalablement bien lavés, une petite bandelette imbibée d'eau et promenée sur un mélange de poudre de sabine et d'alun, pour voir au bout d'une ou deux semaines les végétations préputiales blanchir, se dessécher, diminuer, tomber en poudre et disparaître peu à peu à chaque lotion et à chaque pansement.

L'analogie que nous avons signalée entre les polypes muqueux de l'urètre et ces végétations nous a conduit à employer pour les détruire le même traitement. L'essai que nous en avons fait dans un cas très simple a justifié nos prévisions et encouragé nos tentatives. Il s'agissait d'une jeune femme offrant à l'orifice même de l'urètre, un paquet de polypes vésiculaires qui couronnaient le méat urinaire sans pénétrer dans le canal. La malade se refusant opiniâtrement à l'excision, qui aurait remédié promptement à ses incommodités continuelles, nous eûmes l'idée d'employer les deux poudres indiquées plus haut et mélangées par parties égales. Le soulagement ne se fit pas attendre et la guérison fut complète en 15 jours. La malade se bornait à saupoudrer d'alun et de sabine toute la partie supérieure de la vulve, et maintenait sur les parties, à l'aide d'un bandage en T, une compresse imbibée d'eau d'alun et saupoudrée de la poudre prescrite. Ce traitement léger suffit et ne fut accompagné d'aucune douleur.

Dans deux autres circonstances analogues, où nous pûmes procéder par l'excision, nous terminâmes aussi heureusement la guérison en une semaine, à l'aide de la poudre de dessèchement comme il vient d'être dit. Dans un quatrième cas, une difficulté se présenta. Il s'agissait d'une ouvrière ourdisseuse, mariée, sujette à une leucorrhée habituelle et offrant des polypes vésiculaires, situés à l'orifice de l'urètre, et de plus un polype de même nature, mais contenu dans l'intérieur même du canal de l'urètre. L'excision fut pratiquée à l'extérieur d'une manière complète; mais à l'intérieur du canal, l'excision, malgré nos soins, fut imparfaite, et un fragment du polype resta sans que la malade

permit de revenir à l'opération, qui avait été très douloureuse. L'emploi de la poudre cathérétique eut son succès accoutumé au pourtour du méat urinaire, mais le canal n'était pas libre, et les mêmes souffrances qui avaient déterminé la malade à se faire traiter subsistaient; la marche devenait promptement pénible, l'émission des urines était difficile, et les approches maritales douloureuses.

Nous ne pûmes surmonter la résistance de la malade à parfaire l'opération par une excision nouvelle, et la pensée nous vint d'y suppléer en introduisant dans le canal urétral notre poudre au moyen d'une mèche mouillée et chargée d'alun et de sabine. Mais cet expédient était d'une application malaisée: la mèche était difficilement introduite à l'aide d'un stylet; son contact inégal et rugueux était pénible; les besoins d'uriner ne tardaient pas à se faire sentir, et la tente de charpie était bientôt expulsée. C'est alors que pour parer à ces inconvénients nous fîmes fabriquer des bougies en cire, dans lesquelles on incorpora le plus possible de poudre de sabine et d'alun. Ces bougies, parfaitement lisses, n'offensèrent plus l'urètre, leur rigidité permit de les introduire sans efforts aussi profondément qu'on le voulut, et elles furent supportés sans peine. La chaleur amenait promptement la fusion de la cire, et l'action du mélange des deux poudres devenait immédiate. Une seule précaution fut prise, celle d'attacher la bougie avec un long fil qui empêcha celle-ci de tomber dans la cavité vésicale ou qui permit de la retirer au besoin. Mais cet accident n'arriva pas. La malade put garder la bougie en place, d'abord pendant plusieurs heures, ensuite pendant toute la nuit, et la guérison vint la récompenser de sa docilité à la supporter de la sorte pendant plus d'une semaine. Dès lors la malade se trouva complètement soulagée de toutes ses incommodités passées; on cessa l'usage de la sonde, et depuis une année la cure s'est maintenue sans aucun retour du mal.

Nous avons eu dernièrement une cinquième malade à guérir d'un polype de l'urètre; c'était une dame de 50 ans, qui en souffrait depuis plus de six mois sans oser se plaindre. Le polype était unique; il occupait l'intérieur du canal de l'urètre, faisait saillie à son orifice externe et apparaissait au dehors comme une petite amande. Il causait des douleurs cuisantes, gênait considérablement l'émission des urines, s'opposait à la marche et forçait souvent la malade à rester assise et immobile. Les bains n'avaient jamais amené qu'un soulagement momentané. — La malade ne voulant pas entendre parler d'opération, nous fûmes obligé d'agir de ruse pour pratiquer l'excision, sous prétexte d'examiner le polype, nous le fîmes saillir en pressant sur les côtés du méat urinaire, puis l'attirant au dehors avec une pince à pansement, nous en fîmes la section d'un seul coup et aussi avant que possible. Un écoulement de sang assez notable procura un premier soulagement par le dégorgement instantané des tissus. Dès le lendemain on fit usage des bougies cathérétiques que la malade supportait, non sans difficulté, pendant cinq jours; on continua pendant une semaine des bains de siége et des boissons délayantes; ensuite tout fut abandonné. Depuis ce moment, la malade se regarde comme guérie et rien ne fait présumer que sa guérison ne soit pas définitive.

Quoique nous ayons vu un assez grand nombre de polypes de l'urètre chez les femmes, nous n'avons pas eu d'autres occasions d'employer les procédés très simples que nous venons de signaler; mais nous sommes persuadés que le succès se renouvellera aussi facilement entre les mains de tous les praticiens que dans les nôtres.

Une application que nous aurions voulu faire de ces moyens thérapeutiques, et que nous recommandons à l'attention des chirurgiens, c'est celle de nos bougies cathérétiques au traitement des rétrécissements de l'urètre dans les cas où l'obstacle à la liberté du canal est mou et saignant. L'idée soutenue par nous que les végétations muqueuses de la surface interne de l'urètre, sont souvent la cause des rétrécissements de ce canal, trouverait sa justification ou sa condamnation dans le résultat même de l'expérience. Ce serait là une occasion nouvelle de reconnaître la vérité profonde de cette maxime de philosophie médicale par laquelle nous terminons ce travail :

Naturam morborum ostendunt curationes.
(BAGLIVI.)

CORRESPONDANCE.

A M. le Rédacteur en chef de la Gazette Médicale.

Monsieur,

Veuillez me permettre de vous adresser la traduction d'une lettre du professeur Justus Liebig sur un moyen à employer contre le choléra; je la transcris pour satisfaire autant qu'il m'est possible au désir exprimé par son auteur.

Giessen, 12 octobre 1849.

Je viens de recevoir du docteur Maxwell d'Hydrabad (Deken), dans l'Inde, patrie du choléra, la lettre suivante, que le docteur Vogel a eu la bonté de me traduire pour prévenir toute erreur. Il serait fort à désirer que le moyen recommandé par le docteur Maxwel fût soigneusement expérimenté par les médecins et qu'on pût obtenir en Europe les résultats heureux qu'il paraît en avoir retiré dans l'Inde.

Dr Justus LIEBIG.

A Monsieur Justus Liebig, professeur de chimie à l'Université de Giessen.

Je me fais un véritable plaisir de vous communiquer un fait important que j'ai observé ici dans le traitement du choléra : il est pour moi bien établi que le *carbonate de soude* est un moyen efficace et rapide contre cette maladie. Aussitôt qu'un cas de choléra se présente, j'en administre une cuillerée à café dans une crème d'avoine étendue et aussi chaude que le malade peut la supporter. Si le médicament est rejetté, je le répète immédiatement, en y ajoutant quelques gouttes de laudanum et 30 grammes d'huile (huile de ricin ou un autre laxatif), pour amener le carbonate de soude jusqu'au siége du poison, l'intestin grêle. A peine l'huile paraît-elle dans les déjections, qu'on s'aperçoit que la *guérison a déjà commencé*, et bientôt après le malade *urine* : on peut alors le regarder comme hors de danger. Si le cas l'exige, je renouvelle la prescription le soir et le matin à dose un peu moindre.

Dans une épidémie où beaucoup de malades sont atteints à la fois, j'administre des bols composés comme il suit :

Carbonate de soude,	1 gr.
Opium,	0,15 c.
Gomme gutte, de	0,25 à 0,50 c.
Huile de croton tiglium., de	0,10 à 0,15 c. et même plus.
Savon,	1 gr.

que je fais avaler avec une gorgée de solution de carbonate de soude.

On peut ainsi porter facilement sur soi assez de bols et de carbonate de soude pour un nombre considérable de malades. Je ne veux point vous fatiguer de plus longs détails. Sans doute les médecins feront connaître plus tard d'autres modes d'emploi de ce médicament

Decken., 23 août 1849.

Dr W.-G. MAXWELL.

P. S. — J'oubliais de vous faire observer que le carbonate de soude calme les douleurs et apaise le sentiment de brûlure dans le bas-ventre, procure le sommeil et rétablit le pouls et la chaleur en très-peu de temps.

Sans vouloir rien préjuger sur la nature de la maladie, ne pourrait-il être permis de considérer les déjections alvines du choléra comme un moyen médicateur de la nature, au lieu de les regarder comme un phénomène fâcheux? La diarrhée cholérique est peut-être une décharge de l'agent morbifique, et l'on comprend alors l'action du carbonate de soude que le docteur Maxwell augmente encore en l'associant à des purgatifs énergiques. Le traitement de la fièvre typhoïde et des maladies analogues par cette classe d'agents thérapeutiques, si bien éclairé dernièrement par un de nos jeunes et savants confrères, vient à l'appui de cette manière de voir, et tendrait à faire supposer que dans ces maladies par véritable intoxication, la diarrhée est un phénomène critique salutaire.

Je livre, du reste, la lettre précédente à votre judicieuse appréciation, et me résous même d'avance à ne considérer le carbonate de soude que comme moyen empirique si tant est qu'il réussisse.

Votre dévoué confrère,

Dr. X.

Lyon, 29 octobre 1849.

NOUVELLES ET FAITS DIVERS.

NOMINATION. — Par arrêté de M. le ministre de l'intérieur, en date du 13 octobre 1849, M. le docteur Arthaud a été nommé médecin en chef du quartier des aliénés de l'hospice de l'Antiquaille, en remplacement de M. le docteur Bottex, décédé. M. le docteur Arthaud avait été désigné en première ligne au choix du ministre par M. le préfet du Rhône. Nous félicitons ce magistrat d'avoir tenu compte de services antérieurs et pris en considération le vœu émis par l'administration des hôpitaux.

— BULLETIN DU CHOLÉRA. — Le choléra a complétement disparu de Paris et dans la plupart des autres villes de France; où il sévit il est en décroissance. Les dernières nouvelles de Toulon et de Marseille sont très satisfaisantes. A Alger, l'intensité du fléau a diminué, mais il paraît décimer cruellement la ville d'Oran. La réduction de la mortalité à Londres pendant la dernière semaine a été considérable. — Malgré l'affluence des étrangers résidant à Lyon, cette ville n'a nullement été atteinte par l'intoxication cholérique.

— NÉCROLOGIE. — La mort vient d'enlever deux hommes des plus distingués de l'Angleterre, M. Aston Key et Ch. Scudamore. M. A. Key, neveu et élève d'Astley Cooper, était chirurgien de l'hôpital de Guy. M. Scudamore, dont le nom est devenu européen par la publication de son *Traité de la Goutte*, était auteur de plusieurs autres ouvrages remarquables.

— PATENTE. — M. le ministre des finances vient de présenter un nouveau projet de loi sur les patentes. M. le ministre propose de rétablir la patente pour les médecins, officiers de santé et dentistes. Il n'est pas question des avocats.

— CONCOURS. — Le concours du bureau central des hôpitaux de Paris est terminé. MM. Bouchut et H. Bourdon ont été nommés médecins du bureau central.

— SERVICE DE SANTÉ A ROME. — M. Lacauchie, chirurgien en chef du Roule, a été nommé chirurgien en chef de l'armée d'Italie; M. Faure, médecin principal aux Invalides, médecin en chef; M Rollin, pharmacien en chef à l'hôpital militaire de Versailles, pharmacien en chef de l'armée; M. Jacquot, médecin de l'hôpital militaire du Roule, mêmes fonctions; M. Gillet, pharmacien aide-major au Gros-Caillou, idem; MM. Rozan et David, sous-aides, mêmes fonctions.

Le Rédacteur en chef   F. Barrier

LYON. IMPR. DE RODANET ET COMP., RUE DE L'ARCHEVÊCHÉ, 3.

GAZETTE MÉDICALE

DE LYON,

Publiée par M. **BARRIER**, Chirurgien en chef désigné de l'Hôtel-Dieu de Lyon.

La GAZETTE MÉDICALE DE LYON paraît deux fois par mois. — On s'abonne, à Lyon : chez Ch. SAVY, place Louis-le-Grand, 14; chez Mme PHILIPPE, rue St-Dominique, 7; — à Paris, chez V. MASSON; — à Montpellier, chez SÉVALLE; — à Strasbourg, chez DÉRIVAUX; — L'abonnement est de 12 fr. par an pour Lyon, 13 fr. pour le reste de la France. — Les réclamations, lettres, travaux, doivent être affranchis et adressés à M. BARRIER, rue d'Oran, 2. — Pour les annonces, s'adresser à l'imprimerie du journal.

CONSTITUTION MÉDICALE DES 3 DERNIERS MOIS.

Des Cholérines et de la Suette miliaire.

La population lyonnaise a pu, encore une fois, s'étonner et se réjouir de l'immunité de son importante cité, en présence d'un fléau qui semblait l'étreindre. Cette fois, encore, notre ville a échappé à l'épidémie, malgré ses innombrables relations avec les pays contaminés, malgré tous ses éléments d'insalubrité. Cette dernière épreuve, eu égard à la plus grande généralisation du choléra, qu'on a vu s'élancer brusquement sur la majeure partie de la France, nous paraît plus éclatante que les autres. Elle semble confirmer pleinement cette opinion, savoir : qu'il existe dans la constitution géographique et géologique du sol lyonnais quelque chose d'incompatible avec l'influence cholérigène. Mais cette immunité s'applique-t-elle seulement au choléra? C'est une question qui vaut bien la peine d'être examinée. Les faits que soulève d'ailleurs cette discussion amènent à juger si notre ville mérite vraiment la réputation de *ville malsaine* dont elle se trouve gratifiée de temps immémorial. On voit à Lyon des maladies régnantes; on observe en grand nombre soit des fièvres typhoïdes, soit des affections catarrhales, des rhumatismes, etc.; mais à part la *grippe*, affection dont la nature a une affinité spéciale avec les maladies inhérentes au climat lyonnais, je ne sache pas qu'on y ait observé depuis longues années une épidémie proprement dite, c'est-à-dire une affection populaire extraordinaire. A nos portes, à Saint-Etienne, par exemple, il y a quelques années, sévissait une grave épidémie de variole; a-t-on vu quelque chose de semblable à Lyon? Dans certaines contrées du Beaujolais, d'ailleurs fort saines, sur des côteaux bien exposés, on voit régner des épidémies de fièvres typhoïdes, de scarlatine, de rougeole, etc. Quel est le praticien, à Lyon, qui depuis vingt années a vu ces maladies régner, nous ne disons pas en grand nombre, mais épidémiquement? Feu notre regrettable confrère, le docteur Chapeau, dans ses notices annuelles sur les maladies ré-

---

Feuilleton.

Du courage médical. Discours lu à la Société de médecine de Strasbourg, par M. le professeur FORGET.

(Suite et fin.)

Mais rentrons dans la sphère commune. C'est avec une certaine pudeur que je me vois obligé d'attribuer au courage certains actes de la plus simple probité. Si pourtant chacun de nous veut rentrer dans son for intérieur, il conviendra, tacitement du moins, que nos scrupules ne sont pas toujours des plus sévères quant au fait dont il s'agit : je veux parler du devoir que la conscience nous impose de ménager la bourse aussi bien que la santé de nos malades, en ne leur administrant que les remèdes strictement nécessaires, et en choisissant les moins dispendieux; en ne les visitant qu'autant de fois que leur intérêt l'exige; en proportionnant nos prétentions, en matière d'honoraires, au degré d'aisance de nos clients. Je sais bien que certains de ces petits abus sont censés trouver leur justification dans la nécessité d'agir sur le moral des malades; mais franchement ce prétexte ne sert-il pas trop souvent à couvrir le besoin de nous faire valoir et de capter la confiance du public *per fas et nefas?* N'est-il pas, convenez-en, bon nombre de praticiens qui donnent leur sanction à cet apophthegme qui paraît être de l'invention des apothicaires d'autrefois :

« A moins d'une ordonnance écrite,

« Tout médecin doit perdre sa visite. »

S'il en est ainsi, quelle vénération ne devons-nous pas à ceux-là qui portent le désintéressement jusqu'à secourir de leurs deniers le pauvre qu'ils assistent! Ce genre d'héroïsme, hâtons-nous de le dire, est pourtant, nous en sommes certain, bien moins rare que ne le ferait supposer l'opinion généralement ré-

gnantes à Lyon, n'a point signalé d'épidémie proprement dite. L'énorme courant d'air produit par nos deux fleuves n'empêcherait-il point le séjour, parmi nous, de ces ferments inconnus, qui ont besoin d'une sorte d'incubation pour développer et étendre leurs ravages ? C'est une simple question que nous posons ; nous sollicitons de nos confrères, plus anciens que nous, de nouvelles lumières sur ce point important. Il faut remarquer en outre, comme chacun du reste l'a déjà fait, que sous le rapport sanitaire, en ouvrant de vastes rues si bien nommées les *poumons des villes*, en purgeant son enceinte de certaines industries dangereuses, notre cité a beaucoup gagné depuis 1832. Quels motifs d'encouragement pour l'avenir !

Mais on a pu voir, au moment même où l'épidémie tendait à se généraliser dans toute la France, la constitution médicale lyonnaise revêtir certains caractères démontrant que si le choléra asiatique ne pouvait se développer et s'implanter dans nos murs, il tendait du moins à nous transmettre quelques-uns de ses signes menaçants, à nous fournir des marques de sa présence. Nous avons vu à Lyon ce que M. Fuster signalait dernièrement par rapport aux choléras observés à Nîmes et à Lunel. Depuis l'ère fatale, dit ce savant professeur, où le choléra épidémique a envahi la France, on citerait très peu de cas de choléra indigène, sur lesquels, si je puis ainsi dire, le choléra épidémique n'ait largement déteint. Entre les symptômes qu'il emprunte à son homonyme, il faut compter les évacuations riziformes et un certain degré de cyanose. Quant aux crampes, à l'imperceptibilité du pouls, à la suppression des urines, à l'algidité plus ou moins grande, etc., ils sont communs à tous deux. Eh bien !

les choléras actuellement répandus dans les contrées que j'ai citées ne sont autre chose que des cas plus ou moins multipliés de choléra indigène, revêtus de quelques symptômes du choléra épidémique. (*Gazette médicale de Paris.*)

La même chose a été remarquée à Lyon, à l'époque où le choléra sévissait à Marseille et à Toulon avec le plus d'intensité : les cholérines graves ont été fréquentes dans notre ville durant les mois d'août et de septembre. Tous les praticiens qui les ont observées, ont été frappés de leur appareil symptômatique plus redoutable, de leur physionomie à laquelle le choléra épidémique semblait imprimer un cachet particulier. Ces affections sortaient incontestablement du caractère habituel des constitutions médicales des saisons. Il nous a été donné d'observer réunis chez une malade, une fille, blanchisseuse, âgée de 28 ans, demeurant à la Guillotière, les symptômes les plus graves du choléra asiatique ; rien n'y manquait : diarrhée riziforme, précédant de trois jours l'invasion de la cholérine ; cyanose générale comparable à la teinte que dépose sur la peau une blouse bleue ; absence complète du pouls et des bruits du cœur ; crampes avec rétraction des membres ; anxiété précordiale, suppression des urines, vomissements et déjections fréquemment répétés et caractéristiques. En présence de cette scène morbide, à laquelle nous assistâmes le 17 septembre, nous fûmes douloureusement impressionné ; reconnaissant là, trait pour trait, l'empreinte de la terrible épidémie observée par nous, en 1835, dans quelques localités du midi. Nous pensâmes un instant que le choléra avait franchi nos barrières ; mais la convalescence de cette malade et surtout la non succession multipliée de cas identi-

---

panduc sur la vénalité de notre profession. Néanmoins, notre profession est la seule qui se prodigue gratuitement et à chaque heure du jour, alors que toutes les autres exigent inflexiblement leur salaire.

C'est le courage de la probité qui nous fait découvrir et abhorrer le charlatanisme sous ses mille déguisements, celui d'en haut comme celui d'en bas, celui des livres et des journaux scientifiques comme celui des affiches et des feuilles politiques, celui de la chaire professorale comme celui des tréteaux, et celui des salons comme celui de l'antichambre.

C'est le courage de la probité qui imprime la modestie à nos discours, la simplicité à nos dehors, le naturel à nos manières ; quoique nous sachions bien que la fortune et la renommée s'attachent moins à la vertu qu'à l'intrigue, et que le plus sûr moyen de réussir est de se charger soi-même du soin de sa propre réputation.

C'est ce même courage qui nous en communique un autre : celui de la philosophie, qui nous fait fermer les yeux et les oreilles aux turpitudes qui nous environnent, aux avanies, aux persécutions qui nous obsèdent, aux privations qui nous assiègent, à la misère qui nous menace et qui, nous permettant de nous envelopper dans notre propre dignité, nous autorise à dire avec un philo-

sophe sacré : *Gloria nostra est testimonium conscientiœ nostræ.* (SAINT PAUL).

Il y a courage encore à conserver et à défendre sa dignité à l'endroit des riches et des puissants, dont les airs de hauteur et les fréquentes licences ne sont que trop souvent autorisés par nos humbles obséquiosités.

Il y a courage, surtout, à tenir droit et ferme la balance de l'humanité entre ce qu'on appelle les petits et les grands. On raconte que la reine de France ayant appelé BOUVART à soigner un de ses enfants, le lui recommandait avec toute la ferveur maternelle : « Soyez tranquille, Madame, lui dit BOUVART, j'en prendrai soin comme s'il était le fils du dernier de vos palefreniers. » Certes, je suis loin d'approuver cette âpreté sauvage ; mais ces paroles énergiques formulent admirablement l'égalité des malades devant le médecin.

Dans ses rapports avec les institutions administratives, le médecin a fréquemment l'occasion de faire preuve de ce qu'on peut plus particulièrement appeler le courage civil : là peut se révéler avec éclat la fermeté du caractère médical. C'est ainsi que dans la rédaction des certificats individuels, le médecin doit se pénétrer de toute la gravité de son ministère, afin de résister séductions de plus d'un genre, aux inspirations de sa propre

ques les jours suivants, nous rassurèrent complète-ment. Nous n'avions eu, là, qu'une cholérine très grave, à laquelle la constitution cholériforme, régnant en France, n'était point étrangère.

A la suite de ce fait une coïncidence singulière eut lieu, et nous crûmes qu'il était de notre devoir de pré-venir l'autorité pour qu'elle avisât à l'exécution de cer-taines mesures d'assainissement des localités. Deux jours après notre première visite à la malade, nous fûmes appelé en toute hâte auprès de la maîtresse blanchisseuse (Mme Berchoux), qui habitait le même appartement que son ouvrière. Elle se trouvait égale-ment atteinte de cholérine; diarrhée séreuse, vomis-sements, crampes, réfrigération générale; cyanose lé-gère, seulement aux avant-bras. D'après notre avis for-mel cette femme se fit aussitôt transporter chez son fils qui habitait l'intérieur de Lyon, et les jours suivants les symptômes s'amendèrent. La maison occupée par ces malades, située sur les bords du Rhône et dans les parties basses, en amont du pont de la Guillotière, nous paraissait réunir des conditions d'insalubrité. Aux émanations fétides d'égoûts, se dégorgeant sur la voie publique, sur un terrain non pavé et nivelé, venaient se joindre celles provenant de l'atelier d'un chamoiseur et d'écuries s'ouvrant sur l'étroite cour de cette de-meure. Il y avait là, évidemment, un foyer d'infec-tion sur lequel l'attention de l'autorité devait être appe-lée. M. le docteur Subit, de la Guillotière, qui vit avec nous la première de ces malades, partagea notre ma-nière de voir.

Concurremment avec les cholérines on a vu appa-raître dans les salles d'hôpitaux une affection, rare-ment observée et qui a plus d'un rapport avec le choléra morbus asiatique; nous voulons parler de la *suette miliaire*. Dans le courant d'août et au commen-cement de septembre, huit malades sont entrés dans les salles St-Jean et Ste-Anne, présentant des carac-tères symptomatiques uniformes : sentiment de lassi-tude avec brisement des membres; inappétence, lan-gue et bouche pâteuses, constipation ou légère diarrhée; pouls modérément développé et fréquent 100 à 110; sudamina et vésicules de la grosseur d'un grain de millet, se rencontrant le plus ordinairement sur les régions latérales du col et la partie antérieure et supé-rieure de la poitrine; sueurs excessives, profuses, chaudes, d'une odeur fade et repoussante. Nous avons eu l'occasion de remarquer les mêmes sueurs, mais sans sudamina chez des malades entrés dans les salles pour d'autres affections. On eut dit un moment que l'affection régnante voulût se généraliser par son symptôme le plus caractéristique et le plus incommode, faire participer à sa nature le plus grand nombre pos-sible de maladies différentes. Tous les sujets gué-rirent sous l'influence de la méthode évacuante (ipéca), lorsque les symptômes saburraux prédominaient. Mais les boissons aromatiques et toniques, les astrin-gents furent les moyens qui réussirent le mieux. Chez deux de ces malades l'adynamie se prolongea, et la suette sembla se transformer en une fièvre grave (pu-tride, adynamique). Ainsi, chez le nommé Thivel (Louis), entré le 19 août dans la salle Ste-Anne, n° 6, il y eut du délire, des épistaxis, des plaques gangre-neuses à la région sacrée, une grande irrégularité dans le pouls, etc. Cet homme, pendant plus d'un mois, fut en proie aux accidents les plus graves, et l'on pou-vait justement craindre que sa vie ne fût compromise.

---

bienveillance, aux entraînements de l'amitié, souvent même à la voix de l'humanité au service de laquelle il s'est voué, mais dans les limites du devoir et de l'honneur. Je ne veux pas prévoir le cas où l'appas de l'or serait tendu comme un piége à sa pro-bité.

Les rapports médico-légaux et autres relatifs aux grands évé-nements sociaux où notre science est impliquée, nous placent assez souvent au grand jour de la vie publique. On raconte qu'après une bataille de l'Empire, bon nombre de soldats se trouvèrent blessés à la main, de manière à faire soupçonner à Napoléon qu'ils s'étaient mutilés volontairement pour s'affranchir du service militaire. LARREY fut chargé de rédiger un rapport sur cet objet, rapport dans lequel il crut, en conscience, devoir proclamer l'innocence de nos braves et combattre les soupçons de l'empereur. Napoléon se livra d'abord à une violente colère, et Larrey subit stoïquement une disgrâce considérée alors comme un immense malheur; disgrâce qui fut de courte durée, car le héros ne tarda pas à rendre hommage au beau caractère de celui qui n'avait pas craint d'encourir sa redoutable animad-version, pour protéger ces humbles soldats que Napoléon lui-même, au fond du cœur, était sans doute bien aise de trouver innocents. Ce fait n'a pas peu contribué, je le pense, à fixer l'opinion de l'Empereur sur celui qu'il a proclamé le plus hon-nête homme de son époque.

Sans invoquer ces éclatantes individualités, n'avons-nous pas vu le corps médical tout entier protester comme un seul homme toutes les fois qu'on a tenté d'obliger un médecin à révéler les secrets du malheureux qui cherche un refuge auprès de lui? Rap-pelez-vous l'immense clameur d'indignation qui accueillit, en 1832, l'ordonnance de police, exhumée d'une époque de des-potisme et de barbarie, par laquelle on voulut forcer les médecins de Paris à dénoncer les blessés de la guerre civile. Un praticien, un seul, parut avoir sanctionné cette infamie, et depuis lors il est marqué au front d'une tache indélébile.

Quant au courage militaire, parcourez les fastes de nos armées depuis soixante ans, et vous verrez partout nos chirur-giens au fort de la mêlée, retirer du feu les victimes de tant de glorieux combats. Honneur à ces grandes figures de l'Empire, honneur aux PERCY, aux LARREY et à tant d'autres qui ont ap-pliqué leur génie à la recherche des moyens de multiplier et de hâter les secours aux blessés des champs de bataille, en prodi-guant la vie de nos braves chirurgiens de l'armée. Ce sont nos dignes confrères que tous ces intrépides jeunes gens qui depuis vingt ans ont été moissonnés au milieu de nos phalanges afri-

Durant la plus haute gravité de son mal les sueurs excessives et fétides ne cessèrent jamais. Enfin, après plusieurs oscillations en sens contraire, il atteignit péniblement la convalescence. Chez ce malade, les préparations de quinquina en extrait et en lavements furent particulièrement employées. Nous avons eu, depuis, l'occasion d'observer à peu près les mêmes accidents chez une femme couchée dans la salle St-Charles ; chez cette malade l'éruption de sudamina fut confluente et presque générale, il y eut exfoliation de tout l'épiderme.

L'existence de la suette miliaire à Lyon, mérite de fixer l'attention sous un doubble rapport : 1° comme affection extraordinaire ; 2° comme ayant des affinités avec le choléra morbus épidémique. Sous le premier point de vue la suette est de la famille des maladies pestilentielles et épidémiques ; l'histoire de son apparition et les affreux ravages qu'elle exerça à cette époque (1483) lèvent tous les doutes à cet égard (1). Depuis lors la suette, comme toutes les affections épidémiques qui perdent de leur férocité à mesure qu'elles s'implantent davantage dans un pays, a revêtu des caractères moins meurtriers, tout en restant dans le domaine des épidémies dangereuses.

Sous le rapport de ses affinités avec le choléra morbus asiatique, nous remarquerons que c'est surtout depuis la première invasion de cette épidémie, en France, que la suette s'y est montrée à peu près chaque année dans certains lieux. Hors les temps où règne le choléra, elle est en quelque sorte endémique en France et s'y décèle de temps à autre par quelques épidémies. Dans les temps de choléra elle semble se déclarer au moment où faiblit ce dernier. Aux yeux de quelques médecins qui l'ont observée dans le Nord, elle paraît même arrêter le développement épidémique du choléra : des observations assez concluantes ont été récemment publiées à cet égard. Enfin quelques praticiens tenant compte de l'abondance des exhalations séreuses, mais par des voies différentes, dans l'une et l'autre affection, et poussant un peu loin peut être l'abus de l'analogie, ont considéré la suette comme un *choléra retourné*. On comprend facilement qu'il est inutile pour nous, dans ce moment, de discuter la valeur d'une opinion semblable ; nous n'avons à tâche que d'établir d'utiles rapprochements, et de démontrer que la constitution médicale lyonnaise de ces derniers temps, a revêtu des caractères assez significatifs pour mériter d'être conservés dans les souvenirs.

F. DEVAY.

(1) Voy. Freind, *Histoire de la médecine*, p. 265, in-4°, 1728. — Id. Gruner, *Morborum antiquitates*, p. 65, Varsovie 1773.

Observation de métrorrhagie grave arrêtée par un nouveau procédé de tamponnement ; par M. DIDAY.

Monsieur le Rédacteur,

Je m'empresse de faire connaître à mes confrères, par la voie de votre journal si honorablement apprécié, un nouveau et précieux moyen pour combattre les hémorrhagies utérines. Il m'a procuré récemment un succès tellement rapide que je n'hésite pas à le recommander, de la manière la plus pressante, à ceux qui se trouveraient en présence d'un accident de la même gravité.

Mme B., âgée de 55 ans, petite, maigre, affaiblie, avait eu, il y a trois mois, plusieurs métrorrhagies

<hr>

caines. Combien de fois ne les a-t-on pas vus, le fusil d'une main et la trousse de l'autre, alternativement repousser l'ennemi et relever nos blessés ! Leur courage est chose si reconnue et si vulgaire qu'un ministre prétendait qu'il n'y avait pas lieu à le récompenser, sans doute parce qu'ils l'emploient moins à détruire qu'à réparer les malheurs de la guerre ; comme s'il y avait moins de mérite à braver et conjurer la mort qu'à la donner. Honneur encore à ces intrépides chirurgiens de marine que les boulets vont chercher jusqu'à leur poste de combat, qui s'élancent au foyer même du carnage pour secourir un héroïque commandant frappé sur son banc de quart ; qui, au moment suprême, vont sombrer les premiers aux cris de vive la France, et qui, à l'heure du naufrage, n'abandonnent leur vaisseau que chargés du dernier de leurs blessés. Chacun de ces traits appartient à l'histoire, et si nous taisons les noms propres, c'est dans la crainte de faire injure à ceux que nous pourrions oublier.

Arrivé à ces réalisations ultimes de l'énergie et du dévouement, ce que je pourrais dire encore ne saurait qu'affaiblir la vivacité de vos impressions. Ce n'est pas que d'autres exemples ne puissent être produits, qui proclament le courage dont est susceptible le caractère du médecin. J'espère même que les communications qui vont vous être faites, relativement à la situation du conseil médical sorti de vos suffrages, vous seront comme un témoignage vivant, une preuve en action, des sentiments élevés et des fermes déterminations que peut inspirer la dignité professionnelle.

Puissiez-vous trouver, chers confrères, qu'en révélant d'une voix hardie certaines de nos faiblesses, qu'en mettant résolument à nu certaines plaies de notre profession, dans le but de nous inculquer la force de les éviter et d'y porter remède, j'ai fait moi-même preuve d'un courage peu commun, et généralement assez mal accueilli dans le monde, celui de la sincérité. C'est que, dût-on passer pour dupe, je trouve qu'il est beau de prendre pour devise cette sentence d'un sage : « J'advoue la vérité lorsqu'elle me nuit, de même que si elle me sert. » (*Montaigne.*)

Appelé par vos honorables prévenances à porter la parole dans cette solennité, permettez-moi de croire avoir encore fait acte de courage en acceptant, quoiqu'en tremblant, cette mission délicate et périlleuse. Voltaire a dit quelque part : « La nécessité « de parler, l'embarras de n'avoir rien à dire et l'envie d'avoir « de l'esprit, sont trois choses capables de rendre ridicule même « le plus grand homme. »

de peu d'importance , pour lesquelles elle ne consulta point.

Appelé pour la première fois auprès d'elle , le vendredi 26 octobre , à huit heures du matin , j'apprends que , dès la veille , sans causes bien appréciables , les pertes étaient revenues, plus considérables que la première fois. L'écoulement sanguin , suspendu pendant la nuit , avait reparu avec une nouvelle force ce matin.

On me montre un vase de nuit à moitié rempli de sang liquide , dans lequel nageaient de volumineux caillots. Un drap plié en huit, placé, depuis une heure , sous le siége, est entièrement traversé. Ventre mou, sensible à la pression ; pouls serré , rapide , peu résistant ; angoisses vives ; frissons irréguliers et de courte durée.

La malade, pleine de courage, n'avait pas voulu se mettre au lit. Je m'abstiens de pratiquer le toucher et la fais coucher. — Quinze décigrammes de seigle ergoté, en 4 prises, de demi-heure en demi-heure ; injections faiblement poussées, et aspersions sur le ventre, la vulve et les cuisses avec de l'eau froide vinaigrée ; larges sinapismes sur les seins, les bras et entre les deux épaules.

A 11 heures, l'état n'a pas changé ; je prescris, en outre, une potion avec extrait de ratanhia, 6 grammes , et sulfate de quinine, 4 décigrammes. Manuluves presque bouillants. L'hémorrhagie continue avec une intensité inquiétante.

A 2 heures de l'après-midi , je constate une aggravation très sensible. Quoique couchée, presque découverte et arrosée d'eau froide, la pauvre femme ne peut ni se soulever , ni tousser sans rendre un caillot presque rutilant et du volume de mon poing ; il en sort plusieurs en ma présence. Une toux nerveuse , dont elle est habituellement fatiguée, renouvelle à chaque instant cette perte.

Découragée , sentant tout le péril, la malade a envoyé chercher un prêtre ; elle ne cesse de recommander aux voisins réunis près d'elle ses enfants éplorés. Et la sueur froide, les tintements d'oreille, le pouls de plus en plus précipité et dépressible ne confirment que trop, à mes yeux, ses sinistres pressentiments.

L'indication urgente de tamponner ressortait tant de la gravité même du cas que de l'insuffisance des remèdes déjà employés. Je me décidai à le faire , et l'entrepris avec un appareil en caoutchouc de M. le D‍r Gariel, de Paris. (Dépôt de ses produits , à Lyon, chez André , pharmacie des Célestins.)

Cet appareil , excessivement simple, construit en caoutchouc vulcanisé, représente une petite vessie terminée par un long tube. Vide et roulée sur elle-même, la poche a une grosseur et une longueur bien au-dessous

de celles du petit doigt. Je le graissai et l'introduisis , conduit sur l'indicateur , aussi profondément que possible, dans le vagin. Puis , tout en le maintenant toujours en place du bout du doigt, je soufflai avec la bouche dans le tube resté au dehors. Je donnai ainsi à la vessie une dilatation dont j'avais pris idée d'avance par une insufflation préalable, et ce petit corps que j'avais pu faire pénétrer presqu'inaperçu, prit instantanément une ampliation telle qu'il constitua une sphère d'environ *trente-trois centimètres de diamètre*. Je retins l'air en liant l'extrémité du tube avec un fil.

Aucun moyen contentif ne fut nécessaire pour fixer cet obturateur, adhérent par son volume même. L'hémorrhagie, à l'instant suspendue, rendit inutile la continuation d'autres remèdes. Je me bornai à commander le repos, et le silence absolu autour de la malade.

Aucune douleur ne se développa ni dans le ventre, ni aux parties génitales. Le moral rassuré ramena un peu de sommeil, et je pus permettre quelques bouillons légers. Tout allait parfaitement bien ; mais le souvenir que je gardais de cette hémorrhagie presque foudroyante, m'engagea à attendre jusqu'au 28 matin avant de toucher l'appareil. Ce jour-là, je me contentai même de laisser échapper une partie de l'air insufflé.

Nulle perte de sang ne s'étant reproduite , j'enlevai l'appareil le 29 au matin , après avoir d'abord fait le vide en aspirant avec la bouche à l'orifice du tube , afin de donner au corps qui allait sortir le plus petit volume possible. Il fut extrait sans aucune difficulté ; il était resté en place pendant près de 64 heures.

Depuis lors jusqu'aujourd'hui 10 novembre, les forces sont revenues lentement, mais d'une manière graduelle. La malade a pu quitter le lit, marcher, aller du ventre ; elle a eu plusieurs fois par jour des accès très laborieux de sa toux habituelle sans que la moindre goutte de sang ait reparu. Un écoulement, d'abord roussâtre, maintenant blanc, et de moins en moins abondant , est le résultat prévu et inoffensif de l'opération et de ses suites.

La supériorité de ce mode de tamponnement me paraît de tout point incontestable et frappante. En voici les motifs principaux :

1° La simplicité de l'appareil et la rapidité de l'exécution tiennent , sans doute , le premier rang. Avec un corps ne pesant que quinze grammes , mou , flexible, qu'il peut rouler et placer sans peine dans sa poche, dans son portefeuille, dans sa trousse, le praticien se trouvera ex-temporanément en mesure de remplir l'indication. Il deviendra très probablement le *vade mecum* de tout accoucheur un peu répandu. Quant à la promptitude du manuel , elle est telle que l'opération, de son commencement à sa véritable fin ne dura pas plus de temps que la lecture du petit paragraphe dans lequel j'en ai donné ci-dessus la description. — Toutes les autres cavités ou conduits, naturels et pathologiques, se prêteraient sans plus de difficulté à l'application de ce moyen :

2° La malade ne souffre ni pendant, ni après. Au lieu de l'interminable et douloureuse introduction successive de bourdonnets de charpie, ce bouchon, surface douce et lisse, est placé en un instant. — Avec la charpie, il faut, si l'on veut obtenir la continuité de l'action hémostatique exercer ensuite une compression *de bas en haut*, qui refoule incessamment l'utérus, distend ses ligaments, fatigue son tissu et y entretient ainsi la fluxion qu'on voulait éviter. Puis, la bande qui doit serrer le ventre, pour prêter appui au bandage en T destiné à soutenir la charpie, est une nouvelle source de douleur pour la patiente. Enfin, la charpie dont on a distendu le vagin, échauffe la région et y appelle le sang. — Avec notre ballon, rien de semblable. Un corps léger, aérien, à parois beaucoup moins épaisses que la plus mince feuille de papier, est le seul tampon. Ce tampon n'agit comme moyen oblitérateur que par la pression qu'il détermine *latéralement*. En troisième lieu, aucune bande, aucune ligature n'est nécessaire pour le fixer.

3° Sphérique et régulière quand on la déploie à l'air libre, la vessie de caoutchouc se moule, au contraire, sur les parties avec lesquelles elle se trouve en contact au moment où on l'insuffle. Par là, se trouve remplie la double condition d'une oblitération complète, quelqu'anfractueux, irrégulier, inégalement dilatable que soit le contour du canal à oblitérer; puis celle non moins importante d'une pression répartie de la manière la plus exacte sur tous les points de la surface à comprimer, et, par conséquent, exempte du danger de produire une pression trop forte ou la gangrène.

4° Si, pour un motif quelconque, on veut diminuer la pression, on réalise immédiatement ce but en laissant sortir une petite quantité de l'air introduit. Cette faculté précieuse permet de faire passer le vagin graduellement et par les degrés les plus insensibles, de l'état de canal hermétiquement fermé à celui de conduit tout-à-fait libre. Elle rassure le chirurgien sur les dangers d'une cessation trop brusque de l'action hémostatique. Les caillots obturateurs, d'abord exactement soutenus, ne sont abandonnés que peu à peu à eux-mêmes. L'hémorrhagie, cependant, menace-t-elle alors de reparaître ? A l'instant, sans rien déplacer, une seule insufflation rétablit dans toute leur intégrité les conditions primitives de sécurité.

5° Imperméable, incorruptible, ce petit ballon est

resté 64 heures au milieu de la chaleur humide d'un sang en travail de décomposition sans rien perdre de sa force, ni de son élasticité. Je l'ai, depuis lors, insufflé plus de vingt fois jusqu'à ses dernières limites pour le montrer à quelques confrères... Il conserve néanmoins toutes ses propriétés, et me servirait pour une nouvelle occasion tout aussi bien que pour celle-ci. — Sous ce rapport, comme sous plusieurs autres, sa supériorité ressort évidente sur la vessie animale qui, vide ou pleine d'eau, avait été proposée pour le même usage.

6° Gonflé au tiers, au quart de son extensibilité naturelle, le ballon de M. Gariel a le même poli de surface et à peu près la même résistance qu'il prendrait étant distendu autant que possible. — Une vessie animale, au contraire, reste molle, dépressible, plissée à sa surface tant qu'on ne l'a pas insufflée à l'excès. — Conclusion : Il faudrait, pour trouver dans celle-ci un moyen sûr de tamponnement, que *le vagin eût été d'avance moulé sur elle*, tandis que la vessie de caoutchouc *se moule dans tous les cas sur le vagin* ;

7° L'appareil dont je parle pourrait parfaitement satisfaire au problème, jusqu'ici insoluble, du tamponnement à *l'intérieur de l'utérus* dans les pertes qui suivent immédiatement l'accouchement. Si l'on n'ose pas recourir au tamponnement dans cette grave circonstance, c'est qu'on sait bien qu'en empêchant la perte externe, on ne ferait que substituer un péril caché à un danger apparent. En effet, les parois de la matrice ont alors une dilatibilité telle que le sang, s'il est retenu par l'occlusion de l'orifice vaginal, peut s'épancher dans la cavité utérine en quantité assez considérable pour entraîner la mort. — Mais les conditions seraient toutes différentes si, au lieu de se borner à boucher le col, on pouvait déployer à l'intérieur de la cavité utérine une poche de même dimension qu'elle, dont les parois iraient s'appliquer exactement sur sa surface interne et y exercer sur chaque point la compression hémostatique. Or, c'est ce qu'on pourra très aisément pratiquer avec un ballon de caoutchouc un peu plus grand que celui dont je me suis servi. Cet appareil, qui transformerait la matrice *en une boîte à double fond*, serait laissé en place tant que les parois utérines resteraient dans l'état d'inertie; puis, à mesure que leur contractilité stimulée renaîtrait, le chirurgien, surveillant son retour, lâcherait peu à peu l'air insufflé et laisserait le retrait désiré de l'organe s'accomplir graduellement, sans permettre cependant à l'écoulement sanguin de reparaître.

8° Le tamponnement du vagin, tel qu'il se pratique aujourd'hui, n'est pas seulement douloureux et pénible quant à son exécution, fatiguant dans ses suites, il pèche surtout par insuffisance. Au bout de deux heures au plus, les bandes se sont déjà relâchées ; un peu plus tard, la charpie, pénétrée par les liquides, glisse et laisse le sang couler entr'elle et le vagin. Bref ; si le danger presse, on est obligé de faire soutenir à l'extérieur l'appareil par la main d'un aide, ou de le réappliquer deux fois dans les vingt-quatre heures. Le mécanisme dont je viens de donner une idée remédie à ces défectuosités flagrantes. Sûre, autant que facile, l'oblitération est réelle, exacte et dure aussi longtemps que le chirurgien le désire. Serait-il téméraire d'affirmer que, renouvelée par un meilleur procédé, la méthode prendra dorénavant plus d'extension, inspirera moins de répugnance aux médecins, et qu'au lieu de la réserver, comme à présent, pour les cas désespérés, ils l'utiliseront, dès le début, de toute perte un peu sérieuse ? Quant à moi, cette réforme me paraît des plus rationnelles et des plus probables.—En changeant de moyens et de nature, l'obturation vaginale verra nécessairement ses indications modifiées et agrandies ; et j'en ai la conviction, ce n'est point à un perfectionnement instrumental que doit se borner le bien réalisé par cette invention, grâce à laquelle on peut, songeant au passé et à l'avenir de cette opération, dire hardiment :

Le tamponnement sera désormais une vérité !

Nouveaux cas de mort par le Chloroforme.

L'observation suivante vient d'être communiquée à l'académie de médecine par M. de Confevron, médecin à Langres.

OBSERVATION. — Madame Labrune, âgée de 33 ans, mère de famille, pleine de vie, d'un tempérament nerveux très-excitable avait été soumise par moi, l'an dernier, avec un plein succès, à l'éthérisation pour de petites opérations chirurgicales. Le 23 août dernier, son dentiste devait lui extraire une grosse molaire, et cette opération, présentant quelque difficulté présageait une douleur assez intense. Madame Labrune qui avait éprouvé les bienfaits de l'éthérisation, ne voulut se soumettre à l'arrachement de sa dent qu'avec ce secours, et je fus sollicité par la patiente et le dentiste, celui-ci n'en ayant pas l'habitude, pour administrer les vapeurs anesthésiques. Malgré ma répugnance à employer ce moyen pour des opérations de peu d'importance, surtout depuis la publicité de malheurs survenus entre des mains habiles, je crus pouvoir, dans cette circonstance particulière, sortir de la règle de conduite que je me suis tracée depuis dix-huit mois, et je m'y croyais autorisé par le succès de l'éthérisation précédente sur le sujet qui la réclamait de nouveau. J'étais d'ailleurs bien décidé à ne produire que l'engourdissement le plus léger, puisqu'il ne s'agissait ni d'une o-

pération grave ni d'une douleur de longue durée.

Je plaçai donc sur le mouchoir de la malade un bourdonnet de coton de la grosseur d'une noisette, imbibé de moins d'un gramme de chloroforme. Madame Labrune l'approcha elle-même de ses narines et le respira à quelque distance, de manière à permettre complétement le mélange de l'air aux vapeurs anesthésiques. En huit ou dix secondes, l'effet se fit sentir, et je le remarquai au clignotement des paupières. J'indiquai au dentiste, placé à la tête de la malade, qu'il pouvait agir ; mais la patiente, qui avait l'expérience de l'éthérisation, ne se sentant pas suffisamment engourdie repoussa la main de l'opérateur, et nous faisant comprendre par signes que l'insensibilité n'existait pas encore, rapprocha son mouchoir de ses narines, et fit rapidement quatre ou cinq inspirations plus larges. A cet instant, je lui retirai moi-même le mouchoir qu'elle serrait sous son nez. Je ne la quittai pas des yeux pendant le temps nécessaire pour déposer ce mouchoir sur un meuble voisin ; et déjà, lorsque je reportai mes regards sur elle, sa face était pâle, les lèvres décolorées, les traits altérés, les yeux renversés, les pupilles horriblement dilatées, les mâchoires contractées de manière à empêcher l'opération du dentiste, la tête renversée en arrière. Le pouls avait disparu ; tous les membres étaient dans un état complet de résolution, et quelques inspirations éloignées furent les seuls signes de vie que la malade nous donna.

Sans perdre une seconde, tout ce qu'il est possible de faire en pareil cas fut mis en œuvre pendant plus de deux heures et sans aucun succès. Stimulation des narines avec l'ammoniaque, mouvement des bras et du thorax, insufflations répétées d'air dans la poitrine, que je fis respirer artificiellement pendant quelque temps, frictions sur le thorax, puis sur tout le corps, avec l'ammoniaque, cautérisation sur la région précordiale avec des charbons incandescents, enfin courant galvanique au moyen d'une forte pile de Volta, qui se trouvait fonctionner dans le voisinage et qu'on mit promptement à notre disposition ; rien ne put conjurer une mort à laquelle je ne pouvais croire.

Depuis le mois de février 1847, je pratique journellement l'éthérisation et dans nos hôpitaux et dans une clientèle nombreuse ; et jamais je n'ai employé de doses plus faibles, et jamais je n'ai mis plus de prudence dans le mode d'opération. Le chloroforme avait été respiré à l'air libre, sans appareil, de la manière la plus favorable pour que l'air atmosphérique fût largement mélangé aux vapeurs anesthésiques ; enfin rien ne manquait pour rendre cette opération parfaitement innocente. Je savais d'ailleurs que ma cliente n'avait aucune maladie organique qui la contreindiquât. Je dois dire pourtant, et pour n'omettre aucune circonstance, ce que j'ignorais au moment de l'opération, que madame Labrune avait eu de vives émotions dans la journée ; mais tout cela n'expliquait pas un accident si foudroyant. L'examen nécroscopique pouvait peut-être nous donner quelque satisfaction.

J'obtins de la famille l'ouverture du corps, qui fut pratiquée trente-huit heures après la mort, avec l'aide de mes collègues, MM. Montrol et Faure. Voici quel en fut le résultat :

Les membranes du cerveau, et particulièrement les veines de la base du crâne étaient gorgées de sang noir et fluide. Les sinus de la dure-mère en étaient remplis. La substance du cerveau incisé était piquetée ; et les vaisseaux capillaires ouverts par l'instrument laissaient suinter du sang noir en gouttelettes. Cette substance était intacte et d'une consistance normale. De la sérosité en assez grande abondance se trouvait à la base du crâne et remplissait le canal vertébral. Dans toutes les veines de la base du crâne, même celles d'un calibre très-médiocre, nous avons trouvé une *notable quantité de bulles d'air*, interceptant le liquide et facile à déplacer. Le cœur était flasque, et une ponction pratiquée à l'oreillette gauche laissa échapper du sang noir, fluide, accompagné d'un dégagement d'air par bulles. Il n'existait pas de caillots dans les cavités. Les grosses veines du tronc contenaient également une grande quantité de sang noir et fluide. Les poumons, parfaitement crépitants dans toute leur étendue, offraient une teinte grise ardoisée, qu'on retrouvait en les incisant. L'abdomen était distendu par des gaz. Les intestins n'ont pas été ouverts.

L'auteur entre ensuite dans l'analyse des principales circonstances de ce fait malheureux. Il l'assimile avec raison aux malheurs qui sont survenus à Paris, à Lyon, à Boulogne et ailleurs. La petite quantité de chloroforme et la rapidité de la mort sont surtout remarquables. Mais ce qu'il y a de plus frappant et de plus incompréhensible dans ce fatal évènement, c'est que loin d'émettre la moindre plainte, la malade a pu indiquer que l'anesthésie n'était pas complète, qu'elle n'en ressentait aucune action pénible, et que quatre à cinq inspirations faites avec une sorte de plaisir ont suffi pour amener le plus haut degré d'insensibilité. Il était naturel de s'attendre à ce que la chloroformisation portée un peu plus loin amènerait la résolution des membres, et que le mouchoir quitterait naturellement la bouche. Mais le chirurgien enleva ce mouchoir quand la main le tenait encore ; ce qui prouve que jusqu'à ce moment l'anesthésie n'était pas entière, et que l'effet du chloroforme s'est produit encore après la cessation de l'inhalation. Cette remarque avait été faite par le professeur Sédillot. Il pense qu'en suspen-

dant l'usage de l'éther, on coupe court aux accidents ; mais il n'en est plus de même avec le chloroforme, dit-il ; la pâleur, la petitesse du pouls, la faiblesse des inspirations, le refroidissement, vont en augmentant d'une manière alarmante après qu'on en a cessé l'emploi.

M. de Confevron ne pense point que dans ce cas on puisse expliquer la mort par le développement spontané d'un gaz dans le système circulatoire ; il pense que chez sa malade la présence d'un fluide aériforme dans la cavité des vaisseaux a été le résultat des fortes insufflations qu'il a pratiquées lui-même pour établir une respiration artificielle, quand déjà la victime ne donnait plus signe de vie. Explication mieux fondée sans doute que celle qui l'attribue à une rupture des veines pulmonaires dans de fortes inspirations faites par la malade avant sa mort.

Quant aux autres lésions cadavériques, elles sont dans l'observation du médecin de Langres, comme dans plusieurs autres, celles de l'asphyxie, c'est-à-dire des congestions de sang noir et fluide dans les organes les plus vasculaires, sang fluide annonçant une profonde altération de l'hématose, action primitive des éthers qui n'agissent sur les organes de la sensibilité que par un intermédiaire, le sang, dont ils ont empêché l'artérialisation, c'est-à-dire qu'ils ont rendu inapte à nourrir, à stimuler, à vivifier ces organes ; partout dans le sang, remarquablement noir et fluide, est la preuve évidente de l'asphyxie, de l'altération primitive de la respiration. En résumé, dit l'auteur, dans l'observation que je publie, la mort ne peut être attribuée qu'à l'action délétère du chloroforme, et, selon moi, c'est à tort qu'on a cherché à donner une autre explication aux catastrophes du même genre que je lui compare.

Nous sommes tout-à-fait de l'avis de notre honorable confrère, quant à cette dernière conclusion, et nous n'hésitons point à attribuer à l'action directe du chloroforme les effets fâcheux qui sont résultés de son emploi dans un nombre de cas déjà malheureusement assez élevé. Nous ne pensons pas qu'on puisse désormais invoquer dans des cas pareils l'imperfection des procédés et la gêne apportée à l'introduction d'une suffisante quantité d'air dans les poumons, d'où résulterait une asphyxie de cause en partie mécanique. L'asphyxie qui a lieu, si on veut l'appeler ainsi, est un véritable empoisonnement, et comme, grâce à la vitesse de la circulation, le sang ainsi vicié par l'agent anesthésique et délétère, agit presque simultanément sur les poumons, le cœur et l'encéphale, seuls organes dont l'altération peut amener rapidement, brusquement la mort ; il n'est pas aisé de dire par lequel des trois, dans le cas indiqué, la mort commence. Il est bien connu par les expériences de Bichat et des physiologistes, que la respiration peut s'entretenir un certain temps, malgré une altération déjà profonde du sang, et qu'il en est de même de la circulation. Il semble que les appareils respiratoire et circulatoire ne suspendent leur action que lorsque l'innervation leur fait défaut. Or, à tout bien considérer, nous croyons que dans l'asphyxie par chloroformisation, c'est l'influence du système nerveux qui est la première attaquée à un degré incompatible avec la vie, et que c'est postérieurement au trouble de l'innervation que les appareils respiratoire et circulatoire suspendent leurs mouvements et leurs fonctions. Si nous en jugions par le cas dont nous avons été témoin, nous irions même jusqu'à dire que la syncope, c'est-à-dire la cessation des contractions du cœur est probablement antérieure à celle des mouvements respiratoires, et dépend elle-même, soit de l'action directe sur le cœur du chloroforme qui lui est apporté mélangé avec le sang, soit de l'atteinte profonde portée à l'action des centres nerveux qui sont en définitive la source principale de l'innervation, même pour les organes de la vie de nutrition.

Une nouvelle observation de mort par le chloroforme vient d'être publiée. Nous allons la reproduire, car elle présente un intérêt presque égal à celui de l'observation de M. de Confevron. Cet accident a eu lieu à l'hôpital St-Thomas, de Londres, dans le service de M. Solly. Voici le fait :

John Shorter, âgé de 48 ans, portefaix, adonné aux boissons alcooliques, mais habituellement bien portant, entra à l'hôpital le 9 octobre 1849, pour se faire opérer d'un onyxis du gros orteil du pied gauche, dont il était affecté depuis quelque temps. Le malade ne s'était décidé à l'opération que sur la promesse qu'on lui avait faite de l'endormir avec le chloroforme. Le lendemain, effectivement, on le soumit aux inhalations de chloroforme. On versa un gramme environ de ce liquide sur l'éponge de l'inhalateur, et on le lui fit respirer. Pendant deux minutes il n'y eut aucun effet appréciable. A ce moment, il commença à présenter de l'excitation. On éloigna l'inhalateur de la bouche du malade et on versa sur l'éponge dix gouttes de chloroforme. Presqu'immédiatement après l'application de l'inhalateur, il tomba dans l'insensibilité. On enleva l'appareil et on procéda à l'extirpation de l'ongle. Cependant, comme il continuait à être insensible, comme la face devenait violette, le pouls petit, fréquent, quoique régulier, et la respiration laborieuse, on écarta ses vêtements et on exposa la poitrine à l'air frais d'une fenêtre ouverte près de son lit ; on lui jeta de l'eau à la figure, on fit des frictions sur la poitrine et on approcha un flacon d'ammoniaque près des narines. Le malade sembla se débattre pendant une mi-

nute, puis la peau se refroidit, le pouls devint très faible et cessa d'être senti au poignet ; la respiration devint lente par intervalles, mais ne cessa que deux secondes après la disparition du pouls. A l'apparition de ces symptômes, M. Solly commença la respiration artificielle en déprimant les côtes avec les mains et en les laissant revenir sur elles-mêmes ; puis, lorsqu'on eut apporté l'appareil d'insufflation pulmonaire, il introduisit dans les poumons du gaz oxigène. On essaya ensuite de galvaniser le cœur et le diaphragme. Tout fut inutile : Il n'y avait plus aucun signe de vie, six ou sept minutes après le commencement des inhalations. On continua tous ces moyens pendant un quart d'heure sans aucun résultat. Le malade n'avait pas inspiré plus d'un drachme de chloroforme ; en effet, il en restait encore dans l'éponge. L'autopsie n'a pas été faite, par suite de l'opposition de la famille.

Rentrée solennelle de la Faculté de Médecine de Paris.

La Faculté a tenu sa séance de rentrée le 5 novembre. L'affluence des élèves y était grande. L'éloge de Blandin, par M. Denonvilliers, et le discours de M. Bérard, nouveau doyen, ont jeté un grand éclat sur cette solennité. Gêné par le manque d'espace, nous ne reproduirons que la partie de ce discours qui concerne les projets de réforme médicale et la conduite des élèves pendant la dernière épidémie.

« .... Il est d'autres devoirs sur la satisfaction desquels un doyen de Faculté doit aspirer à exercer une légitime influence : ils se rapportent à l'enseignement et à l'exercice de la médecine.

« Que de fois depuis vingt-cinq ans n'a-t-on pas dit que nos institutions médicales ne répondaient ni aux intérêts généraux de la société, ni aux intérêts particuliers des médecins ! Que de fois n'a-t-on pas dû ajourner des espérances que l'annonce d'une révision prochaine de ces institutions a fait naître ! Que de délibérations dans les congrès médicaux, les Académies, les Ecoles préparatoires, les associations médicales, les Facultés ! Que de savants rapports qui sont allés s'enfouir dans les bureaux ! Que de projets de loi qui n'ont point abouti ! Le moment semble s'approcher enfin où ces délais trouveront un terme.

« Si les doyens des Facultés ne sont pas appelés à voter cette loi, objet d'une si longue attente, ils sont consultés du moins pour en préparer les éléments. Sur les questions qui touchent à l'enseignement et à la pratique de la médecine, les opinions de la Faculté sont connues. La publicité officielle qui leur a été donnée me dispense de les rappeler ici et de montrer leur heureuse conformité avec celle que venait d'exprimer l'élite des médecins français réunis à Paris dans le mémorable congrès de 1846. Croyez, messieurs, que je ne déserterai la défense d'aucun des principes tutélaires qui furent proclamés alors et qu'avait trop légèrement sacrifiés la chambre des pairs. Je combattrai pour la cause sacrée du concours dont vous venez d'entendre l'éloquente apologie, et que menacent encore les mêmes adversaires sous les coups desquels il a momentanément succombé. Je demanderai à la loi de protéger les praticiens honnêtes contre cette plaie hideuse de notre profession, le charlatanisme, qui couvre nos murailles de ses sales affiches et nos feuilles périodiques de ses annonces mensongères. Étranger depuis longtemps à la pratique civile, je ne puis éprouver aucun préjudice personnel de ces manœuvres que la législation actuelle ne saurait ni réprimer ni punir. Mon intervention ici sera donc désintéressée. Elle ne le sera pas moins sur les deux ordres de médecins en France. Président des jurys médicaux, je demanderai leur suppression.

« Je sais, et je le déplore, je sais que la suppression du second ordre portera un coup funeste à nos écoles préparatoires de médecine, si dignes d'intérêt par les services qu'elles rendent et le personnel qui les compose ; mais j'ai l'espoir que certaines compensations leur rendront la viabilité que cette mesure leur enlève. Sorti moi-même d'une de ces écoles, je n'ai point oublié les moyens d'instruction que j'y ai rencontrés, et au sentiment de reconnaissance qui me fait désirer leur maintien, se joint chez moi la conscience de leur utilité.

« Encore une fois, sur les points que je viens de toucher et sur beaucoup d'autres, la Faculté a déjà manifesté ses vues. La révolution de février et le texte de la Constitution, qui proclame la *liberté de l'enseignement*, ont fait surgir des questions nouvelles. Devançant, à certains égards, les prescriptions de la loi, la Faculté a depuis longtemps ouvert ses amphithéâtres à l'enseignement libre qui y a pris un développement remarquable. L'anatomie y compte plusieurs professeurs ; la physiologie expérimentale y est démontrée. De jeunes docteurs y exercent les élèves à la pratique des opérations chirurgicales. Des cours sur la médecine proprement dite et sur plusieurs branches spéciales de l'art de guérir y doublent ou y complètent l'enseignement de la Faculté. Quelles entraves a-t-on mises à cette forme de l'enseignement libre ? Aucune, Messieurs. Tout individu muni du diplôme est encore admis aujourd'hui à donner des leçons sur ce qu'il sait ou croit savoir. Parfois même on a oublié d'insister sur la justification du diplôme, et quelques-uns se sont faits professeurs qui n'avaient pas cessé d'être élèves. On se demande, en présence de ces faits, si la loi qui doit réglementer l'enseignement libre de la médecine peut lui offrir des libertés nouvelles, et s'il n'y a pas plutôt lieu de craindre qu'elle ne diminue son essor ?

De nos jours, et torturant peut-être le texte de la Constitution, certains esprits se montrent cependant plus exigeants. La *scolarité*, la *collation des grades*, voilà le terrain sur lequel ils se placent, et d'où ils réclament, pour l'enseignement libre, des priviléges qui leur seraient peut-être contestés. Messieurs, le diplôme français est tenu en singulière estime dans toutes les parties du monde, et de toutes les parties du monde nous voyons accourir dans nos écoles des hommes désireux de se perfectionner dans l'art de guérir. Si tous ne suivent pas, chez nous, la carrière complète du doctorat, tous sont jaloux de produire aux yeux de leurs compatriotes le certificat ou l'inscription qui atteste leur séjour dans une Faculté française.

« A quoi tient cet hommage unanime rendu à notre pays ? A ce qu'une forte scolarité pour les élèves, une certaine exigence de la part des examinateurs, ont fait monter plus haut, chez nous que partout ailleurs, le niveau des études médicales. Voudriez-vous porter la hache sur de telles institutions ? Oh ! non, messieurs, perfectionnons-les, mais ne les détruisons pas. Mais c'est m'arrêter trop longtemps sur ce qui me concerne, et j'ai hâte de parler de vous.............. »

M. le doyen raconte ensuite l'admirable conduite des élèves en médecine pendant l'épidémie cholérique et les démarches qu'il a faites pour aider et diriger l'autorité dans la distribution des récompenses dues à tant de zèle et de courage. Voici quelques passages de cette partie de son discours :

« Berlier ! Londe ! nobles victimes du plus courageux dévouement ! Puisse la voix qui proclame ici vos noms, pénétrant jusqu'au sein de vos familles désolées, y porter, pour adoucissement à leurs peines, les témoignages de notre sympathie et la certitude que nous partageons leurs regrets. Je ne croirais pas avoir payé ma dette envers vous, messieurs, si je passais sous silence certains traits que votre modestie a tenus secrets et que la reconnaissance a révélés.

« Appelés par le service des bureaux de secours à contempler, pour la première fois peut-être le spectacle de la misère ; émus de ces douleurs sans nombre qui forment le cortége du dénûment, plusieurs de vous, aux soins touchants de la médecine, ont ajouté une autre forme de la bienfaisance.

Ici de pauvres malades ne peuvent acheter les médicaments qu'on leur a prescrits, mais le jeune praticien fouille dans sa bourse et assure l'exécution de ses ordonnances.

Ailleurs, où un crédit a été voté pour la table des bureaux de secours, nos excellents jeunes gens vivent de peu, s'imposent des économies, et mettent à la disposition des indigents la portion du crédit qu'ils n'ont pas dépensée.

Qui ne serait touché de ce mouvement de charité compatissante qui porta l'un de vous à déchirer le vêtement qui couvrait sa peau pour en employer les lambeaux à frictionner le corps engourdi d'un pauvre cholérique ! Ah ! messieurs, pardonnez-moi, si je suis fier d'être à la tête d'une école dont les élèves donnent de tels exemples à leurs condisciples.

Je voudrais faire passer sous vos yeux les témoignages écrits de la reconnaissance des communes où nos élèves ont porté leurs secours. Là le maire, le conseil municipal réunis en séance extraordinaire, délibèrent, votent en leur nom et au nom de la population tout entière, des adresses de remercîments aux jeunes délégués de la Faculté. Le maire d'une commune rurale m'écrivait : « Aujourd'hui notre population, heureuse d'avoir recouvré la santé, bénit le jeune médecin que la Faculté de Paris a bien voulu lui envoyer. » Un membre de la commission sanitaire du 1er arrondissement dit, en parlant d'un de nos élèves : « Il a su tellement captiver l'affection des malheureux, et attirer leur confiance, qu'ils viennent chez moi me demander à mains jointes de leur continuer ses soins. » Je lis dans une lettre du maire de la ville de Meaux : « Vous n'auriez pu assurément, monsieur, faire de meilleurs choix pour nous ; grâce à nos élèves, les soins n'ont pas une seule fois manqué à nos malades. »

Je dois renoncer à transcrire ces pièces, où l'expression varie, mais où domine partout le même sentiment, celui de la reconnaissance.

« La plus douce récompense d'une bonne action, c'est de l'avoir faite, » a dit un ancien philosophe. Mais ce genre de rémunération n'en exclut pas un autre, et j'ai dû m'occuper de l'obtenir pour vous. L'épidémie commençait à peine à décroître, que dans ce but je signalais votre conduite au ministre de l'instruction publique. La réponse ne se fit pas attendre ; les termes en sont trop honorables pour vous pour que je les passe sous silence : « Monsieur le doyen, écrivait le ministre, j'ai lu avec un vif intérêt les détails contenus dans votre lettre du 25 juin sur l'empressement de la jeunesse médicale à se mettre à la disposition de l'administration dans les tristes circonstances que nous venons de traverser. Je m'associe pleinement aux éloges que vous donnez au dévouement de ces jeunes gens et aux services qu'ils ont rendus ; ils sont ainsi entrés avec honneur dans la carrière, en suivant l'exemple de leurs illustres maîtres. Je pense, comme vous, qu'il est juste de leur accorder des remises de droits universitaires et des distinctions honorifiques. »

Ce n'était point une vaine promesse, messieurs. Telle fut la munificence des premières allocations faites par le ministère, qu'il parut convenable, dans l'intérêt du trésor, et eu égard au grand nombre d'élèves méritants, de chercher à modérer cet élan de la reconnaissance. Nous donnions alors le spectacle, fort rare assurément, d'un solliciteur qui réclame contre l'excès de faveur dont on le comble, et d'un ministre qui accorde plus qu'on ne lui demande.

Le succès d'une démarche enhardit à en faire une autre. Je sollicitai de M. le président de la République une audience qu'il m'accorda, et dans laquelle j'exprimai le vœu qu'une médaille fût frappée en commémoration des services que vous aviez rendus pendant l'épidémie. Là encore je reçus un favorable accueil. Quelques jours après, dans les bureaux, on me proposait quinze médailles, chiffre que je déclarai insuffisant. Un peu plus tard, une lettre officielle m'en allouait vingt-cinq. Un peu plus tard encore j'obtenais que le nombre s'en élevât à trente, et aujourd'hui j'ai la satisfaction de vous annoncer que cinquante de ces récompenses honorifiques sont entre les mains du graveur, qui y inscrit les noms d'autant d'élèves de cette Faculté.

Il ne m'appartient pas de prendre l'initiative pour les récompenses à décerner aux élèves des hôpitaux. Je me suis assuré qu'ils ne seraient pas oubliés par M. le directeur de l'assistance publique et le ministre de l'intérieur.

En attachant la croix de la Légion-d'Honneur sur la poitrine d'un de ces courageux internes qui ont bravé le fléau à la Salpétrière, le ministre rendait hommage tout à la fois et à l'élève qui recevait cette distinction et aux élèves qui avaient partagé avec lui les dangers de ce redoutable séjour. L'embarras où l'on s'était trouvé pour désigner un interne plus méritant que les autres avait montré assez que tous avaient rendu les mêmes services et fait preuve d'un égal dévouement. A nos yeux, dans la personne de M. Labat, on a décoré aussi les internes qui ont survécu : MM. Falret, Trélat, Axenfeld, Salneuve et Potin.

Puisque la position exceptionnelle de la Salpétrière m'a fait pour la première fois articuler des noms, je dois prononcer aussi ceux de MM. Auger, Moreau, Dufour, Dumesnil, Martin de Gimard, Loyseau et Ciin, qui sont venus remplacer leurs condisciples déjà frappés du choléra.

Messieurs, un dernier mot sur ces récompenses. Je ne doute pas qu'en vous inscrivant sur les listes et en vous rendant aux postes qui vous étaient assignés, vous n'ayez été tous animés du même zèle, des mêmes sentiments de désintéressement et d'humanité ; cependant tous vous n'avez pas été soumis à des épreuves également rigoureuses pendant un même espace de temps. De même qu'en un jour de bataille où tous les soldats apporteraient le même courage, tous n'ont pas cependant la bonne fortune d'être placés aux postes les plus périlleux. J'ai dû m'efforcer de proportionner les récompenses aux services rendus, et non aux intentions. Les propositions que j'ai faites au ministre et qu'il a ratifiées, je ne les ai mises sous ses yeux qu'après un travail long et consciencieux. J'ai pu me tromper dans mes appréciations, mais j'ai la confiance qu'aucun de vous ne m'accusera de partialité. Quelques pièces me sont parvenues trop tard ; les élèves qu'elles concernent seront l'objet d'un nouveau travail.

NOUVELLES ET FAITS DIVERS.

Bulletin du Choléra. — La décroissance du choléra continue en France. Un nouveau cholérique venant de Marseille a succombé à Lyon ; mais l'état sanitaire de cette ville est toujours excellent. En Afrique, le fléau continue ses ravages. La médecine militaire répond noblement à l'ordre du jour Frépeau. Le choléra vient de frapper en Afrique, sur le champ de bataille épidé-mique, M. le docteur Poullain, chirurgien principal à Oran, qui a longtemps rempli les fonctions de chirurgien-major à Lyon ; M. Hippolyte Jacquot, médecin-adjoint, et deux aides-majors.

— Concours pour la chaire de médecine opératoire a Paris — Ce concours commencera le 15 novembre. Les juges sont : MM. Andral, Bérard, Ruveilhier, Denonvilliers, Dubois, Gerdy, Laugier, Moreau, Roux, Velpeau, Bégin, Jobert, Gimelle, Baffos et Huguier. — Les candidats sont : MM. Chassaignac, Gosselin, Jarjavay, Lenoir, Maisonneuve, Malgaigne, Nélaton, Richet, Robert, Sanson.

— Dans sa séance de rentrée, la Faculté de médecine de Paris a décerné les prix suivants :

Prix de l'Ecole pratique.

Grand prix :   M. Dyonis des Carrières ;
Premier prix :   M. Laboulbène ;
Deuxième prix :   M. Hamilton.

Prix Monthyon.

M. Simonis Empis,   médaille d'or ;
M. Botrel,   médaille d'argent ;
M. le docteur Thore, mention honorable.

— L'Ecole préparatoire de médecine et de pharmacie de Lyon a tenu, le 5 de ce mois, sa séance de rentrée. Après le discours de M. le directeur de l'Ecole, on a distribué les prix suivants :

Elève de 3e année. — Prix unique : M. Sorgue (Ferdinand).
Elèves de 2e année. — 1er prix :   M. Delore (Xavier) ;
            2e prix :   M. Jacquemet (Pétrus).
Elèves de 1re année. — 1er prix :   M. Dron (Achille) ;
            2e prix :   M. Bron (Félix).
Elève en pharmacie. — Prix unique : M. Ganillon (Adolphe).

— Sondes et Bougies en gutta-percha. — Dans une de ses dernières conférences sur les maladies des voies urinaires, le docteur Philips a présenté à ses auditeurs des sondes et des bougies en *gutta-percha*, et leur en a fait voir les applications. Les avantages qu'offrent les instruments formés de cette nouvelle substance sur les sondes dites en gomme élastique, méritent de fixer l'attention des chirurgiens.

Elles ont le poli et la flexibilité des meilleures sondes en gomme, mais elles ne s'écaillent pas comme ces dernières par la chaleur du canal. On peut instantanément leur donner les courbures les plus variées ; il suffit de les approcher pendant quelques secondes de la flamme d'une bougie pour les ramollir et les courber. En se refroidissant, elles conservent la forme qui leur a été imprimée. On peut également, par la chaleur de la flamme d'une bougie, modifier leur extrémité. Il suffit, une fois ramollies avec précaution, de les pétrir entre les doigts légèrement mouillés, et il devient facile de former suivant les besoins du moment, des bouts arrondis, coniques ou olivaires de grosseur variable.

Les chirurgiens savent les difficultés que l'on éprouve à contourner en spirale les bouts des bougies très-petites, destinées à traverser les rétrécissements très étroits. La *gutta-percha* se prête sans obstacle, à conserver cette forme de spirale. Il suffit encore de contourner sur un stylet de deux ou trois millimètres de diamètre la bougie ramollie. Le refroidissement lui fait garder cette forme.

On sait encore combien, dans certains cas de rétention d'urine, on est embarrassé lorsque, parvenu à introduire à travers un rétrécissement fort étroit une bougie très fine, on n'ose la retirer pour laisser sortir un peu d'urine ; combien aussi il est difficile de faire glisser sur la bougie une petite sonde, en raison de la brièveté du conducteur. On a conseillé, il est vrai, d'attacher à la première une seconde bougie, ou un fil pour servir de guide. Il suffit d'avoir été une seule fois dans la nécessité de recourir à ce moyen pour en juger tous les inconvénients. En effet, si la sonde est un peu volumineuse, elle ne passe pas à travers le rétrécissement ; si elle est de moyenne dimension, elle est arrêtée par le nœud formé à la réunion des deux bougies ou du fil conducteur.

M. Philips a fait construire des bougies en *gutta-percha* très-fines, et d'une longueur qui permet à une petite sonde, ouverte aux deux bouts, de glisser sans obstacle à travers le rétrécissement jusque dans la vessie. Dans le cas où l'on aurait point de bougies aussi longues, il serait facile, en ramollissant l'extrémité de la bougie déjà placée, et celle d'une seconde bougie de même diamètre, de les souder l'une à l'autre, et d'obtenir ainsi instantanément un conducteur de la longueur voulue.

Nous ajouterons que le prix modique de ces sondes les met à la portée de tous les malades, ce qui contribuera sans nul doute à en vulgariser l'emploi dans la pratique.

— Mortalité de l'Angleterre. — La mortalité moyenne en Angleterre est aujourd'hui de 350,000 âmes, et celle de Londres de 47,000 chaque année. Comme la population de l'Angleterre et du pays de Galles est de près de 16 millons, et celle de Londres de 1,900,000 âmes, il suit que la mortalité annuelle moyenne est pour la métropole, de 1 sur 40 habitants, et pour tout le royaume de 1 sur 45 habitants. Or, au commencement du dix-huitième siècle, la mortalité annuelle en Angleterre était d'environ 1 sur 25 habitants ; et vers le milieu du dernier siècle, sous l'influence de causes qui ne sont pas parfaitement connues, cette mortalité est arrivée à 1 sur 20. Depuis cette époque jusqu'à ce jour, elle a été continuellement en s'abaissant : en 1801, un décès sur 35 habitants ; en 1811, 1 sur 38 ; aujourd'hui, 1 sur 45. De sorte que, dans un espace de 80 ans, les chances de vie ont doublé à Londres. Ce résultat est sans analogue dans l'histoire d'aucun autre peuple. En effet, à Paris, dans le milieu du dernier siècle, la mortalité était de 1 sur 25 habitants, elle est maintenant de 1 sur 32 ; à Rome, les décès annuels sont de 1 sur 25 ; à Amsterdam, de 1 sur 24 ; à Vienne de 1 sur 22. Un habitant de Londres a donc deux fois autant de chances de vie qu'un bourgeois de Vienne, et cet avantage de la Grande-Bretagne se retrouve non-seulement pour tous les districts, mais encore pour toutes les classes de la société pour les habitants des villes comme pour ceux des campagnes, pour les agriculteurs comme pour les ouvriers des manufactures.

La Médecine en Autriche. — La médecine, jadis si protégée du gouvernement autrichien, est tombée dans un grand discrédit ; les Universités sont en quarantaine, et leurs professeurs regardés de mauvais œil. C'est que la médecine s'est trouvée très compromise par ses chefs dans la dernière Révolution. Non-seulement les honoraires des professeurs ont été réduits de beaucoup, mais encore un assez grand nombre ont été privés de leur chaire. Le célèbre anatomiste, M. Hyrth (de Vienne) s'est retiré devant les déboires qu'on lui a fait subir ; et M. Partreban, professeur de physiologie à Prague, a été arrêté dernièrement au milieu de ses élèves. Relâché le lendemain, il est, dit-on, en route pour la France. L'armée autrichienne a beaucoup souffert en Hongrie du manque de médecins ; aussi le gouvernement vient-il de décider que tous les étudiants en médecine ne recevront de diplômes qu'à la condition de servir quelque temps dans l'armée comme chirurgiens.

— Remède contre l'ivrognerie. — Le gouvernement suédois vient d'employer contre l'ivrognerie un de ces remèdes terribles qui ne peuvent s'excuser que par les progrès du mal. Pour la première fois, amende de 15 rixdalers ; pour la seconde, 30 rixdalers ; pour la troisième ou quatrième fois, amende plus forte, perte du droit de voter et d'être élu ; le dimanche suivant, exposition au pilori devant l'église paroissiale. A la cinquième fois réclusion dans une maison de correction et condamnation à six mois d'un travail forcé ; et à la sixième fois, condamnation à un an. Une personne convaincue d'avoir poussé un individu à l'ivresse, paie 15 rixdalers, ou une somme double, si celui-ci est mineur. Un ecclésiastique qui commet une pareille faute perd son bénéfice ; un laïque occupant une place importante est suspendu de ses fonctions et même destitué. L'ivresse n'est jamais acceptée comme une excuse pour un délit quelconque ; un homme mort ivre est privé de sépulture dans le cimetière commun.

— Université de Heidelberg. — Nos lecteurs apprendront avec regret que le célèbre anatomiste et physiologiste Tiedmann, de Heidelberg, vient de donner sa démission de professeur. On attribue sa retraite à la douleur que lui a occasionnée la mort de son fils, qui avait été commandant de la forteresse de Radstad dans la dernière insurrection du pays de Bade, et qui a été exécuté à la suite de la reddition de cette forteresse.

Le *Rédacteur en chef*

LYON. IMPR. DE RODANET ET COMP., RUE DE L'ARCHEVÊCHÉ, 3.

ANNONCES.

*****

Ouvrages nouvellement publiés à la librairie scientifique et médicale de Ch. SAVY, place Bellecour, 14.

TRAITÉ DE PATHOLOGIE EXTERNE ET DE MÉDECINE OPÉRATOIRE, par Aug. Vidal de Cassis, chirurgien de l'hôpital du midi, professeur agrégé à la Faculté de médecine de Paris, etc., etc. 2ᵉ édition augmentée et entièrement refondue. Paris, 1847. 5 vol. in-8, avec 520 figures intercalées dans le texte. Prix . . . . 40 fr.

COURS DE CHIMIE GÉNÉRALE, par J. Pelouze, membre de l'Institut, professeur de chimie au collège de France, président de la commission des monnaies, et E. Frémy, professeur de chimie à l'école Polytechnique, ouvrage accompagné d'un atlas de 46 planches, gravées en taille douce. 3 vol. grand in-8. Paris, 1849. Prix de l'ouvrage complet . . . . 30 fr.

COURS ÉLÉMENTAIRE DE CHIMIE à l'usage des Facultés, des établissements d'enseignement secondaire, des écoles normales et industrielles, par M. V. Regnault, membre de l'académie des sciences, ingénieur en chef des mines, professeur au collège de France et à l'école Polytechnique. Paris, 1849. 4 vol. in-12, avec planches intercalées dans le texte. Prix. . . . . 20 fr.

HISTOIRE NATURELLE DES DROGUES SIMPLES, ou Cours d'Histoire naturelle, professé à l'école de médecine de Paris, par N.-B. Guibourg, professeur titulaire à l'école de pharmacie de Paris, etc., etc. 4ᵉ édition, corrigée et considérablement augmentée, accompagnée de plus de 600 gravures intercalées dans le texte. Paris, 1849. 3 vol. in-8. Prix : 27 f.

PREMIERE ANNÉE   N° 22   30 NOVEMBRE 1849.

GAZETTE MÉDICALE

DE LYON,

Publiée par M. **BARRIER**, Chirurgien en chef désigné de l'Hôtel-Dieu de Lyon.

La GAZETTE MÉDICALE DE LYON paraît deux fois par mois. — On s'abonne, à Lyon : chez Ch. SAVY, place Louis-le-Grand, 14; chez Mme PHILIPPE, rue St-Dominique, 7; — à Paris, chez V. MASSON; — à Montpellier, chez SÉVALLE; — à Strasbourg, chez DÉRIVAUX; — L'abonnement est de 12 fr. par an pour Lyon, 13 fr. pour le reste de la France. — Les réclamations, lettres, travaux, doivent être affranchis et adressés à M. BARRIER, rue d'Oran, 2. — Pour les annonces, s'adresser à l'imprimerie du journal.

REVUE CLINIQUE.

Hôpital de la Charité. — Service des Accouchements de M. BOUCHACOURT, chirurgien en chef.

Dans le nombre considérable d'accouchements qui ont lieu, chaque année, à l'hôpital de la Charité (1), il n'est pas rare de rencontrer quelques cas remarquables sous plus d'un rapport. Ces faits sont relatifs, soit à la physiologie, soit à la pathologie de la grossesse, du travail de la parturition, ou des suites de couches. Nous avons pensé qu'il ne serait pas sans intérêt de faire connaître quelques-unes des observations qu'il nous a été donné de recueillir depuis peu dans le service de la Maternité.

Ces observations, nous ne les ferons pas suivre des

(1) Depuis quelques années, ce nombre va toujours croissant : en 1847, il a été de 892; en 1848, de 1,007; et depuis le 1er janvier 1849 jusqu'à ce jour 22 novembre, il s'élève à 925.

Feuilleton.

Rapport sur le Choléra-Morbus de Paris, présenté à M. le Maire et au Conseil municipal de la ville de Lyon, au nom d'une commission médicale composée de MM. Fraisse, Brévard et Candy, par M. Candy, secrétaire général de la société de médecine, rapporteur.

Le Choléra devant l'humanité, par M. le docteur Édouard Féraud.

Dans le courant du mois de juin dernier, M. Réveil, maire de Lyon, et les membres du conseil municipal de cette ville, frappés de l'accroissement et de l'extension que prenait en France le choléra morbus, chargèrent une commission médicale composée

nombreuses déductions pratiques que chacune, absolument parlant, pourrait faire naître. On comprend que leur petit nombre et leur diversité mettant obstacle à une coordination synthétique, ne rendraient ce travail ni facile pour nous, ni réellement intéressant pour le lecteur. Nous ne voulons pas sortir des bornes d'une simple revue de faits. Nous savons, du reste, que les considérations, auxquelles pourrait donner lieu un ensemble de faits de cette nature, trouveront mieux leur place, en même temps qu'elles y seront plus savamment traitées, dans le premier compte-rendu annuel que M. Bouchacourt, chirurgien en chef, doit publier à la fin de 1849. Nous ne faisons donc, en quelque sorte, aujourd'hui, que distraire, par anticipation de ce travail, les observations qui suivent.

OBSERVATION Ire. — *Angine pseudo-membraneuse ; accouchement; mort ; autopsie.*

Marie ***, lingère, demeurant à Lyon, âgée de 22 ans, primipare, est enceinte de 8 mois et demi. Menstruée à 15 ans, elle a toujours vu ses règles abondantes, régulières tous les mois; elle n'a pas été réglée depuis sa conception.

Sa grossesse n'a été, jusqu'à ce jour, qu'un long

de MM. les docteurs Fraisse, Brévard, Candy et Monfalcon (1), de se rendre à Paris pour étudier cette cruelle épidémie sur son principal théâtre, afin de les éclairer par suite sur tout ce qui pourrait contribuer à diminuer ses ravages et principalement sur les moyens qu'il faudrait mettre en usage pour organiser les secours publics, si ce terrible fléau venait à éclater dans la ville de Lyon.

Envoyés dans la capitale par une administration sage et prévoyante, par des hommes inspirés d'un sentiment d'humanité qui les honore, ces messieurs ont fait, pour remplir aussi dignement que possible la noble tâche qui leur était imposée, tout ce

(1) M. Monfalcon ne paraît pas avoir pris part aux travaux de ses collègues, mais a communiqué directement au conseil de salubrité les résultats de sa propre observation.

malaise. A quatre mois , elle ne voulait et ne pouvait se nourrir que de fruits ; aussi l'amaigrissement fut progressif, et le dévoiement survint. Elle entra alors à la Charité, dans le courant du mois d'août 1849. Elle était enceinte, à cette époque, de six mois et demi.

Le 12 octobre, elle se plaignit de maux de gorge , auxquels elle n'avait jamais été sujette. Il y avait enrouement, difficulté de la respiration; elle rejetait par la bouche, sans toux, une assez notable quantité de mucus salivaire, contenant quelques stries de sang, mais sans odeur particulière. On examina l'arrière-gorge, et on vit la luette, le voile du palais, ses piliers et la face postérieure du pharynx recouverts d'une espèce d'enduit gris-noirâtre , simulant parfaitement des escarres gangréneuses. Ces parties semblaient tuméfiées. Les amygdales étaient mal aperçues, à cause de la difficulté de l'exploration qui fatiguait beaucoup la malade. On prescrit : collutoire hydrochlorique pour toucher les parties affectées; gargarisme émollient ; tisane de même nature; 10 sangsues à la base du cou et un lavement huileux.

Le 13, il semble qu'il y ait un peu d'amélioration; mais aphonie complète, toux rauque , râle muqueux dans la poitrine.

Le 14, à deux heures après midi, la suffocation est imminente , la face anxieuse, presque ecchymosée ; respiration stertoreuse, pouls accéléré et très petit. On craint une mort prochaine, et l'on se tient prêt à extraire l'enfant par l'opération césarienne, aussitôt que la mère aura rendu le dernier soupir. On fait appliquer de nouveau douze sangsues autour du cou.

Le soir, la respiration, quoique difficile encore, est moins gênée; la toux s'accompagne d'un ronchus laryngien très fort , ressemblant au *bruit de drapeaux*

qu'on remarque dans les polypes des fosses nasales. La peau est chaude, le pouls toujours accéléré et petit, filiforme. La langue est à peu près normale. On ne remarque dans le mucus que la malade rejette de la bouche , ni pus bien évident , ni fausses membranes ; pas d'odeur de gangrène. On administre ipécacuanha 0,50 c. en deux doses.

Le 15, la poudre vomitive a produit, cette nuit, quelques vomissements ; dans les matières rendues, nous ne trouvons aucune fausse membrane bien apparente ; mais, dans les crachats, il y a quelques stries purulentes et sanguinolentes.

Le 16, même état : vésicatoire à la nuque. La malade dit qu'elle a senti bouger son enfant. L'auscultation fait entendre les bruits du cœur du fœtus.

La malade reste ainsi plusieurs jours dans cet état voisin de la mort. Evidemment la nature fait ici des efforts suprêmes pour soutenir cette malheureuse mère jusqu'au moment où elle devra donner le jour au fruit qu'elle porte dans son sein ; mais nous prévoyons qu'une fois l'accouchement opéré, la maladie reprendra sa marche fatale.

Le 20, à neuf heures et demie du soir, les douleurs se manifestèrent; les eaux s'écoulèrent presque immédiatement ; plusieurs syncopes eurent lieu pendant le travail. Néanmoins, l'accouchement fut terminé , sans autre accident, à onze heures du soir. L'enfant arriva en première position du vertex (occipito-coly-loïdienne gauche). C'était une fille assez bien portante , quoique d'un volume médiocre. La délivrance se fit naturellement dix minutes après.

La nouvelle accouchée tomba alors dans un grand affaissement dont elle ne se releva pas , et mourut le lendemain à quatre heures de l'après-midi (16 heures après l'accouchement).

---

que l'on était en droit d'attendre de médecins aussi recommandables.

En effet, loin de se dissimuler leurs pénibles devoirs, loin de s'écarter de la route qui leur était pour ainsi dire tracée ; ils se sont efforcés de justifier la confiance des administrateurs éclairés qui veulent bien consacrer leurs instants à la conservation de la santé publique.

Le rapport de M. Candy, fidèle résumé des recherches et des travaux de la commission, doit fixer un moment notre attention , car il est empreint de cet esprit d'observation et de clairvoyance qui fait son mérite tout en nous dénotant la parfaite conscience qu'avaient ces Messieurs de la délicate mission qui leur était confiée.

Ce travail , comme on le comprend bien , ne devait être autre chose qu'un ensemble de faits reliés entre eux , rattachés à l'histoire générale du choléra , spécialement de son traitement , de la meilleure hygiène à suivre dans le cours de l'épidémie, et de l'organisation des secours publics. C'est précisément ce but d'utilité directe et pratique que ces docteurs ont parfaitement compris, et se sont efforcés d'approfondir. En effet , au lieu de dérouler

sous les yeux de l'autorité municipale de la ville de Lyon la question purement scientifique , ils ont préféré avec juste raison se restreindre à lui faire connaître des idées claires et précises sur le choléra, surtout celles relatives à l'importance des prodrômes de cette maladie, à lui indiquer les précautions hygiéniques les plus convenables comme moyens préservatifs, et à lui tracer, une fois l'épidémie générale déclarée, la conduite à tenir, en indiquant des moyens simples que tout le monde puisse employer en attendant l'arrivée du médecin.

Après avoir décrit dans le chapitre premier l'origine du choléra, montré que cette épidémie, dont la marche a été la même en 1849 que celle de 1832, semble avoir gagné aujourd'hui en vitesse de marche ce qu'elle a perdu en intensité de développement; après avoir établi des différences qui empêchent de confondre le choléra indigène ou sporadique et le choléra indien, ils retracent les caractères de ce dernier, la marche de ses phénomènes dans ses diverses périodes, sa nature qui leur paraît être une intoxication du sang, son anatomie pathologique qui n'a pas plus résolu les questions relatives à sa cause intrinsèque que les études météorologiques n'ont éclairé celles de ses causes

Autopsie , 40 heures après la mort.

Le cerveau est assez congestionné ; les ventricules remplis d'une sérosité sanguinolente ; les gros vaisseaux veineux sont pleins ; on retire de leur intérieur de longs caillots fibrineux denses et blanchâtres ; on en trouve aussi de très volumineux dans la veine jugulaire, dans la veine sous-clavière, dans les veines caves supérieure et inférieure.

L'arrière-gorge étant mise à nu, ainsi que le larynx, la trachée , les grosses bronches, on trouve la membrane muqueuse de toutes ces parties recouverte d'une fausse membrane continue, très dense , grisâtre , uniforme , qu'on enlève tout d'une pièce ; elle obstruait complètement les ventricules du larynx, où nous trouvâmes un peu de pus. Au-dessous de cette membrane couenneuse, la muqueuse , dans toute son étendue , offrait une rougeur arborisée assez vive ; elle semblait sèche. Nous nous sommes assurés que la membrane diphtéritique s'étendait jusque dans les plus petites ramifications bronchiques. Tissu pulmonaire sain, et seulement gorgé de sang dans les points déclives.

Des cavités du cœur, nous retirâmes des caillots fibrineux , blancs, volumineux, comme organisés, qui se prolongeaient dans les gros vaisseaux.

Les organes de l'abdomen ne présentaient rien de particulier. L'utérus , revenu sur lui-même , s'élevait encore, par sa partie supérieure, à 0 m. 06 c. au-dessus du pubis. Voici quelles étaient ses dimensions : d'un angle supérieur à l'autre, 0 m. 125 mil. ; largeur au niveau de la naissance du col, 0 m. 065 mil. ; hauteur totale, 0 m. 22 c. ; hauteur de la cavité, 0 m. 20 c. ; épaisseur des parois au niveau du fond , 0 m. 02 c.

Le col mou , ecchymosé, même à sa face externe, et déchiré vers ses angles, était long de 0 m. 035 mil.

Il permettait largement l'introduction d'un doigt. Le vagin était fortement ecchymosé dans toute son étendue.

Avant d'ouvrir l'utérus , nous pratiquâmes avec soin une injection coagulable par une des veines principales d'un ligament large , après avoir lié les ouvertures des autres vaisseaux veineux , et nous retrouvâmes ensuite épanchée et adhérente , dans l'intérieur de la cavité , aux points seulement où avait été manifestement inséré le placenta , une certaine quantité de la matière à injection ; elle avait pénétré là par les ouvertures béantes des veines excessivement nombreuses en cet endroit et dans le tissu correspondant du corps de l'organe.

Une couche plus ou moins épaisse de sang coagulé tapissait toute la cavité de l'utérus, du col et du vagin.

Réflexions. — 1º La tendance du sang à la plasticité chez les femmes enceintes , peut devenir très funeste chez les sujets affaiblis , lorsqu'ils viennent à être atteints d'une de ces affections qui ont une certaine disposition à la production de pseudo-membranes (inflammation des séreuses , de la muqueuse aérienne , etc.).

Nous ferons remarquer que , lorsque chez notre malade se manifestèrent les premiers symptômes de son affection, plusieurs personnes employées dans l'hospice et un assez grand nombre de malades étaient atteints simultanément d'angine et de laryngite ;

2º Remarquable exemple du soin admirable que la nature semble mettre à suspendre , chez la femme enceinte , la marche d'une maladie rapidement mortelle , jusqu'au jour de l'accomplissement du grand acte de la parturition !

3º Insuffisance des moyens curatifs connus et inu-

extrinsèques.

Puisque les maladies pestilentielles, entre autre le choléra, ne sont pas de celles dont il soit donné à l'homme de pénétrer l'origine ni de connaître le principe, ces médecins , loin de se lancer dans le champ des hypothèses, se sont simplement contentés d'accepter comme un fait accompli le principe pestilentiel de cette maladie , de rapporter à ce principe le caractère épidémique, le mode de propagation et l'action de ce terrible fléau. Quant aux conditions hygiéniques qui peuvent agir au moins comme causes secondaires prédisposantes dans la production du choléra, ils les ont analysées avec tout le soin dont ils étaient capables. C'est ainsi , par exemple, qu'ils ont prouvé, au moyen de relevés exacts, qu'en général tous les lieux élevés , réunissant les conditions d'espace, d'aération et de propreté , ont été beaucoup moins maltraités par cette maladie que ceux qui réunissent par contre des conditions d'insalubrité opposées ; que l'encombrement, le défaut d'aération , l'ivrognerie et les écarts de régime sont des causes déterminantes du choléra.

Abordant enfin la question si vainement agitée dans ces derniers temps de la contagion, ils n'hésitent pas à se ranger du

côté de ceux qui prétendent que le choléra n'est point contagieux par contact et inoculation, mais qu'il peut se propager par infection , et comme toutes les épidémies dont le foyer peut se déplacer, il est susceptible d'être transporté au loin par une armée et par certaines relations, pour éclater tout-à-coup à certains points donnés....

Le chapitre second est spécialement consacré au traitement de cette terrible affection. Il est prophylactique ou curatif. Le traitement prophylactique se fonde sur la nécessité de se préserver de l'humidité, sur le danger d'une alimentation insuffisante ou celui des excès de tout genre, sur l'importance d'un régime sain et modéré et sur l'avantage de la quiétude et de la fermeté d'âme. Le traitement curatif varie suivant les périodes de la maladie. Il nous est impossible de retracer ici les moyens qu'il convient de mettre en usage dans chaque période de cette affection. Nous renvoyons donc au rapport lui-même le lecteur qui désirerait en connaître la substance d'une manière complète.

Dans le chapitre troisième , ces Messieurs présentent à la Commission municipale quelques observations sur les conditions de salubrité et les secours publics qu'il serait nécessaire d'organiser si

tilité le plus souvent de la trachéotomie ;

4° Expérience de l'injection prouvant, comme celles de M. Bonamy (Thèse inaugurale), que les vaisseaux de l'utérus, pénétrant directement, d'après cet auteur, dans le délivre, en traversant le tissu inter-utéro placentaire, sont déchirés lors du décollement du placenta, et restent béants à la face interne de l'utérus, à laquelle ils arrivent obliquement, après avoir rampé dans sa substance.

Les hémorrhagies qui surviennent quelques jours après l'accouchement ne sont pas très communes ; leur traitement est souvent embarrassant. Nous avons pensé que l'observation suivante, recueillie ces jours derniers à la Charité, présenterait quelque intérêt au point de vue pratique, et même sous le rapport scientifique.

OBSERVATION II. — *Métrorrhagie rebelle après l'accouchement. Guérison au moyen d'un exercice modéré.*

Rosalie C***, ouvrière en soie, âgée de 26 ans, enceinte de 8 mois, entrée le 24 septembre 1849, à la Charité. Elle a été menstruée à 17 ans ; les règles reviennent ordinairement toutes les trois semaines, peu abondamment chaque fois, et n'ont pas paru pendant la grossesse. Premier accouchement à 22 ans, sans accident.

Dans le mois d'avril dernier, elle fut prise d'un rhumatisme articulaire aigu, siégeant surtout dans le genou et le coude droits. Elle est restée 18 jours à l'Hôtel-Dieu, et en est sortie à peu près guérie.

Pendant son séjour à la Charité, rien de particulier ne se manifeste ; la santé est bonne. Rosalie C. est, du reste, d'une bonne constitution, d'un tempérament lymphatico-sanguin.

Le 27 octobre, à sept heures du soir, les douleurs surviennent ; le travail ne présente rien de particulier, et se termine, à une heure du matin, par l'expulsion d'un enfant du sexe masculin, bien constitué, bien portant. La délivrance se fait spontanément, dix minutes après l'accouchement. Le placenta était d'une forme, d'une consistance normales. Un peu de sang s'écoula après sa sortie, comme il arrive toujours. Les lochies commencèrent à couler normalement, mais elles restèrent constamment sanguinolentes ; il arriva que du sang, à peu près pur, s'écoula de la vulve. Cependant aucune douleur ni dans l'hypogastre, ni dans les lombes.

Le 4 novembre, huit jours après l'accouchement, les lochies sont encore mêlées d'une quantité notable de sang ; néanmoins, l'état général est satisfaisant : il n'y a pas d'amaigrissement, ni de pâleur, comme il arrive dans les pertes sanguines prolongées. La nouvelle accouchée n'accuse aucune douleur ; les parois du ventre sont souples ; en les déprimant, on sent au niveau du pubis le fond du globe utérin, dévié à droite ; son tissu est mou, mais cette mollesse est moindre que celle qu'on remarque dans les cas d'hémorrhagie interne. La malade garde toujours le repos au lit. Pas de constipation. On prescrit : tisane de grande consoude ; gelée de coings ; mélange : sirop de coings et sirop de ratanhia, âa p. ég.

Le 6, pas d'amélioration : la perte rouge continue. Rien de nouveau dans l'état général ; le pouls n'est ni mou, ni dépressible ; il est normal. On ajoute aux moyens précédents, une potion avec sirop de Rabel, 30 gram., et ergotine 0,20 c.

Le 7, même état ; ergotine 0,30 c.

Le 9, persistance de la perte. On augmente la dose : ergotine 0,50 c.

---

le choléra venait à éclater dans la ville de Lyon.

Après avoir longuement développé les causes en général d'insalubrité des habitations, les effets d'un air vicié, ils font connaître les moyens d'assainir la ville, donnent des instructions sur les précautions à prendre durant l'épidémie du choléra-morbus, et terminent enfin par un extrait du rapport sur l'organisation des bureaux de secours et des commissions sanitaires de la ville de Paris, bureaux et commissions qui pourraient être parfaitement établis sur le même pied dans la ville de Lyon, si les circonstances l'exigeaient.

Tel est le bien faible aperçu de ce travail remarquable dû à la plume élégante de M. le docteur Candy, et que le manque d'espace ne nous a pas permis de développer plus longuement.

Puisse ce résumé, esquissé à grands traits, donner une idée favorable de ce rapport, et nous serons heureux d'avoir contribué à appeler l'attention du public sur ce travail qui honore autant ses auteurs que les hommes respectables qui ont bien voulu leur confier cette pénible, mais glorieuse mission.

Dans le rapport que nous venons d'analyser d'une manière sommaire, on a pu voir qu'il ne s'agissait principalement que du traitement du choléra-morbus, de la meilleure hygiène à suivre dans le cours de l'épidémie et de l'organisation des secours publics. Nous allons maintenant terminer cet article par l'examen d'une brochure qui, traitant du choléra sous un autre point de vue, n'en a pas moins un mérite réel.

Ce n'est plus ici le traitement curatif de cette maladie qui fixe l'attention de cet estimable auteur ; laissant à d'autres ce soin, il ne s'occupe que de la prophylaxie du choléra, en remontant à sa source, à ses causes premières : « Toute science, nous dit-il en « tête de son ouvrage, a pour but la prévoyance. Or, empêcher « une épidémie grave de se développer, c'est rendre à l'humanité « un service beaucoup plus éminent que d'attendre qu'elle ait « pris naissance pour la combattre, même lorsqu'on est sûr de « le faire avec succès. »

On sait que les contrées marécageuses comprises dans le delta du Gange, sont depuis longtemps le foyer endémique du choléra qui, franchissant parfois ses limites, vient répandre l'épouvante et le deuil sur une grande partie de la terre. Eh bien ! M. le doc-

Le 12, la métrorrhagie n'a pas diminué. L'utérus semble tombé dans un sommeil profond et peu disposé à revenir sur lui-même. M. Bouchacourt conseille à la malade, qui, jusqu'à ce jour, a gardé le repos le plus complet au lit, de se lever un peu dans la journée. On espère que la station debout excitera favorablement l'utérus, et provoquera sa rétraction si retardée.

Le 13, Rosalie C. est restée levée, hier, pendant une demi-heure, et, aujourd'hui, elle nous apprend que sa perte a diminué. On suspend tous les remèdes.

Les jours suivants, la malade fait peu à peu un exercine modéré ; ses forces renaissent ; elle a bon appétit et va bien à la selle. La perte rouge se tarit sensiblement.

Le 20, quelques gouttes de sang seulement tachent son linge. Elle demande son *exéat*; on le lui accordera bientôt.

Le 21, pas de trace d'écoulement depuis hier ; le toucher pratiqué permet de reconnaître que le col utérin s'est durci et est à peu près complétement fermé. La matrice paraît encore grosse ; mais elle est dure et n'est, d'ailleurs, le siége d'aucune douleur. Rosalie C. part.

On recommande, avec raison, contre les hémorrhagies utérines, le repos horizontal, comme première et principale précaution. Ici, il avait échoué. La station verticale et le mouvement ont agi probablement en comprimant l'utérus, en l'affaissant et le reserrant par son propre poids, suppléant ainsi, d'une manière artificielle et mécanique, au retrait vital de ses parois sur elle-même. La circulation sanguine ne se serait-elle pas trouvée, par ce même moyen, régularisée favorablement? Tout porte à le croire. Quoiqu'il en soit de la théorie, le fait est là. Les autres moyens, tels que les astringents, l'ergotine, les toniques, avaient échoué. La position verticale et l'exercice proscrits en pareils cas d'une manière rationnelle, ont réussi. Ce résultat nous a paru mériter l'attention et renfermer une vue thérapeutique nouvelle qui pourra recevoir d'autres applications.

Le diagnostic de la grossesse n'est pas toujours facile, surtout dans les premiers mois ; les recueils d'observations renferment plus d'une erreur sur ce point ; les praticiens sont exposés à en commettre tous les jours. Le fait suivant en est une preuve frappante, nous pourrions dire grossière. La procidence du cordon ombilical n'a pu même éclairer, et la malade venait à la Charité prendre conseil et réclamer des secours pour une chute de matrice. La conduite à tenir en pareil cas nous semble si nettement tracée par les détails qu'on va lire, qu'ils nous dispenseront de toute réflexion.

OBSERVATION III. — *Grossesse méconnue. Phénomènes singuliers. Avortement.*

Madame X., âgée de 31 ans, demeurant à Vénissieu (Isère), d'une constitution moyenne, d'un tempérament lymphatique, a déjà eu cinq grossesses : les deux premières se terminèrent à trois mois par un avortement, dont elle n'a su nous indiquer les causes. Les trois autres arrivèrent heureusement à terme et se terminèrent sans accident. Le dernier accouchement a eu lieu il y a quatre ans.

Elle jouit habituellement d'une bonne santé. Elle a été réglée à dix-sept ans, et les menstrues ont toujours été régulières. Elle ne les a jamais eues pendant ses diverses gestations.

Depuis quatre mois sa santé est complètement dérangée. Elle fut prise, à cette époque, de malaise général et continuel; bientôt survinrent des vomissements nombreux, des douleurs violentes dans les reins et

---

teur Féraud propose, pour éviter plus sûrement les atteintes et les pérégrinations de ce fléau, de l'étouffer dans son berceau, en assainissant d'une manière convenable les lieux miasmatiques qui lui donnent naissance.

« Voulez-vous détruire certainement le choléra, la peste, la « fièvre jaune et toutes les maladies transmissibles, enfin, qui ne « sont que des termes différents de la même série, des individus « de la même famille, sous des physionomies diverses, attaquez- « les pareillement dans leurs sources premières, et ici, comme « la cause a acquis une intensité prodigieuse, proclamez haute- « ment l'assurance mutuelle des peuples contre les maladies gé- « nérales, et que la prophylaxie devienne humanitaire. Cela vau- « drait mieux sans doute que de laisser les maladies se produire, « afin d'avoir ensuite le triste avantage de leur appliquer des re- « mèdes le plus souvent impuissants. »

Tel est le véritable remède que M. Féraud propose d'opposer au choléra. Ce moyen, à coup sûr, excellent et qui ne manquerait pas de porter ses fruits, exigerait donc que tous les gou-

vernements unis par la même pensée d'humanité voulussent bien entreprendre le desséchement des marais du Gange.

Ce travail gigantesque n'est, en définitive, autre chose qu'une question d'argent, avec le concours, il est vrai, de l'intelligence qui conçoit et du cœur qui féconde les grandes entreprises. Mais les esprits timides ne manqueront certes pas de proclamer que c'est une chimère, un rêve, une chose impossible ; il en est même certains qui, poussant l'égoïsme jusque dans ses dernières limites, repousseront cette idée généreuse, parce que son exécution, quoique très utile à l'humanité, coûterait des sommes assez considérables.

Ce projet, si palpitant d'intérêt et que nous avons entendu envisager mesquinement de la sorte, mérite cependant d'être pris en considération par ceux qui gouvernent les peuples ; car s'ils engloutissent, pour atteindre ce but, de grandes richesses, ils en seront du moins largement récompensés par la disparition complète de ce terrible fléau.   P.

dans le bas-ventre ; elle ne pouvait plus marcher, et resta alitée pendant six semaines. Les règles n'ont pas paru à l'époque ordinaire. Elle consulta alors plusieurs médecins qui, sans l'examiner par le toucher vaginal, crurent à des symptômes de métrite. La malade suivit très mal leurs avis. Elle alla consulter un grand nombre d'empiriques qui la soumirent à des traitements ridicules. Suivant l'un d'eux, Mme X. devait guérir en buvant l'urine de son mari : elle en but , et beaucoup, mais ne guérit point.

Néanmoins, avec le temps, les vomissements disparurent ; mais les douleurs qu'elle ressentait dans les lombes et l'hypogastre persistèrent, quoique moins fortes. Cette femme était plongée dans une inquiétude extrême. Pour la seconde fois, ses règles avaient manqué. Cependant elle était loin de se croire enceinte : à ses grossesses antérieures , elle n'avait rien éprouvé de semblable ; ses seins , du reste, n'avaient point gonflé ; c'était pour elle un signe certain de grossesse. Huit jours après chaque conception, elle s'était ainsi constamment reconnue enceinte.

Le mois suivant, les règles parurent , mais en très petite quantité. Mme X. alla consulter alors une sage-femme qui ne reconnut pas l'état de grossesse. Quelques jours après , une forte métrorrhagie se déclara, qui dura plusieurs jours , et s'arrêta d'elle-même. Une perte blanche assez abondante lui succéda. Les douleurs lombaires et hypogastriques , qui avaient duré jusqu'alors , persistaient. Mme X. , se croyait atteinte, comme elle dit, d'un *dérangement de matrice*. De nouvelles douleurs s'étant déclarées , elle prit enfin la résolution d'implorer sérieusement les secours de l'art. En conséquence, elle vint à Lyon, le 15 novembre dernier, et s'adressa à M. Bouchacourt, disant que, depuis le matin, lui avait-on dit (il était cinq heures du soir), *la matrice lui sortait du corps*.

Le chirurgien de la Charité , après avoir entendu les détails qui précèdent , se disposa à pratiquer l'exploration directe des parties supposées malade. Il sentit , non sans étonnement , à l'entrée de la vulve , la présence d'un corps vermiforme , de la grosseur d'une plume à écrire , se terminant en anse à trois ou quatre centimètres de l'entrée du vagin, et dont les deux bouts se continuant dans ce conduit, pénétraient jusque dans l'intérieur de l'utérus par l'ouverture du museau de tanche. Il reconnut tout d'abord un cordon ombilical en état de procidence. Sa couleur était normale ; mais on n'y sentait aucune pulsation artérielle. Le col était ramolli , long d'un centimètre environ , situé profondément dans la cavité du sacrum, et un peu à gauche ; il présentait une dilatation de 0 m. 01 c. environ de diamètre. On ne sentait point de poche amniotique , et la malade paraît ne s'être pas aperçu de sa rupture,

ni de l'écoulement des eaux. Le ventre n'était pas sensiblement développé ; l'utérus ne s'élevait qu'à quatre travers de doigt au-dessus du pubis , et se trouvait incliné à droite. On ne le sentait bien par le toucher abdominal qu'en refoulant fortement en haut toute la masse des intestins.

M. Bouchacourt déclara à cette femme qu'elle était enceinte de quatre mois, et que très incessamment elle accoucherait d'un fœtus non à terme et non viable. Il l'engagea à ne pas retourner chez elle et à entrer immédiatement à l'hôpital de la Charité. Elle s'y décida, malgré quelques répugnances et ses doutes formels sur son véritable état. C'est là que nous pûmes observer, à notre tour, avec quelques-uns de nos collègues (1) , ce que nous venons de rapporter.

Six heures après, c'est-à-dire à onze heures du soir, les contractions utérines commencèrent à se déclarer, mais peu intenses et à intervalles assez longs. Néanmoins l'expulsion du fœtus eut lieu sans écoulement d'eaux. Sa mort ne paraissait pas remonter à plus de deux jours ; il était très petit , mais bien conformé. Voici quelles étaient ses dimensions : du synciput à l'insertion du cordon ombilical, 0 m. 13 c. ; de ce dernier point à l'extrémité des membres inférieurs, 0 m. 095 mil. ; longueur des membres pelviens, 0 m. 075 mil. ; longueur totale : 0 m. 225 mil. Les ouvertures naturelles étaient formées , mais les paupières étaient encore closes.

La délivrance fut longue à s'effectuer. On reconnut, en introduisant trois doigts dans l'utérus , que le placenta était adhérent par un de ses bords. On confia néanmoins son expulsion aux efforts de la nature ; on administra seulement une potion avec ergotine , 0 gr. 20 c. ; et elle eut lieu spontanément le lendemain à une heure après-midi.

Tout se passa ensuite normalement, et, magré nos instances réitérées , Mme X. voulut partir le troisième jour, au moment où commençait la fièvre de lait.

OBSERVATION IV. — *Eclampsie. Application du forceps au détroit supérieur. Guérison.*

Jeanne B., âgée de 23 ans, cuisinière, tempérament nerveux, bonne constitution, admise à la Charité le 25 juillet 1849.

Cette fille est primipare ; elle croit être à sept mois de gestation. Elle a toujours joui d'une santé excellente, est habituellement bien menstruée, et n'a ressenti aucun malaise de sa grossesse. Elle est entrée de bonne heure à l'hôpital, dans le but de cacher son état à ses parents. Jusqu'à ce jour elle s'était tenu le ventre fortement comprimé, pour dissimuler le dé-

____

(1) MM. Dumey, Bourland et Bossu.

veloppement qu'il acquérait de jour en jour.

Le 28 octobre dernier, étant déjà très rapprochée du terme de sa grossesse, elle reçut d'une autre malade un coup de chaise assez violent dans le côté gauche de l'abdomen : elle n'en dit rien, mais ressentit depuis ce moment des douleurs parfois vives dans tout le ventre. Elle resta dans cet état pendant huit jours, jusqu'au 4 novembre suivant, jour où les véritables douleurs expulsives apparurent. Un commencement de dilatation du col s'était opéré, mais le travail marchait très lentement. Enfin, le lendemain, à dix heures et demie du matin, sans prodrômes apparents, un accès d'éclampsie se manifeste. Violente contraction de tous les muscles de la vie animale. Les membres sont tantôt raidis dans l'extension, tantôt ramenés avec une force inouïe dans la flexion ; ils exécutent des mouvements désordonnés. Les muscles de la partie postérieure du tronc sont dans un état de tension et de rigidité extrême ; il y a opisthotonos, et de temps en temps pleurosthotonos droit ou gauche. La face est congestionnée, tous les muscles de cette région sont dans l'agitation ; les paupières sont fermées ; la bouche n'est pas déviée, les lèvres sont violacées et recouvertes d'une écume sanguinolente ; la langue a été blessée, entre les arcades dentaires invinciblement pressées l'une contre l'autre. La respiration est bruyante, suspirieuse ; la peau chaude, recouverte de sueur ; le pouls plein et accéléré. M. Bouchacourt reconnaît au toucher une dilatation bientôt complète du col ; l'enfant se présente en position occipito-cotyloïdienne droite ; la poche des eaux est légèrement tendue ; les membranes sont très épaisses. Il fait pratiquer immédiatement une saignée de 500 grammes.

L'accès éclamptique fait place à un collapsus complet, sans connaissance. Quelques contractions utérines se manifestent ; la poche amnionique bombe. Pensant que l'épaisseur des membranes, apportant trop de résistance à leur rupture spontanée, entrave la marche du travail, on crève la poche des eaux. Celles-ci s'écoulent aussitôt, la tête se trouve engagée, et on abandonne l'accouchement aux efforts de la nature. Deux autres accès d'éclampsie se déclarent encore, suivi chacun d'un intervalle comateux. Enfin, à une heure après midi, le travail paraissant rester stationnaire, la tête n'ayant pas avancé, on se décide à intervenir activement, et à extraire artificiellement le fœtus.

Considérant que la tête était déjà engagée, on rejeta la version, et on appliqua le forceps ; il fut placé presque transversalement. L'extraction fut extrêmement laborieuse : enfin on amena un fœtus très volumineux qui, malgré les soins qu'on lui prodigua, ne vécut qu'un quart d'heure.

Un peu d'amélioration sembla s'opérer dans l'état de la malade ; cependant elle n'avait pas repris connaissance : le coma persistait, et n'était interrompu de temps en temps que par quelques mouvements irréguliers, peu étendus. Prescription : tisane mauve et violette, sirop de capillaire ; potion avec teinture de castoréum 30 gouttes.

Le soir, la perte de connaissance persiste encore, les accès ne reviennent pas ; le coma disparaît peu à peu, la malade s'agite continuellement dans son lit ; tous ses muscles agissent, mais sans violence. Douze sangsues aux cuisses.

Le deuxième jour, la face conserve de l'hébétude ; nous n'obtenons pas de réponses distinctes de la malade ; elle s'agite sans cesse ; insomnie complète. La langue porte vers sa pointe des traces de plaies contuses ; elle est tuméfiée ; pouls presque normal. Tisane de feuilles d'oranger et de tilleul. Même potion ; lavement de décoction de 6 grammes de follicul. de séné, et sulfate de soude 25 grammes.

Le 7, agitation musculaire moindre ; la malade répond avec mauvaise humeur aux questions qu'on lui adresse ; elle se plaint d'une violente céphalalgie et de douleurs contusives très fortes dans tous les membres ; elles existent surtout auprès des articulations et des points d'attaches des muscles. Elle s'aperçoit seulement aujourd'hui qu'elle est accouchée ; elle n'a aucun souvenir de ce qui s'est passé depuis le commencement de son premier accès. Prescription : même tisane ; potion avec l'acétate d'ammoniaque.

Le 9, le sommeil est revenu ; elle se plaint toujours de ses douleurs générales ; les réponses sont plus nettes, plus intelligentes. Elle s'aperçoit qu'elle est devenue un peu sourde ; les contusions de la langue sont presque guéries. Lochies normales. Prescription : potion avec extrait thébaïque 0,05 ; tisane de mauve et violette ; sirop de capillaire.

Le 12, l'amélioration se maintient. Face tout-à-fait naturelle ; intelligence nette ; pouls normal ; douleurs autour des articulations beaucoup diminuées ; courbatures générales ; langue redevenue intacte ; il existe seulement un peu de gonflement douloureux à la vulve ; il y a un peu d'incontinence d'urine. Même prescription à l'intérieur, et lavement guimauve et huile d'olives. Injections vaginales avec la décoction de mauve et de pavots.

Le 15, la malade ne se plaint plus que de gonflement de la vulve, qui a disparu en partie. Elle a appétit, demande à manger. On lui accorde des aliments légers (poulet bouilli).

Aujourd'hui 22 novembre la convalescence est complète, et ne se dément pas. La malade partira dans quelques jours.

Les convulsions sont très heureusement une complication assez rare de l'accouchement; mais lorsqu'elles surviennent au moment du travail, leur marche est si rapide; les phénomènes qu'elles entraînent sont si graves qu'il faut y porter promptement remède. Tant que l'accouchement n'est pas terminé, la saignée, les calmants (antispasmodiques, etc.) sont d'excellents palliatifs qui peuvent enrayer les phénomènes morbides, mais le véritable traitement est l'évacuation de l'utérus. Que la matrice puisse se vider seule ou qu'elle ait besoin des mains de l'accoucheur, il n'en reste pas moins vrai que l'œuf est *l'épine*, dont l'issue peut seule calmer les réactions morbides qui affectent sympathiquement le cerveau et la moëlle épinière.

Tant que la tête n'est pas engagée, et la dilatation du col non complète, la version doit être pratiquée; si au contraire l'extrémité céphalique dépasse le détroit supérieur et s'avance dans l'excavation, le col étant suffisamment ouvert; le forceps qui, dans le premier cas, serait d'une difficile et dangereuse application, devient clairement indiqué. Ne pas y recourir, après avoir toutefois essayé quelques moyens moins efficaces, serait priver une femme d'une puissante ressource, de celle qui offre le plus de chances pour conserver la vie de son enfant et assurer la sienne.

Une fois l'accouchement terminé, le plus grand danger est passé; mais il faut combattre les restes de la congestion cérébrale, dégager les vaisseaux veineux et ne pas craindre chez les femmes fortes et même chez celles qui sont nerveuses, de recourir de nouveau aux évacuations sanguines, au moyen de sangsues appliquées aux cuisses, derrière les oreilles. Telle fut la conduite tenue dans l'observation qu'on vient de lire, et elle a été couronnée d'un plein succès.

A. CH., interne des hôpitaux.

Académie de Médecine. — Discussion sur les maladies de l'Utérus.

Nous avions l'intention de reproduire dans ce journal l'analyse des discours prononcés dans le sein de l'Académie de médecine, sur les maladies de l'utérus qui, à l'occasion d'un mémoire de M. Baud et du rapport de M. Hervez de Chégoin, sont devenues l'objet d'une discussion générale et approfondie, mais un trop grand nombre de membres y ont pris part et ont donné de trop longs développements à leurs observations pour qu'il nous soit possible, en raison du peu d'espace dont nous pouvons disposer, de donner autre chose qu'un aperçu extrêmement succinct des diverses opinions qui se sont produites et du caractère général de cette importante discussion. Cette appréciation sommaire est très bien présentée dans le dernier numéro de la *Gazette Médicale* de Paris, et en la reproduisant ici à la place de celle que nous pouvions rédiger nous-mêmes, nous pensons que nos lecteurs ne pourront qu'y gagner.

« C'est le tort de beaucoup d'orateurs de se jeter à tout hasard, sans préparation, sans réflexion même, bien plus, sans une idée suffisante des termes de la question, dans tout débat qui s'ouvre sur le sujet ordinaire de ses observations personnelles. Ce qui en résulte, on le sait, et on a pu le voir encore dans cette circonstance : la question, au lieu de s'éclaircir, s'embrouille davantage; les opinions les plus étranges, qu'un instant de recueillement ferait abandonner, se produisent bravement. Couvertes de l'autorité d'un nom, elles prennent une importance qui force à les relever, et voilà comme on arrive à disputer sur les notions les plus élémentaires de la science et de la pratique, à jouer sur les mots, à jeter le doute partout, à donner enfin au corps médical un spectacle peu conforme à la dignité et à la haute réputation de l'Académie. Ce n'est pas tout encore : on ne se contente pas de se singulariser par l'étrangeté de ses opinions; chacun veut absolument faire part *illico* de ce qu'il sait, de *tout* ce qu'il sait ou croit savoir, sans se préoccuper suffisamment de l'objet de la discussion, de telle manière qu'il ne peut sortir aucune vérité bien établie, aucun principe de cette multitude d'efforts éparpillés ou divergents. L'esprit calme et ferme de M. Dubois ne l'exposait pas à de tels écarts; aussi le débat a-t-il été ramené par lui sur son véritable terrain; et pour que ce terrain fût bien limité aux yeux de tous, il a commencé par un résumé lucide et des opinions de Lisfranc attaquées par M. Baud, et de celles de M. Baud lui-même, en partie adoptées par le rapporteur. Il a eu soin en même temps, par une habile disposition de son discours, de relier à ces opinions quelques-unes de celles qui se sont fait jour dans le cours de la discussion. — En présence d'une altération matérielle de l'utérus, Lisfranc rapportait toute la symptomatologie à la lésion locale; M. Baud et M. Gibert la rapportent presque exclusivement à un état général dont la lésion locale ne serait elle-même qu'un effet éloigné. — Cette lésion, suivant Lisfranc, était constante dans la leucorrhée : c'était un engorgement, soit simple, soit hypertrophique, soit induré, soit tuberculeux, soit squirrheux, et la déviation de la matrice quand elle existait, était consécutive à l'engorgement. Suivant M. Baud, l'engorgement manque souvent, alors même que la femme accuse des douleurs inguinales ou lombaires, de la pesanteur dans le bassin, un écoulement muqueux et purulent, etc., et la déviation de l'organe n'est pas toujours un résultat de l'engorgement. — L'engorgement, dans l'opinion de Lisfranc, était constamment le produit d'une phlegmasie chronique ; elle est le plus souvent, dans l'opinion de M. Baud, le produit d'une diathèse. — Enfin Lisfranc adressait toute sa thérapeutique à l'utérus ; M. Baud veut qu'on l'adresse surtout à l'économie générale. Voilà le cadre dans lequel auraient dû se mouvoir les argumentations ; c'est celui que s'est tracé M. Dubois. Mais pour le remplir complètement, il faut d'abord déterminer les altérations dont l'utérus est susceptible, et ici se place la question controversée de l'existence des engorgements simples et de certaines formes de déviations. Il faut ensuite, et c'est un point encore inexploré de la question, bien qu'il soit le plus important, apprécier la part individuelle de chaque lésion dans la symptomatologie des affections utérines chroniques. »

Nous reviendrons dans notre prochain numéro, sur le remarquable discours de M. P. Dubois, qui a dû compléter sa communication dans la séance de mardi dernier. Disons seulement que M. P. Dubois s'est montré par le fond et par la forme, comme pathologiste et comme praticien, supérieur à la plupart des orateurs qui l'ont précédé à la tribune, et qu'enfin il est de tous celui qui paraît s'être le moins écarté de la vérité dans les opinions qu'il a prêtées à Lisfranc.

En effet nous n'avons pas été peu surpris de voir les doctrines de ce grand chirurgien attaquées et dénaturées comme elles l'ont été par quelques-uns de ceux qui ont pris part à cette discussion, et en première ligne par M. Baud, l'auteur du mémoire soumis à l'examen de l'académie. M. Baud qui, nous le croyons, a suivi longtemps les leçons et la pratique de Lisfranc, dont il a été l'élève particulier, reproche à ce chirurgien d'avoir exagéré la fréquence des engorgements de l'utérus, de les avoir considérés comme de nature inflammatoire et comme la cause prochaine à peu près constante des déplacements de la matrice, et enfin d'avoir regardé les maladies de cet organe comme des affections purement locales, c'est-à-dire presque étrangères à l'influence d'une disposition morbide générale. Suivant M. Baud, les engorgements sont rares et nullement de nature inflammatoire, les déplacements en sont indépendants et la plupart des maladies de l'utérus ne sont que la manifestation locale d'une affection générale.

La fréquence des engorgements ne peut être déterminée que par des chiffres. Lisfranc n'en a point donné sur ce point ; il est par conséquent difficile d'établir dans quelle mesure il s'est trompé. Bien peu de praticiens croiront avec M. Velpeau que l'engorgement de l'utérus, celui du corps surtout, est tellement rare que son existence soit douteuse. La plupart partageront l'opinion de M. Huguier qui, par des pièces pathologiques et des relevés statistiques, a prouvé que cette maladie doit occuper une assez large place dans le cadre nosologique de la femme.

Quant à la nature des engorgements, tous ceux que Lisfranc admet sous les noms d'*hypertrophie simple et sans induration de l'utérus*, d'*engorgement œdémateux du col de la matrice*, les maladies qu'il appelle *malaises de l'utérus, état nerveux de la matrice*, lui paraissent sans rapport avec une altération de nature inflammatoire. Il parle aussi des engorgements *tuberculeux, squirrheux et cancéreux*, et là encore il ne regarde nullement l'inflammation comme la cause prochaine et constitutive de l'engorgement. Restent ce qu'il appelle la *métrite chronique* et les *engorgements avec induration simple*. Quant à la métrite chronique nous ne pensons pas qu'il y ait beaucoup de médecins disposés à nier son existence, et par conséquent le rôle de l'inflammation dans les cas qui rentrent dans cette catégorie. Dans les engorgements avec induration Lisfranc a parfaitement reconnu que la phlogose n'est pas constante et qu'il importe dans la pratique de distinguer les cas où elle intervient de ceux où elle reste étrangère aux phénomènes morbides. Voici comment il s'exprime sur ce point : « Les engorgements avec induration de l'utérus existent avec ou sans inflammation ; la phlegmasie est le plus ordinairement chronique ; j'établis cette très importante distinction qui va servir de base à toute notre thérapeutique. » Ailleurs, en parlant de l'engorgement avec induration simple, il dit encore : « Existe-t-il une inflammation aiguë ou chronique, on met en usage le traitement des métrites : l'élément inflammatoire est-il éteint ou presque entièrement dissipé, on insiste sur les fondants proprement dits, etc. » (V. clin. chir. de la Pitié, par Lisfranc, t. II, p. 655 et 659.)

Quant aux déplacements, il s'est produit à l'Académie des opinions aussi divergentes sur ce point que sur la question des engorgements, et, en somme, on n'a pas fourni une assez grande masse de faits et de preuves, d'un côté ou de l'autre, pour conduire à une solution. L'opinion de Lisfranc, bien qu'elle puisse être attaquée et ne paraisse pas acceptable dans toute la généralité qu'il lui donnait, est encore debout et doit, à notre avis, être considérée comme celle qui rend le mieux raison de la plupart des faits observés dans la pratique.

Enfin reste la question des rapports des maladies utérines avec l'état général de l'organisme. Nous savons que Lisfranc faisait jouer un assez grand rôle à l'appareil génital dans les accidents hystériques, et regardait plus souvent ceux-ci comme effet que comme cause de la maladie utérine coïncidente. En cela il pouvait avoir tort. Mais il n'en est pas moins vrai qu'il a insisté souvent dans ses leçons orales et écrites sur l'importance de l'état nerveux qui accompagne beaucoup de maladies utérines, et qui tient sous sa dépendance plusieurs accidents liés à leur existence. Nous nous rappelons que l'anémie et la chlorose fixaient aussi souvent son attention, et qu'il prescrivait les ferrugineux à plusieurs de ses malades. Il mentionne au nombre des causes de la métrite chronique et de certains engorgements les métastases *dartreuse*, *rhumatismale*, *goutteuse* et le *virus vénérien*. Enfin, nous avons déjà rappelé qu'il n'oubliait pas quelle part il faut faire, dans les maladies de l'utérus, aux diathèses *scrofuleuse* ou *tuberculeuse* et *cancéreuse*.

En résumé, nous avons eu pour but, dans cette courte note, de montrer que, dans la discussion de l'Académie, les opinions de Lisfranc n'ont pas été toujours reproduites avec exactitude, et que c'est surtout une grande erreur que de leur attribuer, comme on l'a fait, un caractère d'exclusivisme. Ce célèbre chirurgien professait rarement une opinion exclusive sur quelque sujet que ce fût, et l'on n'a, pour s'en convaincre, qu'à relire dans son ouvrage de clinique le chapitre consacré au traitement général des engorgements de l'utérus. N'est-ce pas lui qui répétait à chaque instant dans ses cours, que les mots *toujours* et *jamais*, doivent être rayés de toute pathologie?

Lisfranc se plaignait souvent de son vivant de voir ses opinions et ses paroles travesties. Il doit être permis à ceux de ses élèves qui se rappellent ses leçons et qui respectent sa mémoire, de relever des erreurs qui continuent après sa mort,

F. BARRIER,

SOCIÉTÉ MÉDICALE D'ÉMULATION.

Séance du 13 novembre 1849. — Présidence de M. TEISSIER.

Le procès-verbal de la séance précédente est lu et adopté.

M. Bonniver, de Langres, membre correspondant, assiste à la séance.

M. Barrier fait le récit d'une opération qu'il a pratiquée chez un enfant de quatorze ans, affecté de calculs vésicaux depuis très longtemps, peut-être dès sa naissance. En effet, depuis sa plus tendre enfance, il avait éprouvé des douleurs dans les voies urinaires et une incontinence d'urine incessante. Il était très peu développé, montrait à peine onze ans et sa constitution paraissait tout-à-fait détériorée. En le sondant, on reconnaissait la présence d'un calcul logé dans la portion prostatique et membraneuse de l'urètre. La sonde paraissait gênée, ne jouissait d'aucun mouvement dans la vessie, qui paraissait très petite et contractée.

Malgré ces circonstances défavorables, on s'est décidé à l'opérer par la taille. — Le cathéter introduit avec assez de peine, on

a pratiqué l'incision ordinaire, par laquelle il a été possible de reconnaître un calcul très volumineux, occupant une poche que formaient les portions prostatique et membraneuse de l'urètre. Il a suffi d'agrandir cette incision extérieure sans le secours du lithotome caché pour extraire le calcul. De plus, le col de la vessie s'est trouvé assez dilaté pour permettre d'introduire le doigt, de reconnaître et d'extraire avec les tenettes un second calcul contenu dans la vessie.

Comme la détérioration de la santé du sujet le faisait craindre, les suites de l'opération ont été malheureuses. — L'enfant est mort le troisième jour.

Ce cas offre de l'intérêt à cause du siége de ce calcul qui s'était sans doute engagé très petit dans le canal de l'urètre, s'était progressivement accru dans sa nouvelle position au point d'égaler le volume d'un petit œuf de poule. — L'autopsie a montré que la poche qui le contenait résultait de la dilatation sans déchirure de toutes les parties du canal. Le calcul urétral était formé d'un noyau d'oxalate calcaire gros comme une noisette et entouré d'une couche épaisse de phosphate de chaux et d'urate d'ammoniaque. Le calcul vésical gros comme une petite noix ne contenait que ces deux derniers sels.

M. Bouchacourt, sur la demande de M. Barrier, dit qu'il n'a reçu à la Charité que trois enfants calculeux depuis onze mois qu'il fait le service. — L'un, réduit à un état d'émaciation considérable, a contracté une rougeole qui l'a emporté avant l'opération : les deux autres ont été taillés heureusement d'après la méthode latéralisée.

M. Bouchacourt est en général peu favorable à la pratique de la lithotritie chez les enfants qui supportent assez bien la taille pour qu'on la préfère au broiement de la pierre. On sait que M. Bonnet, après avoir quelque temps préféré la lithotritie, n'a pas tardé à y renoncer. M. Amussat, dans ses leçons sur la lithotritie chez les enfants, en faisait un éloge que la vue des opérations mêmes a paru à M. Bouchacourt justifier assez peu.

M. Bonniver exerce dans un pays où les cas de calculs vésicaux se présentent très fréquemment, et c'est presque toujours par la taille que les chirurgiens en opèrent l'extraction. Leurs succès sont nombreux aussi bien dans les hôpitaux qu'en ville et à la campagne. On peut attribuer ces succès à la salubrité remarquable du pays, qui est situé sur un des plateaux les plus élevés de la France. Toutes les opérations y réussissent très bien. La population y est bien constituée, très saine ; les maladies le plus souvent inflammatoires ; aussi pratique-t-on souvent la saignée qui y produit des effets admirables.

A propos de l'opération pratiquée par M. Barrier, comme le col vésical n'a pas été incisé, on peut établir quelque rapport entre ce cas et ceux dont parle M. Bouisson dans son mémoire sur l'extraction ou le broiement des calculs à travers des ouvertures accidentelles.

M. Bouchacourt raconte un fait assez singulier d'anesthésie produite par le chloroforme chez un enfant de neuf ans.

Par suite d'une gangrène humide qui avait produit la nécrose du maxillaire supérieur et la chûte de la joue droite, cette petite fille avait à subir une restauration de la face, opération qui devait être très longue et très minutieuse. On s'est décidé, malgré la défaveur dont il est l'objet, à se servir du chloroforme, d'après l'exemple de M. Colrat qui, chez les enfants, s'en est servi un si grand nombre de fois sans aucun accident. Le sommeil a été bien vite obtenu ; puis on a écarté l'agent anesthésique parce qu'on devait opérer sur la bouche. — Après les premières incisions l'enfant n'a pas tardé à se réveiller, et pendant tout le reste de l'opération qui a été fort longue, elle n'a pas cessé de répondre aux questions, elle s'est plainte du froid aux pieds, elle a vu les instruments et a reconnu l'odeur du chloroforme qu'on a approché de temps en temps de ses narines, et pourtant elle n'a nullement senti la douleur des incisions faites soit avec le bistouri, soit avec les ciseaux. Vers la fin du pansement elle n'a manifesté un peu de sensibilité qu'au moment où une goutte de collodion lui est entré dans un œil.

Ce cas offre un exemple remarquable de la persistance d'un genre de sensibilité avec la cessation complète de la sensibilité tactile. — L'enfant n'a conservé qu'un souvenir très vague de l'opération qu'elle a cru sur le point de commencer quand on lui en a parlé.

M. Bonniver a entendu un chirurgien de Langres, M. le docteur Montrol, raconter un fait à peu près semblable et encore plus singulier : Une jeune fille soumise à l'action du chloroforme pour une opération resta pendant 48 heures dans une insensibilité complète. Les piqûres n'étaient pas perçues, et cette jeune personne se connaissait et parlait très bien. — Le chirurgien ne fut pas sans inquiétude pendant quelque temps, toutefois la sensibilité tactile se rétablit parfaitement.

M. Barrier cite encore un cas de cette séparation entre les espèces de sensibilité auxquelles président les centres nerveux : Un malade, opéré d'une nécrose du tibia, a conservé la sensibilité tactile sans éprouver de la douleur. Ainsi il a suivi toutes les phases de l'opération, les a indiquées de vive voix, en a gardé le souvenir, et pourtant n'a nullement souffert des manœuvres de l'opérateur.

M. Bouchacourt fait remarquer que le chloroforme agit beaucoup plus puissamment que l'éther pour éteindre les contractions musculaires. — Aussi est-il bien préférable pour obtenir la réduction des luxations tant anciennes que nouvelles. Il endort sans produire de convulsions, ou, s'il en produit, c'est lorsqu'il est mal supporté. Aussi dans les cas où dès le début les malades éprouvent quelques contractions involontaires devrait-on redouter des accidents et suspendre l'inhalation.

M. Bouchet a vu deux fois chez des chats la chloroformisation déterminer une paralysie complète du train postérieur.

M. Bonniver raconte un fait très singulier de persistance de la vie dans les circonstances les plus défavorables : — Une femme d'un village voisin de Langres sort de chez elle et s'absente sans qu'on s'en inquiète, parce qu'on la croit chez son fils, habitant un autre village. Le treizième jour on la trouve sans connaissance étendue le long d'une haie, dans un champ, où elle est restée tout ce temps sans secours, sans boire ni manger, exposée à toutes les intempéries de l'air. — On lui prodigue des soins, on administre un peu de nourriture, puis elle est transportée à l'hôpital de Langres où elle guérit sans paralysie.

La séance est levée à huit heures.

REVUE THÉRAPEUTIQUE.

Traitement de la toux nerveuse. — Vers la fin des affections catarrhales des voies respiratoires et surtout de la grippe, il se manifeste assez souvent une toux sèche, purement nerveuse, excitée par un chatouillement du larynx ou de la gorge. Loffler a conseillé dans ce cas des gargarisations fréquentes avec une solution de sel ammoniaque dans l'esprit de Menderer. Ces gargarismes réussissent encore mieux si on y ajoute une petite dose de laudanum. Voici la formule recommandée dans les *Annales de la Société médicale d'Emulation de la Flandre occidentale* :

    V. Aq. dist. . . . . . . douze onces.
    Chlorydr. d'Ammoniaque . une demi-once.
    Esprit de Menderer . . . deux onces.
    Laudanum de Sydenham. . trois gros.
    Sirop diacode . . . . . une once.
        F. s. a. un gargarisme.

— Traitement de la Teigne par l'iodure d'arsenic. — M. Néligan administre l'iodure d'arsenic dans la teigne chez les adultes sous forme de pilules selon la formule suivante :

    V. Iodure d'arsenic . . . . dix centigr.
    Mauve sèche . . . . }
    Mucilage . . . . . }   aa Q. S.
      F. s. a. vingt pilules à prendre trois par jour.

Chez l'enfant il préfère le donner en poudre, et voici la formule :

    V. Iodure d'arsenic . . . . cinq centigr.
    Hydrargyrum . . . . }
    Sucre pulvérisé . . . }   aa 1 gr. 50 centigr.
      F. 15 paquets dont on donne à l'enfant 3 par jour.

On continue l'administration de ce moyen jusqu'à guérison complète. Quelquefois M. Neligan l'a donné à haute dose pendant plusieurs semaines sans aucun accident; mais dans nombre de cas, on voit survenir de la céphalalgie de la sécheresse à la gorge, etc., indices que l'économie est saturée d'arsenic. On fait disparaître ces symptômes en suspendant le médicament, et au besoin, en donnant quelques purgatifs. Il est bien entendu que le traitement interne ne dispense pas des moyens locaux. Après la section des cheveux et l'application des cataplasmes pour faire tomber les croûtes, M. Néligan emploie des lotions avec une forte solution de carbonate de potasse, et deux ou trois jours après des onctions avec une pommade à l'iodure de plomb. Il ajoute enfin le bonnet de soie huilée qui entretient la tête dans une atmosphère humide.   (*Revue médico-chirurgicale.*)

— Emploi de la Strychnine dans l'étranglement intestinal. — Dans un cas de ce genre où diverses médications avaient échoué, M. le docteur Homolle administra la strychnine de la manière suivante :

    V. Strychnine pure . . . . . 2 centigr.
    Sucre blanc . . . . . . 1 gramme.
    Magnésie calcinée . . . . 4 grammes.
    Mélanger exactement et diviser en 40 prises.

On administra une de ces prises d'heure en heure délayée dans une cuillerée d'eau. Dès la troisième prise, le malade éprouva des borborygmes et un mouvement considérable dans le ventre, jusqu'à ce que des vents puis une garde-robe fussent rendus, ce qui eut lieu après la huitième prise. Les prises de strychnine, suspendues jusqu'au lendemain, furent encore administrées pendant quatre jours à la dose de trois dans les vingt-quatre heures. M. Homolle a obtenu les mêmes résultats dans deux autres cas pareils.   (*Journal des connais. médico-chirurgicales.*)

— Prolapsus du vagin. — *Traitement par les sachets médicamenteux.* — Ces sachets déjà recommandés par Levret, et qui donnent du ton aux parois vaginales, en même temps qu'ils soutiennent l'utérus déplacé, ont la forme d'un doigt de gant. Ils sont en linge fin et rempli de noix de galle en très petits morceaux, mais non pulvérisée, à laquelle on ajoute quelques grains de sulfate de quinine et d'alun. De leur extrémité inférieure pend un fil qui a servi à fermer le sachet et qui permet de le retirer facilement. Avant de les introduire, il faut les faire tremper dans un peu de vin de Bordeaux, puis les presser dans un linge sec et les enduire d'huile d'olive. On peut les laisser six ou huit heures chaque jour dans le vagin sans inconvénient. Ces sachets peuvent contenir d'autres substances que les noix de galle, du cubèbe, du quinquina, etc.

    (*Ann. de la société médicale d'émulation de la Flandre occid.*)

— Nouveau véhicule pour tenir le camphre en dissolution. — Le camphre est assez difficile à administrer à l'intérieur sous forme

de potion, parce qu'il est à peu près insoluble dans l'eau, et lorsqu'on le donne dans les émulsions ou en solution dans l'alcool, il se sépare aussitôt qu'on ajoute de l'eau. M. Murray vient de faire connaître un moyen de tenir le camphre en solution : c'est de le dissoudre dans la magnésie liquide. 30 grammes de magnésie liquide dissolvent 15 centigrammes de camphre ; cette dissolution est parfaitement transparente et l'on peut y ajouter de l'eau sans la troubler ni précipiter le camphre. Si l'on veut s'assurer de la quantité de camphre tenue en dissolution, on ajoute au liquide une substance susceptible d'absorber une portion de l'eau, du sel commun sec, par exemple : le camphre se précipite immédiatement, et l'on peut s'assurer ainsi de la quantité qui se trouvait dissoute.   (*Dublin medical press.*)

NOUVELLES ET FAITS DIVERS.

Le Choléra à Lyon.

Le choléra a fait décidément son apparition dans notre ville, et bien que la maladie soit encore à peu près circonscrite dans un seul foyer, il est fort à craindre que l'épidémie n'envahisse d'un moment à l'autre toute la cité et n'y prenne un caractère plus grave.

Dans la première quinzaine de novembre trois ou quatre cas s'étaient déjà montrés à l'hôpital militaire, et un individu venant du midi était entré et mort du choléra à l'Hôtel-Dieu. Après quelques jours passés sans nouveau cas, la maladie a reparu le 27 novembre à l'hôpital militaire. Jusqu'à ce jour, premier décembre, on compte vingt-six cas dont seize déjà sont morts. La plupart des malades étaient déjà dans l'hôpital pour d'autres maladies.

A l'Hôtel-Dieu on a amené hier matin une femme atteinte de choléra, et qui est morte dans l'après-midi. Cette femme, sortie depuis deux jours de l'hôpital où elle avait longtemps séjourné pour se faire guérir d'une syphilis constitutionnelle, a été prise des premiers symptômes dans la soirée du 29, a ainsi succombé en moins de 24 heures. Dans la plupart des cas à l'hôpital militaire, la maladie a une marche très rapide.

Deux autres cas existent à l'Hôtel-Dieu, l'un sur une femme phthisique, qui est à l'hôpital depuis un mois, et qui, depuis hier, a des accidents cholériformes d'intensité moyenne, l'autre sur un homme de la salle St-Bruno qui était aussi à l'hôpital depuis quelque temps pour une maladie intestinale.

— *Concours pour l'internat des hôpitaux et hospices civils de Lyon.* — Ce concours vient de se terminer par la nomination de 13 candidats, dans l'ordre suivant :

1er MM. Jacquemet Pierre.
2e. — Berne Antoine.
3e. — Gailleton Antoine.
4e. — Delore Xavier.
5e. — Chadzinski Léon-Jean.
6e. — Sénac Louis.
7e. — Gubian Claude-Louis-Joseph.
8e. — Viguier Jean-Pierre.
9e. — Beauclair Adolphe-Simon.
10e. — Cénas François-Gatien.
11e. — Coutagne Émile.
12e. — Brevet Antoine.
13e. — Guillaud Henry.

Internes reçus au concours de 1849.

— *Statistique des Elèves de l'Ecole de médecine et de pharmacie de Lyon. Année scolaire 1849-50.*

ELÈVES EN MÉDECINE.

1re Année :

Inscrits et Bacheliers. 52
Inscrits, non Bacheliers. 3

2e Année :

Inscrits et Bacheliers. 33

3e, 4e 5e et Année :

Inscrits Bacheliers 34
               Total. 122

ELÈVES EN PHARMACIE.

Inscrits Bacheliers 8
Inscrit non Bachelier 1

      Total général des Elèves inscrits. . . 131
Elèves non inscrits aspirant au grade d'officier de santé 10
Auditeurs bénévoles et élèves militaires 21

— *Cours public et gratuit de médecine opératoire.* — Le docteur VALETTE, chirurgien en chef (désigné) de la Charité, commencera ce cours le 10 décembre 1849, à 11 heures et demie, et le continuera le lundi, mercredi et vendredi de chaque semaine dans son logement de l'Hôtel-Dieu.

Il fera cet hiver la démonstration des opérations spéciales qui se pratiquent sur les organes complexes ou spéciaux.

Le Rédacteur en chef

LYON. IMPR. DE RODANET ET COMP., RUE DE L'ARCHEVÊCHÉ, 3.

ANNONCES.
****

Ouvrages nouvellement publiés à la librairie scientifique et médicale de Ch. SAVY, place Bellecour, 14.

TRAITÉ ÉLÉMENTAIRE ET PRATIQUE DE PATHOLOGIE INTERNE, par A. Grisolle, médecin de l'hôpital St-Antoine, agrégé à la Faculté de médecine, etc. ; 3e édition, revue et augmentée. Paris 1849 ; 2 vol. in-8°. Prix. 17 fr.

DRIAN A. MINÉRALOGIE ET GÉOLOGIE DU DÉPARTEMENT DU RHONE, DISPOSÉES SUIVANT L'ORDRE ALPHABÉTIQUE ; Ouvrage couronné par la Société d'agriculture de Lyon, publié sous les auspices de M. Fournel, professeur de minéralogie à la Faculté des sciences de Lyon. Lyon 1849 ; un fort vol. grand in-8°. Prix. 10 fr.

MANUEL DE MÉDECINE OPÉRATOIRE FONDÉ SUR L'ANATOMIE NORMALE ET L'ANATOMIE PATHOLOGIQUE, par J.-F. Malgaigne, membre de l'Académie nationale de médecine. Paris 1849 ; 1 vol. in-12. Prix. 6 f.

HISTOIRE DES CHAMPIGNONS COMESTIBLES ET VÉNÉNEUX, Ouvrage utile aux amateurs de champignons, aux médecins, aux naturalistes, etc. 1 vol. in-8, avec atlas grand in-4° de 24 planches. . . . . Prix :   fr.

GAZETTE-MÉDICALE
DE LYON,

Publiée par M. **BARRIER**, Chirurgien en chef désigné de l'Hôtel-Dieu de Lyon.

La GAZETTE MÉDICALE DE LYON paraît deux fois par mois. — On s'abonne, à Lyon : chez Ch. SAVY, place Louis-le-Grand, 14 ; chez Mme PHILIPPE, rue St-Dominique, 7 ; — à Paris, chez V. MASSON ; — à Montpellier, chez SÉVALLE ; — à Strasbourg, chez DÉRIVAUX ; — L'abonnement est de 12 fr. par an pour Lyon, 13 fr. pour le reste de la France. — Les réclamations, lettres, travaux, doivent être affranchis et adressés à M. BARRIER, rue d'Oran, 2. — Pour les annonces, s'adresser à l'imprimerie du journal.

Le Choléra à Lyon.

Le choléra asiatique continue de sévir avec une certaine intensité à l'hôpital militaire de Lyon. Mais heureusement, les craintes que nous exprimions dans notre dernier numéro ne se sont pas réalisées; au lieu de se répandre dans la population civile, le fléau reste borné au personnel de la garnison, et nous fournit ici comme dans quelques autres endroits, un exemple de ses singularités bizarres qui accompagnent sa marche et sa propagation à travers tous les pays. Qui pouvait croire avant l'épidémie de 1832 que Lyon, ville humide, malpropre, insalubre, peuplée d'ouvriers dont un grand nombre souffrent de la misère et de la corruption des mœurs, que Lyon dût échapper au typhus indien? Qui pourra croire qu'après avoir fait son apparition dans cette cité, le choléra ait limité ses ravages à cette partie de ses habitants qui n'y réside que temporairement, en un mot à la garnison. Certes, il y a parmi nous cinquante mille individus plus mal logés, plus mal nourris, moins proprement tenus que les militaires, et cependant ceux-ci seuls paient à l'épidémie un tribut qui semblait devoir retomber sur les autres de tout son poids.

A l'Hôtel-Dieu, on n'a observé, depuis le 1er décembre, que deux cas de choléra, bien franchement accusés, sur des sujets, dont l'un avait quitté l'hôpital récemment, et dont l'autre y travaillait une partie de la journée à l'entretien matériel des salles. Trois autres malades, à notre connaissance, atteints de maladies déjà plus ou moins anciennes et plus ou moins graves, ont eu des symptômes cholériques non douteux. En tout, 5 malades, dont 4 sont morts. Quant à la ville, il ne paraît pas qu'on ait observé un seul cas de choléra bien caractérisé. Ce contraste entre la population civile et la population militaire a porté quelques personnes à douter de l'existence réelle du choléra; mais tous ceux qui ont visité l'hôpital militaire n'ont pas conservé le moindre doute, et nous ne concevons les contradictions qui se sont élevées à cet égard que comme une aberration qui tombe devant l'évidence.

Feuilleton.

Notice historique et médicale sur l'Hospice du Perron (à Oullins), par E.-R. Philipeaux. (Travail présenté à l'administration des hôpitaux et hospices civils de Lyon.)

INTRODUCTION.

Dans les nombreux loisirs que me laissait la place de chirurgien interne à l'hospice des incurables du Perron, je conçus l'idée de recueillir quelques notes sur cet asile à peine connu du public médical et encore moins apprécié au point de vue hygiénique.

Un ancien membre de l'académie de Lyon, M. Cochard, nous a bien décrit, dans une notice sur le Perron, les principales phases de cet ancien château seigneurial et la vie des familles qui l'ont successivement possédé; mais ce travail qui remonte à une époque antérieure à la transformation de ce bâtiment en hospice ne nous fait pas connaître tous les bienfaits qu'une certaine classe de malheureux trouve dans cet asile. Je vais essayer de combler cette lacune.

Après avoir retracé en peu de mots la topographie et le tableau des mutations et des évènements dont le château du Perron a été le théâtre durant un espace de plus de trois siècles, j'aborde son histoire médicale, étude dans laquelle je mentionne les heureux résultats de sa favorable situation et les améliorations qui pourraient y être exécutées. Je termine enfin par un aperçu contenant le moyen de fournir à cet hospice la quantité d'eau qui lui manque et par l'exposé d'un projet d'hôpital de convalescence qui pourrait être ajouté sans frais onéreux à celui des maladies incurables.

Puissent ces quelques pages, que j'étais loin de destiner à la publicité, trouver auprès des lecteurs un accueil favorable, car il s'agit d'une œuvre de bienfaisance dont l'administration des hô-

Voici le relevé de tous les cas constatés jusqu'aujourd'hui 14 décembre :

Du 10 nov. au 17		entrées	3 — décès	1
» 17	» 28	»	0 — »	1
» 28	» 2 déc.,	»	25 — »	16
» 2	6 »	»	39 — »	10
» 6	10 »	»	17 — »	6
» 10	15 »	»	7 — »	8

Total des entrées : 91 ; — des décès : 42 ; — des guérisons : 7 ; — des convalescents : 18 ; — restent en traitement : 24.

Essai sur la luxation sus-cotyloïdienne antérieure du Fémur, par le docteur AUGUSTE PETIT, ex-interne des hôpitaux de Lyon.

Les luxations de la hanche ont été classées de la manière suivante par M. le professeur Gerdy : 1° luxation *iliaque*, 2° luxation *sacro-iliaque*, 3° luxation *sus-pubienne*, 4° luxation *sous-pubienne*, auxquelles on a ajouté la luxation *ischiatique*.

Cette classification est sans contredit la plus complète et la plus philosophique de toutes celles qui ont paru jusqu'à nos jours ; elle a le grand avantage de la précision et de la clarté, et en outre, elle exprime, d'une manière très-rigoureuse, les rapports anatomiques des os luxés.

Mais embrasse-t-elle tous les genres de déplacement connus ? Nous ne le croyons pas. Un premier fait observé par M. Gerdy lui-même, et relaté par M. A. Baron (d'Agen), un second cas qui s'est passé à Lyon dans le service de M. Barrier, auxquels nous joindrons

une troisième observation due à M. Cruveilhier, établissent pour nous une nouvelle espèce de luxation de la hanche ; très-rare il est vrai, mais très-importante au point de vue pratique ; nous la désignerons, avec M. Gerdy, sous le nom de luxation *sus-cotyloïdienne antérieure*, ou, avec M. Barrier, sous celui de luxation *juxta-cotyloïdienne supérieure*.

De tout temps, les chirurgiens ont senti combien il était important de distinguer d'une manière sûre les luxations de la hanche d'avec les fractures de l'extrémité supérieure du fémur : c'est que de tout temps, on a compris que l'erreur du diagnostic, dans ces cas difficiles, entraînait l'erreur dans le traitement. Or, le résultat nécessaire de l'une et de l'autre, c'est une claudication irrémédiable et une impuissance relative équivalent à la perte du membre. Parmi les espèces de luxations connues, aucune, sans exception, ne se prête mieux à une semblable méprise que celle que nous essayons de décrire, et la preuve, c'est que, dans les trois cas dont nous rapportons l'histoire, l'erreur a été commise par des praticiens du plus grand mérite, et ce n'est que *a posteriori*, après la réduction ou l'autopsie, qu'on a pu avoir une notion vraie sur la nature de la lésion que l'on avait eue sous les yeux.

Dans ce travail, nous ne nous sommes point proposé de tracer l'histoire complète et détaillée de la luxation sus-cotyloïdienne antérieure, envisagée dans toutes ses phases : les faits nous manquent pour fixer la science sur beaucoup de points intéressants de cette maladie ; mais nous avons voulu appeler l'attention des praticiens sur un genre de déplacement dont la connaissance est si difficile et qui peut donner lieu à des erreurs si fâcheuses.

---

pitaux de Lyon a pris l'honorable initiative, et de ce qui peut concourir à la rendre encore plus utile au soulagement de l'humanité souffrante.

Qu'il me soit permis de rendre ici un témoignage public de ma reconnaissance à M. de St-Didier, administrateur spécialement chargé de la direction de l'hospice du Perron, pour la bienveillance avec laquelle il s'est empressé de mettre à ma disposition tous les matériaux qu'il possédait sur cet intéressant sujet.

PREMIÈRE PARTIE. — *Etudes topographiques.*

Le Perron, situé sur la commune d'Oullins, à six kilomètres sud de la ville de Lyon, est sans contredit un des plus beaux domaines qui avoisinent les bords du Rhône. Le bâtiment qu'occupent aujourd'hui les incurables était autrefois un château fortifié, aux tours crénelées, appartenant au plus puissant seigneur de la contrée, qui exerçait la juridiction haute, moyenne et basse, sur tous les habitants qui entouraient sa grande et superbe propriété. Sans doute ce château a subi le sort de tant de monuments anciens, c'est-à-dire qu'il a été à certaines époques plus ou moins endommagé ; mais, tel qu'il est encore, il peut cependant nous donner une idée bien favorable de ce qu'il était autrefois. Aussi l'administration des hospices, tout en le consacrant au soulagement des malheureux, s'est efforcée de respecter autant que possible sa forme extérieure et les monuments qui, dans son intérieur, rappellent des souvenirs de sa haute antiquité et de son ancienne splendeur.

Entouré d'un clos considérable, renfermant des jardins, des prairies, des terres labourables, de la vigne et un bois taillis d'où l'on découvre un des plus beaux panoramas de la ville de Lyon, le château du Perron, qui sert aujourd'hui d'hospice, se trouve placé à l'angle obtus d'un coteau dans une exposition des plus heureuses. Situé en face du mont Blanc et des confins mourants de la Suisse avec la Savoie, il domine d'un côté les riches prairies que fertilisent les sources de la Mûche, le chemin de fer de Saint-Etienne qui les traverse, le Rhône impétueux, la colline de Faisin et les riants coteaux de l'Isère, tandis que sur la droite le mont Pilat, le bourg de St-Genis-Laval et les innombrables maisons de campagne qui peuplent son territoire lui procurent les points de vue les plus variés et les plus agréables dont on puisse jouir.

Un grand portail, élevé sur le chemin tendant du village d'Oullins au hameau du Perron, constitue la principale entrée de ce domaine et s'ouvre sur une vaste cour, autour de laquelle étaient jadis disposés les logements des valets, les écuries et tout ce qui

Parmi les faits que nous rapportons, le plus ancien en date, celui de M. Cruveilhier, manque de détails suffisants; nous déterminerons sa valeur. Pour les deux autres, ils ont été étudiés d'une manière complète, l'un au point de vue de l'anatomie pathologique, l'autre au point de vue des symptômes : aussi leur accordons-nous une très-grande valeur, et nous espérons, avec leur secours, tracer l'histoire de la luxation sus-cotyloïdienne antérieure, au moins dans ce qu'elle offre de plus important.

PREMIÈRE OBSERVATION.

M. Cruveilhier a fait voir, en 1837, à la société anatomique, l'articulation coxo-fémorale d'une vieille femme de la Salpêtrière, chez laquelle tous les symptômes de la fracture du col du fémur s'étaient manifestés, et cependant à l'autopsie, il existait, d'après M. Cruveilhier, une luxation directement en haut; la tête du fémur lui a paru placée dans une cavité de nouvelle formation, située au niveau de l'épine antérieure et inférieure de l'os des îles; les surfaces osseuses en contact étaient réunies par des filaments celluleux, et autour de l'articulation existait une capsule fibreuse très résistante. MM. Denonvilliers, Després, et plusieurs membres de la Société, pensèrent que l'on avait affaire à une forme de luxation spontanée du fémur, dans laquelle la cavité cotyloïde, primitivement malade, s'était agrandie jusqu'à s'étendre au niveau de l'épine antérieure et inférieure. La question resta indécise, M. Cruveilhier persistant dans son opinion. »

(*Bulletin de la Société anatomique*, 12e année, 1837.)

Si nous nous reportons à l'époque où cette pièce a été présentée à la société anatomique, nous comprenons parfaitement les doutes de plusieurs membres et l'opinion émise par MM. Denonvilliers et Després. Dans une science comme la nôtre, on doit mettre la plus grande réserve à créer des espèces pathologiques nouvelles, surtout lorsque les faits qui les motivent ne sont pas évidents et peuvent être rigoureusement rapprochés des espèces déjà connues. Or, dans ce cas, le fait nouveau n'avait pas d'analogue dans la science ; de plus, par les transformations successives que les surfaces osseuses avaient subies, il était arrivé à ressembler anatomiquement à une luxation spontanée de la hanche, observée à cette période : il était donc logique de la classer dans ce dernier ordre de maladies.

Mais aujourd'hui que de nouvelles observations ont été recueillies, semblables, sous le rapport clinique, à celle de M. Cruveilhier, et établissant d'une manière évidente l'espèce anatomique, nous croyons que l'interprétation des savants anatomistes ne saurait être maintenue, et que ce fait ne reçoit sa véritable place qu'autant qu'il est rapporté à la luxation sus-cotyloïdienne antérieure.

En effet, nous ne comprenons pas comment, au lit du malade ; des observateurs aussi habiles ont pu confondre deux maladies qui n'ont habituellement entre elles que des rapports grossiers ; comment une maladie organique de la hanche, dont le début est le plus souvent obscur, la marche lente, qui ne s'accompagne de raccourcissement et de crépitation qu'à une époque fort éloignée du début, et qui, à ce degré, est suivie presque nécessairement de suppuration, a pu être prise pour une fracture du col fémoral, dont la notion entraîne l'idée d'un accident brusque et de l'apparition soudaine des symptômes caractéristiques, rotation en dehors, raccourcissement, abolition soudaine des fonctions du membre, etc. Il faudrait des circonstances exceptionnelles et le défaut absolu de renseignements sur les antécédents du malade pour que l'erreur fût possible, et avec de l'attention il serait facile

---

est nécessaire à une grande exploitation. Aujourd'hui que la destination de cet édifice est entièrement changée, que le logement du seigneur est devenu celui du pauvre, les valets ont disparu pour céder leur place à des employés d'un autre ordre. A gauche de cette cour ombragée se trouvent la chapelle et ses dépendances, la buanderie et la maison du concierge ; à droite, la pharmacie et le logement des chirurgiens internes.

Au fond de la cour, on aperçoit le château, composé d'un corps de logis et de deux ailes parallèles à l'extrémité desquelles on voyait, il n'y a pas longtemps encore, les fondations de deux tours crénelées qui défendaient autrefois l'approche de cette habitation. Les deux ailes contenaient jadis au rez-de-chaussée la cuisine, l'office, la chapelle et la grande salle de réception. Maintenant cette distribution première ne subsiste plus. Avec les seigneurs ont disparu les salles d'apparat et les ornements qui devaient les embellir ; l'office et son accessoire se sont transformés en une humble et propre cuisine d'incurables, et la grande salle de réception est devenue aujourd'hui l'infirmerie des hommes ! on retrouve dans cette pièce une vaste cheminée parfaitement conservée qui remonte à l'époque de la renaissance des arts. Deux colonnes du plus pur marbre blanc surmontées de leur base et de leurs chapiteaux en supportent le manteau aux extrémités duquel on a sculpté les armes de la famille des Gondy. Etrange destinée, singulier jeu de la fortune ! cette salle qui brillait autrefois d'un pompeux éclat et où se réunissait tout ce qu'il y avait de grand dans la contrée : les vicomtes, les ducs, les marquis ; cette salle enfin qui reçut un beau jour pour hôtes le roi Charles IX, Catherine de Médicis et Henri de Navarre, était destinée, quelques siècles plus tard, à devenir l'humble retraite de la souffrance et des infirmités !!!

La façade du corps de logis nous offre un portique à quatre arcades ; celles du milieu donnent entrée à un large escalier qui conduit au premier étage dans une galerie où viennent s'ouvrir toutes les salles qui le composent. Trois colonnes d'ordre toscan, ornées de leur base et de leurs chapiteaux parfaitement intacts, constituent le support de ces arcades, sous la clef desquelles on voit gravées les armes et l'écusson de la famille des Ponsainpierre.

La façade du côté de l'ouest s'ouvre sur une grande terrasse bâtie avec une solidité remarquable. De champ de Mars qu'elle servait autrefois, elle a été aujourd'hui convertie en un vaste jardin potager et en promenades pour les invalides. Un grand réservoir, construit par les soins de M. Férez, ancien administrateur des hôpitaux de la ville de Lyon, au centre de ce jardin, ajoute encore à sa décoration.

de rectifier le diagnostic, pour peu qu'on eût le temps de l'observer.

Au contraire, tout s'explique naturellement en rapprochant ce fait de ceux qui suivent. Comme dans ces deux cas, *tous les symptômes de la fracture du col fémoral se sont manifestés*, et comme dans le cas de M. Gerdy, la tête du fémur est trouvée au niveau de l'*épine iliaque antérieure et inférieure*. Quant aux déformations osseuses, ce qu'on sait des luxations anciennes non réduites suffit pour l'expliquer suffisamment.

DEUXIÈME OBSERVATION.

Le 26 juin 1837, on porta à l'hôpital Saint-Louis, dans le service de M. Gerdy, le nommé Verpillot, âgé de cinquante-deux ans, chauffeur de machines à vapeur. Cet homme, saisi par une des machines, a tourné huit fois autour de l'arbre avant qu'on ait pu arrêter la vapeur; son corps a passé quatre fois dans une ouverture de 20 pouces carrés.

Des lésions plus graves empêchent qu'on examine le membre inférieur gauche; lorsqu'on le considère attentivement, on remarque les choses suivantes :

« Le malade est couché sur le dos; la cuisse gauche, très-légèrement fléchie sur le bassin (5 à 8°), est fortement rejetée en dehors et écartée de celle du côté opposé; sa face interne est devenue un peu antérieure. La rotule et le genou sont aussi portés en dehors, et la partie latérale interne de ce dernier correspond au bord interne de la rotule du genou opposé. Le pied est écarté de celui du côté opposé, son bord externe est fortement incliné en dehors. En mesurant alternativement les deux membres de l'épine iliaque antérieure et supérieure aux malléoles externe et interne, et au bord supérieur des rotules, les deux épines étant de niveau, nous trouvons pour le gauche un raccourcissement qui varie de 4 à 5 lignes. Les mouvements de rotation en dedans sont impossibles et très-douloureux, ceux en dehors, quoique très-bornés, causent beaucoup de douleurs au malade. La flexion très-légère du membre peut être augmentée mais en causant de grandes souffrances. Après tous les mouvements, le membre revient, comme de lui même, à sa position primitive, la rotation en dehors. Pendant toutes ces manœuvres dirigées en partie pour reconnaître la crépitation (car on croyait avoir affaire à une fracture du fémur), on n'a pas entendu le moindre craquement. L'aine ne présente pas de tumeur, et offre seulement plus de tension que du côté opposé; les vaisseaux fémoraux ont conservé leurs rapports, et ne paraissent ni tendus ni soulevés.

« Au-dessus de l'épine iliaque antérieure et supérieure, et en dehors d'elle, on sent une tumeur dure, assez profonde, présentant des inégalités, attribuée, par les uns, à des stalactites développées sur le fémur; par d'autres, à l'extrémité d'un fragment, et formée, comme l'autopsie nous l'a prouvé, par le grand trochanter très développé. En dehors et un peu en avant de cette tumeur, existe une corde dure, tendue, très résistante, formée par le tenseur du fascia, et en dedans et en avant par le crural antérieur. Ne reconnaissant pas la maladie, on n'a pas recherché avec soin la position de la tête.

« M. Gerdy, croyant avoir affaire à une fracture du col du fémur, fait pratiquer l'extension par deux aides sur le pied et le genou. L'un d'eux fléchit fortement le genou en le soulevant avec son bras passé sous le jarret, et le porte dans une légère rotation en dehors, pendant que M. Gerdy presse la tumeur, qu'il prend pour l'extrémité du fémur fracturé, d'avant en arrière. Un bruit particulier, un choc se fait entendre, et M. Gerdy n'hésite pas à l'attribuer au choc de la tête de l'os rentrant dans la cavité cotyloïde. La difformité disparaît dans le membre, qui reprend sa rectitude et peut exécuter des mouvements. M. Gerdy, ayant égard aux symptômes observés, pense que l'on avait affaire à une luxation incomplète, et que la tête de l'os était placée sur le rebord supérieur de la cavité cotyloïde; il la nomme *luxation sus-cotyloïdienne antérieure*.

« Le malade succomba le lendemain à six heures.

« Après avoir déjeté en bas les psoas et renversé en dedans le couturier et le crural antérieur, on voit à nu entre ces deux muscles et les fessiers, la tête du fémur, revêtue de son cartilage articulaire, à travers une ouverture large et irrégulière pratiquée aux dépens de la partie supérieure antérieure, et externe de la capsule, qui est très-mince en ce point. Cette ouverture est dirigée obliquement de dehors en dedans et de haut en bas; son bord *interne* est assez régulier, nettement tracé, et formé par une

---

Mais c'est surtout du côté de l'est que ce château se présente dans son plus beau développement. Sa façade y décrit une forme demi-circulaire; ses larges ouvertures à l'antique et sa situation sur un roc escarpé lui donnent un aspect des plus grandioses et des plus pittoresques. C'était à l'extrémité sud de cette façade que se trouvait jadis la principale entrée de cet édifice; cette porte gothique qui s'ouvre dans un vestibule voûté d'où l'on monte dans les appartements du premier étage subsiste encore, mais le perron que les seigneurs avaient fait établir au-devant d'elle pour pouvoir dominer la plaine qu'ils possédaient en grande partie, n'existe plus; il a été démoli par des mains barbares pour donner plus de largeur à la voie publique qui vient aujourd'hui contourner le pied du château.

Non loin de cet édifice s'élève une grande allée de marronniers dont les arbres touffus et séculaires offrent pendant l'été une barrière impénétrable aux rayons du soleil. De cette allée on arrive, en longeant un bois taillis qui repose sur le versant sud d'un coteau escarpé, à un lieu élevé d'où l'on a la plus belle perspective embrassant plus de trente lieues de pays. Le village de Sainte-Foy, l'ancienne capitale des Gaules, Lyon, et les hautes chaînes des Alpes limitent cette vue immense remplie par la fertile plaine du Dauphiné que le Rhône traverse majestueusement.

Le domaine du Perron qui était autrefois une grande propriété seigneuriale a été divisé, vendu en partie à diverses époques, toutefois, tel qu'il est encore, le clos seul, sans compter la ferme de la Pâtinière et les prairies de la Môche, peut former une exploitation importante. Sa contenance est de onze hectares de très bon terrain un peu sec, il est vrai; car depuis que des carrières en exploitation et qui l'entourent ont détourné le cours des sources, l'eau semble lui manquer chaque jour de plus en plus.

La situation de cet hospice lui procure non-seulement les points de vue les plus variés, mais encore ses alentours peuvent devenir le sujet de nombreuses excursions pour le poëte, l'artiste et le savant.

A deux kilomètres nord-est du Perron, au bas d'une pente rapide couverte de vignes d'où pointent çà et là quelques arbres fruitiers, le village d'Oullins se recommande autant par la beauté de son site que par le souvenir des hommes justement célèbres qui ont illustré son territoire de leur présence ou par leur séjour. Thomas, Montazet, De la Salle, Ducis, Jacquard, sont des noms chers aux sciences, aux lettres et à l'industrie.

On ne peut visiter Oullins sans entrer dans son église qui renferme la dépouille mortelle de Thomas, l'un des quarante de l'a-

portion capsulaire d'un pouce de longueur, sur la partie antérieure de laquelle viennent s'épanouir quelques fibres du psoas iliaque ; en haut, sur le bord supérieur du sourcil cotyloïdien, il ne reste plus que deux lignes de la capsule articulaire, qui est très-épaisse en ce point, lacérée et contuse, en sorte que la rupture en cet endroit a eu lieu presque au niveau de l'insertion cotyloïdienne de la capsule. Ce lambeau de capsule est aminci, d'une ténuité extrême, et déchiqueté à son bord libre ; ce qui tient, sans doute, à la pression de la tête contre le rebord de la cavité cotyloïde. Du côté externe, au contraire, existe un lambeau capsulaire aminci, de trois à quatre lignes de longueur, échancré à son milieu en arc de cercle, plus large à ses extrémités. Du reste, la division est assez nettement produite. La tête fémorale est cachée en bas par une portion de capsule large, de forme quadrilatère, de huit lignes de longueur, déchiquetée sur ses bords, et sur la face antérieure de laquelle existent quelques fibres de psoas-iliaque, épanouies et rompues. Du reste, les bords de l'ouverture flottent irrégulièrement sur la tête fémorale, sans la recouvrir entièrement.

« Après avoir reproduit la luxation, en portant le membre dans la flexion et dans la rotation en dehors, nous remarquons que la tête du fémur se trouve entre le crural antérieur et le couturier en dedans ; les fessiers et le tenseur du fascia en dehors et en avant ; qu'elle est située immédiatement au-dessous de l'épine iliaque antérieure et inférieure, à trois lignes en dehors et en arrière d'elle. Une ligne qui passerait par le milieu de cette épine formerait une tangente à la tête, en sorte, qu'en supposant la violence plus forte, et dirigée un peu plus en avant, la tête aurait inévitablement heurté contre cette épine iliaque. En haut, la tête du fémur affecte des rapports avec les fibres les plus antérieures et externes des moyen et petit fessiers qu'elle soulève : en arrière, elle est appuyée contre le tiers externe du rebord supérieur de la cavité cotyloïde ; en avant, elle est recouverte par le crural antérieur et par le bord externe du couturier, qui la recouvre en dedans avec le psoas-iliaque : elle est maintenue dans cette position (sur le bord supérieur et externe du contour cotyloïdien par la portion inférieure de la capsule, formant une sorte de corde ou d'anse qui l'embrasse ou la soulève.

« Vers la partie interne de la tête fémorale, on voit le ligament rond dans un état d'extension modérée ; ses fibres postérieures

seules sont divisées dans la moitié de son épaisseur. Il peut encore supporter quelques tractions sans se rompre.

« L'axe de la tête fémorale est à huit lignes au-dessous de celui de la cavité cotyloïdienne ; la face antérieure du fémur est tournée légèrement en dehors ; le petit trochanter est plus en dedans et en avant qu'à l'état normal, et le grand trochanter, porté plus en arrière et en haut, est situé à trois lignes au-dessous du niveau de la tête : il est très-volumineux, hérissé de bosselures et de dépressions irrégulières ; son diamètre vertical a près de deux pouces, l'antéro-postérieur deux pouces quatre lignes. On conçoit dès lors comment il a pu simuler l'extrémité d'un fragment du fémur et faire croire à la fracture du col de cet os. . . . . .

. . . . « Après avoir disséqué l'articulation et enlevé tous les muscles, l'ouverture de la capsule a pu être examinée avec plus de soin : Nous trouvons le bourrelet cotyloïdien déchiré et contus dans son tiers interne. En regardant la capsule comme un globe sphérique, la déchirure comprend l'hémisphère supérieur dans son entier. Après avoir reproduit la luxation pour tâcher d'en pénétrer le mécanisme et nous rendre compte de la position si singulière de la tête du fémur, il nous a été clairement démontré qu'après la luxation, trois forces différentes agissaient sur elle et la maintenaient dans cette position : 1° les muscles fessiers, surtout le petit et le moyen qui tendaient à la porter en haut et en dehors, en tirant sur le grand trochanter ; 2° et 3° les portions interne et externe de l'hémisphère inférieur de la capsule fémorale, qui forment deux cordes dures et résistantes. Ces dernières soutenaient la tête en bas par une espèce d'anse, et les fibres des fessiers par leur contraction énergique l'empêchaient de descendre. Par son insertion au contour de la cavité cotyloïde et du col du fémur, l'hémisphère inférieur de la capsule s'opposait aussi à ce que le mouvement ascensionnel de la tête de cet os s'étendit plus loin : aussi les fibres de cet hémisphère étaient-elles tendues et résistantes. Quant au ligament rond, la division de ses fibres postérieures et son état de relâchement empêchent de penser qu'il ait pu s'opposer à un mouvement d'ascension plus fort de la tête. De cette manière, la tête fémorale, portée en avant et en haut par la violence extérieure, a pu se lever et être maintenue dans la position si singulière que nous avons remarquée. »

(*Gaz. méd.*, pag. 630, année 1838 ; *Mém. et obs. sur les luxa-*

---

cadémie française (1) et une inscription tumulaire dédiée à Jacquard, ce Vaucanson lyonnais, à qui la manufacture des étoffes

(1) Thomas, atteint d'une maladie qui le minait chaque jour de plus en plus, avait cru à son retour de Nice, en 1785, trouver dans le village d'Oullins, au sein de quelques vrais amis, le rétablissement d'une santé que l'excès du travail avait fortement altérée ; mais cet espoir ne fut pas de longue durée, car il y mourut peu de temps après, en disant à l'ecclésiastique qui l'assistait à ses derniers moments :

« La Religion, la Religion est le plus beau présent que le ciel ait fait aux hommes. »   (*Journal de Lyon*, 1785.)

M. de Montazet, archevêque de Lyon, son ami, a fait poser sur sa tombe l'inscription suivante qui subsiste encore :

Au Dieu créateur et rédempteur.

Ci-gît Léonard-Antoine Thomas, l'un des quarante de l'académie française, associé à celle de Lyon, né à Clermont en Auvergne, le premier octobre 1732, mort au château d'Oullins le 17 octobre 1785.

Il eut des mœurs exemplaires, un génie élevé, tous les genres d'esprit, grand orateur, grand poëte, bon, modeste, simple et doux, sévère à lui seul. Il ne connut de passions que celles du

de soie doit d'utiles procédés, des métiers ingénieux et des améliorations qui ont changé de face l'industrie de sa ville natale.....
L'ancienne maison de campagne de M. de la Salle, cet artiste distingué dont le Palais St-Pierre de Lyon nous conserve le précieux souvenir, et qui se signala par différentes réformes et par des perfectionnements apportés aux métiers ordinaires sur lesquels on fabrique les étoffes à fleurs.

Sur une des rives de la petite rivière l'Izeron, les hauts-fourneaux d'Oullins qui, sous la bonne impulsion que leur donne leur savant directeur M. Clément Désormes, promettent de devenir bientôt un établissement métallurgique du premier ordre.

Le château d'Oullins avec son parc et ses dépendances, appartenant autrefois à M. l'archevêque de Montazet, ce digne bienfaiteur des hospices civils de Lyon, et qui transformé aujourd'hui, sous la direction de M. Dauphin, en une institution supérieure, y voit chaque année le nombre de ses élèves augmenter progressivement.

---

bien, de l'étude et de l'amitié. Homme rare par ses talents, excellent par ses vertus, il couronna sa vie laborieuse et pure par une mort édifiante et chrétienne.

C'est ici qu'il attend la véritable immortalité,

tions de la hanche, par M. Aug. Baron, d'Agen.)

TROISIÈME OBSERVATION.

Le nommé A. Mulaton, âgé de quarante cinq ans, maître maçon à Montluel (Ain), est apporté à l'Hôtel-Dieu de Lyon le 6 novembre 1847, et placé au n° 56 de la salle d'Orléans, dans le service de M. Barrier.

Cet homme est d'une haute stature, il est robuste et très-fortement musclé. Avant son dernier accident, il a déjà fait deux chutes d'un lieu élevé, mais il nous assure qu'il n'a jamais souffert d'une affection quelconque ayant son siège dans les membres inférieurs : seulement il a remarqué que, depuis son enfance, il avait le pied droit tourné en 'dehors un peu plus que celui du côté gauche.

Le 3 novembre, à onze heures du matin, il est tombé du haut d'un échafaudage élevé de 20 pieds environ au-dessus du sol sur les dalles de l'église où il travaillait. Pendant cette chute, l'extrémité inférieure de la cuisse droite a heurté avec violence contre le rebord supérieur d'une porte entr'ouverte, et il est tombé à terre sur le côté gauche du corps. A l'instant même, il a essayé de se relever, et il y est parvenu sans le secours de personne ; il a pu même se tenir debout pendant quelques instants, mais il lui a été impossible de marcher et de mouvoir dans aucun sens le membre inférieur droit ; du reste, il n'éprouvait aucune douleur dans la hanche, il se plaignait seulement de souffrir au-dessus du genou droit, dans la région contuse pendant la chute.

Un médecin de la localité constata, sur le lieu même de l'accident, une rotation en dehors extrêmement prononcée, qu'il tenta vainement de détruire ; il fit transporter le blessé chez lui, en maintenant les deux membres inférieurs dans l'immobilité, au moyen de laqs qui les fixaient l'un à l'autre ; quelques heures après, comme la hanche se tuméfiait rapidement, il ordonna une application de quinze sangsues sur cette région.

Le surlendemain, le même médecin, aidé de quatre hommes vigoureux, exerça pendant longtemps des tractions très-fortes sur le membre malade. Ces manœuvres n'eurent aucun résultat sensible : le raccourcissement ne put être détruit, même momentanément ; la rotation fut incoercible. Le patient se décida alors à aller chercher des soins à l'Hôtel-Dieu de Lyon.

A l'ouest est la célèbre vallée de Bonan, où se voit un vieil aqueduc chargé de siècles et de lierre sauvage, interrompu par les hivers et le soc des laboureurs. Ce monument grandiose, attestant le passage des Romains dans ces contrées, servait autrefois à conduire les eaux dans la ville de Lyon.

A St-Genis-Laval, la magnifique propriété de M. Reverchon qui se recommande autant par la beauté de ses promenades et son exposition des plus agréables, que par la manière avec laquelle elle se trouve régie ; elle pourrait à juste titre passer pour une ferme modèle. Ses serres, mais surtout sa riche et variée collection de camélias d'une grosseur et d'une élévation prodigieuse peut passer sans contredit pour une des plus belles de France.

Au sud, Montcorrin, le coteau d'Irigny qui pointe sur le Rhône ; dans le bas-fond les sources de la Môche, dont les eaux très claires et limpides font tourner immédiatement le moulin nommé Machurel, propriété des hospices.

A l'est la plaine d'Yvours, la propriété de Haute-Roche et le village de Pierre-Bénite avec son église dont l'élégante simplicité fait honneur au talent de M. Desjardin, architecte, qui l'a construite.

La suite au prochain numéro.

Le 7 novembre, au matin, on le vit pour la première fois, et il fut examiné avec toute l'attention que demande un cas embarrassant. Voici ce que l'on constate à cette première visite :

Le membre inférieur droit repose complétement sur sa face externe, en sorte que la face interne est devenue antérieure et que la rotule regarde directement en dehors ; le grand axe du pied, de vertical, est devenu tout-à-fait horizontal, en sorte que le bord externe est parallèle au plan du lit sur lequel il repose pleinement. La longueur du membre, mesuré de l'épine iliaque antéro-supérieure, à la rotule et aux malléoles, est moindre que celle du côté opposé de 1 centimètre et demi environ. Le lit est plan et non dépressible, et le siége ne s'enfonce point : il n'y a pas d'inclinaison latérale du bassin, en sorte que le raccourcissement signalé est bien le fait d'une diminution de longueur du membre. Il n'y a pas de flexion sensible, mais l'adduction paraît assez évidente, quoique légère. Les renseignements fournis par le malade sont trop confus pour qu'on puisse savoir si les manœuvres du médecin de Montluel ont changé quelque chose sous ce rapport.

La conformation de la hanche est altérée d'une manière très-sensible : à la place d'une saillie dure, bien limitée, de forme quadrilatère, comme celle du grand trochanter, on trouve une tuméfaction diffuse sans limites précises, assez dure, mais dans laquelle il est impossible de rien distinguer, même en imprimant au membre les quelques mouvements dont il est susceptible. Lorsqu'on cherche à ramener l'axe du pied à la verticale, on est arrêté par un obstacle qui a son siége dans la hanche, et par une douleur vive que le malade accuse au-dessus du genou et dans cette jointure. Pendant ce mouvement, la main appuyée sur la hanche perçoit un mouvement de déplacement très-confus, accompagné d'une sensation de frottement qui ne ressemble en rien à la crépitation telle qu'elle se produit entre deux fragments osseux. On ne sent aucune tumeur dans le pli de l'aine ; le malade ne souffre pas habituellement de la hanche ; pendant les manœuvres, la douleur qu'il a ressentie a été très-modérée.

La première idée qui vint à l'esprit de tous les médecins présents fut qu'on avait affaire à une fracture du col du fémur, et, il faut l'avouer, cette opinion erronée était celle qui réunissait en sa faveur le plus de probabilités. En effet, tous les signes classiques de cette fracture se trouvaient ici réunis : rotation en dehors, raccourcissement léger, déformation de la hanche, perte des mouvements. Il est vrai que la crépitation n'avait pu être sentie d'une manière distincte, que la mobilité anormale faisait défaut ; mais on sait combien il est commun de voir la première manquer dans ces cas, et la tuméfaction du membre rendait parfaitement compte de l'absence de mouvements entre les fragments osseux. Du reste, en supposant le cas d'un engrènement entre les extrémités osseuses, l'absence de ces symptômes n'avait rien d'extraordinaire. Quant à l'impossibilité de détruire la rotation en dehors, on se l'expliquait très facilement par la même hypothèse d'un engrènement osseux et par un état de spasme permanent des muscles fessiers.

Du reste, si on n'avait point là une fracture du col fémoral, à quelle autre lésion pouvait-on avoir affaire ? Ce ne pouvait être à une fracture du sourcil cotyloïdien, car il n'y avait pas de crépitation ; le raccourcissement était persistant, malgré les tractions opérées sur le pied, et la rotation en dehors ne pouvait être détruite. Était-ce à une maladie chronique de la hanche antérieure à la chute? Cette hypothèse, à laquelle on ne se fût pas arrêté un instant si on eût eu affaire à un sujet intelligent, ne fut point rejetée tout d'abord, grâce aux réponses incohérentes du malade et à son insouciance pour sa santé, elle fut même adoptée, pour ainsi dire, définitivement par M. Pétrequin. Cependant, comme il avait travaillé jusque-là sans se plaindre de la hanche droite, comme il n'y souffrait que très médiocrement à ce moment même, on crut devoir encore rejeter cette idée.

Enfin pouvait-on supposer une luxation du fémur? Mais aucune des espèces connues ne ressemblait au cas qu'on avait sous les yeux.

En effet, pour ne prendre que les symptômes les plus saillants dans chaque espèce, dans les luxations *sous-pubienne* et *ischiatique*, on trouve un allongement considérable, et nous avions, dans le cas qui nous occupe, un raccourcissement de 1 centimètre et demi. Dans l'espèce *sacro-sciatique* et dans celle qui se fait *dans la fosse iliaque*, le membre est dans la rotation en dedans; de plus, le raccourcissement est de 1 pouce et souvent davantage; tandis qu'ici il ne dépassait pas 1 demi-pouce, et la rotation du pied se faisait justement dans un sens opposé. Enfin le signe pathognomonique de la luxation *sus-pubienne*, la tumeur dure et arrondie soulevant le pli de l'aine (A. Cooper), faisait complétement défaut dans le cas que nous citons, et le raccourcissement était de moitié moindre que celui que les auteurs attribuent au déplacement qui a lieu sur le pubis.

De toutes les lésions que nous venons de passer en revue, il n'y avait donc que la fracture du fémur qui réunît en sa faveur quelques signes de quelque importance; aussi l'opinion générale fut-elle qu'on avait affaire à une solution de continuité du col fémoral. Cependant, vu l'obscurité du cas, le diagnostic fut ajourné; on attendit des lumières des examens ultérieurs et du dégorgement de la hanche; le membre fut immobilisé dans une grande gouttière, et on prescrivit une nouvelle application de sangsues sur le siége du mal.

Les jours suivants, le cas était toujours des plus obscurs; le malade fut examiné tous les matins par les élèves et les docteurs présents aux visites; des discussions contradictoires s'élevèrent sur ce sujet, mais l'idée d'une luxation de la hanche fut toujours celle qu'on accueillit avec le moins de faveur.

Le 17 novembre, M. Barrier voulut s'entourer de toutes les lumières possibles pour s'éclairer avant que le temps d'agir ne fût passé, et pour pouvoir manœuvrer sans obstacle, le malade fut transporté à l'amphithéâtre des opérations et soumis à l'inhalation de l'éther. On espérait par ce moyen détruire l'état spasmodique des muscles rotateurs de la hanche, que l'on supposait maintenir les fragments osseux, et puis on voulait ne pas être arrêté par la douleur pendant les tentatives nécessaires pour détruire l'engrènement des fragments osseux et pour arriver à un éclaircissement complet.

Le malade fut très long à s'endormir, et cette circonstance très heureuse permit de faire, à un jour meilleur et devant de nombreux témoins, un examen plus minutieux encore que tous ceux qui avaient précédé. Grâce à cette étude, faite dans de meilleures conditions, et grâce surtout au dégorgement survenu dans la hanche par suite de l'immobilité et de l'emploi des sangsues, on commença à douter de l'existence de la prétendue fracture du fémur, et l'idée d'une luxation extraordinaire parut moins improbable.

Voici, en effet, ce qu'on observa pendant la demi-heure qu'on employa à administrer l'éther : le raccourcissement était le même que le lendemain de l'entrée du malade, la rotation en dehors était toujours aussi prononcée, on remarquait toujours une légère adduction du membre; mais au niveau de l'épine iliaque antérieure inférieure, sous le muscle tenseur du fascia lata, on sentit manifestement une tumeur profondément située sur la même ligne verticale que l'épine iliaque antéro-supérieure; les mouvements de flexion et de rotation imprimés au membre avaient dans cette tumeur un retentissement évident. En procédant d'avant en arrière, à quelques travers de doigt, on sentait une nouvelle élévation dure, anguleuse, située au même niveau que la précédente, un peu en arrière de la région où l'on supposait la cavité cotyloïde; celle-ci, comme la première, donnait la sensation d'un déplacement, à travers l'épaisseur considérable des parties molles qui la recouvraient, lorsqu'on imprimait des mouvements à l'extrémité inférieure du fémur. Ces déplacements légers avaient lieu en même temps dans l'une et l'autre tumeur; on les reconnaissait à la main appliquée sur la région, et l'œil apercevait un léger soulèvement de l'aponévrose fascia lata pendant le mouvement d'extension forcée et d'adduction.

A ces signes, on reconnut le grand trochanter en arrière, et la tête fémorale en avant. On jugea qu'elle était placée sur le bord supérieur et antérieur du sourcil cotyloïdien, et le col, dans cette hypothèse, était couché sur la cavité cotyloïde, le grand trochanter était en arrière de cette cavité. Ainsi s'expliquait l'aplatissement de la fesse et la rotation exagérée du membre en dehors.

Après une demi-heure au moins d'administration de l'éther, le malade est insensible, et le système musculaire dans un état de complète résolution. On procède alors à la réduction. Un drap plié par le milieu est fixé à la partie inférieure de la cuisse, et les deux chefs sont confiés à quatre aides. La contre-extension est faite au moyen d'une pièce de linge passant sous le périnée et remontant derrière et devant le tronc. L'extension fut d'abord faite suivant la direction actuelle du membre, puis dans le sens de l'adduction; tandis que, de son côté, le chirurgien cherchait à repousser la tête du fémur d'avant en arrière et de haut en bas dans la cavité cotyloïde. Ce procédé n'ayant pas réussi, l'opérateur la fit recommencer; mais la modifia en commandant aux aides qui faisaient l'extension d'exécuter la manœuvre en deux temps, de tirer d'abord suivant l'axe du membre, puis de fléchir la cuisse sur le bassin. La traction dure une minute environ; alors, pendant que les aides relèvent les chefs du lacq, le chirurgien fléchit brusquement la cuisse au moyen de son avant-bras droit engagé sous le jarret du malade, en même temps qu'il porte le membre dans l'adduction et la rotation en dedans.

Aussitôt on entendit très distinctement le bruit de la tête qui rentrait dans la cavité cotyloïde. Dès ce moment, la cuisse, ainsi que le genou et le pied, ont été ramenés dans la position normale, et tous les mouvements ont pu être exécutés avec facilité.

. Il ne reste plus au malade qu'une légère hydarthrose du genou, qui existait déjà avant la réduction de la luxation, et qui sans doute est le résultat du coup qu'il s'est donné en frappant contre la porte.

La première question qu'on se pose après la lecture de ces faits est la suivante : La luxation est-elle complète ou incomplète?

On sait que tous les auteurs qui ont écrit sur la matière jusqu'à nous rejetaient la possibilité de déplacements incomplets pour l'articulation de la hanche : A. Cooper n'en a jamais vu, Boyer nie qu'ils soient possibles.

La science paraissait fixée sur ce point, lorsque M. Malgaigne, dans une lettre écrite à l'académie de médecine, il y a quelques années, vint attaquer cette doctrine, et la remplacer par une théorie toute nouvelle, fondée sur l'étude anatomique des parties et sur des expériences faites sur le cadavre. Suivant cet auteur, les luxations du fémur observées jusqu'à lui étaient des luxations incomplètes; il niait même la possibilité des luxations complètes.

Les faits ne manquèrent pas de réfuter ces assertions, et leur auteur lui-même avoue, dans son *Anatomie chirurgicale*, avoir disséqué un cas où le fémur était complètement luxé sur l'os des iles. On étudia de nouveau les faits, et il fut démontré que la théorie des luxations incomplètes ne reposait sur aucune autopsie; la conformation des surfaces articulaires parut à son tour rendre impossible cette espèce de déplacement. En effet, la tête du fémur est sphérique et très-polie; le sourcil cotyloïdien présente l'arête de deux plans inclinés, l'un sur l'os des iles, l'autre vers la cavité cotyloïde. Dès lors, si la tête du fémur ne s'éloigne pas assez de la cavité cotyloïde pour déborder ou déchirer le bourrelet cotyloïdien, elle retombe dans cette cavité, et il y a réduction spontanée, ou bien elle s'échappe par l'un des côtés de l'articulation, et la luxation est complète nécessairement. (Laugier, *Dict. de méd.*, art. *Luxation de la hanche.*)

A coup sûr, les choses se passeraient ainsi, si les luxations se produisaient sur des pièces sèches; mais, si l'on suppose, ce qui se passe toutes les fois qu'une luxation est produite sur le vivant, que les parties molles, muscles et ligaments, peuvent subir une dilacération d'une certaine étendue et d'une certaine forme, de manière que la tête du fémur puisse s'arrêter et se fixer sur le sourcil cotyloïdien, ce raisonnement n'est plus applicable, ou il doit subir des exceptions qui le détruisent, entre autres celle de l'observation rapportée par M. Baron.

Aussi ce fait a-t-il été considéré à peu près par tous les chirurgiens comme établissant, d'une manière irréfragable, l'existence des luxations fémorales incomplètes.

Nous avouerons cependant que l'opinion des anciens nous paraît encore la mieux fondée. Pour essayer de le démontrer, prenons pour point de départ une définition scolastique. Une luxation est complète, lorsque les surfaces osseuses contiguës se sont abandonnées d'une manière complète. Or, dans les cas cités, où est la surface osseuse ayant un rapport de contiguïté? La tête du fémur n'est plus dans la cavité cotyloïde, elle repose sur le bourrelet cotyloïdien; or, ce bourrelet est un ligament et non une surface osseuse; et, si l'on veut aller plus loin, ce n'est pas avec sa surface interne que le fémur a des rapports, mais bien avec sa face capsulaire.

Nous croyons donc, après cette étude plus sévère, je dirais presque plus grammaticale de la question, que la luxation sus-cotyloïdienne est une luxation complète.

Ajoutons toutefois, en terminant cette discussion, que cette question a peut-être moins d'importance pratique qu'on ne croirait au premier abord. Sans doute, il est très important pour la science que son langage soit sévère et exact, et nous ne sommes pas de ceux qui croient qu'une notion anatomique soit jamais inutile; mais, que la théorie de M. Malgaigne soit vraie ou fausse, que les déplacements doivent s'appeler incomplets ou complets, il n'y a rien à refaire dans l'histoire des symptômes, du pronostic des luxations de la hanche.

La suite au prochain numéro.

Observation sur un état particulier d'ivresse alcoolique revêtant *d'emblée* les caractères du *delirium tremens*, avec des paroxismes convulsifs, chez un sujet qui jusque-là n'avait ressenti aucune atteinte de cette affection; par le docteur FONTERET.

Le sujet de cette observation est un homme, âgé de 42 ans, exerçant la profession de marinier (Modère). Doué d'un tempérament sanguin, il n'a déjà plus cette force de constitution où il puisait, à une autre époque, une sorte d'immunité pour toutes ses infractions aux lois de l'hygiène. Il a été atteint successivement, dans ces dernières années, de deux maladies inflammatoires, l'une du poumon, l'autre de l'intestin; et, depuis, l'aphonie et la toux reviennent souvent; le lendemain d'un excès de boisson, il souffre, il a du malaise, des nausées, des aigreurs, des vomituritions.

Le treize août 1849, jour de fête des mariniers du quartier de la Quarantaine, où demeure cet homme, il rentrait chez lui, sur le soir, après d'abondantes libations, lorsqu'il apprend qu'un de ses camarades en état d'ivresse vient de se noyer, et que le frère de ce malheureux va certainement partager le même sort si on ne lui porte secours au plus vite.

G***, quoique passablement aviné, retrouve tout son sang-froid à l'idée du péril que court un de ses camarades : il se dirige en toute hâte vers la rivière, s'y jette et est assez heureux pour le ramener sain et sauf.

Au sortir de l'eau, il se sentit, dit-il, *tout saisi.* Mais le sentiment de malaise qui était au fond de cette expression, n'avait rien que de vague encore.

Plus tard, dans la nuit, à ce malaise se joignent l'agitation, l'insomnie, le délire. En proie à d'incessantes hallucinations de l'ouïe, G*** se lève à plusieurs reprises, court à sa porte qui donne sur la rue, l'ouvre, fait quelques pas en dehors et répond confusément à des voix imaginaires qu'il croit entendre appeler au secours.

Mais la faiblesse de ses jambes et les efforts de sa femme ne lui permettent pas d'aller bien loin; il regagne péniblement son lit où il continue à délirer.

Cependant, quand le jour parut, il ne restait plus qu'un peu de malaise, et G** sortit avec l'intention de vaquer aux travaux ordinaires de sa profession. Pour se reconforter, il but dehors un petit verre d'élixir. A dater de ce moment, il sentit vaciller ses jambes et s'aperçut qu'un léger tremblement agitait les membres supérieurs; puis, survinrent des nausées et un malaise tel qu'il lui fallut rentrer pour se mettre au lit. Pendant le trajet, il fut obligé de cotoyer les murailles pour s'y appuyer, tant il chancelait sur ses jambes : il présentait, *à ce qu'il dit lui-même,* l'aspect d'un homme complétement ivre.

Quelques boissons aqueuses tièdes lui furent données; et, à plusieurs reprises, ainsi qu'il le pratique souvent avec succès le lendemain d'un excès de boisson, il tenta de se débarrasser de ses nausées en provoquant le vomissement à l'aide du doigt introduit dans le pharynx. Ces manœuvres n'aboutirent qu'à déterminer des efforts plus violents, mais toujours infructueux.

Il y eut ensuite alternativement de l'agitation et de l'assoupissement avec respiration bruyante et réveil en sursaut; avec l'agitation, le délire et les hallucinations de l'ouïe reparurent : délire sans fureur pendant lequel le malade, préoccupé du malheur de la veille, n'avait sous ses yeux que des noyés, et, croyant sans cesse entendre demander du secours, quittait précipitamment sa couche dès qu'on cessait de le surveiller et de le contenir.

Enfin, vers cinq heures du soir, au sortir d'un état plus prolongé de somnolence, suivi d'une nouvelle tentative pour échapper à ses gardiens, tout-à-coup le malade pousse des cris étouffés, grince des dents à les briser, se raidit, et de violentes convulsions se déclarent.

Appelé en ce moment auprès du malade, je fus tellement frappé, en l'approchant, de l'odeur alcoolique de son haleine que, de prime-abord et sans aucune information, je soupçonnai un empoisonnement alcoolique dont les phénomènes qui me restent à décrire n'auraient été que l'expression individuelle.

G*** crie, rugit, articule des sons inintelligibles, et, pendant que deux hommes vigoureux lui tiennent les bras, non sans beaucoup d'efforts pour l'empêcher de se blesser, le torse se courbe brusquement dans le sens de la flexion, puis se redresse et retombe sur le lit pour s'infléchir encore avec violence l'instant d'après.

Un mouvement salutaire de détente a lieu, pendant lequel les convulsions cessent et les mâchoires se laissent écarter.

Je profitai de ce moment de relâche pour questionner le malade qui ne me répondit pas, mais qui me parut entendre. Il me montra, en effet, sa langue que je demandai à voir : elle était humide, *tremblottante,* et offrait un pointillé rouge-vif vers la pointe et sur les bords. — Je m'assurai aussi, en faisant boire le malade, que la déglutition s'exécutait bien.

Presque aussitôt les secousses convulsives reparurent sans avoir rien perdu de leur intensité, et tout annonçait pendant leur durée que la perte de connaissance était complète.

Malgré ces violents mouvements, il y a peu de chaleur à la peau; les pieds, les mains, le front et le visage sont même froids, quoique cette dernière partie soit couverte de sueur. Des sinapismes, promenés sur les extrémités avant mon arrivée, n'ont pu y ramener la chaleur.

Le pouls radial est petit, peu développé, sans résistance, et je ne compte pas plus de cinquante-cinq à soixante pulsations, le faciès est moins rouge qu'à l'état normal chez un sujet dont le teint est habituellement coloré.

Les yeux sont fermés : en soulevant la paupière supérieure, qui est comme crispée, on remarque une arborisation rouge très prononcée de la conjonctive et la convulsion en haut des globes oculaires. Les pupilles largement dilatées restent en cet état malgré l'approche réitérée d'une lumière vive.

Les membres thoraciques sont agités d'un tremblement manifeste lorsqu'on les soustrait au plan horizontal sur lequel ils reposent.

Ma première pensée, en face de ces accidents, avait été, comme je l'ai dit, qu'ils étaient dus à l'action de l'alcool, mais, en admettant l'intervention de cet agent comme cause, — alors que l'ingestion des boissons alcooliques remontait à plus de 24 heures, — quelle importance fallait-il attribuer à ses effets représentés par un ensemble de symptômes si opposés les uns aux autres, en vue de l'indication à remplir ?...

Ainsi ; tandis que d'un côté les convulsions générales, le délire, l'injection rouge des conjonctives, la dilatation des pupilles appparaissaient comme l'expression non douteuse d'une congestion sanguine des centres nerveux ; — d'un autre côté, l'abaissement de la température aux extrémités et à la périphérie, le ralentissement de la circulation, la petitesse et la facile dépression du pouls semblaient traduire une insuffisance des forces, et fournissaient par conséquent une indication diamétralement opposée à la précédente.

Toutefois, les phénomènes relatifs à la température et à la circulation me préoccupaient plus que tous les autres. Phénomènes éminemment généraux, ne devaient-ils pas avoir leur retentissement dans chaque viscère et s'y produire avec une physionomie analogue ? Si donc ils paraissaient coïncider avec des signes évidents de congestion cérébrale, n'étaient-ils pas, de leur nature, propres à éloigner toute idée de congestion active ?

Cette réflexion me conduisit à regarder la congestion que je redoutais comme le résultat d'une stase du sang dans les vaisseaux cérébraux, — comme une véritable congestion passive qui pouvait sans doute devenir funeste en se prolongeant, — mais sur laquelle, en définitive, je pouvais et devais très favorablement agir en dirigeant mes moyens thérapeutiques de manière à ranimer le jeu de la circulation et à rappeler la chaleur.

Dès lors, l'opposition que j'avais cru exister entre les phénomènes de calorification et de circulation d'un côté, et les phénomènes de congestion cérébrale de l'autre, n'était plus qu'apparente, et je n'avais plus à remplir qu'une seule indication pour les enrayer tous dans leur développement.

Je ne m'arrêtai pas à l'idée d'administrer un vomitif, l'estomac étant vide depuis 24 heures et le cerveau congestionné.

Restait l'emploi des excitants diffusibles, et, parmi les moyens de cette classe, l'ammoniaque m'apparaissait tout le premier, en raison de la propriété qu'on lui attribue de neutraliser les effets des vapeurs alcooliques.

Je formulai une potion avec 15 gouttes d'ammoniaque liquide et 10 grammes d'eau de laurier cerise, — à prendre en deux doses, à demi-heure d'intervalle.

Immédiatement après l'ingestion de la première moitié du mélange ammoniacal, *et bien avant que la cha-*leur eût eu *le temps de se développer*, le malade reprit, comme par enchantement, la connaissance et la parole, ouvrit les yeux, s'assit sur son lit, regardant autour de lui d'un air étonné et demandant à ses voisins dont il était environné le motif de leur présence. Pour se conformer à leur désir, il se coucha, et un sommeil tranquille remplaça bientôt l'état comateux des heures précédentes.

Convulsions, délire, hallucinations, cris, agitation même, tout cet ensemble effrayant de symptômes graves avait cessé. Le malade vit encore en songe apparemment l'objet de ses préoccupations de la veille ; car, les assistants rassurés par ce calme soudain, s'étant éloignés, G*** se réveillant en sursaut, profita de la liberté de ses mouvements pour s'élancer hors de son lit et courir à la porte de la rue. — Ce fut la dernière trace de l'altération fonctionnelle de l'encéphale. — Revenu bientôt à lui-même, il prit la seconde moitié de la potion, retourna volontiers à son lit et s'endormit de rechef.

Quand je revis le malade, trois heures après ma première visite, une chaleur halitueuse s'était répandue uniformément jusqu'aux extrémités ; l'iris avait recouvré sa mobilité, et l'injection du réseau conjonctival était à peu près nulle. Le tremblement des membres persistait à un faible degré.

Le malade me demanda d'étancher sa soif qui était brûlante et de faire cesser ses nausées qui, ayant reparu, le fatiguaient beaucoup.

Je lui donnai la limonade gazeuse avec le plus grand succès contre ces deux symptômes.

Le malade me raconta alors ce que j'ai fait connaître plus haut des accidents de la veille et ce qu'il avait fait dans la matinée de ce jour : sa sortie malgré un peu de malaise, sa rentrée nécessitée par un malaise plus grand survenu à l'occasion de l'ingestion d'un petit verre d'élixir ; m'assurant de la manière la plus formelle qu'il n'avait pris depuis la veille aucune autre boisson alcoolique. — Il conservait un vague souvenir de ses hallucinations nocturnes ; mais, à dater de l'invasion des phénomènes convulsifs, il ne se rappelait plus rien.

Le lendemain, je le trouvai levé de bonne heure, ayant bien dormi le reste de la nuit. Il se sentait seulement tout brisé, mais il n'y avait plus de tremblement musculaire ; les nausées avaient cessé et le malade accusait de l'appétit. Il mangea un potage et sortit le jour même. Aucun accident n'a reparu depuis cette époque.

CONCLUSION.

Le *delirium tremens* survient rarement d'emblée. Le plus souvent, au contraire, l'intelligence et la myotilité subissent une altération lente et progressive, jusqu'à ce qu'éclate dans toute sa violence un accès plus ou moins analogue à celui que je viens de rapporter. C'est sans doute cette différence relative au mode de développement et à la marche de la maladie qui l'a fait diviser par les pathologistes en aiguë et en chronique.

L'opium administré à dose croissante, de manière à produire le sommeil, constitue à peu près la base essentielle de la médication jusqu'ici employée dans le cas où l'accès se déclare. Cependant, et depuis longtemps déjà, l'efficacité de l'opium a été mise en doute par des praticiens éclairés. Ce qui est certain, du moins, c'est qu'il faut souvent plusieurs jours de l'emploi continu de l'opium pour amener ce sommeil réparateur.

Il était donc tout naturel de me demander, — en présence du succès si rapide obtenu par l'ammoniaque, et en le rapprochant des cas si fréquents d'ivresse guéris *avec la même instantanéité par le même moyen*, — si un tel fait n'était pas propre à démontrer l'efficacité de l'ammoniaque, dans une nouvelle série d'accidents alcooliques, c'est-à-dire dans celle qu'on a désignée sous le nom de *delirium tremens*............

C'est à l'expérience de prononcer. Aussi, n'est-ce pas une déduction pratique rigoureuse que je pose ici, mais une simple vue de l'esprit qui me semble digne de quelque attention parce qu'elle peut ouvrir la voie à de nouveaux expériments.

SOCIÉTÉ DE MÉDECINE DE LYON.

Séance du 3 Décembre 1849. — Présidence de
M. ROUGIER.

(*Extrait du procès-verbal.*)

...... M. de Polinière lit un mémoire de M. Vial, de St-Etienne (Loire), sur les bons effets de la belladone dans le traitement du tétanos traumatique. Après avoir rappelé le peu de succès des nombreux moyens proposés contre cette maladie, M. Vial s'étonne de la vogue dont l'opium a joui malgré son peu d'efficacité. L'opium est hypersthénisant et le tétanos est le résultat d'une excitation de la moëlle épinière qui exige des remèdes hyposthénisants. C'est en partant de ce point de vue que l'auteur a été conduit à administrer la belladone qui, suivant lui, a une action bien différente de l'opium, bien qu'en général on la regarde comme analogue par ses propriétés. Il a traité quatre tétanos traumatiques par la poudre de belladone; dans trois cas une guérison complète a été obtenue du huitième au quinzième jour. Dans le quatrième il y a eu revers, mais la belladone n'avait été employée que 36 heures après l'invasion. M. Vial pense qu'il faut aider à l'action de la belladone par les ventouses scarifiées, le calomel et les grands bains.

M. Devay rappelle, à l'appui des conclusions de M. Vial, les faits publiés sur les bons résultats des frictions de belladone dans le tétanos.

M. Janson ne regarde pas comme très concluants les faits cités par M. Vial. Quand le tétanos marche lentement, il guérit presque toujours comme l'a dit Hippocrate. Quand, au contraire, il est aigu, il entraîne presque toujours la mort. M. Vial doit se rappeler avoir vu dans le service de M. Janson sept cas de tétanos qui guérirent sans aucune médication.

M. Viricel insiste à son tour sur la différence signalée par M. Janson. Dans le cours de sa longue pratique il a toujours vu que lorsque le trismus n'est pas très violent dès le début et que la raideur des muscles du dos ne se manifeste pas simultanément, la guérison est facile, mais que, dans le cas contraire, quand l'opistotonos se déclare presque en même temps que le trismus, les malades meurent quoi qu'on fasse.

A l'appui de la même opinion M. Lecoq expose qu'en médecine vétérinaire, on observe souvent le tétanos sur les chevaux et sur les ânes; on en perd beaucoup quelque traitement qu'on emploie, et ceux qui guérissent le doivent presque toujours à des traitements négatifs.

M. Gubian lit une observation de péritonite aiguë consécutive à une injection vaginale et terminée par la mort. Il s'agit d'une dame dans un état d'excitation nerveuse particulière produite par la passion amoureuse et qui, dans le but de resserrer les parties génitales, se pratiqua une injection avec une infusion de roses de Provins. Peu de temps après elle éprouva des frissons, de la douleur dans le ventre, une transpiration froide, des nausées et des vomissements : son pouls devint petit, fréquent, serré, sa figure anxieuse, et malgré les moyens les plus énergiques elle mourut d'une péritonite aiguë au bout de trois jours. Cette dame avait cependant pratiqué maintes fois des injections qui avaient été innocentes. D'après ce fait, M. Gubian combat l'opinion des médecins qui regardent les injections comme complètement dépourvues de danger. Il pense que les injections peuvent amener la mort, soit par la pénétration du liquide dans le péritoine, soit par celle de l'air dans les sinus utérins, et que dans les fortes émotions morales l'absorption de la matrice est plus active; et ces accidents plus redoutables. M. Gubian conclut en résumé qu'on doit proscrire les injections à la suite de l'accouchement, de l'avortement, de l'écoulement menstruel et des fortes émotions.; que, si elles sont nécessaires pour expulser des caillots ou des débris de placenta, il faut avoir soin de les faire peu abondantes, avec douceur, peu enfoncer la canule et préalablement bien chasser l'air de la seringue.

M. le président appelle la suite de la discussion sur le choléra et invite les membres de la société à examiner surtout cette double question : 1° la maladie qui existe épidémiquement à l'hôpital militaire est-elle le choléra? 2° existe-t-il des cas de choléra en ville?

M. de Polinière expose que, d'après ses renseignements, le chiffre actuel des malades à l'hôpital militaire est de 43, dont 23 morts, parmi lesquels trois infirmiers. Pour lui, il n'y a pas de doute que la maladie dont ils sont atteints ne soit le véritable choléra asiatique. Tous les médecins qui ont vu les malades ne peuvent avoir d'autre opinion; tous les faits sont évidents. A l'hospice de la Charité, qui est attenant à l'hôpital militaire, on n'a observé encore aucun cas. Quant à l'Hôtel-Dieu, il en a présenté 9 jusqu'à ce jour, dont 6 importés par des individus venant du midi et 3 sur des individus de Lyon. Du reste, l'état sanitaire des hôpitaux est satisfaisant, et en ville il n'existe aucun cas de choléra.

MM. Elysée Levrat, Gromier et Rambaud, émettant la même opinion sur la nature de la maladie observée à l'hôpital militaire.

M. Gauthier communique l'observation d'une femme auprès de laquelle il a été appelé en ville, et qui a présenté quelques-uns des signes du choléra.

M. Montain demande s'il est utile d'accréditer la nouvelle de l'existence du choléra à Lyon.

M. Pointe ajoute à la liste des six cas importés à Lyon dont a parlé M. de Polinière, un 7ᵉ cas qu'il a observé, dans son service à l'Hôtel-Dieu, sur un jeune homme venant d'Afrique.

M. Diday propose de faire une démarche officielle auprès de l'autorité et de se mettre à sa disposition pour l'organisation des secours. M. le président fait observer que le service des secours est déjà complétement préparé.

La séance est levée à 8 heures.

SOCIÉTÉ MÉDICALE D'ÉMULATION.

Séance du 20 novembre 1849. — Présidence de M. Teissier.

Le procès-verbal de la séance précédente est lu et adopté.

M. Passot expose l'état très singulier d'une malade à laquelle il donne des soins depuis quelque temps, c'est une demoiselle de trente-six ans, grande, forte, d'une constitution vigoureuse, raccommodeuse de dentelles. Elle s'est bien portée jusqu'à la mort de sa mère arrivée il y a deux ans; depuis ce moment, sans doute sous l'influence d'un chagrin profond, sa santé s'est dérangée: elle a éprouvé d'abord un sommeil difficile, des rêves effrayants, des cauchemars très pénibles, puis elle est devenue sujette à des crises nerveuses qui, après avoir été assez rares dans les premiers temps, ont fini depuis quelques mois par reparaître un grand nombre de fois dans la même journée. — Ces crises sont assez courtes : la malade pâlit, ses muscles se raidissent, il lui semble que quelque chose lui grimpe des genoux sur le reste du corps; sa respiration s'accélère, puis surviennent une foule d'hallucinations : elle entend des bruits divers, elle voit des objets de forme monstrueuse, des gens qui lui tirent la langue; dans toutes les crises elle a la sensation d'une odeur très prononcée, odeur qui n'est pas toujours la même.

De plus, le côté gauche de la face se contracte, la parole devient difficile, il y a des tremblements convulsifs de la langue, la crise se termine par de nombreuses éructations. Tout cela dure quelques secondes puis cesse pour recommencer bientôt; sa mémoire est à peu près perdue, plusieurs médecins ont traité cette malade et ont épuisé chez elle la liste des anti-spasmodiques: musc, camphre, quinquina. M. Passot a essayé le fer associé au manganèse. Soit influence de ce moyen, soit simple coïncidence, les crises ont cessé pendant cinq jours, puis elles ont reparu comme auparavant.

M. Bouchet croit à la nature hystérique des accidents qu'éprouve cette malade, et il est porté à penser, malgré l'absence de symptômes fonctionnels, que la matrice, ou du moins le col de cet organe, est le siège d'un engorgement ou d'une lésion inappréciable qui serait le point de départ des phénomènes observés.

M. Bouchet a vu, dans ces derniers temps, au Perron, une femme qui depuis quatre ans était sujette à des crises hystériques violentes; elle avait un renversement de l'utérus, dont la cessation obtenue à l'aide d'un pessaire n'eût aucune influence sur les crises; mais un petit polype ayant été constaté et enlevé, celles-ci disparurent immédiatement.

M. Lavirotte ne partage pas tout-à-fait l'opinion de M. Bouchet sur la nature hystérique de cette maladie, il croirait plutôt à l'existence d'hallucinations indépendantes de toute affection utérine; au reste, il reconnaît la fréquente inefficacité des moyens à employer contre l'hystérie. Depuis quelque temps il donne des soins à une personne de 38 ans, non mariée, sujette à de violentes attaques d'hystérie. La saignée, les sangsues, les anti-spasmodiques de toutes sortes, les ferrugineux, n'ont eu aucun effet; elle se trouve beaucoup mieux en ce moment sous l'influence de l'exercice à pied et en voiture.

La séance est levée.

NOUVELLES ET FAITS DIVERS.

Installation du chirurgien-major de l'Hôtel-Dieu de Lyon. — Le conseil d'administration des hôpitaux et hospices procèdera, samedi 29 décembre, à six heures précises du soir, dans la salle du conseil à l'Hôtel-Dieu, à l'installation de M. Barrier, en qualité de chirurgien en chef, en remplacement de M. Pétrequin. Le chirurgien en chef sortant et le récipiendaire prononceront un discours.

— *Vente des Poisons.* — On sait que chez nos voisins d'outre-Manche le commerce des drogues et des poisons est parfaitement libre, et que le premier venu peut se faire délivrer de l'arsenic, de la strychnine, de l'acide hydrocyanique. Les accidents, les suicides et les empoisonnements se multiplient de plus en plus depuis quelques années. Aussi la Société pharmaceutique de Londres et l'Association provinciale des médecins viennent-elles de s'émouvoir et de nommer une commission chargée de présenter un ensemble de mesures propres à prévenir les accidents si fréquents d'empoisonnement. Nous doutons, avec le système de liberté qui existe en Angleterre, que nos confrères arrivent sur ce point à un résultat quelconque.

Le Rédacteur en chef   F. Barrier

LYON. IMPR. DE RODANET ET COMP., RUE DE L'ARCHEVÊCHÉ, 3.

ANNONCES.

****

PREMIERE ANNÉE N° 24 31 DECEMBRE 1849.

GAZETTE MÉDICALE
DE LYON,

Publiée par M. **BARRIER**, Chirurgien en chef désigné de l'Hôtel-Dieu de Lyon.

La GAZETTE MÉDICALE DE LYON paraît deux fois par mois. — On s'abonne, à Lyon: chez Ch. SAVY, place Louis-le-Grand, 14 ; chez Mme PHILIPPE, rue St-Dominique, 7 ; — à Paris, chez V. MASSON ; — à Montpellier, chez SÉVALLE ; — à Strasbourg, chez DÉRIVAUX ; — L'abonnement est de 12 fr. par an pour Lyon, 13 fr. pour le reste de la France. — Les réclamations, lettres, travaux, doivent être affranchis et adressés à M. BARRIER, rue d'Oran, 2. — Pour les annonces, s'adresser à l'imprimerie du journal.

AVIS. — Nos Abonnés recevront la Table de cette année avec le premier numéro de l'année prochaine, qui leur sera envoyé.

BULLETIN.

Révocation du directeur de l'École de médecine de Lyon. — Installation du chirurgien en chef de l'Hôtel-Dieu.

Par arrêté de M. le ministre de l'instruction publique, M. le professeur Sénac vient d'être révoqué des fonctions de directeur de l'Ecole préparatoire de médecine de Lyon. Cette mesure a vivement ému le corps médical. Les collègues de M. Sénac, convoqués par leur doyen d'âge, M. Montain, ont adressé au grand-maître de l'Université un exposé des faits dont l'appréciation a provoqué sa sévérité. La Société nationale de médecine que M. Sénac a eu long-temps l'honneur de présider, s'est empressée de transmettre à M. de Parieu l'expression de sa sympathie pour l'ancien chef de notre Ecole, et le vœu de le voir réintégrer. Les circonstances qui ont motivé la destitution de notre honorable confrère se rattachent à l'affaire de juin. L'Ecole de médecine de Lyon, de même que le Conservatoire des Arts et Métiers à Paris, avait été désigné par un certain nombre d'insurgés pour lieu de réunion. M. Sénac, ainsi que M. Pouillet, n'a pu s'opposer à l'envahissement de l'établissement confié à sa garde. Ce n'est point ici le lieu de discuter s'il était possible d'agir autrement. Tout ce que nous pouvons dire, c'est que M. Sénac était entouré de l'estime publique ; qu'il remplissait depuis près de vingt ans des devoirs difficiles avec un zèle et un dévouement auxquels professeurs, médecins et élèves sont heureux de rendre hommage.

—C'est samedi dernier, 29 décembre, que le Conseil d'administration des hospices civils a procédé, dans une séance solennelle et publique, à l'installation de M. Barrier, en qualité de Chirurgien en Chef de l'Hôtel-Dieu. M. Pétrequin, Chirurgien en Chef sortant, a lu un discours présentant le compte rendu

---

Feuilleton.

* * *

Notice historique et médicale sur l'Hospice du Perron (à Oullins), par E.-R. PHILIPEAUX. (Travail présenté à l'administration des hôpitaux et hospices civils de Lyon.)

(Suite.)

ETUDES HISTORIQUES.

Les anciens titres déposés aux archives des hôpitaux, ou bien à celles du département du Rhône, nous apprennent bien que le nom du *Perron*, imposé à ce domaine, remonte à une époque fort reculée, mais ne nous font pas connaître pourquoi cette terre reçut une pareille dénomination. M. Cochard assure toutefois (1) que le nom sous lequel cette propriété est connue lui vient de ce qu'un large Perron avait été établi au-devant de la principale porte d'entrée de son édifice, perron qui n'existe plus aujourd'hui comme je l'ai dit en décrivant la topographie de ce domaine.

Si l'histoire se tait, du moins sur l'origine de son nom, elle nous apprend que dans le douzième siècle, un chanoine de l'église de Lyon, nommé Robert Ruffi, légua aux pauvres de cette ville une aumône de 20 s. par an à prendre sur la maison située au cloître et sur sa grange d'el Perron à Oullins. Nous voyons, en 1448, Jean d'Amauzé, fondé de pouvoirs de l'archevêque Charles de Bourbon, aliéner à Jean Jaillard une terre et un emplacement situés sur la commune d'Oullins, où existait autrefois une maison nommée du Perron. Par des acquisitions pro-

(1) Notice sur le Perron, archives statistiques du département du Rhône, deuxième volume.

sommaire de ce qu'une pratique de six années lui a fourni de plus. intéressant , et des travaux originaux qu'il a accomplis dans ce laps de temps. Les principaux développements ont porté sur la cataracte noire , sur les hernies, sur la méthode nouvelle de traitement des anévrismes par la galvano-puncture, sur certaines tumeurs sanguines, sur le traitement des abcès froids , sur la phlébite traumatique , etc. Ce discours a été écouté avec un grand intérêt qui se renouvellera , nous n'en doutons pas, à la lecture. Il est vrai que les travaux et les idées du docteur Pétrequin sur ces divers sujets étaient déjà connus pour la plupart par des publications antérieures, mais leur rapprochement, en montrant l'ensemble, a fait mieux saisir leur portée et apprécier le succès des efforts de notre honorable confrère pour signaler son passage à l'Hôtel-Dieu par des travaux considérables.

M. Barrier, le récipiendaire, a pris pour sujet de son discours l'histoire des progrès de la médecine opératoire au xixe siècle. Notre position particulière vis-à-vis du rédacteur en chef de ce journal ne nous permet pas de reproduire ici les éloges que nous a paru mériter le discours de M. Barrier. L'auditoire l'a témoigné par des marques non douteuses, et nous espérons que les lecteurs de la *Gazette Médicale* ratifieront cette approbation en lisant le travail du chirurgien en chef de l'Hôtel-Dieu, dans le prochain numéro. Notre honorable confrère arrive au poste éminent du majorat, entouré de l'estime et des sympathies de tous ceux qui connaissent ses antécédents, et nous osons dire, sans craindre que notre amitié pour lui ne rende nos paroles suspectes, qu'il n'a qu'à persévérer dans ses habitudes de travail pour voir encore augmenter ces sentiments , et recueillir la récompense

---

gressives que les possesseurs de ce domaine se déterminèrent à faire , cette terre devint bientôt une propriété considérable. On y éleva, même un château fortifié , c'est du moins ce qu'établissent des lettres patentes déposées aux archives du département et accordées à Claude Besson, chevalier et citoyen de Lyon, en juillet 1518 , par le roi François Ier.

Au commencement du seizième siècle , en effet, Claude Besson, ayant reçu en héritage de son oncle Antoine Besson, chanoine de St-Paul, la terre du Perron , résolut de relever le château qui menaçait ruine. Il s'adressa à François Ier , qui lui permit, pour le récompenser de bons et agréables services qu'il lui avait rendus, et pour la décoration et la sûreté du pays, « de faire reconstruire cet édifice , de le fortifier de tours rondes et carrées, murailles, avant-murs percés à canonières , créneaux , barbacanes , machicoullis, fossés, pont-levis , barrières et autres choses convenables à place et maison forte, » pourvu toutefois qu'il obtint le consentement du seigneur duquel la place et le château en ruine relevaient.

Le roi François Ier tenait sans doute beaucoup à ce que l'entérinement de ces lettres n'éprouvât aucune difficulté , car la missive suivante, conservée aux archives des hôpitaux , signée de sa propre main et adressée au procureur général de l'arche-

---

due à son mérite autant qu'à son caractère.

A. L.

Considérations générales sur l'enseignement clinique.

— Discours prononcé à l'ouverture du cours de clinique médicale, le 15 novembre 1849 , par le dr POINTE, professeur à l'Ecole préparatoire de médecine et de pharmacie de Lyon.

Messieurs ,

La clinique médicale est cette branche de la médecine qui apprend à connaître et à traiter les maladies internes, en soumettant à l'appréciation de nos sens et de notre intelligence tout ce qui , dans l'histoire des maladies observées sur les malades eux-mêmes , peut être étudié et jugé par les agents esentiels de nos relations.

Les avantages de ce mode d'enseignement sont si grands qu'ils ont dû frapper les hommes de toutes les époques ; aussi croyons-nous qu'il est presqu'aussi ancien que la médecine elle-même , et qu'il doit, par conséquent, comme elle , se perdre dans la nuit des temps. Pendant longtemps et jusqu'à nos jours , il ne consistait que dans cette espèce de patronage que tout médecin expérimenté et de grand renom exerçait sur un petit nombre de disciples qui suivaient sa pratique, soit au domicile , soit dans les hôpitaux.

Cette manière d'apprendre la médecine sur les malades même avait son prix et paraît avoir été appréciée à sa juste valeur, puisqu'elle a duré un assez grand nombre de siècles. Datant, comme nous l'avons dit , presque de l'origine de l'art , il n'y a pas bien longtemps qu'elle était encore l'unique source de l'enseignement pratique , et qu'elle fournissait des hommes

---

vêque de Lyon, seigneur direct, duquel le fief du Perron relevait, atteste bien tout l'intérêt qu'il prenait à cette affaire.

« *A notre cher et bien aimé le Procureur-Général de notre ami*
« *et féal cousin et conseiller l'archevêque de Lyon.* .

« De par le Roy.

« Cher et bien aimé nous avons octroyé nos lettres patentes en
« forme de chartes à notre cher et bien aimé Claude Besson,
« trésorier général de notre très chère et aimée cousine la mar-
« quise de Montferrat, par lesquelles lui avons permis de clorre et
« fortifier sa maison du Perron, assise en la paroisse de Lyon, en
« Lyonnais , et sous la juridiction de notre aimé et féal cousin
« et conseiller l'archevêque de Lyon, et pour ce que nous dési-
« rons qu'il joysse du contenu en nos dites lettres, nous vous ..
« prions bien affectueusement en consentir l'entérinement sans
« luy donner aucun empeschement en icelle , et vous nous ferez
« plaisir très agréable en ce faisant.

« Donné à Bloys, le xj , jour de novembre.   ··

« Signé Françoys.
(Et plus bas :) « Signé Robertet (1).

---

(1) Lettre extraite des archives des hôpitaux.

d'un profond savoir et d'une haute réputation ; l'un d'eux , M. le docteur de Labonardière, correspondant de l'Académie royale de médecine , se plaisait à nous raconter qu'il devait ses connaissances dans l'art de guérir au savant Gilibert, dont il avait reçu les conseils et suivi les visites à l'Hôtel-Dieu de Lyon. Les fils de ces deux médecins, Gilibert et Labonardière , dirigés et instruits aussi par les leçons paternelles, sont devenus , à leur tour, des médecins qui honorent le corps médical de notre époque. Cette espèce de tradition des bonnes doctrines , qui se transmet ainsi du maître aux élèves , comme du père au fils , dans des entretiens familiers, a quelque chose de patriarcal qui plaît au cœur de l'homme de bien.

Ce n'est pas seulement dans l'enseignement de la médecine que l'on a vanté l'étude de la nature , mais aussi dans celui de tous les arts qui l'ont plus ou moins directement pour objet ; c'est dans ce sens qu'un poète célèbre a dit :

« Oui, tes livres sont bons, mais moins que la nature ;
« Rarement on l'y voit peinte sans imposture.
« . . . .
« . . . .
« Et quand ils m'offriraient une image fidèle ,
« Que me fait le tableau lorsque j'ai le modèle !
« Celle dont je puis voir les véritables traits,
« Je ne la cherche point dans de vagues portraits ;
« L'objet me frappe plus qu'une froide Peinture ;
« Un coup-d'œil, quelquefois, vaut un an de lecture. »

Or, l'étude clinique de la médecine, c'est l'étude de la médecine sur la nature même ; l'étude de la maladie sur le malade même. Là , sans se préoccuper des théories et des systèmes , on regarde , on observe, on juge. L'excellence de cette méthode n'a donc pas besoin d'être autrement démontrée , puisqu'il est reconnu par tous que la nature est le meilleur des livres , et que c'est dans ce livre seul qu'il faut chercher des connaissances positives sur la médecine pratique.

Ce ne fut que dans le courant du siècle dernier qu'un enseignement clinique bien organisé prit place parmi les diverses branches des sciences médicales que l'on professait dans les écoles , et le célèbre Corvisart fut le premier investi de cette chaire dans la Faculté de Paris. Depuis lors , le gouvernement en a créé dans tous les établissements consacrés à l'enseignement des sciences médicales , et quoique chacune de ces écoles compte maintenant plusieurs cours de clinique, nous avons la conviction que leur nombre s'accroîtra encore, car les services qu'ils rendent sont, chaque jour, mieux appréciés.

Pour donner une idée de ces services, traçons un tableau de cet enseignement. La clinique, telle qu'elle se professe aujourd'hui dans les hôpitaux , a pour but: 1° de guérir ou , au moins , de soulager et de prolonger l'existence des malades ; 2° de compléter l'éducation médicale des étudiants. Un professeur de clinique a donc, en quelque sorte, deux ordres de devoirs à remplir , et comme médecin d'hôpital et comme professeur ; les premiers lui commandent un entier dévouement à ses malades pour la guérison desquels il doit être constamment prêt à faire tous les sacrifices ; il doit, en outre, au même titre , celui de médecin d'hôpital , remplir des devoirs d'ordre d'économie, de morale et de progrès, sans lesquels les hôpitaux les mieux établis ne pourraient prospérer, sans lesquels la dette de la société envers les pauvres ne pourrait

---

être acquittée ; mais là se bornent ses premiers devoirs, et pourvu qu'il les remplisse de telle sorte que, sous ces différents rapports, sa conscience ne lui reproche rien. Le médecin d'hôpital pourra et même devra, s'il n'est pas professeur, employer tous les moyens de rendre son service prompt et facile ; c'est pour arriver à ce résultat que l'on a introduit dans les hôpitaux l'usage des formulaires, des cahiers de visite pour la médecine, la pharmacie et le régime, et c'est à ces moyens que l'on doit la rapidité et la régularité avec lesquelles se font les visites ; rapidité qui étonne les gens du monde, qui a, quelquefois, excité leur raillerie, et qui s'explique cependant facilement par les mesures d'ordre adoptées dans ces établissements charitables.

Mais à côté de ces devoirs d'humanité qu'il a à remplir comme médecin, il en a d'autres, et souvent différents, à remplir comme professeur. Il faudra qu'il fasse plus et qu'il fasse autrement ; il ne suffira pas qu'il observe et qu'il procède de la manière la plus abrégée possible, comptant pour l'exécution sur l'accord et sur l'intelligence des chirurgiens internes et externes, pharmaciens et servants qui le suivent ; il faudra, au contraire, qu'il prenne toutes les phases par lesquelles passent les malades avant d'arriver à une terminaison quelconque, qu'il fasse sortir toute l'importance des préceptes de la thérapeutique qu'il mettra en pratique, et qu'il les pose en un langage qui doit être, à la fois, clair, précis et surtout très explicite. Ainsi, il ne se contentera pas de désigner les remèdes par leurs vertus générales ; il ne dira pas une potion calmante, une potion antispasmodique, mais il dira le nom particulier et les doses des substances narcotiques ou antispasmodiques qui devront entrer dans leur composition ; enfin, s'il ordonne des médicaments spéciaux, comme le julep de Fuler, par exemple, il nommera le musc et l'ambre gris, bases ou agents thérapeutiques essentiels de cette composition pharmaceutique.

Dans le cours de son enseignement, le professeur n'oubliera pas qu'il doit se tenir en garde contre certains écarts de l'imagination, que, surtout, dans les écoles préparatoires où les plus anciens élèves n'ont, en général, que deux ou trois années d'études, sa mission est de démontrer les résultats pratiques les plus incontestables d'une science faite depuis des siècles, enrichie par les découvertes des hommes qui ont fait faire des progrès à la médecine en suivant la voie lente, mais pure, de l'observation, et non de consacrer un temps précieux à remettre, chaque jour, en question les vérités sur lesquelles repose l'édifice médical.

Sous le vain prétexte de faire avancer la science, conduite qui le plus souvent ne reconnaît d'autre cause que la vanité de se poser en réformateur, le professeur se gardera de faire trop souvent des expériences, des essais de médications ou de remèdes nouveaux ; il ne se le permettra que quand l'analogie ou le raisonnement l'y auront suffisamment autorisé ; car, tout essai qui ne serait pas ainsi motivé, pourrait compromettre l'existence des malades, ou au moins faire perdre un temps qu'il serait facile de mieux employer.

Nous n'avons donc pas l'intention de condamner d'une manière absolue toutes les tentatives qui auroi pour but l'espoir de faire avancer la science ; il en est même qui rentrent spécialement dans les attributions

---

Dampierre, veuve de Jean, seigneur d'Annebaut, bailly d'Evreux, d'abord comte, et ensuite duc de Retz, pair et maréchal de France.

Antoine Gondy, étant obligé de quitter la ville de Lyon, vendit le 11 février 1555 à noble Albisse d'Elbenne et à dame Lucrèce de Calvacanti, son épouse, la terre du Perron avec toutes ses dépendances, moyennant la somme de 11,500 fr., dont l'acte porte quittance, et passé par-devant Aubert, notaire à Blois.

« Albisse d'Elbenne, nous dit M. Cochard, ouvrage cité, était « également de Florence. Son attachement à la France lui attira « des persécutions. Côme de Médicis confisqua ses biens, mais « Henry II, par un article exprès du traité de paix, intervenu « entre la France et l'Espagne, en fit ordonner la restitution. Il « rendit de grands et utiles services au roi, en faisant passer des « sommes considérables en Italie pour subvenir au besoin de « l'armée, et les avançant souvent de ses propres deniers. Aussi, « créa-t-on pour lui une charge de général et surintendant des « finances au-delà des monts, et Sa Majesté l'honora encore de « son titre de panetier. D'Elbenne, par sa femme, était proche « parent des Gondy. »

Cette famille jouissait d'un si grand crédit à la Cour, que Charles IX, visitant son royaume en 1564, voulut lui donner une preuve de sa haute estime et de sa grande considération : accompagné du prince de Navarre, depuis roi, sous le nom de Henry IV, de la reine sa mère, et d'un grand nombre de gentilhommes, il alla lui rendre visite et souper avec elle dans son château du Perron le 6 juillet de la même année.

Des mains d'Alexandre d'Elbenne, son fils, le domaine du Perron passa par un acte du 23 février 1522 à Antoine Camus, baron de Riverie, trésorier de France à Lyon, moyennant 8,000 écus d'or et 150 autres en la valeur d'une chaîne en or, à la dame Lucrèce de Calvacanti, mère du vendeur. Antoine Camus convoitait depuis longtemps cette superbe propriété, car avant son acquisition il s'était rendu adjudicataire le 23 juillet 1575 de la justice haute, moyenne et basse du hameau du Perron. La seigneurie de ce château se trouva dès lors définitivement constituée. Aussi le voit-on joindre à son titre de baron de Riverie, celui de seigneur du Perron. Sa famille posséda ce fief pendant plus d'un siècle, mais à la mort de Maurice Camus, son fils, les enfants de ce dernier vendirent le Perron le 17 juin 1675 à Lambert de Ponsainpierre, au prix de 40,000 livres.

Lambert de Ponsainpierre l'augmenta par de nouvelles acquisitions, et le transmit à Barthélemy de Ponsainpierre, son neveu, trésorier de France à Lyon.

des cliniciens ; ainsi nous réconnaissons que certaines parties de la médecine ancienne ont besoin d'être *re-constituées* sur de nouvelles bases, c'est-à-dire sur de nouvelles observations enrichies de tous les détails que peuvent fournir, aujourd'hui, les sciences accessoires et surtout les connaissances acquises sur le diagnostic physique des maladies; ce travail au reste déjà avancé, caractérisera la nature des progrès de la médecine au dix-neuvième siècle et fera la gloire des savants qui y auront contribués.

Ajoutons, en passant, qu'un professeur de clinique doit peu se préoccuper d'être éloquent, surtout il ne doit pas chercher à éblouir ses auditeurs par des phrases brillantes et vides. L'esprit plein de faits et de choses, tout occupé du soin de bien voir lui-même, et ce qui est plus difficile encore, d'apprendre aux autres à bien voir; il ne doit songer qu'à être logique et instructif.

Si quelquefois son langage est fleuri, si parfois il jette au milieu d'une discussion générale quelques aperçus piquants et capables d'éveiller l'esprit des auditeurs, que ce soit uniquement parce qu'il faut de temps en temps adoucir l'austérité majestueuse d'une science aussi grave que la médecine.

Il semble qu'il soit dans la destinée humaine qu'il y ait toujours quelque faux système en plus ou moins grande faveur dans l'opinion publique ; ces systèmes, nous l'avons vu, de nos jours, sont capables d'entraî-ner et d'exalter de jeunes têtes, quand ils se présen-tent étayés et soutenus par un nom recommandable ou par des erreurs séduisantes telle que la doctrine dite physiologique, ou de séduire les gens du monde quand ils se font remarquer par des propositions excentriques qui les captivent d'autant plus facilement, qu'elles sont plus éloignées des idées les plus sages et les plus accréditées parmi les savants, telles que furent le ma-gnétisme et l'homœopathie; dans l'un et l'autre cas, le mal que font à l'humanité et aux études de sembla-bles systèmes est immense ; un professeur accomplira donc sa haute mission en les attaquant avec véhé-mence, chaque fois que l'occasion se présentera, et elle se présentera souvent, dans les hôpitaux, où vien-nent s'ensevelir les nombreuses victimes que font jour-nellement les mauvaises doctrines.

Voilà un genre de digression que se permettra un professeur de clinique, celui-là pouvant toujours se rattacher par quelques points au sujet de la leçon sans nuire à sa clarté et surtout sans interrompre la série de conseils utiles aux praticiens et d'observations sévères dont se compose une leçon de clinique.

Des sujets de digression bien choisis et placés à pro-pos, ont donc l'avantage d'offrir de l'intérêt par eux-mêmes et de rompre la monotonie d'une leçon qui, sans elles, ne se composerait souvent que de l'énumé-ration longue et fastidieuse des signes des maladies et des agents thérapeutiques qui leur sont applicables.

Nous avons dit en commençant que la clinique ap-prenait à connaître et à traiter les maladies, en sou-mettant à l'appréciation des sens, vue, ouïe, odorat, goût et toucher, tout ce qui, dans l'histoire de ces ma-ladies, pouvait être jugé par ces agents essentiels de nos relations ; or, de ce premier chef de notre défini-tion, découle forcément la nécessité de faire en par-tie, au moins, les leçons de clinique en présence même des malades, attendu que le professeur doit, en même temps qu'il les décrit, montrer les syptômes des maladies et les effets des remèdes; mais cette

---

Enfin, en 1761, madame Bone de Ponsainpierré, épouse de Regnaud, seigneur de Parcieu, vendit le Perron à MM. les ad-ministrateurs de l'hôpital général de la Charité, et de l'aumône gé-nérale, le 12 août 1761, au prix de 110,000 livres, dont 100,000 furent payées par le sieur Jean-Pierre Giraud, bourgeois de Lyon, en faveur duquel la commission des aumônes créa une rente viagère de 5,000 livres payable de six mois en six mois, jusqu'à son décès, par lequel ladite rente serait éteinte et le ca-pital acquis à l'hospice, et souscrit aux conditions suivantes :

« 1° Les recteurs dudit hospice ne pourront louer aucun ap-partement dans ledit château, tant que le sieur Giraud vivra, « leur étant loisible néanmoins d'y tenir des enfants dudit hôpi-« tal ; 2° il ne pourra être fait au château aucun changement « durant sa vie ; 3° si l'intention du bureau est de faire défricher « le bois de haute futaie, il ne le pourra que successivement « d'année en année, et en plusieurs coupes, dont le produit sera « employé à la bonification des fonds ; 4° le sieur Giraud aura le « droit de pêche et de chasse, tant pour lui que pour ses amis, « et de jouir pendant toute sa vie des meubles et des apparte-« ments du château, de prendre tout l'herbage dont il aura « besoin, etc., etc. »

M. Giraud ne jouit pas longtemps des avantages qu'il s'était réservés : il mourut en effet le 10 décembre 1762, après avoir institué l'hospice de la Charité, son héritier universel, sous la condition formelle que la terre du Perron, pour laquelle il avait avancé 100,000 livres, ne serait jamais aliénée, « et où contre « mon attente, est-il dit dans son testament, les recteurs dudit « hospice voudraient en passer vente, ils seraient tenus de payer « aux pauvres honteux des paroisses de la ville, à répartir eu « égard à l'étendue et au nombre des paroissiens de chacune « d'elles, suivant l'état qui en sera arrêté par le consulat et les « curés des paroisses convoqués à cet effet, la somme de « 60,000 livres payable dans l'année de la vente entre les mains « des préposés, pour la distribution des aumônes de chaque pa-« roisse, de laquelle somme je fais don et legs en cas de vente du « Perron aux pauvres honteux des paroisses de la ville, pour « leur être distribuée dans la forme ci-dessus prescrite. » (1)

Fidèle au testament de M. Giraud, l'administration des hos-pices a toujours conservé le domaine et le château du Perron qu'elle a loué à divers propriétaires, jusqu'à ce qu'elle s'est dé-cidé à le vouer, en janvier 1844, à un établissement d'infirmes et d'incurables. Comment pouvait-elle mieux utiliser le legs de M. Giraud.

(1) Extrait des archives des hôpitaux.

étud_, dans laquelle les sens jouent un si grand rôle , et qui , cependant , ne nous fait connaître que matériellement les phénomènes des maladies, ne constitue qu'une première partie de leur histoire. Il en est une autre, que nous avons également mentionnée dans notre définition , qui est , en quelque sorte , philosophique , et qui , plus puissante que la première , nous apprend à mieux pénétrer la nature intime de ces mêmes phénomènes, pour arriver plus facilement par cette voie , de ce qu'on peut voir et toucher à ce qui nous resterait caché pour toujours, sans cette étude purement intellectuelle.

Eh bien , cette seconde étude, dans laquelle l'esprit vient au secours des sens. Cette seconde étude, véritable entente de l'art, n'a nul besoin d'être faite en présence des malades, et le sera, au contraire, avec avantage dans les conférences que le professeur doit faire après sa visite ; ces conférences, complètement distincte, de cette partie de la leçon qui doit être faite en présence des malades, seront encore consacrées par le professeur, à l'accomplissement de quelques autres devoirs; ainsi, il y complétera certaines discussions auxquelles il aura été amené pendant la visite par l'observation des malades , et il entrera dans certains détails qu'il aura dû faire en leur présence dans la crainte de les inquiéter sur les suites de leurs maladies.

Quoiqu'il faille dans un cours de clinique empiéter le moins possible sur la théorie , il est utile, je crois , d'employer quelques-unes de ces conférences à l'exposition succincte des principes généraux de médecine pratique , dont le professeur est chaque jour dans le

---

Le conseil d'administration des hôpitaux , voulant perpétuer à jamais le nom de cet homme si respectable , lui a fait élever un monument dans l'hospice de la Charité de Lyon. Mais ne serait-il pas convenable qu'une pareille marque d'estime rappelât, dans l'asile du Perron , le nom de celui qui en fut le donataire? Cette idée , qui appartient à M. l'administrateur de St-Didier , mérite de trouver un puissant écho dans la commission des hospices , car elle lui a été inspirée par un noble sentiment de reconnaissance envers un bienfaiteur dont le nom doit être connu de tous ceux qui viennent visiter cet hospice.

« Durant une période de plus de trois siècles, six familles, « comme on le voit, ont successivement possédé ce domaine, mais « toutes ont joui du plus grand éclat, et cet éclat, elles en ont « puisé la source dans l'exercice du commerce. Ainsi, c'est « donc sur le travail , l'industrie, l'activité , les bonnes combi- « naisons, que se fondent la fortune et la gloire des familles. « N'est-il pas ridicule de voir la plupart d'entre elles chercher à « effacer la trace d'une si noble origine, pour reculer à quel- « que féroce spadassin , comme si l'art de détruire était préfé- « rable à celui de créer ou de soutenir des institutions utiles ? » (Cochard, ouvrage cité.)

La suite au prochain numéro.

---

cas de faire l'application ; ces principes , messieurs , rappelés ainsi à votre mémoire , préviendront l'habitude que vous pourriez prendre de ne voir dans un traitement que l'application d'une formule à telle ou telle maladie ou collection de symptômes donnée, au lieu de vous apprendre à agir en conséquence de cet axiome, que le praticien ne doit jamais oublier : *Non curat remedium , sed justa applicatio.*

En général , dans l'enseignement de la médecine comme dans tout autre , il faut se rappeler que tout devoir imposé en termes trop absolus , peut, dans l'exécution dégénérer en une affaire d'habitude, et que tout ce qui se fait par habitude se fait sans attention , et par conséquent sans profit pour l'instruction.

Nous avons dit qu'un professeur doit , en même temps qu'il les décrit, montrer les symptômes des maladies ; mais rarement une maladie s'accompagne de tous les phénomènes morbides qui peuvent servir à la caractériser ; il est même des symptômes qui ne se montrent que sur un petit nombre de malades, et seulement à de grands intervalles ; il est bon , dans ces cas , pour suppléer la nature quand elle fait défaut, de s'aider de pièces d'anatomie pathologique, conservées ou imitées ; il est évident que ce travail devra encore se faire dans le lieu réservé pour les conférences.

Ce lieu sera aussi celui où les élèves seront interrogés. En Allemagne, dans ce pays de méditations, d'études, et de savoir, l'enseignement clinique se fait en grande partie par interrogation ; cette méthode réunit plusieurs avantages : l'étude alors ne consiste plus uniquement dans un travail de mémoire , mais bien dans un travail de toutes les facultés qui se développent en raison de l'exercice qu'on leur impose. Un autre avantage non moins grand des interrogations , c'est d'entretenir l'émulation , c'est également un devoir du professeur de réchauffer de temps en temps ce sentiment parmi les élèves, j'aurai soin de le remplir.

Je dirai encore, en faveur des interrogations qu'elles sont un excellent moyen de donner l'habitude de ces luttes que tout étudiant aura à soutenir dans les examens, dans les concours, où il devra payer de son mérite les places, la réputation, et, comme praticien , la confiance publique dont il aura besoin plus tard. La société entoure le médecin digne de ce nom d'une considération qui doit le flatter, mais elle lui impose, en échange, de durs travaux ; c'est à la pointe de l'épée, en quelque sorte, qu'il est obligé de conquérir tous ses grades, et trois diplômes universitaires lui sont nécessaires pour qu'il ait le droit d'exercer l'art de guérir.

Enfin, l'enseignement clinique tel qu'il a été organisé, et tel que je viens de le faire connaître, offre une lacune difficile et peut-être impossible à remplir, cette lacune consiste dans l'impuissance où se trouve le professeur de montrer tous les états morbides dont il doit faire la description; cette insuffisance de l'enseignement provient de ce qu'il ne se fait que dans les hôpitaux, tandis que pour être complet, il devrait aussi se faire *en ville*, chez le riche et le pauvre : c'était là un avantage de l'enseignement médical d'autrefois, si irrégulier d'ailleurs. La méthode moderne, infiniment plus complète, plus régulière, plus digne, ne saurait échapper à cet inconvénient. Inconvénient qui est tel, que quelques bonnes que soient des études cliniques faites dans nos hôpitaux, elles ont encore besoin d'être achevées ou perfectionnées, pendant les premières années de l'exercice de la médecine, au domicile des individus de toutes les classes. Je vais entrer dans quelques détails.

Quoique mon but principal dans ce discours soit surtout de faire ressortir les avantages de notre enseignement clinique, je n'en dois pas moins dire aussi la vérité sur ce qu'il laisse à désirer; cela m'amènera tout naturellement à faire connaître ce qu'un professeur doit faire pour rendre aussi complète que possible les études des élèves avant le doctorat, afin qu'il leur reste le moins possible à apprendre.

Dans l'organisation actuelle, l'enseignement clinique restant renfermé dans les hôpitaux, ne peut se faire que sur les classes pauvres; or, les riches ont des maladies qui leur sont spéciales, et qui ne peuvent par conséquent pas être étudiées dans ces établissements. D'autres maladies, quoique communes aux riches et aux pauvres, sont cependant modifiées dans leurs formes par l'état de misère ou d'aisance, et ces dernières s'y montrent rarement. Dans les hôpitaux la clinique se fait sur des malades qui le plus souvent manquent d'intelligence, s'observent mal et donnent des renseignements inexacts, ce qui peut l'induire à un diagnostic erroné, et par conséquent à de fausses indications curatives; enfin, dans nos salles, les leçons ne se font que sur des sujets dont les maladies sont arrivées à leur complet développement, et que le professeur perd de vue, peu après qu'ils sont entrés en convalescence, de sorte que les phénomènes qui se passent dans l'organisme pendant les périodes de prodrômes d'invasion et de convalescence lui échappent, et cependant c'est durant les premières que l'on pourrait souvent, par une médication rationelle, faire avorter ou rendre légères bien des maladies susceptibles de devenir graves, et pendant les dernières, si elles avaient été bien étudiées, que l'on pourrait hâter le rétablissement complet du malade et quelquefois même, prévenir une récidive mortelle.

Quelle conduite doit donc tenir le professeur dans tous ces cas? Quant aux maladies particulières aux per-

sonnes riches, elles ne peuvent, il est vrai, se rencontrer souvent dans les hôpitaux, mais cependant elles s'y voient quelquefois, surtout dans les grandes villes, où les revers de fortune sont fréquents. Le devoir du professeur sera donc de mettre de l'empressement à profiter de ces malades lorsqu'ils se présentent à son observation pour en faire des sujets d'études approfondies.

Quant à l'inintelligence des malades, c'est à celui qui les interroge à se tenir en garde contre cette source d'erreurs, en faisant, plus ou moins souvent, les mêmes questions, à différents intervalles, et sous différentes formes; comme cette inexactitude dans les réponses peut tenir à d'autres causes qu'à leur inintelligence, c'est chose très utile, que d'interroger avec beaucoup de soin, et cette habitude se prend forcément dans les hôpitaux quand on s'y livre à des études cliniques sérieuses.

J'ai dit qu'ordinairement, dans les hôpitaux, les phénomènes des prodrômes, de l'invasion et de la convalescence, nous échappaient, attendu que les pauvres ne s'y font transporter que quand la maladie, étant complètement développée, ils sont contraints de s'aliter; or pour suppléer à ce que l'enseignement laisse alors à désirer, il y a plusieurs choses à faire. D'abord l'on ne voit que trop souvent à l'Hôtel-Dieu des maladies graves se manifester sur des individus convalescents ou qui n'y sont entrés que pour des maladies légères, telles que des exanthèmes fébriles et des fièvres typhoïdes. Le professeur profitera de ces occasions pour montrer et décrire les phénomènes qui accompagnent les prodrômes et l'invasion de ces maladies.

Les renseignements fournis par les malades seront aussi un moyen qui se présentera assez souvent de remplir les lacunes que pourra offrir l'histoire des maladies, soit à leur début, soit à l'occasion de leurs diverses terminaisons; ainsi, nous rencontrons souvent, dans nos salles, des individus atteints pour la seconde ou la troisième fois de la même maladie, telles sont surtout les affections rhumatismales et catarrhales; l'on peut alors, en les interrogeant, leur faire rendre un compte assez exact de ce qu'ils ont éprouvé pendant les périodes de temps qui ont précédé ou suivi leur séjour dans les hôpitaux.

Ce sont les malades eux-mêmes, alors, qui complètent l'histoire de leurs maladies par les renseignements qu'ils donnent.

Les documents sortis de leur bouche n'auront certainement pas la valeur de ceux que l'on obtient de l'observation directe des malades, mais ils en auront assurément plus que ceux que l'on trouve dans les ouvrages imprimés, et même dans l'enseignement théo-

GAZETTE MÉDICALE DE LYON.

rique.

.. Enfin dans quelques cas qui finiront par être rares , lorsque le professeur ne pourra terminer l'enseignement complet de tous les états morbides qu'un praticien doit connaître , il aura recours à quelques descriptions uniquement verbales ou théoriques aidées par des images plus ou moins fidèles de la nature, imitant ainsi les naturalistes qui , à défaut des variétés d'animaux qui manquent dans leurs collections, les remplacent en attendant qu'ils puissent faire mieux , par de simples portraits.

Voilà , je crois, tout ce que peut faire, aujourd'hui, un professeur de clinique; espérons qu'un jour , les salles consacrées à cet enseignement dépendront d'une manière plus directe de l'administration des écoles, et que le service médical pourra y être organisé dans l'intérêt de l'enseignement, aussi bien que dans l'intérêt des malades.

En disant que l'un des premiers devoirs du médecin praticien consiste à bien observer pour déduire d'un bon diagnostic des indications curatives, faciles à remplir, je crois avoir déjà fait pressentir que, pour moi, la vraie médecine était la médecine d'observation, la médecine d'Hippocrate accrue et perfectionnée par les travaux de ceux de ses successeurs qui ont marché sur ses traces ; notre doctrine ne sera donc pas un système péniblement élaboré dans le cabinet, elle ne sera donc pas le fruit d'une imagination qui s'inquiète peu des démentis que peut lui donner la nature, pourvu que l'édifice sans base, qu'elle a construit, jette un éclat passager ; mais elle se composera d'une collection de faits et principes, puisés dans Hippocrate et dans les auteurs qui ont acquis une grande célébrité en cultivant la médecine avec cette sagesse dont le vieillard de Cos leur a laissé l'exemple : la mine de science accrue de siècle en siècle par tant de médecins illustres, est assez riche pour que nous puissions y trouver les règles de conduite nécessaires au praticien.

Ces principes que nous poserons d'abord , ces règles de conduite à l'usage des praticiens , ces préceptes puisés dans les ouvrages des grands maîtres , formeront pour nous la meilleure doctrine , et nous consacrerons quelques unes de nos conférences à leur développement.

Telle est , messieurs, la voie dans laquelle je me propose de vous diriger ; vous pouvez compter sur mon zèle et sur mes efforts ; mais n'oubliez pas que pour réussir j'ai besoin d'être secondé par votre assiduité et par votre attention. L'art d'observer et de bien observer n'est pas aussi facile que vous pourriez le croire. Corvisart disait à ses élèves, en leur montrant des malades : « Voici les livres qui vous conviennent;

« mais n'oubliez jamais qu'il n'est pas aussi facile d'y « lire que dans les livres imprimés. » Ne soyez donc pas étonnés si je ne vous promets des succès dans vos études , qu'à cette condition que vous suivrez avec exactitude nos visites et nos conférences ; que vous donnerez toute votre attention à l'observation des malades , et que vous consacrerez toutes les forces de votre intelligence à la méditation des faits nombreux de médecine pratique qui seront l'objet de nos leçons.

Essai sur la luxation sus-cotyloïdienne antérieure du Fémur, par le docteur AUGUSTE PETIT, ex-interne des hôpitaux de Lyon.

(Suite et fin.)

ANATOMIE ET PHYSIOLOGIE.

A. Le sourcil cotyloïdien n'est pas également élevé sur tous les points de la circonférence de la cavité cotyloïde. On y remarque trois échancrures , désignées par M. Malgaigne sous les noms d'*iléo-pubienne*, *iléo-ischiatique*, et d'*ischio-pubienne*, séparées, l'une de l'autre, par des éminences dont la plus élevée est l'antéro-supérieure. Nous ne voulons pas nier, d'une manière absolue, l'importance de ces données anatomiques dans le mécanisme des luxations fémorales ; mais dire , avec l'auteur que nous citons, que c'est exclusivement par l'une de ces trois échancrures que la tête fémorale peut s'échapper de la cavité cotyloïde , nous paraît sinon absolument inexact, au moins très problématique.

En effet, ces inégalités sont comblées, à l'état frais, par le bourrelet cotyloïdien ; et puis, pour ne parler que des faits que nous étudions, c'est justement sur l'éminence la plus considérable du sourcil cotyloïdien que la tête fémorale a été rencontrée dans le fait cité de M. Baron. En chirurgie, moins peut-être que dans toute autre science, il est difficile de déterminer *a priori* les limites du possible, et tous les jours des faits cliniques viennent donner un démenti aux prévisions d'une théorie nécessairement imparfaite, puisqu'il lui est impossible de reproduire toutes les circonstances qui donnent naissance aux lésions traumatiques observées sur le vivant ; mais si nous croyons que la disposition des éminences et des échancrures est incapable de diriger la tête d'une manière fatale dans tel ou tel sens, il nous semble aussi démontré que les échancrures favorisent le déplacement de la tête, et que les éminences y émettent obstacle : or, l'éminence située en avant et en haut , étant la plus élevée du sourcil cotyloïdien, nous trouvons dans ces circonstances une des raisons de l'extrême rareté des luxations sus-cotyloïdiennes.

B. Le ligament capsulaire présente aussi une disposition anatomique très importante dans l'explication du même fait : c'est l'épaisseur considérable de la capsule en avant et en haut, car c'est en ce point que se trouve ce renforcement décrit par Weber sous le nom de *ligament supérieur*, et qui s'étend de l'épine iliaque antérieure et inférieure au grand trochanter.

C. Le point d'insertion du ligament rond sur la tête du fémur n'est pas également éloigné de tous les points de la circonférence de la surface articulaire ; il est beaucoup plus rapproché du bord inférieur et postérieur que du bord supérieur. « En partageant l'arc de cercle étendu entre ces deux points en trois portions égales, l'attache du ligament tombe tout entière dans le tiers interne et inférieur » (Malgaigne, *Anat. chir.*, 544). Cette circonstance nous a paru propre à maintenir le déplacement une fois produit, quoiqu'elle ne favorise nullement sa production.

Anatomie pathologique. — Pour établir l'anatomie pathologique de la luxation sus-cotyloïdienne, nous n'avons que le fait de M. Baron, dont l'autopsie a été rapportée très en détail. Si on veut interpréter comme nous l'observation due à M. Cruveilhier, on aura l'histoire des transformations que subissent les surfaces articulaires dans les cas où la réduction n'a pas été opérée.

CAUSES ET MÉCANISME.

Dans l'observation de Verpillot, il n'est guère possible d'avoir une idée tant soit peu arrêtée sur la manière dont la luxation a été produite : « Cependant, si l'on considère que les ecchymoses les plus fortes existaient à la partie postérieure de la cuisse et de la fesse, il deviendra problable que la violence s'est exercée sur ces points, et que, pendant un choc direct imprimé à la cuisse, la tête aura pu être poussée au devant de la cavité ». (Thèses de Paris, 1838, n° 196).

Nous avouons que nous ne comprenons guère comment une luxation aurait pu être produite par une violence appliquée à la fesse, à moins qu'une autre force n'eût agi de bas en haut, suivant l'axe du fémur.

Pour ce qui est du fait observé à Lyon, il ne peut guère mieux nous instruire ; les renseignements du malade ont été à peu près nuls sur ce point. S'il nous était permis de hasarder une opinion sur ce sujet, nous dirions que le genou ayant heurté contre la porte, pendant que le fémur était dans l'extension, l'abduction et la rotation en dehors, le ligament capsulaire a été rompu, et la tête fémorale s'est échappée hors de la cavité cotyloïde ; mais encore une fois, ces données ne sont que de simples présomptions, qui nous ont été suggérées par l'étude sur des pièces sèches et par des recherches cadavériques.

SYMPTOMES.

Dans les deux observations rapportées avec détail, on a remarqué une rotation en dehors très prononcée, et qu'il était impossible de réduire par des mouvements imprimés au pied. Le raccourcissement dans l'un et dans l'autre cas était de 5 ou 6 lignes. La tête du fémur a pu être sentie sous le muscle tenseur du fascia lata, qu'elle soulève, et reconnue à sa forme et aux mouvements qu'on lui imprimait en portant l'extrémité inférieure du fémur dans différents sens. Cette tumeur était sentie immédiatement en arrière et en dehors de l'épine iliaque antérieure et supérieure, sur la même ligne verticale que l'épine iliaque antéro-postérieure, à 1 pouce environ au dessous d'elle. La saillie trochantérienne était effacée dans notre observation, tandis qu'elle était très prononcée dans le cas observé à Saint-Louis. Cette circonstance pourrait dépendre, selon nous, de la tuméfaction survenue dans la hanche de notre malade et de la direction des violences qui ont agi sur la fesse de Verpillot, en produisant des dilacérations considérables dans les muscles de la hanche. Nous expliquerions de la même manière l'abduction et la flexion plus étendue signalée par M. Baron, tandis que nous n'avons vu qu'une flexion très légère et une abduction peu prononcée.

En résumé, déformation de la hanche ; tumeur dure en arrière de l'épine iliaque antérieure inférieure, mobile avec le fémur ; raccourcissement de 5 ou 6 lignes, rotation en dehors impossible à détruire, abduction et flexion plus ou moins prononcée : tels sont les caractères que nous croyons devoir assigner à ce nouveau genre de déplacement.

DIAGNOSTIC.

Dans les trois cas que nous rapportons, la luxation sus-cotyloïdienne a été confondue avec la fracture du col fémoral, et il faut le dire, il était extrêmement difficile, pour ne pas dire impossible, qu'il n'en fût pas ainsi ; les développements dans lesquels nous sommes entrés à propos de l'examen clinique de notre malade le prouvent suffisamment. Mais aujourd'hui que l'attention est fixée sur ce sujet, nous croyons qu'on peut arriver à distinguer ces deux affections ; et si, dans la fracture comme dans la luxation, on a un raccourcissement léger, l'impossibilité des mouvements spontanés, la rotation en dehors, ces signes se présentent avec des caractères différents qui permettent d'arriver à un diagnostic à peu près certain. Entrons dans quelques développements.

A. Dans la fracture, des tractions même modérées rendent au membre, au moins momentanément, sa longueur ordinaire : nous avons vu qu'il avait été impossible de rétablir cette longueur, par des tractions très fortes, chez le nommé Mulaton. Il faudrait rencontrer le cas d'un raccourcissement antérieur à la maladie actuelle, pour tomber dans l'erreur ; mais alors, pour peu que le malade pût rendre compte de son état, les renseignements qu'il fournirait lèveraient bien vite la difficulté. Si les mouvements spontanés sont impossibles dans les deux hypothèses, les mouvements imprimés par la main du chirurgien sont possibles sans de grandes douleurs dans le cas de fractures, tandis que dans la luxation ils ont été impossibles, et les tentatives faites pour les obtenir ont été très douloureuses. Enfin, et c'est, suivant nous, le caractère le plus important, si, dans la fracture, la rotation en dehors peut être facilement détruite, et le membre ramené à la rectitude naturelle par des efforts très modérés, il n'en est plus de même pour la luxation : des manœuvres tentées avec force sur le pied et la jambe n'ont pu ramener l'axe du pied à la verticale.

Resterait, il est vrai, le cas d'engrénement des surfaces osseuses : mais dans ce cas, nous ne voyons aucun inconvénient à imiter la conduite du chirurgien de Lyon. Si l'on a affaire à un engrénement, on le détruit par les manœuvres, et l'on arrive ainsi au diagnostic précis de la fracture ; si c'est à une luxation, on la réduit à l'instant même.

B. La fracture du sourcil cotyloïdien avec déplacement en haut et en avant du fémur, remontant à la suite du fragment de l'os des îles, pourrait simuler la luxation sus-cotyloïdienne. On sait que cette lésion a été constatée quatre fois par le Dr Tyer, de Glascow. Dans tous ces cas, il y avait raccourcissement léger, rotation en dedans, et demi-flexion. Dans un cas on éprouva une difficulté extrême à rendre au membre sa longueur ; il y avait crépitation. Ce dernier signe, la rotation en dedans, la non-persistance du raccourcissement, nous paraissent des caractères suffisants pour établir une distinction entre ces deux maladies ; toutefois le raccourcissement persistant entraînerait sans doute des difficultés.

C. Les cinq espèces de luxations reconnues par les auteurs peuvent difficilement simuler celle que nous décrivons, elles n'ont avec elle que des ressemblances grossières ; nous en exceptons toutefois la *luxation sur le pubis.* Ces deux espèces ont, en effet, des rapports communs ; cependant il est facile de les différencier au point de vue de l'anatomie et des symptômes.

Dans la luxation sus-pubienne, la tête fémorale est placée en avant et en haut de la cavité cotyloïde, au-dessous de l'éminence antéro-supérieure du sourcil cotyloïdien, sur le pubis, ou pour parler plus rigoureusement, sur le point d'union de l'os iliaque et de l'os pubis ; dans la luxation sus-cotyloïdienne, la tête s'est échappée directement sur l'éminence antéro-su-

périeure du sourcil, et n'a de rapport qu'avec le point le plus élevé de cette saillie osseuse. On pourrait voir dans cette espèce de déplacement une luxation sus-pubienne incomplète ; mais cette interprétation serait encore erronée, car si la tête du fémur eût continué son mouvement dans la direction indiquée, ce n'est pas sur l'os du pubis que la tête serait venue se placer, mais bien au-dessus de l'éminence antéro-supérieure, dans cette surface quadrilatère et rugueuse située en arrière des épines iliaques antérieures, surface où, selon M. Malgaigne, personne n'a vu la tête du fémur luxée.

Les signes communs à la luxation sus-cotyloïdienne et à la sus-pubienne sont la rotation du pied en dehors, le raccourcissement et la déformation de la hanche. Ce dernier caractère ne présente rien de spécial à l'une ni à l'autre espèce ; la rotation en dehors est plus prononcée dans la première que dans la deuxième forme. Pour ce qui est du raccourcissement, il est de 1 pouce dans la luxation sur le pubis (A. Cooper) ; il a été de moitié moindre dans la sus-cotyloïdienne. Mais un signe fait complétement défaut dans cette dernière, et forme le symptôme pathognomonique du déplacement en avant et en haut ; c'est la présence dans le pli de l'aine d'une tumeur dure, arrondie, à laquelle se transmettent les mouvements imprimés au membre. Ce caractère, à lui seul, permettrait de les différencier.

Le diagnostic de la luxation sus-cotyloïdienne d'avec les autres luxations du fémur est tellement facile que nous ne comprenons pas la possibilité d'une erreur. Comment, en effet, confondre cette maladie, qui a pour signe un raccourcissement de 1 centimètre et demi, une rotation en dehors portée aux dernières limites, avec des luxations *iliaque* et *sacro-iliaque*, qui présentent la rotation en dedans et un raccourcissement de 1 à 3 pouces, ou bien avec les luxations *ischiatique* et *sous-pubienne*, qui sont accompagnées d'un allongement souvent considérable ? Evidemment il faudrait plus que de l'inattention pour se tromper.

Ainsi, pour nous résumer, la luxation sus-cotyloïdienne antérieure peut être confondue avec deux maladies ayant leur siége à la hanche : ce sont la fracture du col fémoral et la luxation sus-pubienne. Celle-ci n'a avec elle qu'une analogie éloignée, et il est très facile d'arriver au diagnostic ; il n'en est pas de même de la fracture. Nous avons suffisamment prouvé la possibilité d'une méprise ; mais nous croyons qu'à l'aide des symptômes que nous avons indiqués, on peut arriver à un diagnostic rigoureux.

PRONOSTIC.

Le pronostic que nous portons sur la luxation sus-cotyloïdienne n'est pas grave. En effet, dans le fait observé à Lyon, tout s'est borné aux accidents locaux jusqu'au moment de la réduction ; celle-ci une fois opérée, les suites ont été extrêmement simples, et la guérison complète n'a pas tardé d'arriver. Si, dans le cas de M. Baron, la mort a suivi de près la production de l'accident, ce n'est évidemment pas à la luxation qu'il faut attribuer cette fâcheuse terminaison, mais bien aux violences sans nombre auxquelles ce malheureux avait été soumis et à la mutilation qu'il avait dû subir immédiatement après son entrée à l'hôpital.

Le principal danger de cette maladie consiste, suivant nous, dans la difficulté du diagnostic ; il est facile de prévoir les conséquences d'une méprise. Que fût-il arrivé si une réduction inattendue dans un cas, et une investigation moins consciencieuse dans l'autre n'étaient venues éclairer tout à coup le chirurgien sur la vraie nature du mal, si on s'en fût tenu aux premières impressions, et que l'on eût appliqué un appareil inamovible ? Une maladie bénigne et parfaitement curable allait être transformée en infirmité peut-être sans remède, et la chirurgie, dont la mission est de guérir, eût complétement manqué son but.

TRAITEMENT.

Dans les deux cas où la luxation a été réduite, c'est par la flexion, combinée avec l'extension que ce résultat a été obtenu. Dans celui qui nous appartient, des tractions directes, pratiquées avec force sous la direction du médecin de Montluel, puis en premier lieu sous les yeux de M. Barrier, ont été inefficaces ; tandis que la flexion et la rotation ont produit une réduction instantanée. Comme on le voit, c'est encore un fait à ajouter aux nombreux succès obtenus par la méthode popularisée de nos jours par M. Després, et ce cas est d'autant plus probant que déjà deux fois on avait employé inutilement l'ancienne méthode.

Nous croyons que le procédé de la flexion est d'autant plus applicable dans ce cas spécial, qu'il tend de la manière la plus directe à dégager la tête du fémur et à la ramener dans la cavité cotyloïde. Si l'on suppose, en effet, que, chez le sujet de notre observation, le ligament capsulaire se comportait vis-à-vis de la tête du fémur comme dans le cas cité de M Baron, c'est-à-dire si le bord de la déchirure embrassait comme dans une anse à concavité supérieure la tête de cet os, on conçoit que les forces employées à tirer sur le membres ne tendaient point à ramener les os en place ; au contraire, elles ne pouvaient avoir pour effet que de déchirer la capsule, et peut-être d'augmenter le déplacement ; tandis que la flexion, outre qu'elle plaçait les muscles dans l'impossibilité d'agir, relâchait aussi l'espèce de boutonnière formée par la capsule, et permettait à la tête du fémur de retomber dans la cavité cotyloïde.

Le repos au lit pendant quelques jours, puis la marche faite avec prudence et en augmentant avec précaution le temps d'exercice, ont permis au sujet de cette observation d'arriver, en trois ou quatre semaines, à une guérison complète.

REVUE THÉRAPEUTIQUE.

De quelques topiques contre l'affection varioleuse. — L'emplâtre de Vigo a depuis longtemps la réputation de s'opposer à la formation des pustules varioliques. Le même effet s'obtient avec une pommade mercurielle. M. Champouillion, du Val-de-Grâce, voulant s'assurer si ce célèbre emplâtre a une action vraiment spécifique ou si cette action lui est commune avec d'autres corps gras, a employé concurremment l'emplâtre de Vigo et un corps gras, simple chez 108 militaires varioleux. En même temps que l'emplâtre de Vigo était appliqué sur la face, on recouvrait le cou des malades de diachylon ou bien d'une couche d'huile d'axonge. A onze exceptions près, l'emplâtre de Vigo fit constamment avorter l'éruption varioleuse de la face, tandis que le diachylon ou les corps gras ne firent avorter que quatre fois celle du cou sur les 108 cas de variole. L'emplâtre de Vigo, pour produire son effet utile, doit être appliqué aussitôt que les boutons commencent à sortir.

La teinture d'iode, d'après une note insérée dans le *British american-journal*, aurait, comme les topiques mercuriels, l'avantage de faire avorter les pustules varioliques. Il suffirait d'étendre cette teinture à l'aide d'un pinceau, sur toutes les parties qu'on tient à préserver de cicatrices indélébiles. On peut se borner à une application par jour ; mais le traitement doit être commencé dès les premiers jours de l'éruption, et être répété jusqu'au cinquième ou sixième jour. On voit alors, sous l'influence de ce topique, le gonflement de la peau diminuer, les pustules s'aplatir sans suppuration préalable, et les croûtes qui les remplacent tomber sans laisser de traces. On dit, toutefois que ces applications causent une assez vive cuisson locale, mais celle-ci ne se prolonge pas au-delà de quelques minutes ou d'un quart-d'heure. (*Journ. des Connais. médico-chirurgicales.*)

— *De l'emploi de l'aconit-napel dans la dyssenterie.* — Certaines maladies développées au milieu de circonstances particulières, ou parvenues à un haut degré de gravité, résistent aux moyens que leur nature réelle ou supposée semble le mieux indiquer. — Telle est la dyssenterie dont le caractère inflammatoire est assez généralement admis. Dans les cas simples le traitement anti-phlogistique réussit très bien. Dans les cas graves et, dans certains climats, il échoue assez souvent pour qu'on ait cherché empiriquement d'autres agents capables de le remplacer. C'est surtout au milieu des épidémies et dans les pays chauds que, recourant aux émissions sanguines, beaucoup de médecins ont tour-à-tour employé les purgatifs, l'ipécacuanha et les vomitifs, les opiacés, les mercuriaux, etc. Parmi les moyens dont l'expérimentation a manifesté les heureux effets, l'aconit-napel a été vivement recommandé par M. Marbot, médecin distingué de la Marne, qui l'a essayé dans les circonstances suivantes : En 1844, se trouvant à bord du *Crocodile*, sur les côtes de l'Afrique, vers le Zanzibar, ce médecin eut à traiter une épidémie de dyssenterie qui sévit sur une grande partie de l'équipage. Au début, les symptômes gastriques prédominant, l'ipécacuanha et les purgatifs réussirent, mais bientôt la maladie prit un caractère fortement inflammatoire, avec céphalalgie intense ; douleurs abdominales, soif vive, pouls dur et plein, chaleur extrême. Alors pour remplacer les vomi-purgatifs, dont l'action devenait fâcheuse, et ne pas recourir aux saignées dont il avait constaté l'inefficacité en d'autres circonstances, M. Marbot eut l'idée d'administrer l'aconit-napel qui lui avait réussi contre le rhumatisme articulaire aigu. L'effet dépassa son attente : la réaction inflammatoire tomba rapidement, et le sang disparut des selles en quelques heures. Alors M. Marbot donna l'aconit au début de tous les cas : l'ardeur du ventre et les douleurs diminuaient, et le sang disparaissait des selles qui, tout en restant mucoso-glaireuses et aussi abondantes, devenaient plus faciles et moins pénibles. L'aconit semblait borner son action à calmer la douleur, la fièvre et la surexcitation sécrétoire des tissus. Mais ces changements dans l'état des malades favorisaient singulièrement l'action des autres moyens nécessaires pour leur complète guérison. C'était inutile pour obtenir ces bons résultats, d'élever beaucoup la dose d'aconit : 5 à 10 centigr. d'extrait délayés dans de l'eau et donnés par cuillerées toutes les 2 à 3 heures, suffisaient pour enrayer la dyssenterie la plus grave.

Ces observations démontrent que si l'aconit ne guérissait pas à lui seul la dyssenterie, il en modifiait assez la nature et les accidents pour rendre efficaces les agents qui sans cela n'auraient produit aucun effet. L'expérience de M. Marbot a été faite sur une grande échelle, parce que sur 300 cas de dyssenterie, dont quelques-uns étaient fort graves, il n'a pas eu à déplorer une seule mort. Elle doit engager les praticiens à répéter ces essais dans nos contrées, en faisant attention toutefois à la qualité et à la provenance de l'aconit-napel ; car, suivant les circonstances, l'efficacité en est toute différente. Par exemple l'aconit, recueilli dans nos jardins, ne jouit qu'à un faible degré des énergiques propriétés que M. Lombard, de Genève, a reconnues dans l'extrait d'aconit recueilli dans les Alpes. Cette différence d'activité doit être la cause des nombreuses divergences d'opinion que les médecins professent sur les vertus de ce médicament.

(Bulletin thérapeutique.)

NOUVELLES ET FAITS DIVERS.

LE CHOLÉRA A LYON. — Depuis notre dernier bulletin, le choléra a continué sa marche décroissante, et depuis plusieurs jours il n'y a pas eu un seul décès. Les derniers malades entrés sont peu gravement affectés, et il est permis d'espérer qu'ils seront promptement rétablis : un moment on a pu croire à l'irradiation de l'épidémie. Dans les rues qui avoisinent l'hôpital militaire, quatre cas suivis de mort ont été constatés. Actuellement l'état sanitaire de la ville, des casernes et des hôpitaux, est excellent.

— ÉCOLE PRÉPARATOIRE DE MÉDECINE. — M. Montain, doyen des professeurs, a été chargé par intérim de la direction de l'École. — Les chaires d'anatomie et de physiologie sont réunies, et la chaire de médecine opératoire est confiée à M. Bouchacour.

— SERVICE DE CHIRURGIE DE L'HOTEL-DIEU. — A partir du 1er Janvier 1850, le service de chirurgie de l'hôtel-Dieu sera composé de MM. Barrier, chirurgien en chef, Desgranges et Valette, aides-majors, Bonnet et Pétrequin, professeurs de clinique.

— HOSPICE DU PERRON — Le service médical de l'hospice du Perron avait été fait jusqu'ici par les médecins-suppléants des hôpitaux de Lyon. Ce service vient de leur être enlevé par décision de l'administration, en dépit des règlements et des droits acquis par le concours. Les médecins des hôpitaux ont adressé des réclamations à MM. les administrateurs, qui ont passé outre en désignant M. Aillaud, médecin à Oullins, pour remplir les fonctions de médecin de l'hospice du Perron.

— *Facultés de Médecine.* — Nous constatons l'augmentation survenue dans le nombre des élèves de la Faculté de médecine de Paris et de celle de Strasbourg. Le nombre des premières inscriptions prises à la Faculté de Paris du 2 au 15 novembre est de 377. A la même époque de l'année dernière, il n'était que de 254. A la faculté de Strasbourg, le chiffre des inscriptions est de 121 ; celui des élèves auditeurs bénévoles (Suisses, Allemands, etc.) est de 48.

Homœopathie. — La Société des médecins des hôpitaux de Paris s'est occupée de la question de la pratique de l'homœopathie dans les hôpitaux. Après des débats que l'on dit avoir été fort orageux, et contrairement à la demande d'un membre très intéressé dans la question, la Société a adopté un ordre du jour, formulé dans les termes suivants :

« La Société des médecins des hôpitaux, réunie en comité secret, considérant que la publicité profite toujours au charlatanisme, passe à l'unanimité à l'ordre du jour sur la question de d'homœopathie. »

CLINIQUE CHIRURGICALE. — M. Barrier, chirurgien en chef de l'Hôtel-Dieu, commencera un cours de clinique chirurgicale le mardi quinze Janvier 1850, et le continuera les mardi et samedi de chaque semaine.

Le Rédacteur en chef   *F. Barrier*

LYON. IMPR. DE RODANET ET COMP., RUE DE L'ARCHEVÊCHÉ, 3.

ANNONCES.

****

Ouvrages nouvellement publiés à la librairie scientifique et médicale de Ch. SAVY, place Bellecour, 14.

TRAITÉ ÉLÉMENTAIRE ET PRATIQUE DE PATHOLOGIE INTERNE, par Grisolle, médecin de l'hôpital St-Antoine, agrégé à la Faculté de médecine, etc. Troisième édition revue et augmentée. Paris, 1849. 2 vol. in-8°. Prix . . . . 17 fr.

DU CHOLÉRA ÉPIDÉMIQUE, Leçons professées à la Faculté de médecine de Paris, par le docteur A. Tardieu, professeur agrégé à la Faculté de médecine de Paris. 1 vol. in-8°. Paris, 1849 . . . . 3 fr. 50 c.

RECHERCHES SUR LA CONDUITE A TENIR DANS LE TRAITEMENT DU CHOLÉRA ALGIDE OU ASIATIQUE, par le docteur Récamier, médecin des hôpitaux de Paris. 1 vol. in-8°. Paris, 1849. Deuxième édition. Prix . . . . 1 f. 75 c.

TRAITÉ DE PHYSIOLOGIE, par Longet, médecin-adjoint de la maison nationale de St-Denis, membre de l'académie nationale de médecine ; 2 vol. grand in-8 compacts, avec planches et figures dans le texte. Prix . . . . . 20 fr.

EN VENTE : Le tome deuxième, comprenant : Les organes des sens ; — Le Système nerveux ; — La génération.